쉽게 배우는

Pharmacology

간호약리학

made Incredibly Easy!

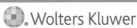 Wolters Kluwer

Philadelphia · Baltimore · New York · London
Buenos Aires · Hong Kong · Sydney · Tokyo

KOONJA PRESS

쉽게 배우는 간호약리학

Nursing Pharmacology made Incredibly Easy! fourth edition

넷째판 1쇄 발행 | 2018년 9월 17일

지 은 이 Carolyn Gersch, Nicole M. Heimgartner, Cherie R. Rebar, Laura M. willis

옮 긴 이 김윤수 · 이윤정 · 이인숙 · 장희경 · 최선혜

발 행 인 장주연

편집디자인 신지원

표지디자인 신지원

발 행 처 군자출판사
등록 제 4-139호(1991. 6. 24)
본사 (10881) 파주출판단지 경기도 파주시 회동길 338(서패동 474-1)
전화 (031) 943-1888 팩스 (031) 955-9545
홈페이지 | www.koonja.co.kr

This edition of Pharmacology Made Incredibly Easy, Forth Edition is published by arrangement with Wolters Kluwer Health Inc., USA.

This is a translation of Pharmacology Made Incredibly Easy, 4th edition

*파본은 교환하여 드립니다.
*검인은 저자와의 합의하에 생략합니다.

ISBN 979-11-5955-359-2

정가 35,000원

본서에는 약물 복용을 위한 자세한 증상, 부장용, 약물 투여량 등이 기재되어 있으나 변화될 가능성이 있습니다. 독자들은 약품제조사의 유의사항을 꼭 확인하시길 바랍니다. 저자, 편집자, 출판사, 그리고 배본사는 본서의 오류나 누락에 대한 책임을 지지 않으며, 출판의 내용과 관련하여 명시적 또는 묵시적으로 어떠한 보증도 하지 않습니다. 또한, 본서에서 발생할 수 있는 인명 및 재산상의 상해 및 손상에 대한 책임을 지지 않습니다.

역자약력

김윤수   가톨릭관동대학교 간호학과

이윤정   서울여자간호대학교 간호학과

이인숙   한남대학교 간호학과

장희경   경상대학교 간호학과

최선혜   고려대학교 간호학과

머리말

약리학은 약물의 작용에 대한 학문으로서 '약물'이란 단지 치료 약물에 국한되지 않고, 세포, 조직, 기관 등의 여러 수준에서 생명체에 생화학적 또는 생리학적 영향을 미치는 모든 화학물질로 폭넓게 정의될 수 있다. 약리학은 해부학, 생리학 등의 기초과학을 배운 이후에 임상 전공교과목 지식을 습득하는 데 필수적인 지식을 제공하는 가교 역할을 하고 있어, 간호 교육과정에서 필수적이며 중요한 비중을 차지하고 있다.

간호사와 간호학생이 다양한 임상현장에서 사용하는 약물을 배우고 익히는 것은 쉬운 일이 아니다. 간호사는 각 약물의 특성과 약물의 분류뿐만 아니라 약물의 상호작용에 대한 잠재적인 위험성, 약물의 위험과 이점에 관하여 현재 존재하는 논쟁 및 임상시험을 통해 얻어진 정보를 쉽게 제공받고 지식을 습득할 수 있어야 한다.

1. 약물 원형에 대한 간단한 설명과 약물 효과에 따른 임상적 적응증 및 금기증 등의 주요한 약물 정보를 쉽고 빠르게 익힐 수 있도록 강조되어 있는 것

2. 간호과정 및 대상자 교육에 앞서 간호사가 숙지하고 고려해야 할 사항에 대하여 정리되어 있는 것

3. 그림과 다채로운 칼라로 독자의 흥미를 돋울 수 있도록 구성되어 있는 것

등을 통하여 이 책을 공부하는 학생과 임상 전문가들이 유익을 얻게 되길 기대한다.

이 책을 통하여 최신 약물의 용량이나 새로운 제형 등에 대한 정보를 얻기를 바라며, 그 외의 특정 약물의 상용량, 유해 반응, 금기증, 주의사항, 약물상호작용 및 투여방법 등에 대한 상세한 정보를 확인할 수 있을 것이다.

역자는 이 책이 간호대학 학생을 비롯하여 실제 임상에서 간호업무를 담당하고 있는 모든 의료인에게 필수적이고 실용적인 간호 약리학 교재로서 큰 도움을 줄 수 있으리라 믿는다.

끝으로 이 책이 발간되기까지 군자출판사 장주연 사장님과 편집진 여러분께 깊은 감사를 드린다.

2018.8.30
역자일동

목차

Chapter 1

간호약리학의 기초

학습 내용

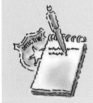

- ◆ 약리학의 기초
- ◆ 약동학, 약역학, 약물치료학의 주요개념
- ◆ 약물 상호작용과 주요한 부작용
- ◆ 약리학의 기본
- ◆ 간호과정

약리학의 기초 Pharmacology basics

약리학은 약물의 기원, 특성, 화학, 작용, 효과, 사용에 대한 과학적인 연구를 말한다. 이러한 지식은 대상자에게 안전하고 정확하게 약물을 투약하는데 필수적이다.

3가지 기본개념

이 단원에서는 약리학의 3가지 기본 개념을 확인하고자 한다.

1. 약동학(pharmacokinetics): 약물이 신체 내에서 흡수, 분포, 대사, 배설되는 원리
2. 약역학(pharmacodynamics): 약물의 생화학적 · 물리적 효과와 약물작용의 기전
3. 약물치료학(pharmacotherapeutics): 질병을 예방하거나 치료하기 위해 약물을 사용

더불어, 이러한 약리학의 또 다른 중요한 측면에 대해서 논의하고자 한다.

- 약물이 어떻게 명명되고 분류되는지
- 약물의 유래가 무엇인지
- 약물의 투여 경로는 어떻게 되는지
- 신약이 어떻게 개발되는지

약물의 명명과 분류

약물은 특별한 명명법을 가지고 있다. 즉, 약물은 3가지 다른 이름으로 불리운다.

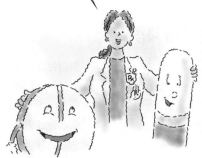

약물은 다양한 상품명을 가질 수 있으므로 혼돈을 피하기 위하여 일반명을 사용해요.

- *화학명(chemical name)*: 약물의 원자와 분자구조를 정확하게 나타내는 과학적인 이름
- *일반명(generic name)*: 화학명의 약어
- *상품명(상표나 특허등록명)*: 약물을 판매하는 제약회사에서 선택한 이름으로, 판권을 보호받는다. ®이라는 기호는 제약업자가 등록하였고 제약업자만 사용할 수 있음을 뜻한다.

한 가지 약물이 여러 상품명으로 판매되기 때문에 혼돈을 피하기 위하여 약물의 일반명을 사용하는 것이 제일 좋다.

공식명

1962년 미국연방정부는 각각의 약물마다 한 가지의 공식이름(official name)을 사용하는 공식명의 사용을 지시하였다. 공식명은 미국약전 국민의약품집(United Pharmacopeia and National Formulary)에 등재되어 있다.

분류방법

유사한 특성을 가진 약물군을 모두 묶어 약리학적 분류(pharmacologic class 또는 family)를 한다. 예를 들면, 베타 아드레날린 차단제는 약리학적 분류이다.

두 번째 분류방법은 치료학적인 분류(therapeutic class)로, 약물의 치료적 사용에 따라서 나뉜다. 항고혈압제는 치료적 분류의 한 가지 예라고 할 수 있다.

약물의 유래

전통적으로 약물은 자연적인 원료에서 유래하였다.

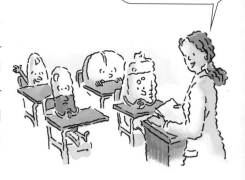

약리학적 분류는 약물을 공유된 특성에 따라 나누며, 치료학적인 분류는 치료용도에 따라 나누죠.

- 식물
- 동물
- 광물

그러나 오늘날 실험실에서는 전통적인 지식과 화공학을 바탕으로 '합성' 약물 원료를 만들어낸다. 화학적으로 얻어진 약물의 장점은 자연적인 원료에서 발견되는 불순물이 없다는 것이다. 또한 항생제 같은 경우 물질의 분자구조를 조작하여 다른 미생물에 대해서도 효과가 있는 약물을 만들 수 있다. 1세대, 2세대, 3세대, 4세대 cephalosporins(세팔로스포린)이 한 예이다.

약물의 시초

초기 약물들의 혼합물은 식물의 잎, 뿌리, 구근, 줄기, 피, 꽃봉오리, 꽃 모두를 가지고 만들었다. 결과적으로, 그 혼합물에는 유해한 물질이 발견되기도 했다.

초기 약물 연구의 성과

약물 원료인 식물에 대한 연구가 복잡해짐에 따라 연구자들은 활성 성분(active componets)을 추출하고 강화시키는 반면 유해한 것들을 제거되는 방법을 찾았다. 식물의 활성 성분은 특성이나 효과가 다양하다.

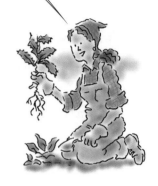

식물 원료의 활성 성분은 alkaloids, glycosides, gums, resins, oils을 포함해요.

- alkaloids(알칼로이드): 식물에 있는 대부분의 유용한 성분으로 산과 반응하여 염류(salts)를 형성하여 체액에 쉽게 용해된다. alkaloids와 alkalroid salts(알칼로이드염)의 이름은 "–ine"으로 끝나며, atropine(아트로핀), caffeine(카페인), nicotine(니코틴) 등이 그 예이다.

- glycosides(배당체): 식물에서 발견되는 자연적인 활성 성분으로 유익한 효과와 독성 효과 모두를 가지고 있다. 보통 그 이름은 "–in"으로 끝나며, digoxin(디곡신)이 그 예이다.

- gums(검): 수분을 끌어당겨 보유하는 능력을 가진 물질을 말하며, 해초추추물이나 전분이 있는 씨앗들이 있다.

- resins(수지): 소나무의 수액이 대표적인 출처이며, 일반적으로 국소적인 irritants(자극제)나 laxatives(완하제)와 caustic agent(부식제)로 작용한다.

- oils(기름): 걸쭉하고 때로는 번질거리는 액체로써 휘발성과 비휘발성으로 구분한다. 휘발성 oils은 peppermint(박하), spearmint(녹양박하), juniper(노간주) 등과 같이 잘 증발하는 것들이며, 비휘발성 oils은 쉽게 증발하지 않으며, 피마자유, 올리브유 등이 있다.

동물성 추출 약물의 추가

동물의 체액이나 선(gland) 역시 자연적인 원료이다. 다음과 같은 동물성 원료에서 약을 만들 수 있다.

- 호르몬: 예, 인슐린
- 오일과 지방(대개 비휘발성): 예, 대구(cod)의 간유
- 효소: 예, pancreatin(판크레아틴)이나 pepsin(펩신)과 같이 살아있는 세포에서 얻어지는 효소들
- 백신(vaccines): 예, 미생물을 죽이거나 변화시키거나 약하게 만드는 현탁액

여러 가지 무기물들

금속성과 비금속성 광물은 식물이나 동물로부터 얻을 수 없는 다양한 무기물을 제공한다. 광물원료는 자연상태 그대로 사용하거나 다른 성분과 결합시켜 사용한다. 철, 요오드, epsom salts(사리염) 등이 그 예이다.

실험실 연구의 발전

오늘날 대부분의 약물이 실험실에서 만들어진다. 자연적인 원료로부터 얻어진 갑상선호르몬이나 합성원료에서 나온 cimetidine도 그 예로 볼 수 있다.

DNA가 길을 열어주다

재조합 DNA(deoxyribonucleic acid) 연구를 통해 화학원료로 유기물을 만들 수 있는 또 다른 길이 열렸다. 예를 들면, 과학자들은 유전 정보를 재배열하여 사람 인슐린을 생산하는 박테리아를 개발할 수 있다.

약물의 투여경로

약물의 투여경로는 투약용량과 약물의 흡수율 및 분포율에 영향을 미친다. 이러한 변이가 약물작용과 대상자의 반응에 영향하게 된다.

볼 내, 설하, 구강 내

니트로글리세린과 같은 어떤 약물들은 위나 소장에서 약물이 파괴되거나 변형되는 것을 막기 위하여 볼 내(buccal, 뺨과 이 사이의 공간), 설하(sublingual, 혀 아랫부분), 구강내(translingual, 혀 위쪽) 경로로 투여한다.

위장

위장(gastric) 경로는 위장관 내로 직접 투여하는 것으로, 대상자가 구강으로 섭취를 할 수 없을 때 적용한다.

피내

피내(intradermal) 경로는 약물을 피부에 주사하는 것이다. 주사바늘을 10~15도 정도 기울여 피부표면에 삽입한다. 주로 약물의 알레르기나 결핵의 반응검사와 같이 진단목적으로 적용한다.

근육

근육(intramuscular; IM) 경로는 다양한 깊이의 근육층 조직에 직접 주사하는 것이다. 이는 전신 작용이 빠르게 나타나며 비교적 많은 용량(3 ml 까지)을 흡수시킬 수 있다. 수용성 현탁액이나 오일형태의 용액뿐만 아니라 경구 투여를 할 수 없는 약물도 근육주사로 줄 수 있다.

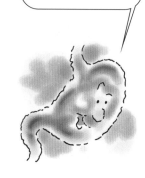

이제 내가 관여할 때인 것 같군요. 위장경로는 대상자가 약물을 입으로 먹지 못할 때 이용합니다.

정맥

정맥(intravenous;IV) 경로는 약물이나 기타 물질을 정맥을 통해 혈류로 직접 주사하는 것이다. 수액, 혈액, 혈액 추출물, 진단을 위한 조영제 등이 적절한 정맥주사제에 속한다. 투여 범위는 일회적인 주사부터 지속적인 주입까지 매우 정확하게 줄 수 있다.

경구

경구(oral) 투여는 보통 가장 안전하고 편리하며 최소 비용의 투여경로라 할 수 있다. 경구 약물은 의식이 있고, 삼킬 수 있는 대상자에게 투여한다.

항문과 질

좌약, 연고, 크림, 젤 등은 항문(rectal)이나 질(vaginal)에 국소적인 자극부위나 감염부위를 치료하기 위해 주입될 수 있다. 어떤 약물은 항문이나 질의 점막을 통해서도 전신적으로 흡수될 수 있다.

호흡기

가스로 이용 가능한 약물들은 흡입을 통하여 호흡기계로 빠르게 흡수될 수 있다. 어떤 약물들은 흡입용기(metered-dose inhaler*)와 같은 장치를 가지고 대상자가 자가투여할 수 있다. 호흡기 경로 역시 응급 상황에서 적용할 수 있다 – 예를 들어, 어떤 주사약은 기도관(endotracheal tube)을 통하여 폐에 직접 주입할 수 있다.

* 일정용량이 흡입 가능하도록 만든 펌프 용기

피하

피하(subcutaneous, subcut) 투여는 소량의 약물을 대개 대상자의 상박, 넓적다리, 복부의 진피아래 피하조직으로 주사한다. 이는 경구투여시 보다 빨리 약물을 혈류로 이동시킨다. 피하투여 약물은 헤파린과 인슐린 같은 비자극성 용액이나 현탁액으로 1㎖까지 주사할 수 있다.

국소

국소(topical) 투여는 피부나 점막을 통하여 약물을 이동시킨다. 이는 피부과, 안과, 이비인후과에서 주로 사용하는 투약경로이다.

특수 주입 경로

약물은 특수한 경로로도 투여할 수 있다. 대상자의 신체 특정부위에 직접 투여하는 것으로 다음의 경로들이 포함된다.
- 경막 외(epidural): 경막 외 공간에 주사
- 흉막강 내(intrapleural): 늑막강에 주사

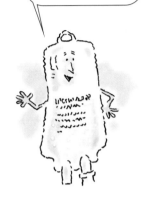

정맥투여로 약물을 곧바로 혈류에 주입하는 것에 대해 이야기해 보세요.

- 복강 내(intraperitoneal): 복막강에 주사
- 골 내(intraosseous): 장골의 혈행이 좋은 그물망(network)에 주사
- 관절강 내(intra–articular): 관절에 주사
- 뇌척수강 내(intrathecal): 척수강에 주사

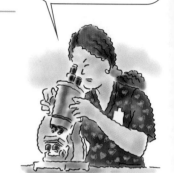

대개 약물 개발은 FDA 지침에 따라 체계적인 과학적 연구에 의하여 이뤄지죠.

신약 개발

과거에는 약물들이 시행착오로 발견되었으나, 현재는 주로 체계적인 과학적 연구에 의하여 개발된다. 미국 식품의약국(Food and Drug Adminis-tration, FDA)은 수년간에 걸쳐 완성되는 신약 개발과정을 주의 깊게 모니터하고 있다.

광범위한 동물실험 및 안전성과 약물 용량에 대한 효과가 검토된 후 FDA에서 연구용 신약(Investigational New Drug, IND*)에 대한 신청을 승인한다(신약 개발 단계 참조).

 * 임상시험계획승인신청

신약 개발 단계

FDA가 연구용 신약에 대한 신청을 승인하려면 대상 약물이 반드시 사람을 포함한 임상시험을 거쳐야 한다. 이러한 임상시험은 4단계로 이루어진다.

임상1상(phase I)

이 단계에서는 사람에게 사용하는 것이 안전하다는 것을 확인할 수 있도록 건강한 지원자에게 약물을 시험한다.

임상2상(phase II)

이 단계에서는 약물의 치료효과가 예상되는 해당 질병을 가진 사람에게 시험하는 것을 포함한다.

임상3상(phase III)

이 단계에서는 의학연구센터에서 많은 수의 대상자에게 약물이 주어진다. 이러한 대규모 표본추출은 흔하지 않거나 드문 부작용에 대한 정보를 제공한다. FDA는 3상이 만족스러울 때 신약을 승인한다.

임상4상(phase IV)

임상 4상은 3상이 끝난 뒤 약물의 치료효과를 시판 후 조사하는(postmarket suveillance) 자발적인 검증이다. 제약회사는 의료진으로부터 치료 결과와 약물의 부작용에 대하여 보고 받는다. 예를 들어, 어떤 약물들은 이 단계에서 독성이 발견되어 시판 후 시장에서 철회되기도 한다.

빨리 승인하는 약물들

연구용 신약들이 대부분 FDA에 의하여 위임된 4단계의 임상시험을 모두 거치기는 하나, 소수의 약물들은 신속한 승인처리를 받을 수 있다. 예를 들면, 후천성면역결핍증후군(AIDS)이 대중의 건강을 위협하자 FDA와 제약회사들은 AIDS 치료를 위해 연구용 신약의 승인과정을 단축시키는데 동의하였다. 이로써 의사들이 FDA 승인을 받지 않은 약물이지만 연구용 신약을 AIDS 대상자에게 쓸 수 있도록 하였다.

제 2, 3상 임상시험을 거친 약물의 보증인(제약회사)은 "연구용 신약 치료(Treatment IND)" 지위로 FDA 승인을 신청할 수 있다. IND가 승인되면 제약회사는 적절한 기준으로 대상자에게 적용되도록 약물을 의사에게 제공한다(저렴한 비용으로 손쉽게 구할 수 있도록 참조).

약동학 Pharmacokinetics

"Kinetics"라는 용어는 움직임을 뜻한다. 약동학이란 신체를 거쳐 약물이 이동하면서 약물이 작용하는 것에 대해 다룬다. 따라서 약동학에서는 다음 내용을 논한다.

- 흡수(absorption, 체내로 흡수)
- 분포(distribution, 각종 조직으로 이동)
- 대사(metabolism, 배설할 수 있는 형태로의 전환)
- 배설(excretion, 체외로 배출)

약리학의 이러한 분류는 약물의 작용시작(onset of action), 최고농도(peak concentration level), 작용시간과 관련이 있다.

흡수

약물 흡수는 약물이 투여된 시각으로 부터 조직으로 이동을 거쳐 신체에 유효한 작용을 할 수 있게 되기까지의 과정을 말한다.

약물의 흡수방법

세포수준에서, 약물은 여러 가지 수단-주로 능동수송(active transport)과 수동수송(passive transport)을 통하여 흡수된다.

에너지를 소모하지 않는 방법

수동수송은 약물이 농도가 높은 부분에서 낮은 부분으로 이동하기 때문에 세포의 에너지 소모가 없다. 작은 분자가 세포막으로 통해 확산할 때 일어난다. 확산은 약물농도가 막 양쪽에서 평형을 이룰 때 중단된다. 경구투여 약물은 수동수송을 이용한다. 약물은 소화관 내 고농도에서 혈류의 저농도로 이동한다.

에너지를 사용하는 방법

능동수송에서는 농도가 낮은 부분에서 높은 부분으로 이동하기 위하여 에너지가 필요하다. 능동수송은 sodium이나 potassium과 같은 전해질뿐 아니라 levodopa 같은 약물들에서도 일어난다.

저렴한 비용으로 손쉽게 구할 수 있도록

과거에는 급한 상황(예를 들어 두통, 감기)에서 사용할 수 있는 약물만 처방 없이 구입이 가능했다. 그러나 현재는 소비자가 보다 저렴한 가격으로 좀 더 쉽게 약물을 구입할 수 있도록, 의사의 처방 없이 구입할 수 있는 비처방약물(over-the-counter drug, OTC drug)의 FDA 승인이 증가하는 추세이다. 소화기계 약물(예, cimetidine, ranitidine)이나 항히스타민제(예, loratadine)등이 해당된다.

입자를 삼키는 방법

세포흡수작용(pinocytosis)은 세포가 약물 입자를 삼킬 때 나타나는 능동수송의 독특한 형태이다. 세포흡수작용은 일반적으로 지용성 비타민(vitamin A, D, E, K) 수송 시 일어난다.

흡수에 영향을 주는 요인

투여경로, 혈류의 양, 약물의 형태와 같은 다양한 요인들이 약물의 흡수속도에 영향을 미친다.

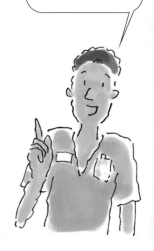

우리는 지용성! 세포 흡수 작용을 통해 흡수되죠.

신속하고 맹렬하게

약물이 전신순환 과정을 거치지 않는다면 몸 안에서 흡수는 매우 빠르게 일어나고 약물은 신속히 치료농도에 도달할 것이다. 전형적으로 설하, 정맥주사 또는 흡입으로 투여된 경우 약물의 흡수는 수 초에서 수 분 내에 일어난다.

천천히 그러나 지속적으로

경구, 근육, 피하로 약물을 투여하면 소화기 점막층, 근육, 피부의 복합적인 세포막이 약물의 통과를 지연시키기 때문에 흡수가 느리게 일어난다.

설하, 정맥주사, 흡입으로 투여한 약물은 보통 직장 내 투여나 서방정보다 빨리 흡수된답니다.

달팽이처럼 느리게

약물의 흡수속도가 느리면 몇 시간이나 며칠에 걸쳐 최고농도에 도달하기도 한다. 대개 직장 투여했거나 서방정인 경우, 느린 흡수율을 보인다.

장에서의 영향

여러 가지 다른 요인이 약물의 흡수에 영향을 준다. 예를 들면, 경구로 투여한 대부분의 약물은 소장에서 흡수된다. 소장의 많은 부분을 절제 수술한 대상자의 경우, 소장의 표면적이 줄어들었고, 약물이 장내 머무는 시간이 짧기 때문에 약물의 흡수는 감소한다.

약물 농도를 낮추는 간

소장에서 흡수된 약물은 몸의 남은 부분으로 순환되기 전에 간으로 이동한다. 간은 전신순환 전에 많은 약물의 상당부분을 대사시킨다. 이 기전은 간초회통과효과(first-pass effect)라고 한다. 간 대사는 약물을 불활성화시키는데, 간초회통과효과는 전신순환으로 들어가는 활성 약물의 양이 감소시킨다. 따라서, 기대효과를 내기위하여 더 높은 용량이 투여되어야 한다.

간초회통과효과를 주의하세요. 전신순환으로 들어가기 전 활성 약물의 농도가 낮아집니다.

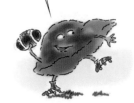

더 많은 혈액으로 더 많이 흡수

흡수 부위에 혈류가 증가하면 약물의 흡수가 늘어나는 반면, 혈류가 감소하면 약물의 흡수가 줄어든다. 흡수가 더 빨라지면 약물의 작용시작도 더 빨라진다.

예를 들면, 근육주사 투여를 위하여 선택된 근육부위에 따라 약물의 흡수 속도가 달라질 수 있다. 혈류는 배둔근(gluteal muscle)보다 삼각근(deltoid muscle)에서 더 빠르다. 그러나 배둔근의 경우, 삼각근보다 많은 양의 약물을 주사하는데 적합하다.

통증과 스트레스 증가는 흡수 감소

통증과 스트레스 또한 흡수된 약물의 용량을 감소시킨다. 이는 혈류 변화, 장관 운동의 감소, 또는 통증에 대한 자율신경계 반응에 의하여 조절되는 위정체(gastric retention)가 원인이 될 수 있다.

먹은 음식의 영향

지방음식이나 딱딱한 음식은 위에 오래 머물게 되므로 소장으로 진입되는 시간이 지연되어 약물의 흡수가 느려진다.

약물의 형태

약물의 조형(정제, 캡슐, 용액, 서방정, 불활성화 성분, 코팅)은 약물의 흡수속도와 최고혈중농도에 도달하는 시간에 영향을 준다. 예를 들어 장용피복정(enteric-coated drug)은 위에서 즉각적으로 녹지 않도록 특수하게 조제되어 있다. 반면 소장에서 녹는다. 그러나, 용액제제는 위장이나 소장의 기시부에서 빠르게 흡수된다.

약물의 조합

한 가지 약물을 다른 약물이나 음식과 같이 복용하면, 관련된 성분에 따라 약물의 흡수가 증가 또는 감소되는 상호작용이 일어날 수 있다.

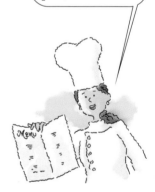

대상자가 무슨 음식을 먹었는지 살펴보세요. 고지방 음식이나 딱딱한 음식은 약물의 장내 흡수를 지연시킨답니다.

분포

약물의 분포(distribution)는 신체 내의 조직이나 체액에 약물이 운반되는 과정을 말한다. 신체 내 흡수된 약물의 분포는 다음과 같은 요인에 따라 달라진다.

- 혈류
- 용해도
- 단백질 결합

혈류의 영향

약물이 혈액 내로 도달한 후, 체내분포는 혈류에 따라 달라진다. 약물은 혈액이 다량 공급되는 심장, 간, 신장과 같은 장기로는 빠르게 분포한다. 내부 장기, 피부, 지방조직, 근육으로의 분포는 좀 더 느리게 이루어진다.

막의 통과

약물이 세포막을 통과하는 정도는 약물의 수용성 및 지용성 여부에 따라 달라진다. 지용성 약물은 쉽게 세포막을 통과하는 반면, 수용성 약물은 잘 통과하지 못한다. 지용성 약물은 혈관-뇌 장벽(blood-brain barrier)을 통과하여 뇌 속으로 들어갈 수 있다.

단백질과의 결합

약물이 체내에서 이동할 때 혈청 알부민과 같은 단백질에 접촉하게 된다. 약물은 단백질과 결합하거나 결합하지 않은 자유로운 상태로 존재할 수 있다. 단백질과 결합한 약물의 일부는 비활성화되고 치료적인 효과를 나타낼 수 없다. 단백질과 결합하지 않은 자유로운 약물만이 활성을 가지게 된다. 단백질과 80% 이상 결합하는 약물은 단백질 결합률이 높은(highly protein-bound) 약물이라 한다.

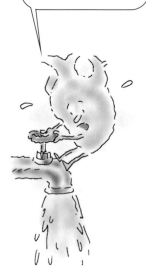

혈액공급이 많다는 것은 약물이 내쪽으로 빨리 흘러온단 얘기죠.
자! 콸콸 흐르게 하자.

대사

약물대사(drug metabolism) 또는 생체변환(biotransformation)은 약물을 원래 형태에서 배설이 용이한 수용성 형태로 변화시키는 것을 말한다. 약물은 여러 방법으로 대사된다.

- 가장 흔하게, 약물은 비활성 대사산물이 되어 배설된다.
- 어떤 약들은 활성 대사산물로 전환되어 약리학적 작용을 발휘할 수 있다. 이런 대사산물은 대사과정을 더 거치거나 더 이상 변화되지 않고 배설된다.
- 또 다른 약물은 전구약물(prodrug)이라 하여 비활성 상태로 투여되는데, 이런 약물은 대사될 때까지 활성되지 않는다.

대사가 일어나는 부위

대부분의 약물은 간에서 효소에 의하여 대사되나 혈청, 신장, 장 점막에서도 대사가 이루어진다. 어떤 약물은 효소의 대사작용을 저해하거나 경쟁하여 함께 주어진 약물들의 축적을 일으키기도 한다. 약물이 축적되면 독성이나 부작용이 나타날 가능성이 커진다.

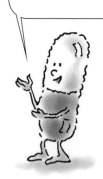

대부분의 약물은 간에서 대사되지만 혈장, 신장, 장에서 대사되기도 한답니다.

대사를 변화시키는 질환

어떤 질병은 약물의 대사를 저하시킬 수 있다. 간경화 같은 간질환이나 간으로 혈액순환을 감소시키는 심부전 같은 경우이다.

대사를 변화시키는 유전 형질

유전 형질은 어떤 사람들에게는 약물을 빨리 대사 되게 하고 다른 사람들에게는 더 느리게 대사하게 할 수 있다.

대사를 변화시키는 환경

환경도 약물대사에 영향을 준다. 예를 들면, 담배 연기가 가득한 환경에 있는 사람은 일부 약물의 대사에 영향을 받는다. 만성질환이나 수술과 같은 스트레스 상황 또한 현재 개인의 약물대사를 변화시킬 수 있다.

나이에 따른 변화

성장에 따른 변화도 약물 대사에 영향을 미친다. 예를 들어, 영아는 간 기능이 미숙하여 약물대사 속도가 느리며, 노인대상자는 간의 크기, 혈류량, 효소생산 저하로 인하여 약물대사가 느려진다.

배설

약물 배설(drug excretion)은 체내로부터 약물을 내보내는 과정이다. 대부분의 약물은 신장을 통해 소변으로 배설된다. 또한 폐, 외분비선(땀샘, 침샘, 젖샘), 피부, 장관을 통해서 배설되기도 한다.

반감기

약물의 반감기는 약물의 혈장 농도가 처음보다 절반으로 줄어드는데 걸리는 시간을 말한다. 다시 말해, 체내에서 약물의 절반이 제거되는 시간이다. 약물의 반감기에 영향을 주는 요인으로는 약물의 흡수속도, 대사, 배설 등이 있다. 약물이 얼마나 오래 신체 내에 남아 있는지를 안다면, 약물을 얼마나 자주 주어야하는지 결정하는데 도움이 된다.

한 번 투여된 약물은 4~5회의 반감기가 지나면 체내로부터 거의 모두 배설된다. 그러나 규칙적인 간격으로 약물 투여하면 4~5회의 반감기를 거친 뒤 일정한 농도를 유지하게 된다. 즉, 약물의 투여속도와 배설속도가 같을 때 이와 같은 항정상태(steady state)에 도달한다.

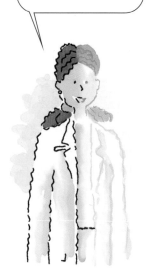

약물의 반감기란, 복용한 약물의 혈장 농도가 처음 농도의 절반이 되는데 걸리는 시간을 말한답니다.
저를 보세요, 원래보다 반만 보이죠?

시작, 최고점 및 작용시간

흡수, 분포, 대사, 배설 외에도 약동학에서 중요한 역할을 담당하는 3가지 요인이 있다.

- 작용 시작 시간(onset of action)
- 최고 농도(peak concentratin)
- 작용 지속 시간(duration of action)

효과가 나타나는 데까지 걸리는 시간

작용 시작 시간이란 약물을 투여한 시간부터 약물의 치료효과가 나타나는 데까지 걸린 시간을 말한다. 작용 시작 시간의 속도(rate of onset)는 약물의 투여경로와 다른 약동학적 특성에 따라 달라진다.

최고점에 도달하는 시간

체내에 약물이 흡수됨에 따라 혈중농도가 높아진다. 최고 농도는 약물의 흡수속도와 배설 속도가 같을 때 나타난다. 그러나 최고농도에 도달하는 시간이 항상 최대 반응이 일어나는 시간을 의미하는 것은 아니다.

작용 지속시간

작용 지속시간은 약물이 치료효과를 나타내는 시간을 말한다.

약역학 Pharmacodynamics

약역학이란 약물이 체내에서 생화학적 또는 생리적으로 변화를 일으키는 기전을 연구하는 학문이다. 세포수준에서 세포막을 구성하는 복합단백질, 효소, 표적수용체 같은 세포성분과 약물 사이의 상호 작용을 약물작용(drug action)이라 한다. 이러한 약물 작용에 의하여 나타난 반응을 약물 효과(drug effect)라고 부른다.

세포 기능의 변화 방법

약물은 세포기능이나 기능의 효율을 변화시킬 수 있지만, 세포나 표적 조직에 새로운 기능을 하게 할 수는 없다. 그러므로 약물 효과는 세포의 성취할 수 있는 정도에 따라 달라진다.

약물은 표적 세포의 기능을 다음과 같은 방법으로 변화시킬 수 있다.

- 세포의 생리적 · 화학적 환경을 바꿈
- 수용체(세포막이나 세포 내부의 특정 부위)와의 상호작용

약물작용은 약물과 신체의 세포성분과의 상호작용으로 일어납니다. 반갑습니다!

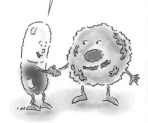

작용제의 자극 반응

작용제(agonist)는 수용체와 상호작용하는 약물을 말한다. 작용제 약물은 수용체에 대하여 친화력을 가지고 수용체를 자극한다. 약물은 수용체와 결합하므로 그 효과를 나타나게 한다. 약물이 수용체와 결합한 후, 반응을 일으키는 능력을 내인성 활성(intrinsic activity)이라 한다.

길항제의 차단 반응

약물이 수용체에 대해 친화력을 가지고 있으나, 내인성 활성이 없거나 적게 나타내는 약물을 길항제(antagonist)라고 한다. 길항제는 수용체에서 발생하는 반응을 차단한다.

길항제는 경쟁적이거나 비경쟁적일 수 있다.

- 경쟁적 길항제(competitive antagonist)는 수용체 부위에서 작용제와 경쟁한다. 이러한 종류의 약물은 수용체 부위에서 가역적으로 결합하기 때문에 작용제의 용량이 많으면 길항제의 작용을 능가할 수 있다.
- 비경쟁적 길항제(noncompetitive antagonist)는 수용체 부위에서 작용제의 효과를 차단한다. 작용제를 다량 투여해도 길항제의 작용을 역전시킬 수 없다.

비선택적 약물

약물이 여러 수용체와 작용할 때는 비선택적(nonselective)이라고 하며, 복합적이고 광범위한 효과를 낳을 수 있다.

효력, 약물의 효과를 비교하는 지수

약물 효력(drug potency)은 원하는 반응을 나타내는데 필요한 약물의 상대적 용량을 의미한다. 약물 효력은 두 가지 약물을 비교할 때도 이용된다. 약물 X가 보다 적은 용량으로 약물 Y와 동일한 반응을 보이는 경우, 약물 X는 약물 Y보다 효력이 더 큰 것이다.

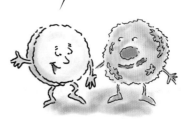

당신에게 매우 끌리네요. 내인성 활성에 관여하는지 주의하시겠어요?

약물의 용량-반응 곡선

이름에서 나타나듯 용량-반응 곡선(dose-response curve)은 약물의 용량과 약물이 일으키는 반응과의 관계를 도식화한 것이다(용량-반응 곡선 참조).

용량-반응 곡선에서 일반적으로 낮은 용량은 낮은 반응과 상호 연관된다. 낮은 용량에서 용량을 증량하면 반응이 약간 상승한다. 용량을 더 증가시키면 약물의 반응이 눈에 띄게 상승하는 것을 볼 수 있다. 어느 지점 이후에는 용량을 늘려도 반응이 거의 없거나 미미해진다. 이 지점에서 약물은 최대효과(maximum effectiveness)에 도달했다고 말한다.

용량-반응 곡선
(dose-response curve)

이 그래프는 2가지 서로 다른 약물의 용량-반응 곡선을 보여준다. 보이는 것처럼 각각의 약물이 낮은 용량일 때, 용량을 증가시켜도 약물반응의 증가폭이 적다(A점에서 B점으로). 높은 용량에서는 용량을 증가시키면 반응이 훨씬 더 커진다(B점에서 C점). 용량을 계속 늘려감에 따라 용량의 증가는 거의 미미하게 반응을 상승시킨다(C점에서 D점). 이 그래프에서 약물 X가 약물 Y에 비하여 낮은 용량으로도 동일한 반응을 보이기 때문에 약물 X는 약물 Y보다 효력이 높다고 할 수 있다(A점과 E점을 비교해 볼 것. 두 약물의 최대 효과는 같으므로 효능은 동일하다.)

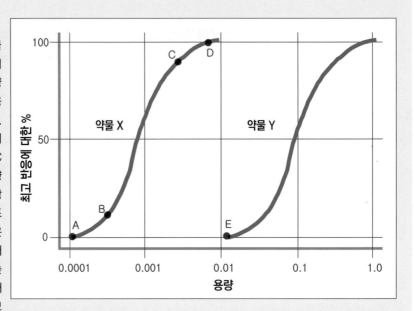

안전역, 기대효과에서 유해한 용량까지

대부분의 약물은 다양한 효과를 나타낸다. 약물의 기대되는 치료 효과와 유해 작용 사이의 관계를 약물의 치료지수(therapeutic index)라고 하며, 안전역(the margin of safety)이라고도 한다.

치료지수는 일반적으로 다음의 차이를 측정한다.

- 투약한 대상자의 50%에서 효과적인 용량
- 유해 작용이 나타내는 최소한의 용량

낮은 치료 지수에서 안전성이 떨어진다.

낮은 치료지수는 치사량과 유효용량 사이의 좁은 안전역을 가진다. 반면, 높은 치료지수는 독성반응의 위험이 적고 넓은 안전역을 가진다.

약물치료학 Pharmacotherapeutics

약물치료학은 질병을 치료하기 위한 약물의 용도에 대한 것이다. 특별한 병적 상태를 치료하기 위해서 약물을 선택할 때, 의료진은 약물의 효과뿐만 아니라 대상자가 받는 치료의 유형 같은 요인들도 고려한다.

치료 유형에 따라

치료 유형은 중증 정도, 응급 정도, 대상자 상태의 예후에 따라 다르며, 다음과 같이 분류할 수 있다.

- 급성 치료(active therapy): 대상자의 상태가 심각하여 즉각적이고 집중적인 치료가 필요할 때
- 경험 치료(empiric therapy): 단순히 과학적인 데이터보다는 특별한 경험을 기초로 할 때
- 유지 치료(maintenance therapy): 해결되지 않는 만성 질환을 가진 대상자를 치료할 때
- 보충 또는 대체 치료(supplemental or replacement therapy): 신체에 부족한 물질을 보충하거나 대체할 때
- 지지 치료(supportive therapy): 질병의 원인을 치료하지 않고, 대상자의 상태가 호전될 때까지 위협을 받는 다른 신체 기관들을 유지시킬 때
- 완화 치료(palliative therapy): 말기 또는 임종대상자에게 안위를 제공하는 치료 방법

개인 상태에 따라

대상자의 전반적인 건강뿐 아니라 다른 개인적인 요인들도 대상자의 약물 반응을 변화시킬 수 있다. 치료 약물을 선택 시, 건강 상태와 개인적인 생활양식의 특성 또한 고려할 부분이다. (대상자의 약물반응에 영향을 미치는 요인 참조)

약물 반응을 떨어뜨리는 내성

어떤 약물은 약물 내성과 약물 의존성을 일으키는 경향을 가진다.
'약물 내성'은 시간이 지남에 따라 대상자의 약물 반응을 감소시킨다. 그래서 기존과 동일한 반응을 일으키기 위해서는 더 많은 용량의 약물이 필요하게 된다.

약물에 대한 욕구가 커지는 약물 의존성

'약물 의존성'은 대상자가 약물에 대해 신체적 또는 심리적으로 약물에 대한 갈망이 나타나는 것으로 '약물 내성'과는 구분된다. 신체적 의존성은 약물을 중단했을 때 금단증상(withdrawal symptoms)이 일어나며, 반면 심리적 의존성은 긴장을 이완하거나 불편감을 피할 목적으로 약물 사용을 지속하려는 욕망에 기초한다.

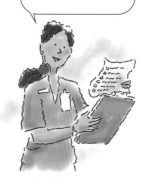

약물치료를 선택할 때는 대상자가 가지고 있는 질환이나 생활양식을 고려하세요!

약물 상호작용 Drug interactions

약물 상호작용은 약물과 약물 간에 또는 약물과 음식 사이에 나타날 수 있다. 약물 상호작용은 실험 검사 결과를 방해하거나 신체적 또는 화학적 부적합성을 일으킬 수 있다. 대상자가 복용하는 약물이 많을수록. 약물 상호작용이 발생할 확률이 높아진다.

잠재적인 약물 상호작용은 다음과 같다.

- 부가 효과(additive effect)
- 상승 또는 강화작용(synergic effect or potentiation)
- 길항 효과(antagonistic effect)
- 흡수의 감소 또는 증가
- 대사와 배설의 감소 또는 증가

부가 효과

부가효과는 대상자에게 유사한 작용을 하는 두 가지 약물이 주어질 때 나타난다. 그 효과는 두 약물이 고농도로 단독 투여된 경우의 효과의 합과 동일하다. 두 종류의 진통제와 같이 두 약물을 함께 주는 것은 다음과 같은 유익이 있다.

- 각 약물을 낮은 용량으로 투여 가능하므로 유해 작용이 나타날 빈도를 줄일 수 있다. 높은 용량은 유해 작용의 위험을 증가시킨다.
- 한 가지 약물을 단독으로 투여하는 것보다 통증조절의 효과가 우수해진다(대개의 경우 서로 다른 작용기전이 적용되기 때문에).

약효의 극대화

강화작용으로 불리기도 하는 상승작용은 같은 효과를 내는 두 약물을 같이 투여했을 때, 한 약물이 다른 약물의 효과를 증강 시킬 때 발생한다. 두 약물 중 한 가지 약물의 단독 투여보다 더 큰 효과를 일으킨다.

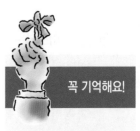

꼭 기억해요!

한 약물이 다른 약물에 의해 약효가 증강되었다는 뜻은 약물 자체로 낼 수 있는 효과보다 더 큰 효과를 나타낸다는 뜻입니다.

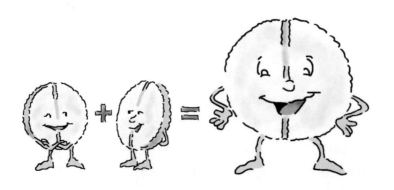

둘보다는 한 가지가 더 효과를

길항적 약물 상호작용은 두 약물의 결합된 반응이 두 약물 중 하나에 의해 나타나는 반응보다 적을 때 발생한다.

약물 흡수의 변화

두 약물을 같이 투여하면, 한 약물 또는 두 약물 모두의 흡수를 변화시킬 수 있다. 예를 들면, 위장의 산도를 변화시키는 약물은 위에서 다른 약물의 해리에 영향을 준다. 다른 약물들은 상호작용하여 흡수되지 않는 불용해성 복합물을 만들기도 한다. 때로는 약물 상호작용을 최소 2시간 이상 분리하여 흡수 상호작용을 피할 수 있다.

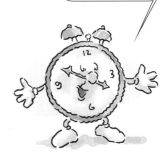

어떤 약물들의 경우, 투여 시간을 최소 2 시간 이상 분리하여 약물 흡수의 상호작용을 피할 수 있어요.

서로 경쟁이 일어납니다.

약물이 흡수된 후, 혈액은 유리 약물(free drug) 또는 혈장 단백질과 결합한 형태로서 약물을 전신에 분포시킨다. 두 약물이 함께 주어지면 단백질 결합 부위를 놓고 경쟁할 수 있는데, 이는 단백질에서 분리되어 자유롭고 결합되지 않은 어느 한 약물의 효과를 증가시킨다.

독성 작용

약물의 대사와 배설이 다른 약물에 의해 저해되면 약물의 독성 작용이 발생할 수 있다. 일부 약물 상호작용은 배설에만 영향을 미친다.

실험 검사를 방해하는 상호작용

약물 상호작용은 또한 실험실 검사 결과를 변하게 하거나 대상자의 심전도상 변화를 일으키기도 한다.

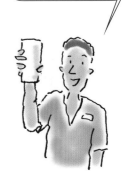

약물 복용 시 특정 음식물을 피해야 할 경우도 있습니다. 예를 들어, 자몽은 특정 약물의 대사를 억제하여 독성 혈중 농도를 유발할 수 있습니다. 여기, 대신 오렌지 주스를!

음식으로 인한 영향

음식은 약물의 치료 효과뿐 아니라 위장관에서 흡수된 약물의 속도와 양을 변화시켜 생체이용률(전신 투여된 약물의 양이 표적 장기에서 이용되는 비율)에 영향을 줄 수 있다. 위험한 상호 작용이 발생할 수도 있다. 예를 들어, 모노아민산화효소억제제를 복용한 사람이 티라미틴을 함유한 음식(예, 오래된 체다 치즈)을 섭취하면 고혈압 위기(hypertensive crisis)가 나타날 수 있다. 또한 자몽은 특정 약물의 대사를 억제하여 혈중 독성 농도를 유발할 수 있다. 그 예로 fexofenadine, statin류 및 albendazole 등이 있다.

효소에 의한 상승작용

일부 약물은 효소 생성을 촉진시켜 대사율과 효소 보조인자인 비타민에 대한 수요를 증가시킨다(어떤 효소는 기능하기 위해서는 특정 비타민과 결합해야 한다). 약물은 또한 비타민과 무기질 흡수를 저해할 수 있다.

약물 부작용 Adverse drug reaction

약물의 기대 효과를 예상 치료 반응(expected therapeutic response)이라고 한다. 반대로 불리한 약물 반응 (side effect 또는 adverse effect; 부작용 또는 유해 작용이라고도 함)은 해롭고 원치 않는 반응이다. 약물 부작용은 약물 중단 시 사라지는 가벼운 반응에서부터 만성 질환이 될 정도, 사망에 이르기까지 다양하다. 부작용은 신약 출시 직후에 나타날 수 있지만 시간이 갈수록 심각성이 줄어들 수 있다.

용량이 문제인가, 대상자가 문제인가

약물 부작용은 용량 관련된 부작용이나 대상자의 민감성과 관련된 부작용으로 구분할 수 있다. 대부분의 약물 유해 반응은 약물의 알려진 약리학적 효과에 기인하며 일반적으로 용량과 관련이 있다. 이러한 유형의 반응은 대부분의 경우 예측될 수 있다.

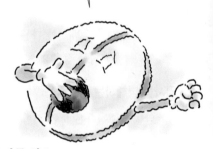

진정작용은 약물의 이차적인 효과(secondary effect)랍니다.

용량 관련 부작용

용량과 관련한 부작용은 다음과 같다.

- 이차적 효과(secondary effect)
- 과다감수증(hypersusceptibility)
- 과용량(overdose)
- 의원성 효과(iatrogenic effect)

이차적 효과

약물은 일반적으로 주요 치료 효과뿐 아니라 유익하거나 불리한 이차 효과를 일으킨다. 예를 들어, 통증 조절에 사용되는 모르핀은 변비 및 호흡 저하의 두 가지 원치 않는 이차적 효과를 유발할 수 있다. 항히스타민제로 사용되는 항히스타민으로 사용되는 diphenhydramine은 이차적으로 진정효과를 동반하여 때때로 수면 보조제로 사용되기도 한다.

과다감수증

대상자는 약물의 약리작용에 과민반응을 보일 수 있다. 보통의 치료 용량을 주는 경우에도 과다감수성 대상자는 과도한 치료 반응을 경험할 수 있다.

전형적으로 과다감수증은 약물 동태(흡수, 신진대사 및 배설)의 변화로 인하여 약물 혈중 농도가 기대치보다 상승하는 결과를 초래한다. 상승된 수용체 민감도 또한 치료 작용 또는 부작용에 대한 대상자의 반응을 증가시킬 수 있다.

과용량

약물의 독성 반응은 의도적이거나 우발적으로 약물을 과다한 용량으로 취했을 때 나타날 수 있다. 그 결과로 일시적인 변화에서 호흡억제, 심장혈관 허탈, 심지어 사망같은 심각한 반응으로 이어질 수 있는 과도한 약물 반응이 있다. 약물 독성반응을 피하기 위해서 만성 질환 대상자나 노인 대상자는 일반적으로 약물 복용량이 적다.

의원성 효과

의원성 효과로 알려진 일부 부작용은 질병과 유사한 반응을 보인다. 예를 들어 항암제(antineoplastics), aspirin, corticosteroids, indomethacin은 흔히 소화기계의 자극과 출혈을 유발할 수 있다. 의원성 효과의 다른 예로는 propranolol에 의한 천식 발생이나, gentamicin에 의한 청각 장애가 유발하는 것을 들 수 있다.

대상자 민감성 관련 부작용

대상자 민감성과 관련된 부작용은 용량 관련 반응만큼 일반적이지는 않다. 민감성 관련 반응은 약물에 대한 대상자의 비정상적인 극도의 민감성 때문이다. 이러한 부작용은 과도한 약리 작용보다는 독특한 조직 반응으로 인해 발생한다. 대상자의 과민반응은 약물 알레르기 또는 특이 반응(idiosyncratic response)으로 발생할 수 있다.

알레르기

약물 알레르기는 대상자의 면역체계가 약물이나 약물의 대사산물, 또는 오염된 약물(drug contaminant)을 파괴하거나 중화시켜야 하는 위험한 외부물질로 인식할 때 일어난다. 이전에 약물이나 유사한 화학적 성질을 가진 물질에 대한 노출이 이 대상자의 면역계를 민감하게 하고 이후에 연이어 노출되는 것은 알레르기 반응(과민증,hypersensitivity)의 원인이다.

전신성 쇼크

알레르기 반응은 세포와 조직을 직접 손상시킬뿐만 아니라 혈관 활동성 및 염증성 물질의 세포 방출을 개시하여 더 넓은 전신적인 손상을 일으킨다. 알레르기 반응은 즉시 발진과 가려움증을 동반 한 약한 반응에서부터 순환허탈(circulatory collapse), 후두와 세기관지의 부종이 동반되는, 생명을 위협하는 아나필락시스반응(anaphylactic reaction)까지 다양할 수 있다.

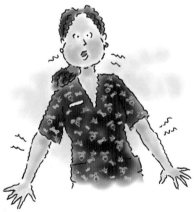

약물의 알레르기 반응은 약한 발진에서부터 생명을 위협하는 아나필락시스까지 나타날 수 있습니다. 도움을 구하세요! 득시!

특이약물반응

민감성 관련 부작용 중 일부는 약물 특성이나 알레르기에서 기인하는 것이 아니라 대상자의 개인적 특성에 의한 것이다. 이를 특이약물반응이라고 한다. 대상자의 특이약물반응은 때때로 유전적 원인이 있다.

간호과정 The nursing process

간호학에서 가장 중요한 진보 중 하나는 간호과정의 개발이었다. 이러한 간호에 있어 문제 해결 접근 방식은 대상자의 건강 문제를 파악하고 문제를 해결하기 위한 치료 계획을 개발하며 계획을 실행하고 계획의 효율성을 평가하는 체계적인 방법론을 제공한다. 간호과정은 대상자의 안전을 보장하고 의학적 및 법적 기준을 충족시키기 위해 약물 투여에 대한 간호 의사 결정을 지도한다.

다음의 간호 과정의 5단계는 역동적이며, 융통성을 가지며 상호 연관되어 있다.

- 사정
- 간호진단
- 계획
- 중재
- 평가

간호과정은 대상자의 안전을 보장하고 의학적인 표준에 부합하는지를 결정하는데 도움을 준답니다.

EVALUATION
IMPLEMENTATION
PLANNING
NURSING DIAGNOSIS
ASSESSMENT

사정

사정(assessment)은 대상자의 실제적, 잠재적 건강요구를 파악하는데 사용되는 데이터를 수집하는 것으로 구성된다. 건강력을 수집하고, 신체검진을 수행하며, 타당한 임상결과와 진단 정보를 검토하여 데이터를 얻어낸다. 건강력에는 알레르기뿐만 아니라 대상자가 복용하고 있는 약물 및 약초에 대한 정보가 포함한다.

간호진단

NANDA International은 간호진단(nursing diagnosis)을 "실제적 또는 잠재적 건강문제나 생애 과정에 대한 개인, 가족, 지역사회의 반응에 관한 임상적으로 판단"이라고 정의한다. 간호사는 간호중재를 통해 이룬 결과에 책임을 져야하는데, 간호진단은 간호중재를 선택하는 기초를 제공한다고 말할 수 있다. 간호진단은 대상자의 건강 상태와 대상자에게 투여된 약물에 따라 각 대상자에 대해 개별적이어야 한다.

계획

간호진단이 내려지면 간호계획(planning)을 기록한다. 기록된 간호계획은 간호의 연속성이 이루어질 수 있도록 간호 구성원들 간에 의사소통 수단이 된다.

간호계획은 다음 두 부분으로 구성한다.

1. 대상자의 결과, 기대되는 효과(expected outcome)로서 특정 시간 내에 성취될 수 있는 행동이나 결과로 기술한다.
2. 간호중재는 그러한 결과를 달성하는 데 필요하다.

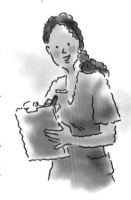

> 간호계획에는 기대되는 효과와 기대되는 효과를 얻을 수 있는 간호중재가 포함됩니다.

중재

중재(implementation)는 간호사가 간호계획을 실제 행동으로 옮기는 것이다. 대상자의 건강요구를 충족시킬 수 있는 약물요법을 포함한 모든 간호중재를 포괄한다. 중재를 수행할 때에는 대상자, 대상자 가족과 협력하고, 다른 동료들에게 자문을 구한다. 간호중재는 대상자와 대상자 가족의 요구에 따라 다학제간의 접근을 포함될 수 있다.

평가

간호과정의 마지막 단계는 평가(evaluation)이다. 평가 중에는 시행된 중재가 기대되는 결과를 달성했는지 판단해야 한다. 평가기준(outcome criteria)을 측정 가능한 용어로 명시했다면 결과가 어느 정도 충족되었는지 쉽게 평가할 수 있다. 여기에는 대상자가 진통제를 투여받은 후 통증의 경감과 같이 약물 중재의 효과를 평가하는 것이 포함된다. 평가는 진행되는 과정이며, 재사정(reassessment)은 치료에 대한 대상자의 반응을 토대로 새로운 간호진단 및 간호중재를 개발하게 한다.

 퀴즈 Quiz

1. 약물작용의 메커니즘을 이르는 용어는 무엇입니까?

   A. 약동학

   B. 약물치료학

   C. 이송

   D. 약역학

Answer: D. 약역학은 약물의 생화학적 및 물리적 효과이며 약물 작용의 메커니즘입니다.

2. 다음 중 동물성 원료에서 얻은 약물은 무엇입니까?

    A. 오일 / 지방

    B. 호르몬

    C. 효소

    D. 위의 모든 것

Answer: D. 동물의 체액과 땀샘은 천연 약물의 근원이 될 수 있습니다. 여기에는 호르몬, 오일 / 지방, 효소 및 vaccines이 포함됩니다.

3. 쉽게 평가할 수 있는 간호 과정의 결과는 무엇입니까?

    A. 결과 기준이 이해하기 쉬운 언어로 표기된 경우

    B. 결과 기준이 측정 가능한 조건으로 명시된 경우.

    C. 다른 간호사가 결과 기준을 기술 할 수 있다면.

    D. 단 하나 또는 두 개의 결과가 명시된 경우.

Answer: D. 기대되는 결과는 대상자에게 현실적이고 측정 가능한 목표입니다.

점수 매기기

★ ★ ★ 3문제를 모두 맞혔다면 환상적입니다! 당신은 기본적인 약리 지식이 확실하군요.

★ ★ 2문제의 답을 맞혔다면 훌륭합니다! 이번 단원과 명백한 상호작용을 했군요.

★ 2문제의 답을 맞히지 못했다고 문제가 부작용이 있는 것은 아닙니다. 재빨리 복습하면 이 단원의 흡수가 향상될 것입니다.

Chapter 2

자율신경계 약물

학습 내용

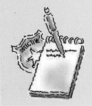

- ◆ 자율신경계에 영향을 미치는 약물의 분류
- ◆ 약물의 사용과 작용
- ◆ 약물의 흡수, 분포, 대사 및 배출
- ◆ 약물의 상호작용과 부작용

Cholinergic agonists
- acetylcholine
- bethanechol
- carbachol
- cevimeline
- pilocarpine

Anticholinesterases
- ambenonium
- demecarium
- donepezil
- edrophonium
- galantamine
- guanidine
- neostigmine
- pyridostigmine
- rivastigmine

Belladonna alkaloids, derivatives
- atropine
- homatropine
- ipratropium
- scopolamine

Synthetic derivatives
- glycopyrrolate
- methscopolamine

3rd generation amines
- benztropine
- dicyclomine
- tolterodine
- oxybutynin
- trihexyphenidyl

Catecholamines
- dobutamine
- dopamine
- epinephrine
- epinephrine bitartrate
- epinephrine hydrochloride
- norepinephrine
- isoproterenol hydrochloride
- isoproterenol sulfate

Noncatecholamines
- phenylephrine
- albuterol
- bitolterol
- ephedrine
- formoterol
- isoetharine hydrochloride
- isoproterenol
- levalbuterol
- metaproterenol
- pirbuterol
- salmeterol
- terbutaline
- terbutaline

Alpha–adrenergic blockers
- ergoloid mesylates
- phenoxybenzamine
- phentolamine
- terazosin
- doxazosin
- prazosin

Beta–adrenergic blockers
- carvedilol
- labetalol
- levovunolol
- penbutolol
- pindolol
- propranolol
- sotalol
- timolol
- acebutolol
- atenolol
- betaxolol
- bisoprolol
- esmolol
- metoprolol tartrate

자율신경계와 치료제 Drugs and the autonomic nervous system

자율신경계는 심박동수, 호흡수 및 소화기능과 같은 신체의 불수의적 기능을 조절한다. 자율신경계는 두 가지 주요 구성 요소인 교감신경계와 부교감신경계의 균형을 통해 작용한다. 자율신경계 장애를 치료하기 위해 사용되는 약물의 유형은 다음과 같다.

- 콜린성 약물
- 항콜린성 약물
- 아드레날린성 약물
- 아드레날린성 차단제

콜린성 약물 Cholinergic drugs

콜린성 약물은 신경전달물질인 아세틸콜린의 작용을 증진시킨다. 이들 약물은 부교감신경이 흥분했을 때와 유사한 효과를 보이므로, 부교감신경 유사작용제(parasympathomimetic drugs)라고 불린다.

모방 또는 억제

콜린성 약물에는 크게 두 가지 종류가 있다.

- cholinergic agonists는 신경전달물질인 아세틸콜린의 작용을 모방하는 역할을 한다.
- anticholinesterase(항콜린에스테라제)는 콜린성 수용체 부위에서 아세틸콜린의 파괴를 억제한다(콜린성 약물의 작용 참조).

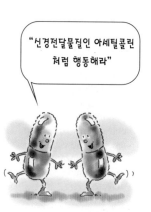

"신경전달물질인 아세틸콜린
처럼 행동해라"

콜린성 약물의 작용

콜린성 약물은 크게 두 가지로 분류된다. Cholinergic agonists와 anticholinesterases가 이에 속한다. 이들 약물들이 어떻게 효과를 내는지 살펴보자.

Cholinergic agonists

부교감신경계의 뉴런이 자극되면 신경전달물질인 아세틸콜린이 유리된다. 아세틸콜린은 시냅스를 건너가서, 반대편 뉴런의 수용체와 상호작용한다. cholinergic agonists는 콜린성 수용체를 자극하여, 아세틸콜린의 작용을 모방한다.

anticholinesterases

아세틸콜린은 콜린성 수용체를 자극하고 난 후 아세틸콜린에스터라제 효소에 의해서 파괴된다. anticholinesterase는 아세틸콜린에스터라제를 억제하여 효과를 나타낸다. 결과적으로 아세틸콜린은 분해되지 않고 축적되기 시작하며, 따라서 아세틸콜린의 효과가 연장된다.

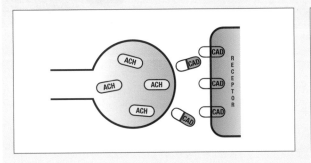

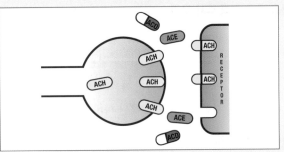

key

(ACH) Acetylcholine(아세틸콜린) (CAD) Cholinergic agonist (ACE) Acetylcholinesterase(아세틸콜린에스터라제) (ACD) Anticholinesterase

---

Cholinergic agonists(콜린성 작용제)

Cholinergic agonists제(콜린성 작용제)는 콜린성 수용체를 직접 자극하여, 신경전달물질인 아세틸콜린의 작용을 모방한다. cholinergic agonists에 해당하는 약물은 다음과 같다.

- acetylcholine (신경전달물질, 내인성 아세틸콜린과 혼동하지 말 것)
- bethanechol
- carbachol
- cevimeline
- pilocarpine

약동학

Cholinergic agonists의 대사와 작용은 매우 다양하고, 각 약물들은 무스카린과 니코틴 수용체에 대한 친화력에 따라 달라진다. 예를 들어, acetylcholine 약물은 중추신경계(CNS)를 잘 통과하지 못하므로 주로 말초에서 부교감신경 흥분 작용을 한다.

이는 신체 내 빠르게 파괴된다. 반면 bethanechol은 무스카린성 수용체에 결합하여 요로, 기관지 및 담즙과 장의 평활근을 자극한다.

눈(혹은 구강이나 피하주사)으로 투여

Cholinergic agonists는 보통 다음과 같이 투여된다.

- 국소적, 점안
- 구강
- 피하주사

피하주사는 경구투여 보다 빠르게 작용한다.

근육 혹은 정맥 주사 불가

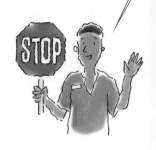

Cholinergic agonists를 근육 또는 정맥 주사하게 되면 콜린성 위기를 초래할 수 있어요.

Cholinergic agonists는 근육주사 혹은 정맥주사를 거의 하지 않는다. 이들은 간질공간과 조직 사이 그리고 혈관 내에서 콜린에스테라제에 의해 즉시 파괴되기 때문이다. 더욱이 이들은 빠르게 작동하기 시작하고 콜린성 위기(약물 과다 복용으로 극단적인 근쇠약과 호흡근 마비 가능성)를 일으킬 수 있다.

신속한 약물 작용

Cholinergic agonists는 빠르게 흡수되며, 2시간 이내에 최고 농도에 달한다. 음식물은 이 약물의 흡수를 감소시킨다. 20% 미만의 cholinergic agonists는 단백질과 결합한다. 모든 cholinergic agonists는 다음에서 콜린에스터라제에 의해 대사된다.

- 무스카린(muscarine) 수용체와 니코틴(nicotinic) 수용체 부위
- 혈장(혈액의 수용성 부분)
- 간

이들 약물은 신장에서 배출된다.

약역학

Cholinergic agonists는 "표적장기(target organ)"라고 불리는 신체의 특정 장기 내 뉴런에서 아세틸콜린과 유사하게 작용한다. 표적장기의 세포막에 있는 수용체와 결합하여 근육을 자극시키고, 다음과 같은 효과를 나타낸다.

- 타액 분비
- 서맥(심박동수 감소)
- 혈관 이완
- 폐의 세기관지 수축
- 위장관 운동성 증가
- 방광근 긴장도 및 수축력 증가
- 동공 수축

약물치료학

Cholinergic agonists의 적응증은 다음과 같다.

- 무긴장방광(atonic bladder) 무력(약한) 방광 상태 및 수술 후 및 산 후 요정체를 치료
- 수술 후 복부 팽창 및 위장관 이완증(GI atony)과 같은 위장관 장애 치료
- 녹내장 대상자와 안구 수술 대상자의 안압 감소
- 방사선 요법과 쇼그렌 증후군(Sjögren's syndrome)으로 인해 침샘 기능 저하의 치료

약물 상호작용

Cholinergic agonists는 다음과 같은 다른 약물과 특이적인 상호작용을 한다.

- 다른 콜린성 약물, 특히 anticholinesterase(ambenonium, edrophonium, pyridostigmine)는 cholinergic agonists의 효과를 증가시키고 독성 위험을 증가시킨다.
- 항콜린성 약물(atropine, homatropine, methscopolamine, propantheline, scopolamine)은 콜린성 약물의 효과를 감소시킨다.
- Quinidine은 콜린 작동제의 효능을 감소시킨다.

부작용

Cholinergic agonists는 부교감신경계 수용체와 결합하므로, 부교감신경의 지배를 받는 다른 장기에 부작용을 일으킬 수 있다.

"나는 상태가 안 좋아요."

Cholinergic agonists의 부작용은 다음과 같다.

- 오심과 구토
- 경련과 설사
- 흐린 시력(blurred vision)
- 저혈압과 심박동수 감소
- 숨참
- 빈뇨
- 타액의 증가와 발한

간호과정

콜린성 작용제로 치료받는 대상자에게 적용하는 간호과정은 다음과 같다.

사정

- 중증 근무력증과 같이 콜린성 작동제를 사용하는 장애를 사정한다.
- 요실금 및 방광 팽만이 있는지 사정한다. 대상자의 체액 섭취량과 시간 및 최종 배뇨량을 사정한다.

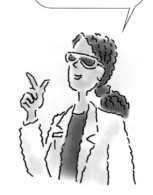

Cholinergic agonists는 표적 장기의 근육을 자극시켜서, 동공을 수축 시킵니다. 여기가 어둡지요? 나만 그런 건가요?

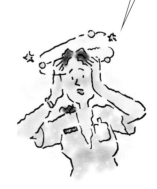

Cholinergic agonists의 부작용으로 오심과 구토, 경련과 설사가 있고 시력이 흐려집니다. 생각만 해도 어지러워요.

- 장음과 복부 팽만이 있는지 확인하고, 대상자의 배출 양상을 관찰하여 마비성 장폐색(소장의 마비) 가능성이 있는지 사정한다.
- 알츠하이머병과 같이 cholinergic agonists에 의해 악화되는 질병이 있는지 사정한다.

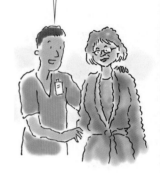

"이제 숨쉬기가 편해졌어요…."

주요 간호진단

- 증가된 분비물, 기관지 경련 또는 호흡성 마비와 관련된 가스 교환 장애
- 증가된 기도 분비물과 관련된 비효율적 기도 청결
- 콜린성 약물작용과 관련된 배뇨 장애

기대되는 효과

- 신체 조직의 산소화가 효율적으로 유지될 것이다.
- 대상자의 배뇨 배변 양상이 보통으로 회복될 것이다.
- 콜린성 약물의 치료적인 효과가 관찰될 것이다.
- 대상자는 올바른 약물 투여를 보여줄 것이다.

중재

- 처방된 대로 콜린성 약물을 복용한다. Bethanechol 등 일부 약물은 식사 전에 투여해야 한다.
- 콜린성 약물의 효과를 관찰하고, 부작용을 보고한다.

대상자 교육

콜린성 약물

콜린성 약물이 처방된 경우 대상자 및 보호자와 함께 다음 사항을 교육한다.

- 약물 및 증상 조절의 일정한 혈중 농도를 유지하기 위해 규칙적인 스케줄에 맞춰 약물을 섭취한다.
- 서방정(sustained-release) 알약이나 캡슐을 부수어 먹거나 씹어 먹지 않는다.
- 오심과 구토를 줄이고 약물흡수를 증가시키기 위해 경구용 콜린성 약물은 공복 시 투여한다.
- 설사나 구토 시 적절한 수분 섭취를 하게 한다. 요정체 시 사용하는 콜린성 약물은 투약 후 60분 이내에 작용한다. 욕실 시설이 있는지 확인한다.
- 중증 근무력증, 방광 문제 혹은 알츠하이머 질환 등을 위해 장기 작용 콜린성 약물을 투약하고 있다면, 질병표시카드나 신분증을 소지한다.
- 지시가 있을 경우, 특히 복용량을 조정한 경우, 중증 근무력증의 증상과 약물의 효과를 일지에 기록한다.

- 복부 경련, 설사 혹은 타액 과다 시 의사에게 보고한다.
- 중증 근무력증으로 콜린성 약물을 복용할 경우, 하루 일과 중 활동과 활동 사이에 휴식을 취하도록 일과표를 계획한다. 치료의 목적은 최소한의 부작용을 가진 가능한 최소량을 사용하여 약물로부터 최적의 효과를 얻는 것이다. 활동량이 증가하면, 용량을 증가시킬 필요가 있을 것이다. 근육 허약감의 증가, 호흡곤란, 중증근무력증 증상의 재발 및 다른 부작용이 있다면 의사에게 보고한다.
- 현기증이나 실신 시, 누워서 휴식을 취한 후에는 서서히 일어나도록 한다. 침상에서 일어날때 는 반드시 감독 아래 이루어져야 한다.
- 일반의약품(의사의 처방 없이 구매 가능한 약품)이나 의사와 상의하지 않은 약초 등은 상호작용 가능성이 있으므로 복용하지 않는다. 예를 들면, St. John's wort는 donepezil의 혈중 농도를 변화시킬 수 있다.

평가

- 대상자의 기저상태가 호전된다.
- 대상자는 정상적인 호흡률을 유지한다.
- 대상자는 일반적인 배뇨 패턴을 유지한다.
- 대상자는 정상적인 소화 패턴을 회복한다.
- 대상자와 가족 또는 간병인은 약물 치료에 대한 이해를 보인다.

Anticholinesterase drugs(항콜린에스테라제 약물)

Anticholinesterase drugs(항콜린에스테라제 약물)은 콜린성 수용체에서 아세틸콜린에스터라제 효소의 작용을 차단시키고, 신경전달물질인 아세틸콜린의 파괴를 방지한다. 아세틸콜린이 쌓이게 되면서 콜린성 수용체를 계속 자극시킨다. Anticholinesterase 약물은 가역적 약물과 비가역적 약물로 나뉜다.

속효성

가역적 anticholinesterase 약물은 작용 기간이 짧으며, 다음과 같은 약물이 포함된다.

- ambenonium
- demecarium
- donepezil
- edrophonium

- galantamine
- guanidine
- neostigmine
- pyridostigmine
- rivastigmine

지속성

비가역적인 anticholinesterase 약물들은 장시간 지속성 효과를 가지며, 주로 생화학전에서 신경가스로 사용되거나, 독성 살충제와 농약으로 사용한다(pyridostigmine은 신경가스를 중화시키기 위해 사용된 해독제의 효과를 높여준다. 걸프전에서 soman이라는 신경가스에 노출 되기 전 중독을 일으키지 않는 정도의 용량으로 pyridostigmine을 미리 복용하여 신경독성을 차단하는데 활용되었다.

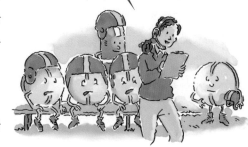

Anticholinesterase약물은 신경전달물질 아세틸콜린을 파괴시키는 아세틸콜린 에스터라제 효소의 작용을 방해하지요.

약동학

Anticholinesterase가 신체 내에서 어떻게 이동하는지 간단 히 정리하면 다음과 같다.

쉽게 흡수되는 경우

여러 anticholinesterase 약물이 위장관, 피하 조직 및 점막에 쉽게 흡수된다.

잘 흡수되지 않지만 작용이 오래 지속되는 경우

Neostigmine은 위장관에서 흡수가 잘 안되므로, 경구투여 시 다량을 투여해야 한다. 그러나 경구투여 시 작용 기간은 더욱 길어지므로, 잦은 간격으로 투약할 필요는 없다.

빠른 효과가 요구되는 경우

급속한 효과가 필요할 때, 약물은 IM 또는 IV 경로로 투여한다.

다양한 약물전달

Anticholinesterase 약물은 분포는 다양하다. Donepezil은 혈장 단백질에 강하 게 결합하지만, Rivastigmine은 40% 결합하고, galantamine은 18% 결합한다. 대부분의 anticholinesterase 약물은 혈장의 효소에 의해 전신에서 대사되어 소변 으로 배출된다. 그러나 donepezil, galantamine 및 rivastigmine은 간에서 대사 되지만 소변으로 배출된다.

약역학

Cholinergic agonists와 마찬가지로 anticholinesterase 약물들은 수용체에서 아 세틸콜린의 작용을 증진시킨다. 작용부위, 약물의 용량 및 작용 기간에 따라 콜린성 수용체 부위에서 자극 또는 억제 효과를 보일 수 있다.

지속 시간

가역적인 anticholinesterase 약물은 수 분에서 수 시간 동안 아세틸콜린의 파괴를 막는다. 비가역적인 anticholinesterase 약물의 효과는 수일~수 주간 지속될 수도 있다.

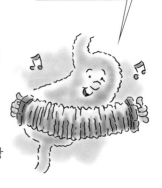

> Anticholinesterase 약물은 위장관의 긴장도와 연동작용을 증진시켜요. 나는 벌써 긴장되어 있다고 말하고 싶네요!

약물치료학

- Anticholinesterase 약물은 다음과 같이 치료적으로 다양하게 사용되고 있다.
- 녹내장 대상자와 눈 수술 대상자의 안압 감소를 위해
- 방광의 긴장도를 증가시키기 위해
- 장 운동성이 감소된 마비성 장폐색 대상자에게 위장관의 연동 운동을 개선하기 위해
- 중증 근무력증 대상자의 근육 수축 촉진시키기 위해
- 중증 근무력증 진단을 위해 (neostigmine 및 edrophonium)
- 항콜린성 약물, 삼환계 항우울제, belladonna alkaloids 및 마약류에 대한 해독제
- 알츠하이머병 대상자에서 경증부터 중등도의 치매를 치료하고 인지력을 향상시키기 위해 (donepezil, galantamine, rivastigmine)

약물 상호작용

Anticholinesterase 약물 사용 시 다음과 같은 상호작용이 발생할 수 있다.

- 다른 콜린성 약물, 특히 cholinergic agonists(bethanechol, carbachol, pilocarpine)는 anticholinesterase 약물과 함께 복용 시 독성이 나타날 위험이 높다.
- Carbamazepine, dexamethasone, rifampin, phenytoin, phenobarbital은 donepezil의 제거 속도를 증가 시킬 수 있다.

콜린성 위기를 떨어뜨리는 경우

- Aminoglycoside계 항생제, 마취제, 항콜린성 약물(atropine, belladonna, propantheline, scopolamine), 마그네슘, 부신피질호르몬, 항부정맥 약물(procainamide와 quinidine)은 anticholinesterase 약물의 효과를 감소시킬 수 있고, 콜린성 위기의 조기 징후를 가릴 수 있다.
- 삼환계 항우울제, 방광 이완제, 향정신병 약물과 같은 콜린성 차단제는 anticholinesterase 약물의 효과를 방해할 수 있다.
- Tacrine, donepezil, galantamine은 cytochrome P-450 저해제로 알려진 cimetidine과 erythromycin 등과 결합하면 효과가 증가될 수 있다.
- 담배를 피우면 rivastigmine의 청소율(약물이 신체 내에서 배출되는 속도)을 증가시킬 수 있다.

부작용

대부분의 anticholinesterase 약물의 부작용들은 수용체 부위에서 아세틸콜린의 작용이 증가되어 나타난다. 이들 약물과 관련된 부작용은 다음과 같다.

- 심부정맥
- 오심과 구토
- 설사
- 경련
- 두통
- 식욕부진
- 불면증
- 소양감
- 빈뇨 및 야간 빈뇨
- 자궁 자극 및 조기 진통 유발(출산이 가까운 임산부에게 IV로 줄 때)
- 숨참, 천명음 또는 가슴 답답함(독성 반응으로 인식 참조)

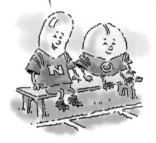

Anticholinesterase와 함께 콜린 작동제를 투여하면 독성 효과의 위험이 증가합니다. 우리함께 "안돼요"

독성 반응으로 인식

중증 근무력증 대상자의 anticholinesterase 약물 용량은 날마다 달라지기 때문에 이 약물에 대한 부작용을 예측하기 어렵다. 다음과 같은 원인에 의해 근육 허약감이 증가할 수 있다.
- 약물에 대한 저항
- 너무 적은 용량의 anticholinesterase 약물 투여
- 너무 많은 용량의 anticholinesterase 약물 투여

Edrophonium의 사용

대상자에게 약물 독성 반응(약물의 과다 복용) 또는 근무력증 위기(과도한 근육의 허약감과 심각한 호흡곤란 증상)가 나타나고 있는지를 파악하는 것은 어려운 일이다.

Edrophonium은 약물 독성 효과와 근무력증 위기를 구분하기 위해 사용한다. Edrophonium을 사용 시에는 콜린성 위기가 나타날 가능성을 대비하여 흡인기구, 산소, 인공호흡기, 응급약물(atropine)을 반드시 준비해야 한다.

간호 과정

Anticholinesterase 약물 치료를 받는 대상자에게 적용하는 간호과정은 다음과 같다.

사정

- 중증 근무력증, 알츠하이머 질환, 녹내장 및 방광 기능 변화 등 anticholinesterase 약물을 사용하는 질병의 상태를 사정한다.
- 장 또는 요로의 기계적 폐쇄와 같이 anticholinesterase 약물이 금기인 상태를 평가합니다.

체액에 대한 기본적 사정

- 방광 팽만과 요정체를 사정하고, 수분 섭취량을 확인하고, 마지막으로 본 배뇨량과 배뇨시간을 확인한다.

- 복부 팽만과 장음을 확인하여 마비성 장폐색이 있는지 사정하고, 대상자의 배출
  양상을 확인한다.

주요 간호진단

- 기관지 경련이나 호흡성 마비와 관련된 가스 교환 장애
- 항콜린성 약물의 효과와 관련된 조직 통합성 장애
- 항콜린성 약물 작용과 관련된 배뇨장애

기대되는 효과

- 조직의 산소화가 효율적으로 유지될 것이다.
- 대상자는 정상적인 배뇨양상과 배변양상을 회복할 것이다.
- Anticholinesterase 약물의 치료적 효과가 나타날 것이다.
- 대상자는 올바른 투약 관리를 보여줄 것이다.

대상자 교육

Anticholinesterase

Anticholinesterase 약물 처방 시 대상자와 가족
에게 다음과 같은 사항을 교육한다.
· 약물은 기저질환인 퇴행성 질병을 치료하지는
못하지만, 증상을 완화시킬 수 있다.
· 치료로 인한 기억력 증진은 포착하기 어려울 수
있다. 오히려 기억력 상실 면에서 감퇴 속도가
좀 더 느려질 수 있다.
· 중증 근무력증에 사용하는 경우, 안검 하수증,
복시, 저작이나 연하 기능장애, 몸통과 사지의
허약감을 경감시킨다. 처방대로 정확하게 약물
을 복용한다. 평생 동안 복용해야 될 수도 있다.

· 대상자는 중증근무력증이 있음을 알리는 질병표
시 카드를 소지해야 한다.
· 중요한 부작용이나 전반적인 건강 상태 변화 시
즉시 보고한다.
· 마취 전에 의료진에게 anticholinesterase 약
물을 사용 중임을 알린다.
· 오심과 구토, 설사 시 보고한다.
· Anticholinesterase 약물과 상호작용을 일으
킬 수 있기 때문에 일반의약품과 약초를 복용하
기 전에 의사와 상의한다.

호흡이 적절한지 사정하고,
가스교환을 적절히
유지시켜야 해요.

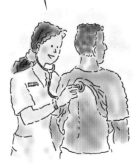

중재

- Anticholinesterase 약물을 처방된 대로 투여한다. 다른 방법을 지시하지 않았다면,
  식전에 투약한다.
- Anticholinesterase 약물의 효과를 모니터하고, 부작용이 나타나면 보고한다.
- 호흡이 적절한지 사정하고, 심호흡과 기침, 흡인, 적절한 체위 등 적절한 가스
  교환 증진 간호법을 실시한다.
- 배뇨가 적절한지, 요정체 징후가 있는지 사정한다.
- 대상자의 요구에 맞는 투약 스케줄을 수립하여 대상자를 도와준다.

- 대상자를 교육한다(Anticholinesterase 약물 교육 참조).

평가
- 대상자의 기저질병이 호전된다.
- 대상자는 정상 호흡수를 유지한다.
- 대상자는 정상적 배뇨양상을 유지한다.
- 대상자는 정상적 배변양상을 회복한다.
- 대상자와 가족은 약물치료에 대한 이해를 표현한다.

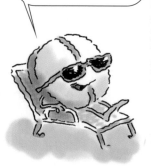

나는 다른 수용체보다 무스카린 수용체를 더 좋아해요. 아시다시피 나는 매우 선택적으로 작용합니다.

항콜린성 약물 Anticholinergic drugs

항콜린성 약물(부교감신경 차단제라고도 불림)은 자율신경계와 중추신경계에서 부교감신경의 자극을 방해한다. 이들은 또한 아세틸콜린뿐만 아니라, 콜린성 수용체의 자극도 방해한다.

무스카린에서만 작용

항콜린성 약물은 모든 콜린성 수용체를 차단하지는 않는다. 다만, 무스카린 수용체(muscarinic receptor) 부위에서만 작용한다. 무스카린 수용체는 atropine에 의해 방해되고 alkaloids 무스카린(alkaloid muscarine)에 의해 자극되어지는 콜린성 수용체이다.

Belladonna alkaloids와 기타 유도체

항콜린성 약물의 대표적인 약물은 belladonna alkaloids이다.
- atropine(항콜린성 약물: atropine 참조)
- homatropine
- ipratropium
- scopolamine

합성 유도체

Belladonna alkaloids의 합성 유도체(제4기 암모니움 약물)에는 다음이 포함된다.
- glycopyrrolate
- methscopolamine

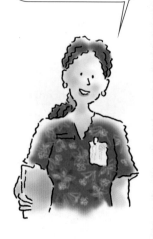

각 유형의 약물들은 각각의 장점을 지니지요. 예를 들어, belladonna alkaloids 는 위장관에서 좀 더 신속하게 흡수되고, 신체에 광범위하게 분포됩니다. 반면에 제3기 아민은 부작용이 적어요.

약물의 원형

항콜린성 약물 : atropine

작용
- 아세틸콜린 및 다른 콜린 작동제의 작용에 경쟁적으로 대항
  무스카린 수용체에서

적응증
- 증상이 나타나는 서맥
- 수술 전 분비물의 감소 및 심장 막내 반사의 막힘
- 소화성 궤양 병의 보조 치료
- 기능성 GI 장애

간호 시 주의사항
- 두통, 심박감, 불안, 안절부절 못함, 흐린 시력, 구강 건조, 배뇨지연, 변비.
- 독성작용의 징후를 시사하는 활력징후, 심장 리듬, 심음, 소변 배출 및 시력의 변화를 관찰한다.
- 변비 시 처방에 따라 변완화제나 변의 양을 증가시키는 하제를 제공한다.

3세대 아민류

제3기 아민은 새로운 합성 약물이다. 그들은 중추에서 작용하고, 더욱 선택적이다. 또한 약물 부작용도 적다. 제3기 아민의 예는 다음과 같다.

- benztropine
- dicyclomine
- tolterodine
- oxybutynin
- trihexyphenidyl

약동학

Belladonna alkaloids는 눈, 위장관, 점액막, 피부에서 흡수된다.

위장관 흡수

Belladonna alkaloids만큼은 아니지만, 제4기 암모니움 약물과 제3기 아민은 위장관에서 주로 흡수된다.

즉각적인 투약 효과

Atropine과 같은 항콜린성 약물을 정맥주사하면 작용이 즉시 나타낸다. Belladonna alkaloids 는 제4기 아모니움 합성물이나 제3기 아민보다 신체에 폭넓게 분포된다. Alkaloids는 혈관–뇌 장벽을 쉽게 통과한다; 이 군에 해당하는 다른 약물들은 그렇지 않다.

약물 효과가 신속하게 나타나는 이유

Belladonna alkaloids는 낮은 혹은 중등도로 혈청 단백질과 결합한다. 즉, 중등도 혹은 다량의 약물은 활성상태이며 치료반응을 일으킬 수 있음을 의미한다. 이들은 간에서 대사되고, 대사를 거치지 않은 형태나 대사산물의 형태로 신장을 통해 배출된다. 제3기 아민의 대사는 잘 알려져 있지 않지만, 신장과 대변을 통하여 배출된다.

제4기 아민의 복잡한 약동학

제4기 암모니움 약물은 조금 더 복잡하다. 이는 위장관과 간에서 가수분해되고 대변과 소변으로 배출된다. Dicyclomine의 대사는 잘 알려지지 않았지만, 대변과 소변으로 동일하게 배출된다.

약역학

항콜린성 약물은 약물용량, 치료를 요구하는 질병상태 및 표적 장기에 따라 신체에 역설적인 효과를 미친다. 예를 들면, 항콜린성 약물은 자극효과를 줄 수도 있고 반면에 억제 효과를 일으킬 수도 있다. 뇌에서는 이 두 가지가 다 일어나는데, 적은 용량 투여 시 자극효과를, 높은 용량 투여 시 억제 효과를 보인다.

질병에 따른 약역학

또한 대상자의 질병에 따라 약물의 효과가 크게 달라질 수 있다. 예를 들어, 파킨슨병은 도파민(dopamine)의 수준이 낮은 특징을 보이는데, 이는 아세틸콜린의 자극 효과를 강화시킨다. 그러나, 콜린성 길항제는 이런 효과를 억제한다. 그러나 다른 질환에서는 콜린성 길항제가 중추 신경계를 자극시킨다.

도파민 신경이 파괴되거나 소멸되면, 흑색질에 도파민이 부족해지고 이에 따라 선조체의 아세틸콜린이 과잉되기 때문에 운동신경을 지나치게 흥분시킨다. 항콜린제를 투여하면 아세틸콜린 농도도 같이 낮추어 과도한 아세틸콜린의 자극 효과를 억제할 수 있다.

약물치료학

항콜린성 약물이 다양한 위장관 상태에 따라 어떻게 적용되는지 살펴보면 다음과 같다.

- 모든 항콜린성 약물은 근육을 이완시키고, 위장관계 분비물을 감소시키기 때문에, 경련성 혹은 과잉 운동성 위장계와 비뇨기계 질환을 치료하는데 사용한다. 그러나 방광 이완과 요실금 시 oxybutynin, fesoterodine, tolterodine (제3기 아민류)을 선택한다.
- Belladonna alkaloids 는 morphine과 함께 담도 급성통증(담석으로 인한 담도계 통증)에 사용한다.
- 항콜린성 약물은 내시경이나 직장경 등 진단적 검사 전에 위장계 평활근을 이완시키기 위하여 주사로 투여한다.

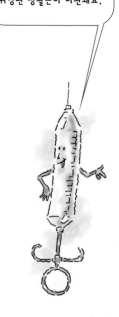

진단적 검사 전에 항콜린성 약물을 주사하면, 위장관 평활근이 이완돼요.

수술 전 적응증

Atropine과 같은 항콜린성 약물은 다음과 같은 목적으로 수술 전에 투여된다.

- 구강, 위장, 기도 분비물을 줄이기 위하여
- 마취 동안 미주신경 자극에 의해 유발되는 심박동수 감소를 방지하기 위하여

뇌 작용

Belladonna alkaloids는 뇌에 영향을 준다. 예를 들어, 진통제인 morphine, meperidine, scopolamine과 함께 투여하면, 졸음과 선행기억상실증이 발생한다. 그 밖에 멀미 치료에도 사용한다.

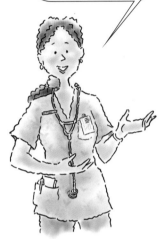

Belladonna alkaloids는 심장 치료효과가 있어요.

심장 효과

Belladonna alkaloids는 심장치료에도 쓰인다. Atropine은 다음을 치료하기 위해 선택된다.

- 증상있는 동성 서맥-심박수가 너무 느려서 저혈압이나 어지러움증을 유발할 때 사용한다(Atropine이 심박동수를 빠르게 하는 기전 참조).
- 마취제, choline esters 또는 succinylcholine으로 인한 부정맥

알기쉬운 약물기전

Atropine이 심박동수를 빠르게 하는 기전

Atropine이 심장에 미치는 영향을 이해하려면 먼저 심장의 전기 전도 시스템이 어떻게 기능하는지를 생각한다.

약물이 없을 때

신경 전달 물질 아세틸콜린이 유리되면 미주 신경은 심방과 심실 사이의 전도를 조절하는 동방결절(sinoatrial (SA) node)과 방실결절 (atrioventricular (AV) node)을 자극한다.

이는 전기 전도를 저해하고 심장 박동이 느려지게 한다.

약물 투여 시

대상자가 콜린성 차단 약물인 atropine을 투여 받으면, atropine은 SA와 AV 결절의 콜린성 수용체와 결합하기 위해 아세틸콜린과 경쟁한다. 아세틸콜린을 차단함으로써 atropine 은 심장 박동을 가속화한다.

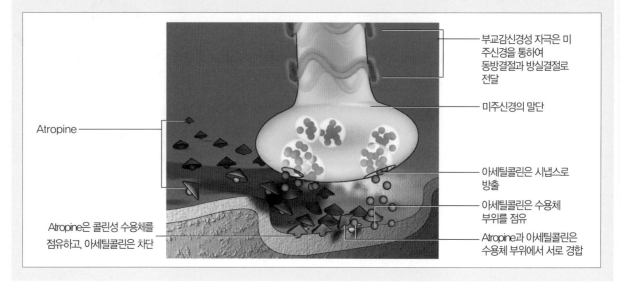

부교감신경성 자극은 미주신경을 통하여 동방결절과 방실결절로 전달

미주신경의 말단

Atropine

아세틸콜린은 시냅스로 방출

아세틸콜린은 수용체 부위를 점유

Atropine은 콜린성 수용체를 점유하고, 아세틸콜린은 차단

Atropine과 아세틸콜린은 수용체 부위에서 서로 경합

안과 적용

항콜린성 약물은 눈의 섬모체를 마비시키기 위하여(눈의 초점을 잘 맞추기 위하여) 섬모체 근마비제로도 사용한다. 더욱이 눈의 렌즈모양을 변경시키기 위하여 항콜린성 약물은 안구의 동공을 이완시키기 위한 산동제로도 작용하는데, 이는. 안구 수술을 시행하거나 안구 검사 시 굴절 오차를 측정하기 쉽게 해준다.

해독제

Belladonna alkaloids, 특히 atropine과 hyoscyamine은 콜린성 약물과 anti-cholinesterase 약물에 대한 효과적인 해독제이다. Atropine은 유기인산 화합물 살충제의 독성을 치료하는데 선택된다. Atropine 동일한 수용체 부위에서 경쟁하므로 신경근 차단제의 효과를 방해한다.

약물 상호작용

항콜린성 약물은 음식과 약이 위장을 통과하는 것을 느리게 만들기 때문에, 약물은 위장관에 오래 머물면서 점막과 좀 더 긴 시간동안 접촉하게 된다. 이로 인하여 약물의 흡수량이 증가하게 되고, 따라서 부작용 위험이 높아진다.

효능을 증강시켜주는 약물

항콜린성 약물의 효과를 증가시키는 약물에는 다음이 포함된다.

- 항이상운동 약물(antidyskinetics : amantadine)
- 진토제와 항현훈제(buclizine, cyclizine, meclizine, diphenhydramine)
- 항정신병약물(haloperidol, phenothiazines, thioxanthenes)
- clyobenzaprine
- disopyramide
- orphenadrine
- 삼환계(tricyclic) 항우울제와 사환계(tetracyclic) 항우울제

효과를 감소시키는 약물

항콜린성 약물의 효과를 감소시키는 약물에는 다음이 포함된다.

- Anticholinesterase 약물(neostigmine and pyridostigmine)
- Cholinergic agonists(betanechol)

기타 상호작용

다른 약물과 상호작용을 일으킬 수 있는 경우는 다음과 같다.

- Digoxin을 항콜린성 약물과 함께 투약하면 digoxin 독성 위험이 증가한다.
- 진정제와 같은 마취제를 콜린성 약물과 함께 투여하면 위장관을 통한 약물과 음식의 이동이 더욱 느려진다.
- 콜린성 길항제와 함께 니트로글리세린 정제를 설하 투여하면 흡수가 감소한다.

부작용

항콜린성 약물의 부작용은 약물의 농도와 밀접한 관계가 있다. 치료적 용량과 독성 용량의 차이는 아주 적다. 부작용은 다음과 같다.

- 구강 건조
- 기관지 분비물 감소
- 심박동수 증가
- 흐린 시력(blurred vision)
- 발한 감소
- 혼돈

- 망상
- 인지능력 저하

마지막 3가지 부작용은 특히 노인대상자들과 관련이 있다.

간호과정

항콜린성 약물을 투여받는 대상자에게 적용하는 간호과정은 다음과 같다.

사정

- 서맥, 심장블록(심방과 심실사이의 전기적 자극의 전도를 방해하거나 지연시 키는것), 설사, 소화성 궤양 질환 등 항콜린성 약물을 필요로 하는 질병 상태를 사정한다.

항콜린성 약물이 금기인 경우

- 녹내장, 중증 근무력증, 전립선 비대증, 식도역류 또는 위장관 폐쇄 질환 등 항 콜린성 약물이 금기인 질병이 있는지 사정한다.

주요 간호진단

- 방광 부작용과 관련된 요정체
- 위장관계 부작용과 관련된 변비
- 약물 부작용과 관련된 손상 위험성

기대되는 효과

- 대상자는 증상이 완화되었음을 경험할 것이다.
- 대상자는 부작용을 경험하지 않을 것이다.

중재

- 투약 시 권장사항을 잘 따른다. 일부약물은 식사와 함께 섭취해야 하는 것도 있다.
- 활력징후, 심장 리듬, 소변 배출량, 시력 등을 관찰하여 약물독성 가능성이 있 는지 확인한다.
- 구강 건조, 심박동수 증가, 흐린 시력 등 부작용이 있는지 관찰한다.
- 새로운 심부정맥을 치료하기 위한 응급 장비를 비치한다.
- 부작용이 발생하면 증상을 완화시켜준다. 예를 들어, 구강건조증 대상자에게 정 제(lozenges)를 제공하고, 구강간호를 자주 수행한다.
- 대상자 교육을 제공한다(대상자 교육–항콜린성 약물 참조).

평가

- 대상자의 기존 질병이 호전된다.
- 대상자는 정상 심박동수를 유지한다.

대상자 교육

항콜린성 약물

항콜린성 약물이 처방된 경우 대상자와 보호자에게 다음 사항을 검토한다.

- 처방 된대로 약을 복용 한다. 처방전이 없는 한 항콜린성 약물을 복용 하지 않는다. 현기증, 졸 음, 흐린 시력이 생기면 위험한 일을 피한다. 약물은 고열에 대한 감 도를 증가시켜 현기증 을 유발할 수 있습니다.
- 부가적인 중추신경계 효과가 있을 수 있으므 로 알코올 섭취를 피한 다.
- 수분을 충분히 마시고 변비를 예방하기 위해 고섬유질 음식을 섭취 한다.
- 혼동, 심한 통증, 구강 건조, 입안 통증, 발진, 눈의 통증, 소변량의 큰 변화, 배뇨 통증 또는 배뇨곤란이 있을 경우 즉시 의사에게 알린다.
- 여성은 계획되거나 알 려진 임신 사실을 보고 해야 한다.

알기쉬운 약물기전

아드레날린성 약물의 작용기전

직접 작용 아드레날린성 약물
직접 작용 아드레날린성 약물은 아드레날린성 수용체를 직접 자극한다.

간접 작용 아드레날린성 약물
간접작용 아드레날린성 약물은 신경 말단에서 시냅스까지 노르에피네프린의 유리를 자극한다.

이중 작용 아드레날린성 약물
이중 작용 아드레날린성 약물은 교감신경 수용체 부위도 자극하고, 신경 말단에서 노르에피네프린의 유리도 자극한다.

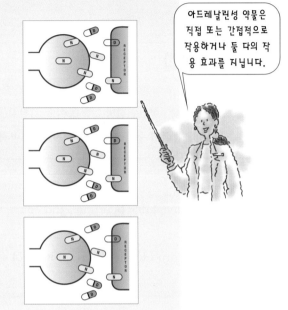

아드레날린성 약물은 직접 또는 간접적으로 작용하거나 둘 다의 작용 효과를 지닙니다.

Key
B 노르에피네프린   B 아드레날린성 약물

- 대상자는 정상 배뇨 양상을 유지한다.
- 대상자는 정상 배변 양상을 회복한다.
- 대상자와 가족은 약물 치료를 이해를 보인다.

약물 독작용의 가능성이 있는지 확인하기 위하여 활력징후, 심장리듬, 소변 배출량 및 시력을 모니터할 필요가 있답니다.

아드레날린성 약물 Adrenergic drugs

아드레날린성 약물은 교감신경에 의한 작용과 유사한 효과를 보이기 때문에, 교감신경 유사작용약물(sympathomimetic drug)이라고도 불린다.

화학적 분류

아드레날린성 약물은 화학 구조에 근거하여 다음과 같이 두 가지 군으로 분류할 수 있다. catecholamine(천연 약물과 합성 약물 모두 포함)과 noncatecholamines으로 분류한다.

작용에 따른 분류

아드레날린성 약물은 약물 작용에 따라 다음과 같이 분류하기도 한다.

- 직접 작용 약물, 교감 신경이 분포되어 있거나 지배받는 장기 혹은 조직에 직

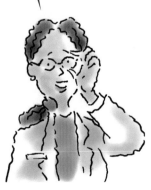

접 작용한다.

- 간접 작용 약물, 일반적으로 노르에피네프린과 같은 신경전달물질 유리를 조절한다.
- 이중 작용 약물(dual-acting), 직접 작용과 간접 작용 모두를 포함한다(아드레날린성 약물의 작용기전 참조).

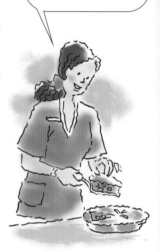

catecholamine은 소화 효소에 의해서 파괴되므로 경구 투여하지 않아요. 그 대신 이런 소화효소들을 여기 파이에 작용하게 해야겠어요.

Catecholamine(카테콜아민)

대개 기본적인 화학 구조 때문에 catecholamine(카테콜아민)은 신경계를 자극하고 말초 혈관을 수축 시키며 심박수를 높이고 기관지를 확장시킨다. Catecholamine은 체내에서와 실험 공정으로 만들어진다. 일반적인 catecholamine은 다음과 같다.

- dobutamine
- dopamine
- epinephrine, epinephrine bitartrate, and epinephrine hydrochloride
- norepinephrine
- isoproterenol hydrochloride and isoproterenol sulfate

약동학

신체에서 catecholamine이 어떻게 이동하는지 살펴보기로 한다.

경구투여 불가

Catecholamine은 소화효소에 의해서 파괴되므로 경구투여 하지 않는다. 반대로 점막을 통하여 빠르게 흡수되므로, 설하투여한다. 설하투여된 약물 중 흡수되지 않은 약물은 타액과 함께 삼켜져 신속하게 대사된다.

피하주사와 근육주사

catecholamine을 피하주사하면 주사 부위의 혈관을 수축시키기 때문에 느리게 흡수된다. 근육주사시 국소 혈관이 적으므로 피하주사 할 때보다는 빠르게 흡수된다.

Catecholamine은 신체에 넓게 분포된다. 대부분 간에서 대사되고 불활성화되지만, 위장관, 폐, 신장, 혈청 및 조직에서도 대사될 수 있다.

약물 배출

Catecholamine은 주로 소변으로 배출된다. 그러나 소량의 isoproterenol은 대변으로 배설되고, 일부 에피네프린은 모유로 배출된다.

약역학

Catecholamine은 주로 직접 작용한다. Catecholamine이 알파-아드레날린성

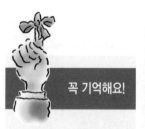

꼭 기억해요!

알파와 베타 수용체에서 catecholamine의 효과를 기억해야한다. A는 alpha(또한 흥분성 반응을 의미하는 activation의 뜻)를 의미하고, B는 beta(억제 효과를 의미하는 banish의 뜻)를 의미한다는 것도 기억해 둔다.

수용체 또는 베타-아드레날린성 수용체와 결합하면, 흥분 또는 억제 효과를 발휘한다. 전형적으로, 알파-아드레날린성 수용체가 활성화되면 소장 이완을 제외하고 대체로 흥분작용을 한다. 베타-아드레날린성 수용체는 노르에피네프린이 심장 세포에 흥분 효과를 유발하는 것을 제외하고 대체로 억제 반응을 유발한다.

심장수축 효과

Catecholamine의 임상 효과는 용량과 투여 경로에 달려있다. Catecholamine은 강력한 심근수축제(inotropes)이다. 즉, 심장이 더욱 강하게 수축하도록 만든다. 그 결과 심박동 시 마다 심실이 좀 더 완전히 비워지고, 심부하가 증가하며 수고로운 일을 하는데 필요한 산소 요구량도 많아진다.

심박동수 증가 효과

Catecholamine은 또한 심박동수 증가(positive chronotropic) 즉, 심장이 더욱 빨리 뛰게 만드는 효과가 있다. 이는 심장의 동방결절 내 pacemaker가 빠른 속도로 탈분극되기 때문이다. catecholamine은 혈관을 수축시키고 혈압을 상승시키므로 신체의 보상기전은 혈압의 과도한 상승을 막기 위하여 심장 박동을 떨어뜨리려한다.

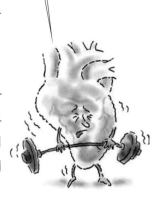

catecholamine은 좀 더 많은 산소를 요구해요. 알파-아드레날린성 수용체를 자극하는 catecholamine은 저혈압 치료에 사용됩니다.

전체적인 전기적 흥분

Catecholamine은 Purkinje 섬유(전기적 자극을 심실로 전달해주는 복잡한 섬유망)가 자발적으로 흥분하여 조기심실 수축(premature ventricular contractions, PVC)과 세동(fibrillation) 같은 비정상적인 심장 리듬을 일으킬 가능성이 있다. 에피네프린은 노르에피네프린보다 이와 같은 자발적인 흥분을 일으킬 가능성이 좀 더 많다.

약물 치료학

아드레날린성 약물의 사용은 어떤 수용체를 자극하는지에 따라 달라진다. 아드레날린약물은 다음 수용체 부위에 영향을 준다.
- 알파-아드레날린성 수용체
- 베타-아드레날린성 수용체
- 도파민 수용체

대부분 아드레날린성 약물은 알파-아드레날린성 수용체와 베타-아드레날린성 수용체를 자극시킨다. 이들 약물은 노르에피네프린과 에피네프린의 작용과 유사한 효과를 보인다.

Catecholamine 중 아래 성분들은 어떤 작용을 하는지 살펴본다.

- 노르에피네프린은 거의 순수하게 알파–아드레날린성 활동을 한다.
- dobutamine과 isoproterenol은 오직 베타–아드레날린과 관련된 치료에만 사용한다.
- 에피네프린은 알파–아드레날린성 수용체와 베타–아드레날린성 수용체를 자극한다.
- 도파민은 주로 도파민성

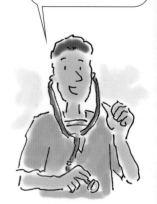

catecholamine은 좀 더 많은 산소를 요구합니다. 알파–아드레날린성 수용체를 자극하는 catecholamine은 저혈압 치료에 사용됩니다.

저혈압에 효과적

알파–아드레날린성 수용체를 자극하는 catecholamine은 저혈압 치료에 사용한다. 일반적으로, catecholamine은 다음에 의한 저혈압 치료 시 최상의 효과를 발휘한다.

- 혈관의 이완(혈관 운동성 긴장도 상실이라고도 부름)
- 혈액 상실(출혈로 인한)

부정맥 치료

베타$_1$–아드레날린성 수용체를 자극하는 catecholamine은 다음 치료에 사용한다.

- 서맥
- 심장 블록
- 저 심박출량

제세동술에 대한 반응을 높임

베타$_1$–아드레날린성 약물은 제세동술(치명적인 심부정맥을 종식시키기 위하여 전기적 자극을 사용하는 치료)에서 심장의 반응을 좋게 한다고 여기기 때문에 다음 치료에서 사용한다.

- 심실세동(심실이 불규칙하게 떨리다가 정지하게 되는 부정맥)
- 무수축(심장에서 전기적 활동이 없음)
- 심정지

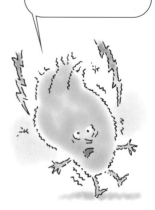

베타$_1$–아드레날린성 약물은 제세동술 시 심장이 더 잘 반응하게 합니다. 아이고, 나는 이미 제세동 중인데요!

베타$_2$–아드레날린성 수용체 자극으로 호흡이 잘 되도록 도와줌

베타$_2$–아드레날린성 활동에 영향을 미치는 catecholamine은 다음 치료에 사용된다.

- 급성과 만성 기관지 천식
- 폐기종(emphysema)
- 기관지염
- 약물의 급성 과민성(알레르기) 반응

신장혈류 증가

도파민 수용체부위를 자극하는 도파민을 소량 사용하면 신장 혈관을 확장시켜서 신장 혈류량을 증가시킨다.

천연 catecholamine과 합성 catecholamine

체내에서 생산되는 catecholamine의 효과는 합성 catecholamine의 효과와 다소
다르다.

합성 catecholamine은 치료적 이용이 제한적이고 작용기간이 짧다.

약물 상호작용

Catecholamine과 연관된 약물 상호작용은 심각하게 나타날 수도 있다.

- Phentolamine*과 같은 alpha-adrenergic blockers는 catecholamine과 함
  께 사용 시 저혈압을 초래할 수 있다.

  * 알파$_1$과 알파$_2$ 수용체 모두에서 작용하는 비선택적 알파 차단제로 일차적으로
  혈관을 확장하여 저혈압을 일으키고 또 catecholamine과 경쟁적 관계에서 상
  대적으로 알파$_2$ 수용체에 결합하여 차단하는 정도가 커지면 노르에피네프린 분
  비를 감소시켜 저혈압을 일으킬 수 있다. 과도한 catecholamine과 관련한 고
  혈압 위기 시 저혈압을 유도하는데 쓰이기도 한다.

- Catecholamine 에피네프린은 고혈당을 초래할 수 있다. 그러므로 에피네프린을
  투여 하는 당뇨 대상자들은 경구용 혈당강하제나 인슐린의 용량을 증가시킬 필요
  가 있다.

- Propranolol*과 같은 beta-adrenergic blockers는 catecholamine과 함께
  사용 시 특히 천식 대상자들에게 기관지 협착을 유발할 수 있다.

  * 비선택적 베타 차단제로 베타$_1$과 베타$_2$ 수용체 모두에서 작용하므로 cat-
  echolamine과 경쟁으로 인하여 베타$_2$ 수용체 차단 효과가 커지면 호흡을 방해
  할 수 있다.

기타

- 다른 아드레날린 약물은 고혈압과 부정맥의 증상을 가중시키고, 부작용이 증가
  할 수 있다.
- 삼환계 항우울제는 catecholamine과 함께 사용 시 고혈압을 일으킬 수 있다.

부작용

Catecholamine의 부작용은 다음과 같다.

- 불안정
- 불안
- 어지러움
- 두통

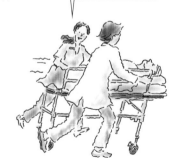

Catecholamine은 여러 가지
부작용을 일으킬 수 있어요.
여기에는 고혈압성 위기
와 뇌졸중이 포함됩니다.

- 심계항진
- 심부정맥
- 저혈압
- 고혈압과 고혈압성 위기
- 뇌졸중
- 협심증
- 혈당상승
- 조직 괴사와 딱지형성(정맥 투여된 catecholamine이 주변 조직으로 샐 때)

간호 과정

Catecholamine을 투여받는 대상자에게 적용하는 간호과정은 다음과 같다.

사정

- 치료 전과 이후에도 규칙적으로 대상자의 상태를 사정한다.

심전도에서 눈을 떼지 말 것

- 지속적으로 심전도, 혈압, 폐동맥쐐기압(pulmonary artery wedge pressure, PAWP), 심장상태 및 배뇨량을 관찰한다.
- 전해질 수준을 관찰한다.
- 치료기간 동안 부작용과 약물의 상호작용을 사정하고, 도파민의 효과를 감소시키는 산증이 있는지 사정한다.
- 도파민을 중단한 뒤 갑자기 혈압이 떨어지는지 면밀히 관찰한다.
- 대상자와 가족의 약물 치료에 대한 지식을 사정한다.

주요 간호진단

- 기저 질환과 관련된 심박출량 감소
- 기저 질환과 관련된 조직 관류 장애
- 기저 질환과 관련된 신장 관류 장애
- 약물 부작용과 관련된 손상 위험성
- 두통과 관련된 급성 통증
- 약물 치료와 관련된 지식 부족

기대되는 효과

- 대상자의 심박출량이 유지될 것이다.
- 대상자는 효율적인 조직 관류를 유지할 것이다.
- 손상 위험이 줄어들 것이다.

- 대상자의 통증이 감소될 것이다.
- 대상자는 치료 목표와 효과를 이해하고 있음을 보여줄 것이다.

중재

- Catecholamine을 투여하기 전에 혈장 증량제로 저혈량증을 교정한다.
- Catecholamine을 투여하기 전에 cardiac glycoside를 준다. Cardiac glycoside는 방실결절 전도를 증가시키고, 심방세동 대상자는 심실 반응이 빨라질 것이다.
- 중심 정맥 카테터나 큰 말초 정맥을 이용하여 투약한다. 처방자의 지시와 대상자의 상태에 따라 정맥수액을 선택한다. 수액 주입 펌프를 이용한다.
- 약물 지침에 따라서 투약 전에 농축된 주사제를 희석한다.
- 과민증과 침윤이 있는지 관찰한다. 혈관 누출은 염증성 반응을 일으킨다.
- Catecholamine을 다른 약물과 같은 정맥경로로 투여하지 않는다. 병용할 수 없는 약물을 의식한다. 예를 들어, dobutamine은 heparin, hydrocortisone sodium succinate, cefazolin, cefamandole, cephalothin, penicillin, ethacrynate sodium과는 부적합하다.
- Sodium bicarbonate 주사 또는 phenytoin을 dobutamine이나 도파민과 혼합하지 않는다. 이들은 알칼리성 용액과 친화력이 없기 때문이다.
- 정맥염을 막기 위하여 정기적으로 정맥주사부위를 변경한다.
- 대상자 교육을 제공한다.

평가

- 대상자는 적절한 심박출량을 회복한다(안정적인 활력징후, 정상적 배뇨량, 명료한 정신상태 등으로 확인할 수 있음).
- 대상자는 적절한 뇌, 심폐, 신장조직관류를 회복한다.
- 대상자는 약물 부작용으로 인한 손상을 경험하지 않는다.
- 대상자의 두통은 진통제 투약으로 안정이 된다.
- 대상자와 가족은 약물 치료에 대해 이해한 것을 진술한다.

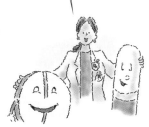

때로는 약물 관리의 순서가 중요합니다. 예를 들어, cardiac glycosides는 catecholamine보다 먼저 투여해야 합니다.

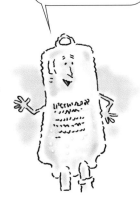

나를 섞지 말아주세요~! catecholamine은 다른 약물과 함께 정맥 투여하지 마세요.

Noncatecholamines(비카테콜아민)

Noncatecholamines(비카테콜아민) 아드레날린성 약물은 체내에서 다양한 효과를 가지므로 치료적 활용도가 높다.

- 혈관의 국소적 또는 전신적 수축(phenylephrine)

- 비강과 눈의 충혈제거, 세기관지 확장(albuterol, bitolterol, ephedrine, formoterol, isoetharine hydrochloride, isoproterenol, levalbuterol, metaproterenol, pirbuterol, salmeterol, terbutaline)
- 평활근 이완(terbutaline): 기관지 확장이 이 약물의 가장 주요한 적응증이다.

약동학

Noncatecholamines의 흡수는 투약 경로에 따라 다양하다.

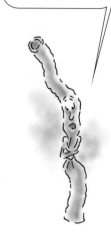

Noncatecholamines을 삼환계 항우울제와 함께 사용시 부정맥을 초래할 수 있다는 것을 유념한다. 심장박동이 안정적으로 유지되는지 꼭 확인하세요!

흡입시

- Albuterol과 같은 흡입제는 폐의 기관지에 서서히 흡수되므로, 체내 약물 농도가 낮다

넓은 분포

- 경구용 약물은 위장관에서 잘 흡수되고, 체액과 조직에서 넓게 분포된다.
- 에피네프린과 같은 약물은 혈관-뇌 장벽을 통과하고, 뇌와 뇌 척수액(뇌와 척수를 보호하고 이들 사이를 이동하는 체액)에서 고농도 발견될 수 있다. Noncatecholamines는 주로 간에서 대사되고 비활성화되지만 이는 폐, 위장관 및 다른 조직에서도 이루어질 수 있다.

다양한 배출 시간

Noncatecholamines 약물과 대사산물은 주로 소변으로 배출된다. 흡입된 albuterol과 같은 일부 물질은 24시간 내에 배출되며, 경구용 albuterol과 같은 약물은 3일 내에 배출된다. 산성 소변시 대개 noncatecholamines의 배출이 증가되고, 알칼리성 소변은 배출을 지연시킨다.

약역학

Noncatecholamines는 직접, 간접, 이중(catecholamine과 다르게, 직접 작용이 우세함) 작용할 수 있다.

- 알파 활동 수용체 부위를 자극하는 직접 작용 noncatecholamines에는 phenylephrine이 있다. 베타$_2$ 활동 수용체 부위를 자극하는 약물에는 albuterol, isoetharine, metaproterenol, terbutaline이 있다.
- 간접 작용 noncatecholamines는 교감신경 수용체 부위에 간접적으로 작용하여 효과를 발휘한다.
- 이중 작용 noncatecholamines에는 에피네프린이 있다.

약물치료학

교감신경계를 자극하고, 체내에 여러 가지 영향을 준다. 예를 들어, terbutaline은 조산을 중단시키기 위하여 사용한다. 각 약물의 적응증, 경로, 용량과 투약 방법을

포함하여 각 약물에 대해 익숙해지는 것이 중요하다. 대상자의 치료 효과와 내성을 면밀히 관찰한다.

약물 상호작용

Noncatecholamines과 상호용작용하는 약물에 대해 몇 가지 예를 제시한다.

- 전신마취제, cyclopropane, halogenated hydrocarbons는 부정맥을 유발할 가능성이 있다. 이들 약물을 ritodrine과 terbutaline과 같은 베타$_2$ 작용이 우세한 noncatecholamines과 함께 투약하면, 저혈압이 유발될 수 있다.

치사 위험성

- Monoamine oxidase 억제제는 noncatecholamines과 함께 사용 시 심각한 고혈압과 사망을 초래할 수 있다.
- 자궁수축을 촉진시키는 급속 분만제(oxytocic drugs)를 terbutaline과 함께 복용하면 자궁수축이 억제될 수 있다. 다른 noncatecholamines을 투여했을 때 고혈압성 위기나 뇌졸중을 유발할 수 있다.
- 삼환계 항우울제는 고혈압과 부정맥을 유발할 수 있다.
- Acetazolamide와 중탄산 나트륨(sodium bicarbonate) 등 소변을 알카리화하는 약물은 noncatecholamines 약물의 배설을 지연시키고, 약물의 작용을 지연시킨다.

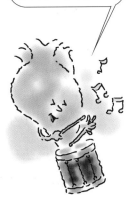

Noncatecholamines을 삼환계 항우울제와 함께 사용 시 부정맥을 초래할 수 있다는 것을 유념한다. 심장박동이 안정적으로 유지되는지 꼭 확인하세요!

부작용

Noncatecholamines의 부작용은 다음과 같다.

- 두통
- 안절부절
- 불안이나 다행감
- 신경과민
- 떨림
- 기면 또는 불면
- 머리가 텅빈 느낌
- 조리가 서지 않음(incoherence)
- 경련
- 고혈압 또는 저혈압
- 심계항진
- 서맥이나 빈맥

- 불규칙한 심장 리듬
- 심장 마비
- 뇌출혈
- 팔 또는 다리의 냉감이나 욱신거림
- 창백 또는 홍조
- 협심증
- 임산부나 태아의 혈압과 심박동수 변동

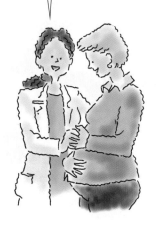

Noncatecholamines은 임산부와 태아의 혈압과 심박동수를 변화시킬 수 있다는 것을 유념하세요.

간호과정

Noncatecholamines을 투여받는 대상자에게 적용하는 간호과정은 다음과 같디

사정

- 약물 치료 전 대상자의 호흡상태를 사정하고, 치료기간 동안 자주 사정한다.
- 약물 상호작용과 부작용을 사정한다.
- 대상자와 가족의 약물 치료에 관한 지식을 사정한다.

주요 간호진단

- 기존 호흡기 질환과 관련된 가스 교환의 장애
- 약물 부작용과 관련된 손상 위험성
- 약물 치료와 관련된 지식 부족

기대되는 효과

- 가스 교환이 적절히 유지될 것이다.
- 손상 위험이 최소화 될 것이다.
- 대상자는 약물치료 효과와 목적을 이해를 보인다.

중재

- 흡입제로 투여하였다면, 2회 이상 투약 지시가 있는 경우, 적어도 2분 이상 기다린 후 다음 투약을 실시한다. 만일 부신피질호르몬 흡입제도 함께 사용하는 경우, 기관지 확장제를 제일 먼저 투여하고, 5분 정도 기다린 후 부신피질호르몬 흡입제를 투여한다. 이는 기관지 확장제를 먼저 투여하여 기도를 개방시킨 다음, 부신피질 호르몬을 투여하여 최대의 효과를 얻기 위함이다.
- 주사제는 외측 삼각근에 주입한다(terbutaline). 광선을 피하여 주사한다. 약물이 변색되었다면 사용하지 않는다.

- 치료하는 동안 기관지 경련이 일어나면 즉시 의사에게 보고한다.
- 운동으로 인한 기관지 경련을 예방하기 위하여 지시에 따라 대상자에게 운동 전에 15분 정도 연무질 형태의 분무기를 사용하게 한다.
- 대상자 교육을 제공한다(대상자 교육-Noncatecholamines 참조).

평가
- 대상자의 호흡 징후와 증상이 향상된다.
- 대상자는 약물 부작용으로 인한 손상이 없다.
- 대상자와 가족은 약물 치료를 이해한 것으로 나타난다.

대상자 교육

Noncatecholamines

Noncatecholamines이 처방되면, 대상자와 가족에게 다음 사항을 교육한다.
- 흉벽운동이 모순된 기관지 경련이 발생하면 즉시 투약을 중지한다.
- 정량 흡입기 사용에 대한 다음 교육내용을 준수한다.
  - 비강과 목을 청결히 한다.
  - 가능한 최대로 폐의 공기를 내쉰다.
  - 입속에 mouthpiece를 위치시키고, 흡입제가 방출되는 대로 깊게 숨을 들이쉰다.
  - 몇 초간 숨을 멈추고, mouthpiece를 제거하고, 천천히 숨을 내쉰다.
  - 2회 이상 흡입이 지시된 경우 적어도 2분간 기다린 다음 다시 흐려질 수 있다.
- 눈 속으로 흡입제가 분사되지 않게 한다(이 때는 일시적으로 시야가 흐려질 수 있다).
- 기관지 확장제를 사용 시, 커피, 콜라, 초콜릿, 카페인이 함유된 음식이나 식물의 섭취를 줄인다.
- 기관지 확장제를 사용하기 전·후 맥박을 확인한다. 분당 20~30회 이상 맥박이 증가되었다면 의사에게 연락한다.

아드레날린성 차단제 Adrenergic blocking drugs

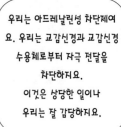

아드레날린성 차단제는 교감신경 억제제라고도 불리며, 교감신경계 작용을 방해하는데 사용한다. 이는 교감신경이나 교감신경 수용체로의 자극 전달(즉, 교감신경계자극)을 차단시킨다. 이는 다음 작용에 의해 약효를 발휘한다.

- 교감신경 약물의 작용을 방해함
- 이용 가능한 노르에피네프린의 감소
- 콜린성 약물 작용의 차단

분류

아드레날린성 차단제는 작용하는 장소에 따라서 다음과 같이 분류된다.

- alpha-adrenergic blockers(알파 차단제라고도 불림)
- beta-adrenergic blockers(베타 차단제라고도 불림)

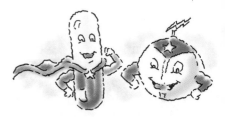

우리는 아드레날린성 차단제여요. 우리는 교감신경과 교감신경 수용체로부터 자극 전달을 차단하지요. 이것은 상당한 일이나 우리는 잘 감당하지요.

Alpha-adrenergic blocker(알파-아드레날린성 차단제)

Alpha-adrenergic blockers(알파-아드레날린성 차단제)는 알파 수용체에서 catecholamine인 에피네프린과 노르에피네프린의 작용을 방해한다. 다음이 그 결과이다.

- 혈관의 평활근 이완
- 혈관 이완
- 혈압 하강

여기에 해당하는 약물은 다음과 같다.

- ergoloid mesylates
- phenoxybenzamine
- phentolamine
- terazosin
- doxazosin
- prazosin(alpha-adrenergic blockers: Prazosin 참조)

한 가지 약물이 두 가지 작용을 해요.

Ergotamine은 알파 작용제와 길항제가 혼합되어 작용한다. 고용량에서는 alpha-adrenergic blockers로 작용한다.

약동학

대부분의 alpha-adrenergic blockers 경구 투여시 일정하게 흡수되지 않으며, 설하로 투여하면 완전하고, 신속하게 흡수된다. Alpha-adrenergic blockers는 작용기간, 최고 농도, 작용의 시작 면에서 상당히 다양하다.

Alpha-adrenergic blockers: Prazosin

작용
말초 혈관 저항을 감소시키고, 동정맥을 이완시키는 알파-아드레날린성 수용체의 작용을 방해한다.

적응증
경증에서 중등도의 고혈압

간호 시 주의사항
어지러움, 첫 회 투약 시 실신, 심계 항진 혹은 오심 등과 같은 부작용이 있는지 관찰한다.
맥박과 혈압을 자주 측정한다.
대상자가 천천히 일어나게 하고, 갑작스런 체위 변경을 피하도록 한다.

약역학

Alpha-adrenergic blockers는 다음 두 가지 중 한 가지 방식으로 작용한다.

- 뉴론에 의한 노르에피네프린의 재흡수, 방출, 저장 및 합성을 차단하거나 방해한다.
- 알파 수용체에서 에피네프린, 노르에피네프린, 교감신경 약물에 길항 작용한다.

Alpha-adrenergic blockers는 알파$_1$ 수용체 자극을 차단하는 약물과 알파$_2$ 수용체 자극을 차단하는 약물을 모두 포함한다.

혈류량 증가와 혈압의 감소

Alpha-adrenergic blockers는 혈관의 평활근의 알파 수용체를 지배한다 (Alpha-adrenergic blockers는 말초혈관에 어떤 영향을 미치나? 참조). 이는 catecholamine이 교감신경 수용체를 자극하고, 점령하는 것을 방해한다. 그 결과 혈관은 이완되고, 피부와 다른 장기로의 국소적 혈류가 증가한다. 말초혈관 저항(혈류에의 저항)이 감소하여 혈압을 낮춘다.

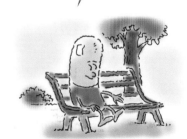

나는 알파 수용체를 차단하기 때문에 catecholamine은 알파 수용체를 점령할 수 없어요. 미안하지만, 이 자리는 예약되어 있습니다.

대상자의 혈관 긴장도를 주의하라

Alpha-adrenergic blockers의 치료적 효과는 약물이 투여되기 전 체내의 교감신경계의 혈관의 긴장상태(혈관의 부분적인 수축 상태)에 따라 달라진다. 즉, 대상자가 누워있는 상태에서 약물 투여하면, 혈압은 조금밖에 변하지 않는다. 누운 자세에서는 교감신경이 극소량만의 노르에피네프린을 유리하기 때문이다.

반대로, 대상자가 서 있을 경우에는, 정맥을 수축하고 혈액을 심장으로 되돌리기 위하여 노르에피네프린이 분비된다. 그러나 대상자가 alpha-adrenergic blockers를 투여 받았다면 혈관은 수축하지 않고, 다리는 울혈된다. 이는 심장으로 되돌아

Alpha-adrenergic blockers는 말초혈관에 어떤 영향을 미치나?

알파–수용체를 점령함으로써 알파–아드레날린성 차단제는 혈관벽을 이완시킨다. 이것은 혈관 확장과 말초 혈관 저항성(혈액이 혈관을 통과할 때 혈액이 극복해야하는 압력)을 감소시킨다.

나타나는 결과: 기립성 저혈압
이러한 효과는 누워 있다가 일어나는 것처럼 자세의 변화가 일어날 때 혈압이 급속하게 떨어지는 기립성 저혈압을 초래할 수 있다. 확장된 다리 혈관으로 혈액이 재분포되기 때문에 저혈압이 일어난다.

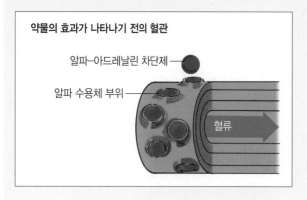

약물의 효과가 나타나기 전의 혈관
알파–아드레날린 차단제
알파 수용체 부위
혈류

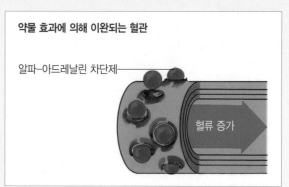

약물 효과에 의해 이완되는 혈관
알파–아드레날린 차단제
혈류 증가

오는 혈액은 감소되고, 혈압이 떨어지기 때문이다. 이렇게 사람이 서 있을 때 발생할 수 있는 혈압 하강을 기립성 저혈압이라고 부른다.

약물치료학

Alpha-adrenergic blockers는 평활근과 혈관을 이완시키기 때문에, 혈압이 하강하고, 피부와 다른 장기로의 국소적인 혈류량을 증가시킨다. 그러므로 다음 치료에 사용한다.

- 고혈압
- 말초 혈관 질환(사지 혈관의 질환), 특히 국소적 혈류장애를 일으키는 혈관경련질환 예를 들어, Raynaud 질환(손가락의 발적 또는 청색증, 간헐적 창백을 특징으로 함), 말단청색증(손과 발의 대칭적인 얼룩덜룩한 청색증을 특징으로 함) 및 동상
- 갈색세포종(catecholamine을 분비하는 종양;심각한 고혈압이 유발함)
- 혈관성 두통(ergoloid mesylates, ergotamine로 치료)

알파–아드레날린성 수용체가 나를 이완시켜 주어서 고마워.

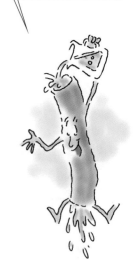

약물 상호작용

여러 약물이 alpha-adrenergic blockers와 상호작용하여 효과가 상승하거나 확대되는데, 이런 효과는 혈관 허탈이나 심각한 저혈압에 이르게 할 수도 있다. 일부 약물 상호작용의 예를 들면 다음과 같다.

- Prazosin을 이뇨제, proparanolol, 다른 beta-adrenergic blockers와 함께 투여하면, 의식상실을 동반하는 실신의 빈도가 증가한다.

- Doxazosin이나 terazosin을 clonidine과 함께 투여하면, clonidine의 효과가 떨어진다.
- Terazosin을 항고혈압제와 함께 투약 시 과도한 저혈압을 유발할 수 있다.
  다음 효과는 ergoloid mesylates와 ergotamine에서 특이하게 나타난다.
- 카페인과 macrolide계 항생제는 ergotamine의 효과를 증가시킨다.
- 도파민은 혈압상승 효과를 증가시킨다.
- Nitroglycerin은 과도한 혈관이완으로 인하여 저혈압을 발생시킬 수 있다.
- 비처방 약물(일반의약품)을 포함하여 교감신경 약물은 심장자극을 증가시킬 수
  있다. 반동성 고혈압과 함께 저혈압이 유발될 수 있다.

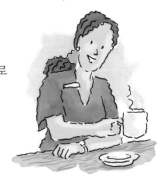

카페인을 ergotamine과 함께 복용 시 ergotamine의 효과를 증진시킬 수 있어요. 나는 카페인 없는 것을 마실거예요!

부작용

Alpha-adrenergic blockers와 관계된 대부분의 부작용은 주로 혈관 이완으로
인해 발생한다. 다음과 같은 부작용이 포함된다.

- 서맥이나 빈맥
- 부종
- 호흡 곤란
- 머리가 텅빈 느낌(light-headedness)
- 안면 홍조
- 부정맥
- 협심증이나 심장발작
- 뇌혈관 경련
- 쇼크와 같은 상태

간호과정

Alpha-adrenergic blockers를 투여받는 대상자에게 적용하는 간호과정은 다음과
같다.

사정

- 활력징후 중 특히 혈압을 측정한다.
- 부작용을 사정한다.
- 대상자와 가족의 약물 치료에 대한 지식을 사정한다.

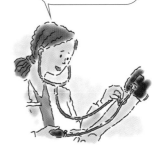

대상자의 혈압은 체액량이 적절하게 유지되고 있는지를 나타내지요.

주요 간호진단

- 저혈압과 관련된 심박출량 감소
- 혈관 수축과 관련된 조직(말초) 관류의 장애
- 두통과 관련된 급성 통증
- 수분 정체와 관련된 체액량 과다
- 약물치료와 관련된 지식결핍

대상자 교육

Alpha-adrenergic blockers

Alpha-adrenergic blockers 처방 시, 대상자와 가족에게 다음 사항을 점검한다.

- 와위나 좌위에서 갑자기 일어나지 않는다.
- 알려진 약물의 효과가 최대로 나타날 때까지 정신적 집중을 요하는 위험한 일은 삼가한다.
- 알코올, 과도한 활동, 오랫동안 장기적으로 서 있기, 열에 노출 시 부작용이 심해진다는 것을 유념한다.
- 설하 약물이 용해되는 동안 흡연이나 음료 섭취를 금한다.

- 의사와 상담 없이 약물 용량을 증가하지 않는다.
- 가능하면 추운날씨에 오래 있지 않는다.
- 추위는 ergotamine 부작용을 증가시킬 수 있다.
- 장기간의 ergotamine 치료 시, 사지의 냉감이 있거나 손이나 발이 저린지 확인하고, 이런 증상이 보여면 보고한다.
- 심각한 혈관 수축 시 조직 손상을 초래할 수 있기 때문이다.

기대되는 효과

- 심박출량이 적절해 질 것이다.
- 말초 조직 관류는 증가되어, 적절한 순환 지표와 맥박수를 보여줄 것이다.
- 대상자는 통증이 감소되었다고 말할 것이다.
- 적절한 혈압, 배뇨량, 심장 변수 등 체액량이 적절히 유지될 것이다.

중재

- 취침 전에 약물을 투여하여 어지러움이나 머리가 텅빈 느낌을 최소화 시킨다.
- 약물 치료 시작 시 소량 투여하여, 첫 회 약물투여로 인한 실신을 방지한다
- 두통의 전구증상이 있거나, 두통 발생 시 ergotamine을 가능한 신속히 투여한다.
- 설하 약물은 음식물 또는 음료와 함께 투여하지 않는다.
- 대상자 교육을 제공한다.

평가

- 대상자의 심박출량이 적절히 유지된다.
- 치료를 통하여 대상자의 사지 조직 관류가 적절히 유지된다.
- 대상자의 두통이 경감되었다.
- 대상자에게 부종이 나타나지 않는다.
- 대상자와 가족은 약물치료에 대하여 이해하였음을 보여준다(Alpha-adrenergic blockers 참조).

Beta-adrenergic blockers(베타-아드레날린성 차단제)

가장 폭넓게 아드레날린 차단제로 사용되어 온 beta-adrenergic blockers(베타-아드레날린성 차단제)는 베타-아드레날린 수용체에서 catecholamine의 작용을

억제하여 교감신경계의 자극을 방지한다.

선택적, 비선택적 차단

Beta-adrenergic blockers는 선택적이거나 비선택적이다. 비선택적 베타-아드레날린차단제는 다음에 영향을 준다.

- 베타$_1$ 수용체 (주로 심장에 위치)
- 베타$_2$ 수용체 (기관지, 혈관, 자궁에 위치)

비선택적 beta-adrenergic blockers 약물에는 carvedilol, labetalol, levovunolol, penbutolol, pindolol, propranolol, sotalol, timolol이 포함된다(carvedilol과 labetalol은 알파$_1$ 수용체도 차단한다).

선태적 beta-adrenergic blockers는 본래 베타$_1$-아드레날린성에만 영향을 준다. Acebutolol, atenolol, betaxolol, bisoprolol, esmolol, metoprolol tartrate가 이에 포함된다.

부분 차단제 또는 부분 작용제

Pindolol과 acebutolol과 같은 일부 beta-adrenergic blockers는 내인성 교감신경 활동을 하기도 한다. 다시 말해, 베타 수용체에 결합하여 차단하는 대신 항진효과를 발휘한다. 이런 약물들을 종종 부분적 작용제(partial agonist)로 분류한다.

약동학

Beta-adrenergic blockers는 일반적으로 위장관에서 빠르게 흡수된다. 이들은 어느정도는 단백질과 결합한다. 어떤 beta-adrenergic blockers는 다른 것보다 좀 더 완전히 흡수된다(단백질 결합의 방해를 덜 받는다).

정맥주사; 신속히 최고 농도에 도달하게 함

Beta-adrenergic blockers의 작용 시작시간(onset)은 주로 약물 용량과 유형에 따라 달라진다. 한편 최고 농도에 도달하는데 걸리는 시간은 투여 경로에 달려 있다. 정맥주사로 투여된 beta-adrenergic blockers는 경구투여 때보다 훨씬 신속하게 최고농도에 도달한다.

Beta-adrenergic blockers는 심장, 간, 폐, 타액에서 최고농도를 보이고 신체 조직에 넓게 분포한다.

간에서의 대사

Nadolol, atenolol을 제외한 beta-adrenergic blockers는 간에서 대사된다. 이는 대사체 또는 변화되지 않은 형태로서 주로 소변을 통해 배설된다. 또한 대변과 담즙으로도 배설되고 일부는 모유로도 배출된다.

알기쉬운 약물기전

Beta-adrenergic blockers

Beta-adrenergic blockers는 베타-수용체를 점령하여 수용체에서 catecholamine(에피네프린, 노르에피네프린) 작용을 차단한다. 이 그림은 혈관, 폐(주로 베타$_2$), 심장(주로 베타$_1$) beta-adrenergic blockers의 효과를 보여준다.

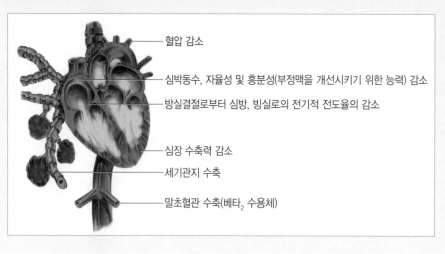

- 혈압 감소
- 심박동수, 자율성 및 흥분성(부정맥을 개선시키기 위한 능력) 감소
- 방실결절로부터 심방, 빙실로의 전기적 전도율의 감소
- 심장 수축력 감소
- 세기관지 수축
- 말초혈관 수축(베타$_2$ 수용체)

약역학

아드레날린성 신경 말단뿐 아니라 부신수질에서도 차단작용을 하므로, beta-adrenergic blockers는 체내에 넓은 영향력을 가진다.

심장효과

심장에 미치는 효과는 말초 혈관 저항 증가, 혈압 감소, 심장 수축력 감소, 심장의 산소 소비 감소, 심방과 심실사이 전도속도 감소, 삼박출량 감소 등이 있다(beta-adrenergic blockers 참조).

베타$_1$ 수용체 차단

Beta-adrenergic blockers의 효과는 약물이 선택적인지 비선택적인지에 따라 달라진다. 베타$_1$ 수용체 차단을 선호하는 선택적 베타-교감신경 차단제는 심장 자극을 감소시킨다. 흔히 "cardioselective beta-adrenergic blockers"(심장 선택적 베타-아드레날린성 차단제)로 불린다.

베타$_1$과 베타$_2$ 수용체 모두 차단

비선택적인 beta-adrenergic blockers는 심장의 자극을 감소시킬 뿐만 아니라, 폐의 세기관지를 수축시킨다. 따라서 비선택적인 beta-adrenergic blockers는 만성 폐쇄성 폐질환 대상자에게 기관지경련을 유발할 수 있다. 저농도로 투여할 경우에는 이런 부작용은 보이지 않는다.

> 대부분의 선택적 beta-adrenergic blockers는 너(폐)보다는 나(심장)를 더 좋아해요.

약물치료학

Beta-adrenergic blockers는 많은 질환을 치료하는데 사용 중이며, 더 많은 활용을 위하여 계속 연구 중에 있는 약물이다. 앞서 언급한 바와 같이, 이 약물의 임상적인 유용성은 (절대적인 것은 아니지만) 심장에 미치는 효과를 근거로 결정된다.

심장 치료

Beta-adrenergic blockers는 심장발작 후 재발을 방지하거나 치료를 위해 처방될 수 있다.

- 협심증(흉통)
- 고혈압
- 비후성 심근병(심장근육질환)
- 심실상부 부정맥(동방결절 또는 방실결절, 심방에서 기인된 불규칙한 심박동)

다양한 적응증

Beta-adrenergic blockers는 다음 치료에도 쓰인다.

- 불안
- 갑상선 항진증과 관련된 심혈관 증상(갑상선 호르몬의 과잉 생성)
- 본태성 떨림(essential tremor)
- 편두통
- 개방각 녹내장(open-angle glaucoma)
- 갈색세포종

약물 상호작용

많은 약물들은 beta-adrenergic blockers와 상호작용하여 위험한 효과를 초래할 수 있다. 가장 심각한 효과 중에는 심장기능 저하, 부정맥, 호흡기능 저하, 심각한 기관지 경련 및 혈관 허탈까지 이를 수 있는 심각한 저혈압이 포함된다. 그 밖에 다음과 같은 상호작용이 있다.

- Digoxin , 칼슘 채널 차단제(주로 verapamil), cimetidine을 beta-adrenergic blockers와 함께 투여하면, 약효가 증가하거나 독성이 발생할 수 있다.
- 제산제, 칼슘염(calcium salts), barbiturate계, 항염제(예, salicy-lates, indomethacin), rifampin을 beta-adrenergic blockers와 함께 복용하면, 약효가 감소할 수 있다.
- Beta-adrenergic blockers를 복용 시, 인슐린과 경구용 혈당 강하제 치료제의 요구량이 달라질 수 있다.

> Beta-adrenergic blockers는 당뇨병 치료제의 요구량이 달라질 수 있습니다.

- Lidocaine 독성이 beta-adrenergic blockers와 병용 시 발생할 수 있다.
- 비선택적 beta-adrenergic blockers와 기관지 확장을 위한 theophylline을 함께 투여하면, theophylline의 효능이 감소할 수 있다.
- Clonidine을 비선택적인 beta-adrenergic blockers와 병용하다가 clonidine 을 중단하면, 생명을 위협하는 고혈압이 나타날 수 있다.
- 아드레날린성 작용제와 비선택적 beta-adrenergic blockers를 함께 사용하면 고혈압과 반사성 서맥이 나타날 수 있다.

부작용

Beta-adrenergic blockers는 일반적으로 몇 가지 부작용을 유발한다. 부작용은 약물의 종류와 용량에 따라 달라지며, 다음과 같은 증상을 포함한다.
- 저혈압
- 서맥
- 말초 혈관 부전
- 방실 차단
- 심부전
- 기관지 경련
- 설사 또는 변비
- 오심
- 구토
- 복부 불편감
- 식욕 부진
- 헛배 부름
- 발적
- 인후통을 동반한 발열
- 후두 경련
- 호흡 곤란(알레르기반응)

간호과정

Beta-adrenergic blockers를 투여받는 대상자에게 적용하는 간호과정은 다음과 같다.

사정
- 치료 전과 치료 후 규칙적으로 대상자의 상태를 사정한다.
- 기관지 경련 위험성이 있으므로, 특히 만성 폐쇄성 폐질환이나 천식이 있는 대상자의 경우 호흡기 상태를 사정한다.

맥박 수 재기

- 날마다 심첨 맥박을 확인한다. 맥박이 분당 60회 이하이면 의사에게 알린다.
- 혈압, 심전도, 심박동수와 리듬을 자주 관찰한다. 방실 차단이나 서맥이 진행되는지 관찰한다.
- 대상자에게 심부전증이 있다면, 정기적으로 체중을 측정하고, 주당 2.3kg (5 lb)이상 증가하는지 주의하여 관찰한다.
- 당뇨 대상자에게 발한, 피로, 배고픔 증상이 있는지 관찰한다. 빈맥과 진전과 같은 저혈당 징후가 가려질 수 있다.
- 약물 상호작용과 부작용이 나타나는지 관찰한다.
- 대상자와 가족의 약물에 대한 지식을 사정한다.

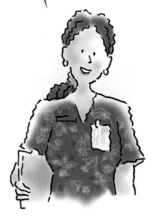

대상자가 수술 중이라면, 마취과 의사에게 대상자가 beta-adrenergic blockers를 투여 중임을 알려야 해요.

주요 간호진단

- 중추신경계 부작용과 관련된 손상 위험성
- 부종과 관련된 체액량 과다
- 서맥이나 저혈압과 관련된 심박출량 감소
- 약물 치료와 관련된 지식 부족

기대되는 효과

- 대상자의 손상 가능성이 줄어든다.
- 대상자는 적절한 배뇨량과 혈압을 보이면서 정상적 체액량을 보일 것이다.

중재

- 외과적 절차 전 마취과 의사에게 대상자가 beta-adrenergic blockers를 투여받고 있음을 보고한다.
- Beta-adrenergic blockers의 과다 효과를 막기 위하여 대상자 가까이 glucagon*을 비치한다.
  * 당뇨대상자에게 나타날 수 있는 저혈당을 회복하기 위하여 사용
- 약물 투여 전 심첨맥박을 측정한다. 분당 60회 이하인 경우 약물 투여를 보류하고, 즉시 의사에게 알린다.
- 음식물은 약물 흡수를 증가시킬 수 있으므로 식사와 함께 투약한다.
- 약국에서 다른 투여방법을 권장하지 않았다면, 정맥투여 시에는 약물을 희석하지 않고 주사한다.

평가

- 대상자는 손상을 입지 않는다.
- 대상자에게 부종의 징후가 나타나지 않는다.

- 대상자는 정상 혈압과 심박동수를 유지한다.
- 대상자와 가족은 약물 치료에 대해 이해를 보인다(대상자 교육-Beta-adrenergic blockers 참조).

대상자 교육

Beta-adrenergic blockers

Beta-adrenergic blockers가 처방되면 대상자와 가족에게 다음을 교육한다.
- 증상이나 징후가 완화되어도, 처방에 따라 약물을 정확히 투여한다.
- 약물을 갑자기 중단하지 않도록 한다. 협심증이나 급성 심근경색증을 악화시키고 빈맥을 일으킬 수 있다.
- 약물 흡수를 강화하기 위하여 경구용 약물은 식사와 함께 복용한다.
- 의사와 상의하지 않고, 일반의약품이나 약초를 복용하지 않는다.
- 잠재적인 부작용에 주의하고, 평소와 다른 약물 효과가 나타나면 보고한다.
- 약물의 알려진 중추신경계 효과가 나타날 때까지 위험한 활동은 삼가한다.

퀴즈 Quiz

1. Cholinergic agonists를 사용 시 기대되는 효과는 무엇인가?

   A. 구강건조

   B. 빈맥

   C. 동공산대

   D. 방광긴장도증가

Answer: D. Cholinergic agonists의 효과에는 방광 근육의 색조와 수축의 증가, 타액 분비, 서맥, 확장 된 혈관, 수축 된 폐 기관지, 위장관의 활동 증가 및 수축 된 동공이 포함됩니다.

2. 증상이 있는 부비동맥을 경험한 대상자에게 간호사가 투여할 약물은 무엇입니까?

   A. atropine

   B. belladonna

   C. digoxin

   D. propranolol

Answer: A. Atropine은 증상이 있는 부비동 서맥을 치료하기 위한 약물입니다.

3. 어떤 사정 결과가 대상자가 catecholamine에 대해 부작용이 있음을 나타냅니까?

    A. 설사

    B. 심계항진

    C. 오심과 구토

    D. 혈당감소

Answer: B. Catecholamine에 대한 부작용은 심계항진, 불안, 불안, 현기증, 두통, 부정맥, 저혈압, 고혈압 및 고혈압, 뇌졸중, 협심증 및 포도당 수치 상승을 포함합니다.

4. Catecholamine에 속하는 약은 무엇입니까?

A. Dopamine

B. Albuterol

C. Prazosin

D. Labetalol

Answer: A. 도파민은 catecholamine입니다.

5. 이중 작용을 하는 noncatecholamines는 무엇입니까?

A. Albuterol

B. Isoetharine

C. Ephedrine

D. Terbutaline

Answer: C. Ephedrine은 이중 작용 noncatecholamines입니다.

6. Beta-adrenergic blockers를 복용한 대상자에게 독성을 일으키는 약물은 무엇입니까?

A. 제산제

B. Rifampin

C. 비스테로이드성 항염증제

D. Digoxin

Answer: D. Digoxin, 칼슘 통로 차단제 (주로 verapamil) 및 cimetidine을 베타-아드레날린성 차단제와 함께 복용하면 효과가 증가하거나 독성이 발생할 수 있습니다.

점수 매기기

⭐⭐⭐ 6문제를 모두 정확하게 답했다면, 훌륭합니다! 당신의 수용체는 정말 이러한 정보에 자극된 것이 분명하네요.

⭐⭐ 4 또는 5개의 문제를 맞추었다면, 잘하였습니다! 당신은 자율신경계 약물의 작용에 대하여 신경 쓸 이유가 없습니다.

⭐ 4개 미만의 질문에 올바르게 대답했다면, 괴로워할 필요가 없습니다. 문제가 있는 부분을 사정하고 검토할 시간을 계획하십시오.

Chapter 03

신경계, 신경근육계 약물

학습 내용

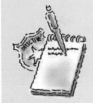

◆ 신경계, 신경근육계 질환의 치료에 사용되는 약물의 분류
◆ 약물의 사용과 다양한 작용
◆ 약물의 흡수, 분포, 대사 및 배설
◆ 약물의 상호작용과 부작용
◆ 신경계, 신경근육계 약물

Centrally acting skeletal muscle relaxants
- carisoprodol
- chlorphenesin
- chlorzoxazone
- cyclobenzaprine
- metaxalone
- methocarbamol
- orphenadrine
- tizanidine

Direct-acting skeletal muscle relaxant
- dantrolene sodium

Other skeletal muscle relaxants
- diazepam
- baclofen

Nondepolarizing blocking drugs
- atracurium
- cisatracurium
- mivacurium
- pancuronium
- rocuronium
- vecuronium

Depolarizing blocking drugs
- succinylcholine

Anticholinergic drugs
- benztropine
- biperiden hydrochloride
- biperiden lactate
- procyclidine
- trihexyphenidyl

Dopaminergic drugs
- levodopa 제제
- carbidopa-levodopa
- amantadine
- bromocriptine
- ropinirole
- pramipexole
- selegiline

COMT inhibitors
- tolcapone
- entacapone

Hydantoins
- phenytoin
- phenytoin sodium
- fosphenytoin
- ethotoine

Barbiturates
- primidone
- phenobarbital

Iminostilbenes
- carbamazepine

Benzodiazepines
- diazepam
- clonazepam
- clorazepate
- lorazepam

Carboxylic acid derivatives
- valproate
- valproic acid
- divalproex

1-(aminomethyl) cyclohexane acetic acid
- gabapentin

Phenyltriazines
- lamotrigine

Carboxamides
- oxcarbazepine

Sulfamate-substituted monosaccharides
- topiramate

Succinimides
- ethosuximide
- methsuximide

Sulfonamides
- zonisamide

5-HT agonists
- almotriptan
- eletriptan
- frovatriptan
- naratriptan
- rizatriptan
- sumatriptan
- zolmitriptan

Ergotamine preparations
- ergotamine
- dihydroergotamine

신경계, 신경근육계 약물 Drugs and the neurologic and neuromuscular systems

신경계는 중추신경계(뇌, 척수)와 말초신경계(체성신경계, 자율신경계)가 포함된다. 신경근육계는 신체의 근육과 근육을 관장하는 신경들로 구성되어 있다. 신경계와 신경근육계의 장애를 치료하기 위한 여러 유형의 약물들은 다음과 같다.

- 골격근 이완제
- 신경근 차단제
- 항파킨슨병 약물
- 항경련제
- 편두통 치료제

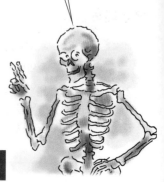

이 장에서는 신경계, 신경-근육계를 치료하는 약물을 다루게 됩니다.

골격근 이완제 Skeletal muscle relaxants

골격근 이완제는 근골격계 통증이나 연축(spasm) 및 심각한 근골격계 경직(spasticity, 뻣뻣하고 어색한 움직임)을 완화시킨다. 이 약물들은 근골격계의 급성 통증과 다발성 경화증(multiple sclerosis, MS; 광범위한 신경적 결함의 원인이 되는 뇌와 척수 백질의 점진적 탈수초화), 뇌성마비(신경 손상에 의한 운동기능 장애), 뇌졸중(뇌의 산소공급 부족으로 유발된 뇌세포의 괴사), 척추 신경 손상(마비나 사망을 초래하는 척수 손상) 등이 관련한 경직에 적용한다.

이 섹션에서는 중추신경 작용, 직접 작용, 기타 골격근 이완제에 대해서 설명한다.

Centrally acting skeletal muscle relaxants(중추 작용 골격근 이완제)

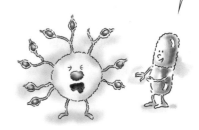

나같은 골격근 이완제는 반복되는 경직을 차단시킵니다.

중추 작용 골격근 이완제는 불안, 염증, 통증, 외상에 의한 급성 근육 연축(muscle spasm), 다발성 경화증의 치료에 사용한다. 대표적인 약물은 다음과 같다.

- carisoprodol
- chlorphenesin
- chlorzoxazone
- cyclobenzaprine
- metaxalone
- methocarbamol
- orphenadrine
- tizanidine

약동학

중추 작용 골격근 이완제가 체내에서 어떻게 순환하는지에 대해 거의 알려진 바가 없다. 일반적으로 위장관에서 흡수되어 체내로 광범위하게 분포되며, 간에서 대사되어 신장을 통해 배설된다.

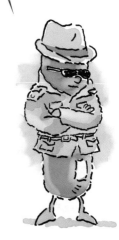

나는 CAA(Centrally Acting Agency) 요원입니다. 중추 작용제이지요.

Cyclobenzaprine의 장시간 작용

중추 작용 골격근 이완제는 경구로 투여하고 30분~1시간 이내에 효과가 나타난다. 이 약물의 지속시간은 대부분 4~6시간 정도인데 반해 cyclobenzaprine은 지속시간이 12~25시간으로 가장 길다.

약력학

이 약물의 정확한 작용기전이 알려져 있지 않지만, 중추 작용 골격근 이완제는 골격근을 직접 이완시키지 않고, 신경전도, 신경-근육 간 신경전달 또는 근육 흥분성을 떨어뜨린다. 오히려 중추 작용 약물은 중추신경 억제제로 알려져 있다. 즉, 골격근 이완제는 진정 작용 효과와 관련될 수 있다.

약물치료학

대상자들은 근골격계의 급성 통증을 치료하기 위해 중추 작용 골격근 이완제를 투여 받는다. 동반한 질환에 사용된다. 보통 휴식과 물리 치료를 함께 처방 받는다.

약물 상호작용

중추 작용 골격근 이완제는 알코올, 마약제, barbiturate계 약물, 항경련제, 삼환계 항우울제나 항불안제 같은 다른 중추신경 억제제와 상호작용하며, 진정작용의 증가, 운동기능장애, 호흡억제 등을 유발한다. 또한 일부약물은 다음과 같은 약물 상호 작용이 있다.

- Cyclobenzaprine은 MAO 억제제와 상호작용하여 체온상승, 흥분 및 경련을 일으킬 수 있다.
- Cyclobenzaprine은 clonidine이나 guanethidine같은 항고혈압제의 효과를 감소시킨다.
- Orphenadrine과 cyclobenzaprine는 드물게 콜린성 차단제(cholinergic blocking agents)의 효과를 증가시킨다.
- Orphenadrine은 phenothiazine의 효과를 감소시킨다.

추가로 살펴보면

- Orphenadrine과 propoxyphene을 함께 사용하면 의식 혼미, 불안, 발작 등 부가적인 중추 신경계 작용을 일으킬 수 있다.
- Methocarbamol은 중증근무력증의 치료제인 항콜린제의 콜린효과에 길항작용을 한다.
- Ttizanidine과 이뇨제, 알파-아드레날린성 약물이나 항고혈압제와 함께 사용하면 혈압을 더 낮출 수 있다.
- Tizanidine과 다른 중추신경 억제제를 동시에 사용하면 중추신경억제 작용이 추가 될 수 있다.
- 호르몬 피임제제는 tizanidine의 여과율을 감소시킬 수 있으므로 감량이 필요하다.

부작용

중추 작용 골격근 이완제를 장기간 투약하면 신체적, 정신적 의존성이 나타날 수 있으며, 갑자기 약물을 중단하면 심각한 금단 증상을 유발할 수 있다. 부작용으로는 어지러움이나 졸음이 일반적으로 나타난다. 심각한 부작용으로는 알레르기 반응이나 부정맥, 서맥이 있을 수 있다. 흔하지는 않지만 위장관 증상, 운동실조증(ataxia), 변비, 설사, 가슴쓰림(heartburn), 오심과 구토 등도 나타날 수 있다.

간호과정

중추 작용 골격근 이완제를 투여받는 대상자에게 적용하는 간호과정은 다음과 같다.

사정

- 대상자의 통증과 근육 연축에 대한 과거력을 조사하고 정기적인 간격으로 재사정한다.
- 대상자의 과민반응을 살펴본다
- 의사가 용량을 감량할 때 참고할 수 있도록 증상의 완화 정도를 평가한다.
- 전혈구 수(complete blood count, CBC) 결과를 면밀히 관찰한다.
- Cyclobenzaprine을 투여하는 대상자는 혈소판 수치를 감시한다.

어지러운 느낌은

- Methorcarbamol을 투여받는 대상자의 경우 기립성 저혈압이 있는지 관찰한다.
- 장기간 chlorzoxazone 치료를 받고 있는 대상자는 간기능 및 소변검사 결과를 살펴본다.
- 장기간 약물치료를 받는 대상자의 지시 이행정도를 평가한다.
- 약물치료에 대한 대상자와 가족의 이해 정도를 사정한다.

주요 간호진단

- 약물 부작용과 관련된 손상 위험성
- 잠재질환이나 약물 부작용과 관련된 낙상 위험성
- 기저질환과 관련된 급성 통증
- 약물 치료와 관련된 지식 부족

기대되는 효과

- 대상자의 손상 위험성이 최소화될 것이다.
- 대상자의 낙상 위험성이 최소화될 것이다.
- 대상자는 투약 후 불편감이 줄었음을 인정할 것이다.
- 대상자와 가족은 약물치료에 대해 이해하고 있음을 보여줄 것이다.

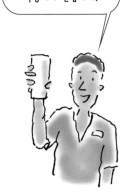

동추 작용제는
위장관 부작용을
예방하기 위하여
식사나 우유와 함께
복용해야 한답니다.

중재

- Carisoprodol를 장기간 투여할 때는 갑자기 투약을 중단해서는 안된다. 금단 증상으로는 불면증, 두통, 복부 통증이 나타날 수 있다.
- 필요시 안전대책을 강구한다.
- 위장관 부작용 예방을 위해 경구 투여할 때는 음식이나 우유와 함께 복용한다.
- 약물로 인한 두통이 있다면 적절한 진통제를 처방 받는다.
- 경직이 다시 나타나거나, 저혈압, 감각이상증 근육 경직 등의 금단증상을 예방하기 위해 약물을 갑자기 중단하지 않는다.

평가

- 대상자는 약물복용으로 인한 졸음으로 손상을 경험하지 않는다.
- 대상자는 약물로 인한 졸음으로 낙상이 발생하지 않는다.
- 대상자는 약물 요법으로 통증과 근육 경련이 사라졌다고 보고한다.
- 대상자는 치료 지시를 잘 이행하여 통증이 완화되고 경직이 호전된다.
- 대상자와 가족은 약물치료에 대해 이해를 보인다(대상자 교육-골격근 이완제 참조).

대상자 교육

골격근 이완제

골격근 이완제가 처방되면 대상자와 가족에게 다음 사항을 교육한다.

- 처방대로 정확하게 투여한다. 금단증상을 피하기 위하여 baclofen이나 carisoprodol은 장기간 복용 후 갑자기 중단하지 않는다.
- 중추 작용 약물은 대부분 졸음이 일시적으로 나타나기 때문에 집중 력을 요하는 위험한 활동은 피한다.
- 약물 복용 중에는 알코올 섭취나 다른 중추신경 억제제를 복용하지 않는다.
- 의사의 지시에 따라 휴식이나 물리치료를 병행한다.
- 하루동안 활동을 분산하고, 피곤함, 쇄약 및 졸음을 피하기 위한 휴식 시간을 가진다. 부작용이 너무 심할 경우 의사와 상의한다.
- 자세를 천천히 변경하여 현기증이 나타나지 않도록 한다. 만약 현기증이 발생하면 운전이나 위험한 기계 조작과 같이 섬세한 작업은 피한다.
- 위장관 장애를 피하기 위하여 음식이나 우유와 함께 복용한다.
- Cyclobenzaprine이나 baclofen 복용 시 배뇨 곤란 여부를 확인한다.
- Methocarbamol이나 chlozoxazone을 투약하면 소변이 변색될 수 있다.
- 반드시 약물의 효과를 평가하기 위해 정기적으로 병원검진을 받아야 한다.

Direct-acting skelectal muscle relaxants(직접 작용 골격근 이완제)

Dantrolene sodium은 직접 근육에 작용하는 유일한 근이완제이다. Dantrolene은 중추 작용 약물과 같은 효과를 보이지만 작용기전이 다르다.

대뇌로 인한 경직

Dantrolene은 대뇌에서 시작된 경직에 가장 효과적인 약물이다. Dantrolene은 근력 약화를 일으키기 때문에, 근력이 정상범위에서 경계 수준인 대상자에게 투여하는의 이점은 의심스럽다.

약동학

Dantrolene은 복용 후 5시간 이내에 최고 약물농도에 도달하지만 1주일 이상 복용해도 효과를 느끼지 못하는 대상자도 있을 수 있다. Dantrolene은 위장관을 통해 천천히, 불완전하게 (그러나 지속적으로) 흡수되며, 혈장 단백질과의 결합력이 크다. 이는 투여된 약물의 소량만이 치료효과를 나타낸다는 것을 의미한다.

반감기가 올라가는 경우

Dantrolene은 간에서 대사되며 소변으로 배출된다. 건강한 성인에서의 반감기는 9시간 정도이다. Dantrolene은 간에서 대사되기 때문에 간기능 저하 대상자에서 반감기는 더 길어질 수 있다.

알기쉬운 약물기전

Dantrolene은 어떻게 근육 경직을 없애는가?

Dantrolene은 근형질망 (칼슘을 저장하거나 분비하여 근육의 수축과 이완을 조절하는 근육세포내 조직) 으로부터 분비되는 칼슘이온의 수를 감소시킨다. 근육 혈장이나 근육질의 칼슘 농도가 낮을수록 칼슘이 근육의 actin과 myosin 섬유(근육 수축을 담당)의 상호 작용을 자극할 때 생성되는 에너지가 적습니다. 적은 에너지는 약한 근육 수축을 의미합니다.

경직을 줄이고 고열을 중단시킴

Dantrolene은 근육 이완을 촉진하여, 악성 고열시 치명적인 체온 상승을 일으킬 수 있는 근육 경직을 줄이거나 예방한다.

약력학

Dantrolene은 화학적, 약리학적으로 다른 골격근 이완제와 관련이 적다. 약물이 근육에 직접 작용하여 근형질망(sarcoplasmic reticulum)으로부터의 칼슘 이온 방출을 방해하여 근수축력을 약화시킨다. Dantrolene은 심장이나 장의 평활근에는 거의 작용하지 않는다.

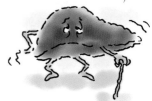

Dantrolene은 건강한 성인에서는 반감기가 9시간 입니다. 그러나 간기능이 손상된 경우 반감기가 더 길어진답니다. 대사되기 위해서는 좀 더 시간이 필요하다는 생각이 드네요.

약물치료학

Dantrolene은 심각한 경직 증상을 완화시키기 위해 사용되며 다음과 같은 대상자에게 가장 효과적이다.

- 뇌성마비
- 다발성 경화증
- 척수손상
- 뇌졸중

마취 해독제

Dantrolene은 악성 고열(malignant hyperthermia)의 치료 및 예방에도 사용된다. 드물지만 치명적인 부작용인 악성고열이 발생하면 근육경직과 고열이 나타난다(Dantrolene은 어떻게 근육 경직을 없애는가? 참조).

약물 상호작용

중추신경 억제제는 dantrolene의 억제효과를 증가시켜 진정, 협동 운동(coordination)의 장애, 호흡 억제를 유발할 수 있다. 그 외 약물 상호작용은 다음과 같다.

- Estrogen을 dantrolene과 함께 투약하면 간독성의 위험이 증가한다.
- Dantrolene 투여 대상자에게 정맥주사로 verapamil을 정맥 주사하면 심부정맥이나 심장 혈관 허탈(cardiovascular collapse)을 유발할 수 있다.
- Dantrolene 복용 시 알코올을 섭취하면 중추신경 억제작용을 증가시킬 수 있다.

부작용

Dantrolene은 주로 근육에 작용하기 때문에 중추신경 부작용 발생은 적다. 그러나 높은 치료 용량에서는 간독성이 있다. 일반적인 dantrolene의 부작용은 졸음, 현기증, 권태감과 근육 허약감이 있다. 심각한 부작용으로는 출혈, 경련, 간염이 포함된다.

간호과정

Dantrolene을 투여받는 대상자에게 적용하는 간호과정은 다음과 같다.

사정

- 약물치료 전에 통증과 근연축에 대한 병력을 조사하고, 이후에도 정기적으로 재사정한다.
- 과민반응이 있는지 관찰한다.
- 증상완화 정도를 평가하여 의사가 용량조절 시기를 결정하는데 도움을 준다.
- CBC와 간기능 검사 결과를 관찰한다.
- 장기간 약물치료에 대한 대상자의 지시 이행정도를 평가한다.
- 약물치료에 대한 대상자와 가족의 이해 정도를 평가한다.

주요 간호진단

- 약물 부작용과 관련된 손상 위험성
- 기저질환과 관련된 급성 통증
- 약물 치료와 관련된 지식 부족

기대되는 효과

- 대상자의 손상 위험이 최소화될 것이다.
- 대상자는 약물 투여 후 불편감이 줄었음을 인정할 것이다.
- 대상자와 가족은 약물치료에 대해 이해하고 있음을 보여줄 것이다.

중재

- 대상자의 안전 대책을 수립한다.
- 간염, 심한 설사, 심한 허약감, 과민반응이 나타나면 투약을 중단하고 의사에게 알린다.
- 위장관 부작용을 줄이기 위해 식사, 우유와 함께 복용한다.
- 약물로 인한 두통치료를 위해 중등도 정도의 진통제를 처방한다.
- 투약을 갑자기 중단하면 경직, 감각이상, 근육 경직이 있을 수 있다.

평가

- 대상자는 약물과 관련된 졸음으로 인한 손상을 경험하지 않는다.
- 대상자는 약물 요법으로 통증과 연축이 사라졌다고 표현한다.
- 대상자는 통증이 완화되고 경직이 호전되어 치료지시를 이행한다.
- 대상자와 가족은 약물치료에 대해 이해를 보인다.

Other skeletal muscle relaxants(기타 골격근 이완제)

기타 골격근 이완제로 사용되는 두 가지 약물은 diazepam과 baclofen이 있다. Diazepam은 일차적으로 항불안제로 사용되므로 여기서는 baclofen에 대해서만 설명한다(골격근 이완제로서 diazepam 참조).

약동학

Baclofen은 위장관에서 빠르게 흡수된다. 체내에 넓게 분포되며(소량만이 혈액-뇌장벽을 통과함), 간대사를 거의 거치지 않으며, 주로 변환없이 소변으로 배설된다.

효과가 나타나는데 오래 걸림

Baclofen의 투여 후 효과가 나타나기까지 수 시간에서 수 주일이 소요된다. Baclofen의 제거 반감기는 2.5~4시간이다.

약물 상호작용

Baclofen의 작용은 정확하게 밝혀지지 않았다. 화학적으로 GABA와 유사하므로 척수에 작용하는 것으로 추정된다. 척수에서 골격근으로 전달되는 신경 자극을 감소시켜 근연축의 빈도와 강도 및 이와 관련한 통증을 감소시킨다.

알기쉬운 약물기전

골격근 이완제로서 diazepam

Diazepam은 만성질환으로 인한 경직, 급성 근연축을 치료하기 위해 처방된다. 근육 수축에 억제성 신경 전달 물질인 gamma-aminobutyric acid(GABA)의 효과를 촉진시켜 작동하는 것으로 보인다. Diazepam 의 다른 적응증으로는 불안, 알코올 금단 및 발작 치료가 있다.

부정적 효과: 진정작용 및 내성

Diazepam은 특히 척수 손상 대상자 및 뇌성 마비 대상자의 경우, 단독 또는 다른 약물과 병용하여 경련 치료에 쓰인다. 또한 약물의 진정효과에 민감함이 떨어져, 통증을 동반한 지속적인 근연축이 있는 대상자 에게 도움이 된다. 불행하게도 중추작용과 장기간 투여로 나타난 내성에는 제한적이다.

경직성에 효과적임

Baclofen은 diazepam보다 진정효과가 적고, dantrolene보다는 말초근육 허약 감이 적기 때문에 경직을 치료하는데 우선적으로 처방된다.

약물치료학

Baclofen은 주로 임상적으로 척추 손상을 동반한 하반신 마비 또는 사지마비 대상 자(다발성 경화증 또는 외상으로 가장 흔하게 발생)에게 사용된다. 이러한 대상자 들에게 Baclofen은 통증이 심한 굴곡성 연축(flexor spasm)을 유의하게 감소시킨 다. 그러나 뻣뻣한 걸음걸이(stiff gait), 손의 민첩성(manual dexterity), 남아 있 는 근육 기능을 개선시키지는 못한다. Baclofen은 경구투여에 반응하지 않거나, 심 한 부작용이 나타난 대상자에게 경막 내(intrathecal)로 투여할 수 있다. 큰 알약 (bolus)의 용량에 반응하면 장기치료를 위한 체내 포트를 삽입할 수도 있다. 경막내 baclofen을 투여하면서 갑작스럽게 투약을 중단하는 것을 가장 주의하여야 한다.

갑자기 중단하지 마세요!

경막 내 baclofen 투약을 갑자기 중단하면 고열, 의식 변화, 반동성 근육 경직의 악화가 나타날 수 있고, 드물지만 횡문근융해증(rhabdomyolysis), 복합 장기 부 전이나 사망에 이를 수도 있다(골근육 이완제로서 baclofen 참조).

약물 상호작용

Baclofen은 약물 상호 작용이 거의 없는 약물이다.

- 가장 주된 약물 상호작용은 baclofen이 알코올을 포함한 중추신경 억제제와 함 께 투여되면 중추신경 억제 작용이 증가한다는 것이다.
- 마취제 fentanyl과 함께 사용하면 진통효과가 지속될 수 있다.

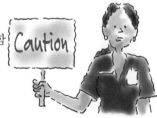

경막내
baclofen 치료는
갑자기 중단하면 안됩니다!

약물의 원형

골근육 이완제로서 baclofen

작용
- 알려져 있지 않다.
- 척수에서 골격근으로의 자극전달을 방해하는 것으로 추정된다.
- 근육 경련을 완화시킨다.

적응증
- 다발성 경화증이나 척수 손상 시 근육 경직
- Baclofen의 경구투여가 불가능하거나 경구투여에 반응이 없는 중증 경직

간호 시 주의사항
- 위장관 장애 예방을 위해 음식물이나 우유와 함께 투여 한다.
- 경막 내 baclofen 투약 시 갑자기 중단하지 않는다(고열, 의식변화, 근육 경직 악화, 횡문근융해증(rhabdomyolysis), 복합 장기 부전, 사망이 나타날 수 있다).
- 경막 내 baclofen 투약이 지연되면 GABA 작용제 또는 IV 벤조디아제핀으로 치료하면 치명적인 후유증을 예방할 수 있습니다.

- Lithium과 함께 투여하면 운동항진증(hyperkinesia; 운동기능의 비정상적인 증가)을 악화시킬 수 있다.
- 삼환계 항우울제와 함께 투여하면 근육 이완이 증가될 수 있다.

부작용

Baclofen의 가장 중요한 부작용은 일시적인 졸음이다. 이외의 부작용으로는 오심, 피로, 현훈, 저혈압, 근육 허약감, 우울증, 두통이 있다.

간호과정

Baclofen을 투여받는 대상자에게 적용하는 간호과정은 다음과 같다.

사정
- 약물치료 전 대상자의 통증과 근육연축정도에 대한 병력을 조사하고 이후에도 정기적으로 재사정한다.
- 대상자의 과민반응을 관찰한다.
- 증상의 완화정도를 사정하여 의사가 감량 시기를 정하는데 도움을 준다.
- CBC 결과를 관찰한다.
- 장기간 약물치료에 대한 대상자의 지시 이행정도를 평가한다.
- 약물치료에 대한 대상자와 가족의 이해 정도를 평가한다.

주요 간호진단
- 약물 부작용과 관련된 손상 위험성
- 기저질환과 관련된 급성 통증
- 약물 치료와 관련된 지식 부족

기대되는 효과

- 대상자의 손상 위험이 최소화될 것이다.

- 대상자는 약물 투여 후 불편감이 줄었음을 인정할 것이다.

- 대상자와 가족은 약물치료에 대해 이해하고 있음을 보여줄 것이다.

중재

- 대상자의 안전 대책을 수립한다. 경련대상자의 경우 발작 위험을 세심하게 살펴본다. 치료용량으로 유지하는 대상자뿐만 아니라 과량투여, 경막 내 baclofen의 갑작스러운 약물투여를 중단하면 발작이 나타난다. 대상자를 세심하게 관찰하고 발작의 위험에 대해 대상자에게 알린다.

- 위장관 부작용 예방을 위해 식사나 우유와 함께 약물을 투여한다.

- 약물로 인한 두통이 발생하면 진통제를 투여한다.

알기쉬운 약물기전

신경근 차단제는 어떻게 작용하나?

운동신경 돌기는 운동신경종말판(motor end plate)이라고 불리는 여러 갈래의 종판을 형성하여 나뉜다. 이들은 근육 섬유에 쌓여 있고 근육 섬유와 운동신경 종말판 사이에는 연접 틈새가 있다.

근육 수축과의 경쟁
신경을 자극하면 연접 틈새로 아세틸콜린을 분비한다. 아세틸콜린 수용체를 점령하여 근육 세포막을 탈분극시켜 근육을 수축시킨다. 신경근 차단제는 운동 신경 종말판에서 아세틸콜린과 수용체를 놓고 경쟁하거나 탈분극을 억제한다.

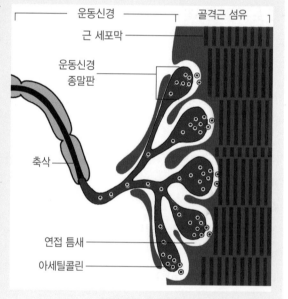

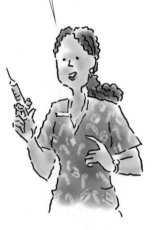

경맥, 근육, 피하, 경막 외의 경로를 선택하면 안됩니다!!!

주의! 틀린 경로

- 경맥, 근육, 피하, 경막외 경로를 선택하지 않는다.

- 경막 내 baclofen 투약을 갑자기 중단하지 않는다. Baclofen의 초기 금단증상은 기존의 경직이 증가되고 소양증, 저혈압, 감각이상이 나타난다. 고열, 의식변화, 과도한 반동성 경련, 근육 강직이 있을 수 있으며, 드물게 횡문근융해증, 복합 장기부전, 사망에 이를 수 있다.

평가

- 약물관련 졸음으로 인한 손상이 발생하지 않는다.
- 약물복용으로 통증과 근육연축이 중단되었다고 말한다.
- 대상자와 가족은 약물치료에 대해 이해를 보인다.(대상자 교육-골격근 이완제 참조).

신경근 차단제 Neuromuscular blocking drugs

신경근 차단제는 운동신경 말단에서 신경 자극의 전달을 방해하여 골격근을 이완시킨다(신경근 차단제는 어떻게 작용하나? 참조).

이완, 감소, 조절 신경근 차단제의 세 가지

중요한 임상 적응증은 다음과 같다.

- 수술 중 신경근 이완
- 약물 또는 전기자극으로 인한 발작의 근육연축의 강도 감소
- 인공호흡기에 저항하는 대상자 관리

2가지 반대의 작용

신경근 차단제로 쓰이는 천연 약물과 합성 약물에는 두 가지 주류인 비탈분극성(nondepolarizing)과 탈분극성(depolarizing)이 있다.

Nondepolarizing blocking drugs(비탈분극성 차단제)

비탈분극성 차단제는 경쟁(competitive) 또는 안정화(stabilizing) 약물로 불리며, 쿠라레식물 염기(curare alkaloids)에서 추출되거나 유사한 합성물에서 유도된다. 이 분류에 속하는 약물은 다음과 같다.

- atracurium
- cisatracurium
- mivacurium
- pancuronium
- rocuronium
- vecuronium

약동학

비탈분극성 차단제는 위장관에서 흡수가 어렵기 때문에 비경구적으로 투여한다. 작용을 좀 더 정확히 예측할수 있는 정맥 내 투여를 선호한다.

빠른 분포

비탈분극성 차단제는 신체에서 빠르게 분포한다. Pancuronium, rocuronium, vecuronium과 같은 약물은 간에서 부분적으로 대사된다. 정맥내 투여 후 atra-curium은 Hofmann elimination*으로 알려진 생리 과정과 효소의 가수분해에 의해 빠르게 대사된다; 간에서도 일부 대사된다. Mivacurium은 혈장 내 pseu-docholinesterase에 의해 가수분해된다. Doxacurium의 대사과정은 밝혀지지 않았다. 이러한 약물들은 일차적으로 소변으로 배설되고, cisatracurium, doxa-curium, vecuronium 등 몇몇 약물은 대변으로 배설된다.

* 4기 암모니움이 완전 메틸화에 의해 3기 아민으로 변하는 유기반응

약력학

비탈분극성 차단제는 골격근 세포막의 콜린성 수용체 부위에서 아세틸콜린과 경쟁한다. 이것은 아세틸콜린의 신경전달 작용을 차단하여 근육 수축을 예방한다. 이러한 작용은 아세틸콜린을 분해하는 효소인 acetylcholinesterase의 작용을 방해하는 neostigmine, pyridostigmine 등과 같은 anticholinesterases에 의해 중화될 수 있다.

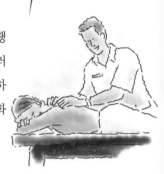

nondepolarizing blocking drugs는 몇몇 시술 동안 중간정도 또는 지속적인 근육 이완을 제공한답니다. 어떤 과정은 근육 이완이 오랫동안 필요하답니다.

마비 과정

약물을 투약하면 처음에는 근육에 힘이 빠지면서 특정한 순서에 따라 빠르게 이완성 마비(flaccid paralysis, 근육긴장도 소실)로 진행한다. 첫 번째로 이완성 마비가 나타나는 근육은 눈, 얼굴과 목이다. 그 다음은 사지와 배 및 몸통 근육이 이완되고, 마지막으로 늑간근과 횡격막 호흡근이 마비된다. 마비로부터 회복되는 순서는 반대 방향으로 일어난다.

의식이 있는-불안한 상태

이 약물들은 혈액-뇌 장벽을 통과하지 못하기 때문에 대상자는 의식이 깨어있고 통증도 느끼게 된다. 대상자는 근육이 마비 되더라도 자신에게 어떤 일이 일어나는지 인식하여 극도의 불안을 느낀다. 그러므로 진통제와 항불안제를 신경근 차단제와 함께 주어야 한다.

약물치료학

비탈분극성 차단제는 중등도 또는 지속적인 근육 이완을 일으키기 위해 사용한다.

- 기관지경(endotracheal(ET) tube)의 삽관을 용이하게 하기 위해
- 수술에 필요한 마취제 양을 감소시키기 위해
- 골절이나 탈구된 관절의 재배열을 쉽게 하기 위해

- 기계적 환기를 필요로하지만 동요(agitation)나 안절부절로 인한 저항이 있는 대상자를 마비시키기 위해
- 전기경련요법(electroconvulsive therapy : ECT-우울증 치료를 위해 뇌에 전류를 통과시키는 치료법) 동안에 근육 연축의 강도를 감소시켜 근육의 손상을 예방하기 위해

약물 상호작용

여러 가지 약물이 비탈분극 신경근 차단제의 작용에 영향을 준다.
- Aminoglycoside계 항생제와 마취제는 신경근 차단제의 작용을 강화시킨다.

심각한 작용이!

- 혈장 내 칼슘이온, 마그네슘 이온, 칼륨이온 수준을 변화시키는 약물은 비탈분극 신경근 차단제의 작용에도 영향을 준다.
- Anticholinesterases(neostigmine, pyridostigmine, edrophonium)는 nondepolarizing blocking drugs의 작용을 중화시켜 해독제로 사용되기도 한다.
- 비탈분극성 차단제와 함께 사용하였을 때 마비의 강도와 기간을 증가시킬 수 있는 약물에는 흡입성 마취제, aminoglycoside, clindamycin, polymyxine, verapamil, quinine 유도체, ketamine, lithium, 질산, thiazide계 이뇨제, tetracycline, 마그네슘 염 등이 있다.
- 함께 사용하였을 때 비탈분극성 차단제의 효과를 감소시키는 약물로는 carba-mazepine, hydantoin, ranitidine, theophylline 등이 있다. 부신피질 호르몬은 근육 허약감을 연장시킬 수 있다.

부작용

비탈분극성 차단제를 투여받는 대상자는 다음과 같은 부작용을 경험할 수 있다.
- 무호흡
- 저혈압
- 피부 반응
- 기관지 경련
- 과도한 기관지, 타액 분비
  Pancuronium을 투여받는 대상자는 빈맥, 심부정맥, 고혈압 등을 경험할 수도 있다.

간호과정

비탈분극성 차단제를 투여받는 대상자에게 적용하는 간호과정은 다음과 같다.

사정

- 치료 전 대상자 상태를 사정하고 이후에도 정기적으로 재사정한다.

- 대상자의 기본적 전해질 수준, 활력징후를 확인한다(전해질 불균형은 약물의 신경 근육 효과를 증가시킬 수 있다).

- 대상자의 수분섭취 배설량을 측정한다. 약물의 25%는 배설 전에 거의 대사를 거치지 않은 상태에 있으므로 신장기능이 저하된 경우 약물 작용시간이 길어진다.

- 처방에 따라 신경 자극기구(nerve stimulator)와 train-of-four 모니터링(피부에 부착된 전극을 통해 전기적 자극을 주어 신경근의 차단정도를 측정하는 방법)을 준비하여 신경근차단 효과가 상쇄되어 근육강도가 회복되는 정도를 관찰하는 것이 좋다. Neostigmine을 사용하기 전에 자발적인 회복이 이루어지고 있는지부터 확인한다.

- 대상자가 신경근 차단제로부터 완전히 회복될 때까지 대상자의 호흡을 주의 깊게 사정한다. 대상자에게 주먹을 쥐거나 머리를 들거나 기침을 하게 해보면 근육강도가 회복되었는지를 확인할 수 있다.

- 피부를 사정하여 압박부위와 손상부위가 있는지 확인한다.

- 눈꺼풀이 불완전하게 닫혀있는지 사정한다(신경근 차단제는 각막반사를 소실시키며 동안근육의 작용을 억제)

- 약물 상호작용과 부작용에 주의한다.

- 약물에 대한 대상자와 가족의 지식 정도를 평가한다.

주요 간호진단

- 대상자상태와 관련된 비효율적 건강 유지
- 약물의 호흡근 작용과 관련된 비효율적 호흡 양상
- 약물치료와 관련된 지식 부족

기대되는 효과

- 대상자는 약물치료 동안에 정상 범위의 활력징후를 유지할 것이다.
- 대상자의 호흡기능이 유지되어 ABGA와 호흡기능 관련 변수들이 정상일 것이다.
- 대상자와 가족은 약물치료에 대해 이해하고 있음을 보여줄 것이다.

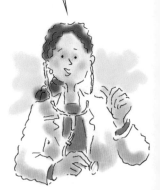

약물을 투여하는 동안
대상자의 활력징후는
정상범위 내에
있어야 한답니다.

중재

- 신경근 차단제를 투여하기 전 진정제나 전신 마취제를 투여해야 한다. 신경근 차단제 투여로 의식수준이나 통증 역치에 변화를 주지 않으므로 진통제를 투여한다. 전신 마취제는 반드시 마취 전문 간호사나 마취과 의사 등 자격 있는 의료진에 의해 투여되어야 한다.

- 신경근 차단제는 기도유지 기술이 능숙한 의료진이 투여해야 함을 명심한다.

- 약물을 용해할 때는 증류수로 혼합한다. Barbiturate 용액과 같은 알칼리성 용액에서는 침전물이 생긴다. Vecuronium은 정맥 내로 신속히 투여하거나, 희석한 뒤 대상자의 반응을 관찰하면서 천천히 주입한다. 용해된 약물은 냉장보관한다.
- Pancuronium은 succinylcholine(탈분극 억제)의 효과가 없어진 후 투여한다.
- 약물은 냉장보관한다. 플라스틱 주사기로 투여할 수 있지만 보관 시에는 플라스틱 용기나 주사기에 보관해서는 안된다.
- 심폐소생술 물품과 약물을 준비해 둔다(기관내 삽관 물품, 인공호흡기, 산소, atropine, edrophonium, epinephrine, neostigmine 등).
- 체위변경을 실시하여 피부 손상을 예방한다.
- 인공 눈물을 눈에 투여하거나 안검을 테이핑하여 감겨두기 등 눈 간호를 제공한다.
- 자발적인 호흡이 시작되면서 보통 atropine과 같은 anticholinergic drugs을 주었을 때, 약물로 인한 신경근 차단은 neostigmine이나 edrophonium과 같은 항콜린에스터라제로 역전시킬 수 있다.

대상자 교육

신경근 차단제

신경근 차단제가 처방되면 대상자와 가족에게 다음의 사항을 교육한다.
- 약물은 완전 마비를 유발하므로 약물을 투여받는 동안 움직이거나 말할수 없게 된다. 이러한 경험은 매우 당황스러울 수 있다.
- 대상자 스스로 숨을 쉴 수 없게 되므로 인공호흡 등 도움을 받게 될 것이다.
- 치료 중에 일어나는 일을 모두 인식할 수 있다. 이 약물은 의식수준에는 영향을 주지 않기 때문이다.

안심 시켜주기
대상자들은 보고 듣고 느낄 수 있고 주변 상황을 인식할 수 있다. 모든 상황에 대해 반드시 설명해야 하고 대상자와 가족을 안심시켜야 한다.
- 대상자에게 모든 순간 대상자의 요구를 예견하고 어떤 일이 일어났는지 설명할 수 있는 의료진이 옆에 있을거라고 설명한다.
- 상태가 항상 체크될 것임을 이해시킨다.
- 통증과 불안에 대한 적합한 약물이 필요시 투여될 것을 알려준다.
- 각막 건조를 예방하기 위해 인공눈물이 투여되거나 눈이 감겨질 것이라고 알려준다.

평가
- 대상자는 상태가 호전된다.
- 대상자는 기계적 환기로 적절한 호흡이 유지된다.
- 대상자와 가족은 약물치료에 대해 이해를 보인다(대상자 교육-신경근 차단제 참조).

Depolarizing blocking drugs(탈분극 차단제)

Succinylcholine은 유일한 탈분극 차단제이다. 치료효과는 비탈분극성 차단제와 유사하지만, 작용 기전은 다르다. Succinylcholin은 아세틸콜린처럼 작용하지만 콜린에스터라제에 의해 비활성화되지 않는다. 단기간의 근육 이완이 필요할 때 사용된다.

약동학

Succinylcholine은 위장관에서 거의 흡수되지 않기 때문에 정맥주사 경로가 선호된다. 필요시 근육주사도 가능하다.

Succinylcholine은 간과 혈장에서 pseudocholinesterase(가성콜린에스터라제) nonspecific cholinesterase, plasma cholinesterase, butyrylcholinesterase, 콜린에스테라제 대신에 적용)라는 효소에 의해 가수분해되며, 비탈분극성 차단제 작용을 하는 대사물을 생성한다. 신장으로 배설되며 일부는 대사되지 않은 채 배설된다.

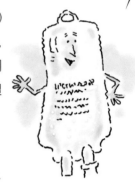

> Succinylcholine은
> 경구투여하면
> 흡수가 잘 안되기 때문에
> 정맥주사로
> 투여한답니다.

약력학

투여된 후 succinylcholine은 빠르게 대사되지만 아세틸콜린 대사보다는 느리다. 결과적으로 succinylcholine은 골격근 세포막의 수용체 부위와 더 오랜 기간 결합 상태를 유지한다. 이는 운동 신경 종말판의 재분극을 방해하여 근육 마비를 일으킨다.

약물치료학

Succinylcholin은 기관내 삽관이나 전기경련요법(electroconvulsive therapy, ECT) 같이 단시간 근육 이완이 필요할 때 사용된다.

약물 상호작용

Succinylcholin의 작용은 여러가지 마취제와 항생제에 의해 약효가 상승한다. nondepolarizing blocking drugs와는 반대로 anticholinesterase는 succinyl- choline의 차단효과를 상승시킨다. succinylcholine이 분해되어 수용체와 결합이 끝날 때 anticholinesterase에 의하여 파괴되지 않은 아세틸콜린이 수용체와 결합하여 탈분극시간을 연장시킬 수 있다.

부작용

Succinylcholine의 주요 부작용으로 지속적인 무호흡과 저혈압이 나타날 수 있다.

유전적 소인: 위험성 증가

선천적으로 pseudocholinesterase가 적거나 악성 고열을 유발하는 성향의 유전적 소인이 있을 때 succinylcholine과 관련된 위험성이 높아진다.

간호과정

Depolarizing blocking drugs를 투여받는 대상자에게 적용하는 간호과정은 다음과 같다.

사정

- 치료 전 대상자 상태를 평가하고 이후에도 정기적으로 재사정한다.
- 대상자의 기본 전해질 수준, 활력징후를 확인한다(전해질 불균형이 있으면 신경 근제의 효과가 증가할 수 있다).
- 대상자의 수분섭취 배설량을 측정한다. 약물의 25%는 배설 전에 대사를 거치지 않기 때문에 신장기능이 저하된 경우 약물의 작용시간이 길어진다.
- 처방에 따른 신경 자극 기구와 train-of-four 모니터링(피부에 부착된 전극을 통해 전기적 자극을 주어 신경근의 차단정도를 측정하는 방법)을 준비하여 신경 근 차단효과가 상쇄되어 근육강도가 회복되는 정도를 관찰하는 것이 좋다.

확인! 확인!

- 근육강도가 회복되었는지 시험(주먹을 쥐거나 머리를 들거나 기침을 하게 함)하 여 평가하면서 대상자가 신경근 차단제로부터 완전히 회복될 때까지 대상자의 호흡을 주의 깊게 사정한다.
- 약물 상호작용과 부작용에 주의한다.
- 약물에 대한 대상자와 대상자 가족의 지식 정도를 평가한다.

주요 간호진단

- 대상자상태와 관련된 비효율적 건강 유지
- 약물의 호흡근 작용과 관련된 비효율적 호흡 양상
- 약물치료와 관련된 지식 부족

기대되는 효과

- 대상자는 약물치료 동안에 정상 범위의 활력징후를 유지할 것이다.
- 적절한 ABGA와 호흡기능 관련 변수들이 평가되고 대상자의 호흡기능이 유지 될 것이다.
- 대상자와 가족은 약물치료에 대해 이해하고 있음을 보여줄 것이다.

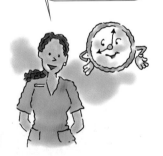

Succinylcholine은 3분 이내의 짧은 시술에는 안성맞춤이군.

중재

- Succinylcholine은 3분 이내의 짧은 시술 시 선택되는 약물로서 정형외과 시술 에도 사용된다. 골절이나 탈구 치료 시 주의를 요한다.
- 신경근 차단제 투여 전에 진정제나 전신 마취제를 투여해야 한다. 신경근 차단 제 투여할 때는 의식 수준과 통증 역치가 변화되지 않으므로 진통제를 같이 투 여한다. 전신 마취제와 succinylcholine는 반드시 마취 전문간호사나 마취과 의사와 같이 숙련된 의료진이 투여해야 한다.

- Pancuronium은 succinylcholine의 효과가 없어진 후 투여한다.
- 심폐소생술 물품과 약물을 준비한다(기관내 삽관 물품, 인공호흡기, 산소, atropine, epinephrine).
- 정맥 내 투여 시에는 마취시킨 후에 시험량을 주어 대상자의 succinylcholine 대사 능력을 평가해야 한다. 정상반응(호흡억제나 최대 5분 안에 나타나는 간헐적인 호흡억제가 없는 경우)이면 약물이 투여된다. 대상자가 기관내 삽관을 할 정도로 호흡마비가 온다면 이후에 약을 더 투여하면 안된다.
- 근육 주사 할 때 충분한 길이의 바늘로 근육 깊이 주사한다. 주사 부위로는 삼각근의 상부를 선호한다.

보관주의!

- 주사제는 냉장보관한다. 분말제제는 밀봉용기에 잘 보관되었다면 실온보관이 가능하며, 용해한 즉시 투약한다. 알칼리성 용액에 혼합해서는 안된다(thiopental sodium, sodium bicarbonate, barbiturate계).
- 효과를 역전시키는 약물을 투여해서는 안된다. 비탈분극제와는 달라 neostigmine이나 edrophonium를 succinylcholine과 함께 사용하면 신경근 차단작용이 악화된다.
- Succinylcholine의 지속주입은 권장되지 않는다. 지속 주입시 근육 이완 작용이 길어지고 무호흡을 유발할 수 있다.

평가

- 대상자의 상태가 호전된다.
- 대상자는 기계적 환기로 적절한 호흡을 유지한다.
- 대상자와 가족은 약물치료에 대해 이해하고 있음을 보인다.(신경근 차단제 교육 참조)

항파킨슨 약물 Antiparkinsonian drugs

파킨슨병의 치료에서 약물 치료는 상당히 중요한 부분이다. 파킨슨병은 다음과 같은 4가지 특징을 가지며 점진적으로 진행하는 퇴행성 신경계 질환이다.

- 경직(rigidity, 유연성의 감소)
- 서동증(bradykinesia, 자발적인 근육의 움직임이 느려지거나 감소)
- 안정시 진전(resting tremor)
- 구부정한 자세와 균형 장애(flexed posture, postural instability)

균형을 재조정

줄무늬체(corpus striatum)의 dopamine 감소는 아세틸콜린과 dopamine, 두

가지 신경전달물질 사이 정상적인 균형을 깨뜨린다. 뇌 신경세포가 손상되면 더이 상 dopamine을 생성하지 못한다. 그 결과 상대적으로 아세틸콜린이 과도하게 된 다. 과도한 자극 때문에 파킨슨병의 운동장애인 "콜린성 활동"이 나타난다.

"Dopamine 경로"의 결함

파킨슨병은 움직임(movement)과 관련된 추체외로계에 영향을 준다. 추체외로계 는 뇌의 줄무늬체(corpus striatum), 담창구(globus pallidus), 흑색질(substantia nigra) 등이 포함된다. 파킨슨병은 기저핵(basal ganglia)에서의 dopamine 부족으로, 흑색질에서 줄무늬체로 연결되는 dopamine 분비과정(dopamine-releasing pathway)에 영향을 미친다.

다른 원인들

파킨슨병의 증상(parkinsonism)은 약물, 뇌염, 신경독소, 외상, 죽상동맥경화증 혹은 다른 신경학적 질환 및 환경 요인에 의해서도 발생할 수 있다.

균형 되돌리기

약물 치료의 목적은 증상 완화와 대상자의 자립생활과 움직임을 유지하는 것이다. 신경전달 물질의 불균형을 교정하기 위한 몇 가지 방법들에는 다음과 같은 약물이 사용된다.

- 콜린성 효과를 억제(anticholinergic drugs의 사용)
- Dopamine 효과를 강화(dopamine성 약물의 사용)
- Catechol−O−methyltransferase(COMT)를 억제(COMT 억제제의 사용)

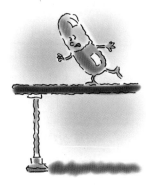

항파킨슨약물은 dopamine의 부족을 돋워 주어 신체의 움직임을 유지할 수 있게 해 준답니다.

Anticholinergic drugs(항콜린성 약물)

항콜린성 약물은 부교감 신경계의 아세틸콜린 수용체에서 아세틸콜린의 작용을 방 해하기 때문에 "부교감 신경 억제제" 라고 불린다. 파킨슨 병 치료에 사용되는 항 콜린제로는 benztropine, biperiden hydrochloride, biperiden lactate, procyclidine 및 trihexyphenidyl과 같은 합성 3차 아민이 있다.

약동학

전형적으로 항콜린성 약물은 위장에서 잘 흡수되고 뇌의 작용부위까지 혈액−뇌 장벽을 통과한다. 대부분 혹은 일부는 간에서 흡수되며 대사되거나 대사되지 않은 상태로 신장으로 배설된다. 이 약물의 정확한 분포는 알려져 있지 않다. Benztropine은 일부 대상자에게는 작용시간이 24시간까지 지속되는 장시간 지속 형 약물이다. 대부분 항콜린성 약물의 반감기는 정확하지 않다.

약력학

높은 농도의 아세틸콜린은 중추신경계를 흥분시켜 파킨슨병의 진전(진전)을 유발한다. 파킨슨병 대상자들은 중추 및 자율 신경계의 수용체 부위에서 아세틸콜린의 작용을 억제하기 위한 항콜린성 약물을 복용하여 진전을 감소시킨다.

약물치료학

항콜린성 약물의 항파킨슨 효과는 도파민 작용제보다 약하나 levodopa 제제나 도파민 작용제에 호전되지 않을 경우 추가적으로 투여될 수 있으며, 진전이 주증상인 초기 파킨슨병에서 단독요법으로 사용될 수도 있다.

항콜린제는 모든 형태의 파킨슨병 치료에 사용된다. 가장 일반적으로 증상이 경미하여 대상자의 생활 방식에 큰 영향을 주지 않는 파킨슨병 초기 단계에서 사용한다.

승산을 따져 사용하기

항콜린성 약물은 타액분비 과다(sialorrhea, 과도하게 침이 흐르는 증상)를 효과적으로 조절하며, 약 20% 효율로 서동증과 경직의 중증도를 떨어뜨린다.

초기 단계의 파킨슨병 대상자에게 단독으로 혹은 amantadine과 함께 사용될 수 있다. 또한, 후기로 진행되는 동안 증상을 더욱 완화시키기 위해 levodopa와 함께 항콜린제를 투여할 수 있다.

약물 상호작용

항콜린성 약물을 다음과 같은 약물과 함께 투여하면 약물상호 작용이 발생한다.

- Amantadine은 항콜린성 약물의 부작용을 증가시킬 수 있다.
- 항콜린성 약물은 levodopa의 흡수를 감소시켜 파킨슨병의 증상, 징후를 악화시킬 수 있다.
- 항정신병 약물(phenothiazine, thiothixene, haloperidol, loxapine)과 항콜린성 약물을 함께 복용하면 양쪽 약물의 효과가 모두 감소한다. 또한 항콜린성 약물의 부작용도 증가할 수 있다.
- 일반의약품 중 기침약, 감기약, 다이어트 보조제 및 각성제 항콜린성 약물 작용을 증가시킬 수 있다.
- 알코올은 중추신경 억제 작용을 증가시킨다.

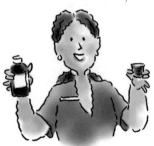

일반의약품인 기침약, 감기약, 다이어트 보조제 및 카페인을 함유하는 각성제는 항콜린 효과를 증가시킵니다.

부작용

30~50%의 대상자에게 항콜린성 용량 의존성 경미한 부작용이 나타난다. 구강 건조증은 trihexyphenidel의 용량 의존성 부작용이다.

흔한 부작용

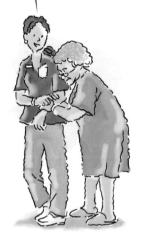

노인 대상자는 항콜린성 약물에 대한 민감성이 높아질 수 있어요.

- 혼돈
- 안절부절
- 초조와 흥분(excitement)
- 졸음 또는 불면증
- 빈맥
- 심계항진
- 변비
- 오심과 구토
- 요정체
- 안압상승, 흐린 시력, 동공확대, 눈부심(photophobia)

항콜린성 약물에 대한 감수성 관련 반응에는 두드러기와 알레르기성 발진이 포함될 수 있다.

간호과정

항콜린성 약물을 투여받는 대상자에게 적용하는 간호과정은 다음과 같다.

사정

- 대상자 장애상태의 기저수준을 사정한다.
- 운동정도를 정기적으로 평가하여 약물의 효과가 나타나는지 확인한다(최대 약효는 며칠이 지나야 나타날 수 있음을 명심한다).
- 대상자에게 부작용이 나타나는지 사정하고 약물 상호작용 발생 여부를 주의 깊게 관찰한다. 일부 부작용은 atropine 유사 독작용처럼 나타날 수도 있고 용량에 의존적이다.
- 대상자의 활력 징후를 측정하고 특히 약물의 적정용량이 결정될 때까지 주의 깊게 관찰한다.
- 약물치료에 대한 대상자와 가족의 이해정도를 평가한다.

주요 간호진단

- 비정상적 움직임과 관련된 신체운동 장애
- 중추신경계 부작용과 관련된 손상 위험성
- 방광에 대한 항콜린성 작용과 관련된 요정체
- 약물치료에 관한 지식 부족

기대되는 효과

- 대상자는 근육경직, 서동증, 진전이 감소되어 움직임이 증진될 것이다.
- 대상자의 손상 위험성이 감소할 것이다.
- 대상자의 배뇨 양상이 변하지 않을 것이다.
- 대상자와 가족은 약물치료에 대해 이해하고 있음을 보여줄 것이다.

중재

- 위장 장애를 예방하기 위해 음식과 함께 복용하도록 한다.
- 대상자의 반응과 내성에 따라 용량을 결정한다.
- 갑작스럽게 약물복용을 중단해서는 안된다. 천천히 감량한다.
- 대상자의 안전 대책을 마련한다.

음료수? 사탕? 껌?

- 구강 건조증을 완화시키기 위해 얼음 조각, 음료수, 무설탕 사탕이나 껌 을 제공한다. 변비예방을 위해 수분과 섬유질 섭취를 증가시킨다.
- 요정체가 있다면 의사에게 알리고 필요시 도뇨를 시행할 준비를 한다.
- 약물을 매일 1회 복용한다면 취침 전에 복용하도록 한다.

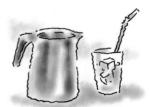

평가

- 대상자는 가능한 최상의 운동 기능 상태에 도달할 수 있다.

대상자 교육

항파킨슨약물

항파킨슨병 약물이 처방되면 다음 사항을 대상자와 보호자에게 교육한다.
- 처방에 따라약물을 복용하고, 갑자기 복용을 중단하지 않는다.
- 부작용이 있는 경우 위장 장애를 예방하기 위해 음식과 함께 복용한다. 알약을 깨뜨려 먹지 않아야 하며 특히 COMT 억제제는 깨뜨리면 안되고 levodopa 제제와 동시에 복용한다.
- 구강 건조증을 완화시키기 위해 얼음조각을 빨거나 물을 마시고 무설탕 사탕이나 껌을 씹는다.
- 중추신경계 부작용이 발생할 수 있으므로 위험한 일은 피하고, 알코올의 섭취도 금한다.
- 장시간 앉아 있거나 누워 있다가 일어날 때 어지럼증이 생길 수 있으므로 주의해야 하며 특히 치료 초기에 발생할 수 있다.

- 부작용이 심각하거나 지속되면 의사에게 알린다. 또한 이상운동증 이나 흉부통증, 심계항진, 우울증이나 기분 변화, 배뇨곤란, 심각하고 지속적인 오심과 구토가 발생하면 즉시 보고한다. COMT 억제제를 복용할 때 환각, 이상운동증의 증가, 오심, 설사가 발생할 수도 있다.
- 비타민이나 약초제품(한약 포함), 일반의약품(의사의 처방 없이 구입 할 수 있는 약물)을 의료진과 상의 없이 복용하지 않는다.
- COMT 억제제를 복용할 때 소변이 오렌지–갈색으로 변할 수있다.
- 약물 치료에 관한 모든 것을 의료진과 상의한다.
- 과다 섭취와 피로를 예방하기 위해 휴식 시간을 자주 설정한다.
- 약물 효과에 대한 평가가 필요하므로 정기적으로 병원을 방문한다.

- 대상자는 손상을 받지 않는다.
- 대상자는 배뇨 양상에 변화가 없다.
- 대상자와 가족은 약물치료에 대해 이해를 보인다(항파킨슨병 약물 참조).

Dopaminergic drugs(도파민성 약물)

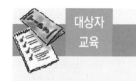

도파민성 약물은 화학적으로 도파민과 관계없는 약물도 포함한다. 이러한 약물은 도파민 수용체 부위에서 효과를 증가시켜 파킨슨병의 증상을 치료하는데 유용하다. 포함되는 약물의 예는 다음과 같다.

- levodopa 제제, 도파민의 대사 전구물질
- carbidopa-levodopa, 혼합약물
- amantadine, 도파민 활성을 가진 항바이러스 약물
- bromocriptine, ergot 계열의 도파민 작용제
- ropinirole와 pramipexole, 두 가지 비ergot계열의 도파민 작용제
- selegiline, MAO-B(monoamine oxidase-B) 억제제

약동학

항콜린성 제제와 같이, 도파민성 약물은 위장관으로 흡수되어 혈류를 타고 뇌안의 작용부위까지 전달된다. 구강으로 투여 시 levodopa 제제, pramipexole, amantadine은 대부분 흡수되나, bromocriptine은 약 28%만 흡수된다. levodopa는 천천히 흡수되며 음식과 함께 복용하면 흡수가 감소한다. 일부의 대상자에서는 levodopa가 음식물과 유의하게 상호작용할 수 있다. 음식으로 섭취된 아미노산은 장에서의 levodopa의 흡수와 경쟁하여 효과를 감소시키며, 뇌로의 이동을 느리게 한다. selegiline은 구강으로 투여 시 투여된 양의 73%만이 흡수된다.

 Levodopa는 위장관, 간, 이자, 신장, 침샘과 피부 등의 신체 조직에 넓게 퍼진다. Carbidopa-levodopa와 pramipexole 또한 널리 퍼진다. Amantadine은 침, 코 분비물, 모유로 퍼진다. bromocriptine은 단백질과 결합도가 높으며 selegiline 의 분포는 알려지지 않았다.

신장으로 배설 또는 간으로 배설

도파민성 약물은 신체 내 다양한 부위에서 광범위하게 대사되며, 간, 신장 혹은 둘 다를 통해 배설된다. 도파민성 약물의 대사와 배설은 다음과 같다.

- 다량의 levodopa는 위와 간을 경유하는 "간초회 통과(first pass)" 기간 동안 대사 된다. 신장에 의해 다양한 화합물로 광범위하게 대사되고 신장에서 배설된다.
- Carbidopa는 광범위하게 대사되지 않는다. 투여 후 거의 1/3 정도는 24시간 이내에 신장에서 대사를 거치지 않고 배설된다(항파킨슨약물: Carbidopa, le-

vodopa 참조).

- Amantadine, ropinirole, pramipexole은 변화되지 않고, 주로 신장으로 배설된다.

- 대부분의 bromocriptine 복용량은 간에서 비활성화 형태로 대사되며 일차적으로 대변을 통해 배설된다; 단지, 적은 양이 소변을 통하여 배설된다.

- Selegiline은 amphetamine, methamphetamine, N-desmethyl selegiline(주요 대사 산물)로 대사되어 소변으로 배설된다.

   * 말단비대증인 경우에는 도파민이 성장호르몬 분비를 억제하지만 보통의 경우 성장호르몬 분비를 자극하며, 말단비대증과 함께 당뇨를 보이기 쉽다.

약력학

도파민성 약물은 두 가지 방법 중 하나로 운동 기능을 향상시키기 위해 뇌에서 작용한다. 도파민 농도를 증가 시키거나 도파민의 신경 전달을 강화시키는 것이다.

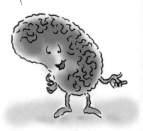

도파민성 약물은 도파민 농도를 증가시키거나 도파민의 신경 전달을 강화시킴으로써 운동 기능을 향상시키기 위해 뇌에서 작용한다. 전 이미 좋아진거 같아요!

단독 투약보다 좋은 병용 투약 방법

Levodopa는 혈액-뇌 장벽을 통과하기 전까지는 불활성 상태로 있다가 뇌에서 효소에 의해 도파민으로 전환된 후 기저핵(basal ganglia)에서 도파민의 농도를 증가 시킨다. Carbidopa는 말초에서 L-dopa의 전환을 억제하여 더 많은 levodopa가 뇌로 수송되게 하여 levodopa의 효과를 강화한다.

약물의 원형

항파킨슨 약물: Carbidopa , levodopa

작용
• 수의적 운동을 증진시킨다

Levodopa
• 화학적 효과는 밝혀지지 않았으나 도파민을 카르복실화(carboxylation)시킨 뒤 추체외로 중추에서 줄무늬체의 도파민의 부족을 보충한다.

Carbidopa
• 중추신경 내에서 levodopa 대사에 영향을 주지 않으면서 말초에서 levodopa의 탈카르복실화를 억제시켜 대뇌에서 더 많은 levodopa가 도파민으로 탈카르복실화하게 한다.

적응증
• 특발성 파킨슨병
• 뇌염 후 파킨슨병
• 이차성 파킨슨병(약물 중독에 의한 파킨슨 증상, 혈관성 파킨슨병, 독소에 의한 파킨슨병)

간호 시 주의사항
• 대상자가 levodopa로 치료받는 경우, carbidopa-levodopa를 시작하기 전에 약 8시간 이상 약물을 중단하십시오.
• 대상자의 반응과 내성에 따라 용량을 조절한다
• 대상자에게 활력 징후나 정신상태가 변화되면 즉시 투약을 중단하고 의사에게 알린다. 용량을 줄이거나 중단하게 될 것이다.
• 대상자에게 무도병(choreiform), 근긴장 이상 또는 운동 이상증 운동; 불수의적 얼굴 찡그림; 머리 움직임; 근위축증 근간대성 경련; 운동 실조증; 자살 경향; 저혈압; 구강 건조증; 오심과 구토; 혈액학적 질환의 증상과 징후; 간독성 같은 부작용이 있는지 사정한다.
• 장기간 투약 시 말단비대증이나 당뇨에 대한 검사를 시행한다.

다른 도파민성 약물은 다양한 기전을 가지고 있다.

• Amantadine의 기전은 확실하지 않다. 손상되지 않은 뉴런에서 도파민을 분비시키 는 것으로 생각되며, 또한 비도파민성 기전도 가지고 있는 것으로 생각된다.

• Bromocriptine, ropinirole과 pramipexole은 뇌안의 도파민 수용체를 자극하여, 도파민과 유사한 효과를 나타낸다.

• Selegiline은 MAO-B의 활동을 억제시키거나 다른 기전에 의해 도파민의 활동성을 증가시킨다.

약물치료학

치료의 선택은 대상자마다 매우 다르며 대상자의 증상과 신체적 장애의 정도에 따라 달라진다. 진전을 특징으로 하는 경미한 파킨슨병 대상자에게는 대개 anticholinergic drugs이나 amantadine이 처방된다. Selegiline은 levodopa의 파괴를 억제함으로써 levodopa의 지속시간을 길게할 수 있다; 또한 신경을 보호하는 성질과 파킨슨병의 진행을 느리게 할 가능성이 있어 초기 파킨슨병 대상자에게 사용되어져 왔다. 보통, 도파민성 약물은 중증 파킨슨병 대상자 또는 anticholinergic drugs 단독 치료에 반응하지 않는 대상자를 치료하는데 사용된다.

Levodopa는 파킨슨병 치료에 사용되는 가장 효과적인 약물이다. Levodopa에 대한 반응에 변동이 있을 때, 용량 조절하거나 투여 빈도를 증가시킬 수 있다. 대안적으로, 도파민 작용제, selegiline, amantadine의또는 COMT*억제제와 같은 보조 요법이 첨가 될 수있다. carbidopa-levodopa의 서방정 (controlled-release formulation)은 마모현상(wearing-off, 약복용 3~4시간 후 환 자가 약기운이 떨어지는 것을 느끼는 현상)이나 후에 나타나는 운동 변동을 조절하는데 도움이 될 수 있다.

* catechol-o-methyltransferase(COMT): dopamine, epinephrine, norepinephrine과 같이 카테콜기를 가진 카테콜아민을 대사하는 효소

carbidopa를 추가하고 levodopa를 줄임

Levodopa와 carbidopa를 병용할 경우 levodopa의 용량을 줄일 수 있고 위장관과 심혈관계의 부작용을 줄일 수 있다. Levodopa와 carbidopa를 병용 투약하는 것이 파킨슨병 치료의 표준이다.

약물은 천천히 감량해야 됩니다.

Amantadine, levodopa, pramipexole, bromocriptine과 같은 일부 도파민성 약물은 서서히 감량해야 갑작스런 파킨슨 위기(갑작스런 증상악화)에 빠지지 않으며, 생명을 위협하는 부작용(근육 경직 증후군, 체온 상승, 빈맥, 의식변화, 혈중 creatine kinase (CK) 농도 상승, 악성 신경이완 증후군)도 막을 수 있다.

약물 상호작용

도파민성 약물은 다른 여러 약물을 방해할 수 있고, 그중 일부는 치명적일 수 있다. 일부 예를 들어보면 다음과 같다.

* Pyridoxine (vitamin B6), phenytoin, benzodiazepine, reserpine, papaverine을 투여하면 levodopa의 효과를 감소시킬 수 있다.
* Tranylcypromine과 같은 MAO-A 억제제와 동시에 사용하면 고혈압 위기의 위험성이 증가한다.
* 항정신병약물(phenothiazine, thiothixene, haloperidol, loxapine 등)은 levodopa의 효과를 감소시킬 수 있다.
* Amantadine은 anticholinergic 약물의 혼돈과 환각과 같은 항콜린성 부작용을 강화시킬 수 있으며 levodopa의 흡수를 감소시킬 수 있다.
* Meperidine과 권장량 이상의 selegiline을 쓰면 치명적인 반응을 일으킬 수 있다.

부작용

도파민성 약물에 대한 부작용은 처방된 약물에 따라 다르다.

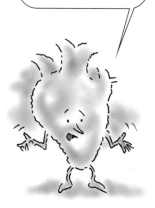

Levodopa는 부정맥을 유발할 수 있어요. 왜 하필이면 내가?

Levodopa

Levodopa의 부작용은 다음과 같다.

- 오심·구토
- 기립성 저혈압
- 식욕감퇴
- 항정신병약물 악성증후군(neuroleptic malignant syndrome)
- 부정맥
- 자극과민성(irritability)
- 혼돈

Amantadine

Amantadine의 부작용은 기립성 저혈압과 변비이다.

Bromocriptine

Bromocriptine의 부작용은 다음과 같다.

- 지속적인 기립성 저혈압
- 심실성 빈맥
- 서맥
- 협심증의 악화

Selegiline

Selegiline의 부작용은 다음과 같다.

- 두통
- 불면
- 어지러움
- 오심
- 부정맥

Ropinirole과 pramipexole

Ropinirole과 pramipexole의 부작용은 다음과 같다.

- 기립성 저혈압
- 어지러움
- 혼돈
- 불면

간호과정

Levodopa제제를 투여받는 대상자에게 적용하는 간호과정은 다음과 같다.

사정

- 치료 전 대상자의 기저 상태를 사정하고 정기적으로 재사정한다. 치료 반응은 대개 용량에 따라 나타나고 5시간 이내에 사라지지만 상당히 다를 수 있습니다.
- 신체 움직임이 개선되는지 정기적으로 평가하여 약물의 효과를 감시한다(약물의 완전한 작용은 수일 후에 나타날 수 있다).

숨길 수 없는 연축(씰룩거림)

- 대상자의 부작용을 살피고 약물 상호작용에 주의한다. 일부 부작용은 atropine 독성과 유사하게 나타날 수 있으며 용량 의존적이다. 근육 뒤틀림이나 안검연축(bleopharospasm) 같은 증상은 즉시 보고해야 하며 약물용량 과다의 초기 증상일 수 있다.
- 특히 용량 변경 시 활력징후를 살핀다.
- 약물치료에 대한 대상자와 가족의 이해 정도를 평가한다.

주요 간호진단

- 비정상적 움직임과 관련된 신체운동 장애
- 중추신경계 부작용과 관련된 손상 위험성
- 약물치료에 관한 지식 부족

기대되는 효과

- 대상자는 근육경직, 서동증, 진전이 감소되어 움직임이 향상될 것이다.
- 대상자의 손상 위험성이 감소할 것이다.
- 대상자와 가족은 약물치료에 대해 이해하고 있음을 보여줄 것이다.

중재

- (levodopa를 제외한) 약물의 위장 장애를 예방하기 위해 음식과 함께 투여하도록 한다.
- 대상자의 반응과 내성에 따라 용량이 조정된다.
- 절대로 약물 복용을 갑자기 중단하지 않는다. 천천히 용량을 감량한다.
- 대상자의 활력징후나 정신상태에 변화가 오면 즉시 투약을 중단하고 의사에게 알린다. 용량을 조정하거나 투약을 중단해야 할 수 있다.
- 대상자의 안전대책을 강구한다.
- 대상자의 혈압을 자주 측정하고 기립성 저혈압 여부를 확인한다.
- 구강 건조증을 완화시키기 위해 얼음 조각, 음료수, 무설탕 사탕이나 껌을 제공한다. 변비 예방을 위해 수분과 섬유질 섭취를 증가시킨다.

취침 시간에 투약하는 것이 좋다.

- 대상자가 1일 1회 복용량을 받는 경우, 약물을 취침 시간에 투여한다.
- Levodopa로 치료받는 대상자는 carbidopa-levodopa를 시작하기 전에 약을 적어도 8시간 동안 중단한다.
- 개방각 녹내장이 있는 대상자가 약물을 복용 시 안압(intraocular pressure, IOP) 상승 여부를 잘 살펴봐야 하며 주기적으로 안과 검진을 받도록 해야한다.
- 장기간 약물을 복용하는 경우 당뇨와 말단비대증이 있는지 정기적으로 확인해야 하며 간기능, 신장기능, 혈액학적 기능 검사를 정기적으로 시행한다.

평가

- 대상자는 경직과 진전이 완화되어 운동기능이 향상된다.
- 대상자는 손상 받지 않는다.
- 대상자와 가족은 약물치료에 대해 이해를 보인다.

COMT(catechol-o-methyltransferase) inhibitors (COMT 억제제)

COMT 억제제는 파킨슨병 대상자의 관리에서 carbidopa-levodopa에 대한 보조 치료로 사용되며, 투여 간격의 끝에서 "마모현상(wearing off)"을 경험한다.

둘 중 하나를 선택

현재 두 가지의 COMT 억제제가 사용 가능하다.

- Tolcapone(tolcapone은 간독성이 보고되어 우리나라에서는 사용 가능하지 않다)
- Entacapone

약동학

Tolcapone과 entacapone은 위장관에서 빠르게 흡수되며 절대 생체이용률은 각각 65%, 35%이다. 음식은 생체이용률을 10%에서 20%로 떨어뜨린다. 두 가지 약물은 모두 알부민과 잘 결합하므로 조직 분포를 제한한다. 간에서 완벽하게 대사되어 불활성 대사 산물로 바뀌어 소변으로 배설된다.

약력학

Tolcapone과 entacapone은 선택적, 가역적 COMT 억제제이다. COMT는 carbidopa와 같은 탈카르복실화 효소 억제제가 존재 시 levodopa의 가장 주요한 대사효소이다. COMT의 억제는 levodopa의 약동학을 바꿔 지속적인 levodopa의 혈중 농도를 유도한다. 결과적으로 뇌에서 도파민성 자극을 보다 지속시키고 파킨슨병의 증상과 징후가 개선시킨다.

약물치료학

Tolcapone이나 entacapone은 levodopa 제제 약물 투여 간격 중에 볼 수 있 는 마모현상(wearing-off)이나 carbidopa-levodopa에 대해 갑작스럽게 약효과가 나타나거나 사라지는 현상(random on-off fluctuation)을 경험하는 파킨슨병 대상자에게 추가될 수 있다. COMT 억제제는 단독 사용 시 파킨슨병에 효과가 없기 때문에 levodopa와 병용해야 된다. COMT 억제제를 투여하면 carbidopa-levodopa의 용량을 낮춰야하며, 특히 levodopa의 용량이 800mg이 넘는 대상자인 경우 중요하다.

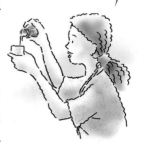

Levodopa-carbidopa를 COMT 억제제와 같이 투여하면 투여 간격이 끝날 때 나타나는 마모현상을 줄여줍니다.

급하게 중단하지 않기

급히 COMT 억제제를 중단하면 파킨슨병 위기를 일으킬 수 있고, 악성 항정신병 약물 악성증후군(neuroleptic malignant syndrome)과 유사하게 경직, 고열, 빈맥, 혼돈, 혈장 CK 수치의 상승 등의 증상이 발생할 수 있다. 신속한 철회를 피하기 위하여 서서히 감량해야 한다.

약물 상호작용

COMT 억제제는 많은 약물의 작용을 방해할 수 있다. 그 예는 다음과 같다.

- COMT 억제제는 MAO-A 억제제와는 함께 병용할 수 없으며, selegiline은 사용 가능하다.
- COMT 억제제와 카테콜라민 약물들(dopamine, dobutamine, epinephrine, methyldopa, norepinephrine)과 함께 쓰면 심각한 부정맥이 나타날 수 있다.
- 중추신경 억제제(Benzodiazepine계, 삼환계 항우울제, 항정신병약물, ethanol, 마약성 진통제, 그 외 진정 수면제)와 COMT 억제제를 함께 쓰면 부가적인 중추신경 억제효과를 일으킬 수 있다.
- Entacapone은 철분과 만나면 킬레이트 화합물이 되어 철분 흡수가 감소될 수 있다.
- Linezolid는 MAO를 억제하기 때문에 COMT 억제제와 동시에 투여해서는 안된다.
- Entacapone, bromocriptine의 사용은 섬유화(fibrotic complication)와 관련이 있다.
- Glucuronidation*을 방해하는 약물들(erythromycin, rifampin, chloestylamine, probenecid)은 entacapone의 배설을 지연시킬 수 있다.

  * 간에서 대사과정 중 glucuronic acid이 glycosidic 결합에 의하여 uridine diphosphate와 연결되어 변환되는 과정

- 도파민성 약물 치료를 받는 대상자에게 COMT 억제제를 사용 시 기립성 저혈압이 발생할 가능성이 높아진다.

부작용

흔한 부작용은 다음과 같다.

- 오심
- 이상운동증(dyskinesia)
- 설사
- 갈색(오렌지색)을 띤 소변으로 변색(entacapone 투여 시)
- 과운동(hyperkinesia)이나 운동저조(hypokinesia)

흔하지 않은 부작용은 다음과 같다.

- 기립성 저혈압
- 실신
- 어지럼증
- 피로
- 복통
- 변비
- 구토
- 구강 건조증
- 요통
- 발한

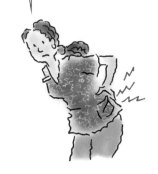

드물게는 COMT억제제의 부작용으로 허리 통증이 나타날 수 있습니다.

치명적인 부작용

COMT 억제제의 치명적인 부작용에는 급성 간부전이 있다. 이러한 위험성 때문에 tolcapone은 파킨슨병 대상자들 중 levodopa 사용 후 운동변동(motor fluctuation)을 경험한 대상자나 다른 보조약물 치료가 효과가 없는 대상자에게만 사용해야 한다. 대상자들에게는 이러한 간 손상 위험성을 경고해야 하고 약물 투여 전에 서면 동의서를 받아야 한다. 치료 전 간기능 검사를 시행하고, 이후에도 치료 첫 해는 2주 간격, 다음 3개월은 4주 간격, 그 이후에는 8주 간격으로 시행해야 한다.
* 이와 같은 이유로 국내에서는 사용하지 않는다.

간호과정

COMT 억제제를 투여받는 대상자에게 적용하는 간호과정은 다음과 같다.

사정

- 치료를 시작하기 전 대상자의 간담도 기능을 평가한다.

- 대상자의 혈압을 면밀히 관찰하고 기립성 저혈압 여부를 확인한다.
- 대상자가 환각증상이 있는지 관찰한다.
- 약물치료에 대한 대상자와 가족의 이해 정도를 평가한다.

주요 간호진단

- 파킨슨병 과정과 관련된 신체운동 장애
- 약물 부작용과 관련된 사고과정 장애
- 약물치료에 대한 지식 부족

기대되는 효과

- 대상자의 신체 움직임이 향상될 것이다.
- 대상자는 의식이 있고 적절한 지남력을 말로 표현할 것이다.
- 대상자와 가족은 약물치료에 대해 이해하고 있음을 보여줄 것이다.

중재

- 즉시 또는 지연 흡수되는(서방정) levodopa 제제를 처방에 따라 음식물과 함께 또는 약물만 투여한다.
- Carbidopa-levodopa로 사용되었는지 확인해야 한다. 단독으로 투여되면 항 파킨슨 효과가 없다.
- Entacapone과 함께 투여될 때 carbidopa-levodopa 요구량은 일반적으로 낮다. 부작용을 피하기 위해 carbidopa-levodopa 용량을 낮추거나 투여 간격을 늘려야 한다.
- Levodopa 용량을 줄이더라도 운동장애를 악화시키거나 운동장애의 원인이 될 수 있다는 것을 명심해야 한다.
- 설사가 시작되는지 주의 깊게 살핀다. 대부분 약물 치료 시작 후 4~12주에 주로 시작하며 첫 주에 나타나거나 여러 달 후에 나타날 수도 있다.
- 약물을 갑자기 중단하거나 급히 감량하면 파킨슨병 증상과 징후가 나타날 수 있고, 고열증(hyperpyrexia)이나 혼돈, 항정신병약물 악성 증후군과 유사한 증상과 징후가 나타날 수 있다는 것을 명심해야 한다. 천천히 약물을 줄이면서 세심하게 대상자를 관찰한다. 다른 도파민성 약물의 용량을 조정한다.
- 소변색의 변화를 관찰한다.
- COMT 억제제를 사용하면 드물게 나타날 수 있는 횡문근융해증의 증상이 있는지 관찰한다.

평가

- 대상자의 신체 움직임이 향상된다.

- 대상자는 정상적 사고과정을 유지한다.
- 대상자와 가족은 약물치료에 대해 이해를 보인다. (대상자 교육–항파킨슨 약물 참조)

항경련제 Anticonvulsant drugs

항경련제는 신경근 전달을 방해하며, 다음과 같은 경우 처방된다.

- 장기적 관리를 필요로하는 만성 간질(간질의 재발)
- 단기적 관리를 필요로 하는 간질이 아닌, 외상이나 뇌손상 후 나타나는 급성 경련(acute isolated seizure) 그 밖에, 일부 항경련제는 간질중첩증(status epilepticus, 지속적인 발작상태)의 응급 치료에 사용된다.

여러 가지를 함께 사용하기 전에 시도해보고 안되면 다른 것을 시도하고...

간질의 치료는 반드시 단독 약물로 시작해야 하며, 경련이 조절되거나 문제되는 부작용이 나타날 때까지 용량을 증량한다. 일반적으로 복합치료를 고려하기 전에 두 번째 대안으로 단일치료를 시도해 본다. 약물치료의 선택은 경련 종류, 약물의 특징, 대상자의 기호에 따라 결정된다. 항경련제는 다음과 같은 몇 가지 군으로 분류할 수 있다.

- hydantoins
- barbiturates
- iminostilbenes
- benzodiazepines
- carboxylic acid derivatives
- 1(aminomethyl) cyclohexane acetic acid
- phenyltriazine
- carboxamides
- salfamate–치환 단당류(salfamate–substituted monosaccharides)
- succinimides
- sulfonamides

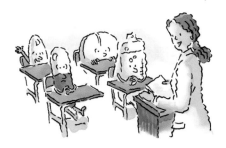

항경련제는 몇 가지 주요한 군으로 분류할 수 있습니다.

Hydantoins

두 가지 가장 흔히 처방되는 항경련제는 hydantoins의 phenytoin과 phenytoin sodium이다. Hydantoins의 다른 약물로는 fosphenytoin, ethotoine이 있다.

약동학

Hydantoins 약물의 약동학은 약물에 따라 다르다.

Phenytoin: 작용이 천천히 시작되며 신속히 끝남

Phenytoin은 경구투여 또는 근육주사 후 천천히 흡수된다. 모든 조직에 빠르게 분포하며 단백질 결합력이 높다(90%). Phenytoin은 간에서 대사된다. 비활성 대사물질은 담즙으로 배설되며 위장관을 통해 재흡수된다. 그러나 최종적으로는 소변으로 배설된다.

Ethotoin: 대사체로 이동됨

Ethotoin은 간에서 대사된다. 광범위하게 단백질과 결합된 ethotoin은 주로 대사체로서 소변으로 배설된다.

Fosphenytoin: 단기간 적용할 해결책

Fosphenytoin은 단기간 근육주사 또는 정맥주사로 적용한다. 신체에 광범위하게 분포하며 단백질 결합력이 높다(90%)고, 간에서 대사되고 소변으로 배설된다.

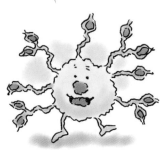

Hydantoins 약물은 우리가 지나치게 흥분되는 것을 막기 위해 신경 세포를 안정화시킵니다 !!! 좋아, 이제 진정해.

약력학

대부분의 경우 hydantoins 항경련제는 신경 세포를 지나친 흥분으로부터 보호하며 안정시킨다. Phenytoin은 대뇌 운동 피질에 작용하여 경련 활동이 퍼지는 것을 중단시키는 것으로 보인다. Fosphenytoin, ehtotoin의 약물작용은 phenytoin의 작용과 비슷하다고 생각된다.

약물치료학

Phenytoin은 상대적으로 독성이 적어 다음의 경우에 가장 흔하게 처방되는 항경련제이다.

- 복합성 부분 발작(정신운동성, 측두엽 간질; psychomotor or temporal lobe seizures)라고도 불림)
- 긴장-간대발작(tonic-clonic seizures)

  Phenytoin대사를 담당하는 효소 체계는 포화상태가 될 수 있다(saturable, 최고 농도에서 더이상 대사를 시킬 수 없는 상태). 용량의 변화는 혈청 농도의 불균형적인 변화를 초래할 수 있다.(항경련제: Phenytoin 참조).

치료에 저항해도 소용없어요!

의료진은 다른 항경련제 치료에 반응하지 않는 복합성 부분 발작 또는 긴장-간대발작 대상자에게 ethotoin과 다른 항경련제를 함께 처방하기도 한다. Phenytoin과 fosphenytoin은 초기 benzodiazepine 투약 후 간질을 치료하기 위하여 선택되는 지속성 항경련제이다.

항경련제: Phenytoin

작용

- 신경자극이 전달되는 동안 대뇌운동피질 세포막의 나트륨 유입을 감소시키거나 유출을 증가시킴으로써 신경막 세포를 안정시키고 경련 활동을 줄여준다.

적응

- 긴장–간대발작(tonic – clonic seizure)과 복합성 부분발작(complex partial seizure)의 조절
- 경련중첩증(status epilepticus)
- 신경외과 수술 동안의 경련 예방과 치료

간호 시 주의사항

- 대상자의 부작용을 확인한다. 운동실조, 불명료한 언어 (slurred speech), 안구진탕, 흐린 시력, 잇몸 과형성증, Stevens–Johnson 증후군, 다모증
- 투약을 갑자기 중단하면 경련이 발생할 수 있다.
- 약물 농도를 확인한다. 치료농도 범위는 10~20mcg/ml 이다.

약물 상호작용

Hydantoins 약물은 여러 가지 약물과 상호 작용한다. 중등도 이상의 임상적 중요성을 지닌 약물 상호작용은 다음과 같다.

- Phenytoin을 phenobarbital, diazoxide, theophylline, carbamazepine, rifampin, 제산제, sucralfate와 함께 투약하면 효과가 감소한다.

음식물에 의한 방해

- 장관 영양을 하면 경구투여된 phenytoin의 흡수를 방해할 수 있기 때문에 phenytoin 투여 2시간 전부터 장관 영양을 중단해야 한다.
- Phenytoin은 allopurinol, cimetidine, disulfiram, fluconazole, isoniazid, omeprazole, sulfonamide, 경구용 항응고제, levodopa, chloramphenicol, valproic acid, amiodarone과 함께 쓰이면 효과가 증가하지만 독성이 증가할 위험도 커진다.
- 다음과 같은 약물은 hydantoin과 함께 쓰이면 효과가 줄어든다. 경구용 항응고제, levodopa, amiodarone, corticosteroids, doxycycline, methadone, metyrapone, quinidine, theophylline, 갑상선 호르몬제, 호르몬성 피임약, valproic acid, cyclosporine, carbamazepine

부작용

Hydantoins 약물에 대한 부작용은 다음과 같다.

- 졸음
- 운동실조

- 흥분, 안절부절
- 두통
- 안구진탕
- 어지러움, 현기증
- 말더듬증, 구음장애(dysarthria)
- 오심과 구토
- 복통
- 식욕부진
- 심실, 심방 전도 저하
- 심실성 빈맥(독성이 나타날 때)
- 서맥, 저혈압, 심정지(정맥 내 투여 시)
- 민감성 반응

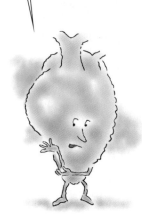

Hydantoin을
정맥주사 할 때
서맥, 저혈압, 심정지가
나타날 수 있답니다.

간호과정

Hydantoins 항경련제를 투여받는 대상자에게 적용하는 간호과정은 다음과 같다.

사정

- 지시에 따라 처방된 용량에 대한 반응과 혈중 농도를 감시한다.
- 치료 전 대상자 상태를 평가하고 주기적으로 확인한다.
- 약물 혈중 농도를 확인한다. Phenytoin에 대한 치료 농도는 10~20mcg/ml이다.
- 6개월 간격으로 CBC와 칼슘 농도를 검사한다.
- 주기적으로 간기능 상태를 평가한다.
- 대상자의 활력 징후를 측정한다. 정맥투여 시 혈압과 심전도를 체크한다.
- 부작용 발생 여부를 확인한다.
- 추후 병원 방문 시마다 매번 약물치료에 대한 대상자의 지시 이행도를 평가한다.
- 경련이 증가되는지 평가한다. 단핵세포증가증(mononucleosis)이 있으면 phenytoin 농도가 감소 될 수 있다.
- 약물치료에 대한 대상자와 가족의 지식 정도를 평가한다.

주요 간호진단

- 부작용과 관련된 손상 위험성
- 진정과 관련된 신체 운동 장애
- 약물치료에 대한 지식 부족
- 장기 치료와 관련된 약물치료 지시 불이행

대상자 교육

항경련제

항경련제가 처방되면 대상자와 가족에게 다음의 사항을 교육한다.

- 처방대로 정확하게 복용해야 하며 의사와 상의 없이 약물복용을 중단하지 않는다. 약효를 보기위해서는 규칙적인 복용이 필수적 이다.
- 위장장애나 식욕상실을 예방하기 위해 음식물과 복용해야 한다. 조금씩 자주 먹는 것이 도움이 된다.
- 중추신경계 부작용이 나타날 수 있으므로 집중을 요하는 위험한 활동은 피한다.
- 항경련제를 투약중임을 알리는 질병 표시카드를 지니고 다닌다.
- 약물을 복용하는 동안 경련을 기록하고 보고한다.
- 갑자기 약물을 중단하지 않는다. 만약 대상자가 약물복용을 지속할 수 없는 이유가 생기면 즉시 의료진에게 알린다.
- 현기증, 허약감, 졸음 등을 피하기 위해 활동사이에 휴식 기간을 가져야 한다. 안전대책을 강구하고 운전이나 위험한 기계적 조작을 피한다.

- 부작용이 지속되고 귀찮을 정도이면 의료진에게 알린다.
- Phenytoin이나 그 유도체를 투여하는 경우 구강위생을 청결히 하고 정기적으로 치과를 방문한다.
- Phenytoin은 소변색을 분홍색, 붉은색, 붉은 갈색으로 변화시킬 수 있다.
- 일반의약품(의사의 처방없이 구입할 수 있는 약물)이나 약초 등을 의료진과 상의 없이 복용하지 않는다.
- 과도한 음주는 약효를 감소시킨다.
- 정기적으로 혈액 검사를 포함한 추적 검사를 받아서 약물 효과를 평가할 필요가 있다.

기대되는 효과

- 대상자는 손상 위험성이 최소화될 것이다.
- 대상자는 일상생활기능(activities of daily living, ADL) 수행을 할 수 있을 것이다.
- 대상자와 가족은 약물치료에 대해 이해하고 있음을 보여줄 것이다.
- 대상자는 비순응 행동을 수정할 수 있는 시스템을 이용할 것이다.

중재

- 경구투약 시 위장 장애 예방을 위해 음식물과 함께 투여한다.
- 장관영양 시 phenytoin의 흡수가 방해될 수 있으므로 투여 2시간 전부터 장관영양을 중단한다.

침전을 예고합니다.

- 5% 포도당 용액에 혼합하여 정맥 주입할 경우 침전물이 발생하므로 5% 포도당 용액에 혼합하지 않는다. 생리식염수로 주사줄을 통과시킨 후 생리식염수에 phenytoin을 혼합한 후 30~60분에 걸쳐 서서히 주입한다.
- Phenytoin을 정맥 내 주입할 때는 purple-glove 증후군이라 불리는 피부 변색을 예방하기 위해 손 뒤쪽의 작은 정맥은 사용하지 않는다. 큰 혈관으로 주입하거나 중심정맥관으로 주입해야 한다.
- 정맥 주입용으로 준비한 phenytoin은 주입하지 않은 상태로 4시간이 지나면 폐기해야 한다.

> 오! 나는 'purple-glove 증후군'이라고 생각하고 싶지 않군요.

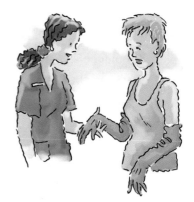

- 정맥주사와 동일한 용량을 근육주사해서는 안된다. 근육주사는 주사부위에 통증을 유발하며 흡수가 일정하지 않기 때문이다.
- 대상자의 반응에 따라 용량을 조절해야 한다.
- 대상자가 중추신경계 부작용이 생길 위험이 있으므로 안전대책을 강구한다.

평가
- 대상자는 부작용으로 인해 손상 받지 않는다.
- 대상자는 경련이 일어나지 않는다.
- 대상자는 신체 기능이 정상이다.
- 대상자는 치료지시를 이행하며 경련이 없다.
- 대상자와 가족은 약물치료에 대해 이해를 보인다(항경련제 교육 참조).

Barbiturates

이전에 가장 많이 사용된 항경련제인, 지속형 barbiturates인 phenobarbital은 요즘에는 진정 작용 때문에 사용이 덜하다. Phenobarbital은 가끔 간질의 장기 치료에 쓰이고, hydantoins 약물로 효과가 없는 간질중첩증(status epilepticus)에 선택적으로 처방된다.

Primidone은 phenobarbital과 구조적 유사하며 barbiturate 유도체와 화학적으로 매우 관련되어 있어 간질의 장기적 치료에 사용된다.

약동학

각각의 barbiturates는 서로 다른 약동학적 특성을 갖는다.

장기 작용하는 phenobarbital

Phenobarbital은 흡수는 느리지만 위장관을 통하여 잘 흡수된다. 1회 투여 후 8~12시간에 최고혈장농도에 도달한다. 약물의 20~40%가 혈중 단백질과 결합하며, 뇌를 포함한 다른 조직에도 유사한 정도로 분포한다. Phenobarbital 투여량의 75%는 간에서 대사되며, 25%는 대사되지 않은 상태로 소변을 통해 배설된다.

Primidone의 쇠퇴

Primidone의 투여용량의 60~80%가 위장관에서 흡수되며 신체조직에 고르게 분포한다. 혈장에서 약간의 단백 결합을 한다. Primidone은 간에서 phenobarbital과 phenylethylmalonamide(PEMA)의 두 가지 활성대사물로 대사된다. 15~25%의 primidone은 대사되지 않은 형태로 소변을 통해 배설되고, 15~25%는 phenobarbital로 대사되며, 70%는 PEMA로 소변을 통해 배설된다.

약력학

Barbiturates 약물은 수면 유도작용을 나타내는 용량보다 낮은 용량에서 항경련 작용을 나타낸다. 이같은 이유로 barbiturates가 간질 치료에 쓰일 때는 일반적으로 약물중독을 일으키지 않는다. Barbiturates 약물은 절후신경의 흥분을 감소시켜 경련의 역치를 상승시킨다.

약물치료학

Barbiturates 항경련제는 다음을 치료하는데 효과적이다.

- 부분발작(partial seizures)
- 긴장−간대발작(tonic−clonic seizures)
- 열성 경련(febrile seizures)

Barbiturates는 단독으로 쓰이거나 다른 항경련제와 함께 병용할 수 있다. phenobarbital 정맥주사 역시 간질중첩증(status epilepticus)의 치료에 쓰인다. 간질중첩증에서 phenobarbital 사용할 때 주요한 단점은 약효가 즉각적으로 나타날 필요가 있을 때 작용이 지연되는 것이다. Barbiturate 항경련제는 소발작(absence seizures) 치료에 효과적이지 않다.

"Pr" (Primidone) 보다 "Ph" (phenobarbital)을 먼저 선택함

Mephobarbital은 phenobarbital보다 이점이 없으며 대상자가 phenobarbital 의 부작용을 견디지 못할 때 쓰인다. 일반적으로 약물농도 모니터, 비용, 투약빈도 때문에 phenobarbital이 primidone 보다 먼저 선택된다. Primidone은 phenobarbital에 반응하지 않는 대상자에게 효과적일 수 있다.

약물 상호작용

- Barbiturates의 효과는 rifampin과 함께 쓰면 감소한다.
- Phenobarbital을 중추신경 억제제, valproic acid, chloramphenicol, felbamate, cimetidine, phenytoin와 함께 사용 시 독성 위험성이 증가한다.
- Phenobarbital 투약으로 인해 corticosteroids, cimetidine이나 phenytoin 의 대사가 강화되어 효과가 줄어들 수 있다. 앵초꽃 기름(primrose oil)은 항경련제의 요구량을 증가시킨다.

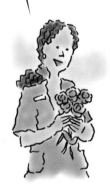

앵초꽃오일은 항경련제의 요구량을 증가시킨답니다.

효과가 감소돼요.

더욱이, barbiturates 약물을 사용할 때, beta−adrenergic blockers, corticosteroids, digoxin, estrogens, doxycycline, oral anticoagulates, hormonal contraceptives, quinidine, phenothiazine, metronidazole, tricyclic antidepressants, theophylline, cyclosporine, carbamazepine, felodipine, verapamil 을 포함한 여러 가지 약물의 효과가 감소된다.

부작용

Phenobarbital과 mephobarbital의 부작용은 다음과 같다.

- 졸음
- 무기력
- 어지러움
- 안구진탕, 혼돈, 운동실조(과용량)
- 후두경련, 호흡억제, 저혈압(정맥 내 주입 시)

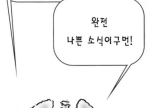

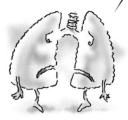

추가 부작용

Primidone의 부작용은 phenobarbital처럼 중추신경 부작용, 위장장애 등이
있다. 그리고 급성 정신장애나 탈모, 발기부전, 골연화증 등의 부작용도 나타
날 수 있다.

Barbiturate계 모든 약물에 나타나는 부작용

세 가지 barbiturates 항경련제 모두는 과민성 발진과 다른 발진, 루프스와 비
슷한 증후군(염증성 장애) 및 림프절 비대 등의 부작용도 나타날 수 있다.

간호과정

Barbiturates 항경련제를 투여받는 대상자에게 적용하는 간호과정은 다음과 같다.

사정

- 지시에 따라 처방된 용량에 대한 반응과 혈중 농도를 감시한다.
- 치료 전 대상자 상태를 평가하고 이후에도 정기적으로 평가한다.
- 혈중 농도를 주의깊게 감시한다.
- 부작용 발생여부를 확인한다.
- 추후 병원방문 시마다 약물 치료에 대한 대상자의 지시 이행도를 평가한다.

주요 간호진단

- 부작용과 관련된 손상 위험성
- 진정과 관련된 신체 운동 장애
- 장기 치료와 관련된 지시 불이행

기대되는 효과

- 대상자의 손상 위험성이 최소화될 것이다.
- 대상자는 일상생활기능을 수행할 수 있을 것이다.
- 대상자와 가족은 비순응을 유발할 수 있는 요인을 말할 수 있다.

중재

- 약물을 경구로 투여할 때는 위장장애 예방을 위해 음식물과 함께 복용한다.
- Phenobarbital 정맥 투여는 응급치료 시 쓰인다; 대상자의 호흡을 세심하게 감시해야 하며, 분당 60mg 이상을 주입해서는 안된다. 심폐소생술 기구를 준비한다.
- 갑자기 약물을 중단하면 경련이 악화될 수 있으므로 갑자기 중단해서는 안된다. 부작용이 재발하면 즉시 의사에게 알려야 한다.

표면에 주사하면 안됩니다.

- 근육 사는 바늘이 근육까지 도달해야 하며, 피부 표면에 주사하면 약물로 인해 통증, 무균성 농양, 조직 괴사가 일어날 수 있다.
- 대상자의 반응에 따라 용량이 조절해야 한다.
- 중추신경계 부작용이 나타나는 대상자에게는 안전대책을 강구한다.

평가

- 대상자는 부작용으로 인한 손상이 없다.
- 대상자는 신체 움직임이 정상이다.
- 대상자는 약물치료 지시를 이행하여 경련이 없다.

Iminostilbenes

Carbamazepine은 가장 흔히 쓰이는 Iminostilbenes 항경련제로 다음의 경우에 처방 된다.

- 부분 또는 전신 긴장-간대발작
- 혼합 경련(mixed seizure types)
- 복합성 부분발작(일차 선택 치료약)

약동학

Carbamazepine은 위장관에서 천천히 흡수되며, cytochrome P-450 isoform 3A4(CYP34A4)에 의해 간에서 대사되고, 소변으로 배설된다. Carbamazepine는 빠르게 모든 조직으로 분포하며 투여량의 75~90%가 혈장 단백질과 결합한다. 반감기는 매우 변화가 심하다.

약력학

Carbamazepine의 항경련 작용은 phenytoin과 유사하다. 이 약물의 항경련 작용은 일반적으로 경련 활동의 확산이나 신경근 전달을 억제하여 나타난다.

약물치료학

Carbamazepine은 다음과 같은 상태를 치료하기 위해 성인과 아동에게 사용된다.

- 전신 긴장–간대발작
- 단순–복합 부분발작

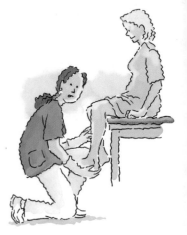

carbamazepine에 대한 가장 흔한 과민반응은 피부발진이랍니다

신경성 통증 중화와 양극성 장애 예방

Carbamazepine은 삼차신경통(tic douloureux, 삼차신경을 따라 극심한 통증이 지속되는 안면경련)의 통증을 완화시킨다. 조울증, 간헐적 폭발장애 (explosive disorder) 같은 정신 장애에도 유용하다. Carbamazepine은 소발작(absence)이나 근간대성 발작(myoclonic seizure)을 증가시킬 수도 있어서 이런 유형의 경련 치료에는 권장되지 않는다.

약물 상호작용

Carbamazepine은 경구용 항응고제, haloperidol, bupropion, la-motrigine, 삼환계 항우울제, 호르몬성 피임약, doxycycline, felbamate, theophylline, valproic acid 등 여러가지 약물의 효과를 감소시킨다. 그 외 약물들과의 상호 작용은 다음과 같다.

- Cimetidine, danazol, diltiazem, erythromycin, isoniazid,selective serotonin reuptake inhibitors(SSRIs), propoxyphene, troleandomycin, keto-conazole, valproic acid 및 verapamil과 사용시 carbamazepine의 혈중농도가 상승하고 독성이 증가한다.
- Lithium과 carbamazepine을 병용 투여하면 독성 신경 효과(toxic neuro-logic effects)의 위험이 증가한다.
- Barbiturate계, felbamate, phenytoin 등과 함께 사용하면 carbamazepine 의 농도가 떨어질 수 있다.
- Plantain은 위장관 흡수를 억제할 수 있다.

부작용

일반적으로는 심각한 혈액학적 독성이 발생한다. Carbamazepine은 구조적으로 삼환계 항우울제와 유사하기 때문에 행동과 정서에 영향을 주는 부작용이 나타난다. 두드러기(hives)와 Stevens–Johnson 증후군(잠재적으로 사망 가능성이 있는 염증질환)이 발생할 수도 있다. 발진은 가장 흔한 과민 반응이다.

간호과정

Iminostilbene계 항경련제를 투여받는 대상자에게 적용하는 간호과정은 다음과 같다.

사정

- 치료 전 대상자의 경련양상 또는 삼차신경통을 확인하고 이후에도 정기적으로 감시 한다.
- 치료 전 소변검사, 혈중 요질산 농도, 간기능 검사, CBC, 혈소판, 망상 적혈구 수 치를 확인하고 주기적으로 재사정한다.
- 약물의 농도와 효과를 주의하여 감시한다. 치료 농도는 4~12mcg/ml이다.
- 지시에 따라 처방된 약과 혈중 농도에 따른 대상자의 반응을 재사정한다.
- 부작용 여부를 평가한다.
- 추후 관리 시 약물 치료에 대한 대상자 지시 이행도를 사정한다.

주요 간호진단

- 부작용과 관련된 손상 위험성
- 진정과 관련된 신체 운동 장애
- 장기 치료와 관련된 약물치료 지시 불이행

기대되는 효과

- 대상자의 손상 위험이 최소화될 것이다.
- 대상자는 일상생활기능을 수행할 수 있을 것이다.
- 대상자는 건강관리계획에 순응하는 모습을 보일 것이다.

중재

- 위장장애 예방을 위해 경구투여할 때에는 음식물과 함께 투여한다. 가능하다면 혈중 농도를 유지할 수 있도록 전체 용량을 나누어 투여한다.

흔들어 주세요.

- 투여 전 경구용 현탁액을 잘 흔들어서 복용하게 한다.
- 비위관으로 투약할 때에는 약용량과 같은 용량의 생리식염수나 5% 포도당용액과 혼합하여 투약하며, 투약이 끝난 후 100ml 정도의 물로 비위관을 관류시킨다.
- 대상자의 반응에 따라 용량이 조절해야 한다.
- 중추신경계 부작용이 있는 대상자라면 안전 대책을 강구한다.
- 약물 치료를 받고 있는 경련 대상자나 간질중첩증의 대상자는 투약을 갑자기 중단하지 않는다.
- 부작용이 나타나면 의사에게 즉시 알린다.

평가

- 대상자는 부작용으로 인한 손상이 없다.
- 대상자는 신체 기능을 유지한다.
- 대상자는 약물 치료 지시를 이행하여 경련이 없다.

Benzodiazepine계

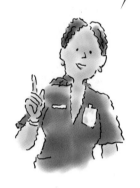

항경련제로 쓰이는 Benzodiazepines 약물은 다음 4가지이다.

- diazepam(비경구용)
- clonazepam
- clorazepate
- lorazepam

유일한 지속적 치료제

간질의 장기 치료에는 clonazepam만이 권장된다. Diazepam은 간질중첩증의 응급 치료와 반복적인 발작이 있을 때 항문 투여로만 제한적으로 사용된다. 간질 중첩증의 응급 치료 시 우선적으로 선택되는 약제는 정맥주사용 lorazepam이다. clorazepate는 부분 발작 치료에 보조약물로 처방된다.

약동학

대상자는 benzodiazepines 약물을 경구투여, 비경구 투여 또는 특별한 상황에서 항문으로 투여받을 수 있다. 이러한 약물은 위장관에서 신속하게 그리고 거의 완전히 흡수되나, 약물마다 분포되는 속도는 다르다. Benzodiazepines의 단백질 결합율은 85~90%이다.

Benzodiazepines은 대부분 간에서 여러가지 대사산물로 대사되며, 소변으로 배설된다. Benzodiazepines은 태반을 쉽게 통과하고 모유로 배설된다.

약력학

Benzodiazepines 약물은 다음과 같은 작용을 한다.

- 항경련제
- 항불안제
- 진정-수면제(sedative-hypnotics)
- 근이완제

Benzodiazepines의 작용 기전은 잘 알려져 있지 않다.

약물치료학

각각의 Benzodiazepines은 조금씩 다른 용도로 사용될 수 있다.

- Clonazepam은 소발작, 비정형-발작(Lennox-Gastaut syndrome), 무긴장성, 간대성 근경련 발작 치료에 사용된다.
- 현재 정맥용 lorazepam은 간질 발작 상태를 위한 선택적 benzodiazepine으로 간주된다.

- 정맥용 diazepam은 간질중첩증의 치료에 쓰인다. diazepam의 약효가 1시간 이 내에 소실되므로 diazepam으로 치료하는 동안에는 phenytoin이나 phe-nobarbital과 같은 지속성 항경련제를 투여 받아야 한다.

반복 발작의 원인

- Diazepam 직장 젤은 반복적인 발작 치료를 위해 승인되었으며 소아에서 재발성 발작의 발병률을 감소시켰다
- Diazepam은 중독 위험이 있고, 혈중 농도를 높여야 경련이 조절되므로 장기치료에는 권장되지 않는다.
- Clorazepate는 부분 경련을 치료 시 다른 약물과 함께 사용된다.

약물 상호작용

Benzodiazepines을 중추신경억제 약물과 함께 투여하면 안정제나 항우울제의 약효가 강화된다. 이는 운동장애, 호흡억제를 유발하여 고용량에서 치사에 이를 수도 있다.

Cimetidine과 호르몬성 피임제를 benzodiazepin과 병용하면 과도한 진정효과와 중추신경계 억제도 나타날 수 있다.

부작용

Benzodiazepines 약물의 흔한 부작용은 다음과 같다.

- 졸음
- 혼돈
- 운동실조
- 허약감
- 어지러움
- 안구진탕
- 현기증
- 실신
- 구음장애(dysarthria)
- 두통
- 떨림
- 눈이 흐리멍텅한 모습(glassy-eyed appearance)

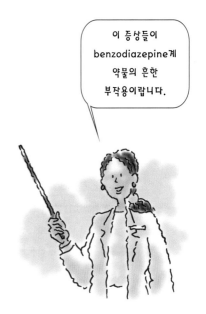

이 증상들이 benzodiazepine계 약물의 흔한 부작용이랍니다.

흔하지 않은 부작용

덜 일반적인 부작용으로는 호흡억제와 심박동수 감소가 있으며(고용량 정맥 주입 시), 발진과 같은 급성 과민 반응이 나타날 수 있다.

간호과정

Benzodiazepines 항경련제를 투여받는 대상자에게 적용하는 간호과정은 다음과 같다.

사정

- 치료 전 대상자 상태를 확인하고 이후에도 정기적으로 재사정한다.
- 정맥주사 후 5~15분마다, 이후 반복 주사할 때마다 주사 전 대상자의 호흡 양상을 감시한다.
- 장기간 반복 투여할 때는 정기적인 간격으로 간, 신장 및 혈액 기능을 검사한다.
- 지시에 따라 처방된 약물과 혈중 농도에 따른 대상자의 반응을 관찰한다.
- 대상자의 부작용을 감시한다.
- 추후병원 방문 시마다 약물치료에 대한 대상자의 지시 이행도를 평가한다.

주요 간호진단

- 부작용과 관련된 손상 위험성
- 진정 작용과 관련된 신체 운동 장애
- 장기 치료와 관련된 약물 치료 지시 불이행
- 약물치료와 관련된 지식 결핍

기대되는 효과

- 대상자는 손상 위험성이 최소화될 것이다.
- 대상자는 일상생활기능 수행을 할 수 있을 것이다.
- 대상자는 비순응을 유도하는 요인을 말할 수 있을 것이다.
- 대상자와 가족은 약물 치료에 대한 이해를 말로 표현할 수 있을 것이다.

중재

- 경구투여 시 위장장애를 예방하기 위해 음식물과 함께 투여한다. 경구용 농축 용액을 투여할 경우, 투여 직전에 희석한다. 물, 주스, 탄산음료, 사과 소스나 푸딩 등 반고형 음식과 혼합하여 복용한다.
- Diazepam 항문용 겔은 1달에 5회 이상 또는 5일마다 1회 이상 투약해서는 안된다.
- Diazepam을 정맥주사로 투여할 때는 1분에 5mg 이상의 속도로 투여해서는 안되며, 정맥 내로 바로 투여한 후 주사부위를 주의 깊게 살핀다.
- 정맥주사할 경우 응급카트와 산소를 대상자 옆에 준비해둔다.
- 정맥주사나 경구투여가 불가능할 경우에만 근육주사한다. 근육주사는 통증이 심하고 흡수율이 정확하지 않기 때문에 권장하지 않는다.
- 주사용 diazepam은 플라스틱 주사기에 보관하지 않는다.

- 대상자의 반응에 따라 약물 용량이 조절될 것임을 인식한다.
- 중추신경 부작용이 있는 대상자는 안전대책을 강구한다.

평가

- 대상자는 부작용으로 인한 손상이 없다.
- 대상자는 신체 기능을 유지한다.
- 대상자는 치료 지시를 이행하여 경련이 없다.
- 대상자와 가족은 약물치료에 대한 이해정도를 말할 수 있다.

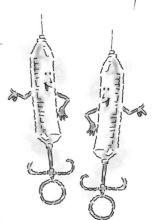

> 정맥주사용 diazepam 용액을 일회용 주사기에 보관해서는 안됩니다.

> 접수했어.

Carboxylic acid 유도체

이 군에 속하는 약물은 다음과 같다.

- valproate
- valproic acid
- divalproex

약동학

Valproate는 위에서 빠르게 valproic acid로 전환된다. Divalproex는 valproic acid의 전구물질이며, 위장에서 valproic acid로 분리된다. Valproic acid는 간 효소 억제제이다. 또한 흡수가 잘되며 단백질 결합률이 높고, 간에서 대사된다. 대사물과 대사되지 않은 약물은 소변으로 배설된다.

Valproic acid는 태반벽을 쉽게 통과하고 모유로도 배설된다.

약력학

Valproic acid의 작용 기전은 잘 알려져 있지 않다. 억제성 신경전달물질인 GABA의 농도를 증가시키고 직접 세포막 안정화 작용을 하는 것으로 알려져 있다 (valproic acid : 우연한 발견 참조).

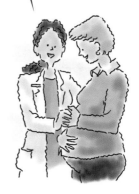

> Valproic acid는 태반을 통과하여 모유로 분비될 수있다는 것을 꼭 명심하세요!

약물치료학

Valproic acid는 다음의 장기간 치료에 처방된다.

- 소발작
- 근간대성 발작
- 긴장간 대발작
- 부분 발작

유아, 소아는 간독성 위험이 있어요.

Valproic acid는 신생아의 경련에 사용되기도 한다. 그러나 2세 이하의 소아에서 주의 깊게 사용해야 하는데, 특히 복합 항경련제를 투여받는 대상자, 선천적 대사 장애가 있거나 간질환, 심각한 경련이 있거나 정신 지체, 기질적인 뇌질환이 있는 대상자에게는 더욱 주의하여 투여해야 한다. 이러한 대상자들은 valproic acid로 인한 치명적인 간독성이 발생할 위험(초기 투여 6개월 이내)이 높다. 이러한 위험 때문에 간질치료에 valproic acid를 일차적인 치료제로 선택하지 않는다.

약물 상호작용

Valproic acid와 관련된 주요 상호작용은 다음과 같다.

- Cimetidine, aspirin, erythromycin, felbamate는 valproic acid의 농도를 증가시킬 수 있다.
- Carbamazepine, lamotrigine, phenobarbital, primidone, phenytoin, rifampin은 valproic acid의 농도를 감소시킨다.
- Lamotrigine, phenobarbital, primidone, benzodiazepine, 중추신경 억제제, warfarin, zidovudine과 함께 사용하면 valproic acid의 약효가 감소할 수 있다.

부작용

Valproic acid는 드물지만 쉽게 간독성을 일으킬 수 있다. 이 약물은 간질환 과거력이 있는 대상자에게는 주의 깊게 사용해야 한다. 2세 이하의 소아대상자는 간독성이 증가할 위험이 있다. 대부분 valproic acid의 부작용은 견딜만하고 용량 의존적이다. 일반적인 부작용은 다음과 같다.

- 오심과 구토
- 설사 또는 변비
- 진정 작용
- 어지러움
- 운동 실조
- 두통
- 근육 허약
- 혈중 암모니아 증가

간호과정

Carboxylic acid 유도체 항경련제를 투여받는 대상자에게 적용하는 간호과정은 다음과 같다.

사정

- 치료 전의 대상자 상태를 확인하고 이후에도 정기적으로 평가한다.

약물의 원형

**Valproic acid:
우연한 발견
(happy accident)**

실제로 valproic acid의 항경련 효과는 다른 항경련제의 효과를 시험하기 위하여 valproic acid를 매개체로 사용하던 중 발견되었다. Valproic acid는 구조적으로 다른 항경련제와 다르며 아직 작용기전이 완전히 이해되지 않았다.

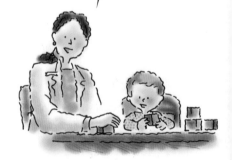

2세 이하의 소아의 간질을 위해 valproic acid를 사용하는 것은 치명적인 간독성 위험 때문에 제한됩니다.

- 약물의 혈중 농도를 검사한다(치료 농도는 50~100mcg/ml이다).
- 투여 전 간기능검사, 혈소판, PT 검사결과를 확인하고 주기적으로 검사를 시행한다.
- 약물에 대한 대상자의 반응을 확인하고 특히 부작용이 나타나는지 감시한다.
- 소변 검사상 케톤 가양성반응이 보일 수 있음을 명심한다.
- 추후 병원 방문 때마다 약물치료에 대한 대상자의 지시 이행정도를 평가한다.

주요 간호진단

- 부작용과 관련된 손상 위험성
- 진정 작용과 관련된 신체 운동 장애
- 장기 치료와 관련된 치료 지시 불이행

기대되는 효과

- 대상자의 손상 위험성이 최소화될 것이다.
- 대상자는 일상생활기능을 수행할 수 있을 것이다.
- 대상자와 가족은 약물치료에 대해 이해를 나타낼 것이다.

중재

- 위장장애 예방을 위해 음식물과 함께 투여한다. 염분을 제한하는 대상자에게는 시럽 형태로 투여하지 않는다. 의사의 지시를 확인한다.
- 정맥주사하거나 1시간 이상 정맥주입 시에는 최소한 5% 포도당 500cc, 생리식염수에 혼합한다. 분당 20mg 이상의 속도로 투여해서는 안된다.
- 갑자기 약물을 중단하면 발작이 악화될 수 있다.
- 대상자의 반응에 따라 용량을 조절한다. 노인의 경우 좀 더 적은 용량으로 투여를 시작하여 천천히 증량한다.
- 중추신경계 부작용이 있는 대상자의 경우 안전대책을 강구한다.
- 간독성이 생길 경우 비특이적 증상인 권태, 혼수, 발열이 나타나므로 간독성 발생 여부를 주의 깊게 감시한다.

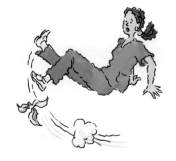

대상자의 손상 위험성을 줄이는 것이 중요한 간호 계획이랍니다. 사실 그것이 실제 계획한 목표이긴 하지만요. 이크ㅋㅋ

평가

- 대상자는 부작용으로 인해 손상이 없다.
- 대상자는 신체 기능을 유지한다.
- 대상자는 치료 지시를 이행하여 경련이 없다.

1-(Aminomethyl) cyclohexane acetic acid

1-(aminomethyl) cyclohexane acetic acids에는 gabapentin이 있다. 이 약물

은 GABA 작용제로 고안되었으나 그 정확한 작용 기전은 모른다. 간질이 있는 성인의 부분 발작 시 사용되는 보조제로서, 3세 이상의 아동에게 승인되었다. Gabapentin은 또한 통증치료, 다발성 경화증, 조울장애, 편두통 예방 및 파킨슨병과 관련된 경련을 치료할 때도 쓰인다.

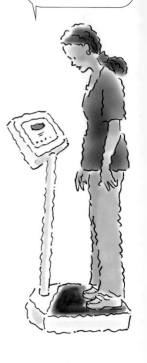

Gabapentin의 흔하지 않은 부작용으로 체중증가가 있어요.

약동학

Gabapentin은 위장관에서 빠르게 흡수된다. 생체이용률은 용량과 비례하지 않으며 용량이 증가할수록 생체이용률은 감소한다.

신장으로만 배설

Gabapentin은 대사되지 않으며 단지 신장으로만 배설된다. 신기능 장애가 있는 대상자에게는 감량해서 투여한다.

약력학

Gabapentin의 정확한 작용 기전은 알려져 있지 않다.

GABA에 대하여…

GABA 작용제로 만들어졌으나 GABA 수용체에 작용하지 않고, GABA의 흡수에 영향을 미치거나 GABA transaminase를 방해하는 것으로 보인다. Gabapentin은 수송 단백질(carrier protein)통일과 결합하고 고유한 수용체에 작용하여 뇌의 GABA 농도를 증가시키는 것으로 보인다.

약물치료학

Gabapentin은 3세 이상의 소아, 성인의 부분발작과 이차적 전신성 발작의 치료에 보조치료제로 사용된다. 미국 FDA(Food and Drug Administration)의 승인을 받지는 않았지만 단독치료로도 효과가 있는 것으로 보인다. Carbamazepine처럼 gabapentin도 근간대성 발작을 악화시킬 수 있다.

약물 상호작용

제산제나 cimetidine은 gabapentin의 혈중농도에 영향을 준다.

부작용

일반적인 부작용은 다음과 같다.

- 피로
- 졸림
- 어지러움
- 운동실조
- 백혈구 감소증

다음은 흔히 나타나지 않는 부작용이다.

- 부종
- 체중 증가
- 적개심(hostility)
- 정서적 불안정(emotional lability)
- 오심과 구토
- 기관지염
- 바이러스 감염
- 열
- 안구진탕
- 비염
- 복시
- 떨림

간호과정

1-(aminomethyl)cyclohexane acetic acid 항경련제를 투여받는 대상자에게 적용하는 간호과정은 다음과 같다.

사정

- 치료 전의 대상자 상태를 확인하고 이후에도 정기적으로 평가한다.
- 지시에 따라 처방된 약물의 용량에 따른 대상자의 반응과 혈중 농도를 감시한다.
- 대상자의 부작용을 감시한다.
- 추후병원 방문 때마다 약물치료에 대한 대상자의 지시이행 정도를 평가한다.

주요 간호진단

- 부작용과 관련된 손상의 위험성
- 진정 작용과 관련된 신체 운동 장애
- 장기 치료와 관련된 치료 지시 불이행

기대되는효과

- 대상자의 손상 위험이 최소화될 것이다.
- 대상자는 일상생활기능을 수행할 수 있을 것이다.
- 대상자와 가족은 비순응을 유도하는 요인을 말할 수 있을 것이다.

중재

- 위장장애 예방을 위해 음식과 함께 경구투여한다.

- 대상자의 반응에 따라 약물의 용량을 조절해야 한다.
- 중추신경계 부작용이 나타나는 대상자에게는 안전대책을 강구한다. 졸음, 어지러움, 현기증, 운동실조의 부작용을 최소화하기 위해 처음 투약은 취침 전에 복용하도록 한다.
- 1주 이상 투약을 한 경우에는 발작위험을 최소화하기 위해 약물을 서서히 감량하면서 투약을 중단한다.

Gabapentin은 1주일에 거쳐 서서히 감량해야 경련 위험을 최소화 할 수 있답니다.

평가

- 대상자는 부작용으로 인해 손상이 없다.
- 대상자는 신체 기능을 유지한다.
- 대상자는 치료 지시를 이행하며 경련이 없다.

Phenyltriazines

Lamotrigine은 phenyltriazines 항경련제이며 다른 항경련제와 화학적으로 관련이 없다.

승인

이 약물은 2세 이상 아동의 전신발작, Lennox-Gastaut 증후군, 성인의 부분발작에 보조 치료제로 미국 FDA 승인을 받았다.

약동학

Lamotrigine는 신체에서 빠른 속도로 흡수되며, 간에서 대사되고 소변으로 배설된다. 효소에 의하여 항경련제로 유도되는 다른 약물이 존재하면 제거율은 증가된다. 혈장 단백질과 유의한 결합을 하지는 않는다.

약력학

정확한 lamotrigine의 작용 기전은 알려져 있지 않지만 나트륨($Na+$)채널에서 use-dependent blocking 효과*에 관여하고 흥분성 신경전달 물질인 glutamate와 aspartate의 분비를 억제하는 것으로 생각된다.

* 이온 채널을 계속 열려있게 하여 결과적으로 신경세포의 흥분전달을 차단하는 효과

약물치료학

Lamotrigine은 2세 이상 아동의 전신 경련, Lennox-Gastaut 증후군, 성인의 부분 발작시 보조 치료제로 쓰인다. 성인에서는 발작의 단독 치료제로도 쓰인다. Lamotrigine은 전신 발작의 여러 형태에 효과를 나타내지만 근간대성 발작을 악

화시킬 수도 있다. 또한 대상자의 기분을 개선시킬 수 있다.

약물 상호작용

- Carbamazepine, phenytoin, phenobarbital, primidone, acetaminophen 등은 lamotrigine의 효과를 감소시킬 수 있다.
- Valproic acid는 lamotrigine의 제거율과 안정 시 lamotrigine 유지 농도 (steadystate)를 감소시킬 수 있다.
- Lamotrigine은 엽산 억제제와 결합하여 부가효과(additive effect, 상합작용)를 낼 수 있다.

부작용

일반적인 부작용은 다음과 같다.

- 어지러움
- 운동 실조
- 졸음
- 두통
- 복시
- 오심
- 구토
- 발진

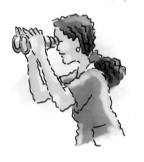

발진이 나타나면 특시 lamotrigine을 중단해야 합니다.

발진 주의

Lamotrigine 사용 시 Steven-johnson 증후군을 포함한 여러 형태의 발진이 나타날 수 있다. 발진은 첫 약물치료 후 3~4주 동안 전신성, 홍반성, 홍역상 홍반성(morbilliform)이 나타날 수 있다. 경증에서 중등도까지의 발진이 나타나지만 심해지지는 않는다. 최근에는 약품에 발진에 대한 경고문을 표시하고 있으며, 제약회사에서는 처음 발진이 나타나면 복용을 중단하도록 권고하고 있다. 고용량으로 치료를 시작하거나 용량을 빠르게 증량시키거나, valproate와 병용할 때 발진 위험성이 높아진다.

간호과정

Phenyltriazine 항경련제를 투여받는 대상자에게 적용하는 간호과정은 다음과 같다.

사정

- 약물 치료 전 대상자의 발작에 대한 병력을 자세히 조사한다.
- 치료를 시작한 후 발작의 빈도와 지속시간이 감소하는지 평가한다. 보조치료제인 항경련제의 농도를 주기적으로 확인한다.

- 지시에 따라 약물 용량에 따른 대상자의 반응과 혈중 농도를 감시한다.
- 대상자의 부작용을 감시한다.
- 추후검사 때마다 약물치료에 대한 대상자의 이행정도를 사정한다.

주요 간호진단
- 부작용과 관련된 손상 위험성
- 진정 작용과 관련된 신체 기능 손상
- 장기 치료와 관련된 지시 불이행

기대되는 효과
- 대상자의 손상 위험성이 최소화될 것이다.
- 대상자는 일상생활기능을 수행할 수 있을 것이다.
- 대상자는 장기치료에 대해 이해하는 모습을 보여줄 것이다.

중재
- 위장장애 예방을 위해 음식물과 함께 경구 투여 한다.
- 발작치료를 위해 vaproic acid가 포함된 복합제제를 복용하게 되면 약물을 감량해야 한다.
- 신장기능이 감소된 경우 유지용량을 일반적인 처방 용량보다 줄여야 한다.

천천히 중단
- 약물 복용을 갑자기 중단하지 않는다. 갑작스런 복용 중단은 경련의 위험성을 증가시킨다. 약물을 중단해야 할 때는 2주에 걸쳐 감량하면서 끊는다.
- 발진은 생명에 위협을 줄 수 있다. 처음 발진이 나타나면 약물을 중단하고 즉시 의사에게 알린다.
- 중추신경계 부작용이 나타나는 대상자는 안전대책을 강구한다.

평가
- 대상자는 부작용으로 인한 손상이 없다.
- 대상자는 신체 기능을 유지한다.
- 대상자는 치료지시를 이행하여 경련이 없다.

Carboxamides

Carboxamides 약물인 oxcarbazepine은 carbamazepine과 화학적으로 유사하지만 간효소의 유도작용(induction*)이 적다. Oxcarbazepine은 성인의 부분발작과 아동의 부분발작 시 보조 치료제로 쓰인다.

* 약물에 의하여 효소가 유도(개시하거나 강화)되는 것으로, 유도약물뿐 아니라 다른 관련 약물의 대사에도 영향을 미침

약동학

Oxcarbazepine은 완전히 흡수되고 간효소에 의해 약리작용을 나타내는 10-monohydroxy metabolite(MHD)로 광범위하게 대사된다. 주로 신장을 통해 배설되며, MHD의 반감기는 약 9시간 정도이다. Carbamazepine과 달리 oxcarbazepine은 자체로 대사과정으로 유도하지는 않는다.

약력학

Oxcarbazepine과 MHD의 정확한 작용 기전은 알려져 있지 않다. 항경련 작용은 나트륨 이온 민감성 채널을 차단하여 뇌 안에서 발작이 확산되는 것을 방지하는 것으로 여겨진다.

약물치료학

Oxcarbazepine은 4세 이상의 아동과 성인에서 부분발작의 보조치료제와 성인에서 단독 치료제로 미국 FDA에서 승인을 받았다. Carbamazepine과 마찬가지로 전신적 경련에는 효과가 있지만 근간대성 발작이나 소발작을 악화시킬 수도 있다.

약물 상호작용

Carbamazepine, phenytoin, phenobarbital, valproic acid 및 verapamil은 활성(active) MDH 농도를 낮춘다. Oxcarbazepine은 호르몬성 피임약과 felodipine의 효능을 감소시킨다.

용량을 낮춰야하는 경우

신부전 대상자(여과율 30ml/min 이하), 노인 등 신장기능이 악화될 가능성이 있는 대상자는 용량을 감량해야 한다.

부작용

일반적인 부작용은 다음과 같다.

- 졸림
- 어지러움
- 복시
- 운동실조
- 오심과 구토
- 비정상적 걸음걸이
- 떨림

- 발작의 악화
- 복부 통증

흔하지 않은 부작용은 다음과 같다.

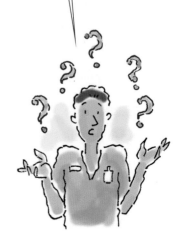

- 초조행동(agitation)
- 혼돈
- 저혈압
- 저나트륨혈증
- 비염
- 언어 장애
- 요통
- 상기도 감염

Carbamazepine에 알레르기가 있는 대상자 중 20~30%는 oxcar-bazepine에도 과민성 반응이 나타난다.

간호과정

Carboxamide 항경련제를 투여받는 대상자에게 적용하는 간호과정은 다음과 같다.

사정

- Carbamazepine에 과민반응이 있었는지 확인한다.
- 치료 전 대상자의 기본 신체 상태를 확인하고 정기적인 간격으로 재사정한다.
- 지시에 따라 처방된 약물 용량에 따른 대상자의 반응과 혈중 농도를 감시한다.
- 대상자의 부작용을 감시한다.
- 추후병원 방문마다 약물치료에 대한 대상자의 지시 이행정도를 평가한다.

주요 간호진단

- 부작용과 관련된 손상 위험성
- 진정 작용과 관련된 신체 기능 손상
- 장기 치료와 관련된 지시불이행

기대되는 효과

- 대상자의 손상 위험성이 최소화될 것이다.
- 대상자는 일상생활기능을 수행할 수 있을 것이다.
- 대상자는 장기치료에 대해 이해하고 있음을 보여줄 것이다.

중재

- 경련 빈도가 증가하는 위험성을 최소화하기 위해 약물은 천천히 중단한다.
- 저나트륨 혈증이 있다면 이를 교정한다.

불안정한 상황

- 경구용 혼탁액은 복용하기 전 잘 흔들어서 투약한다. 현탁액은 주사기에 재서 그대로 복용하거나 물을 섞어서 복용할 수 있다. 현탁액은 음식물과 함께 복용하지 않아도 된다. 같은 용량이라면 현탁액과 정제를 바꾸어 투여할 수 있다.
- 대상자의 반응에 따라 약물 용량을 조절한다.
- 중추신경계 부작용이 나타나는 대상자에게는 안전대책을 강구한다.

평가

- 대상자는 부작용으로 인한 손상이 없다.
- 대상자는 신체 기능을 유지한다.
- 대상자는 치료지시를 이행하여 경련이 없다.

Sulfamate-substituted monosaccharides(sulfamate-치환 단당류)

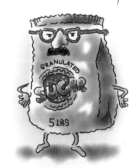

Sulfamate-치환 단당류는 monosaccharides D-fructose 에서 유도되었답니다. 틀림없이 단맛이 날 거예요.

Sulfamate-substituted monosaccharides(sulfamate-치환 단당류)는 다른 항경련제들과는 구조적으로 다르다. 역치를 높이는 다른 항경련제들과 달리 경련의 확산을 차단하여 효과를 보인다. 이 약물군은 monosaccharides D-fructose(천연 단당류 D-과당)에서 유도된다. Topiramate는 이 약물군의 새로운 항경련제이다.

약동학

Topiramate는 체내로 빠르게 흡수되며 간에서 대사되고, 대부분 대사되지 않은 형태로 소변을 통해 배설된다. 신장 기능이 저하된 대상자(크레아티닌 제거율 70cc/min 이하)에게는 감량해야 한다.

약력학

Topiramate는 전압-의존성 나트륨 채널을 차단하여 GABA 수용체의 활동을 강화하고 glutamate 수용체에 길항하는 것으로 생각된다.

약물치료학

Topiramate는 성인과 2세 이상 아동의 부분성, 전신성의 긴장간 대발작과 Lennox-Gastaut 증후군의 보조치료제로 승인을 받았다. 다른 유형의 경련 및 단일요법도 유익할 수 있다.

약물 상호작용

Carbamazepine, phenytoin, valproic acid는 topiramate의 농도를 감소시킨다. Topiramate는 호르몬성 피임약의 효능을 감소시키고, valproic acid의 농도를 감소시킨다. 중추신경 억제제는 topiramate와 결합하면 효능이 강해진다.

부작용

정신 운동기능이 느림, 단어를 찾기 어려움, 집중 장애, 기억력 장애가 있으며, 경우에 따라, 약물 복용을 중단해야 할 수도 있다. 시작 용량을 낮추고 적정용량을 천천히 조정하면 이러한 부작용을 최소화할 수 있다.

일반적인 부작용은 다음과 같다.

- 졸림
- 어지러움
- 두통
- 운동실조
- 신경질
- 혼돈
- 감각 이상증
- 체중 증가
- 복시

흔하지 않지만 심각한 부작용은 다음과 같다.

- 이차적 폐쇄각 녹내장
- 간부전
- 소한증(hypohidrosis)
- 고열
- 열사병
- 신장 결석

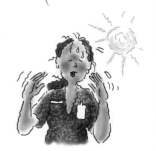

심각하지만 흔하지 않은 topiramide의 부작용은 고열과 열사병이 있답니다. 어! 점점 더워지는데

간호과정

Sulfamate-substituted monosaccharides 항경련제를 투여받는 대상자에게 적용하는 간호과정은 다음과 같다

사정

- 치료 전 대상자의 발작 장애에 대해 사정하고 이후에도 정기적으로 확인한다.
- 다른 항경련제와 함께 topiramate의 복용하는 경우 세심하게 감시하며, 적절한 효과를 얻기 위해 용량을 조절할 수 있다.
- 지시에 따라 약물에 대한 대상자의 반응과 혈중 농도를 사정한다.
- 대상자의 부작용을 감시한다.
- 고열이 열사병을 일으킬 수 있기 때문에 특히 여름철에는 대상자의 체온을 감시한다.
- 추후 검사 때마다 약물치료에 대한 대상자의 지시 이행도를 평가한다.

주요 간호진단

- 부작용과 관련된 손상 위험성
- 진정 작용과 관련된 신체 기능 손상
- 장기 치료와 관련된 지시 불이행

기대되는 효과

- 대상자의 손상 위험성이 최소화될 것이다.
- 대상자는 일상생활기능을 수행할 수 있을 것이다.
- 대상자는 장기 치료에 대해 이해하는 모습을 보여줄 것이다.

중재

- 위장장애를 예방하기 위해 음식물과 함께 경구투여한다.
- 대상자의 반응에 따라 용량을 조절한다.
- 중추신경계 부작용이 나타나는 대상자는 안전대책을 강구한다.

투석할 때는 용량을 줄입니다.

- 신부전 대상자는 용량 감량이 필요하다. 혈액 투석대상자의 경우 투석 후 혈중 농도의 갑작스러운 저하를 예방하기 위하여 용량을 추가할 필요가 있다.
- 급성 근시, 이차적 폐쇄각 녹내장 등 안과적 부작용 발생 시 투약을 중단한다.

평가

- 대상자는 부작용으로 인한 손상이 없다.
- 대상자는 신체기능을 유지한다.
- 대상자는 치료지시를 이행하여 경련이 없다.

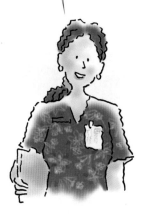

Ethosuximide는 소발작의 치료에 우선 선택되는 약물이랍니다.

Succinimides

Succinimides 약물에는 ethosuximide, methsuximide가 있으며 소발작을 조절하는데 쓰인다. Ethosuximide가 소발작(absence seizures) 시 선택 약물이므로 여기에서는 ethosuximide에 초점을 맞추어 살펴보려고 한다.

약동학

Succinimides 약물은 위장에서 쉽게 흡수되며 간에서 대사되고 소변으로 배설된다. 대사 산물은 비활성 상태로 보인다. Ethosuximide의 제거 반감기(elimination half-life)는 성인인 경우 약 60시간이고, 소아는 약 30시간이다.

약력학

Ethosuximide는 경련의 역치를 높여준다. 대뇌의 운동 피질과 기저핵(basal

ganglia)에서의 신경전달을 억제함으로서 특징적인 극서파 양상(spike-and-wave pattern)을 억제한다. 소발작의 치료에 사용된다.

약물치료학

Ethosuximide의 유일한 적응증은 소발작이다. 경련장애의 소발작 유형에만 처방되지만 조절되지 않는 소발작에는 valproic acid와 복합요법으로 처방되기도 한다.

약물상호작용

Ethosuximide는 동시에 처방되는 항경련제와 상호작용할 수 있다. Ethosuximide는 phenytoin의 혈중 농도 역시 상승시킬 수 있다. Carbamazepine은 ethosuximide의 대사를 유도할 수 있으며, valproic acid는 ethosuximide의 농도를 증가 또는 감소시킬 수 있다.

부작용

Ethosuximide는 일반적으로 내약성이 좋으며 부작용이 적다. 일반적인 부작용은 식욕부진, 오심과 구토(약 40%의 경우) 이 있다. 다른 일반적 부작용은 다음과 같다.

- 졸음과 피로
- 기면(lethargy)
- 어지러움
- 딸꾹질
- 두통
- 기분 변화

드물게는 혈액질환(blood dyscrasia), 발진(Stevens-Johnson 증후군과 루프스 유사 증후군과 홍역상 홍반), 정신병성 행동이 발생할 수 있다.

간호과정

Succinimides 항경련제를 투여받는 대상자에게 적용하는 간호과정은 다음과 같다.

사정

- 약물에 따른 대상자의 반응과 혈중 농도를 평가한다.
- 대상자의 부작용을 감시한다.
- 추후병원 방문 때마다 약물치료에 대한 대상자의 지시이행정도를 평가한다.

주요 간호진단

- 부작용과 관련된 손상 위험성
- 진정 작용과 관련된 신체 기능 손상
- 장기 치료와 관련된 지시 불이행

기대되는 효과

- 대상자의 손상 위험성이 최소화될 것이다.
- 대상자는 일상생활기능을 수행할 수 있을 것이다.
- 대상자는 장기치료를 이해하고 있음을 보여줄 것이다.

중재

- 위장장애 예방을 위해 음식물과 함께 경구 투여한다.
- 대상자의 반응에 따라 약물 용량이 조절해야 한다.
- 중추신경계 부작용이 나타나는 대상자에게는 안전대책을 강구한다.

평가

- 대상자는 부작용으로 인한 손상이 없다.
- 대상자는 신체 기능을 유지한다.
- 대상자는 치료 지시를 이행하여 경련이 없다.

Sulfonamides

Sulfonamides 약물은 sulfanilic acid의 amide로 이루어진 복합체이다. 이 약물은 정균 효과(bacteriostatic effect, 균이 완전 사멸되는 않지만 어느 정도 수준으로 억제된 상태를 이끌어내는 효과)를 지닌 것으로 알려져 있다. 세균의 대사, 성장, 복제에 필요한 효소작용을 방해한다. Sulfonamides인 zonisamide는 성인의 소발작에서 보조 치료제로 승인되었다.

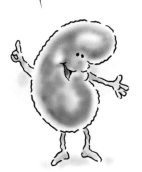

신장 손상의 가능성 때문에 노인 대상자에서는 저용량으로 zonisamide를 시작하십시오.

약동학

Zonisamide의 혈중 최고농도는 복용 후 2~6시간 안에 일어난다. 약물은 체내에서 광범위하게 분포하고 적혈구에 잘 부착된다. Zonisamide는 간의 CYP3A4 효소에 의해 대사되며 약물 형태 그대로 glucuronide 대사물 형태로 소변으로 배설된다. 노인들에게는 신기능 장애가 올 수 있기 때문에 저용량으로 처방되어야 한다.

약력학

Zonisamide의 정확한 기전은 알려지지 않았지만, 신경 세포막을 안정화시키고 신경의 과민화를 억제하는 것으로 알려져 있다.

약물치료학

Zonisamide는 성인의 소발작에만 보조적으로 쓰인다. 제한적인 적응증에도 불구하고 다른 형태의 경련(유아의 연축과 근긴장성, 전신성, 비정형적 소발작)에도 효과가 있는 것으로 입증되었다.

약물 상호작용

간효소를 유도하는 약물(phenytoin, carbamazepine, phenobarbotal 등)은 zonisamide의 대사를 증가시키고 반감기를 감소시킨다. CYP3A4 효소를 유도하거나 억제하는 약물과 함께 사용하면 zonisamide의 혈중 농도에 변화(상승 또는 감소)가 있을 수 있다. Zonisamide는 CYP3A4의 유도인자가 아니므로 CYP3A4계에 의해 대사되는 다른 약물들에는 영향을 주지 않는다.

부작용

일반적인 부작용은 다음과 같다.

- 졸림
- 어지러움
- 혼돈
- 식욕부진
- 오심
- 설사
- 체중 감소
- 발진

용량 조절은 서서히

대상자의 상태에 따라 용량을 천천히 적정화(titration)시키고, 음식물과 복용하면 부작용 발생을 감소시킬 수 있다.

심각한 부작용

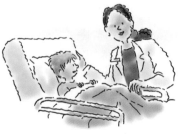

심각한 부작용은 다음과 같다.

- Stevens-Johnson 증후군
- 독성 표피 괴사용해(toxic epidermal necrolysis)
- 재생불량성 빈혈
- 과립세포 감소증
- 소한증, 고열, 일사병(아동의 경우)

Zonisamide는 sulfonamides에 알레르기가 있는 대상자에게는 금기이다. Zonisamide는 임부 투여 안전성(pregnancy category, 태아 위험도 분류)에서 C군 약물이며, 모유에 존재하는지도 알려져 있지 않다. 16세 이하 아동에 대한 안전성과 효과가 확립되지 않았다. 신장 제거율이 50ml/min 이하의 대상자에게는 zonisamide를 처방하지 않는 것이 좋다.

간호과정

Sulfonamide 항경련제를 투여받는 대상자에게 적용하는 간호과정은 다음과 같다.

사정

- 치료 전 건강 상태에 대해 평가하고 정기적으로 재사정한다.
- 여름 동안 특히 대상자의 체온을 자주 확인한다. 발한이 감소하여 일사병이나 탈수에 걸릴 수 있다(특히 17세 이하 아동이나 청년들).
- 대상자의 신장기능을 정기적으로 검사한다.
- 지시에 따라 처방된 약물 용량에 따른 대상자의 반응과 혈중 농도를 검사한다.
- 대상자의 과민성이나 부작용을 사정한다.
- 추후 병원 방문 때마다 약물치료에 대한 대상자의 지시 이행정도를 평가한다.

주요 간호진단

- 부작용과 관련된 손상 위험성
- 진정 작용과 관련된 신체 기능 손상
- 장기 치료와 관련된 지시 불이행

기대되는 효과

- 대상자의 손상 위험성이 최소화될 것이다.
- 대상자는 일상생활기능을 수행할 수 있을 것이다.
- 대상자와 가족은 약물치료에 대해 이해를 나타낼 것이다.

중재

- 음식물과 함께 또는 약물만 복용할 수 있다. 정제를 부수거나 캡슐을 열지 않은 상태로 복용해야 한다.
- 간 질환이나 신질환이 있는 대상자에게는 주의 깊게 투약한다. 용량은 천천히 조절하고 자주 감시한다. 사구체 여과율이 50ml/min인 경우 약물을 사용하지 않는다.
- 감량이나 약물중단은 서서히 시행한다. 갑작스런 중단은 발작이나 간질중첩증의 발생위험을 증가시킬 수 있다.
- 신장결석 예방을 위해 위험요소를 가진 대상자들은 수분 섭취를 권장하고 자주 소변을 보도록 한다.
- 대상자의 반응에 따라 용량을 조절해야 한다.
- 중추신경계 부작용이 나타나는 대상자에게는 안전대책을 강구한다.

평가

- 대상자는 부작용으로 더 이상 손상이 발생하지 않는다.
- 대상자의 운동기능이 유지된다.
- 대상자는 약물치료를 이해하고 있음을 보여줄 것이다.

항편두통 약물 Antimigrine drug

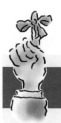

편두통, 일란성 두통 장애는 가장 흔한 원발성 두통 질환 중 하나로, 미국의 2천 4 백만명에 영향을 미치고 있다. 편두통은 주로 일측성 두통으로 두근거리고 고동치는 양상으로 나타나며 전조증상이 선행된다. 그 외의 특이 증상으로는 빛이나 소리에 민감해지고 오심과 구토, 변비, 설사가 있다.

편두통 증상에 대한 최신 이론에서는 혈관 확장과 활성된 삼차신경계 신경으로부터 혈관운동성 인자와 염증 촉진 물질들(proinflammatory substances)이 분비되어서 나타나는 것으로 설명하고 있다.

다양한 선택

편두통에 대한 치료는 편두통이 나타나지 않도록 불현치료(abortive therapy)를 하거나 예방하는 것이다. 치료의 선택은 중증도, 지속기간, 빈도, 대상자의 성격과 두통으로 인한 일상생활의 지장 정도에 따라 다르다. 불현 치료에는 aspirin, acetaminophen 등의 진통제, 비스테로이드 소염제(non-steroidal antiinflammatory drug, NSAIDs), ergotamine, 5-HT agonists, 그 외 여러 가지 약물(isometheptene 복합체, 비강용 butorphanol, metoclopramide, corticosteroids 등)이 포함된다. 예방적 치료는 beta-adrenergic blockers, tricyclic antidepressants, valproic acid, NSAIDs 등이 있다.

이 장은 편두통이 오게 하는군요.

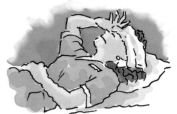

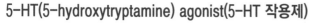

5-HT(5-hydroxytryptamine) agonist(5-HT 작용제)

5-HT agonists (5-HT 작용제)는 triptans로 알려져 있으며 중등도에서 심한 편두통의 치료제로 선택된다. 이 군에 해당하는 약물은 다음과 같다.

- almotriptan
- eletriptan
- frovatriptan
- naratriptan
- rizatriptan
- sumatriptan
- zolmitriptan

약동학

Triptans를 비교할 때 약동학면에서 중요한 것은 작용 시작시점(onset of action)과 작용 기간이다. 대개 triptans는 약 2시간 정도의 반감기를 가진다. Almotriptan과 eletriptan은 3~4시간, naratriptan은 약 6시간 정도이며, frovatriptan은 가장 반감기가 길고(25시간), 작용 시작 시점이 가장 늦다.

선택의 자유

모든 triptans는 경구 제제로 사용할 수 있다. Rizatriptan은 빠르게 용해되는 정제이며, sumatriptan은 주사제와 비강투여제가 있다. Sumatriptan의 주사제는 작용 시점이 빠르다.

약력학

Triptans는 선택적 serotonin 5-HT1 수용체 작용제로서, 삼차신경경로를 따라 염증성 반응을 감소시키고 억제할뿐 아니라, 두개 내 혈관을 축소시킨다. 이러한 작용은 편두통에 대한 증상을 완화시키거나 중단시킬 수 있다. Triptans는 편두통과 관련된 통증, 오심과 구토를 조절하는데 효과가 있다.

약물치료학

Triptans의 선택은 대상자의 투약 형태에 대한 선호도나(오심과 구토가 있는 경우), 재발성 편두통(recurrent migraine)의 유무, 처방 가능한 약품의 제한(formulary restriction)에 따라 다르다. 오심과 구토를 경험한 대상자는 주사용이나 비강용 sumatriptan을 선호할 수 있다. 재발성 편두통은 frovatriptan, naratriptan 같이 좀 더 긴 반감기를 가진 triptans 약물이 효과적이다; 그러나 이 약물들은 작용 시작시점이 늦다. 새로운 2가지 triptans almotriptan과 eletriptan은 작용 시작시점이 빠르고 중등도의 반감기를 가졌다.

Triptans는 금기가 많고 특정한 대상자들에게는 처방하면 안된다(Triptans 금기증 참조).

투약 전 주의사항

Triptans의 금기증

Triptans를 투여하기 전에 금기증에 대해 알아야 한다.

허혈성 심장질환

Ttriptans는 허혈성 심장 질환(협심증, 심근경색, 잠재적 허혈 가능성 등)에는 금기이다. 지속적인 심장 허혈이나 관상동맥 연축(Prinzmetal 이형 협심증 등), 또는 유의한 다른 심장 기저질환이 있는 대상자에게도 금기이다.

뇌졸중

Triptans는 뇌혈관 증후군이 있는 대상자(모든 유형의 뇌졸중, 간헐성 허혈성 발작 등), 허혈성 장질환을 포함한 말초혈관 질환인 경우 처방하지 않는다. Triptans 약물은 조절 안되는 고혈압이나 반신마비, 두개저부 편두통에도 투여하지 않는다.

심혈관 질환 위험도가 높은 경우

관상동맥 질환 대상자나 위험요인이 있는 대상자들(고지혈증, 흡연, 비만, 당뇨, 관상동맥 질환 가족력, 수술적, 생리학적 폐경기 여성, 40세 이상 남성)이 명백하게 심장질환 검사에서 뚜렷하게 이상이 없음이 밝혀지지 않았다면, triptan계 약물을 권장하지 않는다. Triptans를 사용하려면 심혈관 질환의 위험이 없다는 정확한 근거가 밝혀야 한다. Triptan계 약물을 이러한 위험성이 있는 대상자에게 사용할 경우 첫 투약은 의료팀과 장비가 갖춰진 시설에서 관리되는 것이 좋다. 5-HT agonists를 간헐적, 장기 치료제로 사용할 경우에는 주기적으로 대상자의 심장기능을 평가해야 한다.

30일 동안 3회 이상 발생하면 자신이 없죠.

평균 30일 기간 동안에 3번 이상의 편두통 발작 치료에는 안전성이 입증되지 않았다.

약물 상호작용

Triptans 복용 시 다음과 같은 약물 상호작용이 가능하다.

- 다른 5-HT1 작용제인 ergotamine(맥각) 함유 또는 맥각형 약물(예, dihydroergotamine)로 치료 한 24시간 이내에 triptan을 투여하면 혈관 경련 반응이 지속될 수 있다. Ergot가 포함된 약물을 투여한 후 24시간 이내에 5-HT agonists가 투여되는 것을 피한다.

시간적인 주의가 필요!

- Eletriptan은 다음과 같은 잠재적 CYP3A4 억제제로 투여후 72시간 이내에 투여하면 안된다: ketoconazole, itraconazole, nefazodone, clarithromycin, ritonavir, nelfinavir, 그 외 CYP3A4효소에 의한 억제가 나타날 수 있는 약물들
- Almotriptan, rizatriptan, sumatriptan, zolmitriptan은 MAO 억제제와 함께 투여하거나 중단 후 2주 이내에는 사용하면 안된다.
- 드문 경우이지만 citalopram, fluoxetine, fluvoxamine, paroxetine, sertramine 등의 SRIs와 5-HT1 작용제와 병용이 허약감, 과반사작용(hyperreflexia), 운동실조증의 원인으로 보고되고 있다. Triptan과 SSRIs가 함께 투여될 경우 세심한 관찰이 필요하다. 이러한 반응은 triptan과 sibutramine을 함께 쓰는 경우에도 보고되고 있다.
- Fravotriptan의 생체이용률은 경구용 호르몬성 피임약을 투여하는 대상자에서 30% 더 높다.
- Propranolol은 zolmitriptan, rizatriptan, frovatriptan, eletriptan의 생체이용률을 증가시킨다.

부작용

- 저림(tingling)
- 따뜻하거나 뜨거운 느낌, 홍조
- 비인후 불편감
- 시력 장애
- 감각 이상증(paresthesia)
- 어지러움
- 허약감과 피로
- 졸음

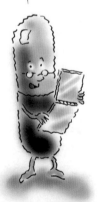

부작용 목록이 꽤 많네요.

- 흉통 또는 흉부 압박감
- 목과 인후 통증
- 턱 통증 또는 압박감
- 구강 건조증
- 소화불량
- 오심
- 발한
- 주사 부위 반응(sumatriptan 피하주사 시)
- 미각 이상(sumatriptan 비강 내 투여 시)

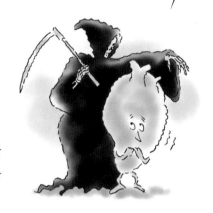

심각한 심장계 부작용이란 말이 걸리군요. 드물다고 하니 다행이네요.

심장계 부작용

Triptans 투여 후 수시간 이내 급성 심근경색, 부정맥, 사망을 포함한 심각한 심장 질환이 발생할 수 있음이 보고되고 있다. 그러나, 이러한 부작용의 빈도는 매우 낮은 것으로 알려져 있다.

간호과정

Triptans를 투여받는 대상자에게 적용하는 간호과정은 다음과 같다.

사정

- 약물치료 전 대상자의 상태를 사정한다. 이 약물은 허혈성 심장질환이나 반신마비, 기저부 편두통인 경우 투여해서는 안된다.
- 약물 상호작용을 예방하기 위해 24시간 이내에 복용한 대상자의 약물 목록을 살펴본다. MAO 억제제, CYP3A4나 2D6 효소 억제 약물을 투여받은 대상자에게 투여 시 주의해야 하며, 세로토닌 길항제나 ergotamine 유도체과 함께 투여하지 않는다.
- 부작용 발생에 유의한다.
- 관상동맥 질환의 위험인자가 있는 대상자에게는 심전도를 확인해보고, 흉통, 인후 불편감, 통증, 중압감 등의 증상이 발생하는지를 확인한다.
- 약물에 대한 대상자와 가족의 지식정도를 평가한다.

주요 간호진단

- 급성 편두통 발작과 관련된 급성 통증
- 약물 상호작용과 관련된 손상 위험성
- 약물 치료와 관련된 지식부족

기대되는 효과

- 대상자는 통증이 감소할 것이다.

편두통 약물

편두통 약물이 처방되면 대상자와 가족에게 다음의 사항을 교육한다.

- 처방대로 약을 복용해야 하며 편두통이 생길 경우에만 의사의 지시대로 반복 투여한다. 처방 용량을 초과하지 않도록 한다.
- 치즈, 초콜렛, 감귤열매, 카페인, 알코올 같은 편두통을 유발 가능한 물질들은 피한다.
- 일반의약품이나 약초 등을 의사와 상의 없이 투약하지 않도록 한다. 약물 상호작용이 생길 수 있다.
- 흉부, 인후, 턱, 목 등의 압박감 통증, 중압감 등이 나타나면 즉시 의사에게 알리고 약물 복용을 중단한다.
- 편두통 약을 복용하는 동안 운전이나 기계 조작은 피해야한다.

- 대상자의 손상 위험성이 감소할 것이다.
- 대상자와 가족은 약물치료에 대해 이해하고 있음을 보여줄 것이다.

중재

- 편두통 증상이 나타나는 즉시 약물을 투여한다.
- 신기능이나 간기능이 저하된 경우 용량을 감량한다.
- 필요시 처방대로 용량을 반복 투여하고 대상자의 효과를 사정한다.
- 24시간 이내에 2회 이상 투여하지 않는다.

평가

- 대상자의 증상은 완화되어 통증이 없다.
- 대상자는 약물 상호작용으로 인한 심각한 부작용이 없다.
- 대상자와 가족은 약물치료에 대해 이해를 보인다(대상자 교육–편두통 약물 참조).

Ergotamine preparations(Ergotamine 제제)

Ergotamine 제제와 그 유도체는 편두통 부전성 치료(abortive therapy*) 이는 비 진행성이거나 증상이 있는 편두통 치료에 쓰인다. 편두통 치료를 위한 ergotamine은 다음과 같다.

* 두통이 시작될 때 하는 치료로 완전히 두통 증상이 진행되는 것과 다음날 재발할 수 있는 두통을 막기위한 치료.

- ergotamine–설하나 경구용 정제, 좌약(caffeine 복합제)
- dihydroergotamine–주사용, 비강용

약동학

Ergotamine은 위장에서 불완전하게 흡수된다. 비강투여 형태의 dihydroergotamine은 빠르게 흡수된다. 피하주사 후 45분 이내에 최고 혈중 농도가 되고 용량의 90%가 혈장 단백질과 결합한다. Ergotamine은 간에서 대사되며, 대사산물의 90%가 담즙으로 배설되고 대사되지 않은 소량은 소변으로 배설된다.

약력학

Ergotamine 유도체의 항편두통 효과는 신경성 염증을 차단에 의한 것으로 여겨진다. 이러한 약물들은 약물의 결합 부위에 따라 세로토닌성 수용체, 도파민성 수용체, 알파−아드레날린성 수용체에서 부분작용제(partial agonist)나 부분길항제(partial antagonist)로 작용한다. 일반적으로 ergotamine을 투여 전에 진토제를 함께 투여해야 한다.

Dihydroergotamine는 ergotamine의 수소화 형태이며 주로 활성 정도가 다르다. Ergotamine보다 혈관 수축 작용이 훨씬 적기 때문에 구토 가능성이 더 적다.

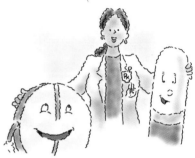

편두통 치료를 위해 ergotamine 제제를 투여할 때는 항구토제로 같이 처방하는 것이 일반적이죠!

약물치료학

Ergotamine 제제는 편두통, 편두통의 변형(migraine variants), 군발성 두통과 같은 혈관성 두통을 치료하거나 예방할 때 사용한다. Dihydroergotamine은 편두통의 빠른 억제가 필요하거나 다른 경로가 바람직하지 못할 때 사용된다.

약물 상호작용

Ergotamine 제제를 복용하는 대상자에게 다음과 같은 약물 상호작용이 있을 수 있다.

수족 냉증

- Propranolol과 다른 베타−아드레날린성 차단제는 ergotamine 조제약물을 투여받는 대상자의 혈관 이완 자연 경로를 차단시켜 과도하게 혈관 수축과 수족냉증을 일으킨다.

- Ergotamine과 SSRIs를 함께 투여하면 허약감, 과반사작용, 운동실조의 위험이 증가한다.

- Sumatriptan은 Ergotamine 제제와 함께 투여하면 관상동맥 연축의 위험을 증가시키는 부가효과(additive effect)가 발생할 수 있다. Triptan을 투여 후 24시간 이내에 ergotamine을 투여해서는 안된다.

- CYP3A4효소를 억제하는 약물(예를 들어, erythromycin, clarithromycin, troleandomycin, ritonavir, indinavir, azole−유도체 항진균제)은 ergotamine 혈중 농도를 증가시키는 대사의 변화를 일으킬 수 있다. 이는 혈관 수축과 뇌, 말초의 허혈 위험을 증가시킨다. 이러한 약물들을 함께 투여해서는 안된다.

- 혈관 수축제는 Ergotamine 제제를 투여할 때 부가 효과가 나타나 고혈압의 위험을 증가시킬 수 있다.

부작용

- 오심과 구토
- 무감각
- 저린감
- 근육통
- 하지 허약감
- 가려움증

Ergotamine 제제를 장기투여 시는 맥각 중독(ergotism), 괴저, 두통 재발을 유발할 수 있다.

간호과정

Ergotamine 제제를 투여받는 대상자에게 적용하는 간호과정은 다음과 같다.

사정

- 관상동맥질환, 뇌, 말초 혈관 질환, 고혈압, 간질환, 신장질환의 병력이 있는지 확인한다. 이때는 Ergotamine 제제의 사용을 금지시킨다.
- 약물복용 전과 복용 중 대상자의 상태를 평가한다.
- 부작용과 약물 상호작용에 대해 주의한다.

재발에 대해

- 약물을 갑자기 중단했을 때 발생하는 두통의 재발이나 통증빈도나 지속기간의 증가를 주의한다.
- 흉부의 답답함, 통증, 중압감과 같은 관상동맥질환 증상이 있거나 관상동맥질환이 발생할 수 있는 대상자에게 심전도를 감시한다.
- 대상자와 가족의 치료에 대한 이해를 평가한다.

주요 간호진단

- 급성 편두통 발작과 관련된 급성 통증
- 약물 상호작용과 관련된 손상 위험성
- 치료에 대한 지식부족

기대되는 효과

- 대상자는 통증의 감소 방법에 대해 인식할 것이다.
- 대상자의 손상 위험성이 감소할 것이다.
- 대상자와 가족은 약물치료에 대해 이해하고 있음을 보여줄 것이다.

중재

- 편두통 증상이 나타나는 즉시 약물을 투여한다.

- 장기간의 복용은 피하고 지시된 용량 이상을 투여하지 않는다.

- 설하 투여 정제가 용해되는 동안 음식물이나 음료수를 복용하지 않는다. 설하투여용 정제는 빠르게 흡수되기 때문에 발작의 조기 단계에 투여한다.

- 대상자의 혈관수축 증상을 감시하고 나타나면 즉시 의사에게 알린다.

평가

- 대상자의 증상이 완화되어 통증이 없다.

- 대상자는 약물 상호작용으로 인한 심각한 부작용이 나타나지 않는다.

- 대상자와 가족은 약물치료에 대해 이해를 보인다.

퀴즈 Quiz

1. 15세의 대상자는 긴장-간대발작으로 phenytoin을 처방받았다. 다음 중 경구용 phenytoin의 흡수율을 가장 잘 표현한 단어는?

   A. 빠르게

   B. 천천히

   C. 불규칙하게

   D. 중등도로

Answer: B. phenytoin은 위장관을 통해 서서히 흡수됩니다. IV 투여 시 훨씬 빨리 흡수됩니다.

2. 11세의 대상자에게 근간대성 발작이 나타났다. 이 대상자에게 valproate를 투여했을 때 나타날 수 있는 부작용은?

   A. 간독성

   B. 중추신경계 진정작용

   C. 호흡억제

   D. 고열

Answer: A. 아동과 다른 항경련제를 복용하는 대상자에게 투여할 때는, valproate는 잠재적으로 치명적인 간독성의 위험이 있습니다.

3. 항경련제의 주요 그룹에 포함되는 것은?

　A. anticholinergics

　B. fluoroquinolones

　C. succinimides

　D. dopaminergics

Answer: C. 항경련제의 주류는 succinimides, hydantoins, barbiturates, benzodiazepines, sulfonamides를 포함합니다.

4. 48세의 중년대상자는 파킨슨병에 대한 치료제로 trihexyphenidyl를 처방받았다. 다음 중 약물 용량과 관련된 부작용은?

　A. 과도한 타액 분비

　B. 구강 건조증

　C. 서맥

　D. 변비

Answer: B. 구강 건조증은 trihexyphenidyl 치료 용량 관련 부작용일 수 있습니다.

5. Levodopa의 효과를 감소시키는 약물은?

　A. pyridoxine

　B. amantadine

　C. bromocriptine

　D. topiramate

Answer: A. Levodopa의 효능은 pyridoxine (vitamin B6), phenytoin, benzodiazepines, reserpine, 및 papaverine 복용 시 감소될 수 있습니다.

6. Barbiturate계 항경련제는 한 가지 형태만 제외한 모든 형태의 경련에 효과가 있다. 그 한 가지 형태는?

　A. 부분 발작

　B. 긴장-간대 경련

　C. 열성 경련

　D. 소발작

Answer: D. Barbiturate 항경련제는 부분 발작, 긴장-간대발작 및 발열 발작 치료에 효과적입니다. 결신 발작에 대한 효과가 없습니다.

점수 매기기

⭐ ⭐ ⭐ 6문제를 모두 맞추셨군요! 굉장하십니다. 당신은 최강자입니다..

⭐ ⭐ 4개 또는 5개의 문제를 맞추셨군요. 신경계 약물에 관해 훌륭한 대답을 했어요.

⭐ 4개 미만의 문제를 맞추셨군요. 걱정하지 마세요! 이번 과목을 다시 공부하고
결과를 다시 체크해 보세요.

통증약물

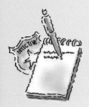
Salicylates
- choline magnesium trisalicylate
- choline salicylate
- diflunisal
- olsalazine

Acetaminophen
- phenacetin
- acetaminophen

비선택적 NSAIDs
- indomethacin
- ibuprofen
- diclofenac
- etodolac
- fenoprofen
- flurbiprofen
- ketoprofen
- ketorolac
- mefenamic acid
- meloxicam
- nabumetone
- naproxen
- oxaprozin
- piroxicam
- sulindac

선택적 NSAIDs
- celecoxib

Opioid agonist
- codeine
- fentanyl citrate
- hydrocodone
- hydromorphone hydrochloride
- levorphanol tartrate

- meperidine hydrochloride
- methadone hydrochloride
- morphine sulfate
- oxycodone
- oxymorphone
- propoxyphene
- remifentanil

Mixed opioid agonist–antagonists
- buprenorphine hydrochloride
- butorphanol tartrate
- nalbuphine hydrochloride
- pentazocine hydrochloride(combined with pentazocine lactate, naloxonehydrochloride, aspirin, or acetaminophen)

Opioid antagonist
- naloxone hydrochloride
- naltrexone hydrochloride
- methylnaltrexone

Inhalation anesthetics
- desflurane
- sevoflurane
- enflurane
- isoflurane
- nitrous oxide

I.V. anesthetics
- barbiturates(methohexital, thiopental)
- benzodiazepines(midazolam)
- dissociatives(ketamine)
- hypnotics(etomidate, propofol)
- opiates(fentanyl, sufentanil)

local anesthetics
- bupivacaine
- ropivacaine
- lidocaine
- levobupicaine
- mepivacaine
- prilocaine
- procaine
- chloroprocaine
- etracaine

Topical anesthetics
- dibucaine
- benzocaine
- butacaine
- butamben
- procaine
- dyclonine
- pramoxine
- ethyl chloride
- menthol
- benzyl alcohol

약물과 통증조절 Drugs and pain control

통증조절 약물은 경한 통증을 조절하는 acetaminophen과 같은 일반 의약품(의사의 처방전 없이 구입할 수 있는 약물)에서 강력한 전신 마취제에 이르기까지 많은 종류의 진통제가 있다. 다음은 통증조절에 사용되는 약물의 분류이다.

- 비마약성 진통제, 해열제, 비스테로이드 소염제(nonsteroidal anti-inflammatory drugs, NSAIDs)
- 마약작용제(opioid agonist)와 마약길항제(opioid antagonist)
- 마취제(anesthetic drugs)

골격근 이완제 Skeletal muscle relaxants

비마약성 진통제, 해열제, 비스테로이드 소염제는 광범위한 통증조절 약물로서 해열과 항염증 효과를 가지고 있다. 이 약물들은 단독으로 사용되거나 보조약물로 투여된다. 천장효과(최고효과, ceiling effect)가 있으며, 신체적 의존이 발생하지 않는다.

다음과 같이 세 종류로 분류할 수 있다.

- salicylates(특히, 아스피린) 가장 많이 사용된다.
- acetaminophen, para-aminophenol 유도체
- NSAIDs
- 비뇨기계 진통제인 phenazopyridine hydrochloride

Salicylates

Salicylates는 통증조절에 일반적으로 사용되는 약물이다. 통증을 완화시키면서 발열과 염증을 억제한다.

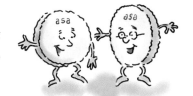

우리는 가장 흔히 사용되는 salicylates랍니다.

값싸고 용이하면서도 편안한 약!

Salicylates는 다른 진통제에 비해 저렴하고 처방없이 구입할 수 있는 일반 의약품이다. 아스피린은 항염증 치료에 사용되는 가장 일반적인 약이다. 다른 salicylates 약제는 다음과 같다.

- choline magnesium trisalicylate
- choline salicylate
- diflunisal
- olsalazine

약동학

경구 투여된 salicylates의 일부는 위에서 흡수되고 대부분 소장 상부에서 흡수된다. 순수 제제나 완충제를 입힌 아스피린 모두 즉각적으로 흡수된다. 서방정 제제나 장용 피복이 씌워진 salicylates는 위에 음식이나 제산제가 있는 경우에는 흡수가 지연된다. 장용 피복제(위에서 녹지 않고 장에서 흡수되도록 코팅된 약물)는 천천히 흡수되므로 즉각적인 효과를 나타내야 되는 경우는 부적합하다. 장용피복제는 위장관 출혈을 거의 유발하지 않으므로 관절염과 같이 장기간의 치료에 적합하다. Salicylates를 직장 내로 투여하면 흡수가 느리고 좌약이 체내에 얼마나 머무는가에 따라 달라진다.

역동적 분포!, 놀라운 대사!

Salicylates는 모유, 체조직과 체액을 통해 광범위하게 분포된다. 또한 태반을 쉽게 통과한다. 간에서 salicylates이 여러 대사산물로 광범위하게 대사가 이루어지면 신장을 통해 대사산물과 일부 대사되지 않은 약물이 배설된다.

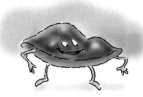

나는 salicylates를 대사시키는 짱입니다.

약역학

Salicylates의 다양한 효과는 각각의 구별된 작용 기전에서 나온다. 약물은 프로스타글란딘의 합성을 저해하여 일차적으로 통증을 경감시킨다(프로스타글란딘은 통증과 관련된 신경 세포를 감작하는 화학적 매개체이다). 또한 염증반응이 일어날 때 합성되고 방출되는 프로스타글란딘의 작용을 저해시킴으로써 소염효과를 나타낸다.

땀이 나면서 체온이 떨어집니다.

Salicylates는 시상하부를 자극하여 말초 혈관 확장과 발한작용으로 열을 감소시킨다. 피부를 통한 열손실을 촉진하고 증발을 통해 몸을 차게 만든다. 또한 체온을 상승시키는 프로스타글란딘 E의 생성을 억제시키며 열을 떨어뜨린다.

부가효과!

Salicylates 중 하나인 아스피린은 혈소판 응집에 필수적인 트롬복산(thromboxane)A_2의 생성을 방해함으로써 혈소판 응집을 억제시킨다. 아스피린과 달리 NSAIDs의 혈소판 항응집 작용은 일시적이다. 결과적으로 아스피린은 심근경색에서 혈류속도를 증가시켜 심근경색 혹은 급성 허혈성 질환의 재발을 예방할 수 있다.

약물치료학

Salicylates는 통증을 감소시키고 해열을 위해 일차적으로 투여한다. 그러나 내장성 통증(장기나 평활근에서 발생하는 통증)을 완화시키거나, 외상으로 인한 심한 통증의 경감에는 미흡하다. 두통과 근육통이 동반된 발열에 사용할 수 있다. Salicylates는 류마티스열, 류마티스관절염, 골관절염으로 인한 염증을 24시간 이내에 상당한 수준으로 완화시킬 수 있다.

최소용량을 사용합니다.

임상 적응증에 관계없이 salicylates 투여의 주요 지침은 완화가 가능한 최소한의 용량을 사용하여 부작용의 발현을 줄인다(Salicylate 주의사항 참조).

약물 상호작용

Salicylates는 단백질 결합도가 높기 때문에 정상적으로 결합된 다른 단백질 결합부위와 치환됨으로써 다른 단백질 결합 약물들과 상호작용이 발생할 수 있다. 이로 인하여 비결합 활성 물질의 혈중 농도가 상승하고 약효가 증대된다(비결합 약물은 강화된다). 다음과 같은 약물 상호작용이 나타난다.

- 경구용 항응고제, 헤파린, methotrexate, 경구혈당강하제, 인슐린 등은 salicylates와 복용 시 독성이 증가한다.
- Probenecid, sulfinpytrazone, spironolactone은 salicylates와 함께 복용하면 효과가 감소한다.
- Corticosteroid는 salicylates의 혈중 농도를 감소시키고, 궤양 발생을 증가시킨다.
- 알킬화제약물과 제산제는 salicylates의 농도를 감소시킨다.
- 항고혈압 효과를 가지는 안지오텐신전환효소(angiotensin-converting enzyme: ACE)억제제와 베타-아드레날린성 수용체 차단제는 salicylates와 함

투약 전 주의사항

Salicylate 주의사항

Salicylates를 투여할 때 특정 집단의 대상자에게는 위험성이 있음을 알고 주의해야 한다.

- 아동과 청소년: 수두나 인플루엔자 유사증상의 치료에는 아스피린이나 salicylates의 사용을 금한다. Reye 증후군을 유발할 수 있다.
- 수술대상자: 수술 후 출혈 가능성이 높으므로 가능한 수술 1주일 전에 아스피린의 투약을 중단한다.
- 천식 대상자: salicylates 투약 시 기관지 경련, 두드러기, 혈관 부종 또는 쇼크를 일으킬 가능성이 있음을 명심한다.

계 복용 시 효과가 감소된다.

- NSAIDs와 함께 복용하면 salicylates의 치료효과가 감소하고 소화기계 부작용 위험이 증가한다.

부작용

가장 일반적인 부작용은 위장관 장애, 오심과 구토, 출혈 경향성이다(단, choline magnesium은 출혈시간을 지연시키지 않는 salicylates이다).
그 외 부작용은 다음과 같다.

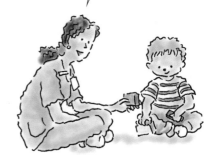

수두나 독감에 걸린
아동에게는 salicylates를
투여해서는 안됩니다.
Reye 증후군의 위험성이
높아집니다.

- 청력상실(장기간 복용 시)
- 설사
- 갈증
- 이명
- 혼돈
- 어지럼증
- 시야손상
- 과환기(hyperventilation, rapid breathing)
- Reye 증후군(수두나 독감 증상을 나타내는 아동대상자에게 투여 시)

간호과정

Salicylates를 투여받는 대상자에게 적용하는 간호과정은 다음과 같다.

사정

- 투약을 시작하기 전 대상자의 통증과 염증정도를 사정한다.
- 투약 후에는 약물의 효과를 평가한다.
- 출혈의 징후와 증상에 대해 지속적으로 검사한다. 만약 수술이 예정되어 있다면 출혈 시간을 확인한다.
- 약물투여 전과 투여 중에는 독성을 확인하기 위해 정기적으로 시력과 청력을 감시한다.
- CBC, 혈소판수, 프로트롬빈 시간(prothrombin time, PT)을 주기적으로 평가하고 간, 신장기능을 확인한다.
- 부작용과 약물 상호작용에 대해 주의한다. 아스피린 과민성이 있는 대상자의 경우 기관지경련, 비염, 비강폴립(nasal polyp), 천식 등의 증상 발현을 주의 깊게 관찰한다.
- 장기 투약 시에는 salicylate의 혈청농도를 평가한다. 관절염의 경우 치료적 혈중농도는 10~30mg/mL이다.
- 대상자와 가족의 약물치료에 대한 지식 정도를 평가한다.

대상자 교육

Salicylates

Salicylates가 처방된 경우 대상자와 보호자에게 다음의 사항을 교육한다.

· 고용량을 장기 복약하는 대상자의 경우 적절한 수분 섭취를 격려하고 점상 출혈, 잇몸 출혈과 위장관 출혈의 징후를 주의 깊게 관찰한다. 부드러운 칫솔을 사용한다.

· 다양한 일반의약품에는 아스피린이 포함되어 있음을 알린다. 아스피린은 많은 약물과 상호작용이 가능하므로 천연 약물이나 일반의약품에 아스피린이 포함되었는지 의사, 약사와 상의한다.

· 약물 치료기간 동안 알코올 섭취를 피한다.

· 약물 치료기간 동안 카페인 섭취를 제한한다.

· 약물 치료효과가 나타나도록 처방에 따라 약물을 복용한다. 복용 후 2~4주 사이에는 투여한 약물의 효과가 나타나지 않는다.

· 위장관 부작용 예방을 위해서 음식, 우유와 함께 복용한다.

· 장용 피복제는 씹지 않는다.

· 심하거나 지속적인 부작용이 발생하면 의사에게 알린다.

· 가정에서 약물 보관에 주의를 기울인다. 어린이 약물 중독의 주요 원인은 아스피린이다. 어린이의 손이 닿지 않는 곳에 약물을 보관하고 아이들이 열지 못하는 보관함을 이용한다.

· Salicylate를 장기간 복용하게 될 경우 의사 처방에 따른 임상검사(BUN, creatinine, 간기능, CBC)를 시행한다.

주요 간호진단

• 질병과정과 관련된 급성통증

• 부작용과 관련된 손상의 위험성

• 약물치료와 관련된 지식 부족

기대되는 효과

• 대상자는 통증감소에 관한 지식을 습득할 것이다.

• 대상자의 약물 치료 동안 심각한 합병증이 발생하지 않을 것이다.

• 대상자와 가족은 약물 치료의 목적과 효과에 대해 이해하고 있음을 보여줄 것이다.

중재

• 음식, 우유, 제산제나 다량의 물과 함께 복용하여 아스피린의 소화기계 부작용을 줄인다.

삼키기 어려운 딱딱한 약물

• 연하곤란 대상자의 경우 정제를 잘게 부수어서 음식이나 음료에 섞어준다. 단, 장용 피복 아스피린의 경우 분말로 조제해서는 안된다.

• 출혈, salicylism(이명, 청력상실 등 salicylate의 독성), 소화기계 부작용이 나타날 경우 투약을 중단하고 의사에게 알린다.

• 예정된 수술 5~7일 전 처방에 따라 아스피린 복용을 중단한다.

평가

- 대상자는 통증이 완화되었다고 말한다.
- 약물 치료기간 동안 위장관 부작용이 없다.
- 대상자와 가족은 약물치료에 대해 이해하고 있음을 보인다(Salicylates에 대한 교육 참조).

Acetaminophen

파라아미노페놀 유도체에는 phenacetin과 acetaminophen 2가지가 있으나 acetaminophen만이 주로 사용되고 있다. Acetaminophen은 일반의약품으로 분류하며, 약한 통증을 완화시키고 해열작용을 한다. 감기와 유행성 독감과 관련한 통증과 증상을 완화시키기 위한 여러 약품에 포함되어 있다.

약동학

Acetaminophen은 위장관을 통해 빠르게 흡수되고 직장 점막을 통해서도 흡수가 잘 된다. 또한 체액에 광범위하게 분포되며 태반을 쉽게 통과할 수 있다. 간에서 대사되고, 신장을 통해 대부분 배설된다. 소량은 모유를 통해 배설된다.

약역학

Acetaminophen은 통증과 열을 감소시키지만 salicylates와는 달리 염증과 혈소판 기능에는 영향을 주지 않는다. 또한 warfarin의 약효를 상승시켜, INR(international normalized ratio) 수치를 증가시킨다.

신비스러운 극적효과!

Acetaminophen의 통증 조절 기전은 잘 알려져 있지 않다. 중추신경계에서 프로스타글란딘의 합성을 억제하며, 말초 신경계에서는 밝혀지지 않은 방법으로 작용한다고 추정된다. 시상하부에 있는 체온조절중추에 직접 작용하여 열을 떨어뜨린다.

약물치료학

Acetaminophen은 열, 두통, 근육통, 전신통을 완화시킨다. 또한 미국관절염협회에 따르면 acetaminophen은 일부 관절염에 효과가 있는 진통제로 명시되어 있다

아동에게는 이럴 때 사용합니다.

Acetaminophen은 어린이의 발열과 인플루엔자 유사(flu-like) 증상치료에 우선적으로 선택되는 약물이다.

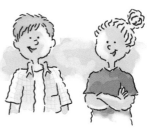

Acetaminophen은 아동의 발열과 감기증상을 치료하기 위해 흔하게 사용된답니다.

약물 상호작용

Acetaminophen은 아래의 약물들과 상호작용을 갖는다.

- Warfarin과 같은 경구용 항응고제나 혈전용해제와 병용투여하면 약물의 효과를 약간 상승시킨다.
- Phenytoin, barbiturates, carbamazepine, isoniazid와 함께 투여 시 간독성의 위험을 증가시킨다. 만성 알코올 중독 대상자의 경우 간독성의 위험이 증가한다.
- 고리형 이뇨제, zidovudine과 병용하면 효과가 감소된다.

부작용

대부분의 대상자들은 acetaminophen에 잘 적응한다. Salicylates와는 달리 acetaminophen은 위장관 장애가 거의 없으며 출혈 경향의 위험도 적다. 그러나 간독성의 위험이 있으므로 하루 총 용량이 반드시 지켜져야 한다. FDA의 권고사항에 따라, 소비자들의 간손상의 위험을 보호하기 위해 제조사는 캡슐, 타블렛 또는 기타 용량 당 325mg 이상의 아세트 아미노펜을 함유한 조합형 약물 판매를 중단했다. 그 외 부작용은 다음과 같다.

- 피부발진
- 저혈당(과용량 시)
- 백혈구 감소증

간호과정

Acetaminophen을 투여받는 대상자에게 적용하는 간호과정은 다음과 같다.

사정

- 치료 전 통증과 염증의 정도를 사정하고, 투약 후 약물의 효과를 평가한다.
- 대상자의 투약력을 확인한다. 일반의약품과 혼합 처방된 진통제에는 acetaminophen이 포함된 제품이 많으므로 하루 총 용량을 계산할 때 이를 고려해야 한다.
- 간독성, 저혈당증, Stevens-Johnson 증후군(발적, 발진, 물집, 표피박리와 심지어 사망까지 이르는 중증 과민성 반응)과 같은 약물의 부작용과 상호작용에 대해 사정한다.
- 대상자와 가족의 약물투약에 대한 지식 정도를 평가한다.

주요 간호진단

- 질병과정과 관련된 급성 통증
- 부작용과 관련된 손상의 위험성
- 약물치료와 관련된 지식 부족

대상자 교육

Acetaminophen

Acetaminophen이 처방된 경우 대상자와 보호자에게 다음의 사항을 교육한다.

· 2세 이하의 아동은 약물복용 전에 의사에게 문의한다.
· 복용기간이 단기간이어야 한다. 아동의 경우 5일, 성인의 경우 10일 이상 복용할 때 반드시 의사에게 문의한다.
· 39.5℃ 이상의 발열, 3일 이상 지속되거나 반복되는 발열 시 의사의 처방없이 복용해서는 안된다.
· 고용량이나 의사의 처방없이 장기간 투여하는 경우에는 간손상을 유발할 수 있음을 명심한다. 과도한 알코올 섭취는 간독성의 위험을 증가시킨다.

· 일반의약품과 처방약품에 포함된 acetamino-phen의 용량을 모두 확인하여 하루 최대 허용량이상 복용하지 않도록 한다. 간독성의 위험이 있으므로 하루 총용량을 초과하지 않는다.
· 투여량의 1% 미만의 저용량이 모유를 통해 배설될 수 있음을 명심한다. 약물은 추천한 용량을 초과하지 않도록 단기간 사용해야 안전하다.
· 만일 피부발진이나 부작용이 일어나면 사용을 중단하고 즉시 의학적 조치를 취해야 한다.
· 만일 임신부라면, 어떠한 진통제라도 주의 깊게 사용해야 하며 약을 복용하기 전에 의료진과 상의해야 한다.

기대되는 효과

- 대상자는 통증 감소에 관한 지식을 습득할 것이다.
- 대상자의 약물치료 동안 심각한 합병증이 발생하지 않을 것이다.
- 대상자와 가족은 약물치료의 목적과 효과에 대해 이해하고 있음을 보여줄 것이다.

중재

- 아동이나 연하 장애가 있는 대상자에게는 시럽형태로 투여한다.

용량을 확인해야 합니다.

- 경구투약 준비 시 시럽이나 엘릭사는 농도(80mg/ml vs 120mg/ml)가 서로 다르므로 용량을 계산할 때 주의한다.
- 어린 아동과 경구투약이 가능하지 않은 대상자의 경우는 직장 내 투약을 한다.

평가

- 대상자의 통증 상태가 경감된다.
- 약물 치료기간 동안 위장관 부작용이 없다.
- 대상자와 가족은 약물치료에 대해 이해하고 있음을 보여준다(대상자 교육-Acetaminophen 참조).

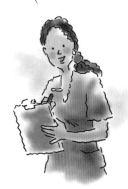

대상자가 복용하는 약물 중 acetaominophen이 포함된 진통제가 있는지 확인합니다. 하루에 복용가능한 acetaominophen 총량을 계산해 보아야 합니다. 자! 어디보자.

약물의 원형

NSAIDs: Ibuprofen

작용
- 기계적 자극이나 다른 화학물질 매개체(bradykinin, histamine)로 통각수용기를 자극하는 프로스타글란딘의 합성을 억제한다.
- 말초와 중추에서 프로스타글란딘 합성을 저해한다.
- 염증이 있을 때 만들어지는 프로스타글란딘의 합성과 분비를 저해한다.
- 중추신경계에서 프로스타글란딘의 합성을 억제하며 해열 효과를 나타낸다.

적응증
- 류마티스관절염
- 월경통
- 골관절염
- 소아관절염
- 경도에서 중증도의 통증
- 발열

간호 시 주의사항
- 기관지 경련, Stevens-Johnson 증후군, 혈액학적 이상, 무균성 수막염과 같은 부작용이 나타나는지 확인한다.
- 완전한 소염효과를 얻기 위해서는 1~2주간의 투약이 필요하다.
- 감염의 증상과 징후가 감춰질 수 있으므로 주의한다.

비선택적 NSAIDs

비스테로이드 소염제(NSAIDs)는 일반적으로 염증을 치료하기 위해 투여된다. 소염 작용은 아스피린의 효과와 동일하며, 통증을 완화시키고 해열 작용을 한다.

비선택적 NSAIDs는 cyclooxygenase-1(COX-1)과 cyclooxygenase-2(COX-2)의 2가지 효소를 억제함으로써 프로스타글란딘의 합성을 저해한다. COX-1과 COX-2 억제약물로는 indomethacin, ibuprofen, diclofenac, etodolac, fenoprofen, flurbiprofen, ketoprofen, ketorolac, mefenamic acid, meloxicam, nabumetone, naproxen, oxaprozin, piroxicam, sulindac 등이 있다.

선택적 NSAIDs는 COX-2 효소를 선택적으로 억제함으로써 프로스타글란딘의 합성을 저해한다. 이러한 선택적 COX-2 억제는 비선택적 NSAIDs에 의한 COX-1 억제와 관련된 위장관 부작용 없이 진통과 소염효과를 보인다(NSAIDs: Ibuprofen 참조).

약동학

모든 NSAIDs(선택적 또는 비선택적)는 위장관을 통해 흡수된다. 대부분 간에서 대사되고 신장에서 일차적으로 배설된다.

약역학

염증이 발생하면 세포막으로부터 프로스타글란딘이 생성되고 배출되면서 통증을 유발한다. 비선택적 NSAIDs는 프로스타글란딘의 합성과 cyclooxcygenase(COX)의 활동을 억제시켜 효과를 발휘한다. NSAIDs는 아라키돈산에서 프로스타글란딘으로 전환하는 COX-1, COX-2, 2가지 cyclooxygenase의 동종효소 모두를 억제한다. COX-1는 위장의 내벽을 유지하는 프로스타글란딘을 생성하는 반면, COX-2는 염증반응을 중개하는 프로스타글란딘을 생성한다. 따라서 COX-1을 억제하면 NSAIDs로 유발되는 위장관 부작용이 나타나지만, COX-2를 억제하면 위장관 부작용 없이 통증과 염증이 완화된다.

약물치료학

NSAIDs는 일차적으로 소염효과를 위해 처방된다. 통증완화를 위해 사용되지만 해열효과를 위해서는 사용되지 않는다(비선택적 NSAIDs의 주의사항 참조).

어디에나 좋을까요?

NSAIDs가 처방되는 질환은 다음과 같다.

- 강직성 척추염(ankylosing spondylitis, 척추에 오는 염증성 관절염)
- 중등도에서 중증 류마티스관절염(말초관절의 염증성 질환)
- 둔부, 어깨나 다른 큰 관절에 있는 골관절염(퇴행성 관절질환)
- 급성 통풍관절염(관절에 요산축적)
- 월경통(통증성 월경)
- 편두통
- 활액낭염(bursitis)
- 건염(tendonitis)
- 경도에서 중등도의 통증

약물 상호작용

NSAIDs와 상호작용하는 많은 약물이 있으며, 이 중 특히 indomethacin, piroxicam, sunlindac 등은 상호작용이 많은 약물이므로 주의하여 투여해야 한다. NSAIDs는 단백질 결합률이 높아 다른 단백질 결합 약물들과 상호작용하기 쉽다. Fluconazole, phenobarbital, rifampin, ritonavir, salicylate 등이 NSAIDs에 영향을 주는 반면, NSAIDs는 경구항응고제, aminoglycoside, 안지오텐신 억제제, 베타 아드레날린 차단제, digoxin, dilantin 등에 영향을 끼친다.

부작용

모든 NSAIDs의 부작용은 유사하며 다음과 같다.

- 복통과 출혈
- 식욕부진
- 설사
- 오심과 위궤양

투약 전 주의사항

비선택적 NSAIDs의 주의사항

대상자와 가족에게 NSAIDs를 투약할 때는 다음의 사항을 교육한다.

- 아동: 몇몇 NSAIDs는 아동에게 투약할 수 없다.
- 노인: 나이에 따라 위궤양의 위험도가 증가한다.
- 임신여성: ketoprofen, naproxen, flurbiprofen, diclofenac은 카테고리 B에 속하는 약물이다. Etodolac, ketorolac, meloxicam, nabumetone, oxaprozin, piroxicam은 카테고리 C 약물이다.
- 수유여성: 대부분의 NSAIDs는 모유로 배설된다. 일반적으로 비선택적 NSAIDs는 수유 중인 여성에게는 투여하지 않는다.

- 간독성
- 기면, 두통, 어지럼증, 혼돈, 현기증
- 이명
- 우울
- 방광염, 혈뇨, 신장괴사
- 고혈압
- 심부전
- 발의 부종

간호과정

NSAIDs를 투여받는 대상자에게 적용하는 간호과정은 다음과 같다.

사정
- 투약을 시작하기 전에 대상자의 질환을 사정한다.
- 투약을 시작하기 전에 대상자의 통증과 염증의 정도를 사정하고 투약 후에는 약물의 효과를 평가한다.
- 대상자의 출혈 증상과 징후를 평가한다. 수술이 예정되어 있다면 출혈시간 (bleeding time) 결과 수치를 확인한다.
- 약물로 인한 독성을 감시하기 위해 약물투여 기간 동안에는 주기적으로 시력, 청력을 평가한다.
- CBC, 혈소판수, PT, 간기능, 신장기능을 평가하고 정기적으로 이상유무를 확인한다.
- 부작용과 약물 상호작용에 대해 숙지하고 아스피린 과민성, 비염, 비강폴립, 천식, 기관지 경련이 나타나는지 주의깊게 관찰한다.
- 대상자와 가족의 약물치료에 대한 지식 정도를 평가한다.

주요 간호진단
- 치료과정과 관련된 급성 통증
- 부작용과 관련된 손상 위험성
- 약물치료와 관련된 지식 부족

기대되는 효과
- 대상자는 통증이 감소되었음을 말할 것이다.
- 대상자가 약물을 복용하고 있는 동안 심각한 합병증이 발생하지 않을 것이다.
- 대상자와 가족은 약물치료의 목적과 효과에 대해 이해하고 있음을 보여줄 것이다.

대상자 교육

비선택적 NSAIDs

비선택적 NSAIDs가 처방되면 대상자와 가족에게 다음의 사항을 교육한다.

- 치료효과를 위해 처방에 따라 복용한다. 몇 종류의 약물은 2~4주 복용해야 약효가 나타나기도 한다.
- 위장관 부작용을 줄이기 위해 음식이나 우유와 함께 복용한다.
- 하루 권장량을 초과해서는 안된다. 12세 미만의 아동에게는 투약하지 않는다. 또한 정해진 투여기간을 초과하여 약물을 복용해서는 안된다.
- 아스피린, 알코올 또는 부신피질호르몬과 함께 복용하면 위장관장애가 증가할 위험이 있음을 숙지한다.

- 흑색변, 혈뇨, 비정상적 출혈(잇몸 등)과 같은 위장관 출혈증상이 있다면 즉시 의료진에게 알린다.
- 약물 복용 중에는 과도한 태양광선에 노출을 피하기 위해 자외선차단제를 바르거나 보호용 의류(모자, 긴팔옷 등)를 착용한다.
- 장기간 약물 복용할 경우 BUN, creatinine, 간기능, CBC 등을 검사해야 한다.
- 지속적이거나 심한 부작용이 있을 때 의사에게 알린다.
- 의사와 상의없이 일반 의약품이나 약초와 함께 복용해서는 안된다.

중재

- 경구로 NSAIDs 투여 시 위장을 통과할 수 있도록 240cc의 물을 복용하게 하고, 약물이 식도에서 머무르는 것을 피하기 위해 투약 후 15~30분 정도 앉아있도록 한다.
- 필요시 잘 삼킬 수 있도록 정제를 부수거나 음식이나 음료에 혼합하여 복용할 수 있다.

위장장애를 줄이기 위해서는

- 우유나 식사와 함께 복용하거나 위장관 부작용 감소를 위해 제산제와 함께 투약한다.
- 약효가 적절하게 나타나지 않는다면 의사에게 알린다.
- 신장 또는 간기능의 이상이 나타나면 약물 투약을 중단하고 의사에게 알린다.

평가

- 대상자는 통증이 경감된다.
- 대상자는 약물 치료 기간 동안 부작용이 발생하지 않는다.
- 대상자와 가족은 약물치료에 대해 이해하고 있음을 보여준다(비선택적 NSAIDs에 대한 교육 참조, 150페이지).

선택적 NSAIDs

COX-2에 의해 생산되는 프로스타글란딘은 통증과 염증에 관련된다. 선택적 NSAIDs(COX-2 억제약물)는 COX-2를 선택적으로 차단하여 통증과 염증을 완화시킨다. 비선택적 NSAIDs 보다 위장장애와 같은 부작용이 적다. 유일하게 사용할 수 있는 선택적 NSAIDs에는 celecoxib 등이 있다.

약동학

Celecoxib는 단백 결합도가 높으며 알부민과 일차적으로 결합하면서 조직 내로 광범위하게 분포된다. 3시간 이내에 최고농도에 이르며 수회 복용했다면 5일간 혈중농도가 유지된다. 간에서 대사되고, 3% 미만이 대사되지 않은 상태로 소변이나 대변으로 배설된다.

약역학

Celecoxib는 COX-2 효소를 선택적으로 차단하여 프로스타글란딘 합성을 억제함으로써 그 효과를 나타낸다.

일부의 부작용은 나타납니다.

이러한 선택적 COX-2 억제제는 비선택적 NSAIDs에 의한 COX-1 억제와 관련된 위장관 장애없이 진통과 소염 효과를 나타낸다. 하지만 어느 정도의 COX-1 억제효과가 일어난다.

약물치료학

Celecoxib는 일차적으로 진통 효과와 염증 완화에 사용된다. 골관절염, 류마티스성 관절염, 급성 통증, 일차적 월경통, 가족성 대장 용종증(familial adenomatous polyposis) 등의 치료에 사용된다.

약물 상호작용

Celecoxib는 간에서 대사되므로 약물 상호작용이 나타난다.

- Celecoxib는 리튬의 청소율(clearance)을 감소시켜 독성을 유발한다.
- 안지오텐신 억제제와 이뇨제의 효과를 감소시킨다.
- 와파린과 함께 복용하면 프로트롬빈시간 시간(PT)이 지연되고 출혈 합병증이 발생할 수 있다.
- 당귀, 국화잎(feverfew),마늘, 생강, 은행잎, 마로니에열매(horse chestnut), 붉은토끼풀(red clover)과 같은 약초와 상호 작용하여 출혈의 위험성을 증가시킬 수 있다.

부작용

- 소화불량, 복통, 오심과 구토, 위궤양(비선택적 NSAIDs 보다는 적게 나타남)
- 고혈압
- 수분정체, 말초부종

- 어지럼증, 두통
- 발진

간호과정

선택적 NSAIDs(COX-2 억제제)를 투여받는 대상자에게 적용하는 간호과정은 다음과 같다.

사정

- 약물치료 시작에 앞서 대상자의 현재 상태에 대한 정확한 사정을 한다.
- 고혈압, 부종, 심부전이나 신장 질환이 있는 경우 celecoxib는 신기능에 영향을 줄 수 있으므로 사용하지 않는다.
- 대상자의 정확한 알레르기 정보를 정확하게 조사한다. Sulfonamide, aspirin, 다른 NSAIDs 등에 과민반응이 있으면 선택적 NSAIDs에도 과민반응이 있을 수 있다.
- 투약을 시작하기 전에 대상자의 통증과 염증의 정도를 사정하고, 투약 후에는 약물의 효과를 평가한다.
- 대상자의 출혈 증상과 징후를 평가한다. 수술이 예정되어 있다면 출혈시간(bleeding time) 수치를 확인한다.
- 약물로 인한 독성을 감시하기 위해 약물투여 기간 동안 주기적으로 시력, 청력을 평가한다.
- CBC, 혈소판수, PT, 간기능, 신장기능을 평가하고 정기적으로 이상유무를 확인한다.
- Celecoxib는 심근경색증의 증상과 징후에 대한 면밀한 평가가 필요하다. 이 약은 뇌졸중과 기타 심장 마비의 위험성이 높은 약물이다. Celecoxib는 심질환, 최근 심장 수술을 한 대상자, 고혈압, 당뇨 및 지질이상이 있는 대상자에게서는 사용하면 안된다.
- 대상자와 가족의 약물치료에 대한 지식 정도를 사정한다.

주요 간호진단

- 질병과정과 관련한 급성 통증
- 부작용과 관련한 손상 위험성
- 약물치료와 관련한 지식 부족

기대되는 효과

- 대상자는 통증이 감소되었음을 말할 것이다.
- 약물 치료 기간 동안 심각한 합병증이 발생하지 않을 것이다.
- 대상자와 가족은 약물치료의 목적과 효과에 대해 이해하고 있음을 보여줄 것이다.

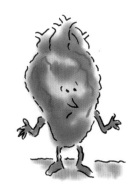

정말 비통하다! Celecoxib는 심장병 발생 위험이 높다는데!!

대상자 교육

선택적 NSAIDs

선택적 NSAIDs 또는 cyclooxygenase – 2(COX – 2)약물이 처방되면 대상자와 가족에게 다음의 사항을 교육한다.

- 투약 전 sulfonamide, aspirin, 다른 NSAIDs 약물의 과민반응 여부를 확인한다.
- 토혈, 혈뇨, 혈변, 흑색변과 같은 위장 출혈의 증상과 흉통, 뇌졸중과 같은 증상, 발진 및 예상치 못한 체중 감소 혹은 부종이 나타나면 의사에게 즉시 알린다.
- 약물 복용 중 임신 가능성이 있거나 임신을 계획하는 경우 의사에게 알린다.
- 위장장애가 있을 때 음식과 함께 약물을 복용한다.

- COX–2 억제제를 포함한 모든 NSAIDs는 간독성을 유발할 수 있다. 간독성의 증상과 징후에는 오심, 피로, 기면, 소양증, 황달, 우상복부의 압통, 인플루엔자 유사 증상 등이 있다. 만일 이러한 증상이 발생 시 약물복용을 중단하고 즉각적인 의학적 조치가 필요하다.
- 약물을 복용한지 며칠이 지나야 통증이 지속적으로 경감된다.
- 의사가 처방하지 않은 일반의약품, 약초 등과 함께 복용하지 않는다.
- 선택적 NSAIDs의 복용 시 반드시 알리도록 한다.
- 알코올은 위장장애를 증가시키거나 출혈 위험성을 높이므로 알코올 음료를 피하거나 최소화한다.

중재

- 약물은 식사유무와 관계없이 복용해도 되지만 음식과 복용하면 위장장애를 줄일 수 있다.
- 투약 전 미리 대상자에게 충분한 수분을 섭취하도록 한다.
- 소량이라도 아스피린과 같이 복용하면 위장출혈의 위험성이 증가한다.
- Celecoxib와 같은 NSAIDs는 수분 정체를 일으킬 수 있으므로 고혈압, 부종, 심부전을 가진 대상자에게 투약하는 경우 면밀하게 관찰한다.
- 약물의 효과가 나타나지 않으면 의사에게 알린다.

평가

- 대상자는 통증이 완화되었다고 말한다.
- 약물치료동안 부작용이 발생하지 않는다.
- 대상자와 가족은 약물치료에 대해 이해하고 있음을 보인다(대상자 교육–선택적 NSAIDs 참조).

Phenazopyridine hydrochloride

Phenazopyridine hydrochloride는 상용되는 아조 염료로서 요로(urinary tract)에 국소적 마취 효과를 나타내며, 투약 후 24~48시간 효과가 지속된다. 주로 비뇨기계 감염과 관련된 통증, 작열감, 긴박뇨, 빈뇨 등의 증상 완화에 사용된다.

소변을 붉게 염색 합니다.

경구 복용 시 phenazopyridine의 35%가 간에서 대사되고, 대사되지 않은 약물은 붉은색 소변으로 배출된다.

노랗게

약물이 신체에 축적되면 피부와 눈의 공막이 노란색으로 변하게 되는데 이때는 즉시 약물복용을 중단한다.

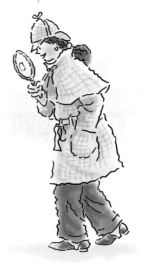

> Phenazopyridine의 흡수와 분포는 아직 밝혀지지 않았답니다. 내가 실마리를 찾아서 확인해 본다면 가능하지 않을까요?

약동학

Phenazopyridine의 흡수와 분해에 대해 알려져 있지 않다. 간에서 대사되고 소변으로 배출된다.

약역학

Phenazopyridine hydrochloride는 요로관의 점막에 국소적인 마취효과를 가진다.

약물치료학

Phenazopyridine hydrochloride는 요로통증을 감소시키는데 사용된다.

간호과정

Phenazopyridine를 투여받는 대상자에게 적용하는 간호과정은 다음과 같다.

사정

- 투약을 시작하기 전 대상자의 질환을 사정한다.
- 투약을 시작하기 전 대상자의 통증과 염증의 정도를 사정하고 투약 후 약물 효과를 평가한다.
- 오심이 발생하면 대상자의 수분섭취를 조정한다.
- 약물치료에 대한 대상자와 가족의 지식 정도를 평가한다.

주요 간호진단

- 질병과정과 관련한 급성 통증
- 부작용과 관련한 손상 위험성
- 약물치료와 관련한 지식부족

기대되는 효과

- 대상자는 통증이 감소될 것이다.
- 약물 치료기간 동안 심각한 합병증이 발생하지 않을 것이다.
- 대상자와 가족은 약물치료의 목적과 효과에 대해 이해하고 있음을 보여줄 것이다.

중재

- 오심을 최소화하기 위해 음식과 함께 투약한다.
- 약물로 인해 소변색이 붉게 변하며, 의복이나 콘택트렌즈에 착색될 수 있음을 대상자에게 알린다. 만일 약물이 효과가 없거나 요로계 통증이 지속되면 의사에게 알린다.

평가

- 대상자는 통증이 완화되었다고 말한다.
- 약물치료 동안 부작용이 발생하지 않는다.
- 대상자와 가족은 약물치료에 대해 이해하고 있음을 보인다.

마약성 진통제와 길항제 Opioid agonists and antagonists

Opioids(마약성 진통제)

Opioids(마약성 진통제)란 양귀비유도체와 천연마약과 유사한 합성약물을 총칭하는 것이다. Opioid agonist(마약성 작용제)에는 양귀비 유도체나 그와 유사한 합성 약물이 포함된다. 이 약물은 대상자의 의식을 소실시키지 않으면서 통증을 완화시킨다. 어떤 opioid agonist는 진해제나 지사제로 사용되기도 한다.

Opioid antagonist(마약성 길항제)

Opioid antagonist(마약성 길항제)는 진통제가 아니다. 이들은 opioid agonist의 효과를 차단하고, 호흡억제, 중추신경억제제와 같은 부작용을 역전환시키기 위해 사용된다. 그러나 진통효과도 역전환되므로 대상자의 통증이 재발할 수 있다.

2가지로 작용하죠!

혼합형 작용-길항제는 작용제와 길항제의 2가지 특성을 지닌 약물이다. 작용제의 성분은 통증을 완화시키고, 길항제 성분은 약물의 독성과 의존성을 감소시키므로 opioids의 부작용인 호흡억제와 약물 남용의 위험성을 줄일 수 있다.

Opioid agonist(마약성 작용제)

Opioid agonist에는 다음과 같은 약제가 포함된다.

- codeine
- fentanyl citrate
- hydrocodone
- hydromorphone hydrochloride
- levorphanol tartrate

약물의 원형

Opioid agonist: 모르핀

작용

- 중추신경계의 아편양물질 수용체에 작용

적응

- 통증

간호 시 주의사항

- 진정작용, 다행감(euphoria), 발작, 현기증, 악몽, 서맥, 쇼크, 심정지, 오심과 구토, 변비, 혈소판 감소증, 호흡억제 등과 같은 부작용을 감시한다.
- Opioid antagonist(naloxone)와 심폐소생술을 위한 기구를 준비한다.

- meperidine hydrochloride
- methadone hydrochloride
- morphine sulfate
- oxycodone
- oxymorphone
- propoxyphene
- remifentanil

절대기준

Morphine sulfate는 다른 진통제의 효과와 부작용을 측정하는 기준이 된다(opioid agonist: 모르핀 참조).

약동학

Opioid agonist는 어떠한 경로로도 투약이 가능하다(다만, 흡입은 일반적이지 않음). 경구투약 시 위장관을 통해 쉽게 흡수된다. 점막이나 경막 내 투약의 효과는 신속하다. 정맥주사는 가장 신뢰할만하고 신속하게(거의 즉각적으로) 통증완화를 가져온다. 피하나 근육주사할 때에는 흡수가 지연될 수 있으며 특히 순환장애가 있는 대상자의 경우 더욱 흡수가 느리다.

Opioid antagonist는 신체조직에 넓게 분포되고, 30~35%의 비교적 낮은 혈장 단백질 결합능을 가지고 있다.

간에서…

이 약물들은 간에서 광범위하게 대사된다. 예를 들면, meperidine은 대사되어 반감기가 긴 독성 대사 산물인 normeperidine으로 대사된다. Normeperidine은 신부전을 일으키거나 중추신경계의 흥분을 일으킬 수 있다. 48시간 이상 meperidine을 투약하면 normeperidine의 축적으로 인한 신경독성과 발작의 위험성을 증가시킨다.

대사산물은 신장을 통해 배설되고 소량은 담관을 통해 변으로 배설된다.

약역학

Opioid agonist는 말초신경계와 중추신경계에 있는 마약수용체와 결합하여 통증을 감소시킨다. opioid agonist가 마약 수용체를 자극하면 체내 통증완화체계의 일부로서 자연적으로 생성되는 마약성분인 엔도르핀(신체 내 통증조절시스템의 일부로서 자연적으로 생성되는 마약성분)과 같은 유사효과를 나타낸다. 수용체 부위에 결합하면 호흡억제와 변비와 같은 부작용뿐만 아니라 진통효과를 나타내고 기침을 억제시킨다(opioid agonist의 작용기전 참조).

평활근에 작용하죠

통증감소 효과뿐만 아니라 opioid agonist 중 특히 모르핀은 위장관과 비뇨생식기계의 평활근에 영향을 미친다. 이로 인해 방광과 요도의 수축을 일으키고, 장의 연동운동을 저하시켜 결과적으로 마약의 가장 흔한 부작용인 변비를 유발한다.

잘 연결되어 있어요

Opioid agonist는 혈관벽 확장을 유발하는데 특히 얼굴, 머리, 목부분을 들 수 있다. 또한 뇌의 기침 중추를 억제시킴으로써 기관지 근육의 수축을 일으키고 진해 효과를 일으킨다. 이러한 작용이 과도하면 유해작용이 될 수도 있는데, 예를 들어 혈관벽을 과도하게 확장할 경우 저혈압을 유발할 수 있다.

약물치료학

Opioid agonist는 급성, 만성, 말기 질환의 심한 통증을 완화하는데 사용된다. 때때로 설사를 조절하고 기침을 억제시키는데도 처방된다. Methadone은 마약중독 대상자에게 일시적으로 사용된다. Fetanyl과 remifentanil은 전신마취 유도 및 유지에 사용된다.

호흡과 심장을 편하게

모르핀은 폐부종 또는 좌심실부전이 있는 대상자의 짧은 호흡을 완화시킨다. 말초 혈관을 확장시켜 말초에 더 많은 혈액을 유지하여 심장의 전부하(preload)는 감소시킨다.

약물 상호작용

Opioids에 영향을 주는 약물에는 amitriptyline, protease inhibitor, dilantin, diazepam, rifampin 이 있다. 삼환계 항우울제, phenothiazine, 항콜린성 약물들은 opioids와 함께 복용하면 심각한 변비와 요정체를 일으킬 수 있다. Carbamazepin warfarin, beta blocker 및 calcium channel blocker 역시 opioids에 영향을 준다. 알콜, 진정제, 수면제 및 마취제의 경우 opioids와 함께 사용하면 호흡수가 떨어지고, 중증호흡부전의 위험을 높인다. Meperidine은 MAO제제와 상호작용하여 경련, 혼수 및 사망에 이르게 할 수 있다(opioid agonist의 주의사항 참고).

부작용

Opioid agonist의 가장 일반적인 부작용 중 하나는 용량이 증가할수록 호흡수와 호흡 깊이가 감소되는 것이다. 이는 발작성 천식이나 주기적 또는 불규칙한 호흡을 유발할 수 있다. 그 외 부작용은 다음과 같다.

알기쉬운 약물기전

Opioid agonist의 작용기전

Meperidine과 같은 opioid agonist는 체내에서 자연적으로 생성되는 통증 조절기전을 모방함으로써 통증전달을 억제한다.

신경접합부

말초 통증 신경세포는 척수의 후각에서 중추신경계의 신경세포와 만난다. 통증 신경세포는 신경접합부에서 통증전달물질인 Substance P를 분비한다. Substance P는 통증자극을 대뇌로 전달하는 중추신경계 신경세포로 전달되도록 돕는다.

접합부에서 일어나는 일

이론적으로 척수의 중간신경세포는 하행 중추신경계에서 자극에 대한 반응으로 내인성 마약을 분비한다. 이러한 마약성분은 말초의 통증 신경세포와 결합하여 Substance P의 분비를 억제하고 통증자극의 전달을 감소시킨다.

Substance P의 차단

합성 마약은 유리된 마약수용체와 결합해 Substance P의 분비를 억제하여 통증전달 차단을 돕는다. 마약은 또한 통증 인식을 변화시키는데 그 정확한 기전은 알려지지않았다.

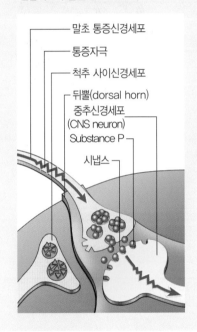
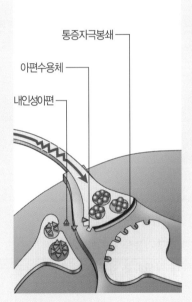
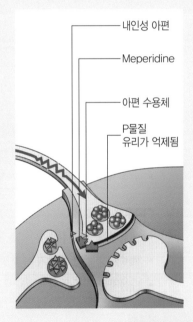

- 얼굴홍조
- 기립성 저혈압
- 동공 축소

Meperidine의 투약 후 부작용은 다음과 같다.

- 진전
- 심계항진
- 빈맥
- 섬망
- 신경독성과 발작(48시간 이상 투약 시)

투약 전 주의사항

Opioid agonist의 주의사항

모르핀(MSO₄)을 투여할 때 마그네슘(MgSO₄)과 혼동이 되지 않았는지 확인한다. 혼동하지 않으려면 약어나 약의 철자를 확인해야 한다. Opioid agonist는 임신 C약물로 분류되어 있으며 모유로 분비된다. 대부분의 의사는 약물 복용한 다음 4~6시간 후에 수유하도록 권장한다.

간호과정

Opioid agonist를 투여받는 대상자에게 적용하는 간호과정은 다음과 같다.

사정

- 대상자의 통증 수준에 대한 정보를 수집하고 약효를 자주 평가한다.

호흡양상을 확인합니다.

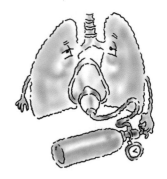

대상자의 호흡수가
평소보다 적어지고
안절부절 하는지,
저산소증 등상의 가능성을
잘 살펴봐야 합니다.
산소가 더 필요할 수 있습니다.

- 약물 투여할 때마다 대상자의 호흡양상을 평가한다. 평상시보다 호흡수가 적고, 안절부절증이 있는지 확인한다. 안절부절증(restlessness)은 저산소증의 보상기전이다.
- 다른 부작용을 관찰한다.
- 호흡억제는 진통효과보다 더 길게 지속될 수 있다.
- 약물의 내성과 의존성을 평가한다. 마약 내성의 첫 번째 징후는 약물효과의 지속기간이 단축되는 것이다.

주요 간호진단

- 질병과정과 관련된 급성 통증
- 호흡기계 억제 효과와 관련된 비효율적 호흡양상
- 약물치료와 관련된 지식 부족

기대되는 효과

- 대상자는 통증 감소를 위한 지식을 습득할 것이다.
- 치료기간 동안 대상자는 적절한 호흡기능을 유지할 것이다.
- 대상자와 가족은 약물치료에 대해 이해하고 있음을 언어로 표현할 것이다.

중재

- 응급카트와 opioid antagonist(naloxone)를 항상 준비한다.
- 정맥주입할 때는 천천히 주사하고, 가급적 용해제로 희석한다. 빠르게 정맥주입하면 부작용 발생 위험이 커진다.
- 혈소판수 감소, 오한상태, 혈액량 감소 또는 쇼크 상태의 대상자에게는 근육주사 또는 피하주사할 때 주의한다. 혈류량이 감소되면 약의 축적과 독성이 증가될 수 있다. 주사부위 경결을 피하기 위해 주사 부위를 회전한다.
  용량을 측정할 때 용액의 농도에 주의를 해야 한다. 다양한 농도로 구강용액을 사용할 수 있다.
- 약물의 효과를 극대화하기 위해서는 일정 용량을 정해진 투약시간에 맞추어 투약한다.
- 안전수칙을 강구한다.
- 무기폐를 예방하기 위해 수술 후 대상자에게 2시간마다 체위변경, 기침, 심호흡을 격려한다.

Opioid agonist

Opioid agonist가 처방되면 대상자와 가족에게 다음의 사항을 교육한다.

- 처방된 약물을 정확하게 복용한다. 원하는 효과를 얻지 못하거나 심각한 부작용이 발생하면 반드시 의사에게 알린다.
- 수면 중 침실 밖으로 움직이거나 걸어갈 때 주의한다. 약물의 효과인지를 알기 전까지는 위험한 행동을 피한다.
- 부가적인 중추신경계의 억제가 나타날 수 있으므로 opioid agonist 복용 시 알코올 섭취를 피한다.
- 변비예방을 위해 식이섬유가 많이 포함된 식사를 하고, 대변 완화제를 투여한다.
- 수술 후 대상자의 경우, 호흡기계 합병증을 예방하기 위해 2시간마다 심호흡, 기침, 체위변경을 시행한다.
- 통증이 지속되면 의사에게 알린다.

- 위장관 장애가 나타나면 음식물과 함께 복용하도록 한다.
- 약물을 갑자기 중단할 경우 나타날 수 있는 금단증상인 진전, 불안, 오심과 구토 등을 관찰한다. 증상 발현에 대해 주의깊게 관찰하고 적절한 치료를 제공한다.

평가

- 대상자는 통증이 완화되었다고 말한다.
- 대상자가 적절한 환기상태를 유지하고 있음을 대상자의 정상적인 호흡, 속도, 리듬, 핑크색 피부로 알 수 있다.
- 대상자와 가족은 약물치료에 대해 이해하고 있음을 보여준다(대상자 교육-Opioid agonist 참조).

Mixed opioid agonist-antagonists(혼합형 마약성 작용-길항제)

Mixed opioid agonist-antagonists(혼합형 마약성 작용-길항제)는 마약의 독성과 의존성을 감소시키면서 통증을 완화한다. 다음과 같은 약물이 포함된다.

- buprenorphine hydrochloride
- butorphanol tartrate
- nalbuphine hydrochloride
- pentazocine hydrochloride(combined with pentazocine lactate, naloxone hydrochloride, aspirin, or acetaminophen)

양쪽 모두

원래 mixed opioid agonist-antagonists는 순수한 opioid agonist에 비해 약물 의존성뿐만 아니라 중독 위험성이 적다. 그러나 보고에 따르면 butorphanol과 pentazocine은 의존성을 일으키기도 한다고 한다. Mixed opioid agonist-antagonists는 opioids를 복용하는 만성 통증 대상자에게 사용하지 않는다.

약동학

Mixed opioid agonist—antagonists는 비경구 투여 시 빠르게 흡수되며, 대부분의 신체조직에 분포하고 태반을 통과한다. 간에서 대사되고 대부분 신장에서 배설된다. Butorphanol 용량의 10% 정도와 소량의 pentazocine은 대변을 통해 배설된다.

약역학

Mixed opioid agonist—antagonists의 정확한 작용기전은 알려져 있지 않다. 그러나, 이러한 약들이 morphine, meperidine과 기타 마약성 수용체 중 일부 수용체에는 길항작용을, 일부 수용체에는 작용제로 작용하여 효능을 나타낸다.

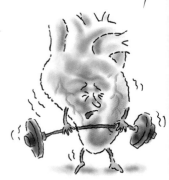

악! pentazocin과 butorphanol은 저의 부담을 크게 한답니다. 저는 이미 힘들어요!

서서히, 천천히!

Buprenorphine은 중추신경계의 수용체와 결합하여 통증지각과 통증에 대한 정서적인 반응을 변화시키는데 정확한 기전은 알려져 있지 않다. 약물이 결합부위로부터 서서히 유리되므로 이 계통의 다른 약물보다 작용시간이 더 길어지는 것으로 보인다.

감정에 빠지지 마세요.

Butorphanol는 정서를 관여하는 뇌 변연계의 마약성 수용체에 작용한다. Pentazocine과 같이 butorphanol은 또한 폐순환에도 작용하여 폐혈관의 저항성을 증가시키게 된다. 두 약 모두 혈압과 심장의 작업부하를 증가시킨다. 따라서 주의해서 사용해야 하며, 심근경색증 대상자는 사용을 피한다.

약물치료학

혼합형 마약성작용—길항제는 수술 후 통증이나 분만 시에 사용된다. 그러나 nalbuphine은 태아와 신생아에게 심각한 부작용을 주게 되므로 분만 중에는 피해야 한다.

의존성이 적어요.

Mixed opioid agonist—antagonists는 약물 의존성이 적으므로 때때로 opioid agonist 대신 처방되기도 한다. 물론 이들도 부작용이 있을 수 있지만 호흡 억제와 변비와 같은 부작용이 덜 나타난다.

약물 상호작용

Barbiturate나 알코올과 같은 중추신경계 억제약물과 함께 복용하면 중추신경계의 억제, 호흡수, 깊이의 억제가 부가적으로 일어날 수 있다.

약물 남용의 경험자에겐

마약남용의 기왕력이 있는 대상자에게 혼합형 마약성 작용길항제인 pentazocine, nalbuphine, 그리고 butorphanol을 투여하면 금단증상이 나타날 수 있으므로 투여해서는 안된다. 그러나 buprenorphine의 설하투여의 경우 금단증상을 예방하고 관리하기 위해 승인되었다.

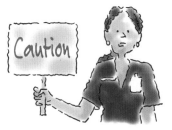

마약남용의 전력이 있는 대상자에겐, 마약성작용-길항제를 처방해서는 안됩니다. 금단증상이 나타난답니다.

부작용

가장 일반적인 부작용은 오심과 구토, 머리가 텅 빈 느낌(light-headedness), 진정, 다행감 등이 있다.

간호과정

마약성 작용-길항제를 투여받는 대상자에게 적용하는 간호과정은 다음과 같다.

사정
- 대상자의 통증 수준에 대한 정보를 수집하고 약효를 자주 평가한다.
- 약물을 투약할 때마다 대상자의 호흡양상을 관찰한다. 평상시 호흡수보다 적어지는지, 안절부절하는 증상이 있는지를 확인한다. 이는 저산소혈증의 보상 반응이다. 호흡억제는 진통효과보다 더 오래갈 수 있다.
- 다른 부작용을 관찰한다.
- 약물의 내성과 의존성을 평가한다. 마약의 내성의 첫 번째 징후는 약물 효과의 지속기간이 단축되는 것이다.

주요 간호진단
- 질병과정과 관련한 급성 통증
- 호흡기계의 억제효과와 관련된 비효율적 호흡 양상
- 약물 치료와 관련한 지식 부족

기대되는 효과
- 대상자는 통증 감소를 위한 지식을 습득할 것이다.
- 치료기간 동안 대상자는 적절한 호흡기능을 유지할 것이다.
- 대상자와 가족은 약물치료에 대해 이해하고 있음을 보여줄 것이다.

중재
- 응급카트와 마약성길항제(naloxone)를 항상 준비한다. Buprenorphine이 과

용되었을 경우 naloxone이 완전하게 호흡억제를 회복시킬 수 없으며 이때에는 기계적인 환기장치가 필요하다. Doxapram과 일반적인 naloxone의 양보다 많게 처방될 수도 있다.

천천히

- 정맥주입 시 천천히 주입하고 가급적 용해제로 희석한다. 빠르게 정맥주입하면 부작용의 발생 위험이 높아진다.
- 안전수칙을 강구한다.
- 무기폐 예방을 위해 수술 후 대상자에게 2시간마다 체위변경, 기침, 심호흡을 격려한다.

금단증상 관찰

- 약물을 갑자기 중단할 경우 나타날 수 있는 금단증상인 진전, 불안, 오심과 구토 등을 관찰한다. 만일 금단증상이 일어난다면 즉시 약물을 중단해야 한다. 약물 의존성이 나타나면 금단증상은 약물중단 후 최대 14일간 나타날 수 있다. 이러한 증상이 일어나는지 주의 깊게 관찰하고 적절한 치료를 제공한다.

평가

- 대상자는 통증이 완화되었다고 표현한다.
- 대상자가 적절한 환기상태를 유지하고 있음을 정상적인 호흡, 속도, 리듬, 핑크색 피부로 알 수 있다.
- 대상자와 가족은 약물치료에 대해 이해하고 있음을 보인다.

Opioid antagonist(마약성 길항제)

Opioid antagonist는 마약 수용체와 결합하지만 마약 수용체를 자극하지 않는다. 반대로 마약성 진통제보다 마약 수용체에 결합력이 높으며, 그 결과 엔카펠린(enkephaline)이나 엔도르핀(endorphin)과 같은 다른 마약 진통제 성분이 수용체와 결합하는 것을 방해하여 약효를 나타내지 못하도록 한다. Opioid antagonist는 다음과 같다.

- naloxone hydrochloride
- naltrexone hydrochloride
- methylnaltrexone

약동학

Naloxone은 근육, 피하, 정맥으로 투여 가능하고, naltrexone은 정제나 용액의 형태로 경구투약이 가능하다. 두 약물 모두 간에서 대사되고 신장으로 배출된다.

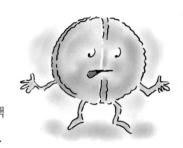

우리 opioids에게는 곤란하죠. opioid antagonist와 경쟁을 하다보면 내 역할을 못하는걸요!

약역학

Opioid antagonist는 경쟁적 저해작용(competitive inhibition)이라 불리우는 과정으로써, 마약 수용체와 결합하여 다른 약물이 더 이상 수용체에 결합하지 못하도록 하여 마약효과를 차단한다.

약물치료학

Naloxone은 마약의 과용량을 치료하기 위해 선택되는 약물이다. 이 약물은 투여 직후 수 초 내에 호흡억제와 진정을 역전시키고 대상자의 활력징후를 안정되게 도와준다. 하지만 마약의 진통효과를 역전시키므로 통증완화를 위해 마약을 투여받은 대상자는 opioid antagonist 투여 후에 통증을 호소하거나 금단증상을 경험할 수 있다.

Methylnaltrexone은 opioids를 지속적으로 복용 중인 대상자에게 변완화제로 반응하지 않는 변비치료에 사용된다.

약물남용 치료를 위해

Naltrexone은 약물 남용을 치료하기 위해 주로 정신치료나 상담과 함께 사용된다. 체내 모든 마약성분 제거를 위해 해독 프로그램을 종료한 대상자에게만 사용하게 된다. 체내에 아직 마약이 남아있는 대상자에게 naltrexone이 투여될 경우 급성 금단 증상이 나타날 수 있다.

약물 상호작용

Naloxone은 특별한 약물 상호작용을 일으키지 않는다. Opioid agonist를 투여 중인 대상자나 마약에 의존적인 대상자에게서는 금단증상을 일으킬 수 있다.

부작용

Naloxone은 다음과 같은 몇 가지 심각한 부작용이 나타날 수 있다.

- 부종, 고혈압, 심계항진
- 정맥염
- 짧은 호흡
- 불안, 우울, 의식상실, 어지러움, 두통, 신경과민, 식욕부진
- 설사 또는 변비
- 오심과 구토, 갈증
- 빈뇨
- 간독성

Methylnaltrexone은 다음과 같은 몇 가지 부작용이 나타날 수 있다.

- 복부통증
- 고창

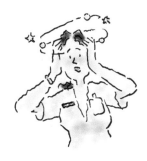

Naltrexone은 두통, 불안, 어지러움등을 유발할 수 있답니다.

- 오심
- 어지럼증
- 설사

갑자기 깨어납니다.

Naloxone은 오심과 구토, 때때로 고혈압이나 빈맥을 일으킬 수 있다. 의식이 없던 대상자가 naloxone 투여 후 갑자기 의식을 회복하면서 과환기와 진전 증상을 경험할 수 있다.

간호과정

Opioid antagonist를 투여받는 대상자에게 적용하는 간호과정은 다음과 같다.

사정

- 투약 전 대상자의 마약 사용력을 확인한다.
- 치료기간 동안 규칙적으로 약물의 효과를 사정한다.
- 대상자의 호흡 깊이와 횟수를 주의 깊게 관찰하고 마약의 작용기간이 naloxone의 작용기간보다 긴 경우에는 호흡억제가 재발될 수 있다.
- 위장관 장애 시 대상자의 수분 섭취를 조정한다.
- 대상자와 가족의 약물치료에 대한 지식정도를 사정한다.

주요 간호진단

- 마약사용과 관련된 비효율적 건강 유지
- 약물로 인한 위장관 장애와 관련된 수분량 부족의 위험성
- 약물치료와 관련한 지식 부족

기대되는 효과

- 대상자는 정상수치의 활력징후를 유지하면서 증상의 개선을 표현할 것이다.
- 대상자는 적절한 소변배출량과 함께 적절한 수분량을 유지할 것이다.
- 대상자와 가족은 약물치료에 대해 이해하고 있음을 보여줄 것이다.

중재

- 심각한 호흡억제나 급성 마약 중독증상이 나타나 길항제를 사용하였을 때, 산소를 공급하고 적절한 환기를 취해준다.
- Opioid antagonist 약물은 마약으로 인한 호흡억제에서만 역전 효과를 나타낸다는 사실을 명심한다. 이러한 목적에서 사용되었을 때 대상자의 빈맥증상을 관찰해야 한다.
- 경막외 모르핀 투약으로 인한 부작용이 발생하였을 때에는 naloxone을 정맥으로 지속 주입한다.

평가

- 대상자는 약물치료에 잘 반응한다.
- 대상자는 적절한 수분량을 유지한다.
- 대상자와 가족은 약물치료에 대해 이해하고 있음을 보인다.

마취제 Anesthetic drugs

마취제에는 general anesthetics(전신마취제), local anesthetics(국소마취제), topical anesthetics(도포성 마취제) 3가지로 분류한다.

흡입하거나 주사로 마취를 합니다.

General anesthetics는 흡인 또는 정맥주사의 2가지 방법으로 나뉘어진다.

Inhalation anesthetics(흡입 마취제)

일반적으로 사용되어지는 흡입용 general anesthetics는 다음과 같다.

- desflurane
- sevoflurane
- enflurane
- isoflurane
- nitrous oxide

약동학

마취제의 흡수와 배설율은 혈액내 용해능력에 의해 결정된다. 폐로 흡입된 마취제는 혈관을 통해 다른 조직으로 분포된다. 뇌, 간, 신장, 심장과 같이 혈류가 많은 기관은 빠르게 분포된다.

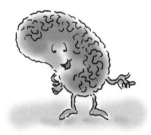

내게 혈류가 많다는 것은 마취제가 더 빨리 작용한다는 것을 의미하죠.

폐나 간을 통해

Inhalation anesthetics는 일차적으로 폐로 배설되는데, halothan, enflurane, sevoflurane의 경우 간으로도 배설된다. 대사물은 소변으로 배설된다.

약역학

Inhalation anesthetics는 일차적으로 중추신경계를 억제하여 의식소실, 감각(통증 포함)상실, 근육의 이완을 유도하며, 다른 기관에도 영향을 준다.

약물치료학

Inhalation anesthetics는 주사 마취제보다 마취의 깊이가 정확하고 빠르게 통제할 수 있으므로 수술에 사용된다. 실온에서는 액체성분인 inhalation anesthetics

는 안전하게 사용하기 위한 특별한 이동장치와 기화기가 필요하다.

Desflurane, isoflurane, nitrous oxide가 가장 일반적으로 사용되는 inhalation anesthetics이다.

금기사항

Inhalation anesthetics는 약물 과민반응, 간 장애, 마취의 치명적 합병증인 악성 고열(골격근강직과 고열이 동반)의 경우 금기이다. 임산부나 수유부의 대상자에게 도 주의깊게 사용해야 한다.

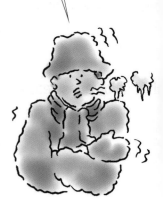

중추신경 억제제를 투여할 때 나타나는 증상처럼 수술 후에 경험할 수 있답니다. 혼돈, 진정, 오! 저체온까지.

약물 상호작용

Inhalation anesthetics와 관련된 가장 중요한 약물 상호작용은 중추신경계, 심 장, 호흡기 억제 약물이다. 이러한 약물과 같이 투여되면 중추신경계 억제, 심장 부정맥, 호흡억제를 유발하여 대상자 상태를 위태롭게 한다.

부작용

가장 흔한 부작용은 정상용량에 과민한 대상자의 반응이다. 즉각적이고 치명적 인 체온상승이 나타나는 악성 고열(malignant hyperthermia)은 inhalation anesthetics의 가장 심각하고 예측할 수 없는 반응이다. 유전적으로 마취제에 민 감한 영향을 받을 수 있는 대상자에게서 발생하며 근육세포에 의한 calcium up-take의 실패로 나타난다. 골격근 이완제 dantrolene이 치료제로 사용된다.

마취에서 깨어나면

수술 후 대상자는 호흡·순환 억제, 혼돈, 안정, 오심과 구토, 운동실조, 저체온 등 과 같은 중추신경계 억제제 투여 시 나타나는 반응을 보일 수 있다.

간호과정

Inhalation anesthetics를 투여받는 대상자에게 적용하는 간호과정은 다음과 같다.

사정

- 대상자가 3일 이내에 복용한 처방성 약물, 비처방성 약물, 약초로 사용하는 약 들에 대해 확인한다.
- 마취제와 수술 후 합병증의 위험 요인(흡연, 비만, 운동제한이나 활동력, 만성 심혈관계 질환, 호흡기, 신장질환, 그 외 다른 질병과정)과 약물 알레르기 정보 를 사정한다.
- 대상자의 활력징후, 혈액학적 검사 결과, 신체상태에 대해 사정한다.

주요 간호진단

- 마취제나 안정제로 인한 손상된 감각지각과 관련된 손상 위험성
- 호흡기계 억제와 관련 비효율적 호흡양상의 위험성
- 약물치료와 관련 지식 부족

기대되는 효과

- 대상자는 손상위험성이 최소화 될 것이다.
- 약물복용시, 대상자는 적절한 환기와 호흡양상을 유지할 것이다.
- 대상자와 가족은 약물치료에 대해 이해하고 있음을 보여줄 것이다.

중재

- 수술 전 양상과 수술 후의 회복에 대해 설명한다.
- 심호흡 운동, 기침, 다리 운동, 조기이상, 적절한 체액 균형과 소변배출과 같은 수술 후 회복에 도움을 주는 활동을 교육한다.
- 대상자의 활력징후, 의식수준, 호흡과 심장혈관계 상태, 혈액학적 검사 결과를 관찰한다.
- 대상자의 통증 반응을 관찰한다.

평가

- 대상자는 주요 합병증이 나타나지 않는다.
- 대상자는 적절한 환기를 유지한다.
- 대상자와 가족은 마취제에 대해 이해하고 있음을 보인다.

I.V. anesthetics(정맥주입용 마취제)

I.V. anesthetics(정맥주입용 마취제)는 외래 대상자의 수술과 같이 단기간 마취가 필요할 때의 전신 마취제로만 사용되어진다. 마취를 빠르게 유도하기 위해서 inhalation anesthetics의 보조적인 요법으로도 사용된다.

정맥마취는
빨리 마취가 된답니다.

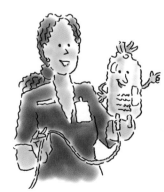

여러 종류

I.V. anesthetics의 약물로는 다음과 같다.

- barbiturates(methohexital, thiopental)
- benzodiazepines(midazolam)
- dissociatives(ketamine)
- hypnotics(etomidate, propofol)
- opiates(fentanyl, sufentanil)

약동학

I.V. anesthetics는 빠르게 용해되고 전신에 잘 분포되며, 태반을 통과하여 모유
에서도 나타난다. 간에서 대사되고 소변으로 배출된다.

약역학

마약성 마취제는 중추신경 전체에 산재하는 특수 수용체를 점유하여, 감각신경에
서 중추신경계로 전달되는 신경전달물질 분비를 변화시킨다. Ketamine은 대뇌피
질과 변연계에 직접 작용하여 대상자의 환경으로부터 깊은 해리감각을 유도하는
것으로 보인다.

점점 졸리죠!

Barbiturates, benzodiazepines, etomidate는 중추신경계 신경전달물질인
GABA(gamma-aminobutyric acid)의 반응을 증가시키는 것으로 보인다. 이는
대뇌의 명료함을 조절하는 망상활동계의 자극을 억제시킨다. 또한 barbiturate는
중추신경계의 뉴런활동을 억제시킨다.

약물 치료학

I.V. anesthetics는 작용시간이 짧으므로 당일수술처럼 단기간에 이루어지는 외과
시술에 이용된다.

Barbiturates는 통증이 거의 없는 수술의 마취제로 사용되거나, 좀 더 큰 시술에
서 다른 약물과 병용하여 투여된다.

Benzodiazepines은 진정작용과 기억상실을 유도하지만 통증을 경감시키지는 않
는다. Etomidate는 마취유도와 nitrous oxide와 같은 저효능(low-potency)
흡입마취제의 보조약물로 사용된다. opioids는 통증을 경감시켜주며, 다른 마취제
의 보조약물로 사용된다.

약물 상호작용

I.V. anesthetics 중 특히 ketamine은 다른 약물과의 상호작용이 많다.

- Verapamil은 etomidate의 마취효과를 증가시키면서 호흡억제와 무호흡을 야
  기시킨다.
- Ketamine과 비탈분극성 약물을 함께 투여하면 신경근육의 효과를 증가시켜 호
  흡 억제가 길어진다.

회복기는 시간이 걸립니다.

- Barbiturates, opioids와 ketamine을 함께 사용하게 되면 마취 후 회복시간이
  연장된다.
- Ketamine과 theophylline을 함께 사용하면 경련을 유발할 수 있다.

- Ketamine과 갑상선 호르몬은 고혈압과 빈맥을 초래한다.

부작용

I.V. anesthetics의 부작용은 약물에 따라 다양하다.

ketamine

- 회복지연
- 비이성적 행동, 흥분, 지남력 상실, 섬망 또는 환상
- 심박동수 증가, 고혈압
- 과도한 타액분비, 눈물
- 오한, 떨림
- 뇌척수액 증가와 안압 상승, 경련

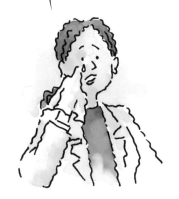

정말 슬프죠!
ketamine을 사용하면
부적절한 행동, 과다한 타액분비,
눈물이 나오니까요.

propofol

- 호흡 억제, 딸꾹질
- 서맥
- 기침, 근육경련
- 저혈압
- 주사부위 통증
- propofolinfusion syndome : 중증 대사성 산증, 횡문근 융해증, 고칼륨혈증, 신장 손상, 심혈관허탈

thiopental

- 호흡 억제, 딸꾹질
- 기침
- 근육경련
- 심장기능과 말초혈관 확장 억제

etomidate

- 딸꾹질, 기침
- 근육경련
- 무호흡
- 주사부위 통증

fentanyl

- 중추신경계 및 호흡 억제
- 저환기, 부정맥

midazolam

- 중추신경계와 호흡 억제
- 저혈압, 어지럼증
- 심정지

간호과정

I.V. anesthetics를 투여받는 대상자에게 적용하는 간호과정은 다음과 같다.

사정

- 대상자가 3일 이내에 복용한 처방성 약물, 일반의약품, 약초에 대해 확인한다.

위험요인 확인

- 마취제와 수술 후 합병증의 위험 요인(흡연, 비만, 운동제한이나 활동력, 만성 심혈관계 질환, 호흡기, 신장질환, 그 외 다른 질병과정)과 약물 알레르기 정보를 조사한다.
- 대상자 상태 변화를 확인하기 위한 기준을 확립하기 위해 활력징후, 혈액학적 검사 결과, 신체상태에 대해 사정한다.

주요 간호진단

- 마취제나 안정제로 인해 손상된 감각지각과 관련한 손상 위험성
- 호흡기계 억제와 관련한 비효율적 호흡양상의 위험성
- 약물치료와 관련한 지식 부족

기대되는 효과

- 대상자는 손상 위험성이 최소화 될 것이다.
- 마취 중 대상자는 적절한 환기와 호흡양상을 유지할 것이다.
- 대상자와 가족은 약물치료에 대해 이해하고 있음을 보여줄 것이다.

중재

- 수술 전의 양상과 수술 후의 회복에 대해 설명한다.
- 심호흡 운동, 기침, 다리 운동, 조기이상, 적절한 체액 균형과 소변배출과 같은 수술 후 회복에 도움이 주는 활동을 교육한다.
- 대상자의 활력징후, 의식수준, 호흡과 심장혈관계 상태, 혈액학적 검사 결과를 감시한다.
- 대상자의 통증반응을 관찰한다.

평가

- 대상자는 주요합병증이 나타나지 않는다.

- 대상자는 적절한 환기를 유지한다.
- 대상자와 가족은 마취제의 사용에 대해 이해하고 있음을 보인다.

local anesthetics(국소마취제)

local anesthetics는 신체의 특정 부위의 통증의 예방과 경감을 위해 투여된다. 또한 노약자에게 general anesthetics를 대체하여 사용된다.

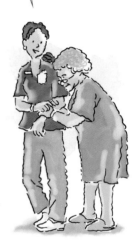

노인에게는 국소마취제가 전신마취보다 안전하답니다.

분류

local anesthetics는 아래와 같이 분류된다.

- 아미드계 약물(분자사슬에 질소 포함, amide drug): bupivacaine, ropivacaine, lidocaine, levobupicaine, mepivacaine, prilocaine
- 에스테르계 약물(분자사슬에 산소 포함, ester drug): procaine, chloroprocaine, etracaine(Amide & ester 예시 참조)

약동학

local anesthetics의 흡수는 다양하지만 체내 전체에 분포한다. 에스테르계와 아미드계의 약물은 다른 형태로 대사되지만 두 약물 모두 소변으로 배설된다.

약역학

local anesthetics는 모든 종류의 신경에 작용하며 접촉부위의 신경 자극을 차단한다. 약물이 축적되어 신경 세포의 세포막을 확장시킬 수 있다. 세포막이 확장됨에 따라 세포는 신경을 전달하는 탈분극 능력을 상실한다.

약물 치료학

local anesthetics는 의학적 시술, 질병, 손상에 의한 통증을 예방하거나 경감시키는데 사용된다. 도포형 마취제나 진통제로 완화되지 않는 심한 통증을 줄이기 위해 투여되기도 한다.

모두에게 쓰이지는 않는

local anesthetics는 노인 또는 아동 대상자의 수술을 위한 전신 마취제로 선호되며, 만성 폐쇄성 폐질환과 중증 근무력증과 같은 호흡 기능 장애 대상자에게 사용된다.

병용해서 투여

몇 가지 시술에서는 local anesthetics는 혈관벽을 수축시키는 에피네프린과 같은 약물과 혼합하여 사용된다. 혈관을 수축시켜 국소적인 출혈을 조절하고, 마취제 흡수를 줄일 수 있다. 흡수가 감소되면 마취부위에서 마취제의 작용이 연장되고, 체내 분포와 중추신경계 영향을 제한할 수 있다.

Amide & ester 예시

아미드계 마취제는 분자구조에 질소를 포함하고 있는 local anesthetics이다.
종류는 다음과 같다.

- bupivacaine hydrochloride
- levobupicaine
- lidocaine hydrochloride
- mepivacaine hydrochloride
- ropivacaine hydrochloride

에스테르계 마취제는 질소가 아닌 산소를 분자구조에 포함하고 있다.
종류는 다음과 같다.

- chloroprocaine hydrochloride
- procaine hydrochloride
- tetracaine hydrochloride

약물 상호작용

local anesthetics는 다른 약물과의 상호작용이 거의 없지만 부작용은 있을 수 있다.

부작용

용량과 관련된 중추신경계 반응으로 불안, 걱정, 안절부절, 신경질, 지남력 상실, 혼돈, 어지럼증, 흐릿한 시야, 진전, 초조함, 오한, 경련 등이 있다. 용량과 관련된 심혈관계 반응은 심근억제, 서맥, 부정맥, 저혈압, 심혈관의 허탈, 심정지 등이 있다.

효과를 나열해 보면

에피네프린과 같이 혈관 수축제를 포함한 local anesthetics 용액은 중추신경계와 심혈관계 반응을 일으킬 수 있다. 증상으로는 불안, 어지럼증, 두통, 초조함, 진전, 심계항진, 빈맥, 협심증, 고혈압 등이 있다.

간호과정

local anesthetics를 투여받는 대상자에게 적용하는 간호과정은 다음과 같다.

사정

- 마취제와 수술 후 합병증의 위험 요인(흡연, 비만, 운동 제한이나 활동력, 만성 심혈관계 질환, 호흡기, 신장질환, 그 외 다른 질병과정)과 약물 알레르기 정보를 사정한다.
- 대상자 상태변화 측정을 위한 기준을 확립하기 위해 대상자의 활력징후, 혈액학적 검사결과, 신체상태에 대해 사정한다.

주요 간호진단

- 마취제로 인해 손상된 감각지각과 관련된 손상 위험성
- 치료과정과 관련한 급성 통증
- 약물치료와 관련한 지식부족

기대되는 효과

- 대상자의 손상위험성이 최소화될 것이다.
- 대상자는 통증 감소를 위한 지식을 습득할 것이다.
- 대상자와 가족은 약물치료에 대해 이해하고 있음을 보여줄 것 이다.

중재

- 치료의 목적과 의도한 효과에 대해 설명한다.
- 대상자의 활력징후, 통증 정도와 심장혈관계 상태, 혈액학적 검사 결과를 관찰한다.
- 대상자의 약물 반응에 대해 관찰한다.

평가

- 대상자는 주요 합병증이 나타나지 않는다.
- 대상자의 통증이 감소한다.
- 대상자와 가족은 약물치료에 대해 이해하고 있음을 보인다.

Topical anesthetics(도포성 마취제)

Topical anesthetics는 경미한 통증의 예방 또는 완화를 위해 피부나 점막에 직접 도포한다.

모두 힘을 합쳐서

리도카인과 tetracaine과 같은 일부 주사용 local anesthetics가 도포용 마취제로 사용된다. 일부 topical anesthetics가 혼합된 상품도 있다. 다른 topical anesthetics에는 다음의 약물이 포함된다.

- dibucaine
- benzocaine
- butacaine
- butamben
- procaine
- dyclonine
- pramoxine
- ethyl chloride
- menthol
- benzyl alcohol

약동학

Topical anesthetics는 프로카인의 점막 도포를 제외하고는 전신 흡수는 적다. 그러나 눈이나 광범위한 화상 또는 손상부위에 자주 도포하거나, 고용량을 사용할 때에는 전신 흡수가 가능하다.

Tetracaine과 다른 에스테르계 약물은 혈액에서 대사되고 일부는 간에서는 소량 대사된다. Dibucaine, lidocaine과 다른 아미드계 약물은 일차적으로 간에서 대사되고 2가지 약물 모두 신장으로 배설된다.

약역학

Benzocaine, butacaine, butamben, procaine, dyclonine, pramoxine은 신경 전달물질 전달을 방해하여 topical anesthetics 효과를 가진다. 이 약물들은 신

경 세포막에서 축적되어 신경막을 확장시키고 탈분극을 예방함에 따라 신경 전달을 방해하게 된다. Dibucaine, lidoccaine, tetracaine는 신경세포막을 통과하여 신경전달을 방해한다.

통증자극을 몰아내는

벤질 알코올과 clove oil과 같은 방향성 물질은 신경의 말단을 자극한다. 이러한 자극이 통증지각을 방해하는 반대자극을 일으킨다.

동결시키는 수준까지

Ethyl chloride 스프레이는 표면에 적용하면 조직을 응결시키고 냉감각 수용체를 자극시켜 응결부위의 신경 말단을 차단한다. Menthol은 선택적으로 냉감각 신경 말단을 자극시켜 차가운 감각과 국소 통증 경감을 일으킨다.

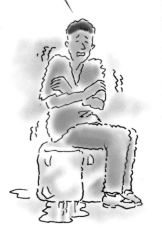

어떤 local anesthetics는 통증을 완화시키기 위해 차가운 느낌이 들게 한답니다.

약물치료학

Topical anesthetics는 다음의 경우에 사용된다.

- 경한 정도의 화상의 통증 완화 및 예방
- 가려움이나 자극을 완화시킬 경우
- 주사 전 해당 부위의 감각 제거
- 요도 카테터와 같은 튜브 삽입 전 점막의 감각 제거
- 인후통이나 구강 내 통증 완화(스프레이나 용액 형태)

Tetracaine은 눈의 topical anesthetics로 사용된다. Benzocaine은 귀에 사용하는 몇 가지 약물에 혼합하여 사용된다.

약물 상호작용

Topical anesthetics는 전신에 거의 흡수되지 않으므로 다른 약물과의 상호작용을 거의 일으키지 않는다.

부작용

도포성 마취제는 약물에 따라 다음의 부작용이 있을 수 있다.

- 일부 topical anesthetics는 발진, 가려움증, 입과 인후의 부종, 호흡곤란과 같은 과민반응을 일으킬 수 있다.
- Benzyl alcohol은 피부자극을 일으킬 수 있다.
- Ethyl chloride와 같은 냉각제(refrigerant)는 적용부위에 동상을 일으킬 수 있다.

간호과정

Topical anesthetics를 투여받는 대상자에게 적용하는 간호과정은 다음과 같다.

사정

- 대상자의 현재 상태와 필요 약물을 사정한다.
- 대상자 상태변화 측정을 위한 기준을 확립하기 위해 활력징후, 통증 정도, 혈액학적 검사 결과, 신체상태에 대해 감시한다.

간호진단

- 마취제로 인해 손상된 감각지각과 관련한 손상 위험성
- 치료 과정과 관련한 급성 통증
- 약물치료와 관련한 지식 부족

기대되는 효과

- 대상자는 손상 위험성이 최소화될 것이다.
- 대상자는 통증 감소를 위한 지식을 습득할 것이다.
- 대상자와 가족은 약물치료에 대해 이해하고 있음을 보여줄 것이다.

중재

- 치료의 목적과 의도한 효과에 대해 설명한다.
- 대상자의 활력징후, 통증정도, 호흡과 심장혈관계 상태, 혈액학적 검사 결과를 관찰한다.
- 대상자의 약물 반응에 대해 관찰한다.

평가

- 대상자는 주요 합병증이 나타나지 않는다.
- 대상자는 약물치료로 통증이 감소함을 표현한다.
- 대상자와 가족은 약물치료에 대해 이해하고 있음을 보인다(대상자 교육-Topical anesthetics 참조).

대상자 교육

Topical anesthetics

Topical anesthetics가 처방된 경우, 대상자와 가족에게 다음의 사항을 교육한다.

- 처방된 상태의 부위에만 약물을 사용한다.
- 도포할 부위를 깨끗하게 한 후 약물을 사용한다.
- 국소자극, 발진 또는 두드러기를 피하기 위해 처방된 만큼만 약물을 사용한다.
- 스프레이 사용 시에는 나오는 약물을 흡입하지 않도록 주의하고 음식 근처, 발열 장소 근처에서 분무해서는 안된다.
- 처방된 약물이 비효과적인 경우 의사에게 알린다.
- 약물사용 중에 생긴 알레르기 정보를 다른 의료진에게 알린다.

퀴즈 Quiz

1. 도포성 마취제인 benzocaine은 광화상(sunburn)의 통증을 어떻게 경감시키나?

   A. 피부표면을 무감각하게 해서 통증 지각을 감소시킨다.

   B. 피부를 응결시켜 신경 자극 전달을 예방한다.

   C. 신경세포의 탈분극을 방해하여 신경자극 전달을 억제한다.

   D. 특이 수용체의 부위에 약물이 자리를 차지함으로써 신경전달물질의 유리를 조절한다.

   Answer: C. Benzocaine은 신경세포의 탈분극을 방해하고, 신경 자극 전달을 억제시켜 통증을 경감시킨다.

2. 수술 동안 전신마취를 받은 후 대상자가 경험하는 가장 많은 부작용은?

   A. 오심과 구토

   B. 경련

   C. 청색증

   D. 심박동수의 증가

   Answer: A. 전신마취 수술 후 대상자는 중추신경 억제약물로 인해 발생하는 부작용인 오심과 구토를 가장 많이 경험한다.

3. Buprenorphine hydrochloride를 투약하기 전 간호사는 대상자에게 마약을
   사용한 경험이 있는지 사정한다. 마약 작용제에 의존성이 있는 대상자에게 혼합
   형 마약작용–길항제를 투약했을 때 일어날 수 있는 반응은?

   A. 과민반응

   B. 변비

   C. 요실금

   D. 금단증상

Answer: D. Opioid agonist의 효과에 반대로 작용할 수 있으므로 mixed opioid
agonist–antagonists는 opioid agonist에 의존이 있는 대상자에게 금단 증상을 유발
할 수 있다.

4. 마약 남용 대상자에게 가장 일반적으로 처방되는 약물은?

   A. butorphanol

   B. naloxone

   C. pentazocine

   D. nalbuphine

Answer: B. Naloxone은 마약의 과용량 치료를 위해 우선 처방되는 약물이다.

5. Aspirin의 가장 일반적인 부작용은?

   A. 호흡수와 깊이의 증가

   B. 오심과 구토, 위장관 장애

   C. 어지럼증과 시야의 변화

   D. 방광감염

Answer: B. Aspirin은 오심과 구토, 위장 장애와 같은 위장관 부작용을 가장 잘
일으킨다.

6. Desflurane은 어떤 종류의 마취제인가?

   A. 전신

   B. 국소

   C. 도포성

   D. 정맥주입용

Answer: A. Desflurane은 흡입 general anesthetics로 사용되어지는 가장 일반적인 약
물이다.

7. Topical anesthetics는 어떻게 사용될 수 있나?

    A. 노약자를 위한 전신 마취제의 대용

    B. 튜브 삽입 전 점막의 감각 제거

    C. 단기간 사용하는 마취제

    D. 특정 부위의 통증 예방과 경감

Answer: B. Topical anesthetics는 통증을 예방하거나 경감시킬뿐 아니라, 점막 표면의 감각을 상실시키는데 사용된다. 또한 가려움증이나 자극을 감소시키고 주사부위를 마비시키거나 인후통이나 구내 통증을 완화시키는데 사용된다.

점수 매기기

★ ★ ★ 7문제 모두를 맞추셨군요! 굉장하십니다. 당신은 진통제의 최강자입니다.

  ★ ★ 5내지 6개의 문제를 맞추셨군요. 훌륭합니다.

    ★ 5문제 미만의 문제를 맞추셨군요. 포기하지 마세요! 고통없이는 무엇이든 얻을 수 없다는 것을 명심하세요.

Chapter 05

심혈관계 약물

학습 내용

◆ 심혈관계 질환에 사용되는 약물의 분류
◆ 약물의 사용과 다양한 작용
◆ 약물의 흡수, 분포, 대사 및 배설
◆ 약물의 상호작용과 부작용

Cardiac glycosides
- digoxin

Class IA 부정맥 약물
- disopyramide phosphate
- procainamide hydrochloride
- quinidine(sulfate, gluconate)

Class IB 부정맥 약물
- mexiletine
- lidocaine

Class IC 부정맥 약물
- flecanide acetate
- moricizine
- propafenone hydrochloride

Class II antiarrhythmics
- acebutolol
- esmolol
- propranolol

Class III antiarrhythmics
- amiodarone
- dofetilide
- ibutilide
- sotalol

Class IV antiarrhythmics
- verapamil
- diltiazem

Adenosine
- adenosine

Nitrates
- amyl nitrite
- isosorbide dinitrate
- isosorbide mononitrate
- nitroglycerin

Beta–adrenergic antagonists
- atenolol
- carvedilol
- metoprolol tartrate
- nadolol
- propranolol hydrochloride

Calcium channel blockers
- amlodipine besylate
- diltiazem
- nicardipine
- nifedipine
- verapamil

Angiotension–converting enzyme
- benazepril
- captopril
- enalapril
- enalaprilat
- fosinopril sodium
- lisinopril
- moexipril
- quinapril hydrochloride
- ramipril
- trandolapril

Angiotensin–receptor blocks
- candesartan cilexetil
- eprosartan
- irbesartan
- losartan
- olmesartan
- telmisartan
- valsartan

Beta–adrenergic antagonists
- acebutolol
- atenolol
- betaxolol
- bisoprolol

- carteolol
- metoprolol tartrate
- nadolol
- pindolol
- propranolol hydrochloride
- timolol

Calcium channel blockers
- amlodipine besylate
- diltiazem
- felodipine
- isradipine
- nicardipine
- nifedipine
- nisoldipine
- verapamil

Sympatholytic drugs
- clonidine hydrocholoride, methyldopa
- doxazocin, phentolamine, prazosin, terazocin
- carvedirol, labetarol
- norepinephrine guanadrel sulfate, guanethidine monosulfate, reserpine

Direct vasodilators
- diazoxide
- hydralazine
- minoxidil
- nitroprusside

Selective aldosterone–receptor antagonist
- eplerenone

Bile–sequestering drugs
- cholestyramine
- colesevelam

- colestipol
- hydrochloride

HMG−CoA reductase inhibitors
- atorvastatin calcium
- fluvastatin sodium
- lovastatin
- pravastatin sodium
- simvastatin

Nicotinic acid
- nicotinic acid

Cholesterol absoption inhibitors
- ezetimibe

약물과 심혈관계 Drugs and the cardiovascular system

심혈관계(cardiovascular system)는 심장, 동맥, 정맥, 림프계로 구성된다. 이러한 구조는 생명유지에 필요한 산소와 영양분은 세포로 운반하고 대사과정에서 생성된 노폐물을 제거하며 신체의 한 장기에서 다른 장기로 호르몬을 운반한다. 심혈관계는 생명유지기능(vital functions)을 하므로 심장이나 혈관계에 문제가 발생하면 건강에 심각한 영향을 미칠 수 있다. 심혈관계기능 개선을 위해 사용되는 약물은 다음과 같다.

- 심근수축력 증강 약물(inotropic drugs)
- 항부정맥 약물(antiarrhythmic drugs)
- 항협심증 약물(antianginal drugs)
- 항고혈압 약물(antihypertensive drugs)
- 이뇨제(diuretics)(8장 비뇨생식기계 약물 참조)
- 지질강하제(antilipemic drugs)

심근수축력증강약물 Inotropic drugs

심근수축력 증강 약물은 심근의 수축력(contractility)을 증가(positive inotropic effect)시키는 작용을 하며 cardiac glycosides와 phosphodiesterase(PDE) 억제제가 있다.

느리게도 작용해요.

Cardiac glycosides는 심박동수 감소(negative chronotropic effect), 방실결절을 통한 자극 전도(electrical impulse conduction) 지연(negative dromotropic effect) 작용도 있다. 이 작용은 심박수를 조절하고 심박수가 너무 빨라지는 것을 방지함으로 심방 세동 대상자에게 유용하다.

조직의 관류 증가는 심기능을 향상시키고 간질액 형성(부종)을 감소시키는 데 도움을 준다. 강심제는 또한 심부전에서 발생하는 좌심실 또는 우심실의 재형성(심근 또는 심실 재형성이라고도 함)을 예방할 수 있다.

Cardiac glycosides(강심배당체)

Cardiac glycosides(강심배당체)는 digitalis(디지털리스)로부터 유도된 약물군으로 foxglove라는 식물에 존재하는 물질이다. Cardiac glycosides로 사용되는 가장 일반적인 약물은 digoxin(디곡신)이다(Cardiac glycosides: digoxin 참조).

약동학

Digoxin의 장내 흡수는 매우 다양해서 캡슐의 형태가 가장 효과적으로 흡수되고 다음이 정제(tablet)의 형태이다. Digoxin은 체내 대부분의 조직에 분포하지만 특히 심근, 간, 콩팥에 고농도로 분포하고 혈장 단백질과의 결합은 극히 미미하다.

흡수되어 배설되기까지

대부분의 대상자에서 소량만이 간과 장내 세균에 의해 장관에서 대사된다. 흡수와 대사는 약물에 따라 다양하며 일부의 대상자는 더 많이 흡수되어 대사되기도 한다. 약물의 대부분은 대사되지 않은 상태로 신장을 통해 배설된다.

약물의 원형

Cardiac glycosides: Digoxin

작용
- 세포막의 Na^+-K^+ ATPase 활성을 억제하여 세포 내의 Na^+, K^+ 의 양을 조절한다.
- 세포외 Ca^{++}을 세포 내로 이동시켜 심근 수축력을 증가시킨다.
- 중추신경계에 작용하여 vagal tone을 증가시켜 동방결절, 방실결절을 통한 자극전도를 느리게 하여 항부정맥 효과를 나타낸다.

적응증
- 심부전

- 심방세동, 심방조동
- 심실상성 빈맥

간호 시 주의사항
- 피로, 흥분(agitation), 환청, 부정맥, 식욕부진, 오심, 설사 등을 관찰한다.
- 심첨박동수(apical pulse)가 60회/분 이하로 감소하면 의사에게 알리고 약물을 중단한다
- 주기적으로 혈청 내 K^+과 digoxin 농도를 검사한다.
- 신기능을 사정한다.

약역학

Digoxin은 세포막의 칼슘 농도 증가로 인한 심근 수축력 증가 효과로 심부전의 치료에 이용될 수 있다. Digoxin은 심근세포 내로 칼슘이동 및 칼슘 방출을 증가시키거나 교감신경말단에서 norepinephrine(노르에피네프린)의 재흡수를 억제한다.

심박동수

Digoxin은 중추신경계에 작용하여 심박동수를 느리게 하므로 심방세동, 심방조동과 같은 심실상성 빈맥(자극전도계의 좌·우각 상방에서 만들어지는 비정상적 심율동) 치료에 유용하게 이용된다. 이 외에 불응기(refractory period, 자극전도계가 자극을 전도할 수 없는 기간)를 증가시킨다.

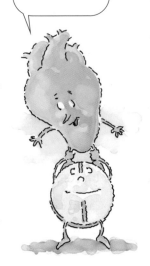

Digoxin은 든든한 후원자에요.

약물치료학

심부전, 심실상성 부정맥 치료 이외에 digoxin은 발작성 심방빈맥(paroxysmal atrial tachycardia, 정상 동성리듬과 빈맥이 교대로 나타나는 부정맥)의 치료 및 심방세동을 치료하는데 사용된다(약물 투여 방법 참조)

약물 상호작용

많은 약물들이 digoxin과 상호작용을 한다.

- Rifampin, barbiturates, cholestyramine, antacids, kaolin, pectin, sulfasalazine, neomycin, metoclopramide는 digoxin의 치료 효과를 감소시킨다.
- 칼슘 제제, quinidine, verapamil, cyclosporine, tetracycline, nefazodone, clarithromycin, propafenone, amiodarone, spironolactone, hydroxychloroquine, erythromycin, itraconazole, omeprazole은 digoxin 독성위험을 증가시킨다.
- Amphotericin B, potassium wasting diuretics, steroids는 digoxin과 함께 투여시 저칼륨혈증을 유발하고 digoxin 독성위험을 증가시킨다.
- Beta-adrenergic blockers와 calcium channel blockers는 digoxin과 함께 투여시 심박동수를 감소시키고 부정맥을 유발할 수 있다.
- Succinylcholine과 같은 neuromuscular blocking drugs(신경근 차단제)와 levothyroxine과 같은 갑상선 제제는 digoxin과 함께 투여 시 부정맥 위험을 증가시킨다.

허브(herbs)류를 너무 많이 섭취하면

- 약초류와 인삼은 digoxin의 혈중농도를 증가시켜 독성의 위험을 증가시킬 수 있다. (Digoxin 독성 참조)

약물투여방법

Digoxin은 반감기가 길기 때문에 심실상성 빈맥의 치료와 같이 즉각적인 약물의 효과를 내기 위해서는 부하용량(loading dose)을 투여해야 한다. 부하용량의 투여로 혈액 내 최소유효 농도에 빠르게 도달할 수 있다.

주의

심부전 대상자에서는 독성을 피하기 위해 부하용량을 투여하지 않는다.

부작용

Cardiac glycosides는 치료지수(therapeutic index : margin of safety)가 좁은 약물이기 때문에 digoxin 독성을 유발할 수 있다. digoxin 독성을 예방하기 위해서 용량은 혈중 농도에 따라 개별적으로 처방한다. digoxin 독성의 증상 및 징후는 다음과 같다.

- 오심과 구토
- 복통
- 설사
- 두통
- 흥분
- 우울
- 불면증
- 혼돈
- 시력변화(흐린시력)
- 부정맥(서맥)
- 완전방실차단

간호과정

Cardiac glycosides를 투여받는 대상자에게 적용하는 간호과정은 다음과 같다.

사정

- 약물치료 전 기저질환에 대한 병력을 조사한다.
- 투약 전 1분 동안 심첨박동을 측정하여 약물의 효과를 확인한다. 처방에 따라 심전도를 평가하고 정기적으로 증상 개선을 확인하기 위해 심폐기능을 사정한다.
- 혈중 digoxin 농도(치료범위 0.5~2ng/ml)를 측정한다. 경구투여 8시간 후에 혈액을 채취한다.
- 칼륨 수치를 주의 깊게 관찰한다.
- 부작용과 약물 상호작용에 주의를 기울인다.

주요 간호진단

- 기저질환과 관련된 심박출량감소
- 발생 가능한 부작용 및 digoxin 독성과 관련된 손상 위험성
- 약물치료와 관련된 지식 부족

기대되는 효과

- 심박출량 개선을 활력증후, 소변량, 의식수준으로 확인할 수 있을 것이다.

Digoxin toxicity

Digoxin은 치료 지수가 좁기 때문에 치료 효과를 내기에 적합한 용량으로도 독성의 징후가 나타날 수 있다. 저칼륨 혈증 대상자는 혈중 digoxin 수치가 상승하지 않아도 digoxin 독성을 나타낼 수 있다. Digoxin 독성 징후는 다음과 같다 :

- 급속한 심실 리듬 변화
- 메스꺼움 및 구토
- 흐린 시력
- 식욕 부진
- 복부 불편
- 정신적 변화

해독제

Digoxin 면역 Fab는 특정 항-digoxin 항체로부터 유래된 항원-결합 단편(Fab)이다. 투약량은 혈청 digoxin 수치 또는 섭취된 digoxin 수치로 결정된다.

- Digoxin 독성의 위험이 최소화 될 것이다.
- 대상자는 약물 치료에 대해 이해하고 있음을 보여줄 것이며 digoxin 독성의 정확한 증상을 표현할 수 있다.

중재

- 갑상선기능 저하증이 있는 대상자는 cardiac glycosides에 아주 민감하므로 저용량이 필요하다는 것을 명심한다. 신기능 감소대상자에서는 감량한다.
- 부하용량 투여 전 심박동수, 리듬, 혈압, 전해질 수치 등을 확인하고 최근 3주 이내에 cardiac glycosides를 복용했는지 확인한다. 임상적으로 다른 문제가 없다면 부하용량은 처음 24시간 동안 항상 2회로 나누어 투여한다.

심박동수를 확인하라.

- 약물을 투여하기 전 1분 동안 심첨박동을 측정하여 기록하고, 심박동수의 갑작스런 증가나 감소, 맥박 결손, 불규칙한 심박동, 이전의 불규칙한 박동이 규칙적으로 변할 때는 의사에게 알린다. 이러한 변화가 있을 때 혈압과 12 유도 심전도를 측정한다.
- 심박동수가 60회/분 이하일 때 약물투여를 중단하고 의사에게 알린다.
- 정맥 내 주사할때는 적어도 5분 이상 천천히 투여한다.
- 선택적 심율동전환(cardioversion)을 계획하고 있다면 1~2일 전에 약물투여를 중단한다. 심율동 전환 후 다시 투약을 한다.
- Colestipol과 cholestyramine은 위장관에서 약물과 결합한다는 것을 기억해야 한다. 부정맥은 phenytoin과 lidocaine 정맥 내 투여로, 생명을 위협하는 치명적인 독성은 digoxin immune fab과 같은 해독제로 치료한다.
- Digoxin 독성의 증상, 증후에 대해 대상자교육을 시행한다.

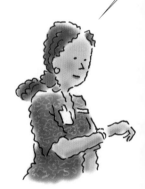

Digoxin 투여 전,
1분 동안
대상자의 심첨맥박을
확인한다.

평가

- 대상자는 적절한 심박출량을 유지한다.
- 대상자에게 digoxin 독성이 나타나지 않는다.
- 대상자와 가족은 약물치료에 대해 이해하고 있음을 보인다(대상자 교육-Digoxin 참조).

Digoxin

Digoxin이 처방되면 대상자와 가족에게 다음 사항을 교육한다.

- Digoxin은 심박동을 증가시키고 심장질환에 동반되는 발목부종, 짧은 호흡, 피로를 경감시킨다.
- Digoxin은 보통 하루에 한 번 매일 동일한 시간에 복용한다.
- 처방된 약물은 반드시 복용한다.
- 약물을 복용하지 못한 경우 2배의 용량을 복용하지 않는다.
- 일반의약품이나 의사의 처방없이 약초를 복용하지 않는다.
- 약물의 용량 조정이 필요한지 알아보기 위해 주기적으로 신체검진, 심전도, 혈액검사를시행한다.
- 심박동수, 리듬의 변화, 오심과 구토, 시야 장애와 같은 부작용이 나타나면 의사에게 알린다. 이러한 증상은 용량 변경이 필요하다는 것을 의미한다.

- 염분섭취를 제한하고 충분한 칼륨을 섭취해야 한다. 처방없이 potassium chloride 같은 염분제제를 복용하면 안되고 식이 처방을 따른다.
- 제조사에 따라 제형(형태와 농도)이 다르므로 약물을 변경하지 않는다.
- 약물 복용 전 교육받은 대로 심박동수를 측정하고 60회/분 이하 시 의사에게 연락한다.
- Digoxin 캡슐을 분쇄하지 않는다. 정제는 분쇄가능하며 식사와 함께 또는 식후에 복용한다.
- 시럽형태의 digoxin을 복용하는 경우 과다복용을 예방하기 위해 정확하게 용량을 확인한다.

항부정맥 약물 Antiarrhythmic drugs

Antiarrhythmic drugs은 부정맥(정상동성리듬의 장애)을 치료하기 위해 사용된다.

약물사용이 좋을까, 나쁠까?

불행하게도 많은 항부정맥 약물은 부정맥을 더 악화시키거나 다양한 다른 부정맥을 유발할 수도 있다. 그러므로 약물치료의 이점을 항상 위험과 비교하여 고려해야 한다. 항부정맥 약물은 4군으로 분류한다.

- I(IA, IB, IC로구분)
- II
- III
- IV

Class I 항부정맥 약물은 가장 많은 약물을 포함하는 sodium channel blockers(나트륨 채널 차단제)로 IA, IB, IC로 나누어진다. Adenosine(발작성 심실상성 빈맥을 치료하기 위해 사용되는 방실결절 차단 약물)은 이 군에 포함되지 않는다.

항부정맥 약물의 작용 기전은 매우 광범위하게 다양하며 몇몇 약물은 한 가지군의 기전으로만 설명할 수 없고, 여러 가지 특성을 나타낸다.

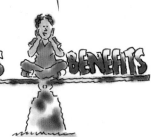

항부정맥 약물은 실제로 부정맥을 더 악화시킬 수도 있다는 것을 이해하고, 위험보다는 치료효과가 클 때 사용해야 합니다.

Class IA antiarrhythmics (Class IA 항부정맥 약물)

Class IA antiarrhythmics(Class IA 항부정맥 약물)은 다양한 심방성, 심실성 부정맥 치료에 사용되며 다음과 같다.

- disopyramide phosphate
- procainamide hydrochloride
- quinidine(sulfate, gluconate)

약동학

경구투여 시 빠르게 흡수되어 대사된다. 빠르게 작용하기 때문에 서방정(sustained release forms)이 약물의 치료농도를 유지하는데 도움이 된다.

뇌에 영향을 미치는 약물은 한가지예요.

모든 장기에 분포하며 qunidine만이 혈액-뇌 장벽을 통과하는 약물이다. 모든 Class IA antiarrhythmics은 간에서 대사되고 대사되지 않은 상태로 신장을 통해 배설되며 산성뇨는 qunidine의 배설을 증가시킨다.

약역학

Class IA antiarrhythmics은 심근세포막전위의 변동과 심박동조절세포(pacemaker cells)에 대한 자율신경 작용을 방해하여 부정맥을 치료한다(Class I 항부정맥 약물은 어떻게 작용할까?).

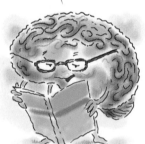

퀴니딘은 혈액 뇌 장벽을 통과하는 유일한 CLASS IA 항부정맥제입니다.

부교감신경 억제로 인한 반사성 교감신경작용이 있어요.

Class IA antiarrhythmics은 동방결절(SA node), 방실결절(AV node)에 대한 부교감신경 작용을 차단한다. 부교감신경 자극은 심박동수를 감소시키므로 부교감신경 차단작용은 방실결절을 통한 자극전도를 증가시킨다.

꼬리에 꼬리를 무는 작용

자극전도 증가는 심방세동과 같은 빠른 심방 활동이 있는 경우 위험할 정도의 빠른 심실박동수 증가를 초래할 수도 있다. 이와 반대로 증가된 심실 박동수는 심방성 부정맥을 동성리듬으로 전환시키는 항부정맥 약물의 작용을 상쇄시킬 수 있다.

알기쉬운 약물기전

Class I 항부정맥 약물은 어떻게 작용할까?

Class I 항부정맥 약물은 심근세포의 활동전위동안 나트륨 채널을 차단하여 자극전도를 방해하고, 세포막 안정전위를 유지한다. 심장의 활동전위는 아래 그림처럼 5단계(phase 0~4)로 나타난다. Class I 항부정맥 약물은 각 phase 별 활동전위에 영향을 미치며, 재분극이 이루어지기 전에 비활성화되거나 다시 열리는 나트륨 채널과 빠르게 결합한다. 이 군의 약물들은 빈맥성 부정맥에 가장 효과적이다.

Phase 4: 심실의 이완기로 안정막 전위를 유지한다 (-85~-95mv).

Phase 0: 이 단계에서 나트륨은 세포로 들어가고 급속한 탈분극이 일어난다. Class IA, IB 항부정맥 약물은 활동전위 기간(action potential phase)을 연장하고 Class IC 항부정맥 약물은 phase 0기의 전도속도를 느리게 한다.

Phase 1: 나트륨 채널이 차단된다.

Phase 2: 나트륨의 수준이 같아진다.

Phase 3: 칼륨이 세포 내에 남아있는 시기로 재분극이 시작된다. Class IA antiarrhythmics은 이때 작용하여 나트륨 채널을 차단한다. 나트륨-칼륨 펌프가 활성화되어 세포 내에는 칼륨, 세포외에는 나트륨을 보유한다.

Phase 4: 칼륨이 세포 내에 남아있고 나트륨은 세포막을 통과할 수 없어 안정막 전위에 도달한다. 그리고 다시 활동전위는 시작된다.

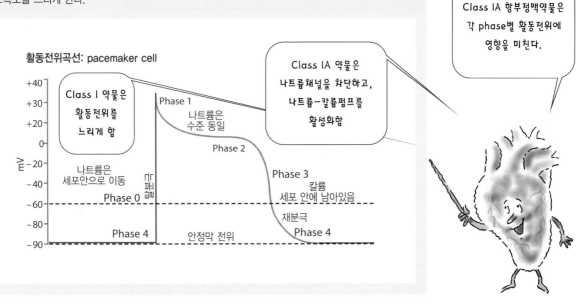

약물치료학

Class IA antiarrhythmics은 심실조기박동, 심실빈맥, 심방세동, 심방조동, 발작성 심방 빈맥치료에 사용된다(Class IA 항부정맥약물: 퀴니딘참조).

약물 상호작용

Class IA antiarrhythmics은 다양한 방법으로 다른 약물들과 상호작용한다.

약물의 원형

Class IA antiarrhythmics: 퀴니딘

주의! 생명을 위협하지 않는 부정맥 치료에서 사망률 증가; 구조적 심장 질환이 있는 경우 위험 증가

작용
- 심근에 직·간접 효과를 준다.
- 자동능(automaticity), 자극전도속도(conduction velocity), 세포막반응성(membrane responsiveness)을 감소시킨다.
- 절대불응기를 연장시킨다.

적응증
- 심방세동, 심방조동, 심방빈맥
- 심방조기수축, 심실조기수축
- 발작성 심실상성 빈맥

간호 시 주의사항
- 현훈, 두통, 부정맥, 심전도의 변화(QRS complex widening, prolonged QT interval), 저혈압, 심부전, 이명, 설사, 오심과 구토, 혈액학적 문제, 간독성, 호흡정지, 혈관부종, 열, 일시적 청력상실과 같은 부작용을 관찰한다.
- 맥박과 혈압을 자주 측정한다.
- 치료 전 항응고제가 투여될 수 있음을 명심한다.

- Disopyramide는 macrolide계열 항생제(clarithromycin, erythromycin)와 병용 시 다형성 심실빈맥의 위험 요인인 QT 간격 연장을 초래할 수 있다.
- Disopyramide와 verapamil 병용 시 심근억제효과가 있어 심부전 대상자에게 사용해서는 안된다.
- Beta-adrenergic blockers와 같은 항부정맥 약물과 병용 시 부정맥의 위험이 증가한다.
- Qunidine과 neuromuscular blocking drugs 병용 시 골격근 이완을 초래한다.
- Qunidine은 digoxin 독성을 증가시킨다.
- Rifampin, phenytoin, phenobarbital은 quinidine, disopyramide의 효과를 감소시킬 수 있다.
- Sodium bicarbonate와 cimetidine은 퀴니딘, 티아지드계 이뇨제 및 탄산 탈수 효소 억제제의 수준을 증가시킬 수 있다. 농도를 증가시킬 수 있다.
- 항진균제와 quinidine 병용 시 심혈관계 문제 발생의 위험을 증가시킬 수 있다 (병용해서는 안된다).
- 자몽(grapefruit)은 quinidine의 흡수를 지연시킬 수 있다.
- Verapamil은 간 청소율을 현저히 떨어뜨린다.

부작용

Class IA antiarrhythmics 중 quinidine은 흔하게 설사, 복부경련, 오심과 구토, 식욕부진, 쓴맛과 같은 소화기계 증상을 유발한다.

약물사용이 좋을까, 나쁠까?

Class IA antiarrhythmics은 부정맥 치료 시 자극전도지연으로 인한 또 다른 부정맥을 유발할 수도 있다.

간호과정

Class IA antiarrhythmics을 투여받는 대상자에게 적용하는 간호과정은 다음과 같다.

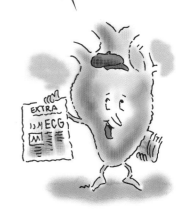

그거 알아요?
Class IA antiarrhythmics은 부정맥을 치료할뿐만 아니라 부정맥을 유발하기도 한데요.

사정

- 약물치료 전, 후에 정기적으로 부정맥을 사정한다.
- 약물치료가 시작되고 용량이 조정되면 지속적으로 심전도를 모니터한다. 특히 심실성 부정맥, 심전도의 변화(QRS complex widening, prolonged QT interval)를 모니터한다.
- 활력징후를 자주 측정하여 독성 증상과 부작용을 사정한다
- 약물투여 전 심첨맥박과 혈압을 측정한다.
- 지시에 따라 혈중 약물 농도를 측정한다.
- 지시에 따라 간기능검사와 같은 혈액검사를 시행한다.
- 부작용과 약물 상호작용에 주의를 기울인다.
- 약물치료에 대한 대상자와 가족의 지식 정도를 평가한다.
- 대상자의 섭취량과 배설량을 모니터한다.
- 혈중 전해질 농도를 평가한다.

주요 간호진단

- 부정맥, 심근억제와 관련된 심박출량 감소
- 부작용과 관련된 손상 위험성
- 약물치료와 관련된 지식 부족

기대되는 효과

- 심박출량 개선을 혈압의 안정, 심장 모니터, 적절한 소변량으로 확인할 수 있을 것이다.
- 부작용으로 인한 합병증이 감소할 것이다.
- 대상자는 약물치료에 대해 이해하고 있음을 보여줄 것이다.

대상자 교육

항부정맥 약물

항부정맥 약물이 처방되면 대상자와 가족에게 다음 사항을 교육한다.

- 항부정맥 약물은 불규칙한 심박동을 멈추고 심장이 효과적으로 박동하도록 도와준다.
- 처방된 약물을 정확하게 복용하는 것이 중요하다. 투약시간을 정확히 맞추기 위해 알람시계를 이용할 수도 있다.
- 약물 복용 전 심박동수를 측정하여 불규칙하거나 60회/분 이하이면 의사에게 알린다.
- 중추신경계 증상이 발생하면 집중을 요하는 위험한 활동은 피한다.
- 처방된 약물이 수분정체를 유발한다면 수분 및 염분섭취를 제한한다.
- 소화기계 증상이 나타나면 disopyramide와 qunidine은 음식물과 함께 복용한다.
- Verapamil은 공복 시 또는 식후 1~2시간에 복용해야 한다.

- Qunidine 복용 시에는 citrus juice, 우유, 야채와 같은 음식물 섭취를 제한하고 소변을 알칼리화하는 처방없이 구입한 약물(제산제)은 피하도록 한다.
- 변비나 설사, 흉통, 호흡 곤란, 귀 울림, 붓기, 비정상적으로 느리거나 빠름 맥박, 갑작스럽고 불규칙한 맥박 또는 발진과 같은 부작용이 나타나면 의사에게 보고해야 한다
- 피곤하다면 낮동안 주로 활동을 하고 주기적으로 휴식을 취한다.
- 오심과 구토, 식욕상실이 있다면 소량씩 자주 음식을 먹거나 음식과 함께 약을 복용한다.
- Disopyramide 복용 시 빛에 민감하게 되므로 오랫동안 햇빛에 노출되는 것을 피해야 한다.
- 처방없이 구입한 약물(OTC)이나 약초를 복용하지 않는다. 이러한 약물들과 약제들은 항부정맥 약물의 작용을 방해한다.
- 항부정맥 약물 치료에 대한 반응과 심장리듬을 평가하기 위해 병원을 방문한다.
- 처방없이 투약을 중단해서는 안된다

중재

- 서방정(sustained-release tablets)은 분쇄하지 않는다.
- 부작용 발생 시 의사에게 알린다.
- 위급한 부정맥 치료 시 정맥 내로 투여한다.

평가

- 대상자는 적절한 심박출량을 유지하여 정상 활력징후, 적절한 조직관류를 보인다.
- 대상자에게 심각한 부작용이 발생하지 않는다.
- 대상자와 가족은 약물치료에 대해 이해하고 있음을 보여준다(대상자 교육-항부정맥 약물 참조).

Class IB antiarrhythmics(Class IB 항부정맥 약물)

Class IB antiarrhythmics(Class IB 항부정맥약물)은 mexiletine과 lidocaine이있다. Lidocaine은 급성 심실성 부정맥 치료에 사용된다.

약동학

Mexiletine은 경구투여 시 위장관을 통해 잘 흡수된다.
주의! 사망률 증가 : 생명을 위협하는 심실성 부정맥에 대한 사용을 제한하십시오.

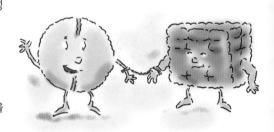

그래도 걱정하지 마세요.
나를 좋아하는 혈장단백이
꼼짝못하게 하더라도
아직 결합하지 않은 나머지가
제대로 일을 해줄거예요..

Class IB antiarrhythmics: 리도카인

작용
- 푸르킨에 섬유에 직접 작용하여 이완기 동안 심실의 탈분극, 자동능, 흥분성을 저하시킨다.

적응증
- 생명을 위협하는 심실성 부정맥

간호 시 주의사항
- 혼돈, 진전, 안절부절, 발작, 저혈압, 새로운 부정맥, 심정지, 이명, 시야흐림, 호흡부전, 아나필락시스 등과 같은 부작용을 관찰한다.
- 약물독성이 있으므로 혈중 리도카인 농도를 측정한다.
- 전해질, 혈중 요소질소, 크레아티닌을 측정한다.

약물작용 전 결합을 먼저 하지요.

Lidocaine은 뇌를 포함하여 모든 장기에 광범위하게 분포한다. Lidocaine과 mexiletine은 혈장단백과 1/2 정도 결합하고 결합하지 않은 일부만이 약물효과를 나타낸다.

Class IB antiarrhythmics은 간에서 대사되어 소변으로 배설되고 mexiletine은 모유로도 배설된다.

약역학

Class IB antiarrhythmics은 심장의 활동전위 기간(depolarization-repolarization cycle)의 탈분극(depolarization) 동안 세포 내로 sodium 이온의 빠른 유입을 차단하여 불응기를 줄이고 부정맥 발생의 위험을 감소시킨다.

심실을 위한 IB 약물

Class IB antiarrhythmics은 심실의 심근세포와 푸르킨예 섬유(purkinje fiber)에 작용하여 심실성 부정맥 치료에 사용된다(Class IB antiarrhythmics: 리도카인).

약물치료학

Class IB antiarrhythmics은 심실성 이소박동(ventricular ectopic beats), 심실빈맥, 심실세동에 사용된다.

약물 상호작용

Class IB antiarrhythmics은 phenytoin, propranolol, procainamide, quinidine과 같은 항부정맥 약물과 함께 투여 시 부가적인 작용과 길항작용 모두를 나타낼 수 있다.

- Rifampin은 mexiletine의 효과를 감소시킬 수 있다.

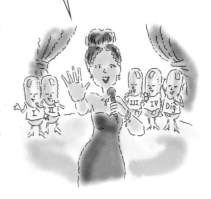

중지! 리듬의 이름으로… class IB antiarrhythmics와 다른 항부정맥제를 병용하면 부작용이나 길항작용이 나타날 수 있어요. 그리고 그것은 리듬을 완전히 없애 버릴 것입니다!

- Mexiletine과 theophylline을 병용 시 혈중 theophylline 농도가 증가한다.
- Mexiletine과 함께 beta-adrenergic blockers나 disopyramide를 투여할 때 심근 수축력이 감소할 수 있다.

부작용

Class IB antiarrhythmics의 부작용은 다음과 같다.

- 졸림
- 머리가 텅 빈 느낌
- 이상감각
- 감각장애
- 저혈압
- 서맥

Mexiletine의 부작용은 저혈압, 방실전도장애, 서맥, 혼돈, 운동실조증, 시야흐림, 오심과 구토, 진전, 현기증 등이 있다. Lidocaine 독성은 발작, 호흡정지, 심정지를 유발할 수 있다.

간호과정

Class IB antiarrhythmics을 투여받는 대상자에게 적용하는 간호과정은 다음과 같다.

사정

- 약물치료 전·후에 규칙적으로 부정맥을 사정한다.
- 약물치료가 시작되고 약물 용량이 조정되면 지속적으로 심전도를 모니터한다
- 정맥 내로 약물을 투여하는 경우 반드시 심장모니터를 해야 한다.
- 활력징후 특히 혈압, 심전도를 자주 측정한다.
- 부작용과 독성 증상을 사정한다. 혈중 내 lidocaine 농도가 증가하면 신경과민(nervousness), 혼돈, 어지러움, 이명, 졸림, 이상감각, 구강주변 무감각증이 나타날 수 있다. 급성 독성 증상으로 발작, 심혈관계허탈(cardiovascular collapse), 호흡정지가 초래될 수 있다.
- 약물투여 전 심첨맥박과 혈압을 측정한다.
- 지시에 따라 혈중 약물농도를 측정한다. Lidocaine의 치료농도는 2~5μg/ml이다.
- 지시에 따라 혈중 요소질소, 크레아티닌과 같은 혈액검사를 시행한다.
- 약물치료에 대한 대상자와 가족의 지식 정도를 평가한다.

주요 간호진단

- 부정맥, 심근억제와 관련된 심박출량 감소
- 부작용과 관련된 손상위험
- 약물치료와 관련된 지식 부족

기대되는 효과

- 심박출량 개선을 혈압의 안정, 심장 모니터, 적절한 소변량으로 확인할 수 있을 것이다.
- 부작용으로 인한 합병증이 감소할 것이다.
- 대상자는 약물치료에 대해 이해하고 있음을 보여줄 것이다.

중재

- 약물투여 시 주입펌프를 사용해야 한다. Lidocaine은 4mg/min을 초과해서는 안되며 빠른 주입은 독성의 위험을 증가시킨다.
- 정맥투여 시 희석해서 사용한다.
- 근육주사로 lidocaine을 투여할 경우 삼각근에 주사한다.
- 근육주사는 크레아티닌키나제(CK: creatine kinase) 증가를 초래할 수 있음을 명심해야 한다. CK-MM 동종효소(심근이 아닌 골격근에서 유리)는 근육 내로 약물을 투여받은 대상자에서 유의하게 증가할 수 있다.
- 서방정은 분쇄하지 않는다.
- 서방정과 지속정(extented release)은 대체약물(interchangeable)이 아님을 명심해야 한다.
- 중추신경계 증상이 나타나면 안전 대책을 강구한다.
- 부작용이 나타나면 의사에게 알린다. Lidocaine 독성이 나타나면 즉시 약물투여를 중단하고 의사에게 알린다. 지속적 약물투여는 발작, 심혈관계 허탈, 혼수, 호흡정지를 유발할 수 있다.
- 급성 부정맥을 치료하기 위해서 정맥투여한다. 부정맥이 악화되거나 심전도의 변화(QRS complex widening, prolonged QT interval)가 있다면 약물투여를 중단하고 의사에게 알린다.
- 대상자를 교육한다.

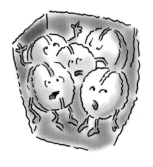

서방정은 분쇄하면 안된다는 것을 명심할것!

평가

- 대상자는 적절한 심박출량을 유지하여 정상 활력징후, 적절한 조직관류를 보인다.
- 대상자에게 심각한 부작용이 발생하지 않는다.
- 대상자와 가족은 약물치료에 대해 이해하고 있음을 보인다.

Class IC antiarrhythmics(Class IC 항부정맥 약물)

Class IC antiarrhythmics(Class IC 항부정맥 약물)은 중증의 불응성 심실성 부정맥치료에 사용되며 약물은 다음과 같다.

- flecanide acetate
- moricizine (Class 1A, IB 및 IC 특성을 공유하는 Class I 항부정맥제)
- propafenone hydrochloride

약동학

경구투여 시 흡수가 잘되며 간에서 대사되어 대변으로 배설되는 propafenone만 제외하고는 1차적으로 신장으로 배설된다(Class IC antiarrhythmics: propafenone참조).

Moricizine은 경구투여 시 38%가 흡수되고 이중 대부분은 대사되고 1% 이내만 대사되지 않은 상태로 신장으로 배설된다. 혈장단백과 대부분 결합하여 극히 일부만이 항부정맥 효과를 낼 수 있는 형태로 존재한다.

약역학

Class IC antiarrhythmics은 1차적으로 자극전도계의 전도를 지연시킨다. Moricizine은 활동전위에서 sodium이온의 빠른 세포 내 유입을 감소시켜 탈분극과 효과적 절대 불응기를 억제한다.

약물치료학

Class IC antiarrhythmics은 Class IB antiarrhythmics과 마찬가지로 생명을 위협하는 심실성 부정맥에 사용한다. 또한 심실상성 부정맥에도 사용된다.

빈맥의 치료

Flecanide와 propafenone은 구조적인 심질환이 없는 대상자의 발작성 심실상성 빈맥(PSVT)에 사용될 수 있다. Moricizine은 지속성 심실빈맥과 같은 치명적인 심실성 부정맥 치료에 사용된다.

약물 상호작용

Class IC antiarrhythmics은 다른 항부정맥 약물과 함께 투여 시 몇 가지 부가적인 작용을 나타낼 수 있다.

- Digoxin과 병용 시 flecanide와 propafenone은 digoxin 독성 위험을 증가시킨다.
- Qunidine은 propafenone의 효과를 증가시킨다.
- Cimetidine은 moricizine의 혈중 농도 및 독성의 위험을 증가시킨다.
- Propranolol과 digoxin은 moricizine과 함께 투여 시 PR 간격이 연장된다.
- Moricizine을 투여하는 대상자에서 theophylline 농도가 감소될 수 있다.
- Propafenone은 metoprolol, propranolol의 혈중 농도와 효과를 증가시킨다.
- Warfarin은 propafenone의 농도를 증가시킬 수 있다.

약물의 원형

Class IC antiarrhythmics : propafenone

주의!

사망률 증가. 무증상에서 그리고 생명을 위협하지 않는 증상이 있는 심실성 부정맥에 사용하지 마십시오.

작용

- 프르킨에 섬유와 심근세포에서의 세포 내 sodium 이온의 유입을 감소시킨다.
- 방실결절, 히스–푸르킨예, 심실 내 조직에서의 흥분성, 자극 전도 속도, 자동능을 감소시킨다.
- 방실결절에서의 불응기를 연장한다.

적응증

- 생명을 위협하는 심실성 부정맥

간호 시 주의사항

- 위장관 부작용을 최소화하기 위해 음식물과 함께 투여한다.
- QRS 군(QRS complex)이 25% 이상 넓어졌을 때 의사에게 알린다.
- Digoxin과 함께 투여 시 심전도와 혈중 digoxin 농도을 자주 모니터해야 한다.

부작용

Class IC antiarrhythmics은 부정맥을 더 악화시키거나 새로운 부정맥을 유발하는 등의 심각한 부작용을 유발할 수 있다(특히 moricizine의 경우). 사망위험이 높기 때문에 구조적인 심장질환이 있는 대상자에게 이 약물을 투여하지 않는다. 이 외에 심혈관계 부작용으로 심계항진, 얕은 호흡, 흉통, 심부전, 심정지 등이 나타날 수 있다. Propafenone은 베타−아드레날린 수용체 차단 효과가 있어 기관지경련을 유발할 수 있다.

소화기계 불편감이 힘들게 해요

소화기계 부작용으로 복통, 속쓰림, 오심과 구토가 나타날 수도 있다.

간호과정

Class IC antiarrhythmics을 투여받는 대상자에게 적용하는 간호과정은 다음과 같다.

사정

- 약물치료 전 · 후에 정기적으로 부정맥을 사정한다.
- 약물치료가 시작되고 약물 용량이 조정되면 지속적으로 심전도를 모니터한다.
- 활력징후를 자주 측정하고 부작용과 독성 증상을 사정한다.
- 약물투여 전 심첨박동과 혈압을 측정한다.
- 지시에 따라 혈중 약물 농도를 측정한다.
- 지시에 따라 간기능 검사와 같은 혈액검사를 시행한다.
- 부작용과 약물 상호작용에 주의를 기울인다.
- 약물치료에 대한 대상자와 가족의 지식 정도를 평가한다.

주요 간호진단

- 부정맥 혹은 심근억제와 관련된 심박출량 감소
- 부작용과 관련된 손상 위험
- 약물치료와 관련된 지식 부족

기대되는 효과

- 심박출량 개선을 혈압의 안정, 심장 모니터, 적절한 소변량으로 확인할 수 있을 것이다.
- 부작용으로 인한 합병증이 감소할 것이다.
- 대상자는 약물치료에 대해 이해하고 있음을 보여줄 것이다.

중재

- 서방정은 분쇄하지 않는다.

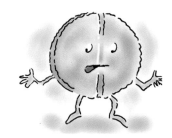

안전하게 사용해야 합니다. 관련없는 것처럼 보일지라도 부작용이 나타나면 의사에게 알리십시오.

- 중추신경계 증상이 나타나면 안전대책을 강구한다.
- 부작용이 나타나면 의사에게 알린다.
- 급성 부정맥을 치료하기 위해서 정맥투여한다.
- PR 간격, QRS complex가 25% 이상 증가 시 의사에게 알리고 투여 약물의 용량을 줄인다.
- Digoxin과 병용 시 심전도를 모니터하고 자주 digoxin 혈중 농도를 측정한다.
- 대상자를 교육한다.

평가
- 대상자는 정상 활력징후, 적절한 조직관류로 확인할 수 있는 적절한 심박출량을 유지한다.
- 대상자에게 심각한 부작용이 발생하지 않는다.
- 대상자와 가족은 약물치료에 대해 이해하고 있음을 보인다.

Class II antiarrhythmics(Class II 항부정맥 약물)

Class II antiarrhythmics(class II 항부정맥 약물)은 베타 아드레날린 차단제 혹은 베타차단제로 알려져 있는 베타 아드레날린 길항제로 약물은 다음과 같다.
- acebutolol(일반적으로 사용되지 않음)
- esmolol
- propranolol

약동학

Acebutolol, propranolol은 경구투여 시 위장관으로 대부분 흡수되며, esmolol은 정맥투여만 가능하고 빠르게 분포하므로 즉각적으로 이용할 수 있다.

혈액-뇌 장벽을 통과하는 약물은 따로 있어요.

Acebutolol, esmolol은 지질용해성(lipid solubility)이 낮아서 혈액-뇌 장벽(fatty cell이 혈액-뇌 장벽으로 작용)을 통과할 수 없다. Propranolol은 지질용해성이 높아서 쉽게 혈액-뇌장벽을 통과한다.

실제 이용되는 약물은 아주 적어요.

Propranolol은 간에서의 초회 통과효과(first pass effect)로 대부분 대사되어 극히 일부만 체내 분포된다.

Esmolol은 적혈구에 의해 대사되어 단지 1%만 소변으로 배설되고 acebutolol의 약 50%는 대변으로, propranolol의 대사산물은 소변으로 배설된다.

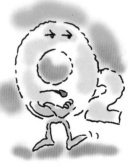

흠..
내가 필요하지 않을 때를 알고있어요.

약역학

Class II antiarrhythmics은 심장 자극전도계의 베타-아드레날린 수용체를 차단한다. 결과적으로 동방결절(SA node)의 자동능과 방실결절 및 다른 심근세포의 자극전도를 억제한다.

수축력을 감소시켜요.

또한 심근수축력을 감소시켜 산소요구량을 줄이는 효과가 있다.

약물치료학

Class II antiarrhythmics은 심방조동, 심방세동, 발작성 심방 빈맥에서 심실 박동수를 감소시킨다.

약물 상호작용

Class II antiarrhythmics은 다양한 약물 상호작용을 나타낸다.

- Phenothiazines, 항고혈압 약물과 병용 시 항고혈압 효과가 증가된다.
- 비스테로이드 소염제(NSAIDs)와 병용 시 체액정체를 유발하고 약물의 항고혈압 효과는 감소시킨다.
- 교감신경 유사약물(sympathomimetics) 작용은 감소할 수 있다.

주의해야 할 약물 상호작용!

- Verapamil과 병용 시 심장억제 작용으로 저혈압, 서맥, 방실 차단, 심정지 등을 유발할 수 있다.
- Beta-adrenergic blockers는 sulfonylureas의 효과를 감소시킨다.
- Digoxin은 esmolol과 병용 시 digoxin 독성 위험이 증가한다.

섭취량, 배설량, 체중을 모니터해야해요.
조금만 신경쓰지 않으면 과하게 먹게되요.

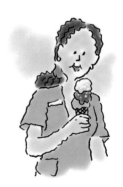

부작용

Class II antiarrhythmics의 일반적인 부작용은 다음과 같다.

- 부정맥 · 서맥
- 심부전
- 저혈압
- 위장관증상: 오심과 구토, 설사
- 기관지수축
- 피로

간호과정

Class II antiarrhythmics을 투여받는 대상자에게 적용하는 간호과정은 다음과 같다.

사정

- 치료 전 그리고 정기적으로 부정맥을 사정한다.
- 약물치료가 시작되고 약물 용량이 조정되면 지속적으로 심전도를 모니터한다.
- 정맥 내로 약물을 투여하는 경우 반드시 심장모니터를 해야 한다.
- 활력징후를 자주 측정하고 부작용과 독성 증상을 사정한다.
- 약물투여 전 심첨맥박과 혈압을 측정한다.
- 지시에 따라 혈중 약물 농도를 측정한다.
- 지시에 따라 간기능 검사와 같은 혈액검사를 시행한다.
- 부작용과 약물 상호작용에 주의를 기울인다.
- 약물에 대한 대상자와 가족의 지식 정도를 평가한다.
- 섭취량, 배설량 및 매일 체중을 모니터한다.

주요 간호진단

- 부정맥, 심근억제와 관련된 심박출량 감소
- 부작용과 관련된 손상위험
- 약물치료와 관련된 지식 부족

기대되는 효과

- 혈압의 안정, 심장 모니터, 적절한 소변량을 통해 심박출량이 개선되었음을 확인할 수 있을 것이다.
- 부작용으로 인한 합병증이 감소할 것이다.
- 대상자는 약물치료에 대해 이해하고 있음을 보여줄 것이다.

중재

- 서방정은 분쇄하지 않는다.
- 중추신경계 증상이 나타나면 안전대책을 강구한다.
- 부작용이 나타나면 의사에게 알린다.
- 급성 부정맥을 치료하기 위해서 정맥 내 투여를 한다. 생리식염수로 희석하여 부하용량을 투여하고 간헐적 정맥 내 주입을 할 수 있다.
- 약물투여 전 심첨박동을 측정한다. 문제가 있다면 약물투여를 중단하고 즉시 의사에게 알린다.
- 필요시 음식과 함께 투여한다
- 수술 처치 전에 마취의사에게 대상자의 약물 복용 상황을 알린다.
- 정맥으로 투여하는 약물을 갑자기 중단하지 않는다.
- 빈맥, 부정맥, 고혈압으로 증상이 악화될 수 있다.
- 대상자를 교육한다.

평가

- 대상자는 적절한 심박출량을 유지하여 정상 활력징후, 적절한 조직관류를 보인다.
- 대상자에게 심각한 부작용이 발생하지 않는다.
- 대상자와 가족은 약물치료에 대해 이해하고 있음을 보인다.

Class III antiarrhythmics(Class III 항부정맥 약물)

Class III antiarrhythmics(class III 항부정맥 약물)은 심실성 부정맥을 치료하기 위해 사용되며 amiodarone, dofetilide, ibutilide, sotalol이 있다.

분류

Sotalol은 비선택적 beta-adrenergic blockers이면서 class III의 기능도 가진다. Class III 항부정맥 효과는 고용량에서 우세하며 일반적으로 class III antiarrhythmics로 분류한다.

약동학

Class III antiarrhythmics의 흡수는 아주 다양하다.

서서히 그러나 확실하게

경구투여 시 amiodarone은 서서히 흡수되며 흡수율은 매우 다양하다. 특히 혈액공급이 충분한 기관이나 지방조직에 축적되며, 아주 광범위하게 분포되고 혈장단백질 중 주로 알부민과 결합한다. Sotalol도 서서히 흡수되며 혈장단백과의 결합은 60~100%로 매우 다양하다.

모두 흡수되요.

Dofetilide는 거의 대부분 위장관을 통해 잘 흡수되며 약 70% 정도가 혈장단백과 결합한다. Ibutilide는 정맥 내 투여만 가능하며 100% 흡수된다.

약역학

정확한 작용기전은 알려져 있지 않지만 class III antiarrhythmics은 일방차단(unidirectional block)을 양방차단(bidirectional block)으로 전환하여 부정맥을 억제한다. 탈분극에는 거의 작용하지 않으며 재분극을 지연시키고 불응기와 활동전위기간(duration of the action potential)을 연장한다.

약물치료학

Class III antiarrhythmics은 심실성 부정맥에 사용된다. Dofetilide, ibutilide는 증상이 있는 심방세동과 심방소동에 사용된다. Amiodarone은 심실빈맥, 심실세동시 1차 선택약물(first-line drug of choice)이다(Class III antiarrhythmics: Amiodarone 참조).

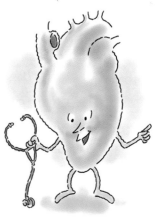

Beta-adrenergic blockers를 제공하기 전에 대상자의 심첨맥박을 확인한다. 만약 맥박이 너무 빠르거나 너무 느리다면, 약을 제공하지 말고 의사에게 연락하세요.

Class III antiarrhythmics: Amiodarone

주의! 잠재적 폐 독성, 간독성, 부정맥 효과; 적절한 부하용량으로 주입하기 위한 입원 및 복용량 변경을 적극 권장합니다.

작용
- 불응기와 활동 전위기간을 연장하고 재분극을 감소시킨다.

적응증
- 악성 심실성 빈맥 및 심실세동
- 심실상성 빈맥 억제

간호 시 주의사항
- 급사의 위험이 있는 대상자에서 생명을 위협하는 치명적인 문제를 유발할 수 있음을 명심한다. 다른 항부정맥 약물 치료에 반응하지 않거나 약물투여가 불가능한, 재발하는 심실성 부정맥 대상자에서 선택적으로 사용해야 한다.

- Amiodarone은 간독성, 폐독성과 같은 치명적인 독성을 유발할 수 있다.
- Amiodarone이 시력 손상을 줄수 있다는 것을 알아야 한다. 약물을 복용하는 대부분의 성인에서 각막미세침착(corneal microdeposits), 시신경염(optic neuritis)을 유발할 수 있다.
- 경구투여 시 부하용량은 3회로 나누어 동일한 용량을 투여하고 위장관계 내성(GI intolerance)을 줄이기 위해 음식물과 함께 투여한다.
- 심장기능을 모니터할수 있고 소생술 장비가 구비되어 있다면 정맥내 투여가 가능하다.
- 경구용 제제는 약물 대사를 방해하는 포도주스와 함께 복용하지 않는다.

약물 상호작용

다음의 약물들은 class III antiarrhymics과 병용 시 약물 상호작용을 나타낸다.

- Amiodarone은 quinidine, procainamide, phenytoin의 혈중 농도를 증가시킨다.

- Amiodarone은 digoxin 독성을 증가시킨다.

- Cimetidine은 amiodarone의 혈중 농도를 증가시킬 수 있다.

- Amiodarone과 병용 시 warfarin의 효과가 증가된다.

- Ibutilide는 불응기를 연장시키는 class I 또는 III 항부정맥 약물투여 4시간 이내에는 투여하지 않는다.

- Dofetilide는 치명적인 부정맥을 유발할 수 있으므로 cimetidine, ketoconazole, megestrol, prochlorperazine, trimethoprim, verapamil, sulfamethoxazole과 함께 투여하지 않는다.

- Sotalol은 치명적인 부정맥의 위험을 증가시키므로 dolasteron, droperidol과 함께 투여하지 않는다.

- Amiodarone을 너무 빠르게 정맥투여하면 중증 저혈압이 발생될 수 있다.

생명을 위협하는부정맥과
다른 약물과의
상호작용은
나를 너무 힘들게해요!

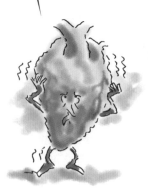

부작용

Class III antiarrhymics, 특히 amiodarone의 부작용은 약물투여 중단을 초래하며 일반적인 부작용은 부정맥을 악화시킨다. 그 외 부작용이 다양하다.

- Amiodarone은 저혈압, 서맥, 오심과 구토를 유발할 수 있다. 15%의 대상자에서 중증의 폐독성이 나타나고 치명적일 수 있다. 시야장애와 각막미세침착이

나타날수도 있다.

- Ibutilide는 지속성 심실성 빈맥(sustained ventricular tachycardia), QT 간격 연장, 저혈압, 오심, 두통을 유발할 수 있다.
- Sotalol은 방실전도장애(AV block), 서맥, 심실성 부정맥, 기관지경련, 저혈압을 유발할 수 있다.

간호과정

Class III antiarrhythmics을 투여받는 대상자에게 적용하는 간호과정은 다음과 같다.

사정

- 약물치료 전과 이후 정기적으로 부정맥을 사정한다.
- 약물치료가 시작되고 약물용량이 조정되면 지속적으로 심전도를 모니터한다.
- 활력징후를 자주 측정하고 부작용과 독성 증상을 사정한다.
- 약물투여 전 심첨박동과 혈압을 측정한다.
- 지시에 따라 혈중 약물 농도를 측정한다.
- 지시에 따라 간기능 검사와 같은 혈액검사를 시행한다.
- 부작용과 약물 상호작용에 주의를 기울인다.
- 약물에 대한 대상자와 가족의 지식 정도를 평가한다.

주요 간호진단

- 부정맥, 심근억제와 관련된 심박출량 감소
- 부작용과 관련된 손상위험
- 약물치료와 관련된 지식 부족

기대되는 효과

- 심박출량 개선을 혈압의 안정, 심장 모니터, 적절한 소변량으로 확인할 수 있을 것이다.
- 부작용으로 인한 합병증이 감소할 것이다.
- 대상자는 약물치료에 대해 이해하고 있음을 보여줄 것이다.

중재

- 약물투여 동안, 투여 후 심장모니터, 심장 조율장비(intrcardiac pacing), 심율동전환/제세동기와 같은 적절한 장비와 지속성 심실빈맥 치료를 위한 약물 등이 준비되어야 한다.
- 부정맥의 위험을 줄이기 위해 약물 치료 전 저칼륨혈증, 저마그네슘혈증을 교정한다.

안전을 위해⋯

- 희석한 용액과 허가된 용제는 실온에서는 24시간, 냉장보관 시 48시간 화학적, 물리적으로 약물 안정성이 유지된다.
- 서방정은 분쇄하지 않는다.
- 서방정과 지속정은 서로 대체약물이 아님을 명심해야 한다.
- 중추신경계 증상이 나타나면 안전대책을 강구한다.
- 부작용이 나타나면 의사에게 알린다.
- 급성 부정맥을 치료하기 위해서 정맥 투여한다.
- 대상자를 교육한다.

평가

- 대상자는 적절한 심박출량을 유지하여 정상 활력징후, 적절한 조직관류를 보인다.
- 대상자에게 심각한 부작용이 발생하지 않는다.
- 대상자와 가족은 약물치료를 이해한다.

Class IV antiarrhythmics(Class IV 항부정맥 약물)

Class IV antiarrhythmics(class IV 항부정맥 약물)은 calcium channel blockers(칼슘 채널 차단제)로 부정맥을 치료하기 위한 약물로는 verapamil, diltiazem이 있다.

중요한 역할

Verapamil, diltiazem은 빠른 심실반응을 보이는 심실상성 빈맥치료에 사용된다 (리듬이 심실 위에서 발생하는 빠른 심박수).

약동학

Class IV antiarrhythmics은 경구투여 후 위장관을 통해서 빠르게 흡수되고 약 20~35%만이 순환된다. 순환혈액 내 약물의 90%는 혈장단백과 결합하며 간에서 대사되어 변하지 않고 활성대사산물(active metabolites) 상태로 소변으로 배설된다.

약역학

Class IV antiarrhythmics은 심근세포 내로 칼슘이온 유입를 억제하여 심근 수축력감소, 산소요구도를 감소시키고 관상동맥과 동맥을 확장시킨다.

약물치료학

Class IV antiarrhythmics은 협심증 완화, 혈압 조절, 정상 동성리듬으로의 전환을 위해 사용한다.

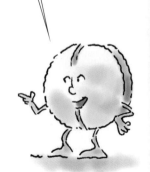

Class IV 항부정맥약물은 협심증을 완화하고 혈압을 낮추고, 정상 동성리듬으로의 전환을 위해 사용되지요.

약물 상호작용

다음의 약물들은 class IV antiarrhythmics과 병용 시 약물 상호작용을 나타낸다.

- Furosemide는 diltiazem 제제와 혼합 시 침전물이 생긴다. IV 라인을 분리하여 투여해라.
- 마취제는 Class IV antiarrhythmics의 효과를 증가시킨다.
- Diltiazem은 독성을 유발하는 cyclosporin의 혈중 농도를 증가시키므로 함께 투여하지 않는다.
- Dilatiazem은 digoxin 혈중 농도를 증가시키므로 대상자의 증상을 관찰하고 혈중 농도를 측정한다.
- Cimetidine은 diltiazem의 대사를 억제하여 독성을 유발할 수 있다.
- Propranolol이나 다른 beta-adrenergic blockers와 diltiazem을 병용 시 심부전을 악화시키고 자극전도를 지연시키므로 세심한 관찰을 하면서 투여해야 한다.
- 항고혈압제와 quinidine을 verapamil과 함께 투여 시 저혈압을 유발할 수 있으므로 혈압을 모니터해야 한다.
- Disopyramide, flecanide, propranolol 및 다른 beta-adrenergic blockers와 verapamil을 병용시 심부전을 유발할 수 있다.
- Verapamil은 litium 혈중 농도를 감소시킨다.
- Rifampin은 verapamil의 효과를 감소시킨다.
- Black catechu는 verapamil과 함께 사용할 때 부작용을 일으킬 수 있다.

술은 안되요…

- 자몽주스는 verapamil의 혈중 농도를 증가시킬 수 있다.
- Verapamil은 알코올의 효과를 증가시키므로 약물복용 시 알코올 섭취를 제한한다.

부작용

Class IV antiarrhythmics의 부작용은 다음과 같다.

경한 부작용

- 어지러움
- 두통
- 저혈압
- 변비
- 오심
- 발진

중증 부작용

- 심부전 · 서맥 · 방실전도장애
- 심실무수축
- 심실세동
- 폐부종

간호과정

Class IV antiarrhythmics을 투여받는 대상자에게 적용하는 간호과정은 다음과 같다.

사정

- 약물치료 전 기저질환에 대한 병력을 확인하고 이후 정기적으로 재사정한다.
- 약물치료 전 · 후에 정기적으로 부정맥을 사정한다.
- 약물치료가 시작되고 약물 용량이 조정되면 지속적으로 심전도를 모니터한다.
- 활력징후를 자주 측정하고 부작용과 독성 증상을 사정한다.
- 약물투여 전 심첨박동과 혈압을 측정한다.
- 섭취량과 배설량을 측정한다.
- 혈중 약물 농도를 측정한다.
- 간기능 검사와 같은 혈액검사를 시행한다.
- 부작용과 약물 상호작용에 주의를 기울인다.
- 약물에 대한 대상자 가족의 지식 정도를 평가한다.

주요 간호진단

- 부정맥, 심근억제와 관련된 심박출량 감소
- 부작용과 관련된 손상 위험
- 약물치료와 관련된 지식 부족

기대되는 효과

- 심박출량 개선을 혈압의 안정, 심장 모니터, 적절한 소변량으로 확인할 수 있을 것이다.
- 부작용으로 인한 합병증이 감소할 것이다.
- 대상자는 약물치료에 대해 이해하고 있음을 보여줄 것이다.

중재

- 서방정은 분쇄하지 않는다.
- 서방정과 지속정은 서로 대체약물이 아님을 명심해야 한다.

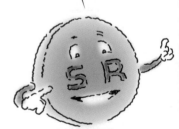

장기간 복용해도 상관 없어요. 우리는 같지 않아요.

수분공급은 적당히

- 부종을 최소화하기 위해 수분과 나트륨 섭취는 제한한다.
- 중추신경계 증상이 나타나면 안전대책을 강구한다.
- 부작용이 나타나면 의사에게 알린다.
- 급성 부정맥을 치료하기 위해서 정맥 투여한다. 약물투여 동안 심장모니터를 한다.
- 수축기 혈압 90mmHg 이하, 심박동수 60회/이하 시 약물투여를 중단하고 의사에게 알리거나, 의사의 처방에 따라 약물투여를 중단한다.
- 어지러움증이 있는 대상자는 보행 시 보조한다.
- 심실상성 빈맥을 치료하기 위해 약물을 사용하는 경우 약물투여 후 대상자에게 미주신경자극법(vagal maneuvers)을 시행하도록 할 수 있다.
- 대상자를 교육한다.

평가

- 적절한 심박출량을 유지하여 정상 활력징후, 적절한 조직관류를 보인다.
- 심각한 부작용이 발생하지 않는다.
- 대상자와 가족이 약물치료를 이해하고 있음을 보인다.

Adenosine(아데노신)

Adenosine(아데노신)은 발작성 심실상성빈맥(PSVT) 치료를 위해 정맥 내로 투여할 수 있는 항부정맥 약물이다.

약동학

정맥 내 투여 후 빠르게 분포하여 적혈구, 혈관내피세포에서 대사된다.

약역학

Adenosine은 동방결절의 pacemaker cell을 억제하여 심박동수를 감소시키고 심방에서 심실로 자극을 전달하는 방실결절의 능력을 저하시킨다.

약물치료학

Adenosine은 방실결절을 경유한 재진입성 빈맥(reentry tachycardias)(전기전도가 심장 근육을 탈분극시키고 그것을 되돌려서 재분극시키면 발생)에 효과적이다.

작용을 나타내는 기전은

Adenosine은 발작성 심실상성 빈맥의 90% 이상에서 치료효과를 나타낸다. 특히 WPW(Wolff-Parkinson-White) 증후군(리듬의 기원이 심실 위에서 나타나는 빠른 심박동이 있는 짧은 기간)과 같은 부경로(accessory bypass tract)

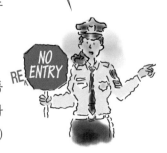

Adenosine은 방실결절을 통과하는 재진입성 빈맥에 특히 효과적이에요.

를 경유한 빈맥 치료에 우선적으로 사용된다. WPW는 태생기 때 형성되어진 조직이 비정상적으로 심방과 심실을 연결하여 자극을 전도하는 것으로 정상전도로(normal conduction)를 우회하여 발생하는 부정맥의 하나이다. 이 상태는 심실 조기흥분 증후군(preexcitation syndrome)이라고도 한다.

약물 상호작용

Adenosine은 다양한 약물 상호작용을 나타낸다.

- Methylxanthines은 adenosine의 작용을 억제하므로 다량의 adenosine 투여가 필요하다.
- Dipyridamole, carbamazepine은 adenosine의 작용을 증가시키므로 소량을 투여해야 한다.
- Carbamizepine과 병용 시 자극전도장애 발생의 위험이 증가된다.
- Caffeine과 theophyline은 adenosine의 효과를 감소시킬 수 있다.

부작용

Adenosine은 안면홍조, 짧은 호흡, 어지럼증, 호흡곤란, 흉부 불편감을 유발할 수 있다.

간호과정

Adenosine을 투여받는 대상자에게 적용하는 간호과정은 다음과 같다.

사정

- 약물치료 전·후에 정기적으로 부정맥을 사정한다.
- 약물치료가 시작되고 약물 용량이 조정되면 지속적으로 심전도를 모니터한다.
- 활력징후를 자주 측정하고 부작용과 독성 증상을 사정한다.
- 약물투여 전 심첨맥박과 혈압을 측정한다.
- 부작용과 약물 상호작용에 주의를 기울인다.
- 약물에 대한 대상자와 가족의 지식 정도를 평가한다.

주요 간호진단

- 부정맥, 심근억제와 관련된 심박출량 감소
- 부작용과 관련된 손상위험
- 약물치료와 관련된 지식 부족

기대되는 효과

- 심박출량 개선을 혈압의 안정, 심장 모니터, 적절한 소변량으로 확인할 수 있을 것이다.
- 부작용으로 인한 합병증이 감소할 것이다.
- 대상자는 약물치료에 대해 이해하고 있음을 보여줄 것이다.

중재

- 약물이 차게 보관되었다면 결정이 생겼는지 확인한다. 만약 결정이 발견되면 실온에 두고 약물을 따뜻하게 한다. 결정이 있는 상태로 사용하지 않는다.

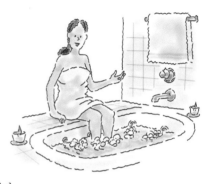

결정이 확인되면, 실온에 두고 약물을 따뜻하게 해주세요.

빠르게 주입해야 약물효과가 있어요!

- 약물이 효과적으로 작용하도록 정맥 내로 빠르게 주입한다. 심장가까운 곳의 혈관내 장치를 통해 투여하고 약물이 빠르게 순환되도록 생리식염수를 주입한다.
- 심전도의 문제가 발생하면 약물투여를 중단하고 심전도를 기록하며 의사에게 즉시 알린다.
- 약물투여 후 1~2분 정도 흉통이나 홍조가 나타날 수 있음을 설명한다.
- 대상자가 전도장애가 증가함에 따라 잠시 의식 상실을 경험할 수 있으므로 약물주입 전에 안전 예방 조치를 취해야 한다.
- 부작용이 나타나면 의사에게 알린다.

평가

- 적절한 심박출량을 유지하여 정상 활력징후, 적절한 조직관류를 보인다.
- 심각한 부작용이 발생하지 않는다.
- 대상자는 치료지시 이행의 중요성에 대해 표현한다.

항협심증약물 Antianginal drugs

협심증의 주 증상은 흉통이지만, 항협심증 약물은 일반적인 진통제(analgesics)는 아니다. 오히려 항협심증 약물은 심근의 산소요구도(myocardial oxygen demand, 심장에서 요구하는 산소의 양)를 감소시키고 심장으로의 혈액공급을 증가시켜 협심증을 치료한다(항협심증 약물은 어떻게 작용할까?). 이 장에서 논의할 항협심증 약물은 다음과 같다.

- nitrates(급성 협심증 치료)
- 베타-아드레날린 차단제(협심증의 장기적인 예방)
- Calcium channel blockers(다른 약물의 사용만으로 협심증을 예방할 수 없을 때 사용)

Nitrates(나이트레이트)

Nitrates(나이트레이트, 질산염제제)는 급성 협심증 발작(acute angina)을 완화하기 위해 선택되는 약물이다. 협심증 치료를 위해 일반적으로 처방되는 약물은 다음과 같다.

알기쉬운 약물기전

항협심증 약물은 어떻게 작용할까?

협심증은 심장에 혈액을 공급하는 관상동맥이 심근에 충분하게 산소를 공급하지 못할 때 발생한다. 심박동수, 전부하(preload, 이완기 심실내 혈액량), 후부하(afterload, 심실박출 시 형성되는 동맥내 압력), 심근수축력(myocardial contractility)의 증가는 심장의 부하(workload)를 증가시킨다. 항협심증 약물은 이러한 4가지 요소 중 한 가지 이상을 감소시켜 협심증을 완화한다. 아래의 그림은 항협심증 약물이 심혈관계에 어떻게 작용하는지를 요약한 것이다.

후부하(afterload)
Calcium channel blockers와 Nitrates에 의해 감소

심박동수(heart rate)
Beta-adrenergic blockers와 Calcium channel blockers에 의해 감소

전부하(preload)
Nitrates에 의해 감소

수축력(contractility)
Beta-adrenergic blockers와 칼슘채널 차단제에 의해 감소

- amyl nitrite
- isosorbide dinitrate
- isosorbide mononitrate
- nitroglycerin

약동학

Nitrates는 다양한 방법으로 투여할 수 있다.

투여 약물의 대부분이 흡수되요

Nitrates는 설하(sublingual), 양볼(buccal)에 씹을 수 있는 제형(tablet)이나 스프레이 형태로 분무하여 투여할 수 있으며, amyl nitrite의 경우 흡입 시 거의 대부분 흡수된다. 구강점막은 혈액공급이 충분하기 때문에 투여 약물 거의 대부분이 흡수된다.

반만 흡수되요

캡슐 형태로 경구투여된 nitrates는 위장관 내의 점막을 통해 약 50% 정도 흡수되어 혈액으로 순환한다. 패치(patch)나 연고 형태로 피부에 부착하거나 도포한 약물은 투여된 약물의 양, 패치의 부착부위, 약물이 투여된 피부의 표면, 피부의 순환 상태에 따라 흡수되는 양이 다양하며 서서히 흡수된다.

흡수될 필요가 없어요.

정맥 내 투여된 nitroglycerin은 흡수될 필요없이 바로 혈액을 통해 순환한다 (Nitrates: nitroglycerin 참조).

약역학

Nitrates는 정맥 및 동맥평활근의 이완 및 확장을 일으키며 작용기전은 다음과 같다.

- 정맥 확장으로 인하여 심장으로 돌아오는 혈류를 감소시킨다.
- 심실의 이완기말 즉, 심실이 가득 차있을 때 확장기가 끝날시점에서 혈액량(심실 수축 직전의 심실의 혈액량을 전부하라고 함)을 감소시킨다.
- 전부하의 감소로 심실 크기, 심실벽 긴장도(ventricular wall tension)를 줄여 (좌심실은 혈액을 펌프질 할만큼 많이 늘어나지 않아도 된다)심장의 산소요구량을 감소시킨다.

심장의 부담을 줄여요.

동맥은 좌심실이 혈액을 박출해낼 때 대부분의 저항(peripheral vascular resistance: 말초혈관 저항)을 야기한다. Nitrates는 동맥 확장과 저항을 줄여 후부하를 감소시키고 심장 작업부하를 줄여 산소요구량을 감소시킨다.

약물치료학

Nitrates는 협심증을 완화하고 예방하기 위해 사용된다.

속효성 약물

Nitroglycerin처럼 빠르게 흡수되는 nitrates는 빠르게 작용이 시작되고, 복용하기 쉬우며 가격이 저렴하여 급성 협심증 발작을 치료하기 위해 가장 먼저 선택되는 약물이다.

지속성 약물

피부에 부착하는 nitroglycerin 패치같은 지속성(long-acting) nitrates는 사용이 편리하여 만성 협심증을 예방하기 위해 사용될 수 있다. 경구투여가 가능한 nitrates는 심각한 부작용 발생이 거의 없어 지속성 약물로 사용된다.

약물의 원형

Nitrates: nitroglycerin

작용
- 혈관평활근을 이완시킨다.
- 혈관을 확장시킨다.

적응증
- 급·만성 협심증 발작

간호 시 주의사항
- 두통, 어지러움, 체위성 저혈압, 빈맥, 안면 홍조, 심계항진, 과민반응과 같은 부작용을 관찰한다.
- 활력징후를 주의 깊게 관찰한다.
- 두통은 아세타아미노펜이나 아스피린으로 치료한다.

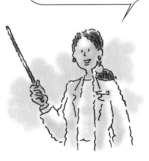

Nitrates는 빠르게 작용하기 때문에 급성 협심증 발작을 치료하기 위해 사용됩니다.

약물 상호작용

다음과 같은 약물들이 nitrates와 상호작용을 나타낸다.

- Nitrates와 알코올의 상호작용으로 심각한 저혈압이 초래될 수 있다.
- Sildenafil은 저혈압을 악화시킬 수 있으므로 nitrates 투여 24시간 이내에는 복용하지 않는다.
- 항콜린성 약물(anticholinergic drugs) 복용 시 nitrates의 설하 흡수가 지연될 수 있다.
- Calcium channel blockers와 함께 투여 시 심각한 체위성 저혈압, 두통, 실신, 시야흐림 등이 나타날 수 있다.

부작용

Nitrates 부작용의 대부분은 심혈관계의 변화에 의해 야기되며, 투여용량이 감소되면 일반적으로 사라진다.

두통이 있어요.

두통은 가장 일반적인 부작용이다. 어지러움증과 동반되어 저혈압이 나타날 수 있으며, 이 때는 심박동수가 증가한다.

간호과정

Nitrates를 투여받는 대상자에게 적용하는 간호과정은 다음과 같다.

사정

- Nitroglycerin 정맥투여 시 활력징후를 측정한다. 약물용량을 조정하는 동안에는 5~15분 마다, 그 이후는 1시간 간격으로 혈압과 심박동수를 측정한다.
- 처방된 약물의 효과를 관찰한다.
- 부작용을 관찰한다.

주요 간호진단

- 부작용과 관련된 손상위험
- 심혈관계 부작용과 관련된 체액과다
- 약물치료와 관련된 지식 부족

기대되는 효과

- 손상의 위험이 최소화될 것이다.
- 정상 체액량 유지는 활력징후, 심장 모니터, 소변량으로 확인할 수 있을 것이다.
- 대상자는 약물치료에 대해 이해하고 있음을 보여줄 것이다.

중재

- 약물은 공복(식전 30분, 식후 1~2시간 후)시에 투여한다. 정제는 씹지 말고 삼키도록 교육한다.
- Nitrates를 처음 투여하는 경우 대상자는 앉거나 누워있어야 하며, 약물투여 전과 약물효과가 나타나는 시점에 심장 박동수와 혈압을 측정한다.
- 급성 협심증 발작을 완화하기 위해 beta-adrenergic blockers, calcium channel blockers를 투여하지 않는다.
- 심박동수 60회/분 이하, 수축기 혈압 90mmHg 이하 시 약물 투여를 중단하고 의사에게 알리거나 의사의 처방에 따라 약물 투여를 중단한다.
- Nitroglycerin은 5% 포도당용액, 생리식염수에 희석해서 투여하고 유리병을 사용한다. 약물이 플라스틱과 결합하므로 정맥투여용 필터(IV filters)는 사용하지 않는다. 특수 비흡습성 폴리 염화 비닐 튜빙은 제조업체에서 구할 수 있다. 지속적 정맥 주입 시 주입펌프를 사용해야 하며, 400mcg/ml의 농도 이하로 희석한다.
- 협심증 최초 발작 시 nitroglycerin 설하정을 완전히 흡수할 때까지 설하로 투여하고, 복용량은 3회 복용까지 5분마다 반복 할 수 있다.
- 처방에 따라 종이에 연고를 준비하여 체모가 적은 부위에 종이를 놓고 플라스틱으로 종이를 덮는다. 연고 적용 시 이전에 적용했던 연고는 모두 제거한다. 연고 바르는 부위는 매번 다르게 하며 손가락에 연고가 묻지 않도록 한다.
- 제세동 전에 피부에 부착했던 패치를 제거한다. 패치의 알루미늄은 전류가 통하면 폭발할 수 있다.
- 내성이 생기거나 약물 용량이 최소화될 때까지 초기에는 두통이 생길 수 있음을 알아야 한다.

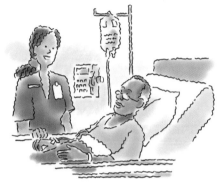

처음 nitrates 복용 시 대상자는 앉거나 누워야해요!

평가

- 대상자는 부작용으로 인한 손상이 없다.
- 대상자는 정상 체액 균형을 유지한다.
- 대상자와 가족은 약물치료를 이해한다(대상자 교육-항협심증 약물 참조).

Beta-adrenergic antagonists(베타-아드레날린 길항제)

Beta-adrenergic antagonists(베타-아드레날린 길항제 베타 차단제로도 불림)는 장기적으로 협심증을 예방하기 위해 사용되며, 고혈압 치료를 위해 선택되는 주요한 약물이다.

대상자 교육

항협심증 약물

항협심증 약물이 처방되면 대상자와 가족에게 다음 사항을 교육한다.

- 처방된 약물의 사용방법을 반드시 알아야 한다.
- 처방에 따라 규칙적으로 복용하는 것이 중요하며 언제든 쉽게 이용할 수 있도록 보관한다.
- 처방없이 갑자기 약물 복용을 중단하지 않는다. 관상동맥 연축(coronary vasospasm)이 발생할 수 있다.
- Nitrates를 복용하고 있다면 예상되는 스트레스나 취침 전(만약 야간에 발작이 있다면)에 추가의 약물 복용이 필요할 수도 있다. 의사의 처방을 반드시 확인해야 한다.
- 전자렌지 주변에서 패치(transdermal patch)를 부착할 때 주의해야 한다. 패취의 알루미늄이 열을 받아 화상을 유발할 수 있다.
- 약물치료 동안 알코올 섭취를 피해야 한다.
- 새로운 패치를 사용하기 전에 사용했던 패치를 제거해야 한다
- 선자세(upright position)로 변경 시 서서히 하고, 조심스럽게 계단을 오르내려야 하며 어지러움이 발생하면 눕도록 한다.

- Nitrates는 차광이 되는 냉소에 보관하고, 설하정은 용기에 들어있다. 3개월마다 새것으로 교환해야 한다. 솜은 약물을 흡수하므로 보관용기에서 제거한다.
- 설하정은 원래의 보관용기나 사용이 허가된 보관용기에 보관하고 몸에 가까운 주머니가 아닌 지갑에 넣어가지고 다닌다.
- Beta-adrenergic blockers나 Calcium channel blockers와 같은 약물 복용 전에는 심박동수를 측정한다. 심박동수가 60회/분 이하 시 약물투여를 중단하고 처방을 확인한다.
- 5분 간격으로 3회 나이트로글리세린 설하정을 복용해도 협심증 증상이 완화되지 않는다면 응급실을 방문한다.
- 심각하고 지속적인 부작용 발생 시 의사에게 알린다.
- Buccal tablet은 앞니아래 입술과 잇몸사이 또는 볼과 잇몸사이에 두고 씹거나 삼키지 않는다.

Beta-adrenergic blockers는 다음과 같다.

- atenolol
- carvedilol
- metoprolol tartrate
- nadolol
- propranolol hydrochloride

약동학

Metoprolol, propranolol은 위장관으로 거의 대부분 흡수되는 반면, atenolol, nadolol은 약 50% 정도만 흡수되며, 두 약물 모두 전신에 광범위하게 분포한다. Propranolol은 혈장단백과 대부분 결합하여, 그 외의 beta-adrenergic blockers는 단백질 결합 능력이 떨어진다(베타$_1$-과 베타$_2$- 아드레날린 차단제: Propranolol, 베타$_1$- 아드레날린 수용체 차단제: Metoprolol). Propranolol, metoprolol은 간에서 대사되어 소변으로 배설되고, carvedilol은 간에서 대사되어 담즙과 대변으로 배설된다. Atenolol, nadolol은 거의 대사되지 않고 소변과 대변으로 배설된다.

약역학

Beta-adrenergic blockers는 혈압을 하강시키고 심근과 자극전도계에 있는 베타-아드레날린 수용체를 차단한다. 이것은 심박동수 및 심근 수축력을 감소시켜 심근의 산소요구도를 줄인다.

베타₁과 베타₂-아드레날린 차단제: Propranolol

주의! 갑자기 약물 복용을 중단하지 마십시오. 1~2주에 걸쳐 서서히 복용량을 줄이십시오.

작용
- 카테콜라민에 의한 심박동수, 혈압, 심근 수축력 증가를 억제하여 심장의 산소요구도를 감소시킨다.
- 레닌(renin) 분비를 억제하고 뇌동맥의 확장을 예방한다.
- 협심통, 편두통 완화, 혈압 하강, 정상 동성리듬으로 회복, 심근경색으로 인한 손상을 줄인다.

적응증
- 협심증
- 심근경색 후 사망률 감소
- 심실상성, 심실성, 심방성부정맥
- 마취, 갑상선 기능항진증, 갈색세포종(pheo-chromocytoma) 등에 의한 과도한 카테콜라민 작용으로 유발된 빈맥성 부정맥
- 고혈압
- 빈번히 발생하며 잘 조절되지 않는 심각한 편두통, 혈관성 두통의 예방
- 본태성 진전(essential tremor)

- 비후성 심근병증(hypertrophic cardiomyopathy)

간호 시 주의사항
- 약물투여 전 심첨박동을 측정한다. 서맥이 심각하다면 약물투여를 중단하고 즉시 의사에게 알린다.
- 음식은 약물의 흡수를 증가시키므로 음식과 함께 약물을 투여한다.
- 수술이 예정되어 있다면 마취의사에게 propranolol을 복용하고 있음을 알려야 한다. 특히 심혈관 질환, 갈색세포종으로 진단받은 대상자의 경우 수술 전에 약물을 중단해야 한다.
- 심각한 저혈압 발생 시 의사에게 알린다. 필요 시 혈관수축제(vasopressor)가 처방될 수 있다.
- 노인의 경우 부작용 발생 빈도가 증가하고 약물 용량 조정이 필요할 수도 있다는 것을 알아야 한다.
- 갑작기 약물투여를 중단해서는 안된다.
- Atropine, isoproterenol, glucagon을 정맥 내 과량투여 시 심박 조율기가 필요할 수도 있다.

베타₁-아드레날린 수용체 차단제:

주의! 갑자기 이 약물 복용을 중단하지 마십시오. 1~2주에 걸쳐 서서히 복용량을 줄이십시오.

작용
- 베타-아드레날린 효현제(β-adrenergic agonist)와 수용체 작용 부위에서 경쟁적으로 작용한다.

적응증
- 고혈압
- 협심증

간호 시 주의사항
- 피로, 어지러움, 서맥, 저혈압, 심부전, 방실 자극전도 장애와 같은 부작용을 관찰한다
- 심첨박동이 60회/분 이하면 처방에 따라 약물투여를 중단한다.
- 혈압을 자주 측정한다.

약물치료학

Beta-adrenergic blockers는 장기적으로 협심증을 예방하기 위해 사용된다. Metoprolol은 급성 관상 동맥(acute coronary syndrome)에서 정맥 투여할 수 있으며 이후 경구투여로 변경한다. Carvedilol, metoprolol은 심부전에 사용할 수 있으며, 고혈압 치료를 위해 1차적으로 선택되는 약물이다.

약물 상호작용

다양한 약물들이 beta-adrenergic blockers와 상호작용을 한다.

- 제산제는 beta-adrenergic blockers의 흡수를 지연시킨다.
- 비스테로이드 소염제는 beta-adrenergic blockers의 혈압강하 효과를 감소시킬 수 있다.
- Lidocaine을 베타-아드레날린 차단제와 병용 시 독성이 생길 수 있다.
- 인슐린과 경구용 혈당강하제의 요구량이 beta-adrenergic blockers에 의해 변화될 수 있다.
- 기관지 확장을 일으키는 theophylline의 효과는 비선택성 beta-adrenergic blockers와 병용 시 감소한다.

부작용

Beta-adrenergic blockers의 부작용은 다음과 같다.

- 서맥, 협심증, 심부전, 부정맥(방실전도장애)
- 실신
- 체액저류
- 말초부종
- 쇼크
- 오심과 구토
- 설사
- 기관지 수축

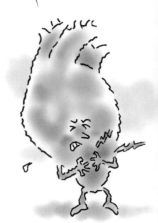

너무 빠르지 않게, 서서히 줄여요.

갑작스런 투여 중단은 협심증, 고혈압, 부정맥, 급성 심근경색증을 유발할 수 있다.

간호과정

Beta-adrenergic blockers를 투여받는 대상자에게 적용하는 간호과정은 다음과 같다.

사정

- 약물치료 전·후에 정기적으로 부정맥을 사정한다.
- 약물치료가 시작되고 약물 용량이 조정되면 지속적으로 심전도를 모니터한다.
- 활력징후를 자주 측정하고 부작용과 독성 증상을 사정한다.
- 약물투여 전 심첨박동과 혈압을 측정한다.
- 혈중약물 농도를 측정한다.
- 간기능 검사와 같은 혈액검사를 시행한다.
- 부작용과 약물 상호작용에 주의를 기울인다.
- 약물에 대한 대상자와 가족의 지식 정도를 평가한다.

주요 간호진단

- 부정맥, 심근억제와 관련된 심박출량 감소
- 부작용과 관련된 손상위험
- 약물치료와 관련된 지식 부족

기대되는 효과

- 심박출량 개선을 혈압의 안정, 심장 모니터, 적절한 소변량으로 확인할 수 있을 것이다.
- 부작용으로 인한 합병증이 감소할 것이다.
- 대상자는 약물치료에 대해 이해하고 있음을 보여줄 것이다.

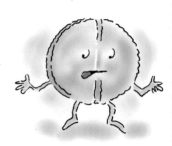

중재
- 서방정은 분쇄하지 않는다.
- 서방정과 지속정은 서로 대체약물이 아님을 명심해야 한다.
- 중추신경계 증상이 나타나면 안전대책을 강구한다.
- 부작용이 나타나면 의사에게 알린다.
- 급성 부정맥을 치료하기 위해서 정맥투여 한다. 정맥주입 시 부하용량을 투여하거나 생리식염수에 희석하여 간헐적으로 투여한다.
- 약물투여 전 심첨 박동을 측정한다. 맥박이 너무 느린 경우 약물투여를 중단하고 즉시 의사에게 알린다.
- 필요시 음식물과 함께 약물투여를 할 수 있다는 것을 알아야 한다.
- 수술 전 마취의사에게 약물을 복용하고 있음을 알린다.
- 대상자가 가슴 통증을 경험할 수 있으므로 갑자기 약물투여를 중단하지 않는다.
- 대상자를 교육한다.

평가
- 적절한 심박출량 유지, 정상 활력징후, 적절한 조직관류를 보인다.
- 심각한 부작용이 발생하지 않는다.
- 대상자는 치료 지시 이행의 중요성을 이해하고 있음을 보인다.

Calcium channel blockers(칼슘 채널 차단제)

Calcium channel blockers는 다른 항협심증 약물에 반응하지 않은 협심증을 예방하기 위해 흔히 사용되는 약물이다. Calcium channel blockers 중 몇 가지는 부정맥과 고혈압을 치료하기 위해 사용되기도 한다. 협심증을 치료하기 위한 calcium channel blockers는 다음과 같다.

- amlodipine besylate
- diltiazem
- nicardipine
- nifedipine
- verapamil

약동학

Calcium channel blockers는 경구투여로 위장관에서 신속하고 완전하게 흡수된다. 그러나 초회통과 효과로 인해 약물의 생체이용률(bioavailability)은 매우 낮으며, 순환 약물의 대부분은 혈장단백과 결합한다.

간에서 빠르게 대사되요.

모든 calcium channel blockers는 간에서 빠르게 거의 대부분 대사된다.

약역학

Calcium channel blockers는 심근세포와 혈관평활근 세포 내로 칼슘이온 유입을 차단한다. 관상동맥과 말초동맥의 확장은 심장의 수축력과 부하를 감소시킨다(calcium channel blockers는 어떻게 작용할까?).

브레이크를 걸어요.

Calcium channel blockers에 의한 동맥 확장으로 후부하가 감소되어 심장의 산소요구도가 줄어든다. Diltiazem, verapamil과 같은 약물은 동방결절의 자율성, 방실결절의 자극전도 속도를 느리게 하여 심박수를 감소시킨다. 심장 박동은 느리게 하여 부가적으로 요구되는 심장의 산소요구도를 줄일 수 있다.

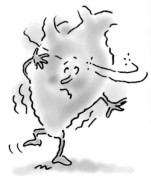

이런 부작용은…
두통, 안면홍조,
허약, 어지러움…
으으… 싫어요….

약물치료학

Calcium channel blockers는 단기적인 흉통 완화(short term relief of chest pain)가 아니라 장기적으로 협심증을 예방하기 위해 사용된다. 이 약물은 특히 변이형 협심증(Prinzmetal's angina) 예방에 효과적이다(Calcium channel blockers: Verapamil).

약물 상호작용

다음의 약물들이 calcium channel blockers와 상호작용을 나타낸다.

- 칼슘제제와 비타민 D는 calcium channel blockers의 효과를 감소시킨다.
- 비탈분극성 차단제(nondepolarizing blocking drugs)는 calcium channel blockers와 병용 시 근이완 효과를 증가시킬 수 있다.
- Verapamil, diltiazem은 digoxin 독성과 cabamazepine의 작용을 증가시킨다.

부작용

다른 항협심증 약물과 마찬가지로 심혈관계 작용이 가장 흔하다. 가능한 부작용은 기립성 저혈압, 심부전, 저혈압, 부정맥(서맥, 방실전도차단) 등이다. 그 외에 어지러움, 두통, 안면홍조, 허약감, 지속적인 말초부종(persistent peripheral edema) 등이 있다.

간호과정

Calcium channel blockers를 투여받는 대상자에게 적용하는 간호과정은 다음과 같다.

알기쉬운 약물기전

Calcium channel blockers는 어떻게 작용할까?

Calcium channel blockers는 심근의 산소공급을 증가시키고 심장의 자극형성을 억제한다. 이러한 약물의 효과는 느린 칼슘 채널 차단으로 발생하며 칼슘 채널 차단은 심근과 혈관평활근 세포 내로 세포외 칼슘 이온의 유입을 억제한다. Calcium channel blockers는 혈장 내 칼슘농도의 변화없이 이러한 차단 효과를 나타낸다.

칼슘부재(no calcium) = 확장(dilation)
칼슘의 차단은 관상동맥(영향이 적은 말초 동맥과 세동맥포함)을 확장하여 후부하를 감소시키고 심장의 산소공급을 증가시킨다.

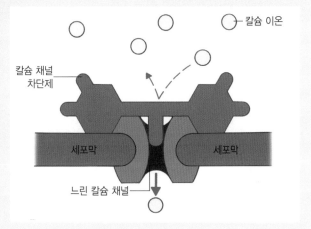

약물의 원형

Calcium channel blockers: Verapamil

작용
- 심장과 평활근 세포내로 칼슘이온의 유입을 억제한다.
- 심근수축력과 산소요구도를 감소시킨다.
- 관상 동맥 및 소동맥을 확장시킨다.

적응증
- 협심증 완화
- 혈압 하강
- 비정상의 동성리듬

간호 시 주의사항
- 심각하게 심장 기능이 손상 되었거나 베타-아드레날린 수용체 차단제를 복용하고 있는 대상자에게는 소량의 verapamil을 투여해야 한다.
- 약물투여 시작, 약물 용량 조정 시 심장리듬과 혈압을 관찰한다.
- 손발의 부종, 짧은 호흡과 같은 심부전의 증상 및 징후가 관찰되면 의사에게 알린다.

사정
- 약물치료 전 기저질환에 대한 병력을 확인하고 정기적으로 재사정한다.
- 약물치료 전·후에 정기적으로 부정맥을 사정한다.
- 약물치료가 시작되고 약물 용량이 조정되면 지속적으로 심전도를 모니터한다.
- 활력징후를 자주 측정하고 부작용과 독성 증상을 사정한다.
- 약물투여 전 심첨박동과 혈압을 측정한다.
- 혈중 약물 농도를 측정한다.
- 간기능 검사와 같은 혈액검사를 시행한다.
- 부작용과 약물 상호작용에 주의를 기울인다.
- 약물에 대한 대상자와 가족의 지식 정도를 평가한다.

주요 간호진단

- 부정맥, 심근억제와 관련된 심박출량 감소
- 부작용과 관련된 손상위험
- 약물치료와 관련된 지식 부족

기대되는 효과

- 심박출량 개선은 혈압 안정, 심장 모니터, 적절한 소변량으로 확인할 수 있을 것이다.
- 부작용으로 인한 합병증이 감소할 것이다.
- 대상자는 약물치료에 대해 이해하고 있음을 보여줄 것이다.

중재

- 서방정은 분쇄하지 않는다.
- 서방정과 지속정은 서로 대체약물이 아님을 명심해야 한다.
- 중추신경계 증상이 나타나면 안전대책을 강구한다.
- 부작용이 나타나면 의사에게 알린다.
- 급성 부정맥을 치료하기 위해서 정맥투여 시 심장모니터를 해야한다.
- 수축기 혈압 90mmHg 이하, 심박수 60회/이하 시 약물투여를 중단하고 의사에게 알리거나, 의사의 처방에 따라 약물투여를 중단한다.

대상자의 보행을 도와주세요.

- 어지러움증이 있는 대상자는 보행 시 보조한다.
- 심실상성 빈맥을 치료하기 위해 약물을 사용하는 경우, 약물투여 후 대상자에게 미주신경자극법(vagal maneuvers)을 시행하도록 할 수 있다.
- 부종을 최소화하기 위해 수분과 염분섭취에 대해 대상자에게 알린다.
- 대상자를 교육한다.

평가

- 대상자는 정상 심박출량을 유지하여 정상 활력징후, 적절한 조직관류를 보인다.
- 심각한 부작용이 발생하지 않는다.
- 대상자와 가족이 약물치료를 이해한다.

항고혈압약물 Antihypertensive drugs

항고혈압 약물은 수축기 혈압의 상승, 이완기 혈압의 상승 또는 둘 모두 상승된 고혈압 치료에 사용된다.

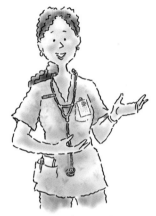

> 항고혈압 약물은 고혈압을 치료하기 위해 사용하는 약물이랍니다.

항고혈압 약물의 종류

The Joint National Committee의 7차 보고서에 따르면 몇 가지 종류의 약물은 고혈압 치료에 효과적임을 임상시험에서 보여주고 있다. 이뇨제, 주로 thiazide 계 이뇨제는 대부분의 고혈압 대상자의 초기 치료 약물로 사용된다(이 약물들은 8장 참조). 고혈압 치료로 사용되는 다른 종류의 약물들은 다음과 같다.

- angiotension-converting enzyme(안지오텐신 전환효소 억제제: ACE inhibitors)
- angiotensin-receptor blocks(안지오텐신 수용체 차단제: ARBs)
- Beta-adrenergic antagonists(베타-아드레날린 길항제)
- Calcium channel blockers(칼슘 채널 차단제)

  이 약물들이 비효과적이라면 치료는 sympatholytic drugs(교감신경차단 약물: 베타-아드레날린성 차단제와 다른), direct vasodialtion(직접적인 혈관확장제), selective aldosterone-receptor antagonist(선택적 알도스테론 수용체 길항제)등을 사용하거나, 약물을 병용하여 사용한다.

Angiotension-converting enzyme inhibitors(안지오텐신 전환효소 억제제)

Angiotension-converting enzyme(ACE inhibitor, 안지오텐신 전환효소 억제제)는 rennin-angiotensin activating system: RAAS(레닌-안지오텐신계)를 방해하여 혈압을 감소시킨다. 일반적으로 처방되는 ACE inhibitor는 다음과 같다.

- benazepril
- captopril(ACE inhibitors: Captopril참조)
- enalapril
- enalaprilat
- fosinopril sodium
- lisinopril
- moexipril
- quinapril hydrochloride
- ramipril
- trandolapril

약물의 원형

ACE inhibitors: Captopril

주의! 이 약물은 임신 중에 사용하면 태아/신생아의 유병율/사망률을 유발할 수 있습니다.

작용

- 안지오텐신 전환효소를 억제하여 안지오텐신 I 으로부터 안지오텐신 II로의 전환을 막는다(안지오텐신 II형성을 감소시켜 말초저항을 줄이고 알도스테론 분비를 감소).

적응증

- 나트륨과 수분의 정체
- 고혈압
- 당뇨대상자의 신장기능 손상

간호 시 주의사항

- 치료 전, 치료 처음 3개월 동안은 2주마다, 그 이후에는 정기적으로 백혈구와 기타 혈구수를 측정한다.
- 음식물은 약물 흡수를 감소시킬 수 있으므로 식사 1시간 전에 투여한다.
- 열, 인후통, 백혈구 감소증, 저혈압 또는 빈맥이 발생하면 약물투여를 중단하고 의사에게 알린다.
- 뜨거운 물, 부적절한 수분섭취, 구토, 설사 및 과도한 발한으로 머리가 텅 빈 느낌을 갖거나 실신이 유발될 수 있다.

약동학

Angiotension-converting enzyme는 위장관으로 흡수되고 체내 대부분의 조직에 분포되며 일부분은 간에서 대사되어 콩팥으로 배설된다. Ramipril은 대변으로도 배설된다. Enalaprilat은 오직 주사제로만 사용가능하다.

약역학

Angiotension-converting enzyme는 안지오텐신 I 에서 안지오텐신 II로의 전환을 억제한다. 안지오텐신 II는 강한 혈관수축제로 말초저항을 증가시키고 알도스테론(aldosterone, 나트륨과 수분 보유를 촉진) 분비를 촉진한다. 안지오텐신 II의 감소로 혈관이 확장되어 말초혈관 저항을 감소시킨다. 알도스테론 분비가 감소되면 나트륨과 수분배설이 촉진되고 심장이 방출해야 하는 혈액의 양을 줄여 혈압을 감소시킨다.

약물 치료학

Angiotension-converting enzyme는 단독으로 쓰이거나 thiazide계 이뇨제 등과 병용하여 고혈압 치료에 사용된다. Angiotension-converting enzyme는 beta-adrenergic blockers나 이뇨제가 비효과적일 때 주로 사용된다.

Captopril, enalapril, fosinopril, lisinopril, quinapril, ramipril 및 trandolapril는 다음과 같은 상황의 심부전에 사용된다.

- 좌심실 수축 부전(금기 또는 불내성 제외)
- 심부전 증상이 없는 좌심실 수축 기능부전
- 급성 심근경색증 후(특히 예전에 심근경색증이 있었던 대상자) 사망률 감소

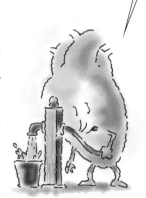

Angiotension-converting enzyme는 박출해야 할 혈액양을 감소시켜서 심장의 부담을 줄여줘요.

- 좌심실 기능부전(최근 혹은 과거)을 방지하거나 좌심실 확장과 심부전의 진행 지연
- Beta-adrenergic blockers와 병용 시 보완적 효과
- 수분정체 지속 시 이뇨제와 병용

심근경색증 치료에 사용되요.

Lisinopril, ramipril 및 trandolapril은 심근경색을 가진 대상자의 생존을 증진시키고, 좌심부전 대상자의 이환율, 사망률을 감소시키기 위해 사용된다.

과거부터 사용해 왔던…

Ramipril은 당뇨 또는 혈관질환이 있던 대상자의 주요 심혈관 문제를 예방하기 위해 사용된다. 또한 사망, 치명적이지 않은 심근경색증과 뇌졸중 그리고 당뇨 합병증을 포함한 전반적인 심혈관 질환의 위험을 감소시키기 위해 사용된다.

약물 상호작용

Angiotension-converting enzyme는 다른 심혈관 약물들과 몇 가지 상호작용을 나타낸다.

- 모든 angiotension-converting enzyme는 beta-adrenergic blockers와 같은 항고혈압제, 이뇨제와 병용 시 저혈압 효과를 강화한다. 또한 혈중 리튬(lithium) 농도를 증가시켜 리튬 독성을 유발할 수도 있다.
- Angiotension-converting enzyme는 칼륨보존 이뇨제, 칼륨보충제 또는 칼륨이 포함된 염류와 병용 시 고칼륨혈증을 유발할 수 있다.
- Angiotension-converting enzyme는 다른 약물이나 일반의약품(의사의 처방없이 구입할 수 있는 약물)과 상호작용을 한다. 예를 들어, angiotension-converting enzyme 사용 시 NSAIDs 복용을 금해야 한다. Angiotension-converting enzyme의 항고혈압 효과를 감소시킬뿐 아니라 신장기능도 변화시킬 수 있다.
- 음식은 angiotension-converting enzyme의 흡수를 감소시킨다.

다른 약물과는

Captopril, enalapril 및 lisinopril은 NSAIDs 와 병용 시 효과가 감소할 것이다. 제산제는 fosinopril 흡수에 장애를 주고 quinapril은 tetracycline 흡수를 감소시킬 수 있다.

부작용

Angiotension-converting enzyme의 부작용은 다음과 같다.

- 두통
- 피로
- 객담을 동반하지 않으며 지속되는 마른 기침

- 혈관부종
- 위장계 부작용
- 혈중 칼륨농도의 증가
- 인후염
- 혈중 요소질소와 혈중 크레아티닌(신장기능지표)의 일시적인 증가

    태아순환에도 문제를 일으킬 수 있으므로 임신 2~3기 동안 복용하지 않는다.

captopril 복용 시 주의하세요.

Captopril은 단백뇨, 호중구와 과립구(백혈구 유형) 감소, 발진, 식욕 감소, 저혈압
또는 심한 알레르기 작용을 유발할 수 있다.

간호과정

Angiotension-converting enzyme를 투여받는 대상자에게 적용하는 간호과정
은 다음과 같다.

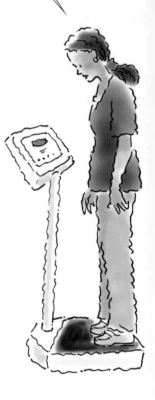

안지오텐신 전환효소
억제제를 복용하는 대상자는
체중을 측정해야 하지.

사정
- 약물 치료 전 맥박, 심전도에 대한 정보를 확인하고 정기적으로 반복 사정한다.
- 부작용과 약물 상호작용을 관찰한다.
- 대상자의 몸무게와 체액, 전해질 상태를 관찰한다.
- 약물치료 전·후에 규칙적으로 기저질환을 사정한다.
- 백혈구를 포함한 혈구수치, 칼륨 및 신장기능(혈중 요소질소, 크레아티닌 청소율, 요검사) 등과 같은 검사 결과를 관찰한다.
- 대상자의 치료 이행정도를 관찰한다.
- 약물의 치료적 효과에 대한 내성을 관찰하고 필요시 용량을 증가할 수 있다.

패치로 인해 생길 수 있는 문제들…
- 피부염 발생 여부를 확인하기 위해 경피 패치 부착위치를 관찰하고 소양증을 사정한다. 경피 패치의 효과가 나타나기까지는 경구용 약물투여가 일시적으로 필요하다는 것을 명심해야 한다.

주요 간호진단
- 기립성 저혈압과 관련된 손상 위험성
- 고혈압과 관련된 손상 위험성
- 약물치료과 관련된 지식 부족

기대되는 효과
- 혈압은 적정수준으로 유지될 것이다.

- 손상에 대한 위험은 최소화 될 것이다.
- 대상자는 약물치료에 대해 이해하고 있음을 보여줄 것이다.

중재

- 경구로 투여해야 하는 경우 식사 전에 약물을 투여한다.
- 정주용 약물의 혼합과 투여 시 제조사의 지침에 따른다.
- 천천히 일어나도록 보조하고 대상자에게 갑자기 움직이지 않도록 교육하여 기립성 저혈압을 예방하거나 최소화한다.
- 염분 섭취 제한, 열량 감소, 스트레스 관리 및 운동과 같은 대상자의 비약물적 요법을 유지한다.
- 약물투여 시 고혈압으로 인한 응급상황에서 빠르게 혈압을 낮출 수 있음을 명심한다.
- 용량은 대상자의 혈압과 내성에 따라 조절될 수 있다.
- 경피 패치 부착을 개선하기 위해 고정되는 부착물을 적용한다. 패치는 매주마다 서로 다른 부위에 붙이게 한다.

위험을 피하기 위해

- 제세동전에는 감전 방지를 위해 경피 패치를 제거한다.
- 정기적인 눈검사를 시행한다.

평가

- 대상자는 기립성 저혈압으로부터 외상을 입지 않는다.
- 대상자는 손상을 입지 않는다.
- 대상자와 가족은 약물치료를 이해한다.

Angiotensin-receptor blocks(안지오텐신 수용체 차단제: ARBs)

Angiotensin-receptor blocks(안지오텐신 수용체 차단제: ARBs)는 안지오텐신 Ⅱ의 혈관 수축 효과를 차단하여 혈압을 낮춘다. 사용되는 angiotensin-receptor blocks는 다음과 같다.

- candesartan cilexetil
- eprosartan
- irbesartan
- losartan
- olmesartan
- telmisartan
- valsartan

약물의 원형

안지오텐신 Ⅱ 수용체 차단제: Losartan

작용
- 선택적으로 혈관 평활근과 부신을 포함한 많은 조직에 존재하는 안지오텐신 Ⅱ의 수용체 결합을 차단하여 안지오텐신 Ⅱ의 혈관수축과 알도스테론 분비 효과를 억제한다.

적응증
- 혈압 감소

간호 시 주의사항
- 치료 전·후에 정기적으로 혈압을 감시한다.
- 대상자의 신장 기능을 정기적으로 사정한다(크레아티닌, 혈중 요소질소).

약동학

안지오텐신 II 수용체 차단제의 약동학은 다양하지만 대부분 혈장단백과 결합한다.

약역학

안지오텐신 II 수용체 차단제는 rennin-angiotensin activating system : RAAS를 차단하여 작용을 나타낸다. 이 약물은 안지오텐신 II 수용체를 선택적으로 차단하여 안지오텐신 II(potent vasoconstrictor : 잠재적 혈관수축자)의 혈관수축과 알도스테론 분비효과를 차단하여 혈압을 저하시킨다.

이것은 억제하지 않아요.

안지오텐신 II 수용체 차단제는 안지오텐신 I에서 II로 전환하는 안지오텐신 전환효소(ACE) 생성을 억제하지 않고, 브라디키닌(bradykinin : 혈관확장자)의 분해도 야기하지 않는다(안지오텐신 II 수용체 차단제 : Losartan).

약물 치료학

안지오텐신 II 수용체 차단제는 고혈압치료를 위해 단독으로 또는 이뇨제 같은 다른 약물과 함께 사용된다. Valsartan은 심부전 치료를 위해 또는 angiotension-converting enzyme의 대용으로 사용되기도 한다. Irbesartan과 losartan은 고유의 신장 보호기능 때문에 2형 당뇨대상자에게 사용된다.

약물 상호작용

다음의 약물들이 안지오텐신 II 수용체 차단제와 상호작용을 나타낸다.

- Losartan은 fluconazole과 병용 시 losartan 농도를 증가시킬 수 있으며 이는 저혈압 효과를 증가시킨다.
- NSAIDs는 항고혈압 효과를 감소시킨다.
- Rifampin은 losartan의 대사를 증가시켜 항고혈압 효과를 증가시킨다.
- 칼륨공급은 과칼륨혈증의 위험성을 증가시킨다.
- Losartan은 lithium과 병용 시 혈중농도를 증가시킬 수 있다.

부작용

안지오텐신 II 수용체 차단제의 부작용은 다음과 같다.

- 두통
- 피로
- 기침, 인후염(tickling in the throat)
- 혈관부종
- 위장계 부작용
- 혈중 칼륨 농도의 증가

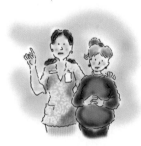

안지오텐신 수용체 차단제는 태아손상과 사망의 위험이 있으므로 임신2, 3기에는 사용하면 안돼요!

- 혈중 요소질소와 크레아티닌 수치의 일시적인 증가

안지오텐신 Ⅱ 수용체 차단제는 태아손상과 사망을 일으키므로 인해 임신 2, 3기에는 사용되지 않는다.

간호과정

안지오텐신 Ⅱ 수용체 차단제를 투여받는 대상자에게 적용하는 간호과정은 다음과 같다.

사정

- 약물투여 전 혈압, 맥박, 심전도에 대한 정보를 얻고 정기적으로 재사정한다.
- 부작용과 약물 부작용을 관찰한다.
- 대상자의 몸무게와 체액, 전해질 상태를 관찰한다.
- 대상자의 치료 이행 정도를 관찰한다.
- 약물의 치료적 효과에 대한 내성을 관찰하고 필요시 용량을 증가할 수 있다.
- 피부염 예방을 위해 경피 패치(patch) 부착 부위를 관찰하고 소양증을 사정한다.

경피패치의 효과가 나타나기까지는 경구용 약물투여가 일시적으로 필요하다는 것을 명심해야 한다.

주요 간호진단

- 기립성 저혈압과 관련된 손상 위험성
- 고혈압과 관련된 손상 위험성
- 약물치료와 관련된 지식 부족

기대되는 효과

- 혈압은 적정수준으로 유지될 것이다
- 손상에 대한 위험은 최소화될 것이다.
- 대상자는 약물치료에 대해 이해하고 있음을 보여줄 것이다.

중재

- 경구로 투여해야 하는 경우 식사 전이나 취침 시 약물을 투여한다.
- 정주용 약물을 혼합하고 투여 시 제조사의 지침에 따른다.
- 천천히 일어나도록 보조하고 대상자에게 갑자기 움직이지 않도록 교육하여 기립성 저혈압을 예방하거나 최소화한다.
- 염분 섭취 제한, 열량감소, 스트레스 관리 및 운동과 같은 대상자의 비약물적 요법을 유지한다.
- 약물투여 시는 고혈압으로 인한 응급상황에서 빠르게 혈압을 낮출 수 있음을 명심한다.
- 용량은 대상자의 혈압과 내성에 따라 조절될 수 있음을 안다.

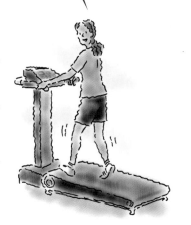

ARB 대상자는 운동 프로그램을 포함하여 비 약물 치료를 유지해야 합니다. 속도를 유지합시다!

- 경피 패치 부착을 개선하기 위해 고정되는 부착물을 적용한다. 패치는 매주마다 서로 다른 부위에 붙이게 한다.
- 제세동전에는 감전방지를 위해 경피패치를 제거한다.
- 정기적인 눈검사를 시행한다.

평가
- 대상자는 기립성 저혈압으로부터 외상을 입지 않는다.
- 대상자는 손상을 입지 않는다.
- 대상자와 가족은 약물치료를 이해하고 있음을 보인다.

Beta-adrenergic antagonists(베타-아드레날린 길항제)

Beta-adrenergic antagonists(베타-아드레날린 길항제) 혹은 차단제(blockers)는 고혈압 치료(고안압증 포함)를 위한 주요 약물 중 하나이다. 또한 협심증의 장기간 치료에도 사용된다. 고혈압 치료를 위한 beta-adrenergic blockers은 다음과 같다.

- acebutolol
- atenolol
- betaxolol
- bisoprolol
- carteolol
- metoprolol tartrate
- nadolol
- pindolol
- propranolol hydrochloride
- timolol

약동학

Beta-adrenergic blockers의 약동학은 약물에 따라 다양하다. Acebutolol, betaxolol, carteolol, metoprolol, pindolol, propranolol 및 timolol은 거의 대부분 위장관으로 흡수되는 반면, atenolol, nadolol은 절반 이하로 흡수된다. Bisoprolol의 위장관 흡수율은 약 80% 정도이다.

Acebutolol, carteolol, propranolol, metoprolol 및 timolol은 간에서 대사되고 소변으로 배설된다. Atenolol과 nadolol은 대사되지 않은 상태로 소변과 대변으로 배설된다.

Betaxolol은 간에서 대사되어 1차적으로 소변으로 배설된다. Bisoprolol

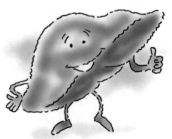

약동학은 약물에 따라 다르지만 많은 베타-아드레날린성 길항제는 나에 의해 대사되며 대사 산물은 소변으로 배설됩니다.

은 부분적으로 신장을 통해 배설되며, 약 50% 정도가 소변으로 배설되며 2% 정도가 대변으로 배설된다. Pindolol은 용량의 65%가 간에서 대사되고 35~50% 정도가 대사되지 않고 소변으로 배설된다.

약역학

Beta-adrenergic blockers는 혈압을 감소시키고 심근과 자극전도계에 있는 베타-아드레날린 수용체 부위를 차단한다. 이것은 심박동수 및 심근 수축력을 감소시켜 결과적으로 산소요구도를 줄인다.

약물 치료학

Beta-adrenergic blockers는 고혈압 치료의 1차 선택 약물이며, 또한 협심증의 장기적 예방을 위해 사용된다.

눈에도 필요해요.

Betaxolol, carteolol, timolol은 고안압증(ocular hypertension) 치료에 사용된다.

약물 상호작용

다음의 약물들이 beta-adrenergic blockers와 상호작용을 한다.

- 제산제는 beta-adrenergic blockers의 흡수를 지연시킨다.
- 비스테로이드 소염제는 beta-adrenergic blockers의 혈압강하 효과를 저하시킬수 있다.
- Lidocaine을 베타-아드레날린 수용체 차단제와 병용시 독성이 생길 수 있다.
- Insulin과 경구용 혈당강하제의 요구량이 베타-아드레날린 수용체 차단제에 의해 변화될 수 있다.
- 기관지 확장을 일으키는 theophylline의 효과는 비선택성 beta-adrenergic blockers에 의해 감소한다.
- 이뇨제와 병용 시 저혈압의 효과가 증가될 수 있다.

부작용

Beta-adrenergic blockers 부작용은 다음과 같다.

- 서맥, 협심증, 심부전, 부정맥(특히 방실 전도 차단)
- 기절(fainting)
- 체액정체
- 말초부종
- 쇼크
- 오심과 구토
- 설사

- 기관지 수축

천천히 줄여요.

Beta-adrenergic blockers의 갑작스런 투여 중단은 협심증, 고혈압, 부정맥, 급성 심근경색증을 유발할 수 있다.

간호과정

Beta-adrenergic antagonists를 투여받는 대상자에게 적용하는 간호과정은 다음과 같다.

사정

- 약물치료 전·후에 정기적으로 대상자의 부정맥을 사정한다.
- 약물치료가 시작되고 약물용량이 조정되면 지속적으로 심전도를 모니터한다.
- 활력징후를 자주 측정하고 부작용과 독성 증상을 사정한다.
- 약물투여 전 심첨박동과 혈압을 측정한다.
- 간기능 검사와 같은 혈액검사를 시행한다.
- 부작용과 약물 상호작용에 주의를 기울인다.
- 약물에 대한 대상자와 가족의 지식 정도를 평가한다.

주요 간호진단

- 체위성 저혈압과 관련된 손상 위험
- 고혈압과 관련된 손상 위험
- 약물치료와 관련된 지식 부족

기대되는 효과

- 혈압은 적정 수준으로 유지될 것이다
- 손상에 대한 위험은 최소화될 것이다.
- 대상자는 약물치료에 대해 이해하고 있음을 보여줄 것이다.

중재

- 서방정은 분쇄하지 않는다.
- 서방정과 지속정은 서로 대체약물이 아님을 명심해야 한다.
- 중추신경계 증상이 나타나면 안전대책을 강구한다.
- 부작용이 나타나면 의사에게 알린다.
- 용량은 대상자의 혈압과 내성에 따라 조절될 수 있다.
- 천천히 일어나도록 보조하고 대상자에게 갑자기 움직이지 않도록 교육하여 기립성 저혈압을 예방하거나 최소화한다.

- 정주용 제제는 심한 고혈압을 치료하기 위해서 사용된다. 정맥투여 시 부하용량을 투여하거나 생리식염수에 희석하여 간헐적으로 투여한다.

- 수축기 혈압 90mmHg 이하, 심박수 60회/이하 시 약물투여를 중단하고 의사에게 알리거나, 의사의 처방에 따라 약물투여를 중단한다.

- 처방된 음식물과 함께 약물투여를 할 수 있음을 알아야 한다.

- 수술 전 마취의사에게 약물을 복용하고 있음을 알린다.

- 갑자기 정맥 내 약물투여를 중단하지 않는다.

- 대상자를 교육한다.

평가

- 혈압은 적정수준을 유지한다.

- 대상자는 기립성 저혈압으로부터 외상을 입지 않는다.

- 대상자와 가족은 약물치료를 이해하고 있음을 보인다.

Calcium channel blockers(칼슘 채널 차단제)

Calcium channel blockers는 고혈압 치료에 흔히 사용된다. 몇 가지 약물은 다른 협심증 치료 약물에 반응하지 않는 협심증 예방 및 부정맥 치료에 사용된다. 고혈압 치료를 위해 사용되는 calcium channel blockers는 다음과 같다.

- amlodipine besylate

- diltiazem

- felodipine

- isradipine

- nicardipine

- nifedipine

- nisoldipine

- verapamil

약동학

Calcium channel blockers는 경구투여로 위장관을 통해서 신속하고 완전하게 흡수된다. 그러나 초회통과 효과로 인해 약물의 생체 이용률은 매우 낮다. 음식물은 amlodipine의 흡수를 30% 감소시키며, 고지방 음식은 nisoldipine의 농도를 증가시킨다. Calcium channel blockers는 대부분 혈장 단백과 결합한다. 모든 calcium channel blockers는 간에서 거의 대부분 빠르게 대사되며 일차적으로 소변으로 배설된다.

약역학

Calcium channel blockers는 심근세포와 혈관평활근 세포 내로 칼슘이온 유입을 차단한다. 이는 관상동맥과 말초 동맥 확장을 유발하여 심장의 수축력과 부하를 감소시킨다. Calcium channel blockers에 의한 동맥 확장으로 후부하가 감소되어 심장의 산소요구도가 줄어든다.

산소요구도를 줄여요.

Diltiazem, verapamil과 같은 약물은 동방결절의 자율성, 방실결절의 자극전도 속도를 느리게 하여 심박동수를 감소시킨다. 심장 박동이 느려지면 부가적으로 요구되는 심장의 산소요구도를 줄일 수 있다.

약물치료학

Calcium channel blockers는 고혈압 치료와 장기간의 협심증 예방에 사용된다. 단기간의 흉통 완화를 위해서는 사용되지 않는다. Calcium channel blockers는 특히 변이형 협심증(Prinzmetal's angina) 예방에 탁월하다.

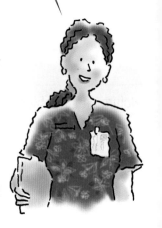

Calcium channel blockers는
특히
변이형 협심증 예방에
효과적이예요

약물 상호작용

다음과 같은 약물은 calcium channel blockers와 상호작용을 나타낸다.

- 칼슘제제와 비타민 D는 calcium channel blockers의 효과를 감소시킨다.
- 비탈분극성 차단제는 calcium channel blockers와 병용 시 근이완 효과를 증가킬 수 있다.
- Verapamil, diltiazem은 digoxin 독성과 cabamazepine의 작용을 증가시키고 심근억제를 유발할 수 있다.

부작용

두통, 어지러움, 허약감, 기립성 저혈압, 심부전, 저혈압, 말초 부종, 심계항진, 빈맥과 같은 부정맥 등이 포함된다. Verapamil과 diltiazem은 서맥과 방실전도 차단을 일으키기도 한다.

간호과정

Calcium channel blockers를 투여받는 대상자에게 적용하는 간호과정은 다음과 같다.

사정

- 약물치료 전 기저질환에 대한 병력을 확인하고 정기적으로 재사정한다.
- 약물투여 전 혈압, 맥박, 심전도에 대한 정보를 확인하고 정기적으로 재사정한다.
- 약물치료가 시작되고 약물 용량이 조정되면 지속적으로 심전도를 모니터한다.
- 활력징후를 자주 측정하고 부작용과 독성 증상을 사정한다.

- 약물투여 전 심첨박동과 혈압을 측정한다.
- 혈중 약물농도를 측정한다.
- 간기능 검사와 같은 혈액검사를 시행한다.
- 부작용과 약물 상호작용에 주의를 기울인다.
- 약물에 대한 대상자와 가족의 지식 정도를 평가한다.

주요 간호진단
- 체위성 저혈압과 관련된 손상위험
- 부작용과 관련된 손상위험
- 약물치료와 관련된 지식 부족

기대되는 효과
- 손상의 위험이 최소화될 것이다.
- 부작용으로 인한 합병증이 감소할 것이다.
- 대상자는 약물치료에 대해 이해하고 있음을 보여줄 것이다.

중재
- 서방정은 분쇄하지 않는다.
- 서방정과 지속정은 서로 대체 약물이 아님을 명심해야 한다.
- 중추신경계 증상이 나타나면 안전대책을 강구한다.
- 부작용이 나타나면 의사에게 알린다.
- 수축기 혈압 90mmHg 이하, 심박수 60회/이하 시 약물투여를 중단하고 의사에게 알리거나 의사의 처방에 따라 약물투여를 중단한다.
- 치료 시작 후 어지럼증이 발생될 수 있으므로 대상자 보행 시 보조한다.
- 부종을 최소화하기 위해 수분과 염분의 섭취 제한에 대해 대상자에게 알린다.

평가
- 대상자는 기립성 저혈압으로부터 손상을 입지 않는다.
- 대상자는 심각한 부작용이 없다.
- 대상자와 가족은 약물치료를 이해한다.

Diuretic drugs(이뇨제)

- Diuretic drugs(이뇨제)는 소변량을 증가시키고 부종을 줄이며, 순환하는 혈액, 심장 박출량을 감소시켜 혈압을 낮추는 여러 종류의 약물이 포함된다. 다양한 유형의 diuretic drugs에 대한 구체적인 정보는 제8장, 비뇨 생식기계 약물을 참조하라.

중추성 교감신경 기능 억제 약물: Clonidine

작용

- 중심성 혈관운동 중추를 억제하여 심장, 신장, 말초혈관계로의 교감신경 자극을 감소시킨다.
- 말초혈관 저항을 감소시킨다.
- 수축기, 이완기 혈압을 감소시킨다.
- 심장박동을 감소시킨다.

적응증

- 고혈압

간호 시 주의사항

- 이 약물은 대상자의 혈압과 내성에 따라 조절된다.
- Clonidine과 beta-adrenergic blockers를 병용하는 대상자의 치료 중단시 부작용을 최소화하기 위해 먼저 beta-adrenergic blockers 투여를 단계적으로 중단한다.
- 수술을 위해 clonidine 투여를 중단하지 않는다.

알파-아드레날린 차단제: Doxazocin

작용

- 말초 혈관계에 작용하여 혈관을 확장시킨다.

적응증

- 고혈압

간호 시 주의사항

- 용량은 점차적으로 증가하고 고혈압 치료 시 2주마다 조정해야 한다.
- 혈압을 관찰한다.
- 심전도를 감시하여 부정맥을 관찰한다.

Sympatholytic drugs(교감신경 차단제)

Sympatholytic drugs(교감신경 차단제)는 몇 가지 다른 형태의 약물을 포함하며 교감신경계를 억제하거나 차단하여 혈압을 감소시킨다. 작용부위나 작용 기전에 의해 다음과 같이 분류한다.

- 중추성 교감신경 억제제(clonidine hydrocholoride, methyldopa)(중추성 교감신경기능 억제 약물: Clonidine 참조)
- 알파-아드레날린 차단제(doxazocin, phentolamine, prazosin, terazocin) (알파-아드레날린 차단제: Doxazocin 참조)
- 알파-및 베타-아드레날린 차단제(carvedirol, labetarol)
- Norepinephrine 고갈제(아드레날린성 뉴론 봉쇄 약물: guanadrel sulfate, guanethidine monosulfate, reserpine). 이런 약물들은 현재 거의 사용되지 않는다.

약동학

대부분의 교감신경 차단 약물들은 위장관으로 흡수되어 광범위하게 분포하며, 간에서 대사되어 1차적으로 소변으로 배설된다.

약역학

모든 교감신경 차단 약물은 교감신경계의 자극을 억제한다. 이는 말초혈관 확장 혹은 심박출량을 감소시켜 혈압을 낮춘다.

약물 치료학

Beta-adrenergic blockers와 이뇨제로 혈압이 조절되지 않는 경우, 알파-아드레날린수용체 차단제(예: prazocin) 또는 알파-및 베타-아드레날린 차단제(예: labetarol)가 사용된다.

실패해도 오뚜기처럼 다시

만약 지속적으로 혈압 조절에 실패하는 경우 다른 계통의 약물을 추가하거나, 같은 계통의 다른 약으로 대체 또는 약의 용량을 증가한다.

약물 상호작용

Sympatholytic drugs는 다음과 같은 상호작용을 일으킬 수 있다.

- Clonidine과 삼환계 항우울제(tricyclic antidepressants)와 병용 시 혈압을 상승시킨다.
- Clonidine과 중추신경계 억제제 병용 시 중추신경계 억제에 효과적이지 않다.
- Carvedirol은 혈당조절제와 병용 시 저혈당 효과를 증가시킨다.
- Carvedirol과 calcium channel blockers와 병용 시 digoxin의 혈중농도를 증가시킨다.
- Carvedirol과 rifampin의 병용은 carvedirol의 혈중농도를 감소시킨다.

부작용

Sympatholytic drugs도 심각한 부작용을 유발하며 투여 약물의 유형에 따라 다양하다. 예를 들어, 알파-아드레날린 차단제는 저혈압을 유발할 수 있다.

중심 문제

중추신경계 작용약물의 부작용은 다음과 같다.

- 우울증
- 기면
- 부종
- 간기능 부전
- 무감각 및 저린감
- 현훈

guanadrel에 대한 부작용은 다음과 같다.

- 호흡곤란
- 과잉뇨
- 기절 또는 어지러움증
- 기립성 저혈압
- 기면
- 설사
- 두통

Guanethidine 부작용은 다음과 같다.

- 심근 수축력 감소

- 설사
- 체액정체
- 기립성 저혈압

Resperine 부작용은 다음과 같다

- 복부경련
- 설사
- 협심증
- 시야 흐림
- 서맥
- 기관지 수축
- 성욕 감퇴
- 우울증
- 기면
- 부종
- 코막힘
- 체중 증가

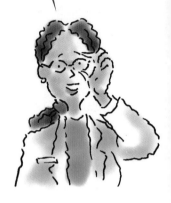

주의!
reserpine의 부작용은
복부경련, 설사, 협심증,
복시 등이 있다.

간호과정

Sympatholytic drugs를 투여받는 대상자에게 적용하는 간호과정은 다음과 같다.

사정

- 약물투여 전 혈압, 맥박, 심전도에 대한 정보를 확인하고 정기적으로 재사정한다.
- 부작용을 관찰한다.
- 대상자의 몸무게와 체액, 전해질 상태를 관찰한다.
- 치료에 대한 대상자의 이행도를 관찰한다.
- 약물의 내성을 관찰하며 약물의 치료 효과를 사정한다. 약물 용량의 조정이 필요할 수도 있다.
- 피부염 예방을 위해 경피 패치부착 부위를 관찰하고 소양증을 사정한다. 경피 패치의 효과가 나타나기까지는 경구용 약물투여가 일시적으로 필요하다는 것을 명심해야 한다.

주요 간호진단

- 체위성 저혈압과 관련된 손상 위험

대상자 교육

항고혈압 약물

항고혈압 약물이 처방되면 대상자와 가족에게 다음 사항을 교육한다.

- 처방에 따라 정확하게 복용한다. 갑자기 약물 복용을 중단하지 않는다. 갑작스런 중단은 중증의 반동성 고혈압을 유발하게 된다.
- 마지막 경구용량은 대개 취침 전에 복용한다.
- 경피 패치는 샤워나 일상 활동에도 불구하고 유지해야 한다. 필요하다면 피부 부착을 용이하게 하기위해 부착성 덮개를 이용한다. 매주 부착부위를 변경한다.
- 약물은 기면상태를 야기할 수 있으며 부작용에 대한 내성이 생길 수 있다.

- 약물에 의한 부작용을 주지시키고 심각하거나 지속되는 부작용은 의사에게 알리도록 한다(어지러움, 기침, 저혈압).
- 기립성 저혈압의 증상인 어지러움, 기절, 머리가 텅빈 느낌을 예방하게 위해 갑작스런 자세변경을 피한다.
- 약의 충분한 효과를 알기 전에는 위험한 활동은 피한다. 특히 더운 날씨에 과도한 육체적 운동은 피한다.
- 심각한 약물 상호작용이 일어날 수 있으므로 일반의약품이나 약초 복용 전에 의사와 상의하도록 한다.
- 치료지시를 이행하도록 한다.

- 고혈압과 관련된 손상위험
- 약물치료와 관련된 지식 부족

기대되는 효과

- 혈압은 적정 수준을 유지할 것이다.
- 손상의 위험이 최소화 될 것이다.
- 대상자는 약물치료에 대해 이해하고 있음을 보여줄 것이다.

중재

- 경구로 투여해야 하는 경우 취침 전 또는 음식물과 함께 약물을 투여한다.
- 정주용 약물을 혼합하고 투여 시 제조사의 지침에 따른다.
- 천천히 일어나도록 보조하고 대상자에게 갑자기 움직이지 않도록 교육하여 기립성 저혈압을 예방하거나 최소화한다.
- 염분 섭취 제한, 열량감소, 스트레스 관리 및 운동과 같은 대상자의 비약물적 요법을 유지한다.
- 고혈압으로 인한 응급상황에서 약물투여로 빠르게 혈압을 낮출 수 있음을 명심한다.
- 용량은 대상자의 혈압과 내성에 따라 조절된다.
- 경피 패치 부착을 개선하기 위해 고정되는 부착물을 적용한다. 패치는 매주마다 서로 다른 부위에 붙이게 한다.
- 제세동전에는 감전을 예방하기 위해 경피 패치를 제거한다.
- 정기적으로 눈검사를 시행한다.

평가

- 대상자는 기립성 저혈압으로부터 외상을 입지 않는다.

- 대상자는 손상을 입지 않는다.
- 대상자와 가족은 약물치료를 이해한다(대상자 교육−항고혈압 약물 참조).

Direct vasodilators(혈관 확장제)

Direct vasodilators(혈관 확장제)는 수축기와 이완기 혈압을 감소시킨다. 이 약물은 동맥, 정맥 또는 모두에 작용하며 약물은 다음과 같다.

- diazoxide
- hydralazine
- minoxidil
- nitroprusside

고혈압 치료에 꼭 필요해요…

Hydralazine과 minoxidil은 반응이 없는 고혈압 치료에 일반적으로 사용된다. Diazoxide와 nitroprusside는 고혈압성 위기에 사용된다(Direct vasodilators: Nitroprusside).

약동학

대부분의 direct vasodilators는 빠르게 흡수되어 체내 고르게 분포한다. 모두 간에서 대사되어 대부분 신장으로 배설된다.

약역학

Direct vasodilators는 말초 혈관의 평활근을 이완시켜 혈관 이완을 유발한다. 혈관 직경의 증가와 전체 말초 혈관 저항 감소에 의해 혈압은 낮아진다.

약물 치료학

Direct vasodilators는 고혈압 치료를 위해 단독으로 사용되지 않는다. 중증의 고혈압(고혈압성 위기) 치료를 위해 다른 약물과 함께 사용되는 경우가 대부분이다.

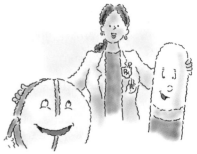

고혈압의 성공적인 치료를 위해 대부분 여러 약물을 병용해요.

약물 상호작용

Direct vasodilators로 인한 약물 상호작용은 드물지만 다음과 같다.

- Hydralazine과 minoxidil의 항고혈압성 효과는 methyldopa나 reserpine과 같은 다른 제제와 병용 시 증가된다.
- Direct vasodilators는 isosorbide dinitrate, nitroglycerin과 같은 질산염과 함께 투여할 경우 부가적인 효과가 나타날 수 있다.

부작용

Direct vasodilators는 일반적으로 반사성 교감신경계의 활동과 관련된 부작용을 나타낸다. 혈압의 감소에 따라 교감신경계가 자극되고 이는 혈관 수축이나 빈맥과 같은 보상작용을 일으킨다. 교감신경자극에 대한 부작용은 다음과 같다.

- 심계항진
- 협심증
- 부종
- 유방 압통
- 피로
- 두통
- 발진
- 중증의 심낭삼출

간호과정

Direct vasodilators를 투여 받는 대상자에게 적용하는 간호과정은 다음과 같다.

사정

- 약물투여 전 혈압, 맥박, 심전도에 대한 정보를 확인하고 정기적으로 재사정한다.
- Nitroprusside가 과량 또는 15mcg/kg/min 이상 빠르게 주입되면 cyanide 독성이 나타날 수 있으며, 72시간마다 thiocyanate(티오시안산염) 농도를 측정한다. 100mcg/ml을 초과하는 경우 독성을 유발한다. 심한 저혈압, 대사성 산증, 두통, 호흡곤란, 의식소실, 운동실조증, 구토 등과 같은 cyanide 독성 증상을 관찰한다.
- 부작용과 약물 상호작용을 관찰한다.
- 대상자의 몸무게와 체액, 전해질 상태를 관찰한다.
- 치료에 대한 대상자의 이행도를 관찰한다.
- 약물의 내성을 관찰하며 약물의 치료적 효과를 사정한다. 약물 용량 조정이 필요할 수도 있다.
- 피부염 예방을 위해 경피 패치를 관찰하고 소양증을 사정한다. 효과를 보기 위해 경구용 약물투여가 일시적으로 필요하며 경피 패치는 수일 동안 필요하다는 것을 명심해야 한다.

주요 간호진단

- 체위성 저혈압과 관련된 손상위험
- 고혈압과 관련된 손상위험
- 약물치료와 관련된 지식 부족

약물의 원형

Direct vasodilators: Nitroprusside

작용
- 동맥, 정맥의 평활근을 이완시킨다.

적응증
- 고혈압
- 전부하와 후부하의 증가

간호 시 주의사항
- 72시간마다 thiocyanate (티오시안산염) 수치를 측정한다: 과량이나 빠른 주입 (15mcg/kg/min)은 cyanide 독성을 유발한다.
- 저혈압, 대사성 산증, 두통, 호흡곤란, 의식소실, 운동실조증, 구토 등의 부작용과 cyanide 독성증상을 관찰한다.
- 주입시작 후 매 5분마다 지속적으로 혈압을 감시하고 그 후 매 15분마다 감시한다.
- 빛에 민감하므로 정맥투여 시 반드시 호일 등으로 감싸야한다.

기대되는 효과

- 혈압은 적정수준을 유지할 것이다.
- 손상의 위험이 최소화 될 것이다.
- 대상자는 약물치료에 대해 이해하고 있음을 보여줄 것이다.

중재

- 경구로 투여해야 하는 경우 취침 전 또는 음식물과 함께 약물을 투여한다.
- 정주용 약물을 혼합하고 투여 시 제조사의 지침에 따른다.
- 천천히 일어나도록 보조하고 대상자에게 갑자기 움직이지 않도록 교육하여 기립성 저혈압을 예방하거나 최소화한다.

다시 강조해요!

- Nitroprusside는 빛에 민감하므로 정주용액은 반드시 호일 등으로 감아야 한다. 혼합약물은 희미한 갈색을 띄며, 24시간 이내에 사용해야 한다.
- 정주용 약물은 주입용 펌프를 이용하여 말초혈관을 통해 단독으로 투여한다.
- 약물 주입시작과 함께 5분마다, 그 후 매 15분마다 측정하고 의사의 처방에 의해 측정된 혈압에 따라 약물의 적정량을 조정한다. 만약 중증의 저혈압이 발생되면 주입을 중단하고 의사에게 알린다. 약물의 반감기가 짧아서 약물의 효과가 빠르게 반전된다.
- Cyanide 독성이 나타나면 즉시 약물주입을 중단하고 의사에게 알린다.
- 염분 섭취 제한, 열량 감소, 스트레스 관리 및 운동과 같은 대상자의 비약물적 요법을 유지한다.
- 약물투여로 고혈압으로 인한 응급상황에서 빠르게 혈압을 낮출 수 있음을 명심한다.
- 용량은 대상자의 혈압과 내성에 따라 조절될 수 있다.
- 경피 패치 부착을 개선하기 위해 고정되는 부착물을 적용한다. 매주마다 다른 부위에 패치를 붙이도록 한다.
- 제세동을 하기 전 감전을 예방하기 위해 경피 패치를 제거한다
- 정기적으로 눈검사를 시행한다.

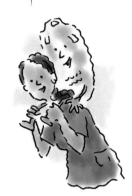

정주용 약물은 말초혈관을 통해 piggyback 방식으로 단독으로 투여한다.

평가

- 대상자는 기립성 저혈압으로부터 외상을 입지 않는다.
- 대상자와 가족은 약물치료를 이해한다.

Selective aldosterone-receptor antagonist(선택적 알도스테론 수용체 길항제)

Eplerenone은 유일한 selective aldosterone-receptor antagonist(선택적 알도스테론 수용체 길항제)로 혈장 레닌과 혈청 알도스테론 증가를 유발한다. 이는 레닌분비에 있어 알도스테론의 음성 되먹임기전(negative feedback mechanism)을 억제한다. 선택적으로 부신피질 호르몬(mineralocorticoids) 수용체와 결합하여 항고혈압성 효과를 나타낸다.

약동학

Eplerenone은 혈장 단백과 50% 정도 결합하며, 경구투여 시 일차적으로 alpha-1-acid 당단백질(glycoproteins)과 결합한다. 대사는 cytochrome P450 isoform 3A4(CYP3A4)에 의해 조절되며, 5% 미만으로 소변과 대변으로 배설된다.

약역학

Eplerenone은 알도스테론의 결합을 억제하며 Renin-angiotensin-Aldosterone System: RAAS(레닌-안지오텐신-알도스테론계)의 중요한 부분이다. 알도스테론은 염분의 재흡수를 통해 혈압을 증가시킨다.

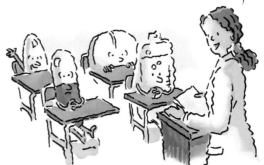

Eplerenone 밖에 없어요.

약물 치료학

Eplerenone은 혈압을 낮추기 위해 사용된다.

약물 상호작용

Eplerenone 농도는 CYP3A4 억제제(erythromycin, saquinavir, verapamil, fluconazole)와 병용 시 증가된다.

부작용

Eplerenone은 부정맥을 일으킬 수 있는 고칼륨혈증, 기침, 설사, 피로, 질출혈 및 유방부종을 유발할 수 있다.

간호과정

Selective aldosterone-receptor antagonist를 투여받는 대상자에게 적용하는 간호과정은 다음과 같다.

사정

- 약물투여 전 혈압, 맥박, 심전도에 대한 정보를 확인하고 정기적으로 재사정한다.
- 부작용을 관찰한다.
- 대상자의 몸무게와 체액, 전해질 상태(칼륨 농도 포함)를 관찰한다.

- 치료에 대한 대상자의 이행도를 관찰한다.

주요 간호진단

- 체위성 저혈압과 관련된 손상위험
- 고혈압과 관련된 손상위험
- 약물치료와 관련된 지식 부족

기대효과

- 혈압은 적정 수준을 유지할 것이다.
- 손상의 위험이 최소화 될 것이다.
- 대상자는 약물치료에 대해 이해하고 있음을 보여줄 것이다.

중재

- 경구로 투여해야 하는 경우 취침 전 또는 음식물과 함께 약물을 투여한다.
- 천천히 일어나도록 보조하고 대상자에게 갑자기 움직이지 않도록 교육하여 기립성 저혈압을 예방하거나 최소화한다.
- eplerenone이 고칼륨혈증을 유발할 수 있으므로 칼륨을 함유한 칼륨 보충제 또는 소금 대체물을 대상자에게 주지 않는다.
- 염분 섭취 제한, 열량 감소, 스트레스 관리 및 운동과 같은 대상자의 비약물적 요법을 유지한다.
- 용량은 대상자의 혈압과 내성에 따라 조절된다.
- 정기적으로 눈검사를 시행한다.

평가

- 대상자는 기립성 저혈압으로부터 외상을 입지 않는다.
- 대상자는 손상을 입지 않는다.
- 대상자와 가족은 약물치료를 이해하고 있음을 보인다.

지질강하제 Antilipemic drug

지질강하제는 콜레스테롤(cholesterol), 중성지방(triglyerides) 또는 인지질(phospholipid)과 같은 비정상적인 혈중 지질농도를 낮추기 위해 사용된다. 혈중 지질이 증가할 때 관상동맥 질환의 발병 위험도 증가한다. 이 약물은 적절한 식이요법, 체중 감소, 운동과 같은 생활양식의 변화, 기저 질환의 치료와 병행하여 사용되어진다.

　　Antilipemic 약물은 다음과 같다.

- bile-sequestering drugs

- fibric acid derivatives
- 3-hydroxy-3-methylglutaryl coenzyme A
- HMG-CoA reductase inhibitors
- nicotinic acid
- cholesterol absorption inhibitors

Bile-sequestering drugs(담즙 제거 수지)

Bile-sequestering제는 cholestyramine, colesevelam, colestipol, hydrochloride가 포함된다. 이 약물은 피부에 침착한 지방으로부터 과다한 담즙산을 제거하는 수지(resin)이다.

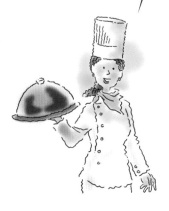

Bile-sequestering drugs 약물은 저지방음식과 함께 복용하는 것이 좋아요.

약동학

Bile-sequestering제는 위장관에서 흡수되지 않은 채로 담즙산(bile acids)과 결합하여 약 5시간 정도 머무르며, 작용 후에 대변으로 배설된다.

약역학

Bile-sequestering제는 저밀도지단백(low-density lipoproteins, LDLs)을 낮춘다. 이 약물은 소화관에서 담즙산과 결합하여 대변으로 담즙산을 배출한다. 담낭 내에 담즙산의 감소는 간에서 콜레스테롤과 같은 전구물질로부터 더 많은 담즙산을 합성하도록 자극한다.

콜레스테롤을 낮춰줘요.

배설된 담즙산을 생성하기 위해 저장된 콜레스테롤이 이용되고 혈중 콜레스테롤 수치가 감소한다. 소장에서 담즙산은 지방을 유화시켜 chylomicron을 형성하기 때문에 담즙산이 부족하면 섭취한 지방과 지방용해 약물(lipid soluble drugs)의 흡수가 감소한다.

약물치료학

Bile-sequestering제는 식이요법만으로 저밀도지단백 수치를 낮출수 없는 제2형 고지단백혈증(type IIa hyperlipoproteinemia, 가족형 고콜레스테롤 혈증) 치료에 사용한다. 혈중 콜레스테롤 수치가 관상동맥 질환의 위험요인인 대상자에서 식이요법과 함께 약물을 투여해야 한다.

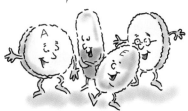

Bile-sequestering drugs 약물은 담즙산의 흡수를 감소시켜요.

약물 상호작용

Bile-sequestering제는 다음과 같은 약물 상호작용을 나타낸다.

- Bile-sequestering제의 담즙산과 결합한 수지는 digoxin, phosphate 보충제, hydrocortisone의 흡수를 방해할 수 있다.

- Bile-sequestering제는 propranolol, tetracycline, furosemide, penicillin G, hydrochlorothiazide, gemfibrozil의 흡수를 감소시킬 수 있다.
- Bile-sequestering제는 지용성 비타민(Vit A, D, E, K)의 흡수를 감소시킬 수 있다. Vitamin K의 흡수 감소는 prothrombin time에 영향을 미쳐 출혈의 위험이 증가할 수 있다.

부작용

단기간 사용 시 부작용은 미미하지만 장기간 사용 시 심각한 부작용이 발생할 수 있다. 장기간의 사용으로 나타날 수 있는 위장관계 부작용은 심각한 분변 매복(fecal impaction), 구토, 설사, 치질자극(hemorrhoid irritation) 등이 있다.

흔하지는 않아요.

드물지만 소화성궤양, 출혈, 담낭내결석, 담낭염 등이 생길 수 있다.

간호과정

지질강하제를 투여받는 대상자에게 적용하는 간호과정은 다음과 같다.

사정

- 약물치료 전 콜레스테롤 수치와 소양증을 사정한다.
- 약물치료 동안 주기적으로 혈중 콜레스테롤과 지질을 측정한다. 매 4주마다 콜레스테롤과 중성지방을 측정하여 치료의 효과를 확인하거나 소양증이 경감되었는지 대상자에게 확인한다.
- 치료시작 시, 매 6개월마다 크레아티닌키나제(CK)를 측정한다. HMG-CoA reductase inhibitors를 복용하는 대상자가 근육통을 호소하는 경우에도 크레아티닌키나제를 측정한다.
- 약물의 부작용과 상호작용을 관찰한다.
- 장기적인 투약은 지용성 비타민과 엽산의 결핍을 초래할 수 있으므로 지용성 비타민 결핍이 있는지 관찰한다.
- 약물에 대한 대상자와 가족의 지식정도를 평가한다.

주요 간호진단

- 부작용과 관련된 손상위험
- 약물치료와 관련된 지식 부족

기대되는 효과

- 부작용이 최소화 될 것이다.
- 콜레스테롤 수치가 정상범위로 감소할 것이다.
- 대상자는 약물치료에 대해 이해하고 있음을 보여줄 것이다.

대상자 교육

지질 강하제

지질 강하제가 처방되면 대상자와 가족에게 다음의 내용을 교육한다.

- 처방대로 정확하게 약을 복용하도록 한다. Bile-sequestering제는 식도 자극이나 심각한 변비를 초래할 수 있으므로 절대로 분말형태로 복용하지 않는다.
- 큰 컵을 사용하여 좋아하는 음료에 파우더를 섞고 몇 분간 그대로 두었다가 잘 섞는다. 혼합액은 물, 우유, 쥬스(특인 순수한 과일주스)가 좋다. 탄산음료에 혼합하는 경우 다량의 거품이 발생할 수 있다. 처방된 정확한 용량을 복용하기 위해 혼합된 약물을 복용한 후 컵에 약간의 혼합액을 추가로 넣어서 잘 섞은 후 나머지 혼합액도 복용한다.
- 혈중 지질을 조절하기 위해 식이요법이 매우 중요하다. 심질환의 위험요인을 조절하는 것뿐만 아니라 혈중지질을 조절하기 위한 적절한 식이요법(지방과 콜레스테롤 섭취 제한)을 해야 한다.

- 매일 2~3리터의 물을 마시고 지속적이고 심한 변비가 있다면 의사에게 알린다.
- 체중 조절, 운동, 금연 프로그램이 필요하다.
- 담즙산 수지(bile acid resin)를 복용하는 경우 약물 복용 1시간 전이나 4~6시간 후에 fenofibrate를 복용한다.
- Fenofibrate를 복용하는 경우 예상하지 못했던 허약감이나 열과 동반된 근력 약화, 통증이 발생하는 경우 즉시 의사에게 알린다.
- 정기적으로 안과검사를 시행한다.
- 서방정은 분쇄하거나 씹어먹지 않는다.

중재

- 심각한 변비가 발생하면 용량을 줄이고 변완하제를 투여하거나 약물투여를 중단한다.
- 약물 흡수를 방해하지 않도록 cholestyramine 투여 후 4~6시간 이후 혹은, 투여 전 1시간에 다른 약물을 투여하도록 한다.

혼합해서 투여하세요.

- Bile-sequestering제는 120~180ml 정도의 물과 혼합하여 투여한다. 파우더 복용 시 흡입의 위험이 있을 수 있다.
- 파우더를 혼합하기 위해 좋아하는 음료나, 수분함유식품(wet food: soup, applesauce, crushed pineapple)에 섞고 몇 분간 그대로 두었다가 현탁액을 만들기 위해 저어준다. 탄산음료에 혼합하면 다량의 거품이 발생할 수 있으므로 큰 컵을 사용하고 천천히 혼합한다.

평가

- 대상자는 부작용으로 인한 손상이 없다.
- 대상자는 적절한 콜레스테롤 수준을 유지한다.
- 대상자와 가족은 약물치료를 이해하고 있음을 보인다(대상자 교육-지질 강하제 참조).

Fibric acid 유도체

Fibric acid는 몇 가지 곰팡이에서 생성되며, fenofibrate와 gemfirozil 등의 유도체가 있다. Fribric acid는 고중성지방(high triglyceride levels) 치료에 사용되며, 저밀도 지단백(LDL levels)도 약간 낮추는 작용을 한다.

약동학

Fenofibrate와 gemfibrozil은 위장관으로부터 신속하게 흡수되어 혈장 단백과 거의 대부분 결합한다. Fenofibrate는 빠르게 가수분해되고, gemfibrozil은 간에서 대부분 대사되어 두 약물 모두 소변으로 배설된다.

약역학

이 약물의 정확한 기전은 아직 알려져 있지 않지만 febric acid 유도체들은 다음 작용을 하는 것으로 알려져 있다.

- 콜레스테롤 생성을 감소시킨다.
- 조직으로부터 콜레스테롤을 이동시킨다.
- 콜레스테롤 배설을 증가시킨다.
- 지단백(lipoprotein)의 합성 및 분비를 감소시킨다.
- 중성지방의 합성을 감소시킨다.

또 다른 좋은 효과는

Gemfibrozil은 2가지 다른 작용을 한다.

- 고밀도 지단백, HDL 수치를 증가시킨다(이것은 좋은 콜레스테롤이다).
- 추가 콜레스테롤을 분해하는 능력을 증가시킨다.

약물치료학

Fibric acid는 1차적으로 중성지방, 특히 저밀도 중성지방(very-low-density triglyceride)을 낮추기 위해 사용되며, 2차적으로 혈중 콜레스테롤 수치를 낮추기 위해 사용된다. 또한 중성지방 수준을 감소시키므로, fibric acid 유도체는 II형, III형, IV형 및 경증 V형 고지단백혈증 대상자에게 유용하다.

약물 상호작용

다음과 같은 약물 상호작용을 나타낸다.

- Fibric acid는 barbiturates, phenytoin, thyroid 유도체, cardiac glycosides와 같은 산성물질을 포함한 약물을 대체할 수 있다.
- 경구용 항응고제와 병용 시 출혈의 위험이 증가한다.
- 위장관 부작용을 나타낼 수 있다

부작용

두통, 어지러움증, 복시, 부정맥, 혈소판 감소증, 발진, 상복부 통증, 소화불량, 오심과 구토, 설사, 변비와 같은 위장관 증상을 나타낼 수 있다.

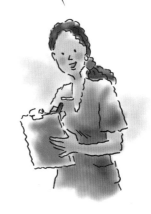

> Fibric acid 약물은 두통, 어지러움증, 복시, 부정맥, 혈소판감소증, 발진, 소화기계 증상을 유발할 수 있어요.

간호과정

Fibric acid 유도체를 투여받는 대상자에게 적용하는 간호과정은 다음과 같다.

사정

- 약물치료 전 콜레스테롤 수치와 소양증을 사정한다.
- 약물치료 동안 주기적으로 혈중 콜레스테롤과 지질 수치를 측정한다. 매 4주마다 콜레스테롤과 중성지방을 측정하여 치료의 효과를 확인하거나 소양증이 경감되었는지 대상자에게 물어본다.
- 약물치료 전, 치료동안 주기적으로 간기능검사를 시행한다.
- 치료시작 및 매 6개월마다 크레아티닌키나제(CK)를 측정한다. HMG-CoA reductase inhibitors를 복용하는 대상자가 근육통을 호소하는 경우에도 크레아티닌키나제를 측정한다.
- 약물의 부작용과 상호작용을 관찰한다.
- 장기적인 사용은 지용성 비타민과 엽산의 결핍을 초래할 수 있으므로 지용성 비타민 결핍이 있는지 관찰한다.
- Fenofibrate 복용 시 전신 권태, 열이 있다면 근육통, 허약증상이 있는지 관찰한다.
- 약물에 대한 대상자와 가족의 지식정도를 평가한다.

주요 간호진단

- 부작용 관련된 손상위험
- 약물치료와 관련된 지식부족

기대되는 효과

- 손상의 위험이 최소화될 것이다.
- 콜레스테롤 수치가 정상범위 이하로 감소할 것이다.
- 대상자는 약물치료에 대해 이해하고 있음을 보여줄 것이다.

중재

- 심각한 변비가 발생하면 용량을 줄이고 변완하제를 투여하거나 약물투여를 중단한다.
- 매일 처방된 시간에 약물을 복용한다.
- 최대 용량으로 투약한지 2개월 후에도 효과가 없다면, 약물 치료를 중단한다.

- Fenofibrate 투여 시 생체이용률을 증가시키기 위해 음식물과 함께 투여한다.
- Gemfibrozil은 아침, 저녁 식전 30분에 투여한다.
- 심각한 신기능 손상을 가진 대상자는 용량 증가 전에 신기능과 혈중 중성지방 수치를 평가한다.
- 중성지방을 낮추는 식이요법을 병행하는 것이 중요하다.
- 담즙산 수지를 복용하는 대상자는 복용 후 4~6시간 이후 혹은, 복용 전 1시간에 fenofibrate를 복용하도록 교육한다.

평가
- 대상자는 부작용으로 인한 손상이 없다.
- 대상자는 적절한 콜레스테롤 수준을 유지한다.
- 대상자와 가족은 약물치료를 이해하고 있음을 보인다.

HMG-CoA reductase inhibitors(콜레스테롤 합성 억제제)

HMG-CoA reductase inhibitors(statin으로 알려져 있는)로서 콜레스테롤 합성을 억제하여 지질을 낮춘다. 이 약물에는 atorvastatin calcium, fluvastatin sodium, lovastatin, pravastatin sodium, simvastatin 등이 있다(지질강하제: Atorvastation 참조).

약동학

Pravastatin을 제외하고 HMG-CoA reductase inhibitors는 초회통과 효과로 대부분 대사되고 혈장으로 흡수되어 혈장단백과 대부분 결합한다. 약동학은 약물에 따라 아주 다양하다.

약역학

HMG-CoA reductase inhibitors는 콜레스테롤 생합성의 초기 속도조절 단계인 HMG-CoA가 menovalonate로 전환되는 과정에서의 효소를 억제한다. 약물치료학 Statin계 약물은 1차적으로 저밀도 지단백과 총콜레스테롤을 낮추며 고밀도지단백을 약간 상승시킨다. 콜레스테롤을 낮추는 작용 때문에 1차성 고콜레스테롤혈증(primary hypercholesterolemia, types IIa & IIb) 치료에 사용된다.

심장에 대한 작용

저밀도 지단백과 콜레스테롤에 대한 작용때문에 1차, 2차적 심혈관계 질환을 예방하는데 사용된다.

약물 상호작용

다음과 같은 약물 상호작용을 나타낸다.

- Atrovastatin, simvastatin, lovastatin은 niacin, erythromycin, clarithromycin, 면역억제제(특히 cyclosporine), gemfibrozil, itraconazole, ketoconazole, fluconazole 등과 병용 시 근질환(muscle wasting & weakness), 횡문근융해증(rhabdomyolysis, 골격근의 치명적인 손상으로 신부전을 유발할 수 있음) 등의 위험이 증가할 수 있다.
- 모든 HMG-CoA reductase inhibitors는 bile acid sequestrants (cholestyramine, colestipol,colesevelam) 투여 1시간 전, 투여 4시간 후에 투여해야 한다.
- Lovastatin과 simvastatin은 warfarin과 병용 시 출혈의 위험을 증가시킬 수 있다.

부작용

HMG-CoA reductase 억제제는 간기능을 변화시켜 aspartate aminotransferase(AST), alanine aminoreansferase(ALT), alkaline phosphatase, bilirubin을 증가시킬 수 있다. 다른 간성 효과로 췌장염, 간염, 경변증을 초래할 수 있다.

아! 통증 때문에…

근육통은 가장 일반적인 근골격계 부작용으로 관절통, 근경련 등이 포함된다. 근질환(myopathy)과 횡문근융해증(rhabdomyolysis)은 드물지만 심각한 부작용을 나타낼 수 있다. 위장관 부작용으로 오심과 구토, 설사, 복통, 복부팽만감, 변비 등이 있다.

간호과정

HMG-CoA reductase inhibitors를 투여받는 대상자에게 적용하는 간호과정은 다음과 같다.

사정

- 치료 전 콜레스테롤 수치와 소양증을 사정한다.
- 약물치료 동안 주기적으로 혈중 콜레스테롤과 지질을 측정한다. 매 4주마다 콜레스테롤과 중성지방을 측정하여 치료의 효과를 확인하거나 소양증이 경감되었는지 대상자에게 물어본다.
- 치료 시작 시, 매 6개월 마다 크레아티닌키나제(CK)를 측정한다. HMG-CoA reductase inhibitors를 복용하는 대상자가 근육통을 호소하는 경우에도 크레아티닌키아제를 측정한다.
- 약물치료 전, 치료 동안 주기적으로 간기능검사를 시행한다. 간효소 수치가 지속적으로 상승한다면 간생검을 시행할 수 있다.
- 약물의 부작용과 상호작용을 관찰한다.

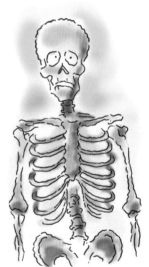

Statin 계약물은 저밀도 지단백을 낮추지만 관절통을 유발해서 힘들어요...

- 장기적인 사용은 비타민 A, D, E, K와 엽산의 결핍을 초래할 수 있으므로 지용성 비타민 결핍이 있는지 관찰한다.
- 약물에 대한 대상자와 가족의 지식정도를 평가한다.

주요 간호진단

- 부작용과 관련된 손상위험
- 약물치료와 관련된 지식 부족

기대되는 효과

- 소화기계 부작용 위험이 최소화 될 것이다.
- 콜레스테롤 수치가 정상범위 이하로 감소할 것이다.
- 대상자는 약물치료에 대해 이해하고 있음을 보여줄 것이다.

중재

- 심각한 변비가 발생하면 용량을 줄이고 변완하제를 투여하거나 약물투여를 중단한다.
- 식전과 취침 시 약물을 투여한다. Lovastatin은 저녁식사와 함께, simvastatin은 저녁에 fluvastatin과 pravastatin은 취침 전에 투여한다.

평가

- 대상자는 부작용으로 인한 손상이 없다.
- 대상자는 적절한 콜레스테롤 수준을 유지한다.
- 대상자와 가족은 약물치료를 이해한다.

Nicotinic acid(니코틴산)

Niacin으로 알려진 nicotinic acid(니코틴산)은 수용성 비타민으로 중성지방과 apolipoprotein B-100 수치를 감소시키고 HDL 수치를 증가시킨다. 이 약물은 속효성(immediate-release tablets)과 지속성 약물(extended-realease tablets)로 이용된다.

약동학

Nicotinic acid는 혈장단백과 60~70% 정도로 결합하고 간에서 신속히 대사되어 약 75%는 소변으로 배설된다.

약역학

Nicotinic acid가 중성지방과 apolipoprotein을 낮추는 기전은 잘 알려져 있지 않다. 그러나 간에서 apolipoprotein B-100을 포함한 지단백의 생합성 억제,

lipoprotein lipase의 활동 증진, 지방조직으로부터 자유 지방산(free fatty acid)의 이동 감소, 변으로 sterol 배설 증가 등의 작용을 하는 것으로 알려져 있다.

약물치료학

Nicotinic acid는 췌장염의 고위험군인 type IV, V 고지혈증 대상자의 중성지방을 낮추기 위해 보조제로 사용된다. 또한 고콜레스테롤혈증을 가진 대상자에서 콜레스테롤과 저밀도 지단백 수치를 낮추기 위해 사용될 수 있다. 목표하는 저밀도 지단백 및 고밀도 지단백 수치를 유지하기 위해 다른 고지혈증 치료제와 병용하여 일반적으로 사용된다.

사용하면 안돼요!

이 약물은 nicotinic acid에 과민반응이 있거나 간기능 장애 혹은 신기능 장애, 급성 소화성 궤양, 통풍, 심질환, 근육장애 혹은 동맥출혈이 있는 대상자에서는 사용해서는 안된다. 또한 고혈당증을 유발하므로 당뇨 대상자에게 처방해서는 안된다.

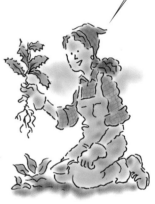

Kava와 nicotinic acid의 병용은 간독성의 위험을 증가시켜요.

약물 상호작용

다음과 같은 약물 상호작용을 나타낸다.

- Nicotinic acid 와 HMG-CoA reductase 억제제는 신부전이나 횡문근 융해증을 초래할 수 있는 근소모(muscle wasting), 근약화, 근질환, 치명적인 골격근 손상의 위험을 증가시킬 수 있다.
- Cholestyramine, colestipol 같은 bile acid sequestrants은 nicotinic acid와 결합하여 약물의 작용을 감소시킨다.
- Kava를 nicotinic acid와 함께 투여 시 간독성의 위험이 증가될 수 있다.

부작용

다량의 nicotinic acid는 혈관 확장을 초래하고 안면홍조를 유발할 수 있다. 지속성 약물(서방정)은 속효성보다 혈관 확장 효과가 덜하다. 안면홍조를 최소화하기 위해 nicotinic acid 투여 30분 전에 aspirin을 투여하거나 지속성 약물을 취침 전 투여할 수 있다. Nicotinic acid는 간독성을 유발할 수 있으며 지속성 약물에서 위험이 더 크다. 이 외에 오심과 구토, 설사, 상복부 통증, 흉골하 통증 등이 있다.

간호과정

Nicotinic acid를 투여받는 대상자에게 적용하는 간호과정은 다음과 같다.

사정

- 치료 전 콜레스테롤 수치와 소양증(pruritus)을 사정한다.
- 약물치료 동안 주기적으로 혈중 콜레스테롤과 지질을 측정한다. 매 4주마다 콜

레스테롤과 중성지방을 측정하여 치료의 효과를 확인하거나 소양증이 경감되었는지 대상자에게 물어본다.

- 치료시작 시, 그리고 매 6개월마다 크레아티닌키나제를 측정한다. HMG-CoA reductase inhibitors를 복용하는 대상자가 근육통을 호소하는 경우에도 크레아티닌키나제를 측정한다.
- 약물의 부작용과 상호작용을 관찰한다.
- 장기적인 사용은 비타민 A, D, E, K 그리고 엽산(folic acid)의 결핍을 초래할 수 있으므로 지용성 비타민 결핍이 있는지 관찰한다.
- 약물에 대한 대상자와 가족의 지식 정도를 평가한다.

주요 간호진단
- 부작용과 관련된 손상 위험성
- 약물치료와 관련된 지식 부족

기대되는 효과
- 부작용이 최소화 될 것이다.
- 콜레스테롤 수치가 정상범위 이하로 감소할 것이다.
- 대상자는 약물치료에 대해 이해하고 있음을 보여줄 것이다.

중재
- 심각한 변비가 발생하면 용량을 줄이고 변완하제를 투여하거나 약물투여를 중단한다.
- 홍조를 감소시키기 위해 aspirin을 투여한다.
- 서방형 니아신과 niacinamide는 다량 투여 시 발생하는 홍조를 예방할 수 있다는 것을 알아야 한다. 그러나 서방형 니아신은 1g 이하의 투약량에서도 간 기능 장애와 관련이 있다.
- 위장관 부작용을 최소화하기 위해 음식물과 함께 약물을 투여한다.
- 홍조를 줄이기 위해 저지방 스낵과 함께 약물을 복용하거나 알코올, 뜨거운 음료, 뜨겁거나 매운 음식을 먹은 후, 뜨거운 물로 샤워 후 약복용을 피하고, 운동 후에는 약물을 복용하지 않도록 교육한다.

평가
- 대상자는 부작용으로 인한 손상이 없다.
- 대상자는 적절한 콜레스테롤 수준을 유지한다.
- 대상자와 가족은 약물치료를 이해하였음을 보인다.

Cholesterol absoption inhibitors(콜레스테롤 흡수 억제제)

이름에서 알 수 있는 것처럼 cholesterol absoption inhibitors(콜레스테롤 흡수 억제제)는 장으로부터 콜레스테롤과 관련된 phytosterol의 흡수를 억제하며 ezetimibe가 포함된다.

약동학

Ezetimibe는 흡수되어 활성형태가 되며 혈장단백과 대부분 결합한다. 1차적으로 소장에서 대사되고 담도와 콩팥을 통해 배설된다.

약역학

Ezetimibe는 소장에서 콜레스테롤 흡수를 억제하여 혈중 콜레스테롤을 감소시킨다.

콜레스테롤 흡수를 억제해요.

이 약물은 소장의 융모에 작용하여 콜레스테롤 흡수를 억제한다. 간으로 콜레스테롤 이동을 감소시킴으로서 간내 콜레스테롤 저장을 줄이고 혈액으로부터 콜레스테롤 청소율을 증가시킨다.

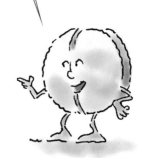

약물치료학

Ezetimibe는 1차성 고콜레스테롤혈증과 동형접합성 지질대사 장애를 치료하기 위해 식이요법과 병행하여 단독으로 투여할 수 있다. 또한 1차성 고콜레스테롤혈증, homozygous 가족형 고콜레스테롤혈증 치료에 HMG-CoA reductase 억제제와 병용하여 부가적으로 사용할 수 있다.

도움이 되요!

또한 ezetimibe는 HMG-CoA reductase 억제제 만으로는 목표하는 지질수치를 유지할 수 없는 대상자에서 총콜레스테롤, 저밀도지단백을 낮추고, HDL 콜레스테롤을 증가시킨다.

약물 상호작용

Cholestyramine은 ezetimibe의 효과를 감소킨다.

Fenofibrate, gemfibrozil, cyclosporine은 ezetimibe의 혈중 수치를 상승시킬수 있다.

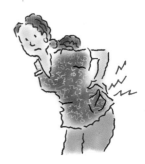

부작용

Ezetimibe의 일반적인 부작용은 다음과 같다.

- 피로
- 복통
- 설사
- 인후염

- 부비동염
- 관절통 및 요통
- 기침

HMG-CoA reductase 억제제와 병용 투여 시 나타날 수 있는 부작용은 다음과 같다.

- 흉통 또는 복통
- 어지러움증
- 두통
- 설사
- 인후염
- 부비동염
- 상기도감염
- 관절통, 근육통, 요통

간호과정

Ezetimibe를 투여받는 대상자에게 적용하는 간호과정은 다음과 같다.

사정

- 치료 전 콜레스테롤과 소양증(pruritus)을 사정한다.
- 약물치료 동안 주기적으로 혈중 콜레스테롤과 지질을 측정한다. 매 4주마다 콜레스테롤과 중성지방을 측정하여 치료의 효과를 확인하거나 소양증이 경감되었는지 대상자에게 물어본다.
- 치료시작 시, 그리고 매 6개월마다 크레아티닌키나제를 측정한다. HMG-CoA reductase inhibitors를 복용하는 대상자가 근육통을 호소하는 경우에도 크레아티닌키나제를 측정한다.
- 약물의 부작용과 상호작용에 주의를 기울여야 한다.
- 장기적인 사용은 비타민 A, D, E, K와 엽산(folic acid)의 결핍을 초래할 수 있으므로 지용성 비타민 결핍이 있는지 관찰한다.
- 약물에 대한 대상자와 가족의 지식 정도를 평가한다.

주요 간호진단

- 부작용과 관련된 손상위험
- 약물치료와 관련된 지식 부족

기대되는 효과

- 부작용이 최소화 될 것이다.
- 콜레스테롤 수치가 정상범위 이하로 감소할 것이다.
- 대상자는 약물치료에 대해 이해하고 있음을 보여줄 것이다.

중재

- 심각한 변비가 발생하면 용량을 줄이고 변완하제를 투여하거나 약물투여를 중단한다.
- 콜레스테롤을 낮출 수 있는 식이요법에 대해 교육한다.

평가

- 대상자는 부작용으로 인한 손상이 없다.
- 대상자는 적절한 콜레스테롤 수준을 유지한다.
- 대상자와 가족은 약물치료를 이해하고 있음을 보인다.

퀴즈 Quiz

1. 심방세동을 치료하기 위해 digoxin을 투여하고 있는 대상자가 있다. 약물투여를 위해 병실에 갔을 때 대상자가 몹시 안절부절해하고 오심과 시야가 흐리다고 호소하였다. 또한 장소와 시간에 대한 지남력이 없었다. 이때 가장 적절한 중재는?

   A. Digoxin 투여하는 동안 대상자에게 지남력을 제공한다.

   B. 나중에 다시 방문하여 대상자가 digoxin을 투여했는지 확인한다.

   C. Digoxin 투여를 중단하고 관찰한 내용을 의사에게 알린다.

   D. Digoxin을 투여한 후 가능한 약물 상호작용을 알아보기 위해 약물처방을 확인한다.

Answer: C. 안절부절(irritability), 오심, 시야흐림, 혼돈(confusion)은 digoxin 독성의 증상 및 증후이다. Digoxin 투여를 중단하고 의사에게 알리고 digoxin 수준을 측정한다. 대상자에게 지남력을 제공해야 하며 검사결과에 따른 가능한 응급처치를 준비한다.

2. 1시간 전 잔디를 깎는 동안 발생한 흉통을 주소로 응급실을 내원한 대상자에게 니트로글리세린 설하정을 처방에 따라 투여하였다. 가장 흔하게 발생할 수 있는 부작용은?

   A. 저혈압

   B. 어지러움

   C. 소화기계증상

   D. 두통

Answer: D. Nitrates의 가장 흔한 부작용은 두통이다. Nitrates는 뇌와 두개골 사이의 뇌척수막에 있는 혈관을 확장시킨다. 저혈압, 어지러움증, 소화기계 증상도 나타날 수 있으나 대상자마다 매우 다양하다.

3. Angiotension-converting enzyme(ACE inhibotors)와 관련된 부작용 중 가장 흔한 것으로 약물투여 중단을 초래하는 것은?

   A. 변비

   B. 기침

   C. 성기능장애

   D. 빈맥

Answer: B. 가장 일반적인 부작용은 기침으로 대상자의 수면을 방해하기 때문에 약물치료 중단의 원인이 된다.

4. HMG-CoA reductase 억제제를 복용하는 대상자가 있다. 치료시작 전과 주기적으로 시행해야 할 검사는 무엇인가?

   A. 간기능검사

   B. 전해질검사

   C. 전혈검사

   D. 심전도

Answer: A. 장기적으로 HMG-CoA reductase 억제제를 복용하는 대상자에서 간효소 수치가 상승될 수 있기 때문에 간기능 검사를 시행해야 한다.

점수 매기기

★ ★ ★ 4문제 모두 정확하게 맞추었다면 A+! ACE 억제와 다른 심혈관계 약물도 잘 이해할 수 있을 거예요.

★ ★ 3문제를 정확하게 맞추었다면 Cool! 심혈관계 약물 사용과 관련된 어려움이 없을 거예요.

★ 2문제 이하를 맞추었다고 해도 침착하게 다시! 이 단원은 복잡하므로 한번 더 복습해 봅시다.

Chapter 06

호흡기계 약물

학습 내용

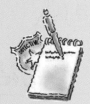

- ◆ 호흡기계 질환에 사용되는 약물의 분류
- ◆ 약물의 사용과 다양한 작용
- ◆ 약물의 흡수, 분포, 대사 및 배설
- ◆ 약물의 상호작용과 부작용

속효성 베타2-아드레날린 작용제
- albuterol (systemic, inhalation)
- levalbuterol (inhalation)
- terbutaline (systemic)

지속성 베타2-아드레날린 작용제
- albuterol (oral, systemic)
- formoterol (inhalation)
- salmeterol (inhalation)
- arformoterol
- olodaterol

조합형 치료제
- albuterol and ipratropium (inhalation)
- budesonide and formoterol (inhalation)
- formoterol and mometasone (inhalation)
- salmeterol and fluticasone (inhalation)

항콜린성제제
- ipratropium

흡입용 스테로이드제제
- beclomethasone dipropionate
- budesonide
- ciclesonide
- flunisolide
- fluticasone propionate
- triamcinolone acetonide
- mometasone
- azelastine/fluticasone propionate

경구용 스테로이드제제
- prednisolone
- prednisone

정맥투여용 스테로이드제제
- dexamethasone
- hydrocortisone sodium succinate
- methylprednisolone sodium succinate

류코트리엔조절제
- 류코트리엔수용체 길항제: zafirlukast, montelukast
- 류코트리엔 형성 억제제: zileuton

비만세포안정제
- cromolyn sodium

메틸산틴제
- aminophylline
- anhydrous theophylline

거담제
- guaifenesin

진해제
- benzonatate
- codeine
- dextromethorphan hydrobromide
- hydrocodone bitartrate

충혈완화제
- ephedrine
- phenylephrine
- pseudopehedrine
- epinephrine
- naphazoline
- oxymetazoline
- tetrahydrozoline

약물과 호흡기계 Drugs and the respiratory system

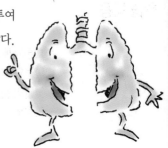

호흡기계(respiratory system)는 코로부터 폐혈관(pulmonary capillaries)까지를 포함하며 신체와 외부 환경과의 가스교환이라는 필수적인 기능을 담당한다. 즉, 산소를 섭취하고 이산화탄소를 배출한다.

호흡기계 증상을 개선하기 위해 사용되는 약물은 흡입(inhalation)이나 전신투여(systemic formulation) 방법으로 사용할 수 있다. 사용되는 약물은 다음과 같다.

- β2-adrenergic agonist(베타$_2$-아드레날린작용제)
- anticholinergic(항콜린성약물)
- corticosteroid(스테로이드제제)
- leukotriene modifier(류코트리엔조절제)
- mast cell stabilizer(비만세포안정제)
- methylxanthine(메칠산틴제)
- expectorant(거담제)
- antitussive(진해제)
- decongestant(충혈완화제)

베타$_2$-아드레날린작용제 β$_2$- adrenergic agonist

베타$_2$-아드레날린 작용제는 천식, 만성 폐쇄성 폐질환과 관련된 증상을 치료하기 위해 사용되며 두 종류로 나눌 수 있다.

- short-acting(속효성)
- long-acting(지속성)

작용이 빨리 나타나요.

속효성 베타₂-아드레날린 작용제는 다음과 같다.

- albuterol(systemic, inhalation)
- levalbuterol(inhalation)
- terbutaline(systemic)

작용이 서서히, 오래 지속되요.

지속성 베타₂-아드레날린 작용제는 다음과 같다.

- albuterol (oral, systemic)
- formoterol (inhalation)
- salmeterol (inhalation)
- arformoterol
- olodaterol

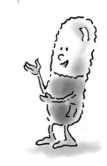

베타-아드레날린 작용제는 짧게 또는 길게 작용하지요.

병용시 더 좋아요

조합형 치료제로는 다음과 같다

- albuterol and ipratropium (inhalation)
- budesonide and formoterol (inhalation)
- formoterol and mometasone (inhalation)
- salmeterol and fluticasone (inhalation).

약동학

베타₂-아드레날린 작용제는 위장관에서 극히 소량 흡수되며 흡입형태(inh-ala-tion formulation)의 약물은 일반적으로 국소적인 효과를 나타낸다. 흡입 후 베타 아드레날린 작용 약물은 호흡기계를 통해 여러 시간 동안 흡수된다. 이 약물은 혈액-뇌 장벽을 통과하지 못하며 간에서 비활성 물질로 대사되고 소변과 대변으로 빠르게 배설된다.

약역학

베타 아드레날린 작용제는 기도 평활근을 이완하고 폐포의 공기흐름을 증가시킨다 베타₂-아드레날린 작용제는 평활근에 있는 베타₂-아드레날린 수용체(β_2-adrenergic receptor)를 자극하여 cyclic AMP(adenosine monophosphate)를 증가시켜 기관지 확장을 일으킨다. 베타₂-아드레날린 작용제는 다량 사용 시 약물의 선택성을 상실하여 독성의 위험을 증가시킬 수 있다. 흡입 약물(inhaled agents)은 폐에 국소적으로 작용하므로 우선적으로 사용되고 전신 작용을 일으키는 약물보다 부작용이 적다.

약물치료학

속효성 흡입제는 천식대상자의 증상을 빠르게 완화시키므로 1차적으로 선택되어진다. 천식과 만성 폐쇄성 폐질환에서 1차적으로 사용되며 운동으로 유발되는 천식에도 효과적이다.

아침부터 밤까지, 하루 종일 흡입하면…

만성 폐쇄성 폐질대상자들은 일정한 스케줄대로 속효성 흡입용 β_2-아드레날린 작용제를 사용한다. 그러나 과다한 약물 사용은 천식이 잘 조절되고 있지 않다는 것을 암시하므로 치료 약물에 대한 재평가를 해야 한다.

질환에 따라 엄격하게 약물을 선택해야 해요.

지속성 약물은 천식치료를 위해 항염증제(anti-inflammatory agent)인 흡입용 corticosteroids와 함께 사용되기도 한다. 약물의 효과를 위해 스케줄에 따라 투여해야 하며 특히 야간성 천식증상(nocturnal asthma symptom)이 있는 경우 효과적이다. 작용 발현시간이 느리기 때문에 지속성 베타$_2$-아드레날린 작용제는 급성 발작시 사용하지 않는다. 지속성 약물은 천식과 관련된 만성 염증에는 효과적이지 않다. 매일 사용하는 경우 지속성 약물은 천식발작을 예방하지만 이미 나타난 천식발작을 완화할 수 없어서 응급용으로 사용해서는 안된다.

약물 상호작용

흡입용 베타$_2$-아드레날린 작용제를 사용하는 경우 약물 상호작용은 흔하지 않다. 베타$_2$-아드레날린 차단제는 베타$_2$-아드레날린 작용제의 기관지 확장효과를 감소시키므로 주의깊게 사용해야 한다.

부작용

속효성 베타$_2$-아드레날린 작용제의 부작용은 발작성 기관지 경련(paradoxical bronchospasm), 빈맥, 심계항진, 진전, 구강건조 등이 있다.

지속성 베타$_2$-아드레날린 작용제의 부작용은 기관지 경련, 빈맥, 심계항진, 고혈압, 진전 등이 있다.

간호과정

베타$_2$-아드레날린 작용제를 투여받는 대상자에게 적용하는 간호과정은 다음과 같다.

사정

- 약물치료 전·후에 정기적으로 호흡기계 상태를 사정한다.
- 약물치료 전·후에 정기적으로 최대호기속도(peak flow)를 평가한다.
- 약물의 부작용과 상호작용에 세심한 주의를 기울인다.
- 약물에 대한 대상자와 가족의 지식 정도를 평가한다.

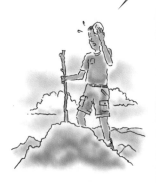

치료시작 전에 최대호기속도를 평가하고, 이후 주기적으로!!!

대상자 교육

기관지 확장제

기관지 확장제가 처방되면 대상자와 가족에게 다음의 내용을 교육한다.
- 처방대로 약을 복용하도록 한다. 증상없이 편안하더라도 어떤 약물은 12시간마다 복용해야 하며 albuterol과 같은 약물은 급성발작 시에만 사용하도록 한다.
- 운동으로 인한 기관지 경련을 예방하기 위해 처방대로 운동 30~60분 전에 약물을 복용한다.
- 약물 복용으로 증상이 충분히 완화되지 않거나 하루 4회 이상의 흡입이 필요한 경우 의사에게 알린다. 이것은 천식 증상이 더 악화되었음을 의미한다. 약물의 용량을 증량하지는 않는다.
- 흡입용 스테로이드제를 사용하는 경우 처방에 따라 지속적으로 사용한다.
- 의사의 처방없이 구할 수 있는 다른 약물이나 약초를 기관지 확장제와 함께 사용하지 않는다.
- 정량식흡입기(metered − dose inhaler)를 사용하는 경우 다음의 지침을 따른다.
  - 코와 목을 깨끗하게 한다.
  - 가능하다면 폐로부터 공기를 충분히 내뱉는다.
  - 입에 마우스피스를 물고 흡입기로부터 약물을 분사하면서 깊게 들이마신다.
  - 몇 초 간 숨을 참은 뒤 마우스피스를 제거하고 천천히 숨을 내쉰다.
- 잘못하여 눈으로 약물을 분사하지 않는다. 일시적으로 눈이 침침해질 수 있다.
- 1회 이상 흡입을 해야 하는 경우 흡입 간격은 적어도 2분이 되어야 한다.
- Corticosteroid 흡입제를 사용하는 경우 ipratropium을 먼저 사용하고 적어도 5분 뒤에 corticosterods를 사용한다. 이것은 corticosteroids의 효과를 최대로 하기 위해 기관지 확장제를 먼저 사용하여 기도를 넓혀주는 것이다.
- 약물을 복용하지 않은 경우 다음 약물투여 시간까지 충분한 시간 여유가 있는 경우 약물을 복용한다. 그러나 다음 약물투여 시간에 임박한 경우 복용하지 못한 약물은 투여하지 않는다. 두 배의 용량을 사용해서는 안된다.
- 가능하다면 효과를 높이기 위해 흡입기와 스페이서 장치를 함께 사용해라. 사용후에는 각각을 세척하여 건조시켜야 한다.

주요 간호진단
- 호흡기계 상태와 관련된 비효율적 호흡양상
- 기저질환과 관련된 가스교환장애
- 약물치료와 관련된 지식 부족

기대되는 효과
- 호흡양상이 개선됨을 규칙적인 호흡수와 리듬으로 확인할 수 있다
- 가스교환의 적절성을 개선된 최대호기속도, 산소포화도, 동맥혈가스분석 결과로 확인할 수 있다.
- 대상자는 약물치료에 대해 이해하고 있음을 보여줄 것이다.

중재
- 증상의 완화가 충분하지 않거나 상태가 악화되었을 때 의사에게 알린다.
- 약물로 인한 두통이 발생하면 진통제를 처방받는다.
- 급성 천식발작시 기관지 경련을 완화하기 위해 지속성 베타₂−아드레날린 수용체 작용제를 사용하지 않는다.
- 흡입제를 사용하는 경우, 흡입 후 수 초간 숨을 참아야 하고, 다른 약물 투여 전 약 2분 정도 휴지기를 가져야 한다.

평가
- 대상자는 정상호흡 양상을 보인다.
- 대상자의 상태가 개선된다.
- 대상자와 가족은 약물치료를 이해한다(기관지 확장제에 대한 교육 244페이지 참조).

항콜린성약물 Anticholinergics

Anticholinergic(항콜린성약물)은 경쟁적으로 수용체에 대한 아세틸콜린(acetyl-choline)과 다른 콜린성 작용제(cholinergic agonist)의 작용을 길항한다. 일반적으로 경구용 항콜린제는 천식 및 COPD를 치료하는데 사용되지 않지만, 분비물을 두껍게 하고, 기도에 점액막을 형성하는 경향이 있기 때문에 COPD에 항콜린성-ipratropium이 사용된다.

Ipratropium

흡입용 ipratropium bromide는 1차적으로 천명음, 호흡 곤란, 흉부 압박감 및 기침을 방지하기 위해 사용되는 기관지 확장제로서 베타$_2$-아드레날린 수용체 작용제와 병용하여 사용될 수 있다.

약동학

Ipratropium은 소화관에서 거의 흡수되지 않으며 국소적으로 사용 시 효과가 있다.

약역학

Ipratropium은 교감신경계를 자극하기보다는 오히려 부교감신경을 차단한다. 항콜린성 효과를 나타내기 위해 무스카린 수용체(muscarinic receptors)를 억제하여 기관지 확장을 초래한다.

약물치료학

Ipratropium은 만성폐쇄성 폐질환 대상자에서 사용된다. 천식치료 시 부가적인 약물로 사용될 수 있지만 지속성 약물이기 때문에 효과가 덜하다. 일반적으로 속효성베타$_2$-아드레날린 작용제와 병용해서 사용한다. 또한 콧물치료에도 사용되며 비강용 스프레이를 이용한다.

약물 상호작용

흡입용 ipratropium을 사용하는 경우 약물 상호작용은 거의 없다. 항무스카린 약물과 anticholinergic을 ipratropium과 병용해서 사용 시 주의를 요한다.

부작용

Anticholinergic의 가장 흔한 부작용은 다음과 같다.

- 신경과민
- 빈맥
- 오심과 구토
- 어지러움증
- 두통
- 과량의 약물사용으로 인한 기관지 경련
- 배뇨장애
- 변비
- 구강건조

간호과정

항콜린성 제제를 투여받는 대상자에게 적용하는 간호과정은 다음과 같다.

사정

- 약물치료 전·후 정기적으로 호흡기계 상태를 사정한다.
- 약물치료 전·후에 정기적으로 최대호기속도를 평가한다.
- 약물의 부작용과 상호작용에 주의를 기울인다.
- 약물에 대한 대상자와 가족의 지식 정도를 평가한다.

주요 간호진단

- 호흡기계 상태와 관련된 비효율적 호흡양상
- 기저질환과 관련된 가스교환장애
- 약물치료와 관련된 지식부족

기대되는 효과

- 호흡양상이 개선됨을 규칙적인 호흡수와 리듬으로 확인할 수 있다.
- 가스교환의 적절성을 개선된 최대호기속도, 산소포화도, 동맥혈가스분석 결과로 확인할 수 있다.
- 약물치료에 대해 이해하고 있음을 보여줄 것이다.

중재

- 증상의 완화가 충분하지 않거나 상태가 악화되었을 때 의사에게 알린다.
- 약물로 인한 두통이 발생하면 가벼운 진통제를 처방받는다.

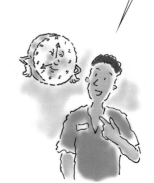

ipratropium을 사용할 때 대상자가 눈을 감을 것을 알고 있는지 확인하십시오. 용액이 눈에 들어 오면 심각한 협우각 녹내장을 비롯한 심각한 안과 질환이 발생할 수 있습니다.

급성기에는 효과가 없어요.

- 급속한 약물반응이 필요한 급성 기관지경련 치료에는 이 약물은 효과적이지 않다는 것을 알아야 한다.
- 투여 약물을 모니터한다. 총 흡입횟수는 24시간 동안 12회를 초과하면 안되고, 24시간 동안 양쪽 비강에 각각 8회 이상 스프레이하지 않는다.
- 1회 이상 흡입을 해야 하는 경우 흡입 간격은 적어도 2분이 되어야 한다. 2가지 이상의 약물을 흡입해야 하는 경우 기관지 확장제를 먼저 사용하고 5분 뒤 다른 약물을 흡입한다.
- 최대의 효과를 얻기 위해 정시(on time)에 약물을 투여한다.
- 기관지 경련이 완화되지 않으면 의사에게 알린다.
- 대상자를 교육한다.

눈을 감으세요

- 대상자의 눈에 약이 들어가면 급성 폐쇄각 녹내장을 유발할 수 있으므로 ipratropium 사용 시 눈을 감을 것을 경고하십시오. 만약 눈에 들어갔을 때 의사에게 즉시 연락하도록 대상자에게 지시하십시오.

평가

- 대상자는 정상호흡 양상을 보인다.
- 대상자는 개선된 가스교환 상태를 보인다.
- 대상자와 가족은 약물치료를 이해한다.

스테로이드제제 Corticosteroids

Corticosteroid(스테로이드제제)는 천식치료를 위해 속효성, 지속성으로 모두 사용 가능하며 흡입제와 전신투여가 가능한 anti-inflammatory agent(항염증제제)이다.

Corticosteroid는 다른 약물의 효과를 갖는 많은 약물이 포함된다.

비강흡입

흡입용 스테로이드제제는 다음과 같다.

- beclomethasone dipropionate
- budesonide
- ciclesonide
- flunisolide
- fluticasone propionate

- triamcinolone acetonide
- mometasone
- azelastine/fluticasone propionate

경구투여

경구용 스테로이드제제는 다음과 같다.

- prednisolone
- prednisone

정맥투여

정맥투여용 스테로이드제제는 다음과 같다.

- dexamethasone
- hydrocortisone sodium succinate
- methylprednisolone sodium succinate

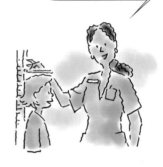

어린이에서 정맥투여,
고용량의 흡입제 사용 시,
성장정도를 모니터해야 합니다.

약동학

흡입용 스테로이드제제는 용량을 증가하면 흡수률이 증가하기는 하지만 극히 소량 흡수된다. 경구용 prednisolone은 쉽게 흡수되고 간에서 대부분 대사되며 정맥주사용 prednisone은 신속한 발현을 보이나 구강용 제제에 비해 큰잇점을 제공하지 못한다.

약역학

Corticosteroid는 cytokines, leukotrienes, prostaglandin의 생성 억제, eosinophil 동원 억제, 다른 항염증 매개물질의 방출을 억제한다. 이 약물은 신체 여러부위에 다양한 효과를 나타내며 장기적으로 사용 시 많은 부작용을 초래한다 (corticosteroid 투여 시 한번 더 268페이지 참조).

약물치료학

Corticosteroid는 천식의 악화를 예방하고 치료를 위해 장기적으로 사용되는 가장 효과적인 약물이다. 경구 및 정맥주사용 스테로이드는 일반적으로 중등도나 중증천식의 급성 악화 시 사용되며, 다른 약물 치료에 반응이 없는 천식 치료에 사용된다. 경구 및 정맥주사용 corticosteroid는 효과를 낼 수 있는 가장 최소용량으로 부작용을 피하기 위해 가능한 단기간 사용을 한다. 흡입용 스테로이드제제는 대부분의 천식대상자에서 악화를 예방하기 위한 기본적인 치료이다. 흡입용 스테로이드제제는 많은 대상자에서 스테로이드의 전신투여 필요성을 줄이기 때문에 장기간의 사용으로 인한 부작용의 위험을 감소시킨다. 흡입용 스테로이드제제는 급성 증상 발현 시 사용해서는 안되며, 이런 경우는 속효성 흡입용 베타$_2$-아드레날린 작용제를 사용해야 한다.

투약 전 주의사항

Corticosteroid 투여 시 한번 더

Corticosteroid 투여 전 대상자와 가족에게 다음의 내용을 교육한다.

- 경구 및 정맥 투여를 받거나 고용량의 흡입용 스테로이드치료를 받는 어린이는 성장상태를 모니터해야 한다.
- 고령의 대상자에서는 고용량의 흡입용 스테로이드나 경구 및 정맥 주사용 스테로이드 치료를 받는 경우 골다공증을 예방하기 위해 사용하는 특별한 약물이나 식이요법, 운동으로 인해 이점이 있을 수 있다.
- 당뇨대상자는 혈당수준을 주의깊게 모니터해야 한다.

- 경구용 prednisone을 1일 20mg 이하 복용하는 수유부의 모유에 포함되는 corticosteroid의 양은 극히 소량이므로 무시해도 된다. 만약 모유 수유를 해야 하는 경우 약물 복용 후 4시간 후면 모유에서 검출되는 corticosteroid의 양은 최소가 된다.
- 흡입용 제제를 사용하면서 나타나는 부작용의 위험을 감소시키기 위해 가능한 최소량을 사용한다. 약물투여시 스페이서(spacer)를 사용하고 투여 후 입안을 헹구어낸다.

약물 상호작용

흡입용 스테로이드는 약물 상호작용이 거의 없다. 호르몬 피임제, ketoconazole, macrolide 항생제는 일반적으로 corticosteroid의 약효를 증가시켜 스테로이드 용량 감소가 필요할 수도 있다. Barbiturates, cholestyramine, phenytoin은 corticosteroid의 약효를 감소시켜 용량 증가가 필요할 수도 있다.

부작용

흡입용 스테로이드제제의 부작용은 다음과 같다.

- 구강자극(mouth irritation)
- 구강캔디다증(oral candidiasis)
- 상기도감염
- 기침, 쉰목소리

경구용 스테로이드제제에서 나타날 수 있는 부작용은 다음과 같다

- 고혈당증
- 오심과 구토
- 두통
- 불면증
- 어린이 성장지연

간호과정

Anti-inflammatory agent를 투여받는 대상자에게 적용하는 간호과정은 다음과 같다.

사정

- 약물치료 전·후에 정기적으로 호흡기계 상태를 사정한다.
- 약물치료 전·후에 정기적으로 최대호기속도를 평가한다.

- 약물의 부작용과 상호작용에 주의를 기울여야 한다.
- 약물에 대한 대상자와 가족의 지식 정도를 평가한다.

주요 간호진단
- 호흡기계 상태와 관련된 비효율적 호흡양상
- 기저질환과 관련된 가스교환 장애
- 약물치료와 관련된 지식 부족

기대되는 효과
- 호흡양상이 개선됨을 규칙적인 호흡수와 리듬으로 확인할 수 있다.
- 가스교환의 적절성을 개선된 최대호기속도, 산소포화도, 동맥혈가스분석 결과로 확인할 수 있다.
- 약물치료에 대해 이해하고 있음을 보여줄 것이다.

중재
- 증상의 완화가 충분하지 않거나 상태가 악화되었을 때 의사에게 알린다.
- 소화기계 자극을 예방하기 위해 음식물과 함께 경구투여한다.
- 감염에 노출되지 않도록 주의를 기울인다.
- 갑작스럽게 약물투여를 중단하지 않는다.
- 심각하거나 지속적인 부작용이 나타나면 의사에게 알린다.
- 특히 어린이의 경우 corticosteroid의 장기사용을 피한다.

평가
- 대상자는 정상 호흡양상을 보인다.
- 대상자는 가스교환 상태가 개선된다
- 대상자와 가족은 약물치료를 이해한다.

류코트리엔조절제 Leukotriene modifiers

류코트리엔조절제는 경증 천식의 예방 및 장기치료에 사용되는 약물로 2가지 유형이 있다.
- 류코트리엔수용체 길항제에는 zafirlukast, montelukast가 있다(류코트리엔조절제: Zafirlukast 참조).
- 류코트리엔 형성 억제제에는 zileuton이 있다.

약동학
모든 류코트리엔 조절제는 빠르게 흡수되어 대사되며 90% 이상 혈장단백과 결합한다.

음식물의 영향

Zafirlukast의 흡수는 음식물에 의해 감소한다. Montelukast는 소화관을 통해 빠르게 흡수되며 음식물과 함께 투여할 수 있다. Zileuton은 음식물과 함께 투여 시 흡수에 영향을 미치지 않는다. 간손상이 있는 대상자는 용량 조절을 해야한다.

약역학

류코트리엔은 비만세포, 호산구, 호염기구에서 분비되는 물질이다. 이것은 기도 평활근 수축, 혈관투과성 증가, 분비물 증가, 기타 염증매개체(other inflammatory mediator)의 활성화에 관여한다. Leukotriene은 2가지 다른 기전으로 억제된다. 첫째, 류코트리엔 수용체 차단제(zafirlukast, montelukast)는 leukotriene D4, E4 수용체에 경쟁적으로 작용하여 leukotriene이 수용체와 상호작용하는 것을 억제한다.

둘째, 류코트리엔 형성 억제제(zileuton)는 5-lipoxygenase의 생성을 억제한다. 이 효소는 천식대상자에서 부종, 기관지 수축, 점액성 분비물 생성에 관여한다.

약물치료학

류코트리엔 조절제는 경증에서 중증의 대상자에서 천식악화를 예방하고 치료를 위해 1차적으로 사용된다. 그러나 급성 천식발작을 종료시키지는 못한다. 또한 어떤 대상자에서는 스테로이드 보조제로서 사용되기도 한다.

약물 상호작용

류코트리엔 조절제와 함께 사용시 다음과 같은 약물상호작용이 발생한다.

- Zafirlukast는 P450 2C9(CYP2C9)를 억제하여 phenytoin, warfarin과 병용 시 독성이 증가할 수 있다.
- Zafirlukas와 zileuton은 CYP3A4를 억제하여 amlodipine, atorvastatin, carbamazepine, clarithromycin, cyclosporine, erythromycin, 호르몬 피임제, itraconazole, ketoconazole, lovastatin, nelfinavir, nifedipine, ritonavir, sertraline, simvastatin, warfarin 과 병용 시 독성이 증가된다.
- Zileuton은 CYP1A2를 억제하여 amitriptyline, clozapine, desipramine, fluvoxamine, imipramine, theophylline, warfarin과 병용 시 독성이 증가 된다.
- Zafirlukast, zileuton, montelukast는 CYP2C9에 의해 대사된다. Amio-darone, cimetidine, fluconazole, fluoxetine, fluvoxamine, isoniazid, metronidazole, voriconazole 과 병용 시 독성이 증가할 수 있다.
- Leukotriene은 carbamazepine, phenobarbital, phenytoin, primidone, refampin과 병용 시 효과가 감소한다.

약물의 원형

류코트리엔조절제: Zafirlukast

작용
- 류코트리엔 수용체에 경쟁적으로 작용하여 염증 반응을 억제한다.

적응증
- 천식의 예방 및 장기치료

간호 시 주의사항
- 급성 천식 발작에서 기관지 경련을 치료하기 위해 사용하지 않는다.
- 고령 및 간독성이 있는 대상자에서는 조심해서 투여한다.
- 약물 흡수가 감소하므로 식전 1시간, 식후 2시간에 약물을 투여한다.
- 간기능 부전이 의심되는 대상자는 간기능 검사를 시행한다. 간기능 부전이 확인되면 약물투여를 중단한다.

- Zileuton, montelukast는 CYP3A4에 의해 대사된다. Amiodarone, cimetidine, clarithromycin, cyclosporine, erythromycin, fluoxetine, fluvoxamine, itraconazole, ketoconazole, metronidazole, voriconazole과 병용 시 독성이 증가할 수 있다.
- Zileuton, montelukast는 CYP3A4에 의해 대사된다. Carbamazepine, efavirenz, garlic 보강제, modafinil, nevirapine, oxcarbazepine, phenobarbital, phenytoin, primidone, rifabutin, rifampin, St. John's wort와 병용 시 효과가 감소한다.
- Zileuton은 CYP1A2에 의해 대사된다. Cimetidine, clarithromycin, erythromycin, fluvoxamine, isoniazid와 병용 시 독성이 증가할 수 있다. Carbamazepine, phenobarbital, phenytoin, primidone, rifampin, ritonavir, St. John's wort와 병용 시 효과가 감소한다. 흡연을 하는 경우 nicotine은 zileuton의 효과를 감소시킬 수 있다.

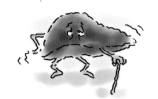

Zileuton은 급성 간질환이 있는 대상자에게 투여하면 안돼요.

부작용
류코트리엔 조절제의 부작용은 다음과 같다.

- 두통
- 어지러움
- 오심과 구토
- 근육통
- 기침

Zileuton은 급성 간질환이 있는 대상자에서는 금기이다.

간호과정
류코트리엔 조절제를 투여받는 대상자에게 적용하는 간호과정은 다음과 같다.

사정
- 약물치료 전·후에 정기적으로 호흡기계 상태를 사정한다.
- 약물치료 전·후에 정기적으로 최대호기 속도를 평가한다.
- 간손상이 있는 대상자에서는 주의깊게 사용한다.
- 약물의 부작용과 상호작용에 주의를 기울인다.
- 약물에 대한 대상자와 가족의 지식정도를 평가한다.

주요 간호진단
- 호흡기계 상태와 관련된 비효율적 호흡양상
- 기저질환과 관련된 가스교환 장애

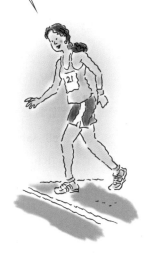

적절한 약물투여로 운동으로 인해 유발되는 천식을 예방할 수 있어요.

- 약물치료와 관련된 지식 부족

기대되는 효과

- 호흡양상이 개선됨을 규칙적인 호흡수와 리듬으로 확인할 수 있다.
- 가스교환의 적절성을 개선된 최대호기속도, 산소포화도, 동맥혈가스분석 결과로 확인할 수 있다.
- 올바른 약물 투여에 대해 이해하고 있음을 보여줄 것이다.

중재

- 증상의 완화가 충분하지 않거나 상태가 악화되었을 때 의사에게 알린다.
- 이러한 약들은 급성 천식 발작에서 기관지 경련을 치료하기 위해 사용하지 않는다.
- Zafirlukast는 식전 1시간, 식후 2시간에 투여한다.

평가

- 대상자는 정상 호흡 양상을 보인다.
- 대상자는 가스교환상태가 개선된다
- 대상자와 가족은 약물치료를 이해한다.

비만세포안정제 Mast cell stabilizer

Mast cell stabilizer(비만세포안정제)는 경증의 천식 및 아동 천식의 예방 및 장기 치료를 위해 사용된다. 이 약물은 급성 천식 발작의 치료에는 효과적이지 않으며 약물로는 cromolyn sodium이 있다.

약동학

Mast cell stabilizer는 소화관을 통해 극히 소량 흡수되며, 흡입용 제제 사용 시 국소적으로 효과를 나타낸다.

약역학

Mast cell stabilizer의 작용기전은 잘 알려져 있지 않으나 chloride channel을 억제하여 비만세포막을 안정화시키고, 염증매개물질의 분비를 억제하는 것으로 생각된다.

약물치료학

Mast cell stabilizer는 염증과정을 조절하여 천식 증상을 예방하고 장기치료를 위해 사용된다. 이 약물은 아동과 운동 유발성 천식대상자에게 사용된다.

건초열 치료제

비강 내 투여 형태의 cromolyn과 안약 형태의 nedocromil은 계절성 알레르기 치료에 사용된다.

약물 상호작용

Nedocromil, cromolyn sodium과 상호작용하는 것으로 알려진 약물이 없다.

부작용

흡입용 비만세포 안정제의 부작용은 다음과 같다.

- 인두 및 기관지 자극
- 기침
- 천명음
- 기관지경련
- 두통

간호과정

Mast cell stabilizer를 투여받는 대상자에게 적용하는 간호과정은 다음과 같다.

사정

- 약물치료 전·후에 정기적으로 호흡기계 상태를 사정한다.
- 약물치료 전·후에 정기적으로 최대호기속도를 평가한다.
- 약물의 부작용과 상호작용에 주의를 기울인다.
- 약물에 대한 대상자와 가족의 지식 정도를 평가한다.

주요 간호진단

- 호흡기계 상태와 관련된 비효율적 호흡양상
- 기저질환과 관련된 가스교환 장애
- 약물치료와 관련된 지식 부족

기대되는 효과

- 호흡양상이 개선됨을 규칙적인 호흡수와 리듬으로 확인할 수 있다.
- 가스교환의 적절성을 개선된 최대호기속도, 산소포화도, 동맥혈가스분석 결과로 확인할 수 있다.
- 약물치료에 대해 이해하고 있음을 보여줄 것이다.

중재

- 증상의 완화가 충분하지 않거나 상태가 악화되었을 때 의사에게 알린다.
- 이러한 약물은 급성 천식 발작에서 기관지 경련을 치료하기 위해 사용하지 않는다.
- 약물로 인한 두통이 발생하면 가벼운 진통제를 처방받는다.
- 약물치료의 부작용을 관찰한다.

평가

- 대상자는 정상 호흡양상을 보인다.
- 대상자는 개선된 가스교환 상태를 보인다.
- 대상자와 가족은 약물치료를 이해한다.

메칠산틴제 Methylxanthines

Methylxanthines(메칠산틴제)는 xanthines으로 불려지며 호흡기계 문제가 있을 때 사용되는 약물이다. Methylxanthine계 약물은 다음과 같다.

- aminophylline
- anhydrous theophylline

Aminophylline은 theophylline 유도체이다. Theophylline은 가장 흔하게 사용되는 경구용 약물이며 정맥투여 시 aminophylline이 사용된다.

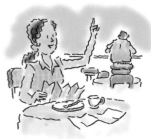

고지방 음식물은 theophylline의 농도를 증가시켜 독성의 위험을 증가시킬 수 있어요. 잠깐! 저지방드레싱의 샐러드를 먹을거예요!

약동학

Methylxanthine는 경구용 시럽이나 속효성 정제로 투여시 빠르고 완전하게 흡수된다. 체내에서 대부분 theophylline으로 전환된다. 고지방 음식물은 theophylline의 농도를 증가시켜 독성의 위험을 증가시킬 수 있다.

pH 변동이 영향을 미쳐요.

서방형 theophylline의 흡수는 대상자의 위 산도에 따라 다르며 음식물도 흡수에 영향을 미칠 수 있다. 정맥주사용 aminophylline에서 경구용 theophylline으로 변경 시 용량은 20% 정도 줄인다.

Theophylline은 성인에서 56%, 신생아에서 36% 정도 단백질과 결합한다. 태반을 쉽게 통과하여 유즙으로 배설되고, 흡연을 하거나 투석을 하는 대상자는 다량의 약물을 필요로 한다.

Theophylline은 CYPlA2 효소에 의해 간에서 1차적으로 대사된다. 성인과 소아에서 투여 용량의 10%가 대사되지 않고 소변으로 배설되므로 신기능 부전이 있는 대상자에서 용량 조정을 하지 않아도 된다. 고령의 대상자와 간기능 부전 대상자에서는 저용량을 투여한다. 영아는 대사기능이 부족한 미성숙한 간을 가지고 있기 때문에 투여 용량의 반 정도가 대사되지 않고 소변으로 배설된다. 약물의 효과를 평가하고 독성을 피하기 위해 theophylline 농도를 측정한다. 혈중 치료 농도는 10~20mcg/ml(SI, 44~111μmol/L)이다. 약물치료 시작 시, 용량 변경 시, 약물 추가 및 중단 시 혈중농도를 측정해야 한다.

약역학

Methylxanthine는 여러 가지 작용기전을 갖는다.

호흡을 편안하게…

Methylxanthine는 기도 반응성(air way reactivity)을 감소시키고 기관지 평활근을 이완시켜 기관지 경련을 완화한다. 이러한 작용은 theophylline이 PDE (phosphodiesterase inhibitor)를 억제하여 기관지 평활근을 이완시켜 기관지확장을 일으키고 염증매개물질(비만세포, T-cell, 호산구)을 감소시킴으로서 나타난다.

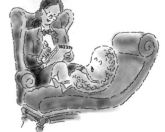

methylxanthine는 이산화탄소에 대한 민감도를 증가시켜요!

그래서, 내가 호흡을 할 수 있도록 자극을 해주지!

숨을 쉴 수 있게 자극해요.

비가역적 만성 폐쇄성 폐질환(만성 기관지염, 폐기종, 무호흡)에서 methylxanthine은 이산화탄소에 대한 뇌호흡 중추의 민감도를 증가시켜 호흡을 자극한다.

펌프기능 증가

이 약물은 만성기관지염, 폐기종에서 호흡 시 복강을 흉강과 분리시키는 횡격막과 호흡근의 피로를 감소시킨다. 심실의 기능도 개선시켜 심장의 펌프작용을 돕는다.

약물치료학

Methylxanthine는 다음 질환과 관련된 증상이 있거나 장기치료를 위해 2차 또는 3차로 선택되는약물이다.

- 천식
- 만성기관지염
- 폐기종

어린이에게도 효과가 있답니다.

Theophylline은 신생아 무호흡을 치료하기 위해 사용되며 낭성 섬유증(cystic fibrosis)이 있는 영아에서 심한 기관지 경련을 감소시키는데 효과적이다.

잘자요~! Theophylline은 신생아 무호흡을 치료하기 위해 사용되요.

약물 상호작용

Theophylline의 약물 상호작용은 CYPIA2 효소 체계을 억제하거나 유도하는 다른 물질들이 있을 때 나타난다.

- CYPIA2 효소 억제제는 theophylline 대사를 감소시켜 혈중 농도를 증가시킨다.이로 인해 부작용이나 독성이 증가되므로 theophylline 용량을 감소해야 한다. CYPIA2 효소 억제제에는 ketoconazole, erythromycin, clarithromycin, cimetidine,isoniazid, fluvoxamine, 호르몬 경구용 피임약, ciprofloxacin, ticlopidine 및 zileuton이 있다.

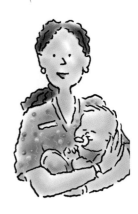

- CYPIA2 효소 유도제는 theophylline 대사를 증가시켜 혈중 농도를 감소시킨다. 이로 인해 치료 효과가 없을 수 있으므로 theophylline 용량을 증가해야 한다. CYPIA2 효소 유도제에는 rifampin, carbamazepine, phenobarbital, phenytoin 및 고추나물이 있다.
- 담배나 마리화나는 theophylline 배설을 증가시켜 혈중 농도 및 효과를 감소시킨다.
- 아드레날린성 약물, 카페인이나 카페인 유사 물질을 포함한 음료는 theophylline에 대한 부작용이나 methylxanthine독성의 증상 및 징후를 초래할 수 있다.
- 활성탄(activated charcol)은 theophylline 농도를 낮출 수 있다.
- Theophylline, theophylline 유도체와 halothane, enflurane, isoflurane, methoxyflurane을 병용하는 것은 심장독성의 위험을 증가시킨다.
- Theophylline과 theophylline 유도체는 lithium 배설을 증가시켜 효과를 감소시킬 수 있다.
- 갑상선 호르몬은 theophylline 농도를 감소시킬 수 있다. 항갑상선 약물은 theophylline 농도를 증가시킬 수 있다.

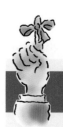

꼭 기억해요!

테오필린과 그 염이 무엇을 치료하는데 사용되는지 기억합니까? 단순해요! "ACE"해야한다는 것만 기억하십시오! 그것은 장기간의 증상 통제와 예방에 사용됩니다 :

Asthma
Chronic bronchitis
Emphysema.

부작용

Methylxanthine의 부작용은 일시적이거나 독성의 증상을 나타낼 수 있다.

위장관계 증상

위장관계 부작용은 다음과 같다.

- 오심과 구토
- 복부경련
- 상복부 통증
- 식욕부진
- 설사

신경계증상

- 두통
- 흥분, 안절부절못함, 불안
- 불면증
- 어지러움

심혈관계증상

- 빈맥
- 심계항진
- 부정맥

간호과정

Methylxanthine를 투여받는 대상자에게 적용하는 간호과정은 다음과 같다.

사정

- 약물치료 전·후에 정기적으로 호흡기계 상태를 사정한다.
- 약물치료 전·후에 정기적으로 최대호기속도를 평가한다.
- 약물의 부작용과 상호작용에 주의를 기울인다.
- 활력징후를 측정한다. 수액섭취 및 배설량을 측정한다. 기대되는 효과에는 심박동수 및 호흡개선이다.
- Xanthine 대사율은 개인에 따라 다양하며 용량은 약물치료에 대한 반응, 약물내성, 호흡기능, 혈중농도 등을 관찰하여 결정한다.
- 약물치료에 대한 대상자와 가족의 지식 정도를 평가한다.

주요 간호진단

- 호흡기계 상태와 관련된 비효율적 호흡양상
- 기저질환과 관련된 가스교환 장애
- 약물치료와 관련된 지식 부족

기대되는 효과

- 호흡양상이 개선됨을 규칙적인 호흡수와 리듬으로 확인할 수 있다.
- 가스교환의 적절성을 개선된 최대호기속도, 산소포화도, 동맥혈가스분석 결과로 확인할 수 있다.
- 대상자는 약물치료에 대해 이해하고 있음을 표현할 수 있다.

중재

- 증상의 완화가 충분하지 않거나 상태가 악화되었을 때 의사에게 알린다.
- 스케줄에 따라 경구용 제제를 투여하되 취침 전에 서방정을 투여한다.
- 이미 혼합된 제품을 이용하거나 5% 포도당에 약물을 희석하여 사용한다. 지속적 정맥주입을 위해 주입펌프를 사용한다.

담배는 안돼요!

- 흡연은 약물의 대사를 빠르게 하므로 담배나 마리화나를 피우는 경우 약물의 용량을 증가시켜야 한다는 것을 알아야 한다.
- 심부전, 간질환, 고령인 경우 대사 및 배설이 감소하므로 약물 용량 감량이 필요함을 명심한다.
- 활력징후를 모니터한다.
- 섭취량과 배설량을 측정하고 기록한다.
- 카페인을 섭취하지 않도록 교육한다.

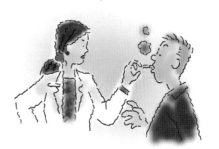

담배를 피우면 안돼요! 흡연은 xanthines의 대사를 빠르게 한다는 것을 몰랐어요!

대상자 교육

Methylxanthine

Methylxanthine이 처방되면 대상자와 가족에게 다음 사항을 교육한다.

- 서방정은 녹이거나 분쇄하거나 씹어먹지 않는다.
- 캡슐을 삼킬 수 없는 아동은 부드러운 음식 위에 캡슐의 내용물을 뿌린 뒤 씹지 말고 삼키도록 교육한다.
- 약물 투여 방법과 용량에 대한 지침을 따르도록 한다.
- 위장관 증상을 완화하기 위해 식후에 물 한 컵과 복용한다.
- 지침에 따라 규칙적으로 약물을 복용한다. 처방 이외의 약물을 복용하지 않는다.
- 약물치료 시작 시 특히 고령인 경우 어지러움증이 생길 수 있다.

- 약물치료 동안 자세를 천천히 변경하고 위험한 활동은 피한다.
- 다른 약물 복용 전 의사에게 알린다.
- 흡연을 하던 대상자가 약물치료 동안 금연하는 경우 용량을 줄여야 한다.
- 빈맥, 식욕부진, 오심과 구토, 설사, 안절부절, 흥분 및 두통과 같은 독성증상이 생기면 의사에게 알린다.
- 주기적으로 혈중 약물 농도를 측정한다.
- 카페인이 포함된 음식 섭취를 피한다

평가

- 대상자는 정상호흡 양상을 보인다.

- 대상자는 개선된 가스교환 상태를 보인다.

- 대상자와 가족은 약물치료를 이해한다(methylxanthine에 대한 교육, 279페이지 참조)

거담제 Expectorants

Expectorant는 점액을 묽게하는 약물로 기도 밖으로 쉽게 분비물을 배출시킨다.

Guaifenesin

가장 흔하게 사용되는 expectorant는 guaifenesin으로 감기와 독감 시 처방없이 사용 가능한 약물이다.

약동학

Guaifenesin은 위장관으로 흡수되어 간에서 대사되고 1차적으로 신장으로 배설된다.

약역학

기도분비물 생성 증가로 인해 guaifenesin은 점액의 농도, 점착성, 표면장력을 감소시킴으로서 기도로부터 쉽게 분비물이 제거되도록 한다. 또한 기도의 점액막을 진정시키는 효과가 있어 객담배출을 할 수 있는 기침을 유발한다.

약물치료학

Guaifenesin은 기침으로 객담배출을 쉽게 하고 다음과 같은 질환에서 기침으로 인한 증상을 완화시키기 위해 사용된다.

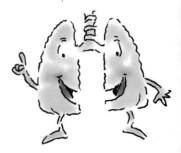

OTC 감기약과 독감 치료제의 구성 성분으로 나열된 이 expectorant를 기대하십시오.

- 감기
- 기관지 자극
- 기관지염
- 유행성감기(인플루엔자)
- 부비동염
- 기관지천식
- 폐기종

약물 상호작용

Guaifenesin은 특별한 약물 상호작용이 알려지지 않았다

부작용

Guaifenesin의 부작용은 다음과 같다.

- 구토(고용량 복용 시)
- 설사
- 졸림
- 오심
- 복통
- 두통
- 두드러기나 피부발진

간호과정

Guaifenesin을 투여받는 대상자에게 적용하는 간호과정은 다음과 같다.

사정

- 약물치료 전·후에 대상자의 기침정도를 사정한다.
- 약물의 부작용과 상호작용에 주의를 기울인다.
- 소화기계 부작용이 나타나면 대상자의 수분상태를 평가한다.
- 약물치료에 대한 대상자와 가족의 지식 정도를 평가한다.

주요 간호진단

- 기저질환과 관련된 비효율적 기도청결
- 소화기계 부작용과 관련된 체액량 부족 위험
- 약물치료와 관련된 지식 부족

기대되는 효과

- 대상자는 기도개방이 유지될 것이다.
- 체액량이 적절함을 혈압, 맥박수, 소변량으로 확인할 수 있다

- 대상자는 약물치료에 대해 이해하고 있음을 표현할 수 있다.

중재

- 처방에 따라 약물을 투여한다. 물 한 컵으로 약을 복용하도록 한다.

산도 평가

- 5-hydroxyindoleacetic acid, vanillylmandelic acid에 검사 결과에 영향을 미칠 수 있다는 것을 알아야 한다.
- 약물의 효과가 없다는 것을 의사에게 알린다. 기침이 지속되거나 증상이 악화되어도 의사에게 알린다.
- 의사나 약사에 의해 처방되지 않은 약물이나, 민간요법제를 복용하지 않도록 교육한다.

평가

- 대상자의 폐는 깨끗하고 분비물도 정상이다.
- 대상자는 적절한 수분상태 를유지한다.
- 대상자와 가족은 약물치료를 이해한다.

진해제 Antitussives

Antitussive(진해제)는 기침을 억제하는 약물로 객담이 배출되지 않는 마른 기침(dry, nonproductive cough)을 치료하기 위해 사용한다. 주요 antitussive는 다음과 같다.

- benzonatate
- codeine
- dextromethorphan hydrobromide
- hydrocodone bitartrate

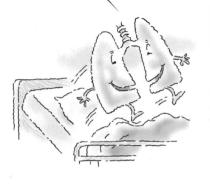

Antitussive는 객담이 배출되지 않는 마른 기침을 치료해서 편안하게 잘 수 있게 해두죠.

약동학

Antitussive는 소화관에서 잘 흡수되고 간에서 대사되어 소변으로 배설된다. 마약성(opioid) expectorant는 모유로 배설되며, 약제의 위험보다 이점이 많다면 임신기간 동안 사용될 수 있다.

약역학

Expectorant는 작용 기전이 약간 다르다.

- Benzonatate는 기관지, 폐포, 늑막에 있는 신전 수용체(stretch receptor)를 마비시켜 효과를 나타낸다.
- Codeine, dextromethorphan, hydrocodone은 연수에 있는 기침중추에 직접 작용하여 기침 반사를 억제하여 그 결과 기침 역치가 낮아진다.

약물 치료학

Antitussive의 사용은 약간씩 다르지만 휴식이나 일상생활을 방해하는 심각한 마른 기침을 치료하는데 사용된다.

진단검사시에도

Benzonatate는 폐렴이나 기관지염, 감기, 폐기종 같은 만성 폐질환으로 유발되는 기침을 완화한다. 또한 기관지 내시경과 같은 진단적 검사동안 대상자가 기침을 하지 않도록 하기 위해 사용될 수도 있다.

가장 많이 사용되는 약물은

Dextromethorphan은 미국에서 기침을 억제하기 위해 광범위하게 사용되는 약물이며 codeine보다 기침억제 효과가 더 좋다. 이 약물은 일반적인 용량에서 진정, 호흡 억제, 약물 중독증상이 없기 때문에 더 많이 사용된다. 또한 선택적 세로토닌 재 흡수 저해제 (SSRIs)를 복용하는 사람들에게는 사용해서는 안된다.

기침이 잘 치료되지 않을 때

마약성 진해제(codeine, hydrocodone)는 잘 치료되지 않는 기침을 치료하기 위해 사용되지만, 덜 심각한 기침에도 사용할 수 있다.

약물 상호작용

Expectorant는 다른 약물과 상호작용을 한다.

- Codeine과 hydrocodone은 MAO(monoamine oxidase) 억제제와 병용 시 흥분, 체온 상승, 고혈압이나 저혈압, 혼수상태를 유발할 수 있다.
- Dextromethorphan은 MAO(monoamine oxidase) 억제제와 병용 시 흥분, 체온상승, 저혈압, 혼수상태(coma)를 유발할 수 있다.

중추신경 억제작용이 있어요.

- Codeine은 알코올, 진정제, barbiturates, phenothiazines과 같은 중추신경계 억제 약물과 병용 시 졸림, 기면(lethargy), 혼수(stupor), 호흡억제와 같은 중추신경계 억제증상을 증가시킬 수 있다.

부작용

Benzonatate는 codeine, dextromethorphan, hydrocodone과는 다른 부작용을 유발한다.

Benzonatate

Benzonatate는 경구용 제제를 그대로 삼켜야 한다. 씹거나 분쇄하면 구강과 목에 국소 마취효과를 나타내어 기도를 손상시킬 수 있다.

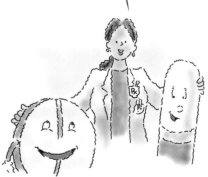

부작용은 약물에 따라 다양하게 나타나요.

그 외에도 다음의 부작용이 발생할 수 있다.

- 어지러움
- 진정
- 두통
- 비강울혈
- 눈의 작열감
- 소화기계자극증상, 오심
- 변비
- 피부발진, 소양증
- 오한
- 가슴답답함(chest numbness)

마약성 진해제(Opioid antitussives)

일반적인 부작용은 오심과 구토, 진정, 어지러움, 변비가 있다. 그외 부작용은 다음과 같다.

- 동공 수축
- 서맥이나 빈맥
- 저혈압
- 혼수
- 경련
- 순환허탈
- 호흡부전

간호과정

Antitussive를 투여받는 대상자에게 적용하는 간호과정은 다음과 같다.

사정

- 기침과 관련된 병력을 확인한다.
- 약물의 부작용과 상호작용에 주의를 기울인다.
- 위장관 부작용이 나타나면 대상자의 수분상태를 평가한다.
- 약물치료에 대한 대상자와 가족의 지식 정도를 평가한다.

주요 간호진단

- 기저질환과 관련된 비효율적 기도 청결
- 마른 기침과 관련된 피로
- 약물치료와 관련된 지식 부족

기대되는 효과

- 대상자는 기도 개방이 유지될 것이다.
- 대상자는 피로가 감소했음을 말로 표현할 것이다.
- 대상자는 약물치료에 대해 이해하고 있음을 표현할 수 있다.

중재

- 약물의 효과가 없다는 것을 의사에게 알린다; 기침이 지속되거나 증상이 악화되어도 의사에게 알린다.
- 대상자가 심호흡을 격려한다.
- 의사나 약사와 상의될때까지 일반 의약품이나, 민간요법제를 복용하지 않도록 교육한다.
- 마약성 진해제를 복용하는 경우 운전과 알코올 섭취를 하지 않도록 교육한다.

평가

- 대상자의 폐는 깨끗하고 분비물도 정상이다.
- 대상자의 기침이 완화된다.
- 대상자와 가족은 약물치료를 이해한다.

충혈완화제 Decongestants

충혈완화제는 투여방법에 따라 전신, 국소적용 약물로 분류할 수 있다.

전신작용 충혈완화제

교감신경유사약물로서 전신작용 충혈완화제는 기도에 있는 혈관의 부종을 감소시키기 위해 교감신경계를 자극한다. 전신작용 충혈완화제에는 다음과 같은 약물이 있다.

- ephedrine
- phenylephrine
- pseudoephedrine

국소적용 충혈완화제

국소적용 충혈완화제는 강력한 혈관수축제로 사용된다. 부종이 있는 코의 점막에 직접 적용시 비충혈이 즉시 완화된다. 국소적용 충혈완화제에는 다음과 같은 약물이 있다.

- ephedrine, epinephrine, phenylephrine(교감신경유사아민)
- naphazoline, oxymetazoline, tetrahydrozoline

약동학

충혈완화제의 약동학은 다양하다. 경구 복용시 위장관으로 빠르게 흡수되어 뇌척수액, 태반, 모유를 포함한 체액과 전신에 광범위하게 분포한다.

천천히 대사

전신작용 충혈완화제는 간에서 서서히, 불완전하게 대사되어 경구 투여 24시간 이내에 대사되지 않은 상태로 소변으로 배설된다.

약물흡수 신경 쓰지 않아도 돼요.

국소적용 충혈완화제는 코의 혈관평활근에 있는 알파-아드레날린 수용체에 국소적으로 작용하여 소동맥 수축을 유발한다. 국소적으로 적용되기 때문에 전신적인 약물흡수는 미미하다.

약역학

전신작용과 국소적용 충혈완화제의 작용은 다양하다.

직접, 바로 작용해요.

전신작용 충혈완화제는 체내 혈관에 있는 알파-아드레날린성 수용체에 직접 작용하여 혈관수축을 유발한다. 또한 비뇨기계와 위장관 괄약근의 수축, 동공 이완, 인슐린 분비 감소를 초래하기도 한다.

간접적으로 작용해요.

간접적으로도 작용하여 체내 저장소로부터 노르에피네프린을 유리하여 말초혈관 수축을 일으킨다.

국소적용으로 깨끗하게

전신작용 충혈완화제처럼, 국소적용 충혈완화제도 비혈관 평활근에 있는 알파-아드레날린성 수용체를 자극하여 혈관수축을 유발한다. 비점막에 혈류와 모세혈관 투과성을 감소시켜 부종을 완화한다. 이러한 작용은 부비동으로 배액을 돕고 비강을 청결하게 하며 유스타키안관을 개방하여 호흡을 개선시킨다.

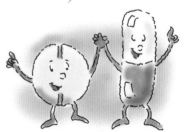

충혈완화를 위해
함께 할 때
우린 승리합니다.

약물치료학

전신 및 국소적용 충혈완화제는 다음과 같은 질환으로 인한 비강점막 부종 증상을 완화하기 위해 사용된다.

- 알레르기성 비염(건초열)
- 혈관운동성 비염(vasomotor rhinitis)
- 급성 코감기(비강 분비물이 많은 경우)
- 부비동염
- 감기

함께 일해요.

전신작용 충혈완화제는 보통 항히스타민제, 항무스카린제제, 소염진통제, anti-tussive와 함께 사용한다.

국소적용의 이점

국소적용 충혈완화제는 2가지 주요한 이점이 있다. 부작용의 최소화와 빠른 증상 완화이다.

약물 상호작용

약물의 흡수를 줄이는 혈관수축으로 인해 약물 상호작용은 극히 드물게 나타난다. 그러나 전신작용 충혈완화제는 다른 약물과 상호작용을 한다.

- Epinephrine, norepinephrine, dopamine, dobutamine, isoproterenol, metaproterenol, terbutaline과 같은 교감신경 유사약물과 병용 시 중추신경계 자극증상이 증가할 수 있다.
- MAO 억제제와 병용 시 전신성 충혈완화제는 치명적인 고혈압, 고혈압성 위기를 초래할 수 있으므로 함께 투여해서는 안된다.
- Alkalinizing 약물은 소변으로의 배설을 감소시켜 pseudoephedrine의 효과를 증가시킬 수 있다.

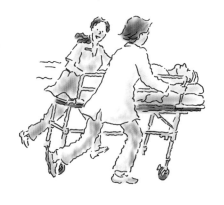

전신성 충혈완화제와 MAO 억제제 병용 시 치명적 고혈압, 고혈압성 위기를 초래할 수 있어요!

부작용

대부분의 부작용은 중추신경계 자극증상으로 다음과 같다.

- 신경과민
- 안절부절 및 불면증
- 오심
- 심계항진 및 빈맥
- 배뇨곤란
- 혈압상승

전신성 충혈완화제

전신성 충혈완화제는 고혈압, 갑상선기능항진증, 당뇨, 양성 전립선비대증, 녹내장, 심질환을 악화시킨다.

국소적용 충혈완화제

5일 이상 사용 시 나타나는 가장 일반적인 부작용은 반동성 비울혈이다. 다른 부작용으로 비감점막의 화끈거림과 얼얼함, 재채기, 점막건조, 궤양 등이있다.

간호과정

충혈 완화제를 투여받는 대상자에게 적용하는 간호과정은 다음과 같다.

사정

- 약물투여 전·후에 대상자의 상태를 사정한다.
- 출혈증상이 있는지 비강을 사정한다.
- 약물의 부작용과 상호작용에 주의를 기울인다.
- 위장관 부작용이 나타나면 대상자의 수분상태를 평가한다.
- 약물치료에 대한 대상자와 가족의 지식 정도를 평가한다.

주요 간호진단

- 기저질환과 관련된 비효율적 기도청결
- 소화기계 부작용과 관련된 체액 부족 위험
- 약물치료와 관련된 지식 부족

기대효과

- 대상자는 기도개방이 유지될 것이다.
- 체액량의 적절함을 혈압, 맥박수, 소변량으로 확인할 수 있다.
- 대상자는 약물치료에 대해 이해하고 있음을 보여줄 것이다.

중재

- 약물의 효과가 없다는 것을 의사에게 알린다; 기침이 지속되거나 증상이 악화되어도 의사에게 알린다.
- 대상자가 심호흡을 하도록 격려한다.
- 의사와 약사와 상의하기 전까지 의약품이나 민간요법제를 복용하지 않도록 교육한다.
- ephedrine 투여 전, 투여 동안 약물의 효과를 감소시키거나 부작용을 증가시킬 수 있는 저산소증, 고탄산혈증, 산증을 확인하고 교정한다.
- 서방정은 분쇄하거나 분할하지 않는다.
- 불면증을 최소화하기 위해 취침 2시간 전에 약물을 투여한다.
- 반동성 울혈을 예방하기 위해 비강용 충혈완화제는 3~5일 이내 사용하도록 교육한다.

평가

- 대상자의 폐는 깨끗하고 분비물도 정상이다.
- 대상자는 적절한 수분상태가 유지된다.
- 대상자와 가족은 약물치료를 이해한다.

퀴즈 Quiz

1. 천식대상자에게 기관지확장제 사용에 대해 교육을 한다. 대상자에게 무엇을 하도록 교육해야 하는가?

   A. 운동으로 인해 유발되는 기관지 경련을 예방하기 위해 운동 4시간 전에 약물을 복용한다.

   B. Albuterol과 같은 속효성 베타$_2$-아드레날린 작용제를 급성 기관지경련 치료를 위해 복용한다.

   C. 약물복용을 하지 못한 경우 2배의 용량을 복용한다.

   D. Salmeterol과 같은 지속성 베타$_2$-아드레날린 작용제는 급성 천식발작 치료에 효과적이다.

Answer: B. 속효성 베타2 -아드레날린 작용제는 급성 기관지경련에 사용한다. 지속성 약물은 급성발작에 효과적이지 않다. 운동 유발 천식을 예방하기 위해 운동 30~60분 전에 약물을 복용한다.

2. 만성 폐쇄성 폐질대상자를 치료하기 위해 사용하는 항콜린제는 무엇인가?

   A. Atropine

   B. Guaifenesin

   C. Budesonide

   D. Ipratropium bromide

Answer: D. 흡입용 ipratroprium은 만성폐쇄성 폐질환 대상자에게 기관지 확장제로 사용되는 항콜린제이다.

3. 다음 leukotriene 조절제 중 음식물에 의해 흡수가 감소하고 식전 1시간이나 식후 2시간에 투여해야만 하는 것은?

   A. Zileuton

   B. Montelukast

   C. Zafirlukast

   D.Nedocromil

Answer: C. Zafirlukast의 흡수는 음식물에 의해 감소되고 식전 1시간이나 식후 2시간에 투여해야 하는 약물이다.

점수 매기기

⭐ ⭐ ⭐ 3문제를 정확하게 맞추었다면 잘했어요! 심호흡을 하고 다음 장으로 이동할 수 있
겠네요.

⭐ ⭐ 2문제를 정확하게 맞추었다면 xanthines 투여로 기관지 평활근이 이완되는 것처
럼 편안한 휴식을 취해도 될 것 같군요.

⭐ 2개 미만의 질문에 정확하게 답한 경우, 호흡기 약에 대해 한번 더 복습하세요.

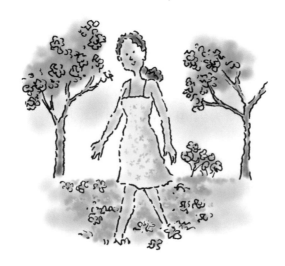

위장관 약물

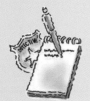
Systemic antibiotics
- amoxicillin
- clarithromycin
- metronidazole
- tetracycline

Antacids
- aluminum carbonate gel
- calcium carbonate
- magaldrate
- magnesium hydroxide
- aluminum hydroxide
- simethicone

H₂-receptor antagonists
- cimetidine
- famotidine
- nizatidine
- ranitidine

Proton pump inhibitors
- dexlansoprazole
- esomeprazole
- lansoprazole
- omeprazole
- pantoprazole
- rabeprazole

Other antiulcer drugs
- misoprostol
- sucralfate

Adsorbent drugs
- activated charcoal

Antiflatulent drugs
- simethicone

Digestive drugs
- dehydrocholic acid
- pancreatin
- pancrelipase
- lipase
- proteasemylase

Opioid-related drugs
- diphenoxylate with atropine
- loperamide

Kaolin and pectin
- kaolin and pectin

Hyperosmolar laxatives
- glycerine
- lactulose
- 식염수 화합물(magnesium salts, sodium biphosphate, sodium phosphate), polyethylene glycol (peg), 전해질
- sorbitol

Bulk-forming laxatives
- methylcellulose
- polycarbophil
- psyllium hydrophilic muciloid

Emollient laxatives
- docusate

Stimulant laxatives
- bisacodyl
- cascara sagrada
- castor oil
- phenophthalein
- senna

Lubricant laxatives
- unemulsified mineral oil

만성 변비 치료제
- lubiprostone
- linaclotide

Selective 5-HT3-receptor antagonist
- alosetron

Obesity drugs
- phetermine hydrochloride
- lorcaserin hydrochloride (belviq)
- orlistat

Antiemetic drugs
- Antihistamines: dimenhydrinate, diphenhydramine hydrochloride, buclizine hydrochloride, cyclizine hydrochloride, hydroxyzine hydrochloride, hydroxyzine pamoate, meclizine hydrochloride, trimethobenzamide hydrochloride
- Phenothiazines: chlorpromazine hydrochloride, perphenazine, prochlorperazine maleate, promethazine hydrochloride, thiethylperazine maleate
- Serotonin receptor antagonists: ondansetron, dolasetron, granisetron
- dronabinol과 nabilone을 포함한 cannabinoids
- aprepitant를 포함한 뉴로키닌 수용체 작용제

약물과 위장관계 Drugs and the gastrointestinal system

위장관은 입에서 시작되어 항문으로 끝나는 원형모양의 속이 빈 근육 관이다. 인두, 식도, 위, 소장, 대장으로 이루어져 있고 주요한 기능은 소화, 음식과 수분의 소화 흡수, 대사폐기물의 배설이다.

약물 역할

위장관 기능을 향상시키는데 사용되는 약물을 분류하면 다음과 같다.

- Antiulcer drugs(항궤양성 약물)
- Adsorbent drugs(흡착제), antiflatulent drugs(가스 제거제) 및 digestive drugs(소화제)
- Antidiarrheal drugs(지사제)와 laxative drugs(하제)
- Antiemetic drugs(진토제)와 emetic drugs(구토제)

도와주는 손

비뇨생식기계 질환을 치료하는 데 사용되는 약물의 종류는 다음과 같다.

- 이뇨제
- 요로 진경제
- 발기 부전 치료제
- 호르몬 피임약

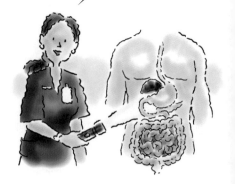

위장관을 들여다 보죠. 이 장에서 다루어질 약물은 위장관계(인두, 식도, 위와 장)의 기능을 향상시키죠.

항궤양성약물 Antiulcer drugs

소화성 궤양은 식도, 위, 십이지장 또는 공장에 발생하는 점막 주위에 국한된 병변이다.

원인

소화성 궤양을 유발하는 주요원인은 다음과 같다 :

- 세균감염: Helicobacer pylori (H.pylori)
- nonsteroidal anti-inflammatory drugs, NSAIDs(비스테로이드소염제) 사용
- Zollinger-Ellison syndrome (과도한 위산 분비로 인해 소화성 궤양이 초래된 상태)과 같은 위산의 과다분비 상태
- 흡연: 위산을 과다분비시키고 궤양의 치유를 악화시킴
- 유전적 소인: 소화성 궤양 대상자의 20~50% 정도를 차지함

세균이 파괴되고 균형이 잡히죠

Antiulcer drugs(항궤양성 약물)은 H.pylori를 박멸하거나 위산 및 펩신의 분비와 소화관 점막의 방어 능력 사이의 균형을 회복시키기 위해 사용한다. 해당되는 약물은 다음과 같다:

- systemic antibiotics(전신성 항생제)
- antacids(제산제)
- H_2-receptor antagonist(히스타민2 수용체 길항제)
- proton pump inhibitor(프로톤 펌프 억제제)
- misoprostol과 sucralfate와 같은 other antiulcer drugs

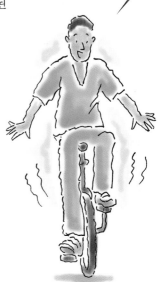

항궤양성 약의 첫 번째 목표는 위산, 펩신분비와 위장관 점막 방어사이의 균형을 회복하는 것이에요

Systemic antibiotics(전신성 항생제)

H.pylori는 소화성 궤양 및 위염(위 내부의 염증을 유발하는 주요인인) 주요한 원인인 그람 음성균이다. 이러한 세균을 박멸함으로서 궤양을 치유하고 재발을 감소시킨다.

2가지를 함께

성공적인 치료를 위해서는 다른 약과 조합하여 두 가지 또는 그 이상의 항생제를 병용해야 한다. H.pylori를 치료하기 위해 사용되는 systemic antibiotics는 다음과 같다:

- amoxicillin
- clarithromycin
- metronidazole
- tetracycline

약동학

Systemic antibiotics(전신적 항생제)는 위장관에서 다양하게 흡수된다.

알기쉬운 약물기전

약물이 위장관의 분비에 영향을 미치는 부분

위장관의 분비 활동에 영향을 미치는 antiulcer drugs과 digestive drugs는 위장관의 분비 활동 감소, 분비 활동 차단, 위 내부 보호용 코팅 형성, 분비되지 않는 효소를 대체한다. 아래 그림은 위장관 약물 작용의 여러 형태를 보여준다.

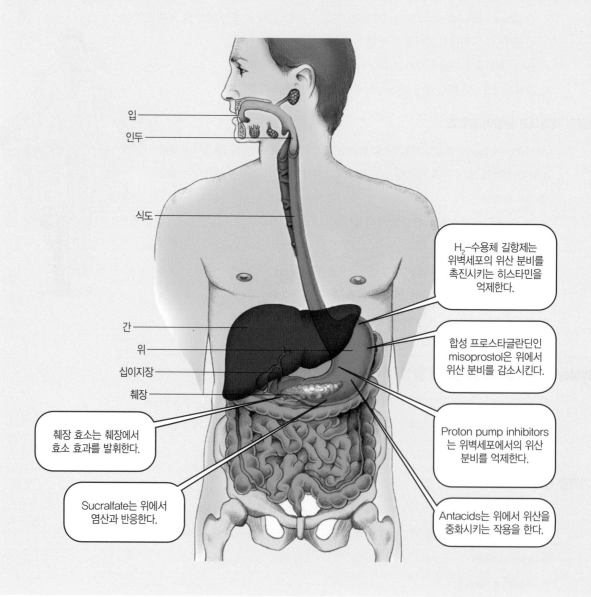

입
인두
식도
간
위
십이지장
췌장

H_2-수용체 길항제는 위벽세포의 위산 분비를 촉진시키는 히스타민을 억제한다.

합성 프로스타글란딘인 misoprostol은 위에서 위산 분비를 감소시킨다.

췌장 효소는 췌장에서 효소 효과를 발휘한다.

Proton pump inhibitors 는 위벽세포에서의 위산 분비를 억제한다.

Sucralfate는 위에서 염산과 반응한다.

Antacids는 위에서 위산을 중화시키는 작용을 한다.

우유를 드셨나요?

음식, 특히 유제품은 tetracycline의 흡수를 감소시키지만 다른 항생제의 흡수를 현저하게 지연시키지는 않는다.

모든 항생제는 체내에 광범위하게 퍼지고, 주로 소변으로 배설된다.

약역학

Systemic antibiotics는 H.pylori 감염을 치료하는 역할을 한다. 보통 위산분비를 감소시키고 치료를 촉진시키기 위해서 H_2−수용체 길항제 또는 proton pump inhibitors와 함께 투여한다.

약물 치료학

십이지장 궤양의 위험을 감소시키기 위한 H.pylori 박멸을 목적으로 systemic antibiotics가 처방된다.

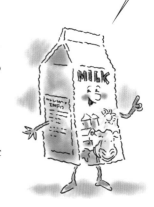

유제품 및 기타 음식들은 tetracycline의 흡수를 감소시켜요.

치료 계획

두 가지 항생제와 proton pump inhibitors를 병용할 경우 적어도 14일 동안 사용한다. 그 후 소화성 궤양이 있는 대상자들에게는 위산 분비 감소에 도움을 주는 proton pump inhibitors를 6주간 더 지속한다.

약물 상호작용

Tetracycline과 metronidazole은 다른 약과 상호 작용이 많은 약물이다. 예를 들면, tetracycline은 digoxin의 농도를 증가시키고 methoxyflurane과 병용하면 신독성의 위험이 증가된다. 항응고제를 복용하고 있는 경우 metronidazole과 tetracycline을 함께 복용하면 출혈 위험이 증가된다.

부작용

위장관 기능을 향상시키기 위해 사용되는 항생제는 다음과 같은 부작용을 일으킬 수 있다.

- Metronidazole, clarithromycin, tetracycline은 일반적으로 경미한 위장 장애를 야기시킨다.
- Clarithromycin, metronidazole은 이상한 맛을 느끼게 한다.
- Metronidazole을 알코올과 함께 사용하면 disulfiram과 같은 반응(구역, 구토, 두통, 경련, 홍조)을 초래 할 수 있으므로 함께 복용하지 않는다.
- Amoxicillin은 설사를 야기 시킬 수 있다.

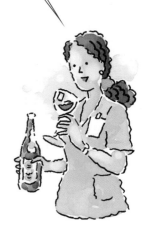

Metronidazole과 알코올을 함께 복용하지 마세요. 심각한 부작용이 발생할 수 있어요.

간호과정

Systemic antibiotics 투약 대상자에게 적용하는 간호과정은 다음과 같다.

사정

- 치료 전에 대상자의 감염을 사정하고 정기적으로 재사정한다.
- 대상자의 궤양 증상과 징후를 사정한다.
- 부종을 관찰한다. 특히 corticosteroids나 metronidazole 같은 항생제를 복용하는 대상자는 나트륨 정체로 부종이 발생할 수 있다.
- 부작용과 약물의 상호작용을 사정한다.
- 흡연, 스트레스, 위장을 자극하는 약물 (아스피린, NSAIDs, corticosteroids 또는 항암제)과 같은 소화성 궤양을 초래하는 위험요인을 확인한다.
- 약물 치료에 대한 대상자와 가족의 이해 정도를 사정한다.

주요 간호진단

- 감수성 세균(susceptible organisms)과 관련된 비효율적인 건강 유지
- 약물로 인한 위장관 부작용과 관련된 수분 부족 위험
- 약물 치료와 관련된 지식 부족

기대되는 효과

- 대상자의 전반적인 건강 상태가 개선될 것이다.
- 안정된 활력 징후와 소변량(urine output)으로 대상자의 체내 수분균형 상태를 확인할 수 있다.
- 대상자와 가족은 약물 치료를 이해하고 있음을 보여줄 것이다.

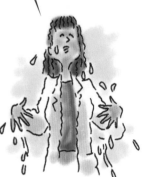

Systemic antibiotics를 투여하는 대상자의 경우 수분공급이 적절한지 반드시 확인해야 해요.

대상자 교육

Antiulcer drugs

Antiulcer drugs이 처방되면 대상자와 가족에게 다음사항을 교육한다:
- 침대 머리를 높인다.
- 음식을 소량씩 섭취하여 복부 팽만을 피한다.
- 음식을 먹은 후 1~2시간 동안 눕지 않는다.
- 지방, 초콜릿, 구연산 음료, 커피 그리고 알코올 섭취를 줄인다.
- 금연한다.
- 비만, 변비를 피하고 복부 압력을 높일 수 있는 상황을 피한다.
- 식도 자극을 피하기 위해 약물 복용시 물을 충분히 마신다.
- 지침에 따라 항궤양성 약을 복용한다. 적정량보다 적게 사용하면 효과가 감소하고 과용량을 투여하면 부작용이 증가한다.
- 캡슐을 부수어서 가루 형태로 복용하지 않는다. 만일 삼키기 어려우면 일부 약물은 사과소스에 적셔 먹을 수 있다.

- 최대 효과를 위해 처방된 약물을 복용한다.
- 처방에 따라 음식과 함께 또는 약물만 복용한다.
- 균형 잡힌 식사를 한다.
- 적절한 휴식을 취한다.
- 규칙적으로 운동한다.
- NSAIDs 뿐만 아니라 위를 자극하는 약물을 피한다.
- 신체적인 스트레스를 줄인다; 필요하다면 스트레스 관리법을 적용해 본다.
- 일반 의약품(의사의 처방전 없이 구입할 수 있는 약물)이나 약초를 복용하지 않는다.

중재

- 소화성 궤양과 위산으로 인한 식도병변을 최소화하거나 예방하기 위한 방법을 사용한다.
- 대상자의 증상 개선을 관찰한다.
- 항생제 치료의 전 과정을 지켜 투약하도록 대상자에게 교육한다.

평가

- 대상자는 감염이 없다.
- 대상자는 약물복용 중 적절한 수분상태를 유지한다.
- 대상자와 가족, 돌봄제공자는 약물치료를 이해하고 있음을 보여준다.
  (대상자 교육-Antiulcer drugs 참조)

Antacid(제산제)

Antacids는 소화성 궤양을 치료하기 위해 다른 약물과 병용해서 사용하는 일반 의약품이다. Antacids의 종류는 다음과 같다:

- aluminum carbonate gel(탄산 알루미늄 젤)
- calcium carbonate(탄산 칼슘)
- magaldrate(알루미늄과 마그네슘의 복합물)
- magnesium hydroxide(수산화 마그네슘)과 aluminum hydroxide(수산화 알루미늄)
- simethicone

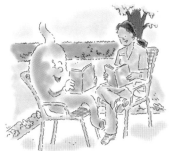

Antacid는 위산의 양을 감소시킴으로서 소화성 궤양이 치유될 시간을 제공한다.

약동학

Antacids는 위벽에만 국소적으로 작용하여 위산을 중화시킨다. Antacids는 소화성 궤양의 치료를 위해 전신에 흡수될 필요가 없다. 위장관 전체에 분포되며 주로 대변으로 배설된다.

약역학

Antacids는 위장관에서 분비되는 위산의 양을 감소시킴으로서 소화성 궤양이 치유될 시간을 제공한다.
위의 산도가 높을 때 효과적으로 작용하는 펩신 등의 소화효소는 산도가 떨어지면 그 작용 또한 감소한다.

신화 깨기

일반적인 믿음과는 반대로 antacids는 위장관의 내막을 덮거나 소화성 궤양을 코팅하는 작용을 하지 않는다.

약물 치료학

Antacids는 주로 통증을 경감시키며, 소화성 궤양의 치료 보조제로 사용된다.

효과환산, 확산, 환산

Antacids는 산성 소화불량, 속쓰림(heartburn), 소화불량 (dyspepsia, 화끈거림 또는 소화 안 됨), 또는 위와 십이지장의 내용물이 식도로 역류하는 위 식도 역류성 질환(gastroesophageal reflux disease, GERD)의 증상을 경감시킨다.

인산 흡착 방해

Antacids는 신부전으로 인한 과인산 혈증(혈액 내 높은 인산 수치)을 조절하기 위해 투여될 수 있다. 위장관에서 칼슘이 인산과 결합하기 때문에 탄산칼슘 antacids는 인산 흡수를 막는다(Antacids : aluminum hydroxide 참조).

약물 상호작용

Antacids는 함께 복용한 약물의 흡수를 방해할 수 있다. Antacids 복용 2시간 후 digoxin, phenytoin, ketoconazole, iron salts, isoniazid, quinolones, tetracycline을 복용하면 흡수가 감소 될 수 있다. 다른 약물과 함께 antacids를 복용하고 있다면 투약 시간을 조정해야 한다.

부작용

모든 antacids의 부작용은 용량과 관련이 있고 다음과 같다.

- 설사: 마그네슘이 포함된 antacids 삽입
- 변비: 칼슘과 알루미늄이 포함된 antacids 삽입
- 전해질 불균형
- 혈청 알루미늄 축적

간호과정

Antacids 투약 대상자에게 적용하는 간호과정은 다음과 같다.

사정

- 치료 전에 대상자 상태를 사정하고 정기적으로 재사정한다.
- 대변의 횟수와 점도를 기록한다.
- 대상자의 부작용을 사정한다.
- 장기간 고용량 탄산 알루미늄(aluminum carbonate)과 aluminum hydroxide을 복용한 대상자가 나트륨 제한 식이를 하고 있다면 수분과 전해질 불균형이 있는지 관찰한다.
- 탄산 알루미늄과 aluminum hydroxide을 복용하는 대상자에서는 인산 수치를 확

약물의 원형

제산제: Aluminum hydroxide

작용

- 위장관의 총 산도를 감소시킨다.
- 펩신 활동을 줄이기 위해 위 산도를 높인다.
- 위 점막 장벽을 강하게 한다.
- 식도 괄약근의 긴장을 증가시킨다.

적응증

- 위장관 불편감의 경감

간호 시 주의사항

- 현탁액을 잘 흔든다.
- 비위관을 통하여 투약할 때 튜브의 개방성과 위치를 정확히 확인해야 한다; 약물을 주입한 후 물을 주입하여 약물이 위로 투여되도록 하고 비위관을 깨끗이 한다.
- 제산제 복용 2시간 내에 다른 약물을 투약하지 않는다. 장용 피복제(enteric-coated drugs;위에서 녹지 않고 장에서 흡수되도록 코팅된 약물)는 위에서 조기 용해될 수 있다.

인한다.

- Calcium carbonate을 복용하는 대상자에서는 고칼슘혈증의 징후를 관찰한다.
- Magaldrate를 복용하는 신장 장애 대상자에서는 마그네슘 수치를 확인한다.

주요 간호진단

- 알루미늄이 포함된 antacids 부작용과 관련된 변비
- 약물로 인한 전해질 불균형과 관련된 부적절한 방어기전
- 약물 치료와 관련된 지식부족

기대되는 효과

- 대상자의 증상이 개선될 것이다.
- 검사결과가 정상적인 전해질 균형을 보여줄 것이다.
- 대상자와 가족, 돌봄 제공자는 약물 치료를 이해하고 있음을 보여줄 것이다.

중재

- laxative(하제) 또는 stool softeners(대변 완하제)로 변비를 조절한다. 마그네슘 제제로 바꾸는 것에 대해 의사와 상의한다.
- 만약 대상자가 설사로 고생한다면 필요에 따라 antidiarrheal drugs(지사제) 처방을 받고 의사에게 알루미늄이 포함된 antacids로 바꾸는 것에 대해 상의한다.
- 액체 형태의 약물은 투약 전 잘 흔들어서 복용한다.
- 비위관을 통해 antacids를 투여할 때는 튜브의 개방성과 정확한 위치를 확인한다. 약물을 주입한 후 물을 주입하여 튜브를 깨끗이 씻어내고 위에 정확히 전달되도록 한다.

제산제의 부작용을 치료하기 위해 laxative drugs, stool softeners, antidiarrheal drugs를 처방할 수도 있어요

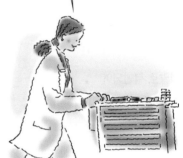

평가

- 대상자는 정상적인 배변양상을 회복한다.
- 대상자는 정상적인 전해질 균형을 유지한다.
- 대상자와 가족은 약물치료를 이해하고 있음을 보여준다(Antacids에 대한 교육 참조).

대상자 교육

Antacids

Antacids가 처방되면 대상자와 가족에게 다음 사항을 교육한다:

- 의사의 동의 없이 제산제나 antacids 대용물을 함부로 바꾸지 않는다.
- 우유나 비타민 D 함량이 높은 음식과 함께 탄산칼슘을 복용하지 않는다.
- 현탁액은 복용 전에 잘 흔들어서 복용한다.

- 수산화알루미늄과 같은 antacids는 흰색 대변이나, 하얀 줄무늬를 형성할 수 있다.
- 변비를 예방하기 위해, 수분과 섬유질을 증가시키고, 활동 수준을 높인다.

H₂-수용체 길항제 H₂-receptor antagonists

H₂-receptor antagonists (H₂-수용체 길항제)는 미국에서 보통 antiulcer drugs로 처방되며 해당되는 약물은 다음과 같다:

- cimetidine
- famotidine
- nizatidine
- ranitidine

약동학

Cimetidine, nizatidine, ranitidine은 위장관을 통해 빠르고 완전하게 흡수되는 반면 famotidine은 완전히 흡수되지 않는다. 음식과 제산제는 H₂-수용체 길항제의 흡수를 감소시킬 수 있다.

H₂-receptor antagonists는 신체에 광범위하게 퍼지고 간에서 대사되며 주로 소변으로 배설된다.

약역학

H₂-receptor antagonists는 위산분비 벽 세포를 자극하는 히스타민을 차단한다.

정말로 결합되어

위산 분비는 위벽 세포 수용체에 가스트린, 아세틸콜린, 히스타민이 결합되어 이루어진다. 만약 이러한 물질의 어떤 한 가지 결합이라도 차단된다면 위산 분비는 감소한다. H₂-수용체와 결합한 H₂-receptor antagonists는 위에서 히스타민의 작용을 차단하여 위산의 분비를 감소시킨다(H₂-receptor antagonists; famotidine 참조).

음식과 제산제는 나의 흡수를 감소시키고, 내가 최고의 효능을 발휘하는 것을 어렵게 만들 수 있어요.

약물 치료학

H₂-receptor antagonists는 다음의 사항에 치료적으로 사용된다.

- 십이지장궤양과 위궤양 치유 촉진
- Zollinger-Ellison 증후군과 같은 병리적 위산 과다 분비 상태에 대한 장기 치료
- 위산 분비를 감소시키고, 심각한 질병과 역류성 식도염 또는 상부 위장관 출혈이 있는 대상자의 스트레스 성 궤양 예방

약물 상호작용

H₂-receptor antagonists는 제산제 및 다른 약물과 상호 작용한다:

- 제산제는 cimetidine, nizatidine, ranitidine, famotidine의 흡수를 감소시킨다.
- Cimetidine은 다음의 약물이 간에서의 대사와 배설을 감소시켜 혈중 농도를

증가시킬 수 있다. 경구용 항응고제, propranolol(다른 베타아드레날린 차단제도 포함), benzodiazepines, 삼환성 항우울제(tricyclic antidepressants), theophylline, procainamide, quinidine, lidocaine, phenytoin, calcium channel blockers, cyclosporine, carbamazepine, 마약성 진통제 등

- Cimetidine을 carmustine과 병용하면 골수 독성의 위험이 증가한다.
- Cimetidine은 위에서 알코올 대사를 억제하여 혈중 알코올 농도를 증가시킨다

부작용
H₂-receptor antagonists는 특히 노인 대상자, 또는 간이나 신장의 기능에 변화가 있는 대상자에서 부작용을 유발시킬 수 있다.

발진 반응

- Cimetidine, ranitidine은 두통, 현기증, 권태감, 근육통, 구역, 설사나 변비, 발진, 가려움증, 성욕 감소, 여성형 유방증(cimetidine), 발기부전을 유발시킬 수 있다.
- Nizatidine, famotidine은 부작용이 거의 없으나 두통이 가장 일반적이며, 변비나 설사, 발진이 나타날 수 있다.

간호과정
H₂-receptor antagonists를 투여하는 대상자에게 적용하는 간호과정은 다음과 같다.

사정
- 부작용 특히, 저혈압과 부정맥을 사정한다.
- CBC, 신장 검사, 간 검사를 주기적으로 감시한다.

주요 간호진단
- 대상자의 기저질환과 관련된 조직 통합성 장애
- 심혈관 부작용과 관련된 심박출량 감소(cimetidine)
- 약물치료와 관련된 지식 부족

기대되는 효과
- 대상자의 조직 통합성이 향상되어 증상이 경감하거나 사라진다.
- 적절한 심박출량의 유지는 안정된 활력징후, 소변량으로 확인할 수 있을 것이다.
- 대상자와 가족 혹은 돌봄제공자는 약물 치료에 대해 이해하고 있음을 보여줄 것이다.

중재
- 약물 치료 지시에 대한 이행을 높이기 위해 1일 1회 취침 시간에 복용한다. 1일 2회 복용은 아침과 저녁에, 여러 번 복용할 때는 식사 후와 취침 시간에 복용한다.

약물의 원형

H₂-receptor antagonists famotidine

작용
- 위벽세포의 H₂-수용체에 결합하여 히스타민작용을 억제한다.
- 자극적인 병인(히스타민, 음식, 인슐린, 카페인, 베타졸, 펜타가스트린), 또는 기저 상태에 관계없이 위산의 배출량과 농도를 감소시킨다.

적응증
- 위식도 역류증
- Zollinger-Ellison 증후군
- 십이지장 궤양
- 위궤양
- 속쓰림

간호 시 주의사항
- 두통과 같은 부작용을 관찰한다.
- 혈변과 같은 위장관 출혈 증상을 관찰한다.

기억하세요!
H₂-receptor antagonists를 정맥투여 할 경우 주입속도를 초과하는 것은 심혈관 부작용의 위험을 증가 시킬 수 있어요.

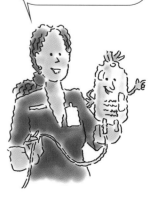

대상자 교육

H₂-receptor antagonists

H₂-receptor antagonists가 처방되면 대상자와 가족에게 다음사항을 교육한다.

- 필요하다면 음식과 함께 약물을 복용한다.
- 처방에 따라 약물을 복용하고 갑자기 중단하지 않는다.
- 하루에 한번 복용하는 경우에는 취침시간에 복용한다.
- 통증이 완화된 후에도 위궤양 치료를 위해 약물복용을 지속한다.
- 의사가 허락하면 특히 통증이 심한 치료 초기에는 제산제를 복용할 수 있다.
- H₂-receptor antagonists 복용 1시간 이내에는 제산제를 복용하지 않는다.

- 의사의 처방없이 8주 이상 약을 복용하지 않는다.
- 속쓰림을 감소시키기 위해 의사의 처방없이 2주 이상 자가복용 하지 않는다.
- 부작용에 대해 알고 있어야 하며 평소와 다른 부작용이 발생하면 의사에게 알린다.
- 치료기간 동안 금연한다; 흡연은 위산 분비를 자극하고 질병을 악화시킨다.
- 검은 색 대변, 설사, 혼돈 상태, 발진이 나타나면 즉시 의사에게 알린다.
- 일반 의약품이나 약초를 복용하지 않는다.

- H₂-receptor antagonists를 정맥으로 투여할 때 처방된 속도를 초과하지 않는다. 빠른 속도로 주입하면 심혈관 부작용의 위험성이 증가한다. 지속적인 정맥 주입은 위산 분비를 더욱 효과적으로 억제할 수도 있다.

- 적어도 제산제 투여 1시간 전후로 H₂-receptor antagonists를 투여한다. 제산제는 약물 흡수를 감소시킨다.

- 신장 질환이 있는 대상자는 용량을 조정한다.

- 갑자기 약물 복용을 중단하지 않는다.

평가

- 대상자는 약물치료로 상부 위장관 증상이 제거 또는 감소한다.
- 대상자는 정상적인 심장 리듬을 유지한다.
- 대상자와 가족은 약물치료에 대해 이해하고 있음을 보여준다(H₂-수용체 길항제에 대한 교육 참조).

Proton pump inhibitors(프로톤 펌프 억제제)

Proton pump inhibitors(프로톤 펌프 억제제)는 위산생산을 억제시켜 자극을 줄이고 위 세포내 화학적 결합을 방해하여 소화성궤양을 치료한다.

- dexlansoprazole
- esomeprazole
- lansoprazole
- omeprazole
- pantoprazole
- rabeprazole

약동학

Proton pump inhibitors는 산에 매우 불안정하기 때문에 위를 통과하기 위해서 장용 피복제(enteric-coated drug; 위에서 녹지않고 장에서 흡수되도록 코팅된 약물)로 복용하며 소장에서 용해되어 빠르게 흡수된다. Esomeprazole, lanso-prazole, pantoprazole은 IV로도 투약 가능하다.

높은 단백질 결합

Proton pump inhibitors는 단백질 결합이 강하고 대부분 활성화되지 않은 혼합물로 간에서 대사되며 소변으로 배설된다.

약역학

Proton pump inhibitors는 위벽 세포에서 수소, 칼륨, 삼인산 아데노신(ad-enosine triphosphate)과 결합함으로써 위산 분비에 있어서 마지막 단계를 차단한다(proton pump inhibitors ; omeprazole 참조).

약물 치료학

Proton pump inhibitors는 다음의 경우 사용된다:

- 활동성 위궤양의 단기 치료
- 활동성 십이지장 궤양
- 미란성 식도염
- 다른 약물에 반응하지 않는 위식도 역류성 질환
- H. pylori 감염과 관련된 활동성 소화성 궤양(항생제와 병용치료)
- Zollinger-Ellison 증후군처럼 위산 과다 분비 상태의 장기 치료

약물 상호작용

Proton pump inhibitors는 diazepam, phenytoin, wafarin의 반감기를 증가시키고 혈장 농도를 상승시켜, 대사를 방해한다. 또한 ketoconazole, digoxin, ampicillin, iron salt와 같은 약물의 흡수에 중요한 위산도를 변화시켜 약물의 흡수를 방해 할 수 있다.

부작용

Proton pump inhibitors의 부작용은 다음과 같다:

- 복부 통증
- 복부 팽만
- 설사
- 오심과 구토

약물의 원형

Proton pump inhibitors Omeprazole

작용

- 위산 형성을 차단시키기 위해서, 위벽의 분비면에 위치한 수소칼륨 ATP(hydrogen potassium adenosine triphosphate)에 결합하여 위산 펌프 활동을 억제시킨다.

적응증

- 위식도 역류증
- Zollinger-Ellison 증후군
- 십이지장 궤양
- 위궤양
- H. pylori 감염간호

간호 시 주의사항

- 두통, 어지러움, 오심 등의 부작용을 관찰한다.
- 식전 30분에 복용한다.

간호 과정

Proton pump inhibitors를 투여하는 대상자에게 적용하는 간호과정은 다음과 같다.

사정

- 치료 전 대상자 상태를 사정하고 정기적으로 재 사정한다.
- 약물 부작용과 상호작용을 사정한다.
- 위장관 부작용이 나타나면 대상자의 수분 상태를 감시한다.
- 대상자와 가족의 약물 치료에 대한 지식을 사정한다.

주요 간호진단

- 상부 위 병변과 관련된 조직 통합성 장애
- 약물로 인한 위장관 부작용과 관련된 수분 부족 위험성
- 약물치료와 관련된 지식 부족

기대되는 효과

- 대상자의 증상이 호전됨으로서 조직 통합성이 개선될 것이다.
- 안정된 활력징후와 수분섭취 배설량으로 대상자의 체내 수분 균형상태를 확인할 수 있을 것이다.
- 대상자와 가족은 약물 치료에 대해 이해하고 있음을 보여 줄 것이다.

기억하세요.
Proton pump inhibitors는
식사 30분 전에
복용합니다.

중재

- 식전 30분에 약을 복용한다.
- 신장과 간 기능에 장애가 있는 대상자라도 용량을 조절할 필요는 없다.
- 대상자가 캡슐을 열거나 으깨지 않고 삼키도록 교육한다.
- 정맥주입용 esomeprazole, lansoprazole 또는 pantoprazole을 투여 할 때는 포장재를 확인 후 삽입하고 재구성, 안정성, 주입 시간 등에 대한 기관의 정책에 따라 투약한다.

대상자 교육

Proton pump inhibitors

Proton pump inhibitors가 처방되면 대상자와 가족에게 다음 사항을 교육한다:

- 식전에 복용 한다; 경구용 pantoprazole은 음식 섭취 유무에 관계없이 복용해도 된다.
- 알약이나 캡슐을 그대로 복용한다: 분쇄하거나 씹지 않는다. 약물의 형태를 변형시키면 약물의 효과를 지속시킬 수 없다: 캡슐을 열거나 분쇄하거나 씹는 것은 약물의 효과를 저하시킨다.

- 캡슐을 삼키기 힘들면 lansoprazole 캡슐을 열어서 사과, 야채, 오렌지, 토마토 주스 60cc에 혼합하여 복용한다. 캡슐의 내용물은 사과소스, 푸딩, 작은 치즈나 요구르트 한 숟가락에 섞어서 먹어도 된다. 과립을 씹지 말고 즉시 섞어서 삼킨다.
- 약물의 효과를 관찰한다; 만약 증상이 지속되거나 부작용(두통, 설사, 복부 통증, 오심, 구토)이 발생되면 의사에게 보고한다.
- 처방의의 권고 없이 일반 의약품이나 다른 처방제, 한약을 복용하지 않는다.

평가

- 대상자가 치료에 잘 반응한다.
- 대상자는 치료기간 동안 적절한 수분 상태를 유지한다.
- 대상자와 가족은 약물치료에 대해 이해하고 있음을 보여준다(proton pump inhibitors에 대한 교육 참조).

Other antiulcer drugs(기타 항궤양성 약물)

소화성 궤양 치료에 다른 약물이 유용한지에 대한 연구가 계속되고 있으며 현재 사용되고 있는 다른 antiulcer drugs은 다음과 같다:

- misoprostol (합성 프로스타글란딘 E1)
- sucralfate

약동학

다음의 약물은 서로 다른 약동학적 성질을 갖고 있다.

산을 활성화

Misoprostol은 경구 복용 후 광범위하고 빠르게 흡수된다. 그것은 misoprostol acid로 대사되며, 임상적으로 활성화하여 약리적 효과를 일으킬 수 있다. Misoprostol acid는 고 단백 결합으로 주로 소변으로 배설된다.
Sucralfate는 위장관에서 소량만 흡수되며 대변으로 배설된다.

위장관까지 감

Sucralfate는 위장관에서 소량만 흡수되며 대변으로 배설된다.

약역학

약물의 작용은 다양하다.

감소와 증가

Misoprostol은 위산의 분비를 감소시키고 소화성 궤양에 대한 자연 방어선인 위 점액의 생산을 증가시켜 NSAIDs로 인해 발생하는 소화성 궤양을 치료한다.

위벽보호

Sucralfate는 hydrochloric acid와 빠르게 반응하여 두껍고 반죽 같은 물질을 형성한 후 위 점막에 부착되어 국소적으로 보호 작용을 한다. Sucralfate는 궤양부위에 부착되어 산과 펩신의 효과를 억제하여 궤양치유를 촉진 시킨다. 이러한 부착은 보통 6시간동안 지속된다.

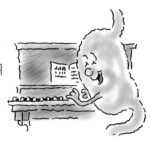

Misoprotol은 위산을 감소시키고 소화성 궤양의 자연 방어막인 위 점막 생성을 촉진해요. 이것은 내 귀에는 음악같아요~

약물 치료학

약물 각각은 자신의 치료적 용법을 가지고 있다.

예방에 집중

Misoprostol은 위궤양으로 인한 합병증 위험이 높은 대상자에서 NSAID로 인한 소화성 궤양을 예방한다.

치료와 예방

Sucralfate는 십이지장 궤양과 위궤양의 단기 치료(최대 8주)에 사용되며 재발성 궤양 또는 스트레스성 궤양(stress ulcer)의 재발을 막기 위해 사용된다.

약물 상호작용

Misoprostol과 Sucralfate는 다른 약물과 상호작용할 수 있다.

- 제산제는 misoprostol과 결합하여 흡수를 감소시킬 수 있다. 그러나 임상적으로 중요한 의미는 없다.
- Cimetidine, digoxin, norfloxacin, phenytoin, fluoroquinolones, ranitidine, tetracycline, theophylline은 sucralfate의 흡수를 저하시킨다.
- 제산제는 위와 십이지장 점막에서 sucralfate의 결합을 줄여 약효를 저하시킨다.

부작용

Misoprostol의 부작용은 다음과 같다:

- 설사 (일반적이고 대개 용량과 관련이 있음)
- 복부 통증
- 가스 형성
- 소화불량
- 오심과 구토
- 자연 유산(가임기 여성은 misoprostol을 복용하는 동안은 임신하지 않도록)
  Sucralfate의 부작용은 다음과 같다 :
- 변비
- 금속 맛
- 오심과 구토

간호 과정

Misoprostol과 sucralfate를 투약하는 대상자의 간호과정은 다음과 같다.

사정

- 치료 전 대상자 상태를 사정하고 정기적으로 재 사정한다.

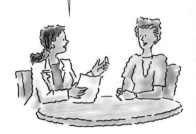

Misoprostol을 복용하는 여성에게는 피임방법이나 대체치료에 대해 상의하여야 합니다. 이러한 약물은 임신 시 태아에게 손상을 줄 수 있어요.

- 약물 부작용과 상호작용을 사정한다.

임신 예방 조치

- Misoprostol을 복용한 대상자가 가임기 여성이라면 약물로 인해 태아가 손상을 받을 수 있으므로 피임 방법이나 대체 치료에 대해 의논한다.
- 위장관 부작용이 발생하면 대상자의 수분 상태를 감시한다.
- 대상자와 가족의 약물 치료에 대한 지식정도를 사정한다.

주요 간호진단

- 상부 위 병변과 관련된 조직 통합성 장애
- 약물로 인한 위장관 부작용과 관련된 수분 부족 위험성
- 약물 치료와 관련된 지식 부족

기대되는 효과

- 대상자의 증상이 호전됨으로서 조직 통합성이 개선될 것이다.
- 안정된 활력징후와 수분 섭취 배설량으로 대상자의 체내 수분균형 상태를 확인할 수 있다.
- 대상자와 가족은 약물 치료에 대해 이해하고 있음을 보여 줄 것이다.

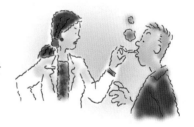

금연하세요.
흡연은 위산 분비를
증가시키고 궤양을
악화시킬지도 몰라요.

중재

- Sucralfate는 식사 1시간 전과 취침 전에 복용 한다.
- Misoprostol은 음식과 함께 복용 한다.
- 위궤양 완치를 위해 처방된 기간 동안 약물 복용을 지속할 것을 격려한다. 통증과 궤양 증상은 몇 주 이내에 감소할 것이라고 설명한다.
- 위산의 분비를 증가시키고 병을 악화시킬 수 있으므로 금연하도록 한다.

인생의 향신료

- 술, 초콜릿, 매운 음식, 위를 자극하는 어떠한 것도 피하도록 한다.
- 취침 시 머리를 높이도록 한다.
- 잠자기 2시간 내에 과식을 피하게 한다.
- 여성의 경우, 정상 생리 2일째나 3일째에 임신이 확실하지 않다고 확신하거나 효과적인 피임방법을 사용하였을 때 misoprostol 복용을 시작한다.

평가

- 대상자는 치료에 잘 반응한다.
- 대상자는 치료기간 동안 적절한 수분 상태를 유지한다.
- 대상자와 가족은 약물치료에 대해 알고 있음을 보여준다.

흡착제, 가스제거제, 소화제 Adsorbent, antiflatulent, digestive drugs

Adsorbent drugs(흡착제), antiflatulent (가스제거제), digestive drugs(소화제)는 위장관 기능 개선을 돕는다. 이 약물들은 소화기계를 불편하게 하는 독소, 산, 가스를 제거하기 위해 사용된다.

> Adsorbent drugs는 독소의 해독제로써 사용되요.

Adsorbent drugs(흡착제)

천연 또는 합성 adsorbent drugs는 과용 또는 중독을 일으킬 수 있는 물질인 독소의 해독제로 작용한다.

활성탄

임상에서 가장 일반적으로 사용되는 흡착제는 여러 가지 유기물의 증류로부터 얻어지는 검은 분말 형태의 활성탄(activated charcoal)이다.

약동학

빠른 작용이 요구된다.

Activated charcoal은 위장관에서 흡수되지 않은 약물이나 독소와 결합할 수 있으므로 독소 섭취 직후 복용해야 한다. 체내에서 흡수, 대사되지 않은 활성탄은 대변으로 배설된다.

악순환

초기 흡착 후에도 일부 독소는 장에서 재흡수 되기도 한다. Activated charcoal은 이러한 악순환을 막기 위해 반복적으로 복용해야 한다.

약역학

Adsorbent drugs는 장에서 독소와 결합하기 때문에 위장관에서 흡수되기 전의 독소에는 효과가 있지만 이미 흡수된 독소의 작용을 변화시킬 수는 없다.

> 1세 미만의 어린이는 Activated charcoal을 주어서는 안돼요.

약물 치료학

Activated charcoal은 많은 종류의 급성 경구 중독에 사용되는 일반적 해독제이지만 광산(mineral acids), 알칼리 중독, 시안화물(cyanide), 에탄올, 메탄올, 철, 알칼리 염화나트륨, 무기산, 유기 용매의 급성 중독에는 적용되지 않는다. 또한 1세 이하의 어린이에게는 투여하지 않는다. 만약 대상자가 위장관 폐쇄, 천공, 출혈의 위험; 장음이 감소되거나 없는; 혹은 최근 위장관 수술의 과거력이 있다면 사용하지 말아야 한다.

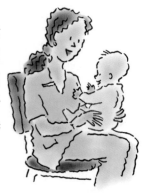

약물 상호작용

Activated charcoal은 경구용 약물의 흡수를 감소시킬 수 있다. 그러므로 Activated charcoal 복용 2시간 내에 다른 약물을 복용해서는 안 된다.

부작용

Activated charcoal은 변을 검게 만들고 변비를 유발할 수 있다. sorbitol과 같은 laxative drugs는 변비를 예방하고 맛을 증가시키기 위해 보통 활성탄과 함께 투여한다.

간호 과정

Adsorbent drugs를 투여하는 대상자에게 적용하는 간호과정은 다음과 같다.

사정

- 독성물질의 종류와 섭취시간에 대해 확인한다. Activated charcoal이 모든 약물과 독성물질에 효과적인 것은 아니다.
- 약물 부작용과 상호작용을 사정한다.
- 대상자와 가족의 약물 치료에 대한 지식정도를 사정한다.

주요 간호진단

- 독성 물질 또는 과량 섭취와 관련된 손상 위험성
- 약물로 인한 구토와 관련된 수분 부족 위험성
- 약물치료에 대한 지식 부족

기대되는 효과

- 손상위험이 최소화 될 것이다.
- 안정된 활력징후와 소변 배설량으로 체내 수분균형 상태를 확인할 수 있다.
- 대상자와 가족은 약물 치료에 대해 이해하고 있음을 보여 줄 것이다.

중재

- 비위관을 가진 경우가 아니라면 반의식 또는 무의식 대상자에게는 투여하지 않는다.
- 가루를 물에 혼합하여 진한 시럽형태로 만든다. 먹기 쉽도록 소량의 과일주스나 향을 첨가할 수 있다.
- 필요하다면 위세척 후 비위관을 통해 투여한다.

유제품의 섭취를 감소시켜라.

- 흡수를 감소시키는 아이스크림, 우유, 샤벳과 함께 투여하지 않는다.
- 복용 후 바로 구토하였다면 다시 복용하도록 한다.
- 기도를 유지하고 산소, 흡인기구를 병상에 준비한다.

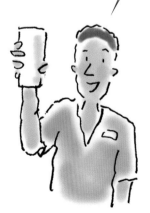

팁이 있어요~
가루 형태의 adsorbent drugs를 물에 섞은 후 좀 더 먹기 좋게 하기 위해 소량의 쥬스에 섞어서 복용하세요~

- 변비를 예방하기 위하여 변 완화제나 laxative drugs 투여를 병행한다.
- 대상자에게 대변이 검게 될 수 있음을 말한다.

평가
- 대상자는 독성 물질의 섭취와 과용으로부터 손상을 경험하지 않는다.
- 대상자는 수분 손실 징후를 나타내지 않는다.
- 대상자와 가족은 약물치료에 대해 이해하고 있음을 보여준다.

가스제거제 Antiflatulent drugs

Antiflatulent drugs(가스제거제)는 위장관에 있는 가스 포켓(gas pockets)을 분산시킨다. Antiflatulent drugs는 단독으로 또는 제산제와 병용하여 투여한다. 현재 사용되는 주요 antiflatulent drugs는 simethicone이다.

약동학

Simethicone은 위장관에서 흡수되지 않는다. 장관에서 퍼지고 대변으로 배출된다.

약역학

Simethicone은 위장관에서 기포성 활동(foaming action)을 한다.
장에 film을 형성하여 점액으로 둘러싸인 가스 포켓을 분산시키고 가스포켓형성을 방해한다.

약물 치료학

Simethicone은 다음과 같은 과도한 가스형성 상태를 치료하기 위해 사용된다.
- 기능성 위 팽만증
- 수술 후 가스 팽만증
- 게실(diverticular disease)
- 경직성 또는 과민성 대장(spastic or irritable colon)
- 공기 삼킴

약물 상호작용

Simethicone은 다른 약물과 상호작용하지 않는다.

부작용

Simethicone은 알려진 부작용이 없다. 그러나 과도한 트림이나 방귀를 일으킬 수 있다.

간호 과정

Simethicone을 투여받는 대상자에게 적용하는 간호과정은 다음과 같다.

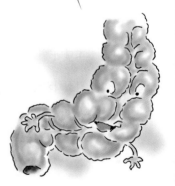

우리는 증상을 경감시켜요.
Antiflatulent drugs는 위나 장에 과도한 양의 공기나 가스가 찬 상태를 치료해요.

사정

- 치료 전 대상자 상태를 사정하고 정기적으로 재사정한다.
- 대상자의 위장관 부작용을 사정한다.
- 대상자와 가족의 약물 치료에 대한 지식정도를 사정한다.

주요 간호진단

- 위장관의 가스와 관련된 급성 통증
- 약물치료에 대한 지식 부족

기대되는 효과

- 대상자의 통증은 감소될 것이다.
- 대상자와 가족은 약물 치료에 대해 이해하고 있음을 보여 줄 것이다.

중재

- 약을 삼키기 전에 씹어서 삼키도록 한다.

흔들기

- 현탁액을 투여하는 경우 용액이 완전히 섞이도록 병이나 용기를 충분히 흔든다.
- 가스 형성을 예방하는 약물은 아님을 알린다.
- 가스 배출이 용이하도록 자세를 자주 바꾸고 걷도록 한다.

평가

- 대상자의 가스 통증이 감소된다.
- 대상자와 가족은 약물 치료에 대해 이해하고 있음을 보여준다.

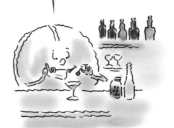

잘 섞인 현탁액이
여기 있어요.

소화제 Digestive drugs

Digestive drugs(소화제)는 음식을 소화하는데 필요한 효소나 물질이 부족한 대상자의 소화를 돕는 약물이다. 위장관, 간, 그리고 췌장에서 기능하는 digestive drugs는 다음과 같다.

- dehydrocholic acid
- pancreatin, pancrelipase, lipase, protease와 amylase (pancreatic emzymes)

약동학

Digestive drugs는 흡수되지 않는다. 위장관에 국소적으로 작용한 후 대변으로 배설된다.

약역학

Digestive drugs의 작용은 신체 내에서 생산되는 소화 효소나 물질의 작용과 유사하다.

담즙산인 dehydrocholic acid는 간에서 담즙의 분비를 증가시킨다. 췌장 효소는 정상적인 췌장 효소를 대신한다. 이 약물들은 십이지장과 공장(jejunum)에서 효과를 발휘한다.

주요 성분

단백질을 소화시키는 트립신, 탄수화물을 소화시키는 아밀라아제, 지방을 소화시키는 리파아제가 주된 성분이다.

약물 치료학

Digestive drugs의 작용은 신체 내 소화효소 및 물질과 유사하므로 각각의 digestive drugs는 고유한 적응증을 갖는다.

흐름과 함께 가라

Dehydrocholic acid, 담즙산은 변비를 일시적으로 경감시키고 담즙의 흐름을 촉진시킨다.

효소부족을 위해

췌장 효소는 췌장염이나 낭성 섬유증(cystic fibrosis)과 같이 췌장 효소가 부족한 대상자에게 투여된다. 지방변증(지방질과 부패한 냄새가 나는 대변을 특징으로 하는 지방 대사 장애)의 치료에 사용된다(췌장 효소 복용 참조).

약물 상호작용

제산제, 칼슘과 마그네슘 제제, 유제품은 췌장 효소 작용을 감소시킬 수 있기 때문에 같은 시간에 복용해서는 안된다. 췌장 효소는 엽산과 철분의 흡수를 저하시키고, 경구용 당뇨 약 치료제인 acarbose와 miglitol의 효과를 감소시킨다.

부작용

Dehydrocholic acid의 부작용은 다음과 같다.

- 복부 경련
- 담즙 급성통증(biliary colic, 담석에 의한 담도관 폐색)
- 설사

췌장 효소의 부작용은 다음과 같다.

- 설사
- 오심
- 복부 경련

투약 전 주의사항

췌장 효소 복용

췌장 효소는 식전에 복용한다. 이 약물은 소장에서 소화를 돕기 때문이다.
식 후 1시간, 식사 중에 복용하면 약물의 효과가 감소한다.

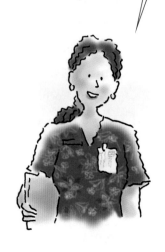

췌장염이나 낭성 섬유증이 있는 대상자는 스스로 췌장효소를 충분히 만들지 못하기 때문에 췌장 효소 복용이 필요하죠.

간호 과정

Digestive drugs를 투여받는 대상자에게 적용하는 간호과정은 다음과 같다.

사정

- 치료 전 대상자 상태를 사정하고 정기적으로 재사정한다. 배변횟수가 감소하고 굵은 변이 보이면 효과적인 치료임을 말해준다.
- 지방, 단백질 그리고 탄수화물 섭취의 균형이 유지되는지 대상자의 식이를 확인하여 소화불량을 피하도록 한다. 소화불량, 흡수 장애의 정도, 식사의 지방의 양, 그리고 약물의 효소 활동에 따라 용량이 변경될 수 있다.
- 대상자와 가족의 약물 치료에 대한 지식을 사정한다.
- 대상자와 가족의 지식과 영양에 대한 태도를 사정한다.

주요 간호진단

- 상태와 관련된 신체 요구량 보다 적은 영양 불균형
- 장기간 치료와 관련된 치료에 대한 불이행
- 약물치료와 관련된 지식 부족

기대되는 효과

- 대상자의 검사 결과와 체중으로 영양 상태가 향상되었음을 알수 있을 것이다.
- 대상자는 처방된 약물 요법을 이행할 것이다.
- 대상자와 가족은 약물 치료에 대해 이해하고 있음을 보여줄 것이다.

중재

- 해당되는 경우 식전 또는 식사와 함께 복용한다.
- 유제품을 섭취할 때는 유제품 섭취 15분 전에 효소제제를 복용하도록 한다.
- 유아에게는 가루형태의 약을 사과소스, 요플레와 같은 부드러운 음식에 섞어서 식전에 투여한다.
- 분말 형태의 약물은 자극적일 수 있으므로 만지거나 흡입하지 않는다.
- 어린이에게는 식사와 함께 캡슐형태 그대로 투여할 수 있다.
- 장용 피복제(enteric-coated tablet)는 으깨거나 씹지 않도록 교육한다. 장용 피복제를 열어서 소량의 사과소스와 같은 부드러운 음식에 혼합하여 복용할 수 있다. 그 이후 물이나 주스를 복용하도록 한다.
- 대상자와 가족의 음식 기호와 식이처방을 검토한다.
- 가능하면 대상자가 선호하는 시간에 음식과 과일을 제공한다.
- 통증, 오심, 구토, 설사와 같이 영양을 방해하는 증상이나 징후를 치료한다.
- 만약 특별 식이가 필요하면 영양사와 의논한다. 처방된 식이 내에서 대상자가 선호하는 영양학적으로 우수한 식단을 제공한다.

대상자 교육

Digestive drugs

Digestive drugs이 처방되면 대상자와 가족에게 다음 사항을 교육한다.

- 운동과 활동 유지는 소화를 돕고 식욕을 향상 시킨다.
- 진통제와 진정제를 복용하면 졸음이 와서 음식물 섭취에 방해를 받으므로 약물 복용을 최소화 한다.
- 영양의 결과를 사정하기 위해 체중, 수분 섭취량, 소변 배출량과 검사 결과를 정기적으로 관찰한다.

평가

- 대상자의 지방, 탄수화물, 단백질 소화상태가 정상이다.
- 대상자는 처방된 약물 요법을 이행한다.
- 대상자와 가족은 치료 약물에 대해 이해하고 있음을 보여준다.(digestive drugs에 대한 교육 참조)

지사제와 하제 Antidiarrheal and laxative drugs

설사와 변비는 대장 장애와 관련된 두 가지 주요 증상이다.

Antidiarrheal drugs(지사제)는 전신적 또는 국소적으로 작용하며 종류는 다음과 같다.

- opioid-related drugs (마약 관련 약물)
- kaolin and pectin (국소적으로 작용하는 단독, 복합 약물)

  laxative drugs는 대변을 자극시키며 종류는 다음과 같다.

- 고삼투성 약물(hyperosmolar drugs)
- 식이 섬유(dietary fiber)와 팽창형 하제(bulk-forming substances)
- 연화제(emollients)
- 자극제(stimulants)
- 윤활제(lubricants)

  5-HT$_3$-수용체 길항제와 5-HT$_4$-수용체 입자 작용제는 변비와 설사로 특징 지어지는 대장장애인 과민성 장증후군(irritable bowel syndrome, IBS) 치료에 사용된다.

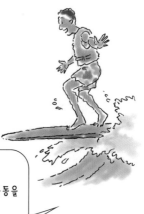

마약 관련 약물은 물결 같은 장의 연동 운동을 감소시켜요.

Opioid-related drugs(마약관련 약물)

Opioid-related drugs(마약 관련 약물)은 장에서 연동 운동(대변을 밀어내는 불수의적이고 진행성인 물결 같은 장운동)을 감소시키며 종류는 다음과 같다.

- diphenoxylate with atropine
- loperamide

약동학

Diphenoxylate with atropine은 위장관에서 빠르게 흡수된다. 그러나 loperamide는 경구 복용 후 잘 흡수되지 않는다.

두 가지 약물 모두 혈장에서 분해되며, 간에서 대사되고 주로 대변으로 배설된 다. diphenoxylate with atropine은 생물학적 활성을 가지는 주요 대사산물인 difenoxin으로 대사된다.

약역학

Diphenoxylate with atropine과 loperamide는 대장과 소장의 원형근육(circular muscle)과 세로근육(longitudinal muscle)의 연동운동을 억제함으로써 위장관 운동을 느리게 한다. 또한 대장의 배출력을 감소시킨다.

약물 치료학

Diphenoxylate with atropine과 loperamide는 급성, 비특이 설사를 치료하는 데 사용된다. loperamide는 또한 만성 설사의 치료에도 사용된다(Loperamide 참조).

약물 상호작용

Difenoxin with atropine과 loperamide는 barbiturates, 알코올, 마약, 안정제 및 진정제의 진정효과를 향상시킬 수 있다.

부작용

Diphenoxylate with atropine과 loperamide의 부작용은 다음과 같다.

- 오심
- 구토
- 복부 불편감이나 팽만감
- 졸음
- 피로
- 중추신경계 억제
- 빈맥
- 무력장폐색증(paralytic ileus) (장에서 연동운동이 감소하거나 없는 것)

간호 과정

Opioid−related drugs을 투여하는 대상자에게 적용하는 간호과정은 다음과 같다.

사정

- 치료 전 후의 대상자 상태를 정기적으로 사정한다.
- 치료 전 설사양상을 규칙적으로 사정한다.
- 수분과 전해질 균형을 관찰한다.
- 위장관 부작용이 있었다면 수화 상태를 관찰한다.
- 부작용이 나타나는지 관찰한다.
- 대상자와 가족의 약물 치료에 대한 지식을 사정한다.

주요 간호진단

- 기저질환과 관련된 설사

약물의 원형

제산제: Loperamide

작용

- 연동 운동을 감소시켜 장 내 용물의 통과를 지연시킨다.

적응증

- 설사

간호 시 주의사항

- 약의 효과를 감시한다.
- 비위관으로 투여할 경우 투약후 물을 주입하여 약물이 위로 투여되도록 하고 비위관을 깨끗이 씻어낸다.
- 경구용 물약은 농도가 다르므로 용량을 주의깊게 확인한다.
- 소아에게 투약할 경우 알코올이 포함된 경구용 물약인지 확인한다.

- 위장관 항진과 관련된 수분부족 위험성
- 약물치료와 관련된 지식 부족

기대되는 효과

- 대상자는 정상 배변 활동을 하게 될 것이다.
- 적절한 수분 균형 상태를 유지할 것이다.
- 대상자와 가족은 약물 치료를 이해하고 있음을 보여줄 것이다.

대상자 교육

Antidiarrheal drugs

Antidiarrheal drugs이 처방되면 대상자와 가족에게 다음 사항을 교육한다.

- 처방에 따라 약을 정확히 복용한다; 마약제의 과도한 사용은 의존을 유발할 수 있음을 알아야 한다.
- 만약 설사가 2일 이상 지속되고 급성 복부 징후나 증상이 나타나거나 약효가 없을 때에는 의사에게 알린다.
- 만약 중추신경계 억제가 나타나면 집중력이 요구되는 위험한 활동은 피한다.

- 하루에 2~3L의 수분과 전해질 섭취를 유지한다.
- 설사가 있는 동안 생과일과 야채와 같이 위장관을 자극할 수 있는 음식과 수분 섭취를 피한다.
- 설사가 지속되는 동안 연동운동을 감소시키기 위해서 쉬는 시간을 정하고 활동을 줄인다.

중재

- 처방에 따라 정확히 약을 복용한다.
- 복용 전에 수분과 전해질 장애를 교정한다; 탈수는 지연된 독소(delayed toxicity)의 위험을 증가시킬 수 있다.
- 과량 복용으로 인한 호흡 억제에는 naloxone을 투여한다.
- 만약 대상자가 중추신경계 부작용을 경험하였다면 안전한 대책을 강구한다.
- 심각하거나 지속적인 부작용이 발생하면 의사에게 알린다.

평가

- 대상자의 설사가 경감된다.
- 대상자는 적절한 수화 상태를 유지한다.
- 대상자와 가족은 약물치료에 대해 이해하고 있음을 보여준다.
  (antidiarrheal drugs에 대한 교육 참조)

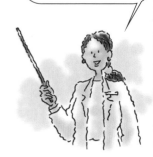

Antidiarrheal drugs를 먹기 전에 탈수를 유발할 수 있는 수분과 전해질 장애를 확실히 교정해야 하는 것 잊지 마세요.

Kaolin and pectin(카올린과 펙틴)

Kaolin과 pectin(카올린과 펙틴)의 혼합 제제는 국소적 지사 작용이 있는 의약품으로 의사 처방없이 구매가능한 일반 의약품이다. 장점막을 자극하는 물질을 흡수하고 장 점막을 안정되게 하는 작용을 한다.

약동학

Kaolin과 pectin은 흡수되지 않으므로 전신으로 퍼지지 않고 대변으로 배설된다.

약역학

Kaolin과 pectin은 장 점막의 박테리아, 독소, 그리고 다른 자극물질과 결합하여 흡수제로 작용한다.

더 친절하고, 점잖은 pH

Pectin은 장관에서 pH를 감소시키고, 자극된 점막을 진정시킨다.

약물치료학

Kaolin과 pectin은 경증에서 중증도의 급성 설사를 경감시키는 데 사용된다.

단지 임시방편일 뿐

설사의 원인을 알고 최종적 치료를 시작할 때까지 임시로 만성 설사를 경감시키기 위해 사용한다.

약물 상호작용

이러한 antidiarrheal drugs는 디곡신이나 기타 약물과 함께 복용하면 장점막에서 다른 약물의 흡수를 방해할 수 있다.

부작용

Kaolin과 pectin의 혼합제제는 부작용이 거의 없다. 그러나 노인, 쇠약한 대상자 혹은 과용량 사용, 장기 복용 시 변비가 발생할 수 있다.

간호 과정

Kaolin과 pectin을 투여받는 대상자에게 적용되는 간호과정은 다음과 같다.

사정

- 치료 전 후의 대상자 상태를 정기적으로 사정한다.
- 치료 전 설사양상을 사정하고 규칙적으로 사정한다.
- 수분과 전해질 균형을 관찰한다.
- 위장관 부작용이 있다면 수분 상태를 관찰한다.
- 부작용이 나타나는지 관찰한다.
- 대상자와 가족의 약물 치료에 대한 지식을 사정한다.

주요 간호진단

- 기저질환과 관련된 설사
- 위장관 항진과 관련된 수분부족 위험성

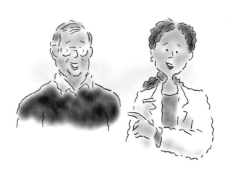

Kaolin과 pectin은 특히 노인이나 쇠약한 대상자에게 변비를 유발할 수 있어요.

- 약물치료와 관련된 지식 부족

기대되는 효과

- 대상자는 정상적인 배변을 하게 될 것이다.
- 적절한 수분 균형 상태를 유지할 것이다.
- 대상자와 가족은 약물 치료를 이해하고 있음을 보여줄 것이나.

중재

- 처방에 따라 약을 정확히 복용한다.
- 복용 전에 수분과 전해질 장애를 교정한다; 경우에 따라 탈수는 지연된 독성 (delayed toxicity)의 위험을 증가시킬 수 있다.
- 만약 대상자가 중추신경계 부작용을 경험하였다면 안전 대책을 강구한다.
- 심각하거나 지속적인 부작용이 발생하면 의사에게 알린다.

평가

- 대상자의 설사가 경감된다.
- 대상자는 적절한 수분상태를 유지한다.
- 대상자와 가족은 약물치료에 대해 이해하고 있음을 보여준다.

Hyperosmolar laxatives(고삼투성 하제)

Hyperosmolar laxatives(고삼투성 하제)는 장 점막에서 수분을 이동시켜 장 팽만과 연동운동을 향상시키는 것으로서 해당되는 약물은 다음과 같다 ;

- glycerine(글리세린)
- lactulose(락툴로즈)
- 식염수 화합물(magnesium salts, sodium biphosphate, sodium phosphate), polyethylene glycol(PEG), 전해질
- sorbitol

약동학

Hyperosmolar laxatives의 약동학의 특성은 다양하다.

장에서 활동

Lactulose는 경구 투여되고 체내 흡수는 아주 적으며 장에서만 분해된다. 결장에서 박테리아에 의해 대사되어 대변으로 배설된다.

식염수의 이동

식염수 화합물은 경구나 관장으로 투여된 후 위장관 내로 들어가면 이온의 일부가

흡수된다. 흡수된 이온은 소변으로 배설되고 흡수되지 않은 약물은 대변으로 배출
된다.

PEG(polyethylene glycol)

PEG는 삼투압 작용을 하는 비흡수성 약물로 체내 전해질 균형에 변화를 주지는
않는다.

Hyperosmolar laxatives

Magnesium hydroxide

작용
- 위장관의 총 산을 감소시킨다.
- 위 산도를 증가시키고 펩신의 활동을 경감시킨다.
- 위 점막벽을 강화시킨다.
- 식도 괄약근의 긴장이 증가된다.

적응증
- 항진된 위
- 변비
- 마그네슘 수치의 증가

간호 시 주의사항
- 배변이 되는지 확인한다.
- 현탁액은 잘 흔들어서 투약한다. 많은 양의 물과 함께 투여한다.
- 만약 비위관으로 투여할 경우 비위관의 개방성과 위치를 정확히 확인해야 한다. 약물을 주입한 후 물을 주입하여 약물이 투입 되도록 하고 비위관을 깨끗히 한다.

약역학

Hyperosmolar laxatives는 장으로 물을 끌어들여 장운동을 항진시킨다. 장내에 수분
이 축적되면 장이 팽만 되면서 연동 운동과 장운동이 향상된다(Magnesium hydrox-
ide 참조).

약물 치료학

Hyperosmolar laxatives의 사용은 다양하다.

- Glycerine은 전신으로 흡수되지 않으며, 관장이나 좌약 형태로 결장으로 직접
  투여된다.
- Glycerine은 장 재훈련(bowel retraining)을 돕는다.
- Lactulose는 변비를 치료하고 간질환 대상자의 장내 암모니아의 생산과 흡수를
  감소시키는데 사용된다.
- 식염수 화합물은 빠르고 완전한 장 배설(bowel evacuation)이 필요할 때 사용
  된다.

약물 상호작용

Hyperosmolar laxatives는 다른 약물과 의미 있는 상호작용을 하지 않는다. 그
러나 PEG는 1시간 전에 복용한 약물의 흡수를 감소시킨다.

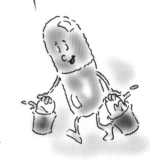

나는 연동운동을
향상시키기 위해
물을 날라요.

부작용

Hyperosmolar laxatives는 수분과 전해질의 불균형을 초래한다.

Glycerine의 부작용:

- 허약
- 피로

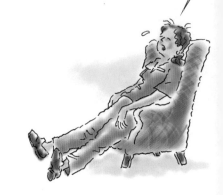

Glycerine의 부작용은 허약과 피로에요.

Latulos의 부작용:

- 복부 팽만, 가스 그리고 복부 경련
- 오심과 구토
- 설사
- 저칼륨혈증
- 순환 혈액 감소(hypovolemia)
- 혈당 수치 증가

식염수 화합물의 부작용:

- 허약
- 졸음
- 탈수
- 고나트륨혈증
- 고마그네슘혈증
- 고인산혈증
- 저칼슘혈증
- 부정맥
- 쇼크

PEG의 부작용:

- 오심
- 복부 팽만감
- 폭발성 설사 (explosive diarrhea)
- 팽창감 (bloating)

간호 과정

Hyperosmolar laxatives를 투여하는 대상자에게 적용하는 간호과정은 다음과 같다.

사정

- 약물을 투여하기 전 대상자의 배변양상과 위장관 병력을 사정한다.
- 약물의 상호작용과 부작용을 사정한다.

- 치료기간 동안 배변양상(장음, 색깔, 묽기)을 확인한다.
- 약물 투여 동안 수분과 전해질 균형을 모니터한다.
- 대상자가 적절한 수분 섭취, 식이를 섭취하고 있는지 운동은 하고 있는지 사정한다.
- 약물치료에 대한 대상자와 가족의 지식정도를 사정한다.

주요 간호진단

- 위장관 부작용과 관련된 설사
- 복부 불편감과 관련된 급성통증
- 약물치료와 관련된 지식부족

기대되는 효과

- 규칙적으로 배변을 할 것이다.
- 대상자의 통증은 감소할 것이다.
- 대상자와 가족은 약물 치료를 이해하고 있음을 보여줄 것이다.

중재

- 배변으로 인해 일상생활이나 수면이 방해되지 않도록 약물 투여시간을 조정한다.
- 현탁액은 잘 흔들어서 투여하고 충분한 양의 물과 함께 투여한다.
- 만약 비위관으로 주입한다면 튜브가 적절한 위치에 있는지 확인한다.
- 약물을 주입한 후에는 약물이 위로 잘 들어가도록 하기 위하여 물로 튜브를 관류하고 개방성을 잘 유지한다.
- 장용피복제는 잘게 부수지 않는다.
- 대상자가 이동용 변기나 화장실을 쉽게 이용할 수 있는지 확인한다.
- 변비 예방 방법을 교육한다.

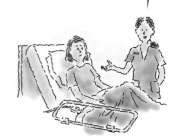

대상자의 활동과
수면에 방해되지 않도록
투여시간을 정하세요.

평가

- 대상자는 정상적인 배변 상태를 회복한다.
- 대변의 배출과 함께 통증이 경감된다.
- 대상자와 가족은 약물치료에 대해 이해하고 있음을 보여준다.

Bulk-forming laxatives(식이섬유와 팽창형 하제)

고섬유 식이는 변비를 예방하고 치료하는 가장 자연적인 방법이다. 식이섬유는 식물의 일부분이며 소장에서 소화되지 않는다.

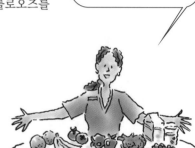

고섬유 식이는 변비를 예방하고 치료하는 가장 자연적인 방법이지요. 팽창형 Laxative drugs는 자연적 방법이 효과적이지 않을 때 약간의 도움을 줄 수 있어요.

유사한 것

식이섬유와 유사한 팽창형 하제는 자연적이고 반합성인 다당류와 셀룰로오즈를 포함한다.

이러한 Laxative drugs는 다음과 같다:

- methylcellulose
- polycarbophil
- psyllium hydrophilic mucilloid

약동학

Bulk-forming laxatives(팽창형 하제)는 전신으로 흡수되지 않는다. 약물 속에 있는 다당류는 소장 박테리아균에 의해 삼투적 활성이 있는 대사물로 변환되어 장내로 물을 끌어들인다. Bulk-forming laxatives는 대변으로 배설된다.

약물의 원형

Bulk-forming laxatives: Psyllium

작용
- 수분을 흡수하여 대변을 묽게 하고 팽창시켜 연동운동과 장운동을 활성화 시킨다.

적응증
- 변비

간호 시 주의사항
- 적어도 240cc의 차가운 오렌지 주스와 같은 맛있는 수액에 혼합한다. 잘 저어준 후 응고되기 전에 빨리 마시도록 한다.

- Psyllium을 식사 전에 투여하면 식욕을 억제 할 수 있다.
- Psyllium은 전신으로 흡수되지 않고 독성도 없다.
- Psyllium은 게실대상자, 과민성 대장 증후군, 출산 후 변비, 쇠약한 대상자에게 유용하다. 또한 바륨 관장 전 장을 비우기 위해 사용하는 다른 axative drugs와 병용하기도 하고 만성적 axative drugs 남용 대상자에게도 유용하다.
- 당뇨병 대상자는 설탕이 포함되어 있지 않은 약제를 사용하고 꼭 약의 상표를 확인하도록 한다.

약역학

Bulk-forming laxatives는 변의 양과 수분함유량을 늘리고 연동운동을 항진시킨다(Psyllium 참조).

약물치료학

Bulk-forming laxatives는 다음의 경우에 이용한다:

- 저섬유식이나 저수분 식이를 한 경우의 변비 치료
- Vasalva's maneuver를 피하고 변이 묽어야 하는 회복기 급성 심근경색이나 뇌동맥류 대상자
- 과민성 대장증후군(IBS)와 게실염 대상자 치료

약물 상호작용

Bulk-forming laxatives 섭취 2시간 전에 digoxin, warfarin, salicylates를 복용한 경우 약물의 흡수가 감소된다.

부작용

식이 섬유와 팽창 하제의 부작용은 다음과 같다.

- 가스참
- 복부팽만감
- 장폐색
- 변매복(딱딱한 변이 배출되지 않는 상태)
- 식도 폐색(약물을 충분한 양의 물과 함께 복용하지 않았을 때 발생)
- 심한 설사

간호과정

Bulk-forming laxatives 투여 대상자에게 적용하는 간호과정은 다음과 같다.

사정

- 약물을 투여하기 전 대상자의 배변양상과 위장관 병력을 사정한다.
- 약물의 상호작용과 부작용을 사정한다.
- 치료기간 동안 배변양상(장음, 색깔, 묽기)을 확인한다.
- 약물 투여 동안 수분과 전해질 균형을 감시한다.
- 대상자의 식이, 수분섭취, 운동에 대해 확인한다.
- 약물치료에 대한 대상자와 가족의 지식정도를 사정한다.

주요 간호진단

- 부작용과 관련된 설사
- 복부 불편감과 관련된 급성통증
- 약물치료와 관련된 지식부족

기대되는 효과

- 규칙적으로 배변을 할 것이다.
- 대상자의 통증은 감소할 것이다.
- 대상자와 가족은 약물 치료를 이해하고 있음을 보여줄 것이다.

중재

- 배변으로 인해 일상생활이나 수면이 방해되지 않도록 약물 투여시간을 조정한다.
- 충분한 양의 물과 함께 투여한다.
- 장용피복제는 잘게 부수지 않는다.
- 보통 12시간~24시간 효과가 지속되지만 3일 동안 지속되는 경우도 있다.
- 대상자가 이동용 변기나 화장실을 쉽게 이용할 수 있는지 확인한다.
- 변비 예방방법을 교육한다.

평가

- 대상자는 정상적인 배변 상태를 회복한다.
- 대변의 배출과 함께 통증이 경감된다.
- 대상자와 가족은 약물치료에 대해 이해하고 있음을 보여준다.

Emollient laxatives(연화성 하제)

Emollient laxatives(연화성 하제)는 대변 완화제(stool softner)로 잘 알려져있고 docusate의 칼슘, 칼륨, 나트륨염이 포함된다.

약동학

구강으로 투여되며 체내로 흡수되어 담즙을 통해 변으로 배출된다.

약역학

Emollient laxatives는 소장과 대장에 있는 변의 지방과 수분을 유화 시켜 변속으로 침투하도록 하여 대변을 배출되기 쉽도록 만든다. 또한 장 점막세포에 있는 전해질과 수분 분비를 자극한다(Emollient laxatives : Docusate 참조).

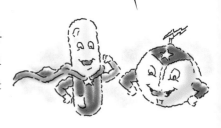

연화시킬 준비하자

약물치료학

Emollient laxatives는 배변동안 긴장을 피해야 하는 대상자에게 처방된다.

- 최근의 심근경색 또는 수술
- 항문과 직장의 질환
- 두개내압 증가(Increased intracranial pressure)
- 탈장

약물 상호작용

Emollient laxatives와 미네랄 오일을 병용하면 미네랄 오일의 체내 흡수가 증가하여 조직에 축적될 수 있다.

약물의 원형

Emollient laxatives : Docusate

작용

- 장 내용물의 표면 장력을 감소시켜 대변 내로 수분이 침투 하도록 하며 부드러운 대변을 형성하게 한다.

적응증

- 배변 시 긴장 완화 목적으로 투여하는 변 완화제

간호 시 주의사항

- 약물로 인한 배변 양상의 변화를 확인한다.
- 부작용과 약물 상호작용을 확인한다.

- 이 약물은 배변시 긴장을 유발하면 안 되는 대상자(심근경색, 직장 수술 대상자), 딱딱한 변을 보면 안 되는 직장이나 항문 질대상자, 분만 후의 변비에 우선적으로 사용된다.
- 복부 경련이 나타나면 약물을 중단하고 의사에게 알린다.
- Docusate는 장의 연동 운동을 자극하지 않는다.

주의

Emollient laxatives는 안정성이 떨어지는(narrow therapeutic index) 많은 다른 약제의 흡수를 증가시키므로 주의 깊게 투여되어야 한다.

부작용

부작용이 거의 나타나지 않지만 다음과 같은 부작용이 나타날 수 있다:

- 쓴 맛
- 설사
- 인후자극
- 경미하고 일시적인 복부 경련

간호과정

Emollient laxatives를 투여하는 대상자에게 적용하는 간호과정은 다음과 같다.

사정

- 약물을 투여하기 전 대상자의 배변양상과 위장관 병력을 사정한다.
- 약물의 상호작용과 부작용을 사정한다.
- 치료기간 동안 배변양상(장음, 색깔, 묽기)을 확인한다.
- 약물 투여 동안 수분과 전해질 균형을 감시한다.
- 대상자의 식이, 수분섭취, 운동에 대해 확인한다.
- 약물치료에 대한 대상자와 가족의 지식정도를 사정한다.

주요 간호진단

- 부작용과 관련된 설사
- 복부 불편감과 관련된 급성통증
- 약물치료와 관련된 지식부족

기대되는 효과

- 규칙적으로 배변을 할 것이다.
- 대상자의 통증은 감소할 것이다.
- 대상자와 가족은 약물 치료를 이해하고 있음을 보여줄 것이다.

중재

- 배변으로 인해 일상생활이나 수면이 방해되지 않도록 약물 투여시간을 조정한다.
- 현탁액은 잘 흔들어서 충분한 양의 물과 함께 투여한다.

관류를 잊지마라.

- 만약 비위관으로 주입한다면 튜브가 적절한 위치에 있는지 확인한다. 약물을 주입한 후에는 약물이 위로 잘 들어가도록 하기 위해 물로 튜브를 관류하고 개방성을 잘 유지한다.
- 장용피복제는 잘게 부수지 않는다.
- 대상자가 이동용 변기나 화장실을 쉽게 이용할 수 있는지 확인한다.
- 변비 예방방법을 교육한다.

평가

- 대상자는 정상적인 배변 상태를 회복한다.
- 대변 배출과 함께 통증이 경감된다.
- 대상자와 가족은 약물치료에 대해 이해하고 있음을 보여준다.

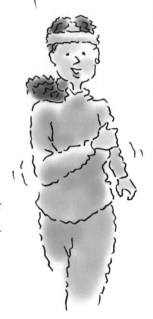

적절한 수분섭취, 영양, 운동을 유지할지 말지를 결정하세요.

Stimulant laxatives(자극성 하제)

Irritant cathartics(자극성 하제)는 다음과 같다:

- bisacodyl
- cascara sagrada (cascara 나무 껍질로 만든 하제)
- castor oil
- phenophthalein
- senna

약동학

Stimulant laxatives는 소량 흡수되어 간에서 대사되고, 소변과 대변으로 배설된다.

약역학

Stimulant laxatives는 소장 점막을 자극하거나 소장 평활근의 신경말단을 자극함으로써 연동운동을 촉진시키고 배변을 유도한다.

연동운동의 활성화

Castor oil과 phenolphthalein도 소장의 연동운동을 증가시킨다.

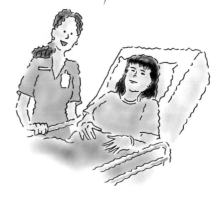

Stimulant laxatives는 전신수술, S상 결장술 직장경술, 방사선 시술 전에 장을 비우기 위해서 사용돼요.

약물치료학

Stimulant laxatives는 전신수술, S상 결장술, 직장경술, 바륨을 이용한 위장관 방사선 시술을 하기 전 장을 비울 때 가장 많이 선택되는 약물이다. 또한 오랜 침상안정으로 인한 변비, 장의 신경학적 기능부전, 마약성 약물로 인한 변비에도 효과적이다.

약물 상호작용

Stimulant laxatives와 상호작용을 일으키는 약은 확실치 않지만 이 약물이 장운동을 증가시키기 때문에 함께 투여한 약물, 특히 서방형(sustained-release form) 약물의 흡수를 감소시킬 수 있다.

부작용

Stimulant laxatives의 부작용은 다음과 같다:

- 전신 쇠약
- 오심
- 복부 경련
- 직장, 항문의 경미한 염증반응
- 소변색의 변화(cascara sagrada 또는 senna)

간호과정

Stimulant laxatives를 투여하는 대상자에게 적용하는 간호과정은 다음과 같다.

사정

- Laxative drugs 투여 전 대상자의 배변양상과 위장관 병력을 사정한다.
- 약물의 상호작용과 부작용을 사정한다.
- 치료기간 동안 배변양상(장음, 색깔, 묽기)을 확인한다.
- 약물 투여 동안 수분과 전해질 균형을 감시한다.
- 대상자의 식이, 수분섭취, 운동에 대해 확인한다.
- 약물치료에 대한 대상자와 가족의 지식정도를 사정한다.

주요 간호진단

- 부작용과 관련된 설사
- 복부 불편감과 관련된 급성통증
- 약물치료와 관련된 지식부족

기대되는 효과

- 규칙적으로 배변을 할 것이다.
- 대상자의 통증은 감소할 것이다.
- 대상자와 가족은 약물 치료를 이해하고 있음을 보여줄 것이다.

중재

- 배변으로 인해 일상생활이나 수면이 방해되지 않도록 약물 투여시간을 조정한다.
- 현탁액은 잘 흔들어서 충분한 양의 물과 함께 투여한다.
- 만약 비위관으로 주입한다면 튜브가 적절한 위치에 있는지 확인한다. 약물을 주입한 후에는 약물이 위로 잘 들어가도록 하기 위하여 물로 튜브를 관류하고 개방성을 잘 유지한다.
- 장용피복제는 잘게 부수지 않는다.
- 대상자가 좌변기나 화장실을 쉽게 이용할 수 있는지 확인한다.
- 변비 예방방법을 교육한다.

평가

- 대상자는 정상적인 배변 상태를 회복한다.
- 대변의 배출과 함께 통증이 경감된다.
- 대상자와 가족은 약물치료에 대해 이해하고 있음을 보여준다.

Lubricant laxatives(윤활성 하제)

현재 임상에서 주로 사용하는 Lubricant laxatives(윤활성 하제)는 미네랄 오일이다.

약동학

유화되지 않는 형태의 미네랄 오일(unemulsified mineral oil)은 최소량만 흡수되며 유화된 형태는 절반 정도 흡수된다. 흡수된 mineral oil은 장간막의 림프결절, 소장 점막, 간, 비장으로 분포되고 간에서 대사되어 대변으로 배설된다(mineral oil 참조).

약역학

Mineral oil은 변과 소장 점막을 매끄럽게 하고 장으로의 수분 재흡수를 막는다. 대변의 수분함유량이 증가되어 연동운동을 증가시키고 관장으로 직장 내 투여하면 내용물이 더욱 팽창된다.

약물의 원형

Lubricant laxatives: mineral oil

작용

- 대장벽과 대변 사이에 장벽을 만들어 대장으로의 수분 재흡수를 막아 대변내 수분 함유량을 증가시킨다.

적응증

- 변비

간호 시 주의사항

- 약물로 인한 배변 양상의 변화를 확인한다.
- 약물의 부작용과 상호작용에 대해 확인한다.
- 공복에 약을 복용한다.
- 약물의 불쾌한 맛을 감추기 위해 과일 주스 또는 탄산 음료를 함께 제공한다.

약물치료학

Mineral oil은 변비를 치료하고 최근 심근 경색(valsalva maneuver 방지), 안구 수술(안압 증가 방지), 대뇌 동맥류 시술(두개내압 증가 방지)처럼 시술 후 힘을 주지 않아야 할 대상자의 변을 묽게 유지하기 위해 사용한다. Mineral oil은 변 매복이 있는 대상자에게도 사용되는데 경구 복용 또는 관장을 통해 주입한다.

약물 상호작용

약물 상호작용을 최소화하기 위해서 다른 약물을 복용하기 2시간 전에 mineral oil을 복용한다. 다음과 같은 약물 상호작용이 일어날 수 있다:

- 지용성 비타민, 경구 피임약, 항응고제를 포함한 많은 경구약물의 흡수를 감소시킬 수 있다.
- 비흡수성 sulfonamides계 항생제의 작용을 방해할 수 있다.

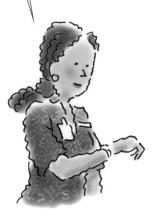

당신은 다른 약물을 복용하기전 최소 2시간 전에 mineral oil을 복용함으로써 약물 상호작용을 최소화할 수 있어요.

부작용

- 오심
- 구토
- 설사
- 복부경련

간호과정

Lubricant laxatives를 투여하는 대상자에게 적용하는 간호과정은 다음과 같다.

사정

- 약물을 투여하기 전 대상자의 배변양상과 위장관 병력을 사정한다.
- 약물의 상호작용과 부작용을 사정한다.
- 치료기간 동안 배변양상(장음, 색깔, 묽기)을 확인한다.
- 약물 투여 동안 수분과 전해질 균형을 감시한다.
- 대상자의 식이, 수분섭취, 운동에 대해 확인한다.
- 약물치료에 대한 대상자와 가족의 지식정도를 사정한다.

주요 간호진단

- 부작용과 관련된 설사
- 복부 불편감과 관련된 급성통증
- 약물치료와 관련된 지식부족

기대되는 효과

- 규칙적으로 배변을 할 것이다.
- 대상자의 통증은 감소할 것이다.

- 대상자와 가족은 약물 치료를 이해하고 있음을 보여줄 것이다.

중재

- 배변으로 인해 일상생활이나 수면이 방해되지 않도록 약물 투여시간을 조정한다.
- 경구로 미네랄 오일을 투여할 때에는 공복상태에서 투약한다.
- 대상자가 이동용 변기나 화장실을 쉽게 이용할 수 있는지 확인한다.
- 변비 예방 방법을 교육한다.

평가

- 대상자는 정상적인 배변 상태를 회복한다.
- 대변의 배출과 함께 통증이 경감된다.
- 대상자와 가족은 약물치료에 대해 이해하고 있음을 보여준다(axative drugs에 대한 교육 참조).

대상자 교육

Laxatives

하제가 처방되면 대상자와 가족에게 다음 사항을 교육한다.

- 짧은 기간 동안 사용한다. 오용이나 남용은 영양 불균형을 초래할 수 있다.
- 식이, 운동, 수분 섭취는 정상적인 장 기능을 유지하고 변비를 예방 치료하는데 중요하다.
- 금기가 아니면 적어도 매일 6~10잔의 물을 마신다.
- 규칙적인 운동은 장내 배설을 돕는다.
- 용적을 증가시키는 laxatives는 배설하는데 며칠이 걸릴 수도 있다.

- 용적을 증가시키는 완화제를 사용한다면 대상자의 활동을 유지하고 다량의 수분을 섭취한다.
- Irritant cathartics는 소변 색깔을 변화시킬 수 있지만 무해하다.
- 고 섬유식이로는 시리얼, 과일, 야채 등이 있다.
- Laxatives drugs를 반복적 또는 장기간 사용하면 의존성이 발생할 수 있다.
- 급성 복부 통증, 오심, 구토가 있을 때 하제를 복용하지 않는다. 충수돌기의 파열 또는 여러 가지 합병증이 생길 수 있다.
- 증상이 지속되거나 하제의 약효가 없는 경우 의사에게 알린다.

만성 변비 치료제

만성 변비는 변비가 6개월 이상 지속되는 것을 말한다. 주로 변비를 동반한 IBS에서 호발한다.

Chloride channel 활성화

Lubiprostone(Amitiza)는 만성 변비 및 IBS-C에서 사용이 승인된 프로스타글란딘 E1 유사체로부터 유래된 이환 지방산이다.

Guanylate cyclase-C agonist

Linaclotide(Linzess)는 IBS-C 치료에 사용된다.

약역학

Lubiprostone과 linaclotide는 전신적으로 거의 흡수되지 않는다.

약동학

Lubiprostone은 소장의 chloride channel을 활성화시켜 소장의 체액 배설과 운동을 증가시킨다.

Linaclotide는 장 상피에 국소 적으로 작용하여 장내로 염화물 및 중탄산염 분비를 증가시키고 나트륨 이온 흡수를 억제한다. 내강으로의 수분 흡수는 배설을 증가시킨다.

약물 치료학

Lubiprostone과 linaclotide는 만성 변비, 마약성 변비와 식이섬유 및 삼투성 완하제에 반응하지 않은 IBS-C 대상자에게 사용된다. 이들은 만성 변비와 관련된 복통을 줄이는 데 도움이 된다.

약물 상호작용

특별한 상호작용은 없다.

부작용

- 설사
- 복부 통증
- 고창(flatulence)
- 복부 팽만

간호 과정

Lubiprostone과 linaclotide를 투여하는 대상자에게 적용하는 간호과정은 다음과 같다.

사정

- 치료 전 대상자의 위장관 패턴과 위장관 과거력을 사정한다.
- 대상자의 투약 부작용과 약물 상호작용을 사정한다.
- 치료 기간 동안 대상자의 장관 움직임을 사정한다. 장음과 대변의 색깔과 규칙성을 사정한다.
- 치료 기간 동안 대상자의 체액과 전해질 균형을 사정한다.
- 대상자가 적절한 수분과 음식을 섭취하고 운동을 하고 있는지 사정한다.
- 약물 치료에 대한 대상자와 가족의 지식 정도를 사정한다.

주요 간호 진단

- 위장관 불편과 관련된 변비
- 복부 불편감과 관련된 급성 통증
- 약물 치료와 관련된 지식 부족

기대되는 효과

- 대상자는 정상 장 움직임을 유지할 것이다.
- 대상자의 복통은 감소할 것이다.
- 대상자와 가족은 약물 치료를 이해하고 있음을 보여줄 것이다.

중재

- 하루 중 첫 식사 시작 적어도 30분 전에는 공복상태를 유지한다.
- 장용피복제는 잘게 부수지 않는다.
- 대상자가 이동용 변기나 화장실을 쉽게 이용할 수 있는지 확인한다.
- 변비 예방방법을 교육한다.

평가

- 대상자는 정상적인 배변 상태를 회복한다.
- 대변의 배출과 함께 통증이 경감된다.
- 대상자와 가족은 약물치료에 대해 이해하고 있음을 보여준다.

Selective 5-HT$_3$-receptor antagonist(5-HT$_3$-수용체 선택적 길항제)

세로토닌 selective 5-HT3-receptor antagonist(5-HT$_3$-수용체의 선택적 길항제)인 alosetron은 설사가 주증상인 과민성 대장 증후군의 단기 치료에 사용된다. 5-HT$_3$-수용체를 차단함으로써 과민성 대장 증후군과 관련된 통증을 감소시킬 수 있으나 alosetron의 사용은 제한적이다.

제한적 사용

심각한 장부작용이 보고된 적이 있어 엄격한 판매 과정을 통해서만 사용할 수 있다. Alosetron의 처방 프로그램에 등록된 의사만이 처방 전을 발행할 수 있다.

약동학

Alosetron은 경구투여 후 신속하게 흡수된다. 이것은 cytochrome P450 경로를 통해 대사된다.

Alosetron은 잠재적인 심각한 부작용 때문에 처방프로그램에 등록된 의사에 의해서만 처방될 수 있어요.

약역학

Alosetron은 위장관의 장내 신경에 있는 $5-HT_3-$수용체를 선택적으로 차단한다. 이런 양이온 채널을 방해함으로써 신경학적 탈분극이 차단되어 결과적으로 과민성 대장 증후군의 증상과 관련된 요소인 내장 통증, 결장 관통, 위장관계 분비물을 감소시킨다.

위험성 평가

Alosetron은 임산부나 모유 수유모를 대상으로 연구 된 적이 없다. 이런 대상자들에게는 약물 투여 전에 이익과 위험부담이 함께 평가되어야 한다. 노인은 alosetron 약효에 민감하고 심각한 변비의 위험이 증가 될 수 있다.

약물치료학

Alocetron은 주증상이 6개월 이상 지속되고 일반적인 치료법에 반응하지 않는 설사 증상을 가진 IBS 여성의 단기 치료에 사용된다. 대상자가 변비를 앓은 경우 이 약을 복용해서는 안된다. 변비가 발생하면 약물을 중지한다. 이 약은 남성에게는 적용되지 않는다.

약물 상호작용

연구결과 alosetron은 CYP1A2와 N-acetyl transferase를 약 30%까지 억제할 수 있는 것으로 나타났다. 임상에서 시도되지는 않았지만 alosetron을 isoniazid, procainamide, hydralazine과 함께 투여하였을 때 N-acetyl transferase가 억제되므로 임상적으로 중요한 의미를 지닌다. 따라서 변비를 예방하기 위해서는 위장관 운동을 감소시키는 다른 약물과 함께 alosetron을 사용하지 않아야 한다.

부작용

Alosetron은 다음과 같은 심각한 치명적인 부작용을 일으킬 수 있다 :

- 허혈성 대장염(ischemic colitis)
- 폐색, 천공, 독성 거대결장과 같은 변비로 인한 심각한 합병증

간호과정

Alosetron을 투여받는 대상자에게 적용하는 간호과정은 다음과 같다.

사정

- 약물을 투여하기 전 대상자의 배변양상과 위장관 병력을 사정한다.
- 약물의 상호작용과 부작용을 사정한다.

금기 사항 수집

- 변비, 장 폐쇄, 협착, 독성 거대결장, 장 천공, 장관 유착, 허혈성 장염, 장 폐색, 혈전 정맥염, 과응고 응고, 크론 병, 궤양성 대장염 또는 게실염과 같은 alosetrone 금기 사항을 평가한다.
- 치료기간 동안 배변양상(장음, 색깔, 묽기)을 확인한다.
- 약물 투여 동안 수분과 전해질 균형을 감시한다.
- 대상자의 식이, 수분섭취, 운동에 대해 확인한다.
- 약물치료에 대한 대상자와 가족의 지식정도를 사정한다.

주요 간호진단

- 부작용과 관련된 설사
- 복부 불편감과 관련된 급성통증
- 약물치료와 관련된 지식부족

기대되는 효과

- 규칙적으로 배변을 할 것이다.
- 대상자의 통증은 감소할 것이다.
- 대상자와 가족은 약물 치료를 이해하고 있음을 보여줄 것이다.

중재

- 배변으로 인해 일상생활이나 수면이 방해되지 않도록 약물 투여시간을 조정한다.
- 대상자가 이동용 변기나 화장실을 쉽게 이용할 수 있는지 확인한다.
- 변비 예방 방법을 교육한다.
- 약물의 효능, 위험성에 대해 대상자에게 정보를 제공한다.
- 대상자에게 약물 처방 절차에 등록해야함을 알리고 치료에 대한 동의를 서면으로 받아야 한다.

평가

- 대상자는 정상적인 배변 상태를 회복한다.
- 대변의 배출과 함께 통증이 경감된다.
- 대상자와 가족은 약물치료에 대해 이해하고 있음을 보여준다.

> 당신은 여성이기 때문에, 과민성 대장 증후군을 조절하기 위해서 alosetron이 처방될 것입니다.

비만 약물 Obesity drugs

Obesity drugs은 건강문제를 가진 비만 대상자들의 체중 감소를 위해 사용될 수 있다. 이러한 약물들은 식이요법, 운동, 생활습관 교정 등의 체중 조절 프로그램과 병용하여 사용된다. 이 약물들은 건강을 향상시킬 뿐만 아니라 미용적인 체중 감소를 돕는다.

Obesity drugs은 다음과 같다.

- 식욕 억제제(phetermine hydrochloride)
- lorcaserin hydrochloride (Belviq)
- 지방 차단제 (orlistat)

> Obesity drugs은 식이 요법, 신체 활동 및 행동 수정을 포함한 체중 관리 프로그램과 함께 복용해야 해요.

약동학

Phetermine은 소장에서 빠르게 흡수되어 전신에 골고루 퍼지고 소변을 통해 배설된다. Orlistat는 전신적으로 흡수되지 않으며, 위장관에서 작용하고 대변으로 배설된다.

약역학

식욕 억제제인 phetermine은 뇌의 norepinephrine과 dopamine을 증가시켜 식욕을 억제한다. Lorcaserin의 정확한 기전은 알려져 있지 않으나 시상하부의 5-HTC 수용체를 선택적으로 활성화시켜 식욕을 저하시키고 포만감을 증진시킨다.

지방 차단제인 orlistat는 달리 작용한다. 이것은 위장관 내의 위액과 장액 리파아제와 결합하여 지방을 분해하도록 한다. 이렇게 하면 식사 중 섭취하는 지방의 30%가 흡수되는 것을 방지 할 수 있다.

약물치료학

식욕억제제와 지방 차단제는 주로 병적으로 뚱뚱한 비만대상자에게 체중 감소를 통해 건강을 향상시키고 사망을 예방할 수 있는 목적으로 사용된다.

약물 상호작용

Obesity drugs는 다음과 같은 상호작용이 있다.

- 식욕 억제제는 심혈관 흥분제와 복용하면 고혈압 및 부정맥의 위험이 높아질 수 있다.
- CNS 각성제를 복용할 때 식욕 억제제가 불안과 불면증을 초래할 수 있다.
- Serotonergic 제제(일반적으로 기침 시럽에 들어있는 sumatriptan, lithium, dextromethorphan과 같은 fluoxetine 및 triptan antimigraine 약물과 같은 선택적 세로토닌 재흡수 억제제 포함)와 함께 섭취한 식욕 억제제는 불안, 혼란, 경조증, 협응 장애, 의식 상실, 메스꺼움 및 빈맥을 유발할 수 있다.
- 지용성 비타민과 함께 orlistat를 복용하면 비타민 흡수가 차단된다.

부작용

Phentermine hydrochloride는 긴장, 구강 건조, 변비 및 고혈압을 유발할 수 있다. Lorcaserin hydrochloride는 두통, 저혈당, 당뇨병 악화, 구강 건조, 피로, 불안, 고혈압, 메스꺼움, 구토 및 설사를 유발할 수 있다.

Orlistat는 복부 통증, 유성 얼룩, 대변 절박증, 분비물로 인한 방귀, 지방 변, 대변 실금 및 배변 증가를 유발하지만, 이러한 부작용은 대개 몇 주 후 사라진다.

간호과정

Obesity drugs를 투여하는 대상자에게 적용하는 간호과정은 다음과 같다.

사정

- 심혈관 질환, 당뇨병, 수면 무호흡증과 같은 과체중 관련 요인 및 건강 위험 요인에 대해 대상자를 사정한다.
- Phentermine 치료를 시작하기 전에 대상자의 혈압과 맥박을 확인한다.
- 대상자에게 부작용을 사정한다.
- 콜레스테롤 수치와 혈당같은 혈액검사 결과를 사정한다.
- 치료 시작 전 대상자의 열량 섭취를 사정한다.
- 대상자의 체중, 허리둘레, 체질량 지수를 측정한다.
- 대상자가 체중 관리 프로그램을 충실히 지킬 동기를 사정한다.

주요 간호진단

- 신체 요구량에 비해 과도한 열량 섭취와 관련된 영양 불균형
- 과체중과 관련된 신체상 혼란
- 약물 치료와 관련된 지식 부족

기대되는 효과

- 대상자는 열량 섭취를 줄일 것이다.
- 대상자는 체중 감소에 따라 긍정적인 신체상을 가질 것이다.
- 대상자는 약물 치료를 이해하고 말로 표현할 것이다.

중재

- Phentermine은 단기간만 사용할 것이라고 설명하라. 고혈압, 심혈관 질환 또는 약물 남용의 병력이 있는 대상자에게 이 약을 투여하지 않아야 한다.
- Phentermine을 복용하는 대상자가 불안과 초조함을 보이는지 사정한다.
- Orlistat는 A, D, E 및 K를 포함한 지용성 비타민의 흡수를 막기 때문에 orlistat 복용전후로 매일 종합 비타민제를 복용하도록 한다.
- Phentermine을 복용하는 대상자에게 치료 중 주기적으로 혈압을 모니터링한다.
- 체중 감량을 위한 전략의 일환으로 운동과 건강 식이를 장려한다.

Orlistat는 지용성 비타민의 흡수를 막기 때문에 매일 복용 전후 2시간에는 우리를 복용해야 한다구요~

평가

- 대상자는 열량 섭취를 줄이고 체중을 감소한다.

- 대상자는 긍정적인 신체상을 회복한다.
- 대상자는 약물 치료에 대해 이해했음을 말로 표현한다.

블록에 있는 더 새로운 아이들

최근 미국 식품의약청에서 승인된 2개의 추가 체중 감량 약품에는 liraglutide (Saxenda)와 bupropion과 naltrexone의 복합제인 Contrave가 포함되어 있다. 두 약제는 2014년 후반에 승인되었으며 시판 후 연구에 참여할 예정이다. Liraglutide는 글루카곤 유사 펩타이드-1 (GLP-1) 수용체 작용제로서 당뇨병 치료제인 victoza와 동일한 성분을 함유하고 있으나 용량은 다르다. GLP-1 수용체는 내인성 인슐린 분비를 촉진시키고, 글루카곤 분비를 억제하며, 식욕 및 음식 섭취를 억제한다.

Saxenda는 안전성과 효능이 입증되지 않았기 때문에 제2형 당뇨병 치료제로 사용되지 않는다.

Contrave에는 두 가지 generic 의약품인 naltrexone과 bupropion이 들어있다. Naltrexone은 알코올 중독 및 약물 중독을 치료하는 데 사용되어 왔으며 bupropion은 금연 및 우울증 치료에 사용되었다. 이 약은 뇌의 충동, 보상 및 기아에 작용하여 식욕을 줄이고 감정적인 편안함을 위해 음식을 섭취하려는 충동을 줄여준다.

대상자 교육

Obesity drugs

Obesity drugs이 처방되었다면, 대상자와 가족에게 다음과 같이 설명한다. 아침에 식욕 억제제를 섭취하여 낮 동안 식욕을 감소시키고, 야간에 약물이 수면을 방해하지 않도록 한다.
만약 phentermine을 복용하고 있다면 식전 30분 또는 아침에 한 번 복용하고 카페인을 피하도록 한다.
약물은 시간이 지남에 따라 효과가 사라질 수 있다. 3개월 이상 사용하지 않도록 한다.

Orlistat를 복용하는 경우, 하루 세 번 매 식사 시(또는 식후 최대 1시간) 캡슐을 한 알씩 복용하도록 한다. 만약 식사를 하지 못했다면 복용량을 건너뛰도록 한다. Orlistat 복용 전후 적어도 2시간 전에는 지용성 비타민 A, D, E 및 K가 함유된 종합 비타민제를 매일 복용하도록 한다.

진토제 Antiemetic drugs

Antiemetic drugs는 오심을 감소시키고 구토자극을 감소시킨다.

Antiemetics(진토제)

주요 Antiemetic drugs(진토제)는 다음과 같다:

- 항히스타민제: dimenhydrinate, diphenhydramine hydrochloride, buclizine hydrochloride, cyclizine hydrochloride, hydroxyzine hydrochloride, hydroxyzine pamoate, meclizine hydrochloride, trimethobenzamide hydrochloride

- phenothiazines: chlorpromazine hydrochloride, perphenazine, prochlorperazine maleate, promethazine hydrochloride, thiethylperazine maleate
- 세라토닌 수용체 길항제(serotonin receptor(5-HT3)antagonist): ondansetron, dolasetron, granisetron
- dronabinol과 nabilone을 포함한 cannabinoids
- aprepitant를 포함한 뉴로키닌 수용체 작용제

제1의 오심 해결사

일반적으로 미국에서 쓰이는 antiemetic drugs는 ondansetron이다.

약동학

Antiemetic drugs의 약동학적 특성은 다양할 수 있다. 경구용 항히스타민 antiemetic drugs는 위장관에서 잘 흡수되며 일차적으로 간에서 대사되고 비활성 대사물의 형태로 소변으로 배설된다. Phenothiazine과 세로토닌 수용제 길항제는 잘 흡수되며 광범위하게 간에서 대사되고 소변과 대변으로 배설된다.

약역학

Antiemetic drugs의 작용은 다양하다.

차단 작업

항히스타민제는 H1 수용체를 차단하여 아세틸콜린이 전정핵(vestibular nuclei)의 수용체에 결합하는 것을 방지한다.

유발시점

Phenothiazine은 뇌의 화학 수용체(chemoreceptor trigger zone, CTZ)에서 도파민 수용체를 차단함으로써 항 구토 효과를 나타내며 직접적으로 구토중추를 억제할 수도 있다(CTZ는 연수 근처에 있으며 연수의 구토중추를 자극하여 구토를 유발한다).

차단되는 두 지점

세로토닌 수용체 길항제는 CTZ에서 세라토닌 자극을 차단하고 말초에서는 미주신경 말단을 차단하여 구토를 억제시킨다.

약물 치료학

Antiemetic drugs는 다양하게 사용된다.

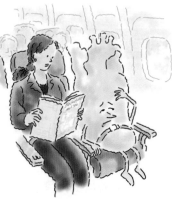

우리가 비행기에 탑승하기 전에 항히스타민 제제를 복용했어야 해요.

움직일 때

Trimethobenzamide를 제외한 항히스타민제는 내이 자극에 의해 야기되는 오심 구토에 사용된다. 결과적으로 멀미(motion sickness)를 예방, 치료한다. 대개 멀미가 유발되기 전에 투여하는 것이 가장 효과적이며 이미 오심, 구토가 시작된 후에 투여하면 비효과적인 것으로 입증되었다.

더욱 심할 경우

Phenothiazine과 세로토닌 수용체 길항제는 다양한 원인으로 유발되는 심한 오심, 구토를 조절한다. 구토가 심하거나 수술 후 또는 바이러스성 오심, 구토와 같이 위험성을 잠재하고 있는 경우 사용된다. 또한 화학요법이나 방사선 치료 후 유발되는 오심, 구토를 조절하기 위해 사용되기도 한다(기타 antiemetic drugs 참조).

약물 상호작용

Antiemetic drugs는 여러 가지 중요한 상호작용을 나타낸다.

- 항히스타민과 phenathiazines을 중추신경 억제제(barbiturates, tranquilizers, 항우울제, 알코올, 마약성)과 함께 복용시 중독성 중추신경 억제와 진정작용을 나타낼 수 있다.
- 항히스타민과 중독성 항콜린성 약물(삼환계 항우울제, phenothiazine, 항파킨슨약물)을 함께 복용시 항콜린성 효과(변비, 입안 건조, 시야 불편감, 요정체)를 야기할 수 있다.

기타 antiemetic drugs

최근에 사용하는 기타의 Antiemetic drugs로는 다음과 같은 것들이 있다.

Scopolamine

멀미는 예방할 수 있으나 진정작용과 항콜린성 효과 때문에 사용이 제한적이다 . 경피용 scopolamine(Transderm–Scop)은 대개 부작용없이 최상의 효과를 나타낸다.

Metoclopramide

Metoclopramide hydrochloride는 원칙적으로 당뇨병 대상자의 위장관 마비와 같은 위장관 운동장애를 치료하기 위해 사용되었다. 또한 항암요법으로 인해 유발되는 오심, 구토를 예방하는데 사용된다.

Dronabinol

대마초에서 정제된 dronabinol은 다른 경쟁력 있는 Antiemetic drugs에 적절한 반응이 없는 대상자의 항암치료 후 오심, 구토에 사용되는 2차 약(scheduled II drug)이다. 또한 AIDS 대상자의 식욕을 자극하기 위해서도 사용된다. 그러나 이 약은 몸 안에 축적될 수 있으며 대상자는 내성 및 신체적, 정신적 의존성이 생길 수 있다.

- Phenothiazine과 항콜린성 약물을 함께 복용하면 항콜린성 효과는 증가시키고 항구토 효과는 감소시킨다.
- Phenothiazine와 droperidol을 함께 복용하면 추체외로(EPS)효과(비정상적인 불수의적 운동)를 증가시킨다.

부작용

Antiemetic drugs의 사용은 다음과 같은 부작용을 유발할 수 있다.

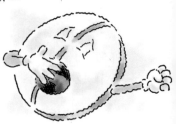

- 항히스타민과 phenothiazine은 졸림을 유발한다: 역설적으로 CNS 자극을 유발할 수도 있다.
- Phenothiazine과 세로토닌 수용체 길항제는 중추신경계 반응으로 혼돈, 불안, 황홀감, 초조, 우울감, 두통, 불면증, 피곤함, 무력감을 일으킬 수 있다.
- Antiemetic drugs의 항 콜린성 효과로 변비, 입 · 목안 건조, 배뇨통증 및 곤란, 요정체, 발기부전, 시력 · 청력 저하가 있을 수 있다.
- phenothiazine의 일반적 부작용은 맥박 증가, 어지러움, 기면을 동반한 저혈압과 기립성 저혈압이다.

항히스타민제와 phenothiazine을 중추신경 억제제와 함께 복용하면 부가적으로 중추신경계 억제와 진정작용을 일으킬 수 있어요.

간호과정

Antiemetic drugs를 투여하는 대상자에게 적용하는 간호과정은 다음과 같다.

사정

- 투약 전 대상자의 신체적 상태를 사정하고 정기적으로 재 사정한다.
- 부작용과 약물의 상호작용을 사정한다.
- 약물치료에 대한 대상자와 가족의 지식정도를 사정한다.

주요 간호진단

- 기저질환과 관련된 비효율적인 건강유지
- 기저질환과 관련된 체액부족 위험성
- 약물치료와 관련된 지식부족

기대되는 효과

- 구토가 감소되어 건강상태가 좋아질 것이다.
- 체내 수분 균형은 수분섭취 배설량, 활력징후로 확인할 수 있다.
- 대상자와 가족은 약물 치료를 이해하고 있음을 보여줄 것이다.

중재

- 약물의 효과를 관찰한다.
- 불편감을 감소시키고 위장관의 효과적인 기능을 유지하기 위해 처방된 약물을 투여한다.
- 큰 근육에 깊숙이 근육 주사한다. 주사부위는 돌려가며 투여한다.
- Antiemetic drugs는 피하로 투여하지 않는다.
- 여행을 하는 경우 멀미를 방지하기 위해 여행 30~60분전에 투여해야 한다.
- 약물의 중추신경계 효과를 알 수 있을 때 까지는 음주나 기타 위험한 활동을 삼가 하도록 교육한다.

- 알레르기 피부반응 테스트를 하기 전 4일 동안은 투약하지 않는다.

평가

- 대상자가 치료를 잘 이행한다.
- 대상자의 체내 수분양이 유지된다.
- 대상자와 가족은 약물치료를 이해하고 있음을 보여준다

퀴즈 Quiz

1. 소화성 위궤양 대상자가 calcium carbonate를 복용하고 있을 때 관찰해야 할 것은?

   A. 고칼슘혈증

   B. 저칼슘혈증

   C. 고칼륨혈증

   D. 저칼륨혈증

Answer: A. Calcium carbonate를 복용하는 대상자이므로 고칼슘혈증 증상에 주의를 기울여야 한다.

2. 간호사가 misoprotol을 복용하는 대상자의 약물 용량과 관련하여 관찰해야 하는 부작용으로 적절한 것은?

   A. 설사

   B. 오심

   C. 구토

   D. 팽만감(bloating)

Answer: A. Misoprotol은 대개 설사를 동반한다. 부작용은 약물 용량과 관련된다.

3. 다음 중 H2 길항제인 cimetidine과 상호작용하는 약물로 옳은 것은?

   A. 경구용 피임약

   B. 지질강하제

   C. 디곡신

   D. 경구용 항응고제

Answer: D. Cimetidine은 경구용 항응고제의 간에서 대사와 배설을 감소시킴으로써 혈중농도를 증가 시킬 수 있다.

4. Salicylate 약물 중독으로 응급실을 방문한 대상자가 있다. 간호사는 대상자에게 어떤 약물이 투여될 것이라 예상되는가?

A. Chlorpromazine

B. 활성탄(activated charcoal)

C. Magnesium citrate

D. Docusate

Answer: B. 활성탄은 여러 형태의 급성 약물 중독시 사용되는 광범위한 해독제이다.

5. 주증상이 변비인 과민성 대장 증후군 여성 대상자에게 주로 사용하는 약물은?

A. Alosetron   B. Bisacodyl

C. Tegaserod   D. Docusate

Answer: C. Tegaserod는 주증상이 변비인 과민성 대장 증후군을 앓고 있는 여성의 단기 치료에 사용되는 5-HT4 수용체 부분 작용제 이다.

점수 매기기

★ ★ ★ 다섯 문제 모두 정답이라면 최고! 위장관 약물에 대한 당신의 지식은 미식가입니다.

　★ ★ 네 문제 정답이라면 잘했습니다! 당신은 아마도 axative drugs 부분에서 부족할 것입니다.

　　★ 네 문제보다 적게 맞추었다면 두려워하지 마세요. 당신은 시간이 더 필요할 것입니다.

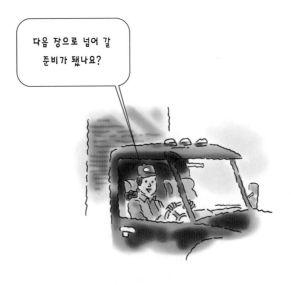

Chapter 8

비뇨생식기계 약물

학습 내용

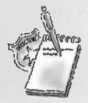

◆ 비뇨생식기계(GU) 질환에 사용되는 약물의 분류
◆ 약물의 사용과 다양한 작용
◆ 약물의 흡수, 분포, 대사 및 배설
◆ 약물의 상호작용과 부작용

Thiazide
- chlorothiazide (diuril)
- hydrochlorothiazide (hydro-diuri; microzide)

Thiazide–like diuretics
- indapamide
- chlorthalidone (thalitone)
- metolazone (zaroxolyn).

Loop diuretics
- ethacrynic acid (edecrin)
- furosemide (lasix)
- torsemide (demadex)

Potassium–sparing diuretics
- spironolactone (aldactone)
- triamterene (dyrenium)

Osmotic diuretics
- mannitol
- urea

Urinary tract antispasmodics
- darifenacin
- flavoxate
- oxybutynin
- tolterodine
- trospium

Erectile dysfunction therapy drugs
- alprostadil (muse, caverject, edex)
- sildenafil (viagra)
- tadalafil (ciralis)
- vardenafil (levitra)

Hormone contraceptives
- mestranol
- ethynodiol diacetate

약물과 비뇨기계 Drug and the Genitourinary system

비뇨 생식기계(genitourinary, GU)는 생식기관과 신장, 요관, 방광 및 요도를 포함하는 비뇨기계로 구성된다. 신장은 대부분 비뇨기계의 작용을 한다.

다재다능한

신장은 다음과 같은 몇 가지 중요한 기능을 한다.

- 노폐물과 및 과도한 이온을 소변 형태로 배출
- 혈액의 양과 화학 성분을 조절하는 혈액 여과
- 체액 및 전해질, 산−염기 균형을 유지하도록 돕기
- 여러 호르몬과 효소의 생산 및 조절
- 비타민 D를 더 활성화된 형태로 전환
- 레닌을 분비하여 혈압과 혈량을 조절하는 것을 돕기

도와주는 손

비뇨생식기계 질환을 치료하는 데 사용되는 약물의 종류는 다음과 같다.

- 이뇨제
- 요로 진경제
- 발기 부전 치료제
- 호르몬 피임약

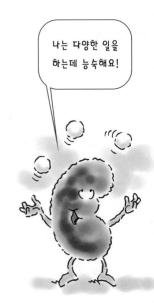

나는 다양한 일을 하는데 능숙해요!

이뇨제 Diuretics

Diuretics는 신장을 통해 물과 전해질 배설을 증진시키기 위해 사용된다. 이러한 작용 때문에 diuretics는 심혈관계 상태 개선과 고혈압 치료를 위해 주로 사용된다.

Thiazide, thiazide-like diuretics(thiazide 유사 이뇨제)

Thiazide, thiazide-like diuretics(thiazide 유사 이뇨제), loop diuretics(loop 이뇨제), potassium-sparing diuretics(K+-보존 이뇨제)는 심혈관계 약물로 사용된다.

Thiazide diuretics는 다음과 같다.

- chlorothiazide (Diuril)
- hydrochlorothiazide (HydroDIURI; Microzide)

Thiazide-like diuretics는 다음과 같다:

- indapamide
- chlorthalidone (Thalitone)
- metolazone (Zaroxolyn).

약동학

Thiazide diuretics는 경구 투여 시 위장관을 통해서 신속하지만 불완전하게 흡수된다. 태반을 통과하여 모유로 분비된다. 약물이 어떻게 대사되었느냐에 따라 다양하지만 1차적으로 소변으로 배설된다(hydrochlorothiazide(HydroDIURI, Microzide) 참조). Thiazide-like diuretics는 위장관을 통해 흡수된다. 이러한 약물들은 1차적으로 소변으로 배설된다.

약역학

Thiazide, thiazide-like diuretics는 신장에서 sodium의 재흡수를 방해하여 물의 배출을 증가시킨다. 또한 chloride, potassium, bicarbonate의 배설을 증가시켜 전해질 불균형을 초대한다. 장기간 사용 시 동맥확장으로 혈압을 낮춘다.

체액 줄이기

초기에는 순환혈액량을 줄여 심박출량을 감소시키나 유지기에 접어들면 순환혈액량이 감소해도 심박출량은 안정된다.

Thiazide diuretics의 원형

Hydrochlorothiazide(HydroDIURIL, Microzide)

작용

- 네프론 피질 희석 부분의 세관을 가로 지르는 나트륨 수송을 방해 함.
- 나트륨, 염화물, 물, 칼륨 및 칼슘의 신장 배설 증가
- 중탄산염, 마그네슘, 인산염, 브롬화물 및 요오드화물 배설 증가
- 암모니아 배출을 감소시켜 혈청 암모니아 농도를 증가

적응증

- 부종
- 고혈압

간호 시 주의사항

- 췌장염, 혈액 질환 및 전해질 불균형, 특히 저칼륨 혈증 (저칼륨 혈증의 증상에는 다리 경련 및 근육통이 포함됨)과 같은 부작용을 관찰한다.
- 체중과 혈압을 자주 관찰한다.
- 낙상과 상해를 유발할 수 있는 기립성 혈압 변화의 징후를 평가한다.

약물 치료학

Thiazide는 고혈압의 장기치료에 사용된다. 또한 신장이나 간질환, 경증 또는 중등도의 심부전, 부신피질 호르몬 및 에스트로겐 치료로 인한 부종을 치료하는 데도 사용된다. 이 약물은 소변 칼슘 농도를 감소시키기 때문에 신장 결석의 발생과 재발을 막기 위해 단독으로 또는 다른 약물과 함께 사용할 수 있다.

역설을 지적하기

당뇨병 성 위장 장애(과도한 소변 생성 및 항 이뇨호르몬 분비 감소로 인한 과도한 갈증이 특징 인 질환)에서 sodium 고갈 및 혈장 감소를 통해 thiazide는 소변량을 역설적으로 감소시킬 수 있다.

약물 상호작용

Thiazide 및 thiazide-like diuretics와 관련된 약물 상호 작용은 체액량, 혈압 및 혈청 전해질 수준의 변화를 초래한다.

- 이 약물은 lithium 배설을 감소시켜 lithium 독성을 일으킬 수 있다.
- cyclooxygenase-2 (COX-2) 억제제를 포함한 비스테로이드성 항염증제 (NSAIDs)는 이뇨제의 항 고혈압 효과를 감소시킬 수 있다.
- 다른 칼륨 소모제와 digoxin과 함께 이들 약물을 사용하면 부가 효과가 발생하여 digoxin 독성의 위험이 높아질 수 있다.
- 이 diuretics는 골격근 이완제에 대한 반응을 증가시킨다.
- 이 약의 사용은 혈당 수치를 상승시켜 인슐린 또는 경구용 항 당뇨병 약물의 고용량을 요구할 수 있다.
- 이 약들은 항 고혈압제와 함께 사용할 때 부가적인 저혈압을 일으킬 수 있다.

Thiazide-like diuretics의 원형

PRO Indapamide(Lozol)

작용

• 세뇨관을 통한 sodium의 이동을 방해하여 sodium, chloride, potassium, calcium, 물의 배설을 증가시킨다.

적응증

• 신 증후군
• 간경변으로 인한 부종과 복수
• 고혈압

• 요붕증, 특히 신장 결핍성 요붕증
• 우측 심부전으로 인한 부종
• 경증 및 중등도의 좌심실 부전

간호 시 주의사항

• 야간 빈뇨를 예방하기 위해 약물을 아침에 투여한다.
• potassium 손실을 예방하기 위해 칼륨 보충 이뇨제와 함께 사용될 수 있다.

부작용

Thiazide와 thiazide-like diuretics의 가장 일반적인 합병증은 혈류량 감소, 기립성 저혈압, 저칼륨혈증, 고혈당, 저나트륨혈증이다.

간호과정

Thiazide와 thiazide-like diuretics를 투여하는 대상자들에게 적용되는 간호과정은 다음과 같다.

사정

• Thiazide와 thiazide-like diuretics와 디곡신을 동시에 복용하는 경우 digoxin 수치를 모니터링한다.
• 대상자의 섭취량과 배설량을 사정한다.
• 대상자의 혈청 전해질 및 혈당 수치를 주기적으로 모니터링한다.
• 대상자의 졸음, 감각 이상, 근육 경련 및 반사저하(hyporeflexia)와 같은 저칼륨혈증의 징후와 증상을 주의깊게 관찰한다.
• 약물 치료 전·중에 혈압을 사정한다.

체중측정

• 대상자가 소변을 본 직후와 아침 식사 전에 동일한 유형의 옷을 입게 하고 매일 같은 체중계를 사용하여 체중을 측정한다. 체중은 이뇨제 치료에 대한 대상자의 반응을 신뢰할 수있는 지표로 제공한다.
• 대상자가 당뇨병을 앓고 있거나 당뇨병의 위험이 있는 경우, 이뇨제가 고혈당을 유발할 수 있으므로 혈당치를 관찰해야 한다.
• 정기적으로 혈액내 크레아티닌, 혈액요소질소를 측정한다. 측정값이 정상치의 2배 이상이라면 약물치료가 효과적이라고 할 수 없다. 또한 요산 수준도 측정한다.

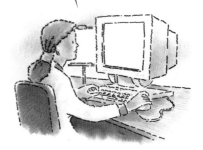

항 고혈압제제와 thiazide 이뇨제를 함께 투여하면 저혈압이 초래됩니다. 저는 이런 식으로 약물이 추가되는 것을 좋아하지 않아요!

주요 간호진단

- 이뇨제 과다 사용과 관련된 체액결핍 위험
- 이뇨제치료와 관련된 지식부족

기대되는 효과

- 정상 체액량 유지를 혈압과 심장박동수로 확인할 수 있다.
- 이뇨제의 부작용이 감소할 것이다.
- 대상자는 약물치료에 대해 이해하고 있음을 보여줄 것이다.

중재

- 야뇨증을 예방하기 위해 아침에 약물을 투여한다.
- 고칼륨식이를 제공하기 위해 영양사에게 자문을 구한다.
- 혈장 내 칼륨 수준을 유지하기 위해 처방된 칼륨 보강제를 투여한다.
- 대상자가 이용하기 쉬운 곳에 소변기를 비치한다.

평가

- 대상자는 적절한 수분상태, 체액량을 유지한다.
- 대상자는 야뇨증을 예방하기 위해 아침 일찍 이뇨제을 복용하는 것이 중요하다
  는 것을 말할수 있다.
- 대상자와 가족은 약물치료를 이해한다(이뇨제에 대한 교육 참조).

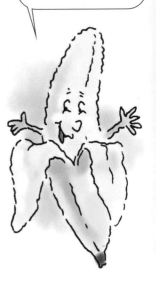

잊지 마세요!
Thiazide, thiazide-like diuretics를 복용하는 대상자는 칼륨이 풍부한 음식을 섭취해야 해요!

대상자 교육

Diuretics

Diuretics가 처방되면 대상자와 가족에게 다음의 내용을 교육한다.

- Diuretics 사용 이유에 대해 이해하고 처방된 약물을 복용한다.
- 야뇨증을 예방하기 위해 매일 똑같은 시간에 diuretics를 복용한다. Diuretics는 위장관계 자극(GI irritation)을 최소화하기 위해 음식과 함께 복용한다.
- 일반의약품이나 민간요법제를 복용하기 전에 의사에게 알린다.
- 매일 아침 배뇨 후, 아침 식사 전에 똑같은 옷을 입고 똑같은 체중계로 몸무게를 측정한다.

- 부작용을 알고 가슴, 등, 다리의 통증, 얕은 호흡, 호흡곤란, 부종과 체중의 증가, 과다한 이뇨(매일 체중 감소가 0.9kg 이상일 때)가 발생하면 즉시 알린다. 광과민성(photosensitivity)이 초기 햇빛 노출 후 10-14일에 나타날 수 있음을 알아야 한다.
- 나트륨이 많이 함유된 음식(훈제 고기, 치즈 등)을 피하고 음식에 소금을 더 첨가하지 않는다.
- 칼륨이 많이 함유된 음식(바나나, 오렌지, 감자등)은 칼륨을 많이 배출하는 이뇨제 복용시 필요하다. 칼륨 보존 이뇨제 복용시 칼륨이 많이 함유된 음식을 다량으로 섭취하지 않는다.
- 치료의 효과를 모니터하기 위해 정기적인 방문을 해야 한다.

Loop diuretics(루프 이뇨제)

Loop diuretics는 매우 강력한 약제로 ethacrynic acid(Edecrin), furosemide (Lasix), and torsemide (Demadex)가 포함된다.

약동학

Loop diuretics는 위장관에서 잘 흡수되어 빠르게 분포한다. 이 diuretics는 고도의 단백질 결합제이다. 이들은 주로 furosemide를 제외하고는 간에서 부분적이거나 완전한 대사를 한다. furosemide는 주로 변하지 않은 상태로 배설된다. 루프 이뇨제는 주로 신장으로 배설된다.

약역학

Loop diuretics는 이뇨효과가 아주 좋아 다량의 소변을 생성하는 고효능의 이뇨제지만 심각한 부작용을 유발할 수도 있다(loop diuretics 투여 시 주의 참조).

Loop에 작용

Loop diuretics는 Henle(소변 농축을 담당하는 네프론 부분)의 상행각(thick, ascending loop of Henle)에 주로 작용하여 나트륨, 염화물 및 물의 배설을 증가시키기 때문에 loop diuretics로 불린다. 이 약물은 또한 근위 세뇨관에서 나트륨, 염화물 및 물의 재 흡수를 억제한다. 또한 신장의 프로스타글란딘을 활성화시켜 신장, 폐 및 기타 신체의 혈관을 팽창시킨다.

약물 치료학

Loop diuretics는 신장 질환, 간경화 및 심부전과 관련된 부종을 치료하고 고혈압(대개 Potassium-sparing diuretics 또는 potassium 보충제를 사용하여 저칼륨 혈증 예방)을 치료하는 데 사용된다. (Loop diuretics : Furosemide 참조)
Ethacrynic acid는 또한 악성 종양, 특발성 부종 또는 림프 부종으로 인한 복수의 단기 치료에 사용될 수 있다.
Furosemide는 대뇌 부종을 치료하기 위해 Mannitol과 함께 사용될 수 있으며 고칼슘 혈증 치료에도 사용된다. Loop diuretics는 칼슘의 신장 배설을 증가시킨다.

Loop diuretics 경고

Loop diuretics

에타 크린 산을 제외한 루프 이뇨제에는 sulfa가 함유되어 있다. selfa에 알레르기가 있는 대상자는 이뇨제를 순환시키기 위해 알레르기 반응을 경험할 수 있다. 주의해서 사용하고 대상자에게 이러한 가능성을 경고해야 한다.

Loop diuretics의 원형

Furosemide

작용
- Hennle고리 상행각에서 sodium, chloride의 재 흡수를 억제하여 sodium, chloride, 물의 배설을 증가시킨다.
- potassium의 배설을 증가시킨다.(thiazide 이뇨제와 유사)
- thiazide보다 이뇨효과와 전해질 손실이 더 크다.

적응증
- 급성 폐부종
- 부종
- 고혈압

간호 시 주의사항
- 췌장염, 혈액학적 문제, 해질 불균형(특히 저칼륨혈증)과 같은 부작용을 관찰한다
- 자주 몸무게와 혈압을 측정한다.
- 저칼륨 혈증의 증상으로 하지 경련, 근육통이 있다.

약물 상호작용

Loop diuretics는 다양한 약물 상호작용을 나타낸다:

- Aminoglycosides와 cisplatin을 고용량의 furosemide과 병용 시 이독성 (ototoxicity)의 위험이 증가한다.
- Loop diuretics는 경구용 혈당강하제의 혈당 강하 효과를 감소시키고 오히려 고혈당을 초래한다.
- Loop diuretics는 lithium 독성의 위험을 증가시킨다.
- 강심배당체와 loop diuretics 병용 시 부정맥을 유발할 수 있는 전해질 불균형의 위험이 증가한다.
- Digoxin과 함께 사용하면 부가적인 독성이 유발되어 digoxin 독성과 부정맥의 위험이 증가한다.
- Sulfonamide 항생제에 알레르기 병력이 있는 대상자는 사용하지 않아야 한다.

부작용

가장 일반적인 부작용은 대사성 알칼리증, 저혈당증, hypochloremia, hypochloremic alkalosis, hyperuricemia, 탈수, hyponatremia, hypokalemia 및 hypomagesemia를 포함한 고혈당과 유체 및 전해질 불균형을 포함한다.

Loop diuretics는 일과성 난청, 이명, 설사, 메스꺼움, 구토, 복통, 내당능 장애, 피부염, 감각 이상, 간 기능 장애, 감광성 및 기립 성 저혈압을 일으킬 수 있다.

간호과정

Loop diuretics를 사용하는 대상자에게 적용하는 간호과정은 다음과 같다.

사정

- 혈압과 심박수를 측정한다(특히 빠른 이뇨효과를 보일 때). 약물치료 전 기초자료를 확인하고 유의한 변화를 주의 깊게 관찰한다.
- CBC(complete blood count), 간기능검사, 전해질, 이산화탄소, 마그네슘, 혈중요소질소, 크레아티닌을 측정하고 주기적으로 재검사한다.
- 과다하게 이뇨가 되고 있는지 사정한다: 저혈압, 빈맥, 피부 탄력성(skin turgor)의 감소, 심한 갈증, 점막의 건조 및 갈라짐(dry & cracked mucous membrane)
- 부종과 복수가 있는지 관찰한다. 보행이 가능한 대상자는 하지, 침상에 누워있는 대상자는 천골부위를 관찰한다.
- 매일 대상자의 체중, 섭취량, 배설량을 측정해서 기록한다.

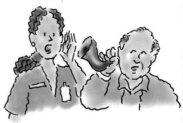

Loop diuretics는 일시적으로 귀가 안들리는 증상이 있을 수 있어요!

주요 간호진단

- 이뇨제 과다 사용과 관련된 체액결핍 위험
- 전해질 불균형과 관련된 손상위험
- 이뇨제치료와 관련된 지식부족

기대되는 효과

- 정상 체액량 유지를 혈압과 심장박동수로 확인할 수 있다.
- 대상자는 전해질 불균형의 부작용이 없다.
- 대상자는 이뇨제 치료에 대해 이해하고 있음을 보여줄 것이다.

중재

- 자기 전 주요한 이뇨 효과를 확실히 하기 위해 아침에 약물을 투여한다. 야뇨증을 예방하기 위해 호후 6시 이전에 이뇨제를 투여한다.
- 정맥 투여 시 1~2분 이상 천천히 투여한다.
- 대상자의 sodium과 potassium 수치를 확인한다.
- 간기능 부전이 있는 대상자는 이뇨제의 용량을 줄이고, 신기능 손상, 핍뇨(oliguria), 이뇨효과 감소 대상자에서는 용량을 증가한다(부적절한 소변량은 순환 혈액량을 증가시키고 폐부종, 심부전 을 초래할 수 있다). 당뇨가 있는 대상자는 인슐린과 경구용 혈당강하제의 용량을 증가하고 다른 항고혈압 약물을 복용하는 경우 약물의 용량을 줄여야 한다.
- 매일 아침 배뇨 후, 아침 식사 전에 동일한 유형의 옷을 입고 동일한 체중계로 몸무게를 측정한다. 체중은 이뇨제 치료에 대한 대상자 반응을 평가할 수 있는 신뢰할 만한 지표이다.
- 낙상을 방지하기 위해 대상자의 손이 닿는 곳에 소변기나 침상용 변기를 두거나 화장실에 쉽게 접근할 수 있도록 한다.
- 위장 장애를 방지하기 위해 음식이나 우유와 함께 이뇨제를 투약한다.
- 감광 반응을 예방하도록 대상자에게 햇빛 가리개를 사용하고 보호복을 착용하도록 한다.
- 체위성 저혈압을 방지하기 위해 대상자에게 천천히 일어나도록 교육한다.

> 광과민 반응을 예방하기 위해 대상자에게 적절한 옷을 입거나 햇빛을 차단할 수 있는 용품을 사용하도록 교육하세요!

평가

- 대상자는 적절한 수분상태, 체액량을 유지한다.
- 전해질 수준이 정상범위를 유지한다.
- 대상자와 가족은 약물치료를 이해한다.

Potassium-sparing diuretics(Potassium 보존 이뇨제)

Potassium-sparing diuretics는 다른 이뇨제에 비해 이뇨 및 항고혈압 효과가 적지만 potassium을 보존하는 이점이 있다. Potassium-sparing diuretics로는 spironolactone(Aldactone), triamterene(Dyrenium)이 포함된다.

약동학

Potassium-sparing diuretics는 경구로만 투여가 가능하고 위장관으로 흡수된다. 간에서 대사되며 1차적으로 소변과 담즙으로 배설된다.

약역학

Potassium-sparing diuretics는 원위세뇨관에 작용한다. 나트륨, 물, 중탄산염(bicarbonate), 칼슘(calcium)의 배설을 증가시키고. 칼륨, 수소(hydrogen) 이온의 배설을 감소시킨다. 이러한 효과로 혈압 감소 및 혈장 내 칼륨 수치를 증가시킨다.

비교와 경쟁

Spironolactone은 Potassium-sparing diuretics의 하나로 구조적으로 aldosterone과 유사하여 aldosterone 길항제로 작용한다. aldosterone은 sodium, 물은 보유하고 potassium 배출은 증가시키는 작용을 한다. spironolactone은 수용체 결합시 aldosterone과 경쟁적으로 작용하여 효과를 나타내며 결과적으로 sodium, chloride, 물은 배설하고 potassium은 보유한다.

약물치료학

Potassium-sparing diuretics의 적응증은 다음과 같다:

- 부종
- 심부전대상자에서 이뇨제 사용으로 인한 저칼륨 혈증
- 간경변증
- 신증후군
- 심부전
- 고혈압

다모증 치료

Spironolactone은 과알도스테론 혈증(hyperaldosteronism: aldosterone 과다분비) 및 다모증 치료에도 사용된다(다모증은 다낭포 난소증인 Stein-Leventhal 증후군과 관련된 다모증 포함). Potassium-sparing diuretics는 일반적으로 다른 이뇨제의 효과를 증가시키거나 칼륨 배출 효과를 보상하기 위해 사용된다.

약물 상호작용

안지오텐신 전환효소 억제제와 칼륨 보충제 병용 시 고칼륨 혈증의 위험을 증가시킨다. Spironolactone과 디곡신의 병용은 디곡신 독성을 증가시킨다.

부작용

Potassium-sparing diuretics는 칼륨 보강제나 칼륨이 다량 함유된 식이를 섭취하는 대상자에서 과칼륨혈증을 유발할 수 있다.

간호과정

Potassium-sparing diuretics를 투여하는 대상자에게 적용하는 간호과정은 다음과 같다.

사정

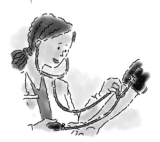

치료 시작 전 혈압을 기본적으로 측정하세요!

- 혈압과 심박수를 측정한다(특히 빠른 이뇨효과를 보일 때). 약물치료 전 기초자료를 확인하고 유의한 변화를 주의깊게 관찰한다.
- CBC(complete blood count), 간기능검사, 전해질, 이산화탄소, 마그네슘, 혈중 요소질소, 크레아티닌을 측정하고 주기적으로 재검사한다.
- 이뇨가 과다하게 되고 있는지 사정한다: 저혈압, 빈맥, 피부 탄력성(skin turgor)의 감소, 심한 갈증, 점막의 건조 및 갈라짐
- 혼돈, 과흥분증, 근허약, 이완마비, 부정맥, 복부팽만, 설사와 같은 고칼륨혈증 증상을 관찰한다.
- 부종과 복수가 있는지 관찰한다. 보행이 가능한 대상자는 하지, 침상에 누워있는 대상자는 천골부위를 관찰한다.
- 매일 아침 배뇨 후, 아침 식사 전에 동일한 유형의 옷을 입고 똑같은 체중계로 몸무게를 측정한다. 몸무게는 이뇨제 치료에 대한 신뢰할 만한 지표이다.
- 매일 대상자의 체중, 섭취량, 배설량을 측정해서 기록한다.

주요 간호진단

- 이뇨제 과다 사용과 관련된 체액결핍 위험
- 전해질 불균형과 관련된 손상위험
- 이뇨제치료와 관련된 지식부족

기대되는 효과

- 정상 체액량 유지를 혈압과 심장박동수로 확인할 수 있다.
- 대상자는 전해질 불균형의 부작용이 없다.
- 대상자는 이뇨제 치료에 대해 이해하고 있음을 보여줄 것이다.

중재

- 야뇨증으로 인해 수면을 방해받지 않도록 아침 혹은 오후 일찍 이뇨제를 투여한다.
- 대상자가 쉽게 이용할 수 있는 곳에 소변기를 비치한다.
- 간기능 부전이 있는 대상자는 이뇨제의 용량을 줄이고, 신기능 손상, 핍뇨, 이 뇨효과 감소 대상자에서는 용량을 증가한다(부적절한 소변량은 순환혈액량을 증가시키고 폐부종, 심부전을 초래할 수 있다). 당뇨대상자는 인슐린과 경구용 혈당강하제의 용량을 증가하고 다른 항고혈압 약물을 복용하는 경우 약물의 용량을 줄여야 한다.

바나나를 줄여라!

- 염분 대체품과 칼륨이 풍부한 음식은 피하도록 교육하고 영양사에게 자문을 구한다.
- Amiloride는 음식물과 함께 triamterene은 식후에 투여하면 더 큰 약물효과를 나타낸다.
- Potassium-sparing diuretics는 어지러움, 두통, 시야손상이 나타날 수 있으므로 운전이나 각성, 민첩한 신체활동을 피하도록 교육한다.

평가

- 대상자는 적절한 체액량(hydration)을 유지한다.
- 전해질 수준이 정상범위를 유지한다.
- 대상자와 가족이 약물치료를 이해한다.

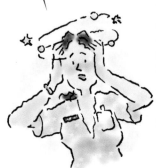

칼륨 보존 이뇨제는 어지러움, 두통을 유발할 수 있어요. 저 힘들어요….

Osmotic diuretics(삼투압 이뇨제)

Osmotic diuretics(삼투압 이뇨제)는 삼투압을 통해 세포 외액으로 수분을 이동 시켜 이뇨를 유발한다. Mannitol과 urea가 속한다.

약동학

Osmotic diuretics의 **빠른 분포**를 위해 정맥주사하면 신장의 사구체에 의해 자유롭게 여과된다. 그러나 Mannitol은 예외로서 약간 대사된 후 우선적으로 소변으로 배설된다.

약역학

Osmotic diuretics는 사구체 여과의 삼투압을 증가시켜, 나트륨과 물의 재흡수를 억제하기 때문에 삼투압 이뇨제로 불린다. 사구체 여과와 혈액에서 삼투압 경사를 만들고 이 경사로 인해 나트륨과 물의 재흡수가 막힌다. 혈액에서는 이 경사도를 통해 세포 내에서 혈관 내 공간으로 수분을 모으게 된다.

약물 치료학

Osmotic diuretics는 급성 신부전, 뇌부종을 치료하고, 두개내압과 안압을 감소시키기 위해 투여한다. Mannitol은 신부전에서 이뇨작용과 독성물질의 배설을 촉진한다.

약물 상호작용

Osmotic diuretics를 lithium과 같이 투여하면 lithium의 신장 배설을 촉진하여 치료적 효과를 감소시킬 수 있다. 두 약물을 모두 복용해야 한다면 lithium의 약물 농도를 모니터한다.

부작용

저 나트륨 혈증, 탈수, 순환 과부하(삼투압 효과에 의한), 혈전성 정맥염, 주사부위의 국소적인 자극이 있을 수 있다.

다시 압력을 올리기

Mannitol은 이뇨작용이 있은지 8~12시간이 경과한 후 다시 두개내압을 상승시킬 수 있다. 흉통, 흐린 시야, 비염, 갈증, 요정체를 유발하기도 한다.

간호과정

Osmotic diuretics를 투여받는 대상자에게 적용하는 간호과정은 다음과 같다.

사정

- 혈압, 심음을 세심하게 모니터한다. 특히 빠르게 이뇨가 진행되는 동안 더욱 주의해야 한다. 치료 시작 전 기본적인 활력징후를 측정하고 유의한 변화가 있는지 주의깊게 관찰한다.
- 순환과부하와 체액 부족의 징후를 확인하기 위해 대상자의 활력징후, 소변량, 중심 정맥압을 확인한다.
- 소변량이 시간당 30ml 이하가 되면 순환 과부하의 징후를 사정한다.
- 대상자의 신경학적 상태를 사정하고 두개내압 상승을 확인하기 위해 두개내압을 모니터한다.

주요 간호진단

- 과도한 이뇨와 관련된 체액 결핍의 위험성
- 전해질 불균형과 순환 과부하와 관련된 상해 위험성
- 이뇨제 치료와 관련된 지식 부족

기대되는 효과

- 안정된 심음과 혈압으로 대상자의 수분 상태가 정상적임을 보여줄 것이다.

- 대상자는 전해질 불균형이나 순환 과부하의 부작용을 나타내지 않을 것이다.
- 대상자는 정확한 이뇨제 치료에 대해 이해하고 있음을 보여줄 것이다.

중재

- Osmotic diuretics는 3분에서 수 시간에 걸쳐 주입한다. 이는 약물의 농도와 주입목적에 따라 달라진다.

자극이 문제!

- Osmotic diuretics는 약한 자극부터 괴사까지 유발할 수 있으므로 주사과정에서 침윤을 줄일 수 있도록 세심하게 다룬다.
- 특별히 대상자의 나트륨과 칼륨 수치의 변화에 민감하게 반응한다.
- 취침 전 대부분의 이뇨작용이 이루어지도록 아침에 투여한다. 야간뇨를 예방하기 위해 오후 6시 이후에는 투여하지 않는다.
- 수분섭취 배설량을 측정한다. 필요 시 정확한 소변량을 측정하기 위해 유치 도뇨관을 삽입할 수 있다.
- 매일 아침 식사 전에 배뇨한 후 즉시 체중을 측정한다. 동일한 체중계를 이용하고 같은 무게의 옷을 입고 측정하게 한다. 체중은 이뇨제에 대한 대상자의 반응을 확인할 수 있는 신뢰할만한 지표이다.

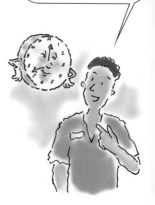

야간뇨를 예방하기 위해 오후 6시 이후에는 이뇨제를 투여하지 마세요~

평가

- 대상자는 적절한 수분 상태를 유지한다.
- 대상자의 전해질은 정상 범위 내에서 유지된다.
- 대상자와 가족은 약물 치료에 대해 이해하고 있음을 보여준다.

Urinary tract antispasmodics(요로계 항 연축제)

Urinary tract antispasmodics(요로계 항 연축제)는 요로계 근육의 연축을 감소시키는데 도움을 받을 수 있는 약물이다. Darifenacin, flavoxate, oxybutynin, tolterodine, trospium이 여기에 속한다.

약동학

Flavoxate, oxybutynin, Darifenacin, tolterodine, solifenacin은 경구로 투여하며 빨리 흡수된다. Trospium은 경구로 투여하지만 흡수가 좋지 않다. Oxybutynin은 피부 패치로 상용화되어 있다. 약물 모두가 넓게 분포하며, 간에서 대사되고, 신장으로 배설된다. Urinary tract antispasmodics는 태반을 통과하며, 모유로도 배설된다.

약역학

Urinary tract antispasmodics는 부교감 신경의 활동을 억제하여 평활근의 연축을 감소시켜 방광의 배뇨근과 요로계 근육의 이완을 유도한다. Flavoxate와 oxybutynin은 다양한 항 콜린 효과를 보여준다.

약물 치료학

Urinary tract antispasmodics는 빈뇨, 긴박뇨, 실금과 같이 과민성 방광대상자에게 투여한다.

긴박한 증상들

Trospium은 과민성 방광으로 요실금을 경험하는 대상자에게 투여하며, oxybutynin은 신경성 방광을 자극하기 위한 항 연축제로 작용한다. (Oxybutinin이 어떻게 작용하나? 참조)

약물 상호작용

Urinary tract antispasmodics는 다음과 같은 약물 상호 작용이 있다.

- 항 콜린제와 병용할 경우, 구갈, 변비, 다른 항콜린 효과가 나타날 수 있다.
- Urinary tract antispasmodics는 phenothiazine, haloperidol의 효과를 감소시킨다.
- Trospium은 신장을 통해 배설되는 특정 약물(digoxin, metformin, vancomycin)의 배설을 방해하여 이러한 약물의 혈중농도를 상승시킨다.

부작용

Urinary tract antispasmodics는 다음과 같은 부작용이 나타날 수 있다.

- 흐린 시야
- 두통
- 졸음
- 요정체
- 구갈
- 소화 불량
- 변비
- 오심
- 구토
- 체중증가
- 통증
- 일차/이차적인 우각폐쇄성 녹내장

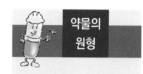

약물의 원형

Oxybutinin이 어떻게 작용하는가?

방광 내에서 아세틸콜린이 분비되면 방광 평활근 표면의 수용체에 결합하게 되면서 방광 근육의 수축을 자극하게 된다. Oxybutinin은 아세틸콜린의 분비를 저해함으로써 불수의적 수축을 억제하는 역할을 한다. 항 콜린효과로 과민성 방광에 대한 oxybutinin의 효능이 나타나게 된다.

간호과정

Urinary tract antispasmodics를 투여받는 대상자에게 적용하는 간호과정은 다음과 같다.

사정
- 치료 시작 전 대상자의 증상과 징후를 사정한다.
- 치료에 대한 반응을 평가하기 위해 주기적으로 방광경 검사를 시행할 수 있음을 알린다.
- 수분 섭취 배설량(I/O)를 모니터한다.

주요 간호진단
- 과민성 방광과 관련된 긴박성 요실금의 위험성
- 약물치료에 대한 지식 결핍
- 요실금과 관련된 상황적 자아존중감 저하

기대되는 효과
- 대상자는 안위가 증진되고 실금의 횟수가 줄었다고 표현할 것이다.
- 대상자는 정확한 약물 투여방법을 말할 수 있을 것이다.
- 대상자는 실금과 관련된 감정과 이로 인한 자아존중감에 대한 효과에 대해 표현할 수 있을 것이다.

중재
- 처방된 약물을 투여한다.
- 오심을 예방하기 위해 식사를 소량씩 자주 제공한다.
- Trospium은 최소한 식전 1시간이나 공복에 투여한다.

물을 마셔라!
- 금기가 아니라면 하루에 2~3리터의 수분을 섭취하도록 권장한다.

평가
- 대상자의 실금 횟수가 줄어든다.
- 대상자와 가족은 urinary tract antispasmodics의 치료에 대해 이해하고 있음을 보여준다.
  (Urinary tract antispasmodics 대상자에 대한 교육 참조)
- 대상자의 자아존중감이 개선된다.

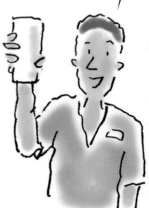

실없는 소리로 들릴지 모르겠지만, 요실금을 완화하기 위해 항 연축제 복용 시 대상자에게 체액 섭취를 늘리는 것이 좋다고 해요.

발기 부전 치료 약물 Erectile dysfunction therapy drugs

Erectile dysfunction therapy drugs은 음경 해면체(corpus cavernosum)을 통한 혈류 부족으로 기인한 음경의 발기 부전을 치료하는 약물이다. 발기 부전의 양상은 혈관과 신경적인 문제로 나눌 수 있다. Alprostadil(Muse, Caverject, Edex) sildenafil(Viagra), tadalafil(Ciralis), vardenafil(Levitra)이 속한다.

약동학

Erectile dysfunction therapy drugs은 소화기계에서 잘 흡수되며, 약물의 분포는 잘 알려져 있지 않다. 약물의 대부분인 sildenafil, tadalafil, vardenafil은 경구로 투여하며, 간으로 대사되며, 대변으로 배설된다.

예외가 있어요.

Alprostadil은 예외의 약물로써 음경해면체에 바로 주사를 하게 되며, 폐에서 대사되어 소변으로 배설된다.

약역학

Sildenafil, tadalafil, vardenafil은 선택적으로 phosphodiestrase type 5 수용체를 저해하여 혈중 산화질소의 농도를 증가시킨다. 산화질소의 농도가 증가하면 cGMP 효소가 활성화되고 평활근이 이완되면서 음경해면체로의 혈류 유입이 가능해져 발기가 된다.

Alprostadil은 국소적으로 작용하여 평활근의 이완을 촉진하여 음경해면체로의 혈류 유입을 증가시켜 발기를 일으킨다.

약물 치료학

Alprostadil, sildenafil, tadalafil, vardenafil은 모든 발기 장애에 사용된다. Sildenafil은 폐동맥 저혈압 치료의 적응증이 된다.

약물 상호작용

Erectile dysfunction therapy drugs은 다음과 같은 방법으로 다른 약물과 반응한다.

- Nitrate와 α−아드레날린 차단제와 병용하면 심한 저혈압과 심각한 심장 문제를 유발할 수 있다.
- Ketoconazole, itraconazole, erythromycin은 vardenafil, tadalafil의 혈중 농도를 높인다.
- Indinavir, ritonavir와 같은 프로테아제 저해제는 tadalafil, vardenafil의 혈중 농도를 증가시킨다.

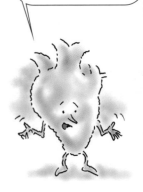

조심해요!
Erectile dysfunction therapy drugs과 Nitrate와 α−아드레날린 억제제를 함께 사용하면 심한 저혈압과 위험한 심장문제를 일으킬 수 있어요!

부작용

Sildenafil은 앙와위의 혈압과 심박출량을 감소시켜 심혈관계 문제를 유발할 위험성을 증가시킨다. 심혈관계 질환을 가진 대상자에게서 심근경색, 돌연사(sudden cardiac death), 심실성 부정맥, 뇌졸중, 일과성 뇌허혈 발작(transient ischemic attacks), 고혈압의 발생 위험성을 높인다.

이 약물의 다른 부작용으로는 두통, 어지러움증, 홍조, 소화불량, 시야흐림 등이 발생할 수 있다. 지속적인 발기상태(4시간 이상)는 발기 조직의 비가역적인 조직손상을 유발한다. Alprostadil은 음경통을 유발한다.

간호과정

Erectile dysfunction therapy drugs을 투여받는 대상자에게 적용하는 간호과정은 다음과 같다.

사정

- 대상자의 심혈관계 위험성을 사정한다.
- 대상자의 혈압, 심음, 심전도를 확인한다.

약물 용량의 수정이 필요한

- 대상자가 투여한 약물의 용량에 대한 효과를 사정한다. 이 약물용량은 대상자마다 개별화되어야 하며, 대상자의 반응에 기초하여 조절해야 한다.

주요 간호진단

- 발기 부전과 관련된 심박출량 감소 위험성
- 지속적인 발기 상태와 관련된 손상 위험성

- 약물 치료와 관련된 지식 부족

기대되는 효과

- 안정된 혈압과 심음으로 대상자의 심박출량이 감소되지 않았음을 보여줄 것이다.
- 지속적인 발기상태의 합병증이 줄어들 것이다.
- 대상자는 정확한 약물 투여 방법을 말할 수 있을 것이다.

중재

- 대상자에게 이 약물은 성병의 전파나 임신을 예방할 수 있는 약물이 아님을 설명한다.
- 대상자가 HIV 약물을 복용하고 있다면 저혈압, 지속발기증(priapism)과 같은 부작용의 위험성이 있음을 설명한다.
- Alprostadil을 투여하는 대상자에게는 약물의 준비와 투여방법에 대해 교육한다. 무균술에 대하여 다시 한 번 강조하고, 주사부위의 출혈로 인하여 혈액 매개 질환이 파트너에게 전파될 수 있음을 알리고, 처방받은 용법으로 투여하도록 강조한다.

평가

- 정상적인 활력징후와 조직 관류로 적절한 심박출량을 유지하고 있음을 보여준다.
- 지속적인 발기로 인한 심각한 손상이 발생하지 않는다.
- 대상자와 가족은 발기 부전 약물 치료에 대해 이해하고 있음을 보여준다(발기 부전 약물에 대한 교육 참조).

 대상자 교육

Erectile dysfunction therapy drugs

Erectile dysfunction therapy drugs이 처방되면 대상자와 가족에게 다음의 사항을 교육한다.

- 이 약물은 성적 자극이 없는 상태에서는 효과가 나타나지 않는다.
- 원하는 성적 활동을 위해서는 30분~4시간 전에 약물을 복용한다.
- 4시간 이상 발기 상태를 유지한다면 응급상황에 해당된다.

- 약물 복용에 대해 의료진에게 알린다.
- 고혈압이나 협심증이 발생할 수 있으므로 약물을 복용하고 있는 동안 nitrate나 α-아드레날린성 약물과 함께 복용하지 않는다.
- 부작용으로 힘들거나 지속된다면 의료진에게 알린다.
- 알코올과 함께 복용하지 않는다.

호르몬 피임제 Hormone contraceptives

Hormone contraceptives(호르몬 피임제)는 배란을 저해한다. 일반적으로 피임제는 호르몬을 조합하여 사용한다. 예를 들어 ethyl estradiol은 desogestrel, dropirenone, levonorgesterol, nonethindrone 또는 norgestrel이 조합되어 있다. 또한 mestranol은 norethindrone과 조합하여 만들어진다. Ethyl estradiol이나 ethynodiol diacetate는 단독으로 피임제로 사용되기도 한다.

약동학

Hormone contraceptives는 소화기계로 흡수되며 신체에 광범위하게 분포된다. 또한 신장으로 대사되어 소변과 대변을 통해 배설된다.

패치의 위력

Hormone contraceptives의 일부는 피부에 부착하는 패치 형태로 제조되어 시판된다. 이 형태의 피임제는 피부를 통해 흡수되어 경구용 피임제와 같은 분포, 대사, 배설 과정을 거친다.

삽입 가능한 피임제

Hormone contraceptives의 몇몇 형태는 삽입 가능하다. 하나는 복합 호르몬이 들어있는 실리콘 링이며 다른 하는 프로게스테론만의 호르몬을 포함하는 자궁 내 장치(IUDs)이다. 피임기구는 분포, 신진 대사 및 배설이 경구 피임약과 유사하다. 그러나 그들은 IUD를 사용할 때 링을 사용할 때 또는 질 출혈을 통해 자궁을 통해 흡수된다. (IUD는 산부인과 의사가 삽입한다.)

약역학

조합형 호르몬 피임제(estrogen과 progestin)의 우선적인 작용기전은 생식선자극호르몬(gonadotropin)을 억제하여 배란을 저해한다. 에스트로겐은 난포자극 호르몬(follicle−stimulating hormone)의 분비를 억제하여 난포의 발달과 배란을 저해한다. progestin은 황체 형성 호르몬의 분비를 억제하여 난포가 발달하더라도 배란을 막게 된다. 또한 자궁 경부 점막을 두껍게 하여 정자의 이동을 방해하고, 수정된 난자가 착상하지 못하도록 자궁 내막의 변화를 유도한다.

약물치료학

Hormone contraceptives 복용의 일차적인 목적은 여성의 임신을 예방하는 것이다. Ethinyl estradiol과 norgestimate의 조합형 피임제는 15세 미만의 여성의 중등도 여드름 치료에 사용하기도 한다.

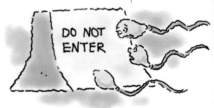

친구!
여기는 우리를 반기지
않는 것 같네!

약물 상호 작용

Hormone contraceptives는 다른 약물과 여러 가지 방법으로 반응한다.

- 항생제, oxycarbazepine, phenobarbital, phenytoin, topiramate, modanafil은 경구용 피임제의 효능을 감소시킨다. 이러한 약물과 호르몬 피임제를 병용할 경우 차단식 피임수단 을 사용할 필요가 있다.
- Atrovastatin은 혈중 에스트로겐 농도를 증가시킨다.
- Cyclosporin과 theophylline을 호르몬 피임제와 함께 복용하면 독성 위험성이 증가한다.
- Predenisolone은 호르몬 피임제와 함께 사용하면 치료적, 독성 효과가 증가할 수 있다.
- 한약, 약초 역시 호르몬 피임제의 혈중 농도에 영향을 줄 수 있다.

부작용

Hormone contraceptives는 동백혈전증, 혈전성 정맥염, 폐색전증, 심근경색, 뇌출혈, 뇌혈전증, 고혈압, 담석, 간선종(hepatic adenoma)의 심각한 부작용을 유발할 수 있다. 다른 부작용은 다음과 같다.

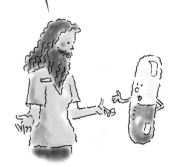

호르몬 피임제가 비정상적으로 털이 나게 하네요. 우스워요!

- 여드름
- 생리 사이의 비정상적 출혈
- 가스 팽만
- 유방 울혈 또는 확대
- 성욕 변화
- 설사
- 콘텍트 렌즈를 착용하기 어려움
- 비정상적인 모발의 성장
- 체중 변화
- 소화불량
- 구토

간호과정

Hormone contraceptives를 투여하는 대상자에게 적용하는 간호과정은 다음과 같다.

사정

- 대상자의 활력징후(특히 혈압)를 확인한다.
- 개인 병력을 조사한다. Hormone contraceptives는 혈전성 정맥염, 혈전성 색전증, 뇌졸중, 심부정맥 혈전증, 관상동맥 질환, 유방암, 에스트로겐에 영향 받는 암종, 비정상적인 질 출혈, 임신 중 발생한 담즙성 황달의 병력이 있는 대상자에게는 금기이다.

주의 깊게 투여하기!

- 흡연, 유방의 섬유낭종, 비정상적 유방촬영 결과, 편두통, 고혈압, 당뇨의 병력을 확인한다. Hormone contraceptives는 이러한 상황에서는 주의 깊게 투여해야 한다.
- Hormone contraceptives에 대한 대상자의 지식을 사정한다.

주요 간호진단

- 피임 치료와 관련된 비효율적인 보호의 위험성
- 부작용과 관련된 손상의 위험성
- Hormone contraceptives와 관련된 지식 부족

기대되는 효과

- 대상자는 임신이 되지 않을 것이다.
- 대상자는 부작용을 경험하지 않을 것이다.
- 대상자는 hormone contraceptives 치료에 대해 잘 이해하고 있을 것이다.

중재

- 약물 복용방법(21일, 28일, 91일)과 패치 부착 방법에 대해 교육한다.
- 일어날 수 있는 약물 상호작용과 필요할 때 추가적인 약물의 복용 방법에 대해 교육한다.

평가

- 대상자가 hormone contraceptives를 복용하고 있을 때는 임신이 되지 않는다.
- 대상자는 부작용을 경험하지 않는다.
- 대상자와 가족은 hormone contraceptives 치료에 대해 이해하고 있음을 보여줄 것이다.(대상자 교육-Hormone contraceptives 참조)

대상자
교육

Hormone contraceptives

Hormone contraceptives가 처방되면 대상자와 가족에게 다음의 사항을 교육한다.

- 의료진의 지시에 따라 매일 일정한 시간에 복용한다.
- 연속 2회를 복용하지 않았을 때 의료진과 논의하여 임신 여부를 검사한다.
- 4시간 이상 발기 상태를 유지한다면 응급상황에 해당된다.
- 흉통, 호흡곤란, 다리통증, 심한 복부 통증, 두통이 있다면 즉시 의료진에게 보고한다. 이러한 증상은 심각한 부작용을 의미한다.
- 부작용으로 힘들거나 지속된다면 의료진에게 알린다.
- 임신을 계획하고 있다면 약물을 복용해서는 안된다.

퀴즈 Quiz

1. Hydrochlorthiazide를 복용하는 대상자를 간호할 때 옳은 것은?

   A. 고혈압

   B. 고나트륨 혈증

   C. 저칼륨 혈증

   D. 저혈당

Answer: C. Hydrochlorthiazide를 복용할 경우 저칼륨혈증이 나타날 수 있다.

2. 이뇨제를 복용하고 있는 대상자에게 교육할 내용은?

   A. 저녁에 약을 복용한다.

   B. 하루에 0.9kg 이상 체중이 감소할 경우 의사에게 알린다.

   C. 고나트륨 식이를 권장한다.

   D. 광과민성 반응을 예방하기 위해 약물 복용 후 수 시간 동안 태양광선에 노출
      되지 않도록 한다.

Answer: B. 하루에 0.9kg 이상의 체중 감소는 과도한 이뇨 효과를 의미한다.

3. Urinary tract antispasmodics의 적응증은?

   A. 과민성 방광

   B. 발기 장애

   C. 고혈압

   D. 경련

Answer: A. Urinary tract antispasmodics는 과민성 방광을 치료하기 위해 투
여한다.

4. 호르몬 피임제를 투여받는 대상자에게 교육해야 할 사항은 무엇인가?

   A. 약을 아침에 복용한다.

   B. 약 복용을 잊었다면 건너뛰고 다음 날 복용한다.

   C. 생리 한 주기를 건너뛰었다면 약물을 중단하고 임신 반응 검사를 시행한다.

   D. 특정 항생제를 복용했다면 임신 조절을 위해 추가적인 피임수단을 취해야 한다.

Answer: D. 항생제가 호르몬 피임제의 효과를 저해할 수 있으므로 특정 항생제
         를 복용하였다면 임신 조절을 위해서는 추가적인 피임수단을 취하도
         록 권해야 한다.

점수 매기기

★ ★ ★   4문제를 모두 맞추셨군요! 대단합니다! 언제든 비뇨기계 약물이 와도 당신은 패스네요!

   ★ ★   정확히 3문제를 맞추셨군요! 우수합니다! 비뇨기계 약물에 대한 당신의 지식은 인상적입니다.

     ★   3문제 미만을 맞추셨다고 울컥하지 마세요! 진정하고 다시 한 번 이 장을 꼼꼼히 살펴보세요.

Chapter 9

혈액계 약물

학습 내용

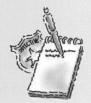

- ◆ 혈액질환 치료를 위해 사용하는 약물의 분류
- ◆ 약물의 사용과 다양한 작용
- ◆ 약물의 흡수, 분포, 대사 및 배설
- ◆ 약물의 상호작용과 부작용

Iron
- ferrous fumarate
- ferrous gluconate
- ferrous sulfate
- iron dextran
- sodium ferric gluconate complex

Vitamin B12
- cyanocobalamin
- hydroxocobalamine

Folic acids
- folic acid

Epoetin alfa and darbepoetin alfa
- epoetin alfa
- darbepoetin alfa

헤파린과 헤파린 유도체들
- heparin

Oral Anticoagulants
- coumadine

Antiplatelet drugs
- aspirin
- clopidogrel
- dipyridamole
- sulfinpyrazone
- diclopidine

Direct thrombin inhibitors
- argatroban
- bivalirudin
- lepirudin

Factor Xa inhibitor drugs
- fondaparinux

Thrombolytic drugs
- alteplase
- reteplase
- tenecteplase

약물과 혈액계 Drugs and the hematologic system

혈액계(hematologic system)는 혈장(혈액의 액체성분)과 적혈구, 백혈구, 혈소판과 같은 혈액 세포로 구성되어 있다. 혈액계 질환을 치료하는데 사용하는 약물은 다음과 같다:

- Hematinic drugs(조혈제)
- Anticoagulant drugs(항응고제)
- Thrombolytic drugs(혈전용해제)

조혈제 hematinic drugs

Hematinic drugs는 적혈구 생산을 위한 필수적인 기본 요소를 제공한다. Hematinic drugs는 산소 전달의 필수 요소인 헤모글로빈 생산을 증가시킨다.

빈혈에서 복용

이 장에서는 정상적혈구 빈혈(normocytic anemia)을 치료하는 epoietin alfa와 darbepoietin alfa, 소적혈구 빈혈(microcytic anemia)과 대적혈구 빈혈(macrocytic anemia)을 치료하기 위해 사용하는 Hematinic drugs−철분, 비타민 B12, 엽산−에 대해 다루려고 한다.

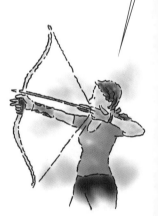

Hematinic drugs는 빈혈 치료를 위해 필요한 도구를 제공해 줍니다.

Iron(철분)

철분은 가장 일반적 형태의 빈혈인 철결핍성 빈혈을 치료하기 위해 사용한다. 철분
제로는 ferrous fumarate, ferrous gluconate, ferrous sulfate, iron dextran,
sodium ferric gluconate complex 등이 있다.

약동학

철분은 일차적으로 십이지장과 상부 회장에서 흡수된다. 흡수율에 따른 약물제형
은 다양하지 않지만, 철분의 양에 따른 제형은 다양하다.

무엇이 저장될까?

철분의 흡수정도는 신체에 축적되어 있는 철분의 양에 좌우된다. 신체에 축적되
어 있는 철분 양이 적거나, 적혈구 생성이 가속될 때 흡수되는 철분의 양이 약
20~30%정도 증가한다. 반면, 신체에 축적되어 있는 철분의 양이 많을 경우 흡수
되는 철분의 양은 5~10%에 불과하다.

형태와 기능

장용 피복제(enteric-coated preparations; 위에서는 녹지 않고, 장에서 흡수되도
록 코팅되어 있는 약물)는 십이지장을 지날 때까지 철분이 유리되지 않기 때문에 철
분 흡수가 감소된다. 근육주사로 투여 된 비경구형 철분은 림프계를 통해 흡수된다.
철분은 혈장단백질 운반체인 transferrin과 결합하여 혈액에 의해 운송된다. 약
30%의 철분은 기본적으로 헤모시데린(hemosiderin)이나 페리틴(fer-
ritin)으로 간, 비장, 골수, 망상내피세포 안에 축적된다. 철분은 약
66%가 헤모글로빈 안에 저장된다. 과도한 철분은 소변, 대변, 땀, 장
내 세포를 통해 배출되며 유즙으로도 분비된다.

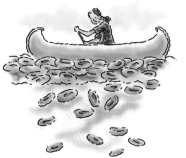

철은 혈액을 통해
운반됩니다.
여행하기 재미있는 길이죠!

약역학

철분의 역할 중 가장 중요한 것은 헤모글로빈의 생산이다. 혈장 내에
있는 철분의 약 80%가 적혈구 조혈(적혈구 생산)에 사용되기 위해 골
수로 이동한다.

약물치료학

경구용 철분제는 철 결핍성 빈혈을 예방하거나 치료하기 위해 사용된다. 또한 성장
속도가 빠른 6개월~2살까지의 아동에게 빈혈 예방을 위해 투여되기도 한다.

임산부는 두 배가 필요해요

임산부는 태아 발달에 필요한 철분을 보충하기 위해 철분제가 필요하다. 철분 복용
이 금기가 아니라면 경구용 철분제를 투여한다.

대체 경로

경구용 철분제 흡수가 안되거나 장 흡수가 불가능한 대상자들(궤양성 대장염 또는 크론병)에게는 비경구용 철분제를 투여한다. 또한, 혈액투석을 받고 있는 말기 신장 질환 대상자도 투석 마지막 단계에서 비경구용 철분제를 투여 한다. 비경구용 철분 제는 철분 저장은 빠르게 하지만 경구용 철분제에 비해 빈혈을 빨리 교정하지 못한다.

두 종류

비경구용 철분제로는 두 가지가 있다. Iron dextran은 근육주사와 정맥 주사로 투여한다. Iron sucrose는 혈액 투석대상자에게 사용하며 정맥으로 투여한다.

약물 상호작용(Drug interactions)

철분 흡수는 커피, 차, 달걀, 우유 등과 같은 음식뿐만 아니라 제산제에 의해서도 감소된다. 철분제에 영향을 주는 약물은 다음과 같다:

- Tetracycline, demeclocycline, minocycline, oxytetracycline, doxycycline, methyldopa, quinolones, levofloxacin, norfloxacin, ofloxacin, gatifloxacin, lomefolxacin, moxifloxacin, sparfloxacin, ciprofloxacin, levothyroxine과 penocillamine 등을 경구용 철분제와 함께 복용하면 흡수가 감소된다.
- Cholestyramine, cimetidine, magnesium trisilicate, colestipol은 철분의 위장관 흡수를 감소시킨다.
- 기타 H2-수용체 길항제도 철분이 위장관에서 흡수되는 것을 저하시킨다.

부작용

철분제 복용으로 인한 가장 흔한 부작용은 위장 장애와 변비이다. 철분제로 인해 대변이 검게 변할 수 있다. 액체 형태의 철분제는 치아를 변색시킬 수 있다. 비경구용 철분제는 급성 과민반응(anaphylactoid reaction)을 발생시킬 수 있다 (비경구용 철분제 참조).

간호과정

철분제를 투여받는 대상자에게 적용되는 간호과정은 다음과 같다.

사정

- 치료 전 대상자의 철분 부족 정도를 사정한다.
- 헤모글로빈 수치, 헤마토크릿과 망상적혈구 수를 평가하여 철분의 유효성을 모니터한다.
- 대상자의 건강 상태를 관찰한다.
- 약물의 부작용과 상호작용을 사정한다.

투약 전
주의사항

비경구용 철분제

비경구용 철분제를 투여하기 전에 약물이 급성 과민반응을 일으킬 수 있음을 명심한다. 약물 전량을 투여하기 전 시험적 용량을 투여하여 부작용 발현을 확인한다. 1일~2일 후까지도 부작용이 나타날 수 있으므로 대상자를 세심하게 관찰한다.

비경구용 철분제와 관련된 급성 과민반응의 증상은 다음과 같다:

- 관절통
- 흉통
- 요통
- 오한
- 어지러움
- 두통
- 권태감
- 발열
- 근육통
- 오심
- 구토
- 저혈압
- 호흡곤란

- 치료로 인한 지연 반응(delayed reaction)을 관찰한다.
- 약물치료에 대한 대상자와 가족의 지식 정도를 평가한다.

주요 간호진단

- 철분 부족과 관련된 부적절한 건강 유지
- 질환 상태와 관련된 손상 위험성
- 약물 치료와 관련된 지식 부족

기대되는 효과

- 대상자의 철분 부족 상태가 호전됨을 혈액검사로 확인할 수 있을 것이다.
- 대상자의 손상 위험성이 최소화될 것이다.
- 대상자와 가족은 약물치료에 대해 이해하고 있음을 보여줄 것이다.

중재

- Iron dextran은 경구로 투여하지 않는다.

테스트, 테스트

- 근육주사나 정맥주사를 할 경우에는 테스트 용량부터 사용한다.
- 근육주사 시에는 2~3인치 길이의 19G~20G 바늘을 사용하여 엉덩이 상부의 바깥 쪽 사분 위(quadrant)에 주사한다. 피하조직으로의 유출과 피부 착색을 예방하기 위해 Z-트랙 방법으로 주사한다.
- 근육주사 시 경우 바이알에서 뽑을때 사용한 바늘은 버리고 새 바늘로 교체하여 피부착색을 최소화할 수 있다.
- 정맥 철분 제제는 다른 부작용 뿐만 아니라 아나필락시성 반응이 적기 때문에 비경구 투여에 선호되는 방법이다. 또한 근육주사를 위한 근육량이 적절하지 않거나, 울혈이나 부종으로 인해 흡수가 부적절한 경우, 외상으로 인한 근육 출혈 잠재성(혈우병 대상자의 경우)이 있거나, 장기적으로 다량의 비경구 투약이 필요한 경우(만성적으로 상당한 혈액손실이 있는 경우)는 철분제를 정맥주사로 투여한다.
- 단백질, 열량, 무기질, 전해질이 적절하게 함유된 다양한 식단을 권장한다.

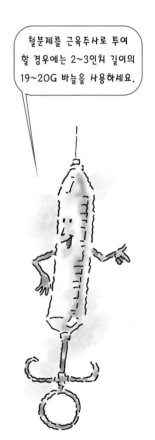

철분제를 근육주사로 투여할 경우에는 2~3인치 길이의 19~20G 바늘을 사용하세요.

대상자 교육

Hematinic drugs

Hematinic drugs이 처방되면, 대상자와 가족에게 다음 사항을 교육한다.
- 무기질과 전해질의 가장 좋은 공급원은 다양한 식품으로 구성된 균형 잡힌 식사이다.
- 의사의 처방 없이 일반의약품, 다른 약물, 약초 등을 복용하지 않는다. Hematinic drugs와 함께 복용하면 부작용이 나타날 수 있다. 예를 들어 carmomile, 네덜란드 국화(feverfew), St. John's wort 와 같은 약초들은 철분 흡수를 방해한다.
- 모든 무기질과 전해질 보충제는 아동의 손에 닿지 않는 곳에 보관한다; 뜻하지 않은 과량 투여가 발생할 수 있다.
- 적절한 치료를 확인하기 위한 시술과 혈액검사를 위해 정기적으로 방문한다.

- 처방에 따라 약물을 복용한다. 철분제는 식사 중 또는 식사 후에 약 200cc(8oz)와 함께 복용한다.
- 서방정 캡슐이나 정제는 부수거나 씹어 먹지 않는다. 액상 제제는 물에 희석하여 빨대로 복용한다.
- 액상 제제를 복용한 후에는 치아 착색을 예방하기 위해 입안을 헹구어 낸다.
- 철분제를 복용하면 진한 녹색이나 검은색 변을 볼 수 있다.
- 휴식을 많이 취하고 어지러움을 피하기 위해 천천히 일어난다. 에너지 보존을 위해 여러차례 휴식을 취한다.

- 가능하다면, 철 결핍성 빈혈의 발병을 늦추기 위해 철분 함량이 많은 식품의 섭취를 격려한다.
- 영양소 공급을 위해 필요한 전해질과 수액을 투여한다. 음식 섭취와 경관 영양 공급이 정맥투여보다 더 좋다.
- 무기질과 전해질 부족이나 과다의 문제가 있다면 교정한다.
- 식욕부진, 오심, 구토, 설사, 통증, 기타 증상을 해결할 수 있는 방법들을 격려한다.
- 필요시 영양상담을 의뢰한다.

평가
- 대상자의 헤모글로빈 수치, 헤마토크릿과 망상적혈구 수가 정상이다.
- 대상자는 급성 과민반응을 경험하지 않는다.
- 대상자와 가족이 약물 치료를 이해하고 있음을 보여준다(hematinic drugs에 관한 교육 참조).

Vitamin B$_{12}$

Vitamin B$_{12}$는 악성빈혈(pernicious anemia)을 치료하기 위해 사용한다. 흔히 사용되는 vitamin B$_{12}$는 cyanocobalamin과 hydroxocobalamine이다.

약동학

Vitamin B$_{12}$는 비경구용, 경구용, 비강 내 투여용이 있다.

악성 문제

Vitamin B_{12} 흡수를 위해서는 위장관 점막에서 분비되는 내인성 인자(intrinsic factor)가 필요하다. 내인성 인자가 부족한 사람들은 vitamin B_{12} 결핍 악성 빈혈이 발병할 수 있다. 이런 경우 vitamin B_{12}를 흡수할 수 없기 때문에 주사나 비강으로 투여해야 한다.

최종 종착지: 간

Cyanocobalamin을 근육주사나 피하주사로 투여하면 transcobalamin II와 결합하여 조직으로 이동한다. 혈류를 통해 체내 vitamin B_{12}의 90%가 저장되어 있는 간까지 이동한다. hydroxocobalamin은 주사부위로부터 천천히 흡수되지만 간에서는 cyanocobalamin보다 더 많이 흡수될 수 있다.

느린 분비

간은 비타민 B_{12}를 신체에서 필요한 만큼 천천히 분비한다. 수유하는 동안 모유로 분비되기도 한다. 약 3~8 microgram의 비타민 B_{12}가 매일 담즙으로 분비되며, 회장에서 재흡수된다. 비타민 B_{12} 주사 후 48시간 이내에 투여용량의 50~95% 가량이 소변으로 배설된다.

약역학

투여된 vitamin B_{12}가 음식물에서 흡수한 비타민 B_{12}와 대치된다.

수초 유지를 위한 필수요소

Vitamin B_{12}는 세포 성장과 복제, 신경계의 myelin(신경을 덮고 있음) 유지를 위한 기본요소이다. 또한 지방과 탄수화물 대사에도 관여한다.

약물 치료학

Cyanocobalamin과 hydroxocobalamine은 악성 빈혈(pernicious anemia) 즉, 위장관의 엽산 생성 감소와 내인성 인자(Vitamin B_{12}의 흡수에 필수적인 요소이며, 위장관 점막의 체세포에서 분비됨)의 부족으로 인한 거대 적혈모구 빈혈(megaloblastic anemia)의 치료에 사용된다.

일반적인 작용 범위

내인성 인자의 부족은 전 위절제술이나 부분 위절제술, 전 회장절제술을 시행한 대상자에게 흔히 나타난다. 부족한 비타민을 보충하기 위해 경구용 vitamin B_{12}제제를 이용한다.

약물 상호작용

알코올, 아스피린, 아미노산, neomycin, chloramphenicol, colchicine이 경구용 cyanocobalamin의 흡수를 감소시킬 수 있다.

Vitamin B_{12}가 왜 그렇게 중요할까요?

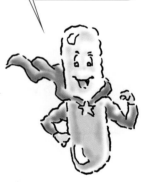

Vitamin B_{12}는 세포 성장과 복제, 신경계의 myelin 유지에 기본적인 요소입니다.

부작용

Vitamin B$_{12}$ 치료에서 용량과 관련된 부작용은 없지만 비경구 투여일 경우 드물게 나타날 수 있다.

과민해지지 말 것

비경구 투여 시 아나필락시스와 사망, 폐부종, 심부전, 말초정맥 혈전증, 진성 적혈구 증가증, 저칼륨혈증, 소양증, 일시적인 발진, 두드러기, 약한 설사 등의 부작용이 나타날 수 있다.

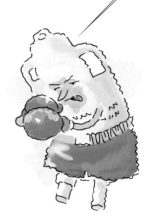

Vitamin B12를 비경구 투여하면 부작용이 나타날 수 있어요.

간호과정

Vitamin B$_{12}$를 투여받는 대상자에게 적용되는 간호과정은 다음과 같다.

사정

- 치료 전에 대상자의 철분 부족 정도를 사정한다.
- 헤모글로빈 수치, 헤마토크릿과 망상적혈구 수를 평가하여 철분의 효율성을 검사한다.
- 대상자의 건강 상태를 관찰한다.
- 약물의 부작용과 상호작용을 사정한다.
- 치료로 인한 지연 반응을 관찰한다.
- 약물치료에 대한 대상자와 가족의 지식 정도를 사정한다.

주요 간호진단

- 철분 부족과 관련된 부적절한 건강 유지
- 질환 상태와 관련된 손상 위험성
- 약물 치료와 관련된 지식 부족

기대되는 효과

- 대상자의 vitamin B$_{12}$부족의 호전에 대해 혈액검사로 확인할 것이다.
- 대상자의 손상 위험성이 최소화될 것이다.
- 대상자와 가족이 약물치료에 대해 이해하고 있음을 보여줄 것이다.

중재

- 단백질, 열량, 무기질, 전해질이 적절하게 함유된 다양한 식단을 권장한다.
- 가능하다면 철 결핍성 빈혈의 발병을 늦추기 위해 철분 함유가 많은 식품을 권장한다.
- 영양소 공급을 위해 필요한 전해질과 수액을 투여한다. 음식 섭취와 경관 영양 공급이 정맥투여보다 더 좋다.

- 무기질과 전해질의 부족이나 과다의 문제가 있다면 교정한다.
- 식욕부진, 오심, 구토, 설사, 통증 및 기타 증상들을 해결할 수 있는 방법을 격려한다.

평가

- 대상자의 헤모글로빈 수치, 헤마토크릿과 망상적혈구 수가 정상이다.
- 대상자는 급성과민반응을 경험하지 않는다.
- 대상자와 가족이 약물 치료를 이해하고 있음을 보여준다.

Folic acid(엽산)

Folic acid는 엽산 부족으로 인해 발생하는 거대적혈모구 빈혈(megaloblastic anemia)을 치료하기 위해 사용된다. 일반적으로 거대적혈모구 빈혈은 유아, 청소년, 임산부와 수유부, 노인, 알코올 중독자, 위장장애가 있는 사람이나 암대상자에게 나타난다. 또한 folic acid는 영양보조제로도 사용된다.

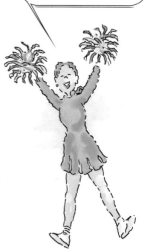

좋은 소식!
흡수장애증후군
대상자들의 경우에도
합성 엽산은 흡수 됩니다.

약동학

Folic acid는 소장의 상부 1/3에서 빠르게 흡수되어 신체의 모든 조직으로 분포된다. 흡수장애 증후군이 있더라도 합성 엽산은 흡수된다.

Folic acid은 간에서 대사된다. 과도한 folic acid는 변형없이 소변으로 배설되고, 소량의 folic acid만이 대변으로 배설된다. Folic acid는 또한 모유를 통해서도 분비된다.

약역학

Folic acid는 정상 적혈구 생성에 필수적인 성분이다. Folic acid 부족은 거대적혈모구 빈혈, 혈청과 적혈구의 엽산 농도를 감소시킨다.

약물 치료학

Folic acid는 엽산 부족을 치료하기 위해 사용된다. 임산부, 간질환, 용혈성 빈혈, 알코올 중독, 신장 질환 등으로 치료 받고 있는 대상자들은 folic acid 보충제가 필요하다.

혈청 엽산수치가 5mg 보다 낮을 때 엽산 부족으로 정의한다.

약물 상호작용

다음의 약물들은 folic acid과 상호작용을 한다:

- Methotrexate, sulfasazine, triamterene, pentamidine, trimethoprim, 호르몬성 피임약, 아스피린은 folic acid의 효과를 저하시킨다.

항 경련제

- 고용량의 folic acid는 phenytoin과 같은 항경련제의 효과에 역작용을 하여 발
  작을 일으킬 수 있다.

부작용

Folic acid로 인한 부작용은 다음과 같다.

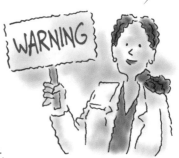

다음을 명심하세요!
고용량의 folic acid는
항경련제의 효과를
감소시킨답니다.

- 홍반
- 가려움증
- 발진
- 식욕부진
- 오심
- 수면장애
- 집중장애
- 불안정
- 과도행동

간호과정

Folic acid 제제를 투여받는 대상자에게 적용되는 간호과정은 다음과 같다.

사정

- 치료 전에 대상자의 엽산 부족 정도를 사정한다.
- 헤모글로빈 수치, 헤마토크릿과 망상적혈구 수를 평가하여 철분의 효율성을
  검사한다.
- 대상자의 건강 상태를 관찰한다.
- 약물의 부작용과 상호작용을 사정한다.
- 치료로 인한 지연 반응을 관찰한다.
- 약물치료에 대한 대상자와 가족의 지식 정도를 사정한다.

주요 간호진단

- 엽산 부족과 관련된 부적절한 건강 유지
- 질환 상태와 관련된 손상 위험성
- 약물 치료와 관련된 지식 부족

기대되는 효과

- 대상자의 엽산 부족 상태가 호전되었음을 혈액검사로 확인할 수 있을 것이다.
- 대상자의 손상 위험성이 최소화될 것이다.
- 대상자와 가족은 약물치료에 대해 이해하고 있음을 보여줄 것이다.

중재

- 단백질, 열량, 무기질, 전해질이 적절하게 함유된 다양한 식단을 권장한다.
- 영양소 공급을 위해 필요한 전해질과 수액을 투여한다. 음식 섭취와 경관 영양 공급이 정맥투여보다 더 좋다.
- 무기질, 전해질의 부족 또는 과다의 문제가 있다면 교정한다.
- 식욕부진, 오심, 구토, 설사, 통증 및 기타 증상들을 해결할 수 있는 방법을 격려한다.
- 근육 주사할 때 엽산과 다른 약물을 같은 주사기에 혼합하지 않는다.

평가

- 대상자의 헤모글로빈 수치, 헤마토크릿과 망상적혈구 수가 정상이다.
- 대상자의 기본 상태가 호전된다.
- 대상자와 가족이 약물 치료를 이해하고 있음을 보여준다.

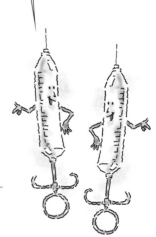

근육 주사할 때, folic acid와 다른 약물을 같은 주사기에 혼합해서는 안되죠. 서로 다른 주사기를 사용해야 합니다.

Epoetin alfa and darbepoetin alfa

Erythropoietin은 신장에서 생산된 물질로써 저산소혈증(hypoxia)과 빈혈치료에 사용한다. erythropoietin은 골수에서 적혈구 생산(적혈구조혈, erythropoiesis)을 자극한다. epoetin alfa, darbepoetin alfa는 erythropoietin 생산이 감소된 대상자에게 적혈구 생산을 자극시키기 위해 사용하는 당단백질이다.

약동학

Epoetin alfa, darbepoetin alfa는 피하나 정맥 내로 투여한다.

최고치 도달

피하투여 후 5~24시간 내에 epoetin alfa의 혈청 수치가 최고에 도달한다. darbepoetin alfa는 24~72시간 내에 혈청수치가 최고수준에 도달한다. epoetin alfa의 순환 반감기는 4~13시간이며, darbepoetin alfa는 49시간이다. 이 약물의 치료적 효과는 투여 후 수일 동안 지속된다. 이들은 신장을 통해 배설된다.

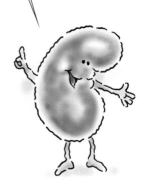

나는 정말 자극적이야! epoetin alfa, darbepoetin alfa는 적혈구 생산을 자극해요.

약역학

Erythropoietin 생산이 감소된 대상자(만성 신부전)는 전형적으로 정상적혈구 빈혈이 발생한다. epoetin alfa, darbepoetin alfa는 erythropoietin과 구조적으로 비슷하다. 약물을 투여한 후 5~6주 내에 정상적혈구 빈혈이 교정된다.

약물 치료학

Epoetin alfa는 다음과 같은 목적으로 사용한다:

- 만성신부전과 관련된 빈혈 치료
- HIV감염 대상자의 zidovudine치료와 관련된 빈혈 치료
- 항암화학요법을 받는 대상자의 빈혈 치료
- 수술대상자의 동종수혈의 필요성 감소

Darbepoetin alfa는 만성 신부전과 관련된 빈혈치료에 사용된다.

약물 상호작용

상호 작용하는 약물에 대해서는 알려지지 않았다.

부작용

가장 흔한 부작용은 고혈압이며, 그 외 부작용은 다음과 같다:

- 두통
- 관절통
- 오심과 구토
- 부종
- 피로
- 설사
- 구토
- 흉통
- 주사부위 피부 반응
- 허약감
- 어지러움
- 뇌졸중
- 현기증
- 심부 정맥 혈전증 (deep vein thrombosis, DVT)
- 일과성 허혈 발작

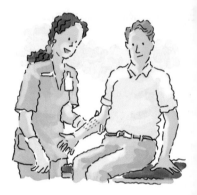

> Epoetin alfa, darbepoetin alfa는 주사부위에 피부반응을 유발할 수 있답니다.

억제는 그만!

Epoetin alfa와 darbepoetin alfa는 순수한 적혈구 무형성, 심근 경색, 심부전, 뇌졸중, 심장 마비 및 기타 심혈관 질환의 위험을 증가시킨다. 또한, 두 약물 모두 일부 종양 대상자에서 종양 성장을 촉진하고 수명을 단축시킬 수 있다.

간호과정

Epoetin alfa와 darbepoetin alfa를 투여하는 대상자에게 적용하는 간호과정은 다음과 같다.

사정

- 치료 전에 대상자의 철분 부족 정도를 사정한다.
- 헤모글로빈 수치, 헤마토크릿과 망상적혈구 수를 평가하여 철분의 효율성을 검사한다.
- 대상자의 건강 상태를 관찰한다.
- 약물의 부작용과 상호작용을 사정한다.
- 치료로 인한 지연 반응을 관찰한다.
- 약물치료에 대한 대상자와 가족의 지식 정도를 사정한다.

주요 간호진단

- 철분 부족과 관련된 부적절한 건강 유지
- 질환 상태와 관련된 손상 위험성
- 약물 치료와 관련된 지식 부족

기대되는 효과

- 대상자의 철분 부족 상태의 호전에 대해 혈액검사로 확인할 것이다.
- 대상자의 손상 위험성이 최소화될 것이다.
- 대상자와 가족은 약물치료에 대해 이해하고 있음을 보여줄 것이다.

중재

- 정맥으로 직접 투여한다.
- 투석대상자에게는 혈액응고 예방을 위해 헤파린을 추가로 투여한다.
- 단백질, 열량, 무기질, 전해질이 적절하게 함유된 다양한 식단을 권장한다.

지연 전술

철 결핍성 빈혈 발병을 지연시키기 위해 철분이 많이 함유된 음식을 먹도록 한다.

- 영양소 공급을 위한 필요한 전해질과 수액을 투여한다. 음식 섭취와 경관 영양 공급이 정맥투여보다 더 좋다.
- 무기질, 전해질의 부족 또는 과다의 문제가 있다면 교정한다.
- 식욕부진, 오심, 구토, 설사, 통증과 다른 증상들을 해결할 수 있는 방법들을 격려한다.
- 필요하다면 보충제를 투여한다.

평가

- 대상의 헤모글로빈 수치, 헤마토크릿과 망상적혈구 수가 정상이다.
- 대상자는 급성과민반응을 경험하지 않는다.
- 대상자와 가족이 약물 치료를 이해하고 있음을 보여준다.

항응고제 Anticoagulant drugs

Anticoagulant drugs는 혈액응고 능력을 감소시키기 위해 사용한다. 주로 사용되는 anticoagulant drugs는 다음과 같다.

- 헤파린(heparin)
- 경구용 항응고제(oral anticoagulants)
- 항혈소판제(antiplatelet drugs)
- 트롬빈 길항제(direct thrombin inhibitors)
- 혈액응고인자 Xa 길항제(factor Xa inhibitors)

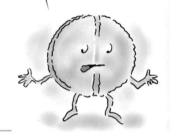

혈액이 응고하려고 한다구요? 아니랍니다. Anticoagulant drugs들이 혈액 응고기능을 저하시켜줍니다

헤파린과 헤파린 유도체들

동물조직으로부터 추출된 헤파린은 응괴(clot) 형성을 예방하기 위해 사용하는 항혈전제(antithrombolytic agent) 중 하나다. 헤파린은 응고인자 합성에 영향을 주지 못하므로 이미 생성된 응괴는 녹일 수 없다.

라이트급

Dalteparin sodium과 enoxaparin sodium과 같은 저분자량(low-molecular-weight) heparin은 heparin을 단순한 성분으로 분해시킨 것이다. 이런 약물은 외과적 수술 대상자의 심부정맥혈전증(deep vein thrombosis, DVT; 보통 다리에서 잘 생기며 심부 정맥에 혈전이 생김)을 예방하기 위해 개발되었다. 피하로 투여가 가능하고, 비분획 헤파린(unfractionated heparin)만큼 관찰을 필요로 하지 않기 때문에 사용이 선호된다.

저분자성 헤파린은 피하로 투여가 가능하고, 비분획 헤파린(unfractionated heparin)만큼 관찰을 필요로 하지 않기 때문에 사용이 선호돼요. 이 부분을 가져오세요!

약동학

Heparin과 그 유도체 약물은 위장관에서 잘 흡수되지 않기 때문에, 비경구적으로 투여되어야 한다. Unfractionated heparin은 지속적 정맥 주입이나 심부 피하주사로 투여한다. 저분자량 헤파린(Low-molecular-weight heparin)은 순환 반감기가 긴 장점이 있고, 매일 1회~2회 피하로 투여한다. 정맥 내로 주입하면 빨리 퍼지지만 피하 주사처럼 예측이 가능하지 않다.

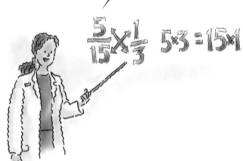

근육 주사는 안됨

Heparin과 유도체 약물은 국소적 출혈 위험성 때문에 근육 주사하지 않는다. 이 약물들은 간에서 대사 되고, 대사물은 소변으로 배설된다(anticoagulant drugs: heparin과 유도체를 참조).

Anticoagulant drugs: heparin과 그 유도체들

작용

- 안티트롬빈 III−트롬빈 복합체 형성을 가속화 시킨다
- 트롬빈을 비활성화시키고 피브리노젠(fibrinogen)이 피브린으로 전환되는 것을 막는다.

적응증

- 심부 정맥 혈전증(DVT)
- 폐 색전증
- 개심술
- 파종성 혈관내응고(DIC)
- 정맥 유치 카테터 유지
- 불안정한 협심증

- 심근경색 발병 후
- 뇌경색
- 좌심실 혈전
- 심부전
- 색전증이나 심방세동 병력

간호 시 주의사항

- 출혈, 응고시간 지연, 저혈소판 혈증, 과민반응 등의 부작용을 관찰한다.
- 잇몸출혈, 멍, 피하출혈, 코피, 혈변, 혈뇨, 토혈이 있었는지 정기적으로 조사한다.
- protamine sulfate에 의해 효과가 중화될 수 있다.
- 정기적으로 PTT를 확인한다.

약역학

헤파린과 유도체 약물은 새로운 혈전 형성 예방을 위해 사용된다. 다음은 헤파린의 역할이다:

- 헤파린은 안티트롬빈 III(antithrombin III)를 활성화하여 트롬빈(thrombin)과 피브린(fibrin)의 형성을 억제한다.

- Antithrombin III는 내부 경로와 일반 경로(intrinsic and comman pathway)에서 응고 인자 IXa, Xa, XIa와 XIIa를 비활성화 시킨다. 마지막 결과로 피브린 응고가 예방된다.

- 저용량에서도 heparin은 안티트롬빈 III를 증가시켜 응고인자 Xa와 thrombin을 억제시키고 응괴 형성을 방해한다.

- 응괴가 형성된 후에는 피브린 형성을 막기 위해 더 많은 용량이 필요하다. 용량과 효과간의 관계는 응괴 형성 예방을 위한 저용량 헤파린 사용의 근거가 된다.

- 전혈 응고시간(whole blood clotting time), 트롬빈 시간(thrombin time)과 부분 트롬보 플라스틴 시간(partial thromboplastine time, PTT)은 헤파린 치료하는 동안 연장된다. 그러나 예방 목적의 저용량이나 최소 용량을 사용할 경우에는 연장 시간이 아주 미미하다.

약물 치료학

새로운 혈액 응괴 형성이나 이미 형성된 응괴 증가를 예방하기 위해 헤파린이 사용되는 상황은 다음과 같다:

- 색전 확산 및 부적절하고 과도한 정맥 내 혈액 응고가 특징인 정맥 내 혈전 예방 및 치료

- 여러 질환의 합병증이며 혈액응고를 가속화 시키는 DIC(Disseminated Intravascular coagulation : 파종성 혈관내 응고)의 치료
- 부적절한 동맥수축으로 인한 부정맥, 혈액 응괴 형성 위험성을 증가시키는 심방세동(atrial fibrillation)대상자의 동맥혈 응고 치료와 색전 형성 예방
- 이미 응고가 형성된 부위에서 더 이상 응고가 형성되지 않도록 예방하여 급성 심근 경색 대상자의 심순환 증진 및 혈전 예방

몸 밖에서의 경험

Heparin은 대상자의 혈액이 체외 순환 및 수혈 중 뿐만 아니라 심폐 우회 기계 및 혈액 투석기와 같이 기계를 통해 체외 순환을 할 때마다 응고를 방지하기 위해 사용될 수 있다.

의심의 여지없이

Heparin은 복강수술이나 정형외과 수술 동안 혈액응고 예방을 위해 사용된다(대부분 이러한 수술은 혈액응고체계를 과도하게 활성화 시킨다). Heparin은 실제로 정형외과 수술의 선택 약제이다(헤파린 치료의 관찰 참조).

DVT 치료하기

DVT 예방을 위해 저분자량 heparin이 사용된다.

약물 상호작용

Heparin과 heparin 유도체와 상호 작용하는 약물은 다음과 같다:

- 경구용 항응고제를 heparin, heparin 유도체와 병용하면 상승효과가 있어 출혈 위험성이 증가된다. 경구용 항응고제의 효과를 확인하기 위한 PT, INR의 검사결과가 연장된다.
- NSAIDs, iron dextran, clopidogrel, cilostazol과 아스피린, ticlopidine, dipyridamole과 같은 antiplatelet drugs를 헤파린과 그 유도체와 병용하면 출혈 위험성이 증가한다.
- 항히스타민제, 디곡신, 페니실린, cephalosporines, phenothiazines, tetracycline hydrochloride, quinidine, neomycin sulfate, 정맥용 페니실린은 헤파린과 그 유도체를 방해하거나 비활성화 한다.
- 니코틴은 heparin과 그 유도체들을 비활성화시킨다.
- Nitroglycerin은 heparin과 그 유도체들의 효과를 억제시킨다.
- Protamine sulfate와 신선동결혈장(FFP)은 heparin과 그 유도체의 효과에 반대 작용을 한다.

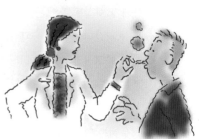

담배를 득시 끄세요!
흡연이 건강에 나쁘기도 하지만 헤파린을 불활성화시키죠.

부작용

Heparin과 유도체 약물의 장점은 부작용이 매우 적다는 것이다. PTT가 치료적 범위 내에서 유지 된다면 (조절치의 1.5~2.5배) 부작용은 거의 나타나지 않는다.

행운의 반전

가장 흔한 부작용인 출혈은 heparin과 결합하여 안정적 염(salt)을 형성하는 prot-amine sulfate를 투여하면 쉽게 지혈된다. 다른 부작용으로는 멍, 혈종, 피부나 다른 조직의 괴사, 저혈소판증을 들 수 있다.

간호과정

Heparin과 heparin 유도체를 투여받는 대상자에게 적용하는 간호과정은 다음과 같다.

사정

- 출혈과 다른 부작용이 나타나는지 관찰한다.
- 대상자의 치료 전 건강 상태를 사정한다.
- 대상자의 활력징후, 혈색소 수치, 헤마토크릿, 혈소판 수치, PT, INR, PTT를 감시한다.
- 출혈을 확인하기 위해 대상자의 소변, 대변, 구토를 관찰한다.

주요 간호진단

- 정상적 출혈, 응고기전에 있어 약물의 효과와 관련된 비효율적인 방어기전
- 출혈로 인한 체액량 부족 위험성
- 약물 치료와 관련된 지식 부족

기대되는 효과

- 약물치료 동안 대상자의 응고 시간이 적절할 것이다.
- 활력징후와 혈액검사로 적절한 체액량이 유지됨을 확인할 것이다.
- 대상자와 가족이 약물치료를 이해하고 있음을 보여 줄 것이다.

중재

- 세심하고 정기적으로 PTT를 확인한다. PTT가 조절치의 1.5~2배일 때 항응고 효과가 있다.
- Heparin은 근육주사로 투여하면 안 된다. 가능한 어떤 종류의 anticoagulant drugs라도 근육주사 하지 않는다.
- 심각한 출혈을 치료하기 위해 protamine sulfate를 준비한다.
- 심각한 또는 지속적 부작용은 의사에게 알린다.
- 치료 동안 계속 출혈에 주의를 기울인다.

- 정맥 투여 경우에는 가능하면 주입펌프를 사용한다.
- 혈종의 위험성을 최소화하기 위해 다른 약물의 과도한 근육주사를 피한다.

평가
- 대상자의 건강상태가 향상된다.
- 대상자에게 출혈의 증거가 없다.
- 대상자와 가족이 약물 치료를 이해하고 있음을 보여준다.

경구용 항응고제

국내에서 사용되는 주요 경구용 항응고제는 Warfarin을 합성한 coumadine이다.

약동학

Warfarin을 경구 복용하면 빠르고 완전하게 흡수된다.

지연 이유는?

빠른 흡수에도 불구하고 Warfarin의 효과는 48시간 이내에는 나타나지 않으며, 3일~4일이 지나야 완전한 치료 효과가 나타난다. 이는 Warfarin이 비타민 K-의존 응고인자의 생산에 길항제 역할을 하기 때문이다. Warfarin이 충분한 효과를 나타내기 위해서는 순환 비타민 K 응고인자가 소모되어야 한다.

Warfarin은 대부분 혈장 알부민에 결합하고, 간에서 대사 되어 소변으로 배설된 다. Warfarin의 상당량이 단백질에 결합하고, 간에서 대사 되므로 다른 약물과 병용하면 체내 Warfarin의 양에 변화가 일어나서 출혈과 응고의 위험을 증가시킬 수 있기 때문에 사용되는 약물을 고려해야 한다.

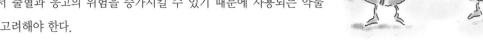

나는 혈장알부민과 광범위하게 결합한답니다. 친구! 나와 결합하면 다른 곳으로 가야해요.

약역학

경구용 항응고제는 프로트롬빈, 응고인자 VII, IX, X, 비타민 K 의존성 응고인자를 합성하는 간의 능력을 변화시킨다. 그러나, 이미 혈류 속에 있는 응고인자의 혈액응고 작용은 지속되므로, 와파린으로 인한 항응고 작용은 즉시 나타나지 않는다(Warfarin 치료의 관찰 참조).

약물 치료학

경구용 항응고제는 혈전색전증을 치료하기 위해 처방되며, Warfarin을 치료하는 동안 복용을 시작한다. 그러나 혈전색전증 고위험군 대상자에서는 Warfarin을 투여하지 않는 동안에도 시작될 수 있다(Warfarin 참조).

선택

경구용 항응고제는 심혈관 혈전증 예방을 위해 사용되며, 인공심장판막 또는 삼첨판 질환을 가진 대상자를 치료하기 위해서 사용한다. aspirin, clopidogrel, dipyridamole과 같은 antiplatelet drugs와 병용하여 동맥 내 응고의 위험을 감소시킨다.

약물 상호작용

- 경구용 항응고제는 많은 약물과 병용시 심각한 약물상호작용이 나타난다.
- 단백질과 잘 결합하는 약물은 와파린 효과를 상승시켜 출혈 위험성을 증가시킨다.
  : acetaminophen, allopurinol, amiodarone, cephalosporins, cimetidine, ciprofloxacin, clofibrate, danazol, diazoxide, disulfiram, erythromycin, fluoroquinolones, glucagon, heparin, ibuprofen, isoniazid, ketoprofen, metronidazole, miconazole, neomycin, propafenone, propylthiouracil, quinidine, streptokinase, sulfonamides, tamoxifen, tetracyclines, thiazides, thyroid drugs, tricyclic antidepressants, urokinase, vitamin E 등
- 간에서 대사 되는 약물은 와파린의 효과를 상승시키거나 감소시킬 수 있다.
  : barbiturates, carbamazepine, corticosteroids, corticotropin, mercaptopurine, nafcillin, estrogen을 함유한 호르몬성 피임약, rifampin, spironolactone, sucralfate, trazodone 등
- 비타민 K가 다량 포함된 식사는 anticoagulant drugs의 효과를 감소시킨다.
- Phenytoin과 Warfarin을 병용하면 phenytoin 독성이 증가한다. phenytion은 Warfarin의 효과를 상승 또는 감소시킨다.
- 만성 알코올 남용 대상자가 와파린을 복용하는 경우 혈액 응고 위험성이 증가한다. 급성 알코올 중독 대상자에서는 출혈위험성이 증가한다.
- 비타민 K와 신선동결혈장(FFP)은 Warfarin의 효과를 감소시킨다.

부작용

경구용 항응고제 치료에 대한 일차적 부작용은 경미한 출혈이다. 그러나 위장관에서 심각한 출혈이 나타날 수 있고, 치명적인 뇌출혈이 나타날 수도 있다. 동맥 천자부위에서 멍과 혈종이 나타날 수 있다(예: 혈액 가스 검사 채혈 후). 피부나 다른 조직의 신경증(neurosis)과 괴저(gangrene)도 발생할 수 있다. Warfarin은 임신 중 금기이다.

반대로

경구용 항응고제의 효과는 phytonadione(비타민 K)에 의해 바뀔 수 있다.

약물의 원형

경구용 항응고제: Warfarin

작용
- 간에서 형성된 응고인자 II, VII, IX와 X의 비타민 K 의존적 활동을 억제한다.

적응증
- 심부혈관 혈전증, 심근 경색, 류마티스성 발열, 인공 심장판막, 만성 심방 세동에 의한 폐색전 예방

간호 시 주의사항
- 출혈, 응고시간 지연, 발진, 발열, 설사나 간염같은 부작용이 나타나는지 관찰한다.
- 잇몸출혈, 멍, 피하출혈, 코피, 혈변, 혈뇨, 토혈 등이 있는지 정기적으로 사정한다.
- 약물 효과는 비타민 K에 의해 중화될 수 있다.
- 정기적으로 PT를 확인한다.

간호과정

경구용 항응고제를 투여받는 대상자에게 적용되는 간호과정은 다음과 같다.

사정

- 대상자의 치료 전 건강 상태를 사정한다.
- 출혈과 다른 부작용이 나타나는지 관찰한다.
- 대상자의 활력징후, 혈색소 수치, 헤마토크릿, 혈소판 수치, PT, INR, PTT을 감시한다.
- 출혈을 확인하기 위해 대상자의 소변, 대변, 구토를 관찰한다.

주요 간호진단

- 응고기전에 영향을 미치는 약물의 효과와 관련된 부적절한 방어기전
- 출혈로 인한 체액량 부족 위험성
- 약물 치료와 관련된 지식 부족

기대되는 효과

- 약물치료 동안 대상자의 응고 시간이 적절할 것이다.
- 활력징후와 혈액검사로 적절한 체액량이 유지됨을 확인할 수 있을 것이다.
- 대상자와 가족이 약물치료를 이해하고 있음을 보여 줄 것이다.

중재

- 세심하고 정기적으로 PTT를 감시한다.

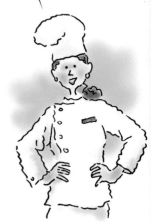

경구용 항응고제를 복용하고 있다면 대상자의 식단을 주의 깊게 살펴보세요. 비타민 K가 다량 함유된 식사는 Anticoagulant drugs의 효과를 감소시킵니다.

중요한 비타민

- Warfarin으로 인한 출혈을 치료하기 위해 비타민 K를 이용한다.
- 부작용이 심각하거나 지속되면 의사에게 알린다.
- 치료하는 동안 계속된 출혈에 주의한다.
- 매일 같은 시간에 투여한다.

평가

- 대상자의 건강상태가 향상된다.
- 대상자에게 출혈의 증거가 없다.
- 대상자와 가족이 약물 치료를 이해하고 있음을 보여준다(anticoagulant drugs에 대한 교육 참조).

대상자 교육

Anticoagulant drugs

Anticoagulant drugs가 처방 되면 대상자와 가족에게 다음 사항을 교육한다:

- 처방대로 정확하게 복용한다. 와파린을 복용하고 있다면 밤에 복용한다.
- Warfarin을 복용 중이라면, PTT나 INR의 정확한 결과를 확인하기 위해 아침에 혈액을 채취한다.
- 일반의약품, 다른 약물, 약초 복용여부를 의료진에게 상의한다.
- 일상 생활 속에서 출혈 예방을 위한 방법을 지도한다. 예를 들면 손상 위험성을 줄이기 위해 집에 있는 위험한 물건들을 치우게 한다.
- 녹색, 잎이 많은 채소 또는 비타민 K가 들어있는 종합 비타민제의 섭취를 증가시키지 않는다.녹색채소의 비타민 K가 항응고제의 효과를 감소시킬 수 있다.
- 출혈이나 다른 부작용들이 나타나면 즉시 의사에게 알린다.
- 혈액검사와 추후 방문검사를 위한 약속을 지킨다.
- 임신 예정 또는 임신 여부를 알린다.

Antiplatelet drugs(항혈소판제)

Antiplatelet drugs는 심근경색증, 뇌졸중, 동맥경화증 대상자들의 동맥 혈전색전증을 예방하기 위해 사용한다. Antiplatelet drugs는 다음과 같다:

- aspirin
- clopidogrel
- dipyridamole
- sulfinpyrazone
- diclopidine

정맥투여

정맥 주사용 antiplatelet drugs는 급성관상 증후군(acute coronary syndrome)의 치료에 사용되며, abciximab, eptifibatide, tirofiban 등이 있다.

약동학

경구용 antiplatelet drugs는 매우 빨리 흡수되며 약물 투여 1~2시간 후에 최고 농도에 도달한다. 아스피린은 혈소판이 정상적으로 생존하는 한 약 10일 동안 항혈소판 효과를 유지한다. clopidogrel의 효과는 약 5일 정도 유지된다.

수 분 이내에

IV로 투여된 antiplatelet drugs은 몸 전체에 빠르게 분포되며, 최소한으로 대사되고 소변으로 배설된다. 투여 후 15분~20분 안에 효과가 나타나며 약 6~8시간 동안 지속된다. 노인이나 신부전 대상자는 약물이 늦게 배설되므로 항혈소판 효과가 연장되어 나타난다.

약역학

Antiplatelet drugs는 특정 약물이나 약물의 용량과 연관되어 혈소판 활동을 방해한다.

응고 막기

저용량의 aspirin은 혈소판 응집 물질인 트롬복산 A2의 생성을 방지하는 프로스타글란딘의 합성을 차단함으로써 응고 형성을 억제하는 것으로 보인다. clopidogrel은 혈소판과 피브리노겐의 결합을 방해하여 혈소판 응집을 막는다.

혈소판을 방해하라.

혈소판 응집에 작용하는 당단백질 IIa-IIIb 수용체를 제거함으로써 혈소판 기능을 방해한다. dipyridamole은 관상동맥 확장제이며 혈소판 응집 길항제인 아데노신을 증가시켜 혈소판 응집을 방해한다.

초기단계에서

Ticlopidine은 응고기전의 첫 단계에서 혈소판과 피브리노겐의 결합을 억제한다.

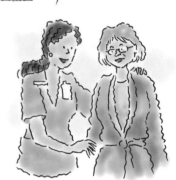

노인이나 신부전 대상자는 약물이 늦게 배설되므로 항혈소판 효과가 연장됩니다.

약물 치료학

Antiplatelet drugs는 다양한 목적으로 사용된다.

친숙한 얼굴

Aspirin은 이전의 심근 경색이나 불안정형 협심증이있는 대상자에게 사망 위험을 줄이기 위해 사용되며, 일시적 허혈성 발작(TIAs : 일시적인 뇌 순환 감소) 위험을 줄이기 위해 남성에게 사용된다.

위험한 일

Clopidogrel은 최근 MI, 뇌졸중 또는 주변 말초 동맥 질환의 병력이있는 대상자의 허혈성 뇌졸중이나 혈관 사망의 위험을 줄이기 위해 사용된다. 이 약물은 특히 경피 경관 관상 동맥 성형술(PTCA) 또는 관상 동맥 우회술을받는 대상자에서 급성 관상 동맥 증후군을 치료하는데도 사용된다.

최고의 콤비

Dipyridamole은 심장 판막 치환 후 혈전 형성을 막기 위해 coumarin 화합물과 함께 사용된다. Dipyridamole과 aspirin은 대동맥 우회술(바이패스 수술) 또는 보철(인공) 심장 판막 대상자에서 혈전 색전 장애를 예방하는 데 사용되어 왔다. Ticlopidine은 고위험 대상자 (빈번한 TIA 병력이 있는 대상자 포함)와 이미 혈전증이있는 대상자에서 혈전증 위험을 줄이기 위해 사용된다. 심한 부작용 때문에

ticlopidine은 아스피린에 반응이 없거나 사용할 수 없는 대상자에게만 사용해야 한다.

계속되는 목록

Eptifibatide는 경피 관상동맥 중재술을 받고 있는 대상자와 급성 관상동맥증후군을 치료할 때 사용된다. tirofiban은 급성 관상동맥증후군 치료에 이용되고, abciximab은 관상동맥 중재술을 할 때 사용된다.

약물 상호작용

항 혈소판제를 복용중인 대상자에서 여러 약물 상호 작용이 발생할 수 있다.

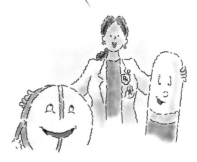

NSAIDS, 헤파린, 경구용 항응고제, 제산제, methotrexate, valproic acid, cimetidine 시판되는 감기약에 들어있는 아스피린 등은 antiplatelet drugs와 상호 작용하는 약물들입니다.

- Antiplatelet drugs를 NSAIDs, 헤파린, 경구용 항응고제와 병용하면 출혈 위험성이 증가된다.
- Sulfinpyrazone을 아스피린, 경구용 항응고제와 병용하면 출혈 위험성이 증가한다.
- Aspirin은 methotrexate, valproic acid의 독성을 증가시킨다.
- Aspirin과 ticlopidine은 통풍의 증상과 징후를 해소하기 위해 사용되는 sulfinpyrazone의 효과를 감소시킨다.
- 제산제는 ticlopidine의 혈장농도를 감소시킨다.
- Cimetidine은 ticlopidine의 독성과 출혈 위험성을 증가시킨다.

혼합하지 말 것

헤파린, 경구용 항 응고제, 아스피린 또는 섬유소 용해제와 함께 ticlopidine을 투여하기 위한 가이드라인이 확립되지 않았기 때문에 ticlopidine 치료를 시작하기 전에 이들 약물을 중단해야 한다.

부작용

아나필락시스와 같은 과민성 반응들이 나타날 수 있다. 정맥으로 투여하는 항 혈소판제의 가장 흔한 부작용은 출혈이다.

Aspirin 부작용은 다음과 같다:

- 위 통증
- 속쓰림
- 오심
- 변비
- 혈변
- 경미한 위장관 출혈

Clopidogrel의 부작용은 다음과 같다:

- 두통

- 피부 궤양
- 관절통
- 감기증상
- 상기도 감염

Ticlopidine의 부작용은 다음과 같다:

- 설사
- 오심
- 소화불량
- 발진
- 간 기능 검사 결과 상승
- 호중구 감소증

Dipyridamole의 부작용은 다음과 같다:

- 두통
- 어지러움증
- 오심
- 홍조
- 허약감, 실신
- 경미한 위장관 장애

간호 과정

Antiplatelet drugs를 투여받는 대상자에게 적용하는 간호과정은 다음과 같다.

사정

- 대상자의 치료 전 건강 상태를 사정한다
- 출혈과 다른 부작용이 나타나는지 관찰한다.
- 장기간 아스피린 치료를 하는 동안 혈중 sylicylate 수치를 관찰한다.
- 대상자의 활력징후, 혈색소 수치, 헤마토크릿, 혈소판 수치, PT, INR, PTT을 감시한다.
- 출혈을 확인하기 위해 대상자의 소변, 대변, 구토를 관찰한다.

주요 간호진단

응고기전에 영향을 미치는 약물의 효과와 관련된 부적절한 방어기전

- 출혈로 인한 체액량 부족 위험성
- 약물 치료와 관련된 지식 부족

기대되는 효과

- 약물치료 동안 대상자의 응고 시간이 적절할 것이다.

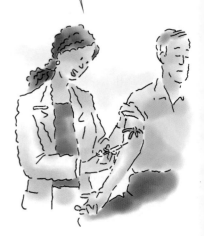

장기간 아스피린을 복용한 대상자는 혈중 salicylate수치를 모니터하고 청각을 확인해 보세요.

- 활력징후와 혈액검사로 적절한 체액량이 유지됨을 확인할 수 있을 것이다.
- 대상자와 가족이 약물치료를 이해하고 있음을 보여 줄 것이다.

중재

- 부작용이 심각하거나 지속되면 의사에게 알린다.
- 치료하는 동안에는 출혈에 대해 계속 주의를 기울인다.
- 혈종 생성 위험성을 최소화시키기 위해 다른 약물의 과도한 정맥주사, 근육주사 또는 피하 주사를 피한다.
- 위장관 부작용을 감소시키기 위해 aspirin을 음식, 우유, 제산제 또는 다량의 물과 함께 복용 한다.
- 연하곤란이 있다면, aspirin을 부수어서 부드러운 음식과 함께 복용 하거나 액체에 녹여서 복용한다. Aspirin은 용액 내에서 그대로 유지 되지 않기 때문에 혼합한 뒤에는 즉시 복용 한다.
- 장용 피복제(enteric-coated products)는 부수어서 복용하지 않는다.
- 출혈, 살리실산 증후군(이명, 청력 소실), 위장관 부작용이 심해지면 약물 복용을 중지하고 의사에게 알린다.
- 정맥으로 투여 할 경우 가능하면 주입펌프(Infusion pump)를 사용한다.
- 수술 전 5~7일간 antiplatelet drugs를 중단한다.

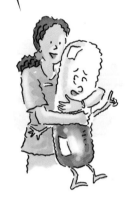

그러나 장용피복제는 부수면 안돼요.

평가

- 대상자의 건강상태가 향상된다.
- 대상자에게 출혈의 증거가 없다.
- 대상자와 가족이 약물 치료를 이해하고 있음을 보여준다.

Direct thrombin inhibitors(직접 트롬빈 억제제)

Direct thrombin inhibitors(직접 트롬빈 억제제)는 체내 유해한 혈액 응괴 형성을 억제하는 anticoagulant drugs로 argatroban, bivalirudin, lepirudin 등이 있다.

약동학

Direct thrombin inhibitors는 일반적으로 지속적 정맥주입으로 투여한다. 간에서 대사되므로 간 기능이 저하되어 있는 경우 감량이 필요할 수 있다. 약물의 효과는 PTT로 확인하고, 투여 후 4~5시간 내에 명백하게 나타난다. 혈소판 수치는 3일 이내에 회복된다.

최고 수준에 도달할 때

Direct thrombin inhibitors는 IV 일회(bolus) 투여 후 빠른 약효를 보인다.

Dabigatran 혈장 농도는 1시간에서 3시간 사이에 최고이며, 13시간의 반감기가 있다. Bivalirudin은 15분 안에 최고 반응을 나타내며 반감기는 25분으로 짧다. Argatroban은 1~3시간 내에 최대치에 도달하고 45분의 짧은 반감기를 가지며, argatroban은 주로 담즙 분비를 통해 대변으로 배설된다. Bivalirudin과 dabigatran은 신장을 통해 배설된다.

약역학

Direct thrombin inhibitors는 직접적 용해활동과 응괴-트롬빈 결합을 차단하여 혈액응고기전을 방해한다. Direct thrombin inhibitors가 트롬빈과 결합하면 다음과 같은 활동을 한다:

- 혈소판 활동, 과립구 유리와 응집 방해
- 피브리노겐의 분열 방해
- 피브린 형성과 응고기전의 활성화 방해

복합체 형성

Dabigatran은 자유롭게 순환하는 트롬빈 뿐 만 아니라 혈전에 결합된 트롬빈과 결합한다. 이는 응고 인자 XIII 및 섬유소 형성의 활성화를 방지한다.

반응할 기회는 없다.

Argatroban은 가역적으로 트롬빈-활성 부위와 결합하고, 트롬빈 유도 반응; 섬유소 형성, 응고인자 V, VIII, XIII의 활성화; 단백질 C 활성화; 혈소판 응집을 방해한다.

헤파린보다 이로운

헤파린과 비교하여, direct thrombin inhibitors는 세 가지 이로운 점이 있다:

- 응괴-결합 트롬빈 억제 활동을 한다.
- 항응고 효과를 더 예측할 수 있다.
- 혈소판 유리 작용에 의해 방해 받지 않는다.

약물 치료학

Dabigatran은 미국에서 비 밸브성 심방 세동 대상자에서 뇌졸중 및 색전증 예방에 만 사용된다. Argatroban은 HIT 치료에 사용된다. Argatroban은 PTCA, 관상 동맥 스텐트 삽입 및 atherectomy와 같은 관상 동맥 중재를 받는 HIT 대상자에게 아스피린과 병용 투여된다. 그러나 HIT가 없는 대상자의 경우 심장 혈관 징후에 대한 안전성과 유효성은 입증되지 않았다.

Bivalirudin bio

Bivalirudin은 PTCA를 시행하고 있는 불안정한 협심증 대상자에게 사용하도록 승인되었고, aspirin 치료와 함께 사용된다.

금기에 대한 정보를 끊임없이 얻어라

Bivalirudin은 뇌동맥류, 대뇌 출혈, 조절되지 않는 출혈 대상자들에게는 금기 약물이다. 약물의 20%가 그대로 소변으로 배설되기 때문에 신장기능이 부적절한 대상자에게는 감량이 필요하다. bivalirudin은 위장관 궤양이나 간질환 대상자의 출혈 위험성을 증가시킨다. 고혈압은 뇌출혈의 위험성을 증가시킨다. 최근 수술을 받았거나 외상을 입었거나, 수유 중이라면 주의 깊게 투여해야 한다.

약물 상호작용

다음과 같은 사항들을 유념한다:

- 비경구 항응고제는 argatroban 투여 전에 중단해야 한다.
- Argatroban과 와파린의 병용투여 효과는 INR로 확인할 수 있다.
- 이전에 헤파린을 투여 받은 적이 있다면, argatroban을 사용하기 전에 PTT결과가 정상범위임을 확인한다.
- Argatroban과 혈전 용해약물을 병용 시 안전성과 효과는 확립되지 않았다.

부작용

Direct thrombin inhibitors의 주요 부작용은 출혈이다. 다른 부작용은 다음과 같다:
Direct thrombin inhibitors는 출혈 위험성을 증가시키는 약물과 함께 투여하면, 출혈이 더 발생할 수 있으므로 병용 투여하면 안된다. 중증 고혈압, 요추 천자, 척수 마취; 뇌, 척수, 눈을 포함한 중요한 수술을 받는 대상자들; 출혈 경향이 증가되는 혈액학적 질대상자들; 또는 위장관에 병변이 있는 대상자들은 매우 심각한 출혈 위험성이 있다. 이런 대상자들에게 직접 트롬빈억제제를 투여 할 경우에는 주의 깊게 사용해야 한다.

Direct thrombin inhibitors의 주요 부작용은 드물게 발생하지만, 중대한 출혈의 가능성이 있는 출혈이다.

- 뇌출혈
- 후복막 출혈
- 오심, 구토, 복부 경련과 설사
- 두통
- 정맥관주사 삽입 부위의 혈종

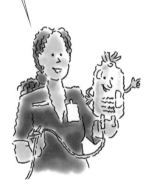

Direct thrombin inhibitors는 출혈 위험성이 있는 약물과 병용하면 돼요. 출혈이 발생할 수 있어요.

간호 과정

Direct thrombin inhibitors를 투여받는 대상자에게 적용하는 간호과정은 다음과 같다.

사정

- 대상자의 치료 전 건강 상태를 사정한다

- 출혈과 다른 부작용이 나타나는지 관찰한다.
- 대상자의 활력징후, 혈색소 수치, 헤마토크릿, 혈소판 수치, PT, INR, PTT 을 확인한다.
- 출혈을 확인하기 위해 대상자의 소변, 대변, 구토를 관찰한다.

주요 간호진단

- 응고기전에 영향을 미치는 약물의 효과와 관련된 부적절한 방어기전
- 출혈로 인한 체액량 부족 위험성
- 약물 치료와 관련된 지식 부족

기대되는 효과

- 약물치료 동안 대상자의 응고 시간이 적절할 것이다.
- 활력징후와 혈액검사로 적절한 체액량이 유지됨을 확인할 수 있을 것이다.
- 대상자와 가족이 약물치료를 이해하고 있음을 보여 줄 것이다.

중재

- 부작용이 심각하거나 지속되면 의사에게 알린다.
- 치료하는 동안에는 출혈에 대해 계속 주의를 기울인다.
- 정맥으로 투여 할 경우 가능하면 주입펌프를 사용한다.
- 혈종 위험성을 최소화시키기 위해 다른 약물의 과도한 정맥주사, 근육주사 또는 피하 주사를 피한다.
- Dabigatran은 과도한 습기, 열 또는 차가운 곳을 피해 제조업체가 제공하는 용기에 보관해야한다.

평가

- 대상자의 건강상태가 향상된다.
- 대상자에게 출혈의 증거가 없다.
- 대상자와 가족은 약물 치료에 대해 이해하고 있음을 보여준다.

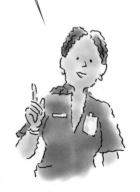

휴, 미국에서 승인된 유일한 Factor Xa inhibitor drugs는 fondaparinux뿐이에요.

Factor Xa inhibitor drugs(응고인자 Xa 억제제)

Factor Xa inhibitor drugs(응고인자 Xa 억제제)는 전 고관절 대치술, 슬관절 대치술, 고관절 골절 수술 대상자 심혈관 혈전증 발생을 예방하기 위해 사용한다. 미국에서 판매되는 유일한 factor Xa inhibitor drugs는 fondaparinux이다.

약동학

Fondaparinux는 피하주사로 투여 되며, 빠르고 완전하게 흡수된다. 대사되지 않은 상태로 소변으로 배설된다. 최대 효과는 약물 투여 후 2시간 내에 나타나며 약

17시간에서 24시간 정도 약효가 유지된다.

약역학

Fondaparinux는 안티트롬빈 III와 결합하고 안티트롬빈 III의 자연적 중화상태를 약 300배까지 증가시킨다. 응고인자 Xa의 자연중화는 혈액응고기전을 방해하고, 트롬빈과 혈전 생성을 억제한다.

약물 치료학

아직까지는 fondaparinux는 전 고관절 대치술, 슬관절 대치술, 고관절 골절 수술 대상자들의 심부 정맥 혈전증(DVT)을 예방하는 유일한 약물이다.

약물 상호작용

Factor Xa inhibitor drugs와 출혈 위험성을 증가시키는 약물과의 병용 투여는 하지 않는다.

부작용

Factor Xa inhibitor drugs의 부작용은 다음과 같다:

- 출혈
- 오심
- 빈혈
- 발열
- 피부발진
- 변비
- 부종

간호 과정

Factor Xa inhibitor drugs를 투여받는 대상자에게 적용하는 간호과정은 다음과 같다.

사정

- 대상자의 치료 전 건강 상태를 사정한다
- 출혈과 다른 부작용이 나타나는지 관찰한다.
- 대상자의 활력징후, 혈색소 수치, 헤마토크릿, 혈소판 수치, PT, INR, PTT 을 확인한다.
- 출혈을 확인하기 위해 대상자의 소변, 대변, 구토를 관찰한다.

주요 간호진단

- 응고기전에 영향을 미치는 약물의 효과와 관련된 부적절한 방어기전
- 출혈로 인한 체액 부족 위험성

- 약물 치료와 관련된 지식 부족

기대되는 효과

- 약물치료 동안 대상자의 응고 시간이 적절할 것이다.
- 활력징후와 혈액검사로 적절한 체액량이 유지됨을 확인할 수 있을 것이다.
- 대상자와 가족이 약물치료를 이해하고 있음을 보여 줄 것이다.

중재

- 지방조직에 피하주사로 투여하며 주사부위를 순환한다.
- 다른 주사약과 혼합하지 않는다.
- 부작용이 심각하거나 지속되면 의사에게 알린다.
- 치료하는 동안에 계속되는 출혈에 대해 계속 주의를 기울인다.
- 혈종 위험성을 최소화시키기 위해 다른 약물의 과도한 정맥주사, 근육주사 또는 피하주사를 피한다.

평가

- 대상자의 건강상태가 향상된다.
- 대상자에게 출혈의 증거가 없다.
- 대상자와 가족은 약물 치료에 대해 이해하고 있음을 보여준다.

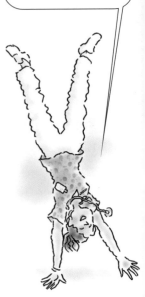

Fondaparinux는 신체의 정상 혈액응고 과정과 출혈 기전에 영향을 줍니다. 이러한 이유로 주요 간호 진단에 "약물과 관련된 부적절한 방어기전"을 포함시켰답니다.

혈전용해제 Thrombolytic drugs

Thrombolytic drugs(혈전용해제)는 대개 응급상황에서 사용되며, 이미 발생한 응괴 또는 혈전을 제거할 때 사용된다. 최근 사용되고 있는 혈전 용해제로는 alteplase, reteplase, tenecteplase 등이 있다.

약역학

Thrombolytic drugs는 정맥 또는 관상동맥으로 투여한 후 바로 순환을 통해 분포되며, 빠르게 플라즈미노겐(피브린 응괴를 용해하는 플라즈민의 전구체)을 활성화 시킨다.

Thrombolytic drugs 는 일반적으로 급박한 상황이나 응급 상황에서 사용 됩니다.

눈 깜짝할 사이에

Alteplase, reteplase, tenecteplase는 순환 혈장으로부터 빠르게 제거되며, 일차 대사 기관은 간이다. 이 약물들은 태반을 통과하지 않는다.

약동학

Thrombolytic drugs은 플라스미노겐을 플라즈민으로 바꾸고, 혈전, 피브리노겐, 다른 혈장 단백질을 용해시킨다(Alteplase가 혈관을 복구하는 과정 참조).

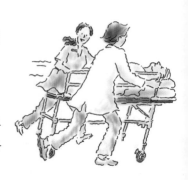

알기쉬운 약물기전

동맥 혈전은 혈류의 흐름을 막고 허혈과 괴사를 일으킨다. alteplase는 관상동맥이나 폐동맥의 혈전을 용해하여 혈류의 흐름을 복구시킨다.

막힌 동맥

혈전은 동맥의 혈류를 막아 원부위 허혈(distal ischemia)을 유발한다.

혈전 내부

Alteplase가 피브린 부위와 결합한 플라즈미노겐으로 구성된 혈전속으로 침투한다. 침투한 alteplase는 피브린–플라즈미노겐 복합체와 결합하여, 비활성화 된 플라즈미노겐을 활성화된 플라즈민으로 변형시킨다. 활성화된 플라즈민은 피브린을 소화하고, 혈전을 용해하게 된다. 혈전이 용해됨에 따라 혈류의 흐름이 복구된다.

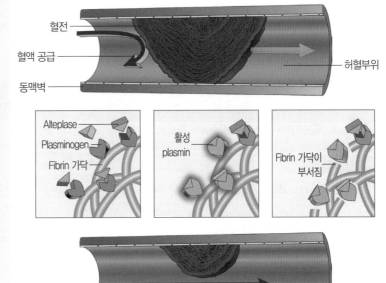

약물 치료학

Thrombolytic drugs는 다양한 용도로 사용된다. 특정 혈전성 색전증 질환들(급성 심근경색, 급성 허혈성 뇌졸중, 말초 동맥 폐색)을 치료하기 위해 사용하고, 동정맥관(투석에서 사용되는)과 정맥주입 장치로 인한 혈류 저류로 인해 발생한 혈전을 용해시키기 위해 사용된다(Alteplase 참조).

제거

Thrombolytic drugs는 새롭게 형성된 혈전을 제거하기 위해 선택하는 약물로서, 증상 시작 후 6시간 내에 투여되면 가장 효과적인 것으로 알려져 있다.

좀 더 구체적으로…

각각의 약물은 특수한 용도가 있다:

- Alteplase는 급성 심근 경색, 폐색전, 급성 허혈성 뇌졸중, 말초 동맥 폐색을 치료하고, 응고된 이식편(grafts)과 정맥 접근 장치의 개방성 유지를 위해 사용한다.

- Reteplase, tenecteplase는 급성 심근 경색을 치료하기 위해 사용한다.

약물 상호작용

Thrombolytic drugs와 상호 작용하는 약물은 다음과 같다:

- 헤파린, 경구용 항응고제, antiplatelet drugs와 NSAIDs 혈전 용해제를 병용하면 출혈의 위험성이 증가된다.
- Aminocaproic acid는 스트렙토키나제를 억제하여 혈전용해 효과에 역작용을 할 수 있다.

부작용

Thrombolytic drugs의 주요 부작용은 출혈과 알레르기 반응이며, Streptokinase가 대표적이다(Streptokinase 참조).

간호 과정

Thrombolytic drugs를 투여하는 대상자에게 적용하는 간호과정은 다음과 같다.

사정

- 대상자의 치료 전 건강 상태를 사정한다.
- 출혈과 다른 부작용이 나타나는지 관찰한다.
- PT, INR, PTT를 감시한다.
- 대상자의 활력징후, 혈색소 수치, 헤마토크릿, 혈소판 수치를 확인한다.
- 출혈을 확인하기 위해 대상자의 소변, 대변, 구토를 관찰한다.
- 치료하기 전에 심전도와 활력징후를 포함한 대상자의 심폐기능을 사정한다.
- 내 출혈여부를 관찰하고 주사부위를 자주 사정한다

주요 간호진단

- 대상자의 기저질환과 관련된 부적절한 심폐 조직확산
- 약물치료의 부작용과 관련된 체액량 부족 위험성
- 약물 치료와 관련된 지식 부족

기대되는 효과

- 대상자의 심폐기능 결과가 향상될 것이다.
- 활력징후와 혈액검사로 적절한 체액량이 유지됨을 확인할 수 있을 것이다.
- 대상자와 가족이 약물치료에 대해 이해하고 있음을 보여 줄 것이다.

중재

- 부작용이 심각하거나 지속되면 의사에게 알린다.
- 치료하는 동안에는 출혈에 대해 계속 주의를 기울인다.

약물의
원형

Thrombolytic drugs: Streptokinase

작용

- 플라즈미노겐을 플라즈민으로 변형시킨다.

적응증

- 폐색전
- 급성 심근경색

간호 시 주의사항

- 부정맥, 출혈, 폐 부종, 과민 반응 등의 부작용이 발생하는지 관찰한다.
- 대상자의 활력징후를 자주 확인한다.
- 대상자의 출혈여부를 자주 관찰한다.

- 가능하면 주입 펌프로 정맥 투여한다; 각 기관의 프로토콜에 따라 희석한다.
- 혈종 위험성을 최소화시키기 위해 과도한 정맥주사, 근육주사 또는 피하주사를 피한다.
- 각 기구와 장치 프로토콜에 따라 헤파린과 thrombolytic drugs들을 투여한다.
- 심부정맥이 발생할 수 있다; 심장 상태를 세심하게 관찰한다.
- 혈전용해치료 중 침습적 시술을 피한다.

평가

- 대상자의 건강상태가 향상된다.
- 대상자에게 출혈의 증거가 없다.
- 대상자와 가족이 약물 치료에 대해 이해하고 있음을 보여준다.

퀴즈 Quiz

1. 주사로 투여 된 철분이 피하조직으로 새지 않도록 하는 방법은 무엇인가?

   A. Z- 트랙 방법

   B. 삼각근 부위의 근육주사

   C. 피하주사

   D. 피내 주사

Answer: A. Z 트랙방법은 피하로 누출되거나 피부가 착색되는 것을 피하도록 돕는다.

2. 헤파린을 투여받는 대상자를 사정할 때 간호사가 꼭 확인해야 하는 검사는 어느 것인가?

   A. 일반혈액검사

   B. PTT

   C. 동맥혈가스검사

   D. 혈색소 수치

Answer: B. PTT 검사는 헤파린 치료의 효율성을 평가하기 위해 감시되어야 한다.

3. Antiplatelet drugs를 사용할 때 가장 흔하게 경험하는 부작용은 무엇인가?

    A. 오심

    B. 관절부위 통증

    C. 두통

    D. 출혈

Answer: D. 출혈은 정맥주사용 antiplatelet drugs의 가장 흔한 부작용이다.

점수 매기기

★ ★ ★   세 개 문제 모두 정답이라면 근사합니다! 당신은 응괴를 치료하는데 있어 최고입니다.

  ★ ★   두 문제가 정답이라면 갈 길이 있어요! 당신은 약물과 혈류에 대해 알고 있습니다.

    ★   두 문제 이하로 맞추었다고 너무 낙심하지 마세요. 이 장을 효율적으로 복습하시면 어떤 부족함도 극복할 수 있습니다.

Chapter 10

내분비계 약물

학습 내용

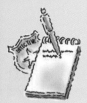

- ◆ 내분비계에 작용하는 약물의 분류
- ◆ 약물의 사용과 다양한 작용
- ◆ 약물의 흡수, 분포, 대사 및 배설
- ◆ 약물의 상호작용과 부작용

Insulin
- lispro와 같은 초속효성 인슐린 (rapid-acting): humalog
- RI (regular insulin)와 같은 속효성 인슐린(short-acting): humulin r
- NPH와 같은 중간형 인슐린(intermediate-acting)
- lantus, levenmir와 같은 지속형 인슐린(long-acting)

Oral antidiabetic drugs
- 2세대 sulfonylurea (glimepiride, glipizid, glyburide)
- hiazolidinedione (pioglitazone, rosiglitazone)
- metformin (biguanide)
- alpha-glucosidase inhibitors (acarbose, miglitol)
- meglitinides (repaglinide)
- meglitinides (예: repaglinide [prandin], nateglinide [starlix])
- incretin modifiers (예: sitagliptin [januvia])
- alpha-glucosidase 억제제 (acarbose [precose] 및 miglitol [glyset])

Glucagon
- glucagon

천연 갑상선 호르몬
- thyroid usp(건조된): T3, T4 포함
- thyroglobulin: T3, T4 포함

합성 갑상선 약물
- levothyroxine sodium: T4 포함
- liothyronine sodium: T3 포함
- liotrix: T3, T4 포함

Antithyroid drugs
- thioamides: propylthiouracil, methimazole
- iodides: 안정성 요오드(stable iodine), 방사성 요오드(radioactive iodine)

Anterior pituitary drugs
- 부신피질자극호르몬제: corticotropin, corticotropin, repository, cosyntropin
- somatrem, somatropin, 성장호르몬
- 성선자극호르몬제: 융모성선자극호르몬, menotropin
- 갑상선자극호르몬제: 갑상선자극호르몬, thyrotropin alfa, protirelin

Posterior pituitary drugs
- 모든 형태의 항이뇨호르몬: desmopression acetate, vasopressin
- 자궁 수축 약물: oxytocin

Natural and synthetic estrogen
- 천연 복합 에스트로겐: estradiol, estropipate
- 합성 에스트로겐: esterified estrogen, estradiol cypionate, estradiol valerate, ethinyl estradiol

약물과 내분비계 Drugs and the endocrine system

내분비계는 특수한 세포군집인 선(gland)과 선에서 분비된 화학적 전달물질인 호르몬으로 구성되어 있다. 내분비계는 "호르몬"이라는 물질을 분비한다. 호르몬은 혈액계를 통해 표적 조직으로 이동한다. 호르몬은 신체의 생리학적 안정성과 균형을 유지한다. 신체는 반응과 필요에 따라 호르몬을 분비한다.

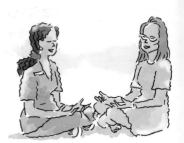

내분비계는 체내 균형을 유지하는데 도움을 주는 선과 호르몬으로 구성되어 있어요.

섬세한 균형

내분비계는 중추신경계와 함께 신체의 대사 활동과 항상성(체내 균형) 유지를 조절하고 통합한다.

내분비계 치료 약물은 다음과 같다:

- 천연호르몬(natural hormone)과 인슐린, 글루카곤과 같은 합성물
- 호르몬 유사 물질
- 호르몬 분비를 자극 또는 억제하는 약물

당뇨병치료제와 글루카곤 Antidiabetic drugs and glucagon

인슐린(췌장 호르몬)과 경구용 당뇨병치료제는 혈액내 당 수준을 감소시키기 때문에 혈당강하제(hypoglycemic drugs)로 분류된다. 또 다른 췌장 호르몬인 글루카곤은 혈액내 당 수준을 증가시키기 때문에 혈당상승제(hyperglycemic drugs)로 분류된다.

인슐린 감소 = 고혈당

당뇨병은 인슐린 결핍 또는 저항으로 인한 만성질환으로서 탄수화물, 단백질, 지방 대사 장애가 특징이며 체내 당 수준을 상승시킨다.

두 가지 주요 형태:

제1형, 인슐린 의존성 당뇨병(insulin-dependent diabetes mellitus)

제2형, 인슐린 비의존성 당뇨병(non-insulin-dependent diabetes mellitus)

급격한 혈당감소

혈당을 급속히 감소시킬 수 있는 상황은 다음과 같다:

- 고용량의 당뇨병치료제
- 활동량 증가
- 약물 치료 지시 불이행 (예를 들면, 당뇨병치료제 복용 후 음식 섭취를 하지 않는 것)

Insulin(인슐린)

Insulin 의존성 당뇨병 대상자는 혈당 수준을 조절하기 위하여 insulin이 요구되며, insulin 비의존성 당뇨병 대상자에게도 특수한 상황에서 insulin이 필요할 수 있다.

작용 속도

Insulin 분류는 다음과 같다:

- Lispro와 같은 초속효성 인슐린(rapid-acting insulin): Humalog
- RI (regular insulin)와 같은 속효성 인슐린(short-acting insulin): Humulin R
- NPH와 같은 중간형 인슐린(intermediate-acting insulin)
- Lantus, Levenmir와 같은 지속형 인슐린(long-acting insulin)

약동학

Insulin은 경구로 복용하면 비효과적인데 그 이유는 약물이 혈관에 도달하기 전에 위장관에서 insulin의 단백질 분자가 파괴되기 때문이다.

피부 깊숙이

모든 insulin은 피하주사로 투여된다. Insulin의 흡수정도는 주사부위, 혈액공급, 주사부의의 조직비대(tissue hypertrophy) 정도에 따라 달라진다.

정맥주사 가능

RI는 피하주사로 주입하지만 정맥주사 일회 용량(IV bolus), 지속적 정맥 주입, 근육주사로도 투여할 수 있다.

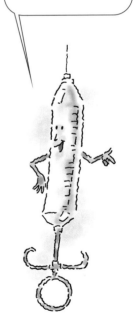

Insulin 흡수량은 주사 부위, 대상자의 혈액공급, 그리고 주사부위의 조직비대 정도에 달려 있어요.

알기쉬운 약물기전

포도당 흡수를 위한 Insulin의 역할

다음의 그림은 세포가 에너지를 만들기 위해 포도당을 이용할 때 insulin의 역할을 보여준다.

1. 포도당은 insulin의 도움 없이 세포 안으로 들어갈 수 없다.

2. 췌장의 베타세포에 의해 생산된 insulin은 표적 세포 표면의 수용체와 결합한다. 수용체와 결합된 insulin은 세포 내부로 이동하여 포도당 운반통로(glucose transporter channel)들을 활성화시켜서 세포안으로 이동하도록 한다.

3. 이 채널을 통해 포도당이 세포 안으로 들어가며 세포의 대사 작용을 위해 이용된다.

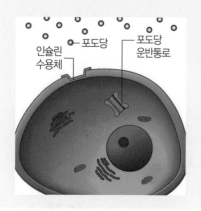
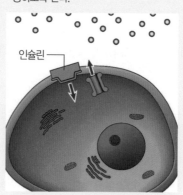
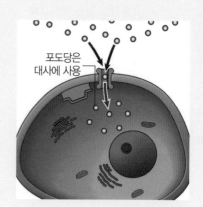

멀리 그리고 넓게

혈류로 흡수된 insulin은 체내에 광범위하게 분포되며, insulin에 반응을 보이는 조직(insulin-responsive tissues)은 간, 지방조직, 근육이다. Insulin은 우선 간에서 대사되고, 일부가 신장과 근육에서 대사된 후, 대변과 소변으로 배설된다.

약역학

Insulin은 동화 또는 형성호르몬(anabolic or building hormone)으로서 다음을 증진 시킨다:

- 글라이코겐 형태로 포도당 저장(포도당 흡수를 위한 insulin의 역할 참조)
- 단백질, 지방 합성 증가
- 글라이코겐, 단백질, 지방분해 감소
- 체액과 전해질 균형

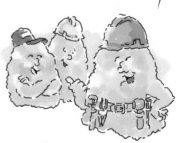

좋아! Insulin팀.
우리는 형성호르몬으로서
신체에 무엇인가를
할 수 있다는 것을
보여주자.

그외 작용

비록 insulin이 항이뇨 작용을 갖고 있지는 않지만, 혈당수준을 저하시킴으로써 고혈당증으로 인해 나타나는 삼투적 이뇨와 관련된 다뇨증(polyuria)과 다갈증 (polydipsia)을 교정할 수 있다. 또한 insulin은 칼륨을 세포외액에서 세포내액으로 이동시킨다.

약물치료학

Insulin 적응증은 다음과 같다:

- 제1형 당뇨병
- 혈당 조절을 위한 다른 방법에 실패하였거나 그런 방법을 사용할 수 없는 제2형 당뇨병
- 감염, 수술, 약물 치료와 같은 정서적 혹은 신체적 스트레스 기간 동안에 혈당 수준이 상승한 제2형 당뇨병
- 과민반응이나 임신 때문에 경구용 당뇨병 치료제를 사용할 수 없는 제2형 당뇨병

합병증 가라앉히기

Insulin은 당뇨병의 두 가지 합병증인 당뇨병성 케톤산증(diabetic ketoacidosis ; DKA, 제1형 당뇨병에 더 흔함)과 고삼투성 비케톤성 증후군(hyperosmolar hyperglycemic nonketotic syndrome, 제2형 당뇨병에 더 흔함)을 치료하는 데에도 사용된다.

비당뇨성 역할

또한 insulin은 당뇨병이 없는 대상자의 심각한 고칼륨혈증(hyperkalemia)을 치료하기 위해 투여한다. 칼륨은 혈류에서 포도당으로 이동하여 혈청 칼륨 수치를 낮춘다.(Insulin 참조).

약물 상호작용

어떤 약물들은 insulin과 상호작용하여 인슐린의 능력에 변화를 주거나, 당 조절에 직접적으로 영향을 미치기도 한다.

- Anabolic steroids(동화 스테로이드), salicylates(살리실산), 알코올, sulfa drugs(설파제), angiotensin converting enzyme inhibitors(안지오텐신 전환 효소 억제제), propranolol, MAO 억제제는 인슐린의 효과를 상승시켜 혈당을 감소시킨다.
- Corticosteroids, sympathomimetic drugs(교감신경 흥분제), isoniazid, 갑상선 호르몬, niacin(니아신), furosemide 및 thiazide 이뇨제는 인슐린의 효과를 줄여 고혈당을 초래할 수 있다.

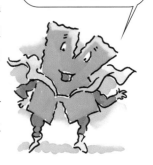

Insulin은 당뇨병이 없는 대상자의 심한 고칼륨 혈증을 치료하기 위해 사용될 수 있어요.

부작용

- 저혈당
- Somogyi 효과 (저혈당에 뒤따르는 반동성 고혈당증)
- 과민성 반응
- 지방성 이영양증 (lipodystrophy: 지방 침착장애)
- 인슐린 내성

간호 과정

Insulin을 투여하는 대상자에게 적용하는 간호과정은 다음과 같다.

사정

- 치료 전, 주기적으로 대상자의 혈당수준을 사정한다. 만약 대상자가 스트레스 상황에 있거나, 불안정한 상태이거나, 임신 중이거나, 최근에 당뇨병으로 진단받고 식이 변화를 겪거나, 금식 처방이 있는 경우, 메스꺼움과 구토 증세가 있는 경우, 인슐린과 상호작용하는 약물을 복용하고 있는 경우에는 더욱 자주 혈당수준을 감시한다.
- 대상자의 당화혈색소(glycosylated hemoglobin, HbA1C)수치를 주기적으로 확인한다.
- 혈당이 상승되었다면 소변 내 케톤수준을 확인한다.
- 부작용과 약물 상호작용을 사정한다.
- 주사부위의 국소 부작용을 감시한다.
- 약물 치료에 대한 대상자와 가족의 지식정도를 사정한다.

주요 간호진단

- 고혈당과 관련된 비효율적 건강유지
- 약물로 인한 저혈당과 관련된 손상 위험성
- 약물 치료와 관련된 지식 부족
- 체내 포도당 사용 불능과 관련된 영양 불균형, 신체 요구량 저하

기대되는 효과

- 혈당수준이 정상 범위로 유지될 것이다.
- 대상자는 권장 식단을 따른다.
- 대상자의 손상 위험성이 최소화될 것이다.
- 대상자와 가족은 약물 치료에 대해 이해하고 있음을 보여줄 것이다.

중재

- 순환허탈(circulatory collapse), 당뇨병성 케톤산증, 고칼륨혈증이 있는 대상자에게는 RI를 사용하지만 500units/ml는 사용하지 않아야 한다. 혼수상태이

약물의 원형

Hypoglycemic drugs
Insulin

작용

- 혈당 감소를 위해 포도당을 지방세포막과 근육으로 이동시킨다.
- 포도당의 저장 형태인 글라이코겐으로의 전환을 촉진시킨다.
- 아미노산 흡수와 근육세포에서의 단백질 전환을 유발시키며, 단백질 분해를 억제한다.
- 중성지방(triglyceride)형성을 자극시키고 지방조직으로부터의 유리지방산 방출을 억제한다.
- 지단백 효소 작용(lipoprotein lipase activity)을 자극시키고, 순환 지단백을 지방산(fatty acids)으로 전환시킨다.

적응증

- 제1형 당뇨병
- 제2형 당뇨병의 보조 치료
- 당뇨성 케톤산증

간호 시 주의사항

- 저혈당이나 과민반응같은 부작용을 관찰한다

거나 약물의 빠른 효과가 요구되는 응급상황에서는 중간형이나 지속형 인슐린을 사용하지 않는다.

- Insulin 내성이 증가할 수 있다; 당뇨병 조절을 위해 고용량 insulin이 필요할 수 있다. 이런 대상자에게는 regular Iletin Ⅱ(농축)으로 U-500 insulin을 사용할 수 있다. 약국에서 흔히 구입할 수 없는 insulin이므로 구입 가능한 약국명을 알려주어야 한다. 우연히 다른 대상자에게 투여될 수 있으므로 U-500 insulin을 다른 인슐린과 같은 장소에 보관해서는 안 된다.

혼합 시에

- Insulin을 혼합하기 위해서는 바이알을 부드럽게 빙빙 돌리거나 손바닥 사이나 손바닥과 허벅지 사이에서 회전시켜야 한다. Insulin을 주사기에 잴 때 공기가 생기거나 거품이 발생할 수 있으므로 바이알을 심하게 흔들지 않아야 한다.
- Humalog insulin은 작용시간이 빠르므로 식전 15분에 주사한다.
- 인슐린 글라진(Insulin glargine)은 희석되거나 다른 인슐린이나 용액 또는 IV와 혼합될 수 없다.
- RI는 NPH나 lente insulin과 어떤 비율이든 혼합될 수 있다. RI와 NPH insulin을 혼합할 때는 RI를 항상 주사기에 넣는다.
- 별도의 주사기에서 준비된 혼합물로 바꾸면 대상자의 반응이 바뀔 수 있다.
- 단독으로 투여하다가 혼합해서 사용하면 대상자 혈당수준에 변화가 올 수 있다.
- NPH나 lente를 RI와 혼합할 때는 효능감소를 피하기 위해 즉시 혼합한다.
- 변색되었거나 덩어리나 과립이 생긴 인슐린은 사용하지 않는다.
- 사용 전에 바이알에 표기된 유효기간을 확인한다.
- 정맥으로 투여할 때는 RI만 사용할 수 있다. 간헐적 주입장치 또는 port를 통해 처방된 속도로 주입하고, 지속적으로 주입할 경우는 생리식염수에 희석하여 처방된 속도로 주입한다.
- 피하주사일 경우 최소한 3인치(7.6cm) 떨어진 곳에서 손가락으로 피부를 집어 올리고 45~90도 각도로 주사한다. 주사 후 그 부위를 누르되 문지르지 않는다. 같은 부위에 계속 투여하지 않도록 하기 위해 주사부위를 기록하고 돌아가면서 주사한다. 만약 같은 해부학적 부위(허벅지, 복부) 내에서 돌아가면서 주사하면 겹치지 않게 주사할 수 있다.

고혈당 & 저혈당

- 케톤증-유발형(ketosis-prone) 제1형 당뇨병 대상자, 심하게 아픈 대상자, 그리고 최근에 진단받은 고혈당 대상자는 입원해서 정맥으로 RI를 투여 받아야 한다.
- 혈당의 갑작스런 변화, 매우 높거나 낮은 혈당 또는 케톤증은 의사에게 알려야 한다.

- 만약 대상자가 당뇨병성 케톤산증이나 고혈당성 비케톤성 혼수가 진행되면 지지치료를 제공할 준비를 하여야 한다.

- 저혈당을 치료하기 위해서는 대상자가 삼킬 수 있다면 혈당을 쉽게 올릴 수 있는 탄수화물을 구강으로 공급하고, 삼킬 수 없다면 글루카곤이나 정맥주사제로 조절한다. 대상자가 깨어나면 복합 탄수화물 스낵을 공급하면서 저혈당의 원인을 파악한다.

- 대상자가 적절한 식이와 운동 프로그램을 따르고 있는지 확인한다. 치료 계획이 변화되었을 때에는 insulin 용량을 조절해야 한다.

- 불이행(noncompliance)을 어떻게 조정할 것인지 담당의사와 상의한다.

- 대상자와 가족에게 insulin 투여와 혈당검사 방법에 대해 교육한다. (Insulin에 대한 교육 참조)

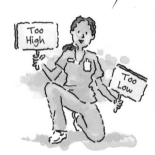

만약 당신의 대상자가 혈당이 위험하게 높거나 낮다면 의사에게 알려요.

평가

- 대상자의 혈당이 정상이다.

- 약물관련 저혈당으로 인한 손상이 없다.

- 대상자와 가족은 약물치료에 대해 이해하고 있음을 보여준다.

대상자 교육

Insulin

Insulin이 처방되면, 대상자와 가족에게 다음 사항을 교육한다:

- Insulin은 증상을 조절하지만 완전한 치료가 아니며, 평생 지속해야 한다.
- 혈당수준은 치료와 약물 용량 결정의 기준이 된다.
- 처방된 치료계획을 따라야 한다; 처방 식단, 체중 감량, 운동, 개인 위생—매일 발 간호를 포함해서—을 지킨다. 그리고 감염예방을 위한 방법에 대해 의사와 상의한다.
- 주사 시간과 식이에 대해 의사와 상의하며, 식사를 거르지 않는다.
- Insulin을 주사기에 잴 때는 정확히 재야한다. 특히 농축 RI는 용량 확대경(dose magnifier)이나 돋보기 등을 이용하여 정확히 측정한다. 대상자 및 가족과 함께 인슐린을 측정하고 투여하는 방법을 확인한다.

- Insulin 종류, 제조회사, 모델, 사용되는 주사기는 변경하지 않는다.
- 고혈당과 저혈당의 증상과 대처방법을 익힌다.
- 흡연은 약물 흡수를 감소시킨다.
- 항상 질병 표시카드(medical idenlification) 지니고 다닌다.
- 여행 중에는 insulin 앰플과 주사기를 지니고 다닌다. 여행할 때 주사시간을 정하기 위해 시차변경을 확인하고 기록한다.
- 응급상황을 위해 탄수화물(포도당정이나 사탕)을 지니고 다닌다.

Oral antidiabetic drugs(경구 당뇨병치료제)

Oral antidiabetic drugs(경구 당뇨병치료제)의 유형은 다음과 같다:

- 2세대 sulfonylurea (glimepiride, glipizid, glyburide)
- hiazolidinedione (pioglitazone, rosiglitazone)
- metformin (biguanide)
- alpha-glucosidase inhibitors (acarbose, miglitol)
- meglitinides (repaglinide)
- meglitinides (예 : repaglinide [Prandin], nateglinide [Starlix])
- incretin modifiers (예 : sitagliptin [Januvia])
- alpha-glucosidase 억제제 (acarbose [Precose] 및 miglitol [Glyset])

약동학

Oral antidiabetic drugs는 위장관을 통해 흡수된 후 혈관을 통해 체내로 분포된다. 일차적으로 간에서 대사되고 대부분 소변으로 배설되며, 일부는 담즙의 형태로 배설된다. glyburide는 소변과 대변으로 균등하게 배설된다. rosiglitazone과 pioglitazone도 소변과 대변으로 모두 배설된다(glyburide 참조).

약역학

Oral antidiabetic drugs는 혈당을 조절하기 위해 췌장 내외부에서 여러 가지 작용을 한다.

췌장 안에서…

췌장기능이 저하된 대상자의 경우, oral antidiabetic drugs는 최소한으로 기능하는 췌장의 베타세포를 자극하여 insulin 분비를 촉진시킨다. sullfonylureas를 투여한 후 몇 주에서 몇 달 안에 췌장의 insulin 분비는 치료 전 수준까지 떨어지지만 혈당 수준이 정상범위를 유지 하는 것으로 보아 췌장 외부에서 작용하는 것으로 추정된다.

췌장을 넘어서!

Oral antidiabetic drugs는 혈당을 조절하고 감소시키기 위해서 췌장 외부에서도 여러 가지 작용을 한다. 간에서 당 생산(당신생, gluconeogenesis)을 감소시키기도 하고, 또한 말초 조직에서 insulin 수용체들의 수를 증가시켜 당 대사 과정을 시작하는 세포와 insulin이 충분히 결합할 수 있도록 한다.

약물의 원형

경구혈당강하제: Glyburide

작용

- 췌장의 베타 세포로부터 인슐린 분비를 자극시키고 간에 의한 당배출을 감소시킨다.
- 췌장외부의 효과로는 인슐린에 대한 말초혈액의 인슐린에 대한 민감성을 증가시키며, 경미한 이뇨작용을 야기시킨다.

적응증

- 제 2형 당뇨병 간호

간호 시 주의사항

- 저혈당, 혈관부종, 혈액학적 이상 등의 부작용을 관찰한다.
- 스트레스 기간동안 인슐린이 필요할 수 있으므로 고혈당을 관찰해야 한다.

> 만약 췌장이 적절한 기능을 하지 못하면 경구 당뇨병 치료제가 일시적으로 insulin 분비를 자극할 수 있어요.

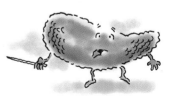

특별한 것을 얻자!

Oral antidiabetic drugs는 특별한 작용을 한다.

- Pioglitazone과 rosiglitazone은 인슐린 감수성(insulin sensitivity)을 향상시킨다.
- Metformin은 간의 당생산과 장의 당흡수를 감소시키고 인슐린 감수성을 향상시킨다.
- Acarbose와 miglitol은 당 흡수를 지연시키는 효소들을 억제시킨다.
- Sitagliptin은 식후 인슐린 수치가 증가하도록 하는 장내 호르몬의 파괴를 늦춘다.

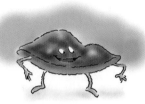

Oral antidiabetic drugs는 당 생산을 감소시키기 위해서 간에서도 작용해요.

약물치료학

Oral antidiabetic drugs는 식이와 운동요법으로 조절되지 않는 제 2형 당뇨병 대상자에게 투여한다. 이 약물들은 췌장의 베타 세포가 작용하지 않는 제1형 당뇨병 대상자에게는 효과가 없다.

콤보라고 부르기

한 가지 약물만으로 반응하지 않는 대상자들에게는 oral antidiabetic drugs와 인슐린을 병용하여 치료한다.

약물 상호작용

Oral antidiabetic drugs가 다른 약물과 상호작용 할 때 위험한 것은 저혈당과 고혈당이다.

저혈당

Sulfonylureas를 알코올, 동화스테로이드(anabolic steroids), chloramphenicol, gemfibrozil, MAO(monoamine oxidase)억제제, salicylates, sulfonamides, fluconazole, cimetidine, warfarin, ranitidine과 병용하면 저혈당이 나타난다. 또한 metformin을 cimetidine, nifedifine, procainamide, ranitidine, vancomycin과 병용할 때도 저혈당이 나타날 수 있다. Metformin을 단독으로 사용하면 저혈당이 나타나는 빈도가 낮은 편이다.

고혈당

Sulfonylurea를 corticosteriods, rifampin, 교감신경흥분제(sympathomimetics), thiazide diuretics와 병용하면 고혈당이 나타날 수 있다. 요오드가 포함된 방사선 조영제와 metformin을 병용하면 급성신부전을 초래할 수 있으므로 방사선 조영제를 정맥투여 해야 하는 대상자에게는 metformin을 사용하지 말아야 한다.

부작용

Oral antidiabetic drugs의 주된 부작용은 저혈당이며, 특히 병용치료를 할 때의 주요 부작용이다. Sulfonylurea에 대한 특정한 부작용은 다음과 같다:

- 오심
- 위팽만감
- 혈액 이상
- 수분정체
- 발진
- 저나트륨혈증
- 광선과민증

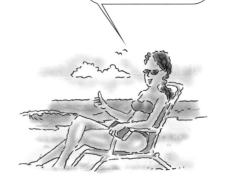

> Sulfonylurea를 복용하는 대상자에게 햇볕은 그리 즐겁지 않을 수 있어요. 광선과민증이 일어날 수 있어요.

Metformin에 대한 부작용은 다음과 같다:

- 금속맛(metallic taste)
- 오심과 구토
- 복부 불편감

Acarbose는 다음 작용들을 일으킬 수 있다:

- 복통
- 설사
- 가스

Thiazolidiones는 다음을 일으킬 수 있다:

- 체중 증가
- 부종(swelling)

간호 과정

경구 당뇨병 치료제를 투여받는 대상자에게 적용하는 간호과정은 다음과 같다.

사정

- 대상자의 혈당을 규칙적으로 사정한다.
- 인슐린 치료에서 경구 혈당약으로 전환하는 대상자는 최소한 매일 식전 세 번 혈당 측정이 필요하다.
- 약물 상호작용과 부작용을 확인한다.
- 약물치료와 기타치료에 대한 대상자의 이행정도를 사정한다.
- 약물 치료에 대한 대상자와 가족의 지식정도를 사정한다.

주요 간호진단

- 고혈당과 관련된 비효율적 건강유지
- 약물로 인한 저혈당과 관련된 손상 위험성

- 약물 치료와 관련된 지식 부족

기대되는 효과

- 혈당수준이 정상 범위로 유지될 것이다.
- 대상자의 손상 위험성이 최소화 될 것이다.
- 대상자와 가족은 약물 치료에 대해 이해하고 있음을 보여 줄 것이다.

중재

- 미세화(micronized) glyburide는 입자가 더 작고 생물학적으로 일반 정제와 다르므로 용량조절이 필요하다.

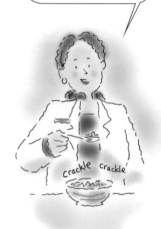

첫 숟가락을 뜰 때, 바로 그때!
Alpha-glucosidase
억제제는
하루 3회 매 식사마다
첫 숟가락을 뜰 때
함께 투여해요.

시간을 잘 지키는 것이 중요

- Sulllfonylurea는 하루 1회 복용일 경우는 아침 식전 30분에 투여하고 하루에 2회 복용일 경우는 아침과 저녁 식전 30분에 투여한다. metformin은 아침과 저녁에 식사와 함께 투여한다. alpha-glucosidase inhibitors는 하루 3회 식사마다 처음 음식을 먹을 때 함께 투여한다.
- Thiazolidineone을 투여하는 대상자는 투여 시작 전에 간 효소수치를 검사하여야 하고, 치료 첫 해 동안은 2달마다, 그 후로도 정기적으로 측정하여야 한다.
- 다른 경구 약으로(chlorpropamide 제외) 전환하는 대상자의 경우는 대부분 전환기간(transition period)이 필요 없다.
- 대부분의 대상자가 하루에 1회 경구 혈당 강하제를 복용하지만, 용량이 많은 대상자는 하루에 2회 복용하는 것이 더 효과적일 수 있다.
- 대상자가 삼킬 수 있다면 저혈당 치료를 위해 탄수화물을 구강 투여하고, 삼킬 수 없다면 글루카곤이나 정맥주사제로 저혈당을 조절한다. 대상자가 깨어나면 복합 탄수화물 스낵을 공급하면서 저혈당의 원인을 파악한다.
- 대상자가 감염이나 열, 수술, 외상 같은 스트레스가 증가된 기간에는 인슐린 치료가 필요할 수 있음을 예상하고, 고혈당에 대해 관찰한다.
- 식이와 운동 같은 지지요법을 잘 이행하고 있는지 확인한다.
- 혈당 측정시간과 방법, 고혈당증과 저혈당의 증상에 대해 교육한다(oral antidiabetic drugs에 대한 교육 참조).

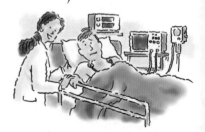

Oral antidiabetic drugs를
복용하는 대상자라도
수술 등과 같은 스트레스 기간
동안에는 인슐린이
필요할 수도 있어요.

평가

- 대상자가 손상을 입지 않는다.
- 대상자는 적절한 수분 상태를 유지한다.
- 치료를 잘 이행하여 정상 혹은 정상에 가까운 혈당수준을 유지한다.
- 대상자와 가족은 약물치료에 대해 이해하고 있음을 보여준다.

Oral antidiabetic drugs

당뇨병치료제가 처방되면 대상자와 가족에게 다음 사항을 교육한다:

- 치료는 완치가 아니라 증상을 경감시키는 것이다.
- 처방한 치료에 따른다; 치료식이, 체중경감, 개인위생, 감염예방법
- 혈당측정 시간과 방법에 대해 익힌다.
- 고혈당과 저혈당의 증상을 인지하고 증상이 있을 때의 대처방법에 대해 학습 한다.

- 임의로 용량을 바꾸지 않는다.
- 부작용을 의사에게 알린다.
- 의사의 허락 없이 한약 등 다른 약물을 복용하지 않는다.
- 치료 동안 알코올 섭취를 금한다.
- 질병 표시카드를 항상 지니고 다닌다.

Glucagon(글루카곤)

Glucagon(혈당을 상승시키는 고혈당제 약물)은 췌장의 랑게르한스섬(islets of Langerhans)의 알파 세포에서 정상적으로 생산되는 호르몬이다(글루카곤이 어떻게 혈당을 상승시키는가? 참조).

약동학

글루카곤은 피하, 근육, 정맥 투여 후에 신속하게 흡수된다. Glucagon의 일차적인 효과는 간에서 처음으로 나타나지만 신체 전체로 분포된다.

여기, 저기, 거의 모든 곳에서

Glucagon은 간, 신장, 혈장, 원형질막의 조직 수용체에 의해 광범위하게 분포되고 간과 신장을 통해 배설된다.

약역학

Glucagon은 다음을 통해 당 생산율을 조절한다:

- 글라이코겐 분해(glycogenolysis): 간에 의해 글라이코겐을 글루코즈로 변환
- 포도당신생(gluconeogenesis): 자유 지방산과 단백질로부터 포도당을 형성
- 지방분해(lipolysis): 포도당으로의 변환을 위해 지방조직이 지방산을 유리

약물치료학

Glucagon은 심한 저혈당의 응급치료에 사용된다. 또한 위장관의 방사선 검사 동안에 위장관 운동성을 감소시키기 위해서 사용된다.

약물 상호작용

Glucagon은 유일하게 경구 항응고제와 역으로 작용하여 출혈경향을 증가시킨다.

알기쉬운 약물기전

Glucagon이 어떻게 혈당을 상승시키는가?

글라이코겐(glycogen)이 적절히 저장된다면 glucagon은 심한 저혈당 상태의 대상자의 혈당을 상승시킬 수 있다. 다음을 살펴보면 쉽게 알 수 있다.

- Glucagon은 간세포의 adenylate cyclase의 형성을 자극한다.
- Adenylate cyclase는 adenosine triphosphate(ATP)를 cyclic adenosine monophosphate(cAMP)로 전환시킨다.
- Cyclic adenosine monophosphate(cAMP)는 활성인산화 당 분자(active phosphorylated glucose molecule)를 형성시키는 반응계가 시작되도록 한다.

- 이런 인산화 형태에서의 큰 당 분자들은 세포막을 통과할 수 없다.
- 글라이코겐 분해(glycogenolysis)를 통해 간은 인산화 그룹을 제거하고 당이 혈관으로 들어가도록 하여 단기간 에너지가 필요한 동안 혈당을 상승시킨다.

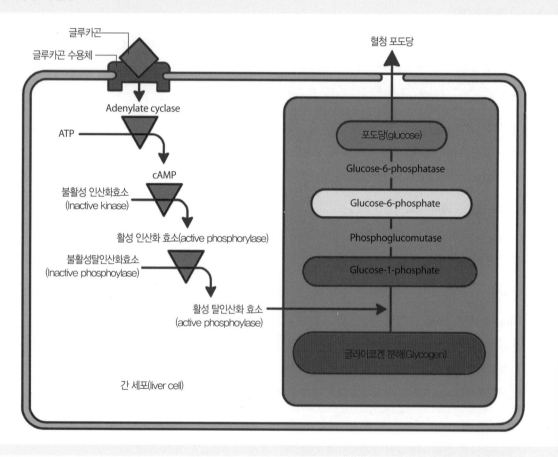

부작용

Glucagon의 부작용은 거의 없다.

간호 과정

Glucagon을 투여받는 대상자에게 적용하는 간호과정은 다음과 같다.

사정

- 혈당을 주기적으로 사정한다. 스트레스가 증가된 기간(감염, 열, 수술 동안에 더 자주 확인한다.
- 부작용과 약물 상호작용을 사정한다.
- 만약 구토가 있다면 탈수 여부를 확인한다.
- 약물 치료에 대한 대상자와 가족의 지식을 사정한다.

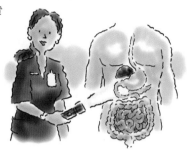

Glucagon은 소화관 방사선 검사동안 소화기 운동을 감소시키기 위해 사용해요. 얼마나 잘 보이는지요!

주요 간호진단

- 고혈당과 관련된 비효율적 건강유지
- 저혈당과 관련된 손상위험성
- 약물 치료와 관련된 지식 부족

기대되는 효과

- 혈당수준이 정상 범위로 유지될 것이다.
- 대상자의 손상 위험성이 최소화 될 것이다.
- 대상자와 가족은 약물 치료에 대해 이해하고 있음을 보여 줄 것이다.

중재

- 근육주사나 피하주사를 하기 위해서는 1unit에 1cc 희석하고 10unit에는 10cc 희석하여 사용한다.
- 식염수로 희석하면 침전을 형성하므로 포도당 용액과 혼합하여 정맥으로 직접 투여하거나 2분~5분에 걸쳐 주입한다.
- 기면상태(lethargic) 대상자는 가능한 한 빨리 깨어날 수 있도록 해야 하며 2차적 저혈당증을 예방하기 위하여 경구로 탄수화물을 공급하고 나서 저혈당의 원인을 파악한다.
- Glucagon을 사용한 대상자가 저혈당이 있으면 의사에게 알린다.
- 만약 대상자가 glucagon에 반응하지 않는다면 응급 중재를 위한 준비를 한다. 불안정하고 저혈당에 빠진 당뇨병 대상자는 glucagon에 반응하지 않을 수도 있으므로 50% 포도당을 정맥으로 투여 한다.
- 오심, 구토로 1시간 동안 경구섭취가 어려운 대상자라면 의사에게 알린다.

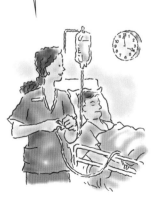

Glucagon을 2~5분에 걸쳐 정맥주입 해요.

평가

- 대상자의 혈당수준이 정상이다.
- 대상자는 적절한 수분상태를 유지한다.
- 대상자와 가족은 약물치료에 대해 이해하고 있음을 보여준다.

갑상선과 항갑상선 약물 Thyroid and antithyroid drugs

갑상선 약물과 항갑상선 약물은 갑상선 호르몬 부족(갑상선기능저하증, hypothy-roidism)과 갑상선 호르몬 과다(갑상선기능항진증, hyperthyroidism)를 교정한다.

Thyroid drugs(갑상선 약물)

동갑상선 약물은 천연 또는 합성 호르몬으로, triiodothyronine(T3)이나 thyroxine(T4) 혹은 둘 모두를 포함할 수 있다.

천연 갑상선 호르몬

천연 갑상선 호르몬은 동물의 갑상선으로부터 만들어지고 다음과 같다:

- Thyroid USP(건조된): T3, T4 포함
- Thyroglobulin: T3, T4 포함

나트륨에서 합성한 것

합성 갑상선 약물은 호르몬의 L이성질체(L-isomers)의 나트륨염이며 다음과 같다:

- Levothyroxine sodium: T4 포함
- Liothyronine sodium: T3 포함
- Liotrix: T3, T4 포함

약동학

갑상선 호르몬은 위장관에서 다양하게 흡수되고 혈장으로 분포되며 혈청 단백질과 결합한다. 탈요오드화(deiodination)를 통해 우선적으로 간에서 대사되고 대변으로 배설된다.

약역학

주요한 약리학적 효과는 체내 조직의 대사율을 증가시킨다. 갑상선 호르몬은 단백질과 탄수화물 대사에 작용하고, 단백질 합성을 촉진시킨다. 또한 포도당신생(glu-coneogenesis)을 증진시키고, 저장된 글라이코겐의 이용을 증가시킨다.

심장에 작용

갑상선 호르몬은 심박동수와 심박출량(1분마다 펌프되는 혈액량)을 증가시킨다. 또한 심장의 카테콜라민에 대한 민감성을 증가시키고 심장의 베타 아드레날린 (β-adrenergic) 수용체의 수를 증가시킨다(심장에서 β-수용체가 자극되면 심박 동수와 수축력이 증가된다).

혈류량 증가

갑상선 호르몬은 갑상선 기능저하증 대상자의 신장으로 가는 혈류를 증가시 켜 사구체 여과율(신장을 통해 여과되는 혈장의 양)을 높여 이뇨를 촉진시킨다 (levothyroxine 참조).

약물치료학

갑상선 약물은 다음과 같은 상황에서 대체물 또는 대체 호르몬으로 사용한다:

- 갑상선기능저하증(hypothyroidism)을 치료하기 위해서
- 갑상선종 형성(goiter formation, 갑상선이 커지는)을 예방하고 갑상선기 능저하증 예방을 위해 항갑상선 약물과 병용
- 진단기간 동안 일차적, 이차적 갑상선기능저하증의 구별을 위해
- 유두상(papillary)이나 여포상(follicular) 갑상선암의 치료를 위해

성공적 선택

Levothyroxine은 갑상선 호르몬 보충과 갑상선자극 호르몬(TSH) 억제 치료에 우선적으로 선택되는 약물이다.

약물 상호작용

갑상선 약물은 여러 일반 약물과 상호 작용한다:

- 경구 항응고제의 효과를 증가시켜 출혈경향을 증가시킨다.
- Cholestyramine과 colestipol은 갑상선 호르몬의 흡수를 감소시킨다.
- Phenytoin은 T4의 혈장 결합위치를 변경시켜 일시적으로 유리 티록신(free thyroxine) 수치를 증가시킨다.
- Digoxin과 함께 투여 시 혈청 digoxin 농도를 감소시켜 심부전이나 부정맥의 위험성을 높일 수 있다.
- Carbamazepine, phenytoin, phenobarbital, rifampin은 갑상선 호르몬의 대사를 증가시켜 효과를 감소시킨다.
- 갑상선 약물과 theophylline을 병용 투여하면 theophylline의 혈청 농도가 증 가할 수 있다.

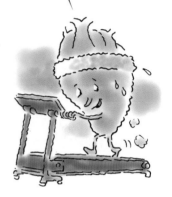

생산성 향상에 대해서 말씀드릴께요. 갑상선 호르몬은 체내 조직의 대사율을 증가시킬 뿐만 아니라 박동수와 박출량을 증가시켜요.

약물의 원형

갑상선 호르몬: Levothyroxine

작용

- 세포의 산화작용을 가속화 시킴으로써 모든 체내 조직 의 대사를 촉진시킨다.

적응증

- 크레틴병(cretinism)
- 점액 수종혼수 (myxedema coma)
- 갑상선 호르몬 보충

간호 시 주의사항

- 신경과민, 불면, 진전, 빈맥, 심계항진, 협심증, 부정맥, 심박동정지와 같은 부작용 을 관찰한다.
- 노인과 심혈관 질환이 있는 대상자에게는 특히 주의를 기울여 투여한다.

부작용

위장관 부작용

위장관의 부작용은 설사, 복부 경련, 체중감소, 식욕 증가 등이 있다.

심장 부작용

심혈관계에서 부작용은 심계항진, 발한, 심박동 증가, 혈압 상승, 협심증, 부정맥 등이 있다.

일반적 부작용

- 두통
- 진전
- 불면
- 신경과민
- 발열
- 열못견딤증(heat intolerance)
- 불규칙한 월경

간호과정

갑상선 약물을 투여받는 대상자에게 적용하는 간호과정은 다음과 같다.

사정

- 대상자의 갑상선 기능 결과를 정기적으로 사정한다.
- 대상자의 치료 전 상태를 사정하고 정기적인 간격으로 재사정한다. T_4는 24시간 내에 정상수준에 도달하며, T_3는 3일 안에 3배 정도 상승한다.
- 부작용과 약물 상호작용을 확인한다.
- 갑상선 호르몬 투여를 받는 관상동맥 질대상자는 관상동맥 기능부전이 나타나는지 관찰한다.
- 맥박과 혈압을 감시한다.
- 설사, 열, 불안, 생기 없음, 심박동수 증가, 구토, 쇠약과 같은 갑상선 독성이나 과용량으로 인한 증상의 발생여부를 확인한다.
- PT와 INR을 감시한다. 항응고제를 복용하는 대상자가 갑상선 약물을 복용할 경우에는 항응고제의 감량이 필요할 수 있다.
- 약물 치료에 대한 대상자와 가족의 지식을 사정한다.

주요 간호진단

- 갑상선기능저하증과 관련된 비효율적 건강유지
- 약물로 인한 부작용과 관련된 손상 위험성
- 약물 치료와 관련된 지식 부족

기대되는 효과

- 갑상선 수준이 정상 범위 안에 있을 것이다.
- 대상자의 손상 위험성이 최소화될 것이다.
- 대상자와 가족은 약물 치료에 대해 이해하고 있음을 보여줄 것이다.

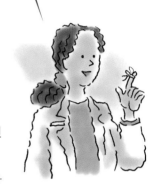

잊지마세요!
대상자는 갑상선 약물 부작용
과 관련된 손상 위험성에
처해 있어요.

중재

- 갑상선 호르몬 용량은 매우 다양하다. 최소한의 용량으로 시작하여 정상 갑상선 수준(euthyroid)에 이를 때까지 용량을 높여가면서 조절한다.
- Levothyroxin에서 liothyroxine으로 바꿀 때는 levothyroxin 투약을 중단한 후 liothyroxine을 시작한다. levothyroxin의 잔여효과 때문에 용량이 높을 수도 있다. liothyroxine에서 levothyroxin으로 바꿀 때는 증상의 재발을 피하기 위해 liothyroxine을 중단하기 수일 전부터 levothyroxin을 시작한다.
- 매일 아침 같은 시간에 갑상선 호르몬을 투여하여 불면증을 예방한다.
- 갑상선 약물은 마이크로그램(mcg)이나 밀리그램(mg)으로 제공된다. 용량 단위를 혼동하지 않는다.
- 갑상선 호르몬은 갑상선 기능 검사 결과에 변화를 주므로 방사선 요오드 흡수 검사가 필요한 대상자는 검사 4주 전에 levothyroxin 투여를 중단한다.
- 항응고제와 갑상선 호르몬을 함께 투여할 경우 항응고제 용량 감량이 필요하다.
- 대상자가 당뇨병을 앓고 있다면 갑상선 호르몬 요법을 시작할 때 항당뇨병 제제의 투약이 필요할 수 있다.
- 치료는 삶을 위한 것이므로 대상자에게 약물을 갑자기 멈추지 말도록 설명한다.

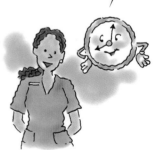

갑상선 호르몬은
불면을 유발하므로
가급적이면 아침에,
매일 같은 시간에
투여해 주세요.

평가

- 대상자의 갑상선 호르몬 수준이 정상이다.
- 대상자는 부작용으로 인한 손상을 입지 않는다.
- 대상자는 정상 갑상선 호르몬 수준을 유지하고 치료에 협조한다.

항갑상선 약물 Antithyroid drugs

항갑상선 약물 혹은 갑상선길항제(thyroid antagonists)로 작용하는 약물로서 갑상선기능항진증(hyperthyroidism, thyrotoxicosis)에 사용하는 약물은 다음과 같다:

- Thioamides: propylthiouracil, methimazole
- Iodides: 안정성 요오드(stable iodine), 방사성 요오드(radioactive iodine)

약동학

Thioamides와 iodides는 위장관을 통해 흡수되어 갑상선에 농축되고 접합(conjugation)에 의해 대사되고 소변으로 배설된다.

약역학

갑상선기능항진증을 치료하기 위해 사용하는 약물은 다양한 방법으로 작용한다.

합성 중지

Thioamides는 요오드가 티록신과 결합하는 능력을 차단하여 갑상선 호르몬 합성을 막는다.

요오드에 의한 억제

안정성 요오드는 Wolff Chaikoff 효과를 통해 호르몬 합성을 억제시킨다. 그리고 과도한 요오드는 갑상선 호르몬의 형성과 방출(release)을 감소시킨다.

방사선에 의한 감소

방사성 요오드는 급성 방사성 갑상선염(acute radiation thyroiditis, 갑상선의 감염)과 만성 점진적 갑상선 위축(chronic gradual thyroid atrophy)을 유도하여 갑상선 조직을 파괴함으로써 호르몬 분비를 감소시킨다. 급성 방사성 갑상선염은 대부분 방사성 요오드를 투여한지 3일~10일 사이에 발생한다. 만성 갑상선 위축은 수 년 후에 나타날 수 있다.

약물치료학

항갑상선 약물은 주로 갑상선기능항진증, 특히 Graves' disease(자가면역에 의한 갑상선기능항진증)을 치료하는데 사용된다.

Thioamides

Propylthiouracil은 혈청 T_3수치를 methimazole보다 더 빨리 감소 시켜 대부분 중증 갑상선기능항진증의 빠른 개선을 위해 사용된다.

임산부에게는 좋아!

Propylthiouracil은 임신 1기에 선호되는 약제이다. Methimazole은 임신 2기와 3기에서 사용되는데, methimazole에 대해 보고된 몇몇 부작용이 있다. 이들은 모두 임산부에게 category D에 속하는 약제들이다.

Propylthiouracil과 methimazole은 모유에 분포한다. 이 약을 복용하는 대상자들은 의사와 상의해서 개별적으로 결정해야 한다.

하루에 한번

Methimazole은 더 긴 시간동안 갑상선 호르몬 형성을 차단하기 때문에 경증에서 중등도의 갑상선기능항진증 대상자에게 하루에 한 번 투여하는 것이 적합하다. 병이 진정되기 전까지 12개월 ~ 24개월까지 복용할 수 있다.

Iodides

갑상선기능항진증의 치료를 위해 갑상선을 수술로 제거하거나 방사선으로 파괴시킬 수 있다. 수술 전에 안정성 요오드를 사용하는 이유는 갑상선 내의 혈관 분포를 줄여서 외과적 제거를 용이하도록 하기 위함이다. 안정성 요오드는 방사성 요오드 치료 후에 방사선이 효과를 내는 동안 갑상선 기능 항진증의 증상 조절을 위해 사용되기도 한다.

약물 상호작용

요오드제제는 갑상성기능항진증을 일으키는 리튬과 상승작용을 할 수 있다. 항갑상선 약물과의 다른 상호작용은 임상적으로 중요하지 않다.

부작용

Thioamide 치료에 대한 대부분의 심각한 부작용은 과립구 감소증이다. 과민반응도 나타날 수 있다.

요오드제는 입안에 불쾌한 놋쇠맛, 화끈거리는 감각, 침 증가, 이하선에 통증을 동반한 부종을 일으킬 수 있다.

드물지만 알아야 할 것

드물지만 요오드를 정맥투여하면 급성 과민반응을 일으킬 수 있다. 방사성 요오드도 드물지만 투약 후 3일~14일 사이에 급성 반응을 일으킬 수 있다.

간호과정

항갑상선 약물을 투여받는 대상자에게 적용하는 간호과정은 다음과 같다.

사정

- 치료 전에 대상자의 상태와 갑상선 기능을 사정하고 정기적으로 재사정 한다.
- 갑상선 기능 정상상태는 propylthiouracil으로 치료한 지 3~12 주가 지나야 도달 할 수 있다.
- 부작용과 약물 상호작용을 사정한다.
- 갑상선기능저하증의 징후(우울, 한랭 못 견딤증(cold intolerance), 힘들어함, 비함요 부종(nonpitting edema))을 관찰한다; 의사의 처방에 따라 용량을 조절한다.
- 백혈구 감소증, 혈소판 감소증, 과립구 감소증이 발생할 수 있으므로 CBC를 감시한다.
- 위장관계 부작용이 발생하면 대상자의 수분 상태를 관찰한다.
- 약물 치료에 대한 대상자와 가족의 지식정도를 사정한다.

주요 간호진단

- 갑상선 상태와 관련된 비효율적 건강유지
- 약물로 인한 부작용과 관련된 손상위험성
- 약물 치료와 관련된 지식 부족

기대되는 효과

- 갑상선 수준이 정상 범위 안에 있을 것이다.
- 대상자의 손상위험성이 최소화될 것이다.
- 대상자와 가족은 약물 치료에 대해 이해하고 있음을 보여줄 것이다.

대상자 교육

갑상선 약물과 항갑상선 약물

갑상선 약물이나 항갑상선 약물이 처방되면 대상자와 가족에게 다음 사항을 교육한다:
- 처방된 약을 정확하게 복용한다. 일정한 호르몬 수준을 유지하고, 불면증 예방을 위해 아침 식전 매일 같은 시간에 복용한다.
- 갑상선 호르몬 과다 복용의 증상과 징후(흉통, 심계항진, 발한, 신경과민)나 심혈관계 증상(흉통, 호흡곤란, 빈맥)이 악화되면 즉시 의사에게 알린다.
- 항갑상선 약물을 복용한 후 피부 발진(과민증의 징후), 발열, 인후통, 구내염(과립구 감소증의 초기 징후)이 나타나면 알린다.
- 항갑상선 약물을 복용한 경우, 요오드화 염(iodized salt)과 조개류 섭취에 대해 의사와 상의하여 가능한 요오드 독성을 피하도록 한다.

- 약물로 인한 증상이 호전되고 상태가 유지되어도 약물을 변경해서는 안된다.
- 아동은 치료초기 몇 달 동안 머리카락이 빠질 수 있으나 일시적인 부작용이다.
- 비정상적인 출혈이나 멍이 나타나면 의료진에게 알린다.
- 추후 진료 예약을 지키고 갑상선 호르몬 검사를 정기적으로 받는다.
- 일반의약품, 다른 약물, 약초 등은 의료진과 상의 없이 복용해서는 안된다.

- Propylthiouracil은 반감기가 짧기 때문에 하루에 여러 번 투여한다. Methimazole은 대개 하루에 한 번 투여한다.
- Propylthiouracil을 복용하는 대상자는 인후통 또는 발열을 사정한다.
- 요오드 용액의 강한 맛을 희석하기 위해 대상자에게 과일 주스를 제공한다.
- 심한 발진이나 경부 림프절 비대가 나타나면 약물을 중단하고 의사에게 알린다.

평가
- 대상자의 갑상선 호르몬 수치가 정상이다.
- 대상자가 부작용으로 인한 손상을 입지 않는다.
- 대상자는 정상 갑상선 호르몬 수준을 유지하고 치료과정에 협조한다.
  (갑상선, 항갑상선 약물에 대한 교육 참조)

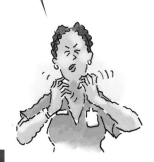

만약 심한 발진,
임파선 비대가 발견되면
즉시 약을 중단하고
의사에게 알리세요.

뇌하수체 약물 Pituitary drugs

뇌하수체 약물은 천연 호르몬이거나 뇌하수체에 의해 생산되는 호르몬과 유사한 합성 호르몬이다. 뇌하수체 약물은 두 그룹으로 구성된다.
- Anterior pituitary drugs : 진단적, 치료적으로 갑상선, 부신, 난소, 정소 같은 다른 내분비 기능을 통제하기 위해서 사용된다.
- Posterior pituitary drugs : 특별한 상황에서 체액량을 조절하고 평활근 수축을 자극하기 위해 사용된다.

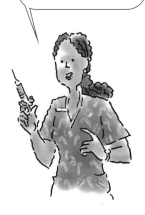

Anterior pituitary drugs은
내분비선의 기능을 통제하고,
Posterior pituitary drugs은
체액양을 조절하고
평활근 수축을 자극합니다.

Anterior pituitary drugs(뇌하수체 전엽 약물)

뇌하수체 전엽에서 생성된 단백질 호르몬은 다른 내분비선의 활동을 자극하여 성장, 발달 및 성적인 특징을 조절한다.
- 부신피질자극호르몬제(adrenocorticotropics)：corticotropin, corticotropin, repository, cosyntropin
- Somatrem, somatropin, 성장호르몬(growth hormone)
- 성선자극호르몬제(gonadotropics)：융모성선자극호르몬(chorionic gonadotropin), menotropin
- 갑상선자극호르몬제(thyrotropics)：갑상선자극호르몬(thyroid stimulating hormone, TSH), Thyrotropin alfa, protirelin

약동학

Anterior pituitary drugs은 위장관에서 파괴되기 때문에 경구로 투여되지 않는다. 이 호르몬들 중 일부는 국소적으로 투여될 수 있으나 대부분 정맥으로 투여한다.

때로는 자연 유래물보다 더 천천히

천연 호르몬은 일반적으로 빠르게 흡수, 분포, 대사된다. 그러나 유사 호르몬은 흡수, 분포, 대사가 느리다. 뇌하수체 전엽 호르몬은 간과 신장 수용체에서 대사되고, 소변으로 배설된다.

약역학

Anterior pituitary drugs은 인체의 성장과 발달에 깊은 영향을 미친다. 시상하부는 뇌하수체의 분비를 통제하고, 뇌하수체는 다른 분비선의 분비와 기능을 조절하는 호르몬을 분비한다.

생산 관리자

혈액 내의 호르몬의 농도는 호르몬 생산속도를 결정한다. 호르몬 농도가 증가하면 호르몬 생산이 억제되고, 호르몬 농도가 감소되면 생산과 분비가 촉진된다. 그래서 anterior pituitary drugs은 체내 호르몬 농도를 증가시키거나 감소시킴으로써 호르몬 생산을 통제한다.

> Chorionic gonadotropin과 menotropin은 여성에게 불임 치료동안 배란을 유도하기 위해 사용해요.

약물치료학

Anterior pituitary drugs은 진단적, 치료적 목적으로 사용되며 임상적 적응증은 다음과 같다:

- Corticotropin과 cosyntropin은 진단적으로 일차성 부신피질부전과 이차성 부신피질부전을 구별하기 위하여 사용한다.

- Corticotropin은 알레르기 반응에서 항염증제로 사용되며 다발성 경화증(multiple sclerosis)의 증상 악화를 경감시킬 수 있다.

- Somatrem은 뇌하수체 왜소발육증(pituitary dwarfism)을 치료하기 위해서 사용한다.

- 남자에게 chorionic gonadotropin은 테스토스테론 생산을 증가시키고, 성선 기능저하증(hypogonadism)을 치료하며, 잠복고환의 치료에 사용한다.

- 여자에게 chorionic gonadotropin과 menotropin은 불임 치료동안 배란을 유도하기 위해 사용한다.

- Thyrotropin 알파는 갑상선암을 치료하는데 사용되는 합성 갑상선 자극 호르몬이다.

약물 상호작용

Anterior pituitary drugs은 여러 가지 다른 유형의 약물들과 상호작용 한다:

- Corticotropin을 복용하는 대상자에게 예방접종을 하면 신경학적 합병증의 위험을 증가시키고 항체 형성이 감소된다.

- 아스피린과 비 스테로이드성 항염증제(NSAIDs)는 위궤양의 가능성을 증가시킨다.
- Corticotropin과 함께 이뇨제를 투여하면 칼륨 손실을 증가시킨다.
- Barbiturates, phenytoin, rifampin은 corticotropin의 대사를 증가시키고 효과를 감소시킨다.
- Estrogen은 corticotropin의 효과를 증가시킨다.
- Cosyntropin과 함께 estrogen, amphetamine, lithium을 복용하면 부신기능 검사 결과를 변화시킬 수 있다.
- Somatrem과 amphetamine, androgen을 함께 복용하면 연골뼈 성장판(epiphyseal)이 닫힐 수 있다.
- Comatrem과 corticosteroid를 함께 사용하면 somatrem의 성장 증진 작용이 억제된다.
- Corticotropin 투여 시 인슐린과 경구 당뇨병 치료제의 투여량이 증가할 수 있다.

부작용

뇌하수체 약물의 주요 부작용은 과민반응이다. 장기간 corticotropin을 사용하면 쿠싱 증후군(Cushing's syndrome)이 나타날 수 있다.

간호과정

Anterior pituitary drugs을 투여받는 대상자들에게 적용되는 간호과정은 다음과 같다.

사정

- 치료 전에 대상자의 상태를 사정하고 주기적으로 재사정 한다.
- 치료 전, 후 주기적으로 아동의 성장을 사정한다. 환아의 키, 혈액검사 결과를 확인하고, 필요하면 방사선 검사를 시행한다.
- Corticotropin 치료를 시작하기 전에 과민반응, 알레르기 반응, 부신반응을 확인한다.
- 부작용과 약물 상호작용을 사정한다.
- 효과가 나타날 때까지 체중 변화, 수분상태 변화, 휴식시 혈압을 기록한다.
- Corticotropin으로 치료 받은 산모의 신생아일 경우 부신기능저하증(hypoadrenalism)의 징후를 사정한다.
- 대상자의 스트레스정도를 사정한다.
- Somatrem을 투여받고 있을 때는 당내성, 고혈당증, 갑상선기증저하증이 나타나는지 확인하며, 주기적으로 갑상선 기능 검사가 필요하다.

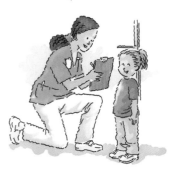

Anterior pituitary drugs로 치료받는 아이들은 정기적으로 성장을 평가받아야 해요.

- 진단적 검사, 처방된 약물 치료에 대한 대상자와 가족의 지식정도를 사정한다.

주요 간호진단

- 전반적인 건강상태와 관련된 비효율적 보호
- 약물로 인한 부작용과 관련된 손상 위험성
- 약물 검사나 치료와 관련된 지식 부족

기대되는 효과

- 대상자의 전반적인 건강상태가 증진될 것이다.
- 대상자의 손상 위험성이 최소화될 것이다.
- 대상자와 가족은 진단적 검사와 약물 치료에 대해 이해하고 있음을 보여줄 것이다.

중재

- 처방된 약을 투여하고 효과를 관찰한다.
- Corticotropin을 정맥투여할 경우 5%포도당 용액 500cc에 용해하여 8시간 이상 동안 주입한다.
- Corticotropin gel을 투약할 경우 실온 정도로 데운 후 굵은 바늘이 있는 주사기로 약물을 꺼낸 후 21~22G 바늘로 바꾼 다음 천천히 근육주사 한다. 근육주사시 통증이 있을 수 있음을 미리 말한다.
- 희석한 용해액은 냉장보관하고 24시간 내에 사용한다.
- 저나트륨, 고칼륨 식이로 부종을 예방하고 고단백 식이 섭취로 질소 손실(nitrogen loss)을 보충하며 corticotropin 용량감소와 진정제의 사용으로 정신병적 변화를 극복해야 한다.
- 대상자에게 corticotropin 치료가 중요하다고 강조한다. 스트레스 상황이 되면 속효성 corticosteroid를 사용할 수 있다. 가능한 부신피질 기능부전을 최소화시키면서 최소효과를 유지하는 용량이 될 때까지 corticotropin을 점진적으로 감량한다. 약물을 중단한 후 즉시 외상, 수술, 심하게 아픔 등과 같은 스트레스 상황이 유발되면 다시 약물 치료를 시작한다.

평가

- 약물 치료로 전반적인 건강상태가 회복된다.
- 약물 부작용의 결과로 인한 손상을 경험하지 않는다.
- 대상자와 가족은 진단적 검사와 약물 치료에 대해 이해하고 있음을 보여준다.

Posterior pituitary drugs(뇌하수체 후엽 약물)

뇌하수체 후엽 호르몬은 시상하부에서 합성되고 뇌하수체 후엽에 저장된 후 혈액으로 분비된다. Posterior pituitary drugs(뇌하수체 후엽 약물)은 다음과 같다:

- 모든 형태의 항이뇨호르몬(antidiuretic hormone, ADH): desmopression acetate, vasopressin
- 자궁 수축 약물: oxytocin

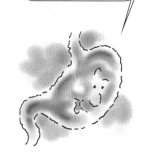

위장관계 효소가 단백질인 호르몬을 파괴하기 때문에 뇌하수체후엽 약물은 경구로 투여하지 않아요.

약동학

위장관 효소에 의해 단백질 호르몬이 파괴될 수 있으므로 posterior pituitary drugs은 경구투여하지 않고 정맥이나 비강내 스프레이 형태로 투여한다.

움직이는 ADH

ADH는 세포외액을 통해 분포되고 단백질과 결합하지 않는다. 대부분의 약물은 간과 신장에서 빠르게 대사되고 소변으로 배출된다.

비강 투여하면 더 느리게 혹은 더 빠르게

다른 천연호르몬처럼 oxytocin은 빠르게 흡수, 분포, 대사되지만 비강으로 투약하면 흡수가 일정하지 않다.

약역학

뇌하수체 후엽 호르몬은 신경계의 통제하에 다음과 같은 영향을 미친다:

- 자궁, 방광, 위장관의 평활근 수축
- 신장의 수분 재흡수를 통한 체액 균형
- 동맥벽 근육 자극을 통한 혈압 조절

상승 경향으로

ADH는 cAMP(cyclic adenosine monophosphate)를 증가시켜 신세뇨관 상피세포층의 투과성을 증가시키고 수분의 재흡수를 촉진시킨다. 고용량의 ADH는 혈관 수축을 자극하여 혈압을 상승시킨다.

감소 그리고 증가

Desmopressin은 이뇨작용을 감소시키고 응고인자 VIII(항혈우병인자)의 혈청수치를 증가시킴으로서 혈액응고를 증진시킨다.

산모의 작은 도우미

Oxytocin은 임산부의 자궁세포벽의 나트륨이온 투과성을 증가시켜 자궁 수축을 촉진시킨다. 또한 유선을 통한 젖분비를 촉진시킨다.

약물치료학

ADH는 신경인성 요붕증(neurogenic diabetes inspidus, ADH 합성과 방출을 방해하는 뇌 조직의 손상이나 상해로 유발된 소변의 과다 손실)을 가진 대상자의 호르몬 대체 치료로 처방된다. 그러나 신성 요붕증(nephrogenic diabetes inspidus, ADH에 대한 신세뇨관 저항으로 유발)의 치료에는 효과적이지 못하다.

장기간의 ADH 치료, 단기간의 ADH 치료

ADH 투여는 두부 손상이나 수술 후 일시적인 요붕증을 가진 대상자에게는 단기간 사용하지만 특발성 호르몬 부족이 있는 대상자에게는 평생 동안 투여해야 한다.

Desmopressin

Desmopressin은 만성 ADH 결핍에 선택되는 약물이며 또한 일차적 야뇨증에 투여한다. 비강내 투여 시 작용기간이 길며 상대적으로 부작용이 적다.

Vasopressin

단기간 치료에 사용되는 vasopressin은 혈관긴장도 부족으로 인한 저혈압 대상자에서 혈압을 상승시킨다. 수술 후 가스의 팽창을 덜어준다. 또한 신경외과나 두부 손상과 관련된 ADH결핍으로 인한 일시적인 다뇨증 치료를 위해 사용하기도 한다.

Oxytocin

Oxytocin은 다음과 같은 목적으로 사용한다.

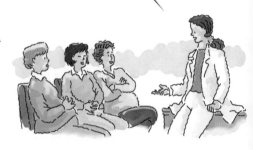

Oxytocin은 어떤 특정 상황에서 분만을 유도하기 위해서나 강화시키기 위해서 사용해요.

- 분만 유도와 불완전 유산의 치료
- 자간전증(preeclampsia), 자간증(eclampsia), 조기양수 파열의 치료
- 분만 후 자궁 이완과 출혈 조절
- 분만 후 자궁 수축 촉진
- 젖분비 자극

힘든 일이다

Oxytocin이 분만을 유도하고 강화하기 위해 사용되는 경우는 다음과 같다:

- 산모의 골반이 적절할 때
- 자연분만이 가능할 때
- 태아가 성숙했을 때
- 태아의 위치가 좋을 때
- 경험이 많은 의료진과 집중치료 장비의 이용이 가능할 때

약물 상호작용

여러 가지 약물이 posterior pituitary drugs과 상호작용할 수 있다:

- 알코올, demeclocycline, lithium은 desmopressin, vasopressin의 ADH 기능을 감소시킬 수 있다.
- Chlorpropamide, carbamazepine, cyclophosphamide는 ADH의 활동을 증가시킨다.
- Barbiturate나 cyclopropane 마취제를 ADH와 함께 사용하면 상승효과로 인해 관상동맥 기능부전이나 부정맥이 발생할 수 있다.
- Cyclophosphamide는 oxytocin의 효과를 증가시킨다.
- 혈관확장제(마취제, ephedrine, methoxamine)와 oxytocin을 함께 사용하면 고혈압 위기나 산후 대뇌혈관 파열 위험성이 증가된다.

부작용

과민반응은 뇌하수체후엽 약물의 가장 흔한 부작용이다. 천연 ADH로 아나필락시스가 발생할 수 있으며 다음과 같은 부작용을 유발한다:

- 귀의 공명(ringing in the ears)
- 불안
- 저나트륨혈증
- 단백뇨
- 자간증 발작(eclamptic attacks)
- 수분 중독(water intoxication)
- 동공 확대
- 일시적 부종

합성 ADH는 부작용이 드물다.

합성 oxytocin의 부작용

합성 oxytocin은 임산부에게 다음과 같은 부작용을 일으킬 수 있다:

- 분만 후 출혈
- 위장관 장애
- 발한
- 두통
- 어지러움
- 공명
- 심한 수분중독

간호과정

뇌하수체 후엽 호르몬제를 투여받는 대상자에게 적용하는 간호과정은 다음과 같다.

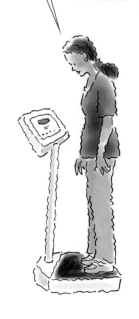

Posterior pituitary drugs을 복용하는 대상자에서는 과민반응 부작용을 주의깊게 살펴봐 해요.

사정

- 치료 전에 대상자의 과거력을 사정한다.
- 약물 부작용과 상호작용에 대하여 확인한다.
- 대상자와 가족의 약물치료에 대한 지식정도를 사정한다.

주요 간호진단

- 건강상태와 관련된 체액 부족
- 약물로 인한 부작용과 관련된 손상 위험성
- 약물 치료와 관련된 지식 부족

기대되는 효과

- 적절한 체액이 유지되는지를 활력징후와 소변 배출량으로 확인할 수 있을 것이다.
- 대상자의 손상 위험성이 최소화될 것이다.
- 대상자와 가족은 진단적 검사와 약물 치료에 대해 이해하고 있음을 보여줄 것이다.

중재

- 의사의 지시에 따라 약물을 복용하고 효과를 관찰한다.
- 대상자의 수분섭취와 배설, 혈청과 소변의 삼투질 농도, 요비중을 감시하여 ADH의 효과를 사정한다.
- ADH 약물을 투여할 경우 고혈압과 수분중독에 대해 세심한 관찰이 필요하다. 수분중독으로 인해 발작, 혼수, 사망이 발생할 수 있다. 혈압이 상승하거나 약물에 대한 반응이 떨어지면 저혈압이 나타나는지 관찰한다. 대상자의 체중을 매일 측정한다.
- Vasopressin을 주사한 후에 장내 가스배출을 촉진시키기 위해 직장 내 튜브를 삽입한다.
- Desmopressin은 von Willebrand's disease나 응고인자 Ⅷ 수치가 0%~5% 인 혈우병 A에서는 투여하지 않는다.
- 요붕증 치료를 위해 desmopressin을 투여한 경우 대상자의 수분 섭취 배설량에 따라 용량이나 간격을 조정한다. 오전과 오후 용량은 수분 교환의 적절한 주간 리듬에 따라 개별적으로 조정된다.
- Oxytocin은 지속적 정맥 주입으로 투여한다.
- Oxytocin 투여시 자궁 수축, 심박동, 혈압, 자궁내압, 태아 심박동 및 매 15분마다 혈액 손실량을 관찰하여 기록하고 수분 섭취 배설량을 확인한다. 항이뇨 효과는 체액과다, 발작, 혼수를 일으킬 수 있다.

- Oxytocin을 투여할 때 자궁근 이완을 위해서 20% 마그네슘을 투여할 수도 있다.
- 자궁수축 간격이 2분보다 짧거나 압력이 50mmHg 이상이거나, 90초보다 길게 지속되면 oxytocin 주입을 멈추고 대상자를 왼쪽으로 돌려 눕히고 의사에게 알린다.
- 대상자와 가족에게 ADH의 비강내 주입 방법을 정확하게 교육한다.(ADH에 대한 교육 참조)

평가

- 대상자는 체액과 전해질 균형을 이룬다.
- 대상자는 손상이 없다.
- 대상자와 가족은 약물 치료에 대해 이해하고 있음을 보여준다.

에스트로겐 Estrogen

Estrogen은 선천적인 여성 성 호르몬의 생리적 효과를 대신한다. Estrogen은 estrogen 결핍 상태를 교정하거나, 호르몬 피임약과 함께 임신을 예방하기 위해서도 사용된다.

Natural and synthetic estrogen(천연, 합성 에스트로겐)

내분비계 질환을 치료하는 estrogen은 다음과 같다:

- 천연 복합 에스트로겐(natural conjugated estrogen): estradiol, estropipate
- 합성 에스트로겐: esterified estrogen, estradiol cypionate, estradiol valerate, ethinyl estradiol

약동학

Estrogen은 잘 흡수되고 체내로 분포되며 간에서 대사되고 신장을 통해 배설된다.

약역학

Estrogen 작용 기전은 명확하게 밝혀지지 않았다. 디옥시리보핵산(deoxyribonucleic acid)의 합성 증가, 리보핵산(ribonucleic acid)의 합성 증가, 여성의 유방, 요도, 생식기에서 estrogen에 반응하는 조직의 단백질 합성을 증가시키는 것으로 추정된다(복합 estrogen 물질 참조).

약물치료학

Estrogen은 다음의 경우에 처방한다:

- 일차적으로 폐경기 여성에서 난소기능 상실로 발생하는 증상 경감을 위한 호르몬 대체 치료(호르몬 대체 치료 위험 참조)

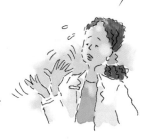

폐경기 열감이 경감되기를 원하나요? estrogen으로 호르몬 대체치료를 시도해 보세요.

약물의 원형

Estrogen: 복합 에스트로겐 물질

작용

- Estrogen에 반응하는 조직에서 디옥시리보핵산(deoxyribonucleic acid), 리보핵산(ribonucleic acid), 단백질 합성을 증가시킨다.
- 뇌하수체로부터 여포자극호르몬(folliclestimulating hormone)과 황체형성호르몬(luteinizing hormone)의 방출을 감소시킨다.

적응증

- 비정상적 자궁 출혈
- 폐경후 5년 이내 유방암의 보조치료
- 난소제거(castration)
- 일차성 난소부전(primary ovarian failure)
- 골다공증
- 성선기능저하증(hypogonadism)

- 혈관운동신경성 폐경기 증후군(vasomotor menopausal symptom)
- 위축성 질염, 음문 위축증(kraurosis vulvae)
- 수술 불가능한 전립선암의 보조치료
- 외음부와 질의 위축

간호 시 주의사항

- 발작, 혈전색전증 같은 부작용과 뇌졸중, 췌장염, 폐색전증, 심근경색, 자궁내막암, 간선종, 유방암 등의 위험이 증가하는지 관찰한다.
- 무릎, 고관절 수술과 같이 장기간의 부동 상태로 혈전색전증이 예상될 때는 최소 1개월 전에 약물 복용을 중단한다.
- 오심을 최소화하기 위해서 식사 시간이나 하루 한 번 복용이라면 취침시간에 투여한다.

- 일차성 난소부전증이나 성선기능저하증을 가진 여성과 외과적 난소제거(castration)를 하는 대상자의 호르몬 대체 치료
- 폐경기 여성의 수술 불가능한 유방암과 남성의 전립선암 치료

약물 상호작용

Estrogen과 상호작용 하는 약물은 거의 없다.

- Estrogen은 혈액 응고 위험성을 높이고 항응고제의 효과를 감소시킬 수 있다.
- Carbamazepine, barbiturate, 항생제, phenytoin, primidone, rifampin 은 estrogen 효과를 감소시킨다.
- Estrogen은 엽산 흡수를 방해하여 엽산 결핍을 초래할 수 있다.

부작용

Estrogen의 부작용은 다음과 같다:

- 고혈압
- 혈전 색전증(혈액 응고로 발생된 혈관벽 차단)
- 혈전성 정맥염(응고 형성과 관련된 정맥 염증)
- 심근 경색증
- 질출혈

간호과정

Estrogen을 투여받는 대상자에게 적용하는 간호과정은 다음과 같다.

사정

- 대상자의 치료 전 건강상태에 대해 사정하고 정기적으로 재사정한다.
- Estrogen 치료 시작 전에 철저한 신체검진을 받았는지 확인한다.

해가 오고, 해가 가고

- 장기간 치료를 받는 대상자는 매년 건강검진을 받아야한다. 정기적으로 지질수치, 혈압, 체중, 간기능 검사를 시행한다.
- 증상의 개선이나 악화를 확인하기 위하여 정기적으로 외래를 방문하게 한다.
- 약물 부작용과 상호작용에 대하여 사정한다.
- 당뇨대상자의 경우 혈당조절에 대하여 세심히 관찰한다.
- 대상자가 항응고제인 와파린을 복용하고 있다면 PT를 확인한다. 만약 항응고제가 처방되면 용량이 적절한지 확인한다.
- 대상자와 가족의 약물치료에 대한 지식을 사정한다.
- Estrogen은 폐경기 증상에 필요한 가장 짧은 시간 동안 사용해야 한다.

주요 간호진단

- 건강상태와 관련된 비효율적 건강유지
- 부작용과 관련된 손상 위험성
- 약물 치료와 관련된 지식 부족

기대되는 효과

- 대상자의 전반적인 건강상태가 개선될 것이다.
- 대상자의 손상위험성이 최소화 될 것이다.
- 대상자와 가족은 약물 치료에 대해 이해하고 있음을 보여 줄 것이다.

중재

- 평가를 위한 검체를 병리과에 보낼 때는 estrogen 치료 중임을 알린다.
- 일반적으로 estrogen은 주기적으로 투여된다(3주 동안 하루에 한번, 1주일 쉬고, 필요에 따라 반복).
- 처방에 따라 약을 복용하고 효과를 확인한다.
- 혈전색전증이 의심되면 약물복용을 중단하고 의사에게 보고한다. 지시에 따라 추가 치료를 준비한다.
- Estrogen 연고 도포방법, 질내 estrogen 좌약을 넣는 방법을 대상자에게 교육한다. 대상자에게 연고로 인한 전신 부작용이 발생할 수 있음을 알린다.

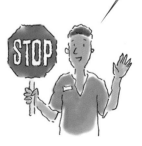

혈전색전증이 의심되면 estrogen 치료를 중단하세요.

대상자 교육

Estrogen

Estrogen이 처방되면 대상자와 가족에게 다음사항을 교육한다.

- 약의 부작용에 대한 설명서를 읽고 추후에 참고하기 위해 보관한다.
- 오심을 줄이기 위해서 식사와 함께 복용하거나, 취침 시간에 복용한다. 오심은 치료를 지속하는 동안 대부분 사라진다.
- 연고로 인한 전신반응의 증상을 알고 있다.
- 좌약을 사용할 때 탐폰 대신에 위생패드를 사용한다.
- Estrogen이 태아에게 해를 끼칠 수 있으므로 임신하면 즉시 복용을 중단한다.
- Estrogen 치료 동안 모유수유를 하지 않는다.
- 폐경 후 증상 때문에 주기적으로 치료를 받는다면 일주일 동안 쇠퇴성 출혈(withdrawal bleeding)이 있을 수 있다. 그러나 출산력이 회복되거나 배란이 되는 것은 아니다.

- 장기간 치료하는 동안 투약 지도는 필수적이다.
- 장기간 치료를 받는 남성은 여성형 유방과 발기불능을 경험할 수 있고 치료가 끝나면 사라진다.
- 복부 통증; 다리나 엉덩이의 통증, 마비나 경직; 가슴의 압박이나 통증; 호흡곤란; 심한 두통; 시각장애(맹점, 섬광, 흐릿함 같은); 질출혈이나 분비물; 유방의 혹; 손 발 부종; 노란 피부와 공막; 진한 소변; 혹은 밝은 색의 대변이 나타나면 의사에게 즉시 보고한다.
- 당뇨병이 있다면 고혈당이나 당뇨의 증상을 보고한다.
- 부인과 검진, 유방검사와 유방촬영술을 위하여 추후 진료예약을 한다. 지시에 따라 유방 자가 검진을 매달 시행한다.

평가

- 대상자의 건강상태가 개선된다.
- Estrogen 치료로 인한 심한 합병증이 나타나지 않는다.
- 대상자와 가족은 약물 치료에 대해 이해하고 있음을 보여준다.

퀴즈 Quiz

1. DKA가 있는 대상자에게 투약할 수 있는 인슐린은 어떤 것인가?

    A. 속효성

    B. 중간형

    C. 지연형

    D. 초지연형

Answer: A. 순환계 허탈, DKA, 고칼륨혈증인 대상자에게는 속효성 인슐린을 사용한다.

2. Glyburide를 복용하면 고혈당증을 유발할 수 있는 약물은?

    A. Procainamide

    B. Cimetidine

    C. Warfarin

    D. Thiazide diuretics

Answer: D. Thiazide diuretics와 glyburide를 함께 복용하면 고혈당증이 발생할 수 있다.

3. 요붕증 대상자에게 전형적으로 처방되는 약물은?

    A. ADH

    B. Oxytocin

    C. Pitocin

    D. Corticotropin

Answer: A. ADH는 신경인성 요붕증 대상자의 호르몬 대체 치료에 처방된다.

점수 매기기

⭐ ⭐ ⭐ 다섯 개 문제 모두 정답이라면 완벽합니다! 당신의 내분비계 약물의 지식은 한계가 없군요.

⭐ ⭐ 네 문제가 정답이라면 놀랍습니다! 당신은 항상성과 호르몬에 대한 과제를 완수했네요.

⭐ 네 문제 이하로 맞추었다고 너무 낙심하지 마세요. 당신은 항상 다른 장으로 나갈 수 있답니다.

향정신성 약물

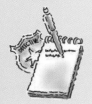
Benzodiazepines
• alprazolam
• estazolam
• flurazepam
• lorazepam
• quazepam
• temazepam
• triazolam

Barbiturates
• phenobarbital
• secobarbital

Nonbenzodiazepines–nonbarbiturates
• eszopiclone
• zaleplon
• zolpidem

Antianxiety drugs
• buspirone

SSRIs
• citalopram
• escitalopram
• fluoxetine
• fluvoxamine
• paroxetine
• sertraline

MAO inhibitors
• hydrazines, which include phenelzine
• nonhydrazines, consisting of a single drug, tranylcypromine

TCAs
• amitriptyline hydrochloride
• amoxapine
• clomipramine
• desipramine
• doxepin
• imipramine hydrochloride
• imipramine pamoate
• nortriptyline
• protriptyline
• trimipramine

Lithium
• lithium carbonate
• lithium citrate

Atypical antipsychotics
• clozapine
• lurasidone
• olanzapine
• risperidone
• quetiapine
• ziprasidone
• brexpiprazole
• aripiprazole

Typical antipsychotics
• aliphatics: chlorpromazine
• piperazines: fluphenazine decanoate, fluphenazine hydrochloride, perphenazine, trifluoperazine
• piperidines primarily: mesoridazine besylate, thioridazine
• butyrophenones: haloperidol, haloperidol decanoate

• dibenzoxazepines: loxapine succinate
• dihydroindolones: molindone
• diphenylbutylpiperidines: pimozide
• thioxanthenes: thiothixene, thiothixene hydrochloride

Stimulants
• dextroamphetamine
• methylphenidate
• mixed amphetamines salts

약물과 정신 장애 Drugs and psychiatric disorders

이 장에서는 다양한 수면 장애 및 불안, 우울, 주의력 결핍 과잉행동 장애(attention deficit hyperactivity disorder: ADHD)와 같은 심인성 장애(psychogenic disorders)및 정신장애를 치료하는데 사용하는 약물에 대하여 설명한다.

진정 수면제 Sedative and hypnotic drugs

진정제는 활동, 긴장 혹은 흥분을 감소시킨다. 진정제 사용에는 어느 정도의 졸음이 동반된다.

매우 졸릴 거에요.

다량 투여 시, 진정제는 수면제처럼 작용한다. 즉, 자연 수면과 같은 상태가 된다. 진정제와 수면제로 사용되는 합성약물의 주요 3가지 분류는 아래와 같다.

1. benzodiazepines
2. barbiturate
3. nonbenzodiazepine-nonbarbiturate

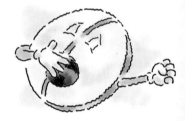

미안해요.
진정제를 다량 투여하면
자연 수면 상태를
초래해요.

Benzodiazepines(벤조디아제핀계)

Benzodiazepines(벤조디아제핀계)는 진정 혹은 수면효과 뿐 아니라 다양한 치료 효과를 보인다.

진정수면제

일차적 혹은 이차적 진정 혹은 수면 유도 효과를 위해 주로 사용되는 benzodiazepines는 다음과 같다.

- alprazolam
- estazolam
- flurazepam
- lorazepam
- quazepam
- temazepam
- triazolam

약동학

Benzodiazepines는 신속하게 위장관에서 흡수되고 신체에 광범위하게 분포되며, 뇌로 신속하게 침투한다. 약물의 작용 속도가 흡수율을 결정한다. Flurazepam과 triazolam의 약효가 가장 신속하게 나타난다.

약물분포는 지속시간을 결정해요.

효과 지속시간은 분포 정도에 따라 달라진다. 예를 들어, triazolam은 지방 친화력이 높고 널리 분포된다. 때문에 효과 지속시간이 짧다.

약물투여와 배설

일반적으로 benzodiazepines는 경구로 투여되지만 대상자의 즉각적인 진정이 요구되는 등 특정 상황에서는 비경구로 투여할 수도 있다. 모든 benzodiazepines는 간에서 대사되고 주로 소변으로 배설된다. 일부 benzodiazepines는 활성 대사산물을 지니므로 좀 더 오래 작용할 수도 있다.

약역학

연구자들은 benzodiazepines는 뇌의 상행성 망상활성계(Reticular activating system: RAS)내의 gamma-aminobutyric acid(GABA)수용체를 자극하여 약리작용이 나타난다고 믿고있다. 이런 망상활성계는 각성과 중추신경계의 대뇌피질, 대뇌 변연계, 시상 및 시상하부 수준을 포함하며, 각성과 집중에 관여한다(벤조디아제핀계의 작용 참조).

수면을 유도해요.

고용량 투여 시, benzodiazepines는 수면을 유도하는데 이는 대뇌의 망상활성계를 억제시키기 때문이라고 생각된다.

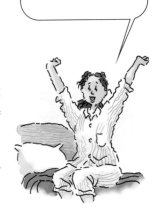

Benzodiazepine은 총 수면시간을 늘리고 깨어있는 시간을 줄여줍니다.

알기쉬운 약물기전

Benzodiazepines의 작용

제시된 예는 중추 수준에서 benzodiazepines가 어떻게 작용하는지를 보여준다.

속도와 통과

시냅스 전 뉴런(presynapse neuron)을 나와 시냅스를 건너 신경자극이 전달되는 속도는 시냅스 후 뉴런 내의 염소이온의 양에 따라 달라진다. 시냅스 후 뉴런 안으로 염소이온이 들어가는 염소이온 통로의 개폐여부는 gamma – aminobutyric acid 혹은 GABA라고 불리는 억제성 신경전달 물질에 따라 달라진다.

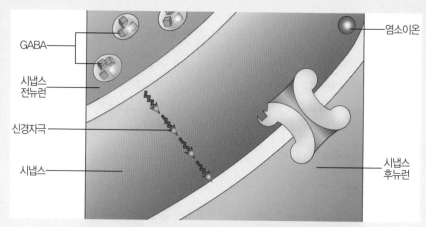

결합

GABA가 시냅스 전 뉴런에서 유리되면, 이는 시냅스를 건너가서 시냅스 후 뉴런에 위치한 GABA 수용체와 결합한다. 이렇게 결합하면, 염소이온 통로가 열리고 염소이온이 시냅스 후 뉴런으로 유입되고 이로 인해 신경 자극 속도가 느려진다.

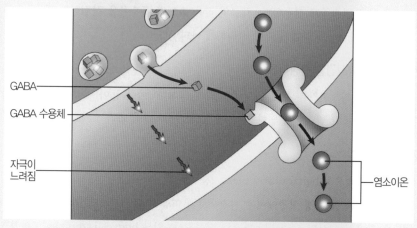

다른 유형의 우울이 나타남

Benzodiazepines는 GABA 수용체 혹은 그 주위에서 결합하여 GABA의 효능을 증강시키고 더 많은 염소이온이 시냅스 후 뉴런으로 들어갈 수 있게 해준다. 이로 인해 신경 자극이 억제되어, 느려지거나 멈춘다.

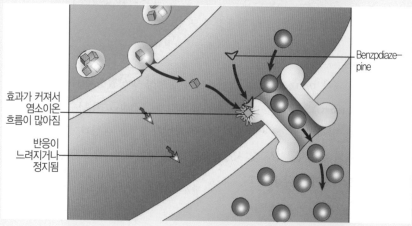

진짜 잠을 깨우는 약물은 아니예요.

대부분의 경우, benzodiazepines는 안구의 급속한 운동(REM) 수면(수면 시 뇌의 상태가 깨어있을 때의 뇌의 활동을 닮음) 시간을 감소시키지 않는다. 이런 이유로 benzodiazepines가 barbiturates보다 훨씬 유익하다(benzodiazepines: Alprazolam 참조).

약물치료학

Benzodiazepines의 임상적 적응증은 다음과 같다.

- 수술 전 대상자 이완
- 정맥 마취
- 불안 및 경련성 질환 치료
- 불면증 치료
- 알코올 금단 증상 치료
- 골격근 이완

약물 상호작용

- 중추신경 억제제 (예 : 알코올 및 항 경련제)는 benzodiazepine과 상호 작용할 수 있다.
- Triazolam은 erythromycin, ketoconazole과 같은 cytochrome p-450 3A4계를 억제하는 약물에 의해 영향 받을 수 있다.
- Lorazepam은 혈청 digoxin 수치를 증가시켜 잠재적인 digoxin toxicity를 일으킬 수 있다.
- Azole 항진균제는 불안 완화 수준을 증가시키거나 연장시킬 수 있다.

치명적인 조합

Benzodiazepines를 다른 중추신경 억제제(알코올과 항경련제 포함)와 함께 투여하면, 진정효과와 중추신경 억제 효과가 증강되어 의식수준 감소, 근육 조정능력 감소, 호흡억제 및 사망할 수도 있다. 호르몬 피임제는 flurazepam과 lorazepam의 신진 대사를 감소시켜 독성 위험을 증가시킬 수 있다.

부작용

Benzodiazepines는 다음과 같은 부작용을 일으킬 수 있다.

- 기억상실
- 근육허약
- 오심과 구토
- 운동실조(움직임을 조정하지 못함)
- 피로
- 구강건조
- 현훈

잔여 효과

의도하지 않은 낮 시간의 진정, 잔여 효과(기면 상태가 남아있고, 깨어났을 때 반응 시간이 느려짐) 및 반동적 불면증이 나타날 수 있다. 또한 benzodiazepines는

약물의 원형

Benzodiazepines: Alprazolam

작용

- 중추신경계 안의 억제성 신경전달물질인 gammaaminobutyric acid의 작용을 증강시키거나 촉진시킨다.
- 중추신경계의 대뇌 변연계, 시상 및 시상하부에서 작용한다.
- 불안 완화, 진정, 수면, 골격근이완, 항경련 효과를 나타낸다.
- 중추신경계-억제활동

적응증

- 불안
- 공황질환(panic disorders)

간호 시 주의사항

- 대상자에게 기면, 구강건조, 설사 및 변비 등과 같은 부작용이 있는지 관찰한다.
- 장기 사용시 이 약물은 추천되지 않는다.
- 발작이 발생할 수 있으므로 갑자기 약물 투여를 중단하지 않는다.

남용 잠재성이 있고, 내성 및 신체적 의존성 등을 일으킬 수 있다.

노인은 주의하세요!

반감기가 길거나 활성 대산산물을 지닌 benzodiazepines는 체내에 축적되어 노인 대상자에게 부작용을 일으킬 수 있으므로 사용 시 주의해야 한다. 이 약물을 사용해야 한다면, 저용량으로 시작하고 점차 증량시킨다.

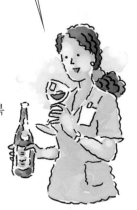

주의하세요!
알코올과 같은 중추신경 억제약물과 benzodiazepines를 함께 투여하면, 진정효과가 중추신경 억제 효과가 증강됩니다.

간호과정

Benzodiazepines 약물을 투여받는 대상자에게 적용하는 간호과정은 다음과 같다.

사정

- 치료 전 대상자의 불안을 사정하고 치료 후에도 정기적으로 재사정한다. 반복 투여하면서 간, 신장 및 혈액검사 결과를 주기적으로 관찰한다.
- 부작용과 약물 상호작용을 사정한다.
- 대상자와 가족의 약물치료에 대한 지식을 사정한다.

주요 간호진단

- 대상자의 기저질환과 관련된 불안
- 약물 작용과 관련된 손상 위험성
- 약물 치료와 관련된 지식 부족

기대되는 효과

- 대상자는 불안이 감소되었다고 말할 것이다.
- 대상자의 손상 위험성이 최소화 될 것이다.
- 대상자와 가족은 약물치료를 이해하였음을 보여줄 것이다.

중재

- 일상적 스트레스 또는 장기치료에는 benzodiazepines를 투여하지 않는다.
- 대상자가 방을 나가기 전에 알약을 삼켰는지 확인한다.
- 노인 혹은 쇠약한 대상자에게는 저용량으로 투여하고 투여 간격을 좀 더 길게 설정해야 함을 미리 알고 있어야 한다.
- 장기간 투약했다면, benzodiazepines를 갑자기 중단하지 않는다. 금단증상(특히 경련)이 나타날 수 있고, 남용 혹은 중독이 가능하다.

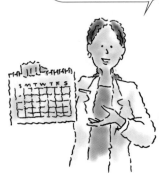

Benzodiazepines는 4개월 이상 투여해서는 안됩니다.

평가

- 대상자는 불안이 줄었다고 보고한다.
- 대상자는 중추신경반응에 대한 부작용으로 인한 손상을 경험하지 않는다.
- 대상자와 가족은 약물치료를 이해하고 있음을 보여준다.

Barbiturates(바비튜레이트계 약물)

Barbiturates(바비튜레이트계 약물)의 주요 약리학적 작용은 전반적으로 중추신경계의 각성상태를 저하시키는 것이다. Barbiturates는 주로 진정제와 수면제로 사용되며, 다음과 같은 약물을 포함한다.

- phenobarbital
- secobarbital

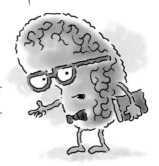

당신은 정신을 집중하고 있나요? barbiturates는 전반적으로 중추신경계의 각성상태를 감소시킵니다.

고용량과 저용량에 따라 다릅니다.

저용량의 barbiturates는 뇌의 감각피질과 운동피질 기능을 저하시켜 졸음을 유발한다. 고용량 투여 시에는 모든 수준의 중추신경계 기능이 저하되므로 호흡저하와 사망을 초래할 수 있다.

약동학

Barbiturates는 위장관계를 통해 잘 흡수되며, 빠르게 체내에 분포되고, 간에서 대사되어, 소변으로 배설된다.

약역학

진정제와 수면제로서 barbiturates는 뇌의 감각피질 기능 저하; 운동 능력 감소; 대뇌기능을 변화시키고, 졸음, 진정, 수면을 일으킨다. 이 약물은 비록 중추신경 전체에 작용하지만 그중에서 각성상태를 관장하는 뇌의 망상활성계(RAS)가 특히 민감하다(Barbiturates: Phenobarbital 참조)

약물치료학

Barbiturates는 임상적으로 많은 적응증을 가지고 있다. 이 중 일부는 안정제, 수면제 이외의 용도로도 사용된다. Barbiturates는 다음과 같은 목적으로 사용된다.

- 낮시간의 진정작용(일반적으로 2주 이내 단기간 동안만 사용)
- 불면증 완화
- 수술 전 진정과 마취
- 불안 경감
- 항경련 효과

적게 사용할 수록 좋아요.

Barbiturates는 benzodiazepines와 비교했을 때 내성이 더 빨리 생길 수 있다. 소량이어도 매일 투여하면 신체적 의존성이 발생할 수 있다. 반면, barbiturates은 상대적으로 효과적이고 안전해 진정제와 수면제를 선택할 때 barbiturates를 대체한다.

약물 상호작용

Barbiturates는 다른 여러 약물들과 상호작용할 수 있다.

Barbiturates: Phenobarbital

작용
- 중추의 억제기전과 촉진 기전의 불균형을 초래하여 대뇌피질과 망상체에 영향을 준다.
- 시냅스 전·후의 세포막 흥분을 감소시킨다.
- 전반적인 수준의 중추신경계 기능을 저하시킨다 (경한 진정부터 사망에 이를 정도의 혼수까지 다양하게 나타남).
- 중추신경계의 억제성 신경 전달물질인 GABA (gamma-aminobutyric acid)의 작용을 촉진시킨다.
- 중추신경계 효과로서 호흡저하와 위장관계 운동성을 저하시킨다.
- 주요 항경련 작용기전으로서 신경전달과 신경세포의 흥분을 감소시킨다.
- 발작 역치를 상승시킨다.

적응증
- 간질
- 열성경련
- 진정

간호 시 주의사항
- 대상자에게 졸음, 기면, 현기증(hangover), 호흡저하, 무호흡, Stevens-Johnson 증후군, 혈관부종(angioedema)과 같은 부작용이 나타나는지 관찰한다.
- 약물을 갑자기 중단하지 않는다. 발작이 악화될 수 있다.
- 독성 징후가 나타나는지 감시한다: 혼수상태, 거친 호흡 / 또는 천명음, 차고 축축한 피부, 청색증

- 베타-아드레날린 수용체 차단제(metoprolol, propranolol 등), chloramphenicol, corticosteroid, doxycycline, 경구용 항응고제, 호르몬 피임제, quinidine, 삼환계 항우울제, metronidazole, theophylline, cyclosporine의 효과를 감소시킬 수 있다.
- Phenytoin같은 hydantoin계는 phenobarbital 대사를 감소시켜서 독성효과를 높인다.
- Methoxyflurane을 같이 투여하면, 신독성 대사산물의 생성을 자극시킬 수 있다.
- 다른 중추신경 억제제와 병용 시 과도한 중추신경 억제효과가 나타날 수 있다.
- Valproic acid는 barbiturates의 농도를 증가시킬 수 있다.
- MAO 억제제는 barbiturates 약물대사를 낮추어 진정효과를 증가시킨다.
- Acetaminophen과 함께 투여시간 독성위험이 증가한다.

부작용

Barbiturates는 광범위한 부작용을 보일 수 있다.

뇌 부작용

다음과 같은 중추신경계 반응을 포함한다.

- 졸음
- 두통
- 기면
- 우울

"심장계" 반응

심혈관계 부작용은 다음과 같다.

- 경한 서맥
- 저혈압

"기도" 반응

호흡기계 부작용은 다음과 같다.

- 저환기
- 호흡률 감소
- 후두와 기관지 경련
- 심한 호흡 장애

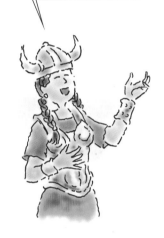

Barbiturates는 성대경련을 일으킬 수 있어요. — 내성대경련을 일으키지 않게 해야 돼요. 아아아아!

기타 부작용

다른 부작용은 다음과 같다.

- 현기증(vertigo)
- 설사
- 알레르기 반응
- 오심과 구토
- 상복부 통증

간호과정

Barbiturates 약물을 투여받는 대상자에게 적용하는 간호과정은 다음과 같다.

사정

- 치료 전후 주기적으로 대상자의 건강상태를 사정한다.
- 약물효과를 평가하기 위해 치료 전과 치료 동안 대상자의 의식수준(LOC)과 수면 양상을 사정한다. 대상자의 신경학적 상태가 변하거나 저하되는지 관찰한다.
- 대상자의 활력징후를 자주 사정한다(특히, 정맥 내 투여 동안).
- 부작용과 약물 상호작용을 사정한다.

주요 간호진단

- 약물 부작용과 관련된 손상 위험성
- 대상자의 기저질환과 관련된 외상 위험성
- 약물치료와 관련된 지식 부족

기대되는 효과

- 대상자의 손상 위험이 최소화 될 것이다.

- 대상자의 외상 위험이 최소화 될 것이다.
- 대상자와 가족은 약물 치료에 대해 이해하고 있음을 보여줄 것이다.

중재

- 비경구적 투여 시, 약물이 혈관 외로 누출되지 않도록 주의한다. 국소 조직손상과 조직 괴사를 일으킬 수 있다. 정맥 내 주사 혹은 심부 근육주사만 가능하다. 조직 손상을 피하기 위하여, 모든 근육주사 시 용량이 5㎖를 초과해서는 안된다.
- 심폐소생술에 대비한다. 너무 빠르게 정맥주사 하면 호흡저하, 무호흡, 후두경련, 저혈압을 일으킬 수 있다.
- 발작 예방책을 적용한다. 발작의 특성, 빈도, 기간을 관찰한다.

안전 대책

- 대상자의 낙상과 손상을 예방하기 위해 대상자 안전 대책을 강구한다. 침상 난간을 올리고, 대상자가 침대에서 내려올 때 도와주고, 대상자의 손이 닿는 곳에 호출기를 비치한다.
- 혈중 약물 농도를 면밀히 관찰한다.
- 약물 의존성 대상자 특히 우울증 대상자나 자살위험이 있는 경우, 주의 깊게 대상자를 관찰하여 약물을 감추거나 자가 투여하지 않게 한다.
- 약물은 서서히 중단한다. 갑자기 약물 중단하면 금단 증상이 나타나거나 발작을 악화시킬 수 있다.

평가

- 대상자는 진정 상태로 인한 손상을 입지 않는다.
- 대상자는 치료 기간 동안 외상을 입지 않는다.
- 대상자와 그의 가족은 약물치료에 대해 이해하고 있음을 보인다(대상자 교육-Barbiturates 참조).

대상자 교육

Barbiturates

Barbiturates가 처방되면, 대상자 및 보호자에게 다음사항을 교육한다.
- Barbiturates는 신체적 정신적 의존성을 일으킬 수 있다.
- 처방에 따라 정확하게 약물을 복용한다. 용량을 변경하지 말고, 일반의약품 혹은 약초 등을 의사의 처방없이 투약하지 않는다.
- 치료적 사용 후, barbiturates 효과가 다음날 아침까지 흔히 남아 있다(morning hangover).

- 약물 복용 중에는 위험한 활동, 자동차 운전, 기계조작 등을 삼가한다. 손상을 예방하기 위하여 건강관리 제공자와 함께 안전사고 예방법을 확인한다.
- 약물을 갑자기 중단하지 않는다.
- 호르몬 피임제를 사용한다면, 콘돔 등 다른 피임 방법을 고려한다.
- 피부발진 등 다른 부작용이 나타나면 보고한다.

Nonbenzodiazepines-nonbarbiturates

Nonbenzodiazepines-nonbarbiturates는 단순 불면증을 단기 치료하기 위한 수면제이다. 다른 진정제보다 특별한 이점을 지닌 것은 없으며, 이런 약물에는 다음을 포함한다.

- eszopiclone
- zaleplon
- zolpidem

잠시동안 수면제로 사용할 수 있어요.

Nonbenzodiazepines-nonbarbiturates는 단기간만 사용한다. 대상자에게 최상의 수면 솔루션을 찾기 위해 건강 관리 공급자와 상의하도록 교육한다.

약동학

Nonbenzodiazepines-nonbarbiturates는 위장관을 통해 빠르게 흡수된다. 간에서 대사되고 소변으로 배설된다.

약역학

Nonbenzodiazepines-nonbarbiturates의 작용기전은 완전히 알려지지 않았다. 이는 barbiturate계와 유사하게 중추신경계를 억제한다.

약물치료학

전형적으로 nonbenzodiazepines-nonbarbiturates는 다음과 같은 경우에 사용된다.

- 단순 불면증의 단기 치료
- 수술 전 진정
- 뇌파(EEG) 검사 전 진정

약물 상호작용

Nonbenzodiazepines-nonbarbiturates를 포함한 약물의 상호작용은 주로 다른 중추신경계 억제제와 사용될 때 발생할 수 있다. 이때 중추신경억제 기전이 가중되어 졸음, 호흡억제, 무감각, 혼수, 사망에까지 이를 수 있다.

부작용

Nonbenzodiazepines-nonbarbiturates와 관련된 용량관련 부작용으로 가장 흔한 것은 다음과 같다.

- 오심과 구토
- 위장자극

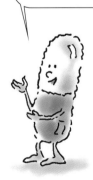

Nonbenzodiazepines-nonbarbiturates는 불면증의 단기치료, 수술이나 EEG 검사 전 진정제로 사용됩니다.

- 잔존효과(호흡저하나 심지어 호흡부전까지 초래될 수 있음)

간호과정

Nonbenzodiazepines-nonbarbiturates를 투여받는 대상자에게 적용하는
간호과정은 다음과 같다.

사정

- 대상자의 기본적인 건강상태를 사정한다.
- 복용 후 약물효과를 평가한다.
- 부작용과 약물 상호작용을 사정한다.
- 약물 치료에 대한 대상자와 가족의 지식을 사정한다.

주요 간호진단

- 대상자의 기저 질환과 관련된 수면양상 장애
- 중추신경계 부작용과 관련된 손상 위험성
- 약물치료와 관련된 지식 부족

기대되는 효과

- 대상자의 수면 양상이 호전될 것이다.
- 대상자의 손상위험성이 최소화될 것이다.
- 대상자와 가족은 약물 치료에 대해 이해하고 있음을 보여줄 것이다.

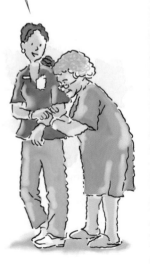

중재

- 처방대로 약물을 투여하고 그 효과를 관찰한다.
- 액체 형태로 투여 시 불쾌한 맛을 줄이기 위해서 약물을 희석하거나 물과 함께 제공한다.
- 취침 직전에 약물을 투여한다.
- 좌약은 냉장보관한다.
- 장기간 사용은 권장되지 않는다. Nonbenzodiazepines-nonbarbiturates는 지속적으로 14일 이상 사용하게되면 수면 증진 효과를 상실한다. 장기간 사용은 약물 의존을 일으킬 수 있다. 만약 약물을 갑자기 중단하면 금단증상을 경험할 수 있다.
- 대상자가 정신적 기민성이나 신체적 조정능력을 필요로 하는 활동 시 주의를 요한다. 입원대상자인 경우 특히 노인 대상자인 경우, 보행 시 잘 감시하고, 침상 난간을 올려준다.
- 대상자에게 심한 잔존(hangover)효과나 과도한 진정효과 등 부작용이 있으면 즉시 보고하도록 하여, 처방 용량을 조정받거나 약물을 변경하도록 한다.

Nonbenzodiazepines-
nonbarbiturates
투약대상자, 특히
노인대상자가
걸을 때 잘 감시하세요.

평가

- 대상자는 약물이 수면을 효과적으로 유도하였다고 말한다.
- 대상자의 안전이 유지된다.
- 대상자와 가족은 약물치료에 대해 이해하고 있음을 보인다.

항불안 약물 Antianxiety drugs

항불안 약물은 anxiolytics라고도 불리며, 미국에서 가장 흔히 처방되는 약물 중 일부가 이에 포함된다. 이들 약물은 불안 장애를 치료하는데 주로 사용된다. 항불안 약물의 주요 3가지 유형은 다음과 같다.

- Benzodiazepines
- Barbiturates
- Buspirone

약물 데자뷰(déjà vu)를 경험하시나요?

이 장에서 benzodiazepines와 barbiturates는 진정제와 수면제로 사용됨을 이미 소개하였다. 그 외에도 이들은 불안을 치료하는 데에도 사용된다.

불안 "치료제" 목록

불안을 치료하기 위해 주로 사용되는 benzodiazepines는 다음과 같은 약물이 있다.

- alprazolam
- chlordiazepoxide
- clonazepam
- clorazepate
- diazepam
- lorazepam
- oxazepam

이 약이 없애주는 증상

Benzodiazepines는 소량 투여하면, 변연계에 작용하거나, 정서적 활동을 조절하는 뇌의 다른 부분에 작용하여 불안을 감소시킨다. 일반적으로 졸음을 유발하지 않으면서 대상자를 진정시킨다.

대상자 교육

항불안 약물

항불안약물이 처방되면 대상자와 가족에게 다음 사항을 교육한다.

- 이 약물들은 일시적으로 증상을 완화시키는데 도움을 줄 수는 있지만, 근본적인 문제를 치료하거나 해결하지는 않는다. 상담이나 심리치료(psychotherapy)를 받으면 도움이 될 수 있다.
- 이완증진 방법으로서 신체적 운동, 스트레스 관리법, 이완요법 등 다른 방법도 사용한다.
- 불안 증상을 일으키는 요인들이 있는지 확인한다. 카페인, 감기약(cold medication) 등을 삼가하고, 식욕 억제제는 신경과민(nervousness)이나 불면증을 감소시키는데 도움이 될 수 있다.
- 현재 복용 중인 약물을 의료진에게 알려주어, 유사한 효과를 지닌 다른 약물이 처방되지 않게 한다.

- 약물의 중추신경계 효과가 나타나기 전에는 정신적 기민성과 정신운동 조정 능력을 필요로 하는 위험한 활동은 삼간다.
- 약물 복용 동안 음주나 흡연을 피한다.
- 일반의약품이나 약초를 복용하지 말아라.
- 처방대로 약물을 복용한다; 의사의 허락 없이 약물 복용을 중단하지 않는다.
- 만약 처방보다 더 오래 약물을 복용하면 약물에 대한 의존성이 발생할 수 있다.
- 낮 동안 졸리지 않게 하기 위하여 처방대로 오후 늦게 혹은 밤에 복용한다.

Buspirone

Buspirone은 azaspirodecanedione 유도제로 알려진 약물군 중 첫 번째 항불안제에 해당한다. 이 약물은 구조와 작용기전에서 다른 항불안제와 다르다.

장점

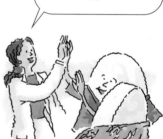

Buspirone은 진정효과가 적고, 남용 가능성이 적어요. 좋은 점들을 합친거죠.

Buspirone은 다음과 같은 여러 가지 장점을 가지고 있다.

- 진정효과가 적음
- 알코올이나 진정−수면제와 함께 투여 시 중추신경계 억제 효과가 증가하지 않음
- 약물남용 가능성이 적음

약동학

Buspirone은 빠르게 흡수되고, 광범위한 초회통과 효과(fist pass effect)를 거친 뒤, 간에서 적어도 하나 이상의 활성 대사산물(active metabolite)로 대사된다. 소변과 대변으로 배설된다.

약역학

아직 buspirone의 작용기전은 정확하게 알려지지 않았지만, buspirone은 benzodiazepines처럼 GABA 수용체에 영향을 주지는 않는다. Buspirone은 중뇌에 여러 가지 작용을 하고, 세로토닌 수용체에 대한 높은 친화력으로 인하여 중뇌의 조정자로 기능하는 것 같다.

약물치료학

Buspirone은 일반적으로 불안 상태를 치료하는데 사용된다. Benzodiazepines 치료를 받은 적이 없는 대상자가 buspirone에 더 잘 반응하는 것으로 보인다.

거북이처럼 천천히

Buspirone은 작용시작이 느리기 때문에, 불안으로부터 빨리 안정을 얻어야 하는 경우에는 효과적이지 못하다.

단순한 스트레스에는 사용하지 않아요.

Buspirone은 남용 가능성이 없고, 규제대상 약물에 해당하지 않지만, 일상적 스트레스를 경감시키기 위해 사용하는 것은 추천되지 않는다.

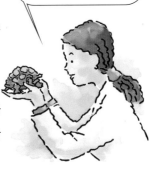

아니, 너는 buspirone 효과를 가졌어. 다만 작용시작이 늦을 뿐이야.

약물 상호작용

다른 항불안 약물과 다르게 buspirone은 알코올이나 다른 중추신경 억제제와 상호작용하지 않는다. 그러나 buspirone을 MAO 억제제와 함께 투여하면 고혈압이 나타날 수 있다.

부작용

Buspirone의 흔한 부작용은 다음과 같다.

- 어지러움(dizziness)
- 머리가 텅 빈 느낌(light – headedness)
- 불면
- 빠른 심박동
- 심계항진
- 두통

간호과정

Buspirone를 투여받는 대상자에게 적용하는 간호과정은 다음과 같다.

사정

- 치료 전에 대상자의 불안에 대한 병력을 조사하고, 이후에도 정기적으로 재사정한다.
- 부작용과 약물 상호작용을 사정한다.
- 대상자와 가족이 약물치료에 대해 이해하고 있는지 사정한다.

주요 간호진단

- 기저 질환과 관련된 불안
- 약물 부작용과 관련된 피로
- 약물치료와 관련된 지식 부족

기대되는 효과

- 대상자는 불안이 감소하였다고 말할 것이다.
- 대상자의 피로를 경험하지 않을 것이다.
- 대상자와 가족은 약물치료에 대해 이해하고 있음을 보여줄 것이다.

중재

- 이미 benzodiazepine 치료를 받던 대상자가 이 치료를 시작할 때는 우선 benzodiazepine을 갑자기 중단하지 않도록 한다. 갑자기 중단하면 금단증상이 나타날 수 있기 때문이다.
- 음식이나 우유와 함께 약물을 투여한다.
- 처방에 따라 용량을 조절할 수 있다.
- 대상자에게 약물의 중추신경계 효과가 알려질 때까지 집중을 요하고, 정신 운동 조정능력을 요구하는 위험한 활동은 피하게 한다.
- 대개 7~10일 안에 호전 징후가 나타난다. 치료 3~4주 후에 최적 효과가 나타난다.

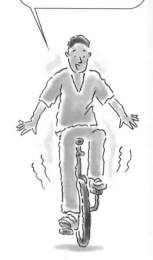

대상자에게 약물투여 후 중추신경계 효과가 나타날 때까지, 집중을 요하고, 정신운동 조정 능력을 필요로 하는 위험한 활동을 삼가하라고 말하세요.

평가

- 대상자의 불안이 완화된다.
- 대상자의 피로가 감소된다.
- 대상자와 그의 가족은 약물치료에 대해 이해하였음을 보여준다.

항우울제와 기분안정제 Antidepressant and mood stabilizer drugs

항우울제와 기분안정제는 정서장애(affective disorders) 즉, 우울과 기분이 들뜬 상태를 특징으로 하는 기분장애를 치료하기 위하여 사용된다.

단극장애

임상적 우울을 특징으로 하는 단극장애(unipolar disorders)의 치료제는 다음과 같다.

- 선택적 세로토닌 재흡수 억제제(selective serotonin reuptake inhibitors: SSRIs)
- MAO 억제제(Monoamine oxidase inhibitons)
- 삼환계 항우울제(tricyclic antidepressants: TCAs)
- 기타 항우울제

양극장애

조증행동과 우울증이 교대로 나타는 양극장애를 치료하기 위해서는 lithium을 사용한다.

SSRI(선택적 세로토닌 재흡수 억제제)

적은 부작용으로 우울증을 치료하기 위해 개발된 선택적 SSRI(선택적 세로토닌 재흡수 억제제)는 화학적으로 TCAs와 MAO 억제제와는 다르다. 일부 SSRIs는 다음과 같은 형태로 사용 가능하다.

- citalopram
- fluoxetine
- paroxetine
- escitalopram
- fluvoxamine
- sertraline

말풍선: 희소식! SSRIs는 더 적은 부작용으로 우울증을 치료해줍니다.

약동학

SSRIs는 경구 복용 후 거의 완전히 흡수되고, 단백질과 잘 결합한다. 주로 간에서 대사되고 소변으로 배설된다.

약역학

SSRIs는 신경전달물질인 세로토닌의 신경 재흡수를 억제한다(선택적 세로토닌 재흡수억제제(SSRIs): Fluoxetine 참조).

SSRIs의 치료 영역

SSRIs는 공황장애, 섭식장애, 인격장애, 충동 조절장애, 불안 장애를 치료하는데 유용하게 사용될 수 있다.

약물 상호작용

SSRIs와 다른 약물과의 상호작용은 여러 약물의 산화를 담당하는 간의 효소를 경쟁적으로 억제하는 능력과 관련이 있다. 즉 TCA, clozapine 및 thioridazine과 같은 항정신성 약물(carbamazepine, metoprolol, flecainide, encainide) 등을 산화시키는 간효소를 억제시킬 때 다른 약물과의 상호작용이 연관된다.

조심!

MAO 억제제와 SSRIs를 함께 사용하면 심각한, 치명적인 부작용을 야기시킬 수 있다. 개별 SSRI는 조합하여 사용하면 고유한 상호 작용을 한다.

부작용

SSRIs 사용 시 불안, 불면, 졸림(somnolence), 심계항진이 나타날 수 있다. 성 기능장애(성적흥분을 느끼지 못하거나 사정 지연)뿐만 아니라 피부 발진이 보고되어 왔다. Fluoxetine은 혈당 수준을 감소시킬 수 있으며, citalopram과 paroxetine을 사용 시 기립성 저혈압이 나타날 수 있다. SSRI가 갑자기 중단되면 대상자에게 불쾌감을 유발할 수 있다.

SSRIs 중단 증후군

SSRIs를 갑자기 중단하면 SSRIs 중단 증후군이라고 불리는 상태를 초래한다. 이 증후군은 어지러움, 현기증, 보행실조, 오심과 구토, 근육통, 피로, 진전, 두통 등의 증상을 특징으로 한다. 대상자는 불안, 울음소리를 내는 듯한 발작(crying spell), 자극과민성, 슬픔, 기억장애, 생생한 꿈 같은 정신적 증상을 경험할 수 있다.

반감기

SSRIs 중단 증후군은 SSRIs를 복용하는 대상자의 1/3에서 발생한다. 이 증후군은 paroxetine 같은 반감기가 짧은 SSRIs를 중단한 대상자들에게 더 흔하다. Fluoxetine은 반감기가 매우 길므로 이런 문제를 최소할 것이다.

치료

이 증후군은 치료 2~3주 이내에 저절로 해결된다. 약물용량을 여러 주에 걸쳐 서서히 줄여서 이를 예방할 수 있다.

자살주의

SSRIs는 자살의도와 흥분을 증가시키는 것으로 알려졌다

SSRIs는 자살 충동과 침략과 관련이 있다.

약물에는 이러한 부작용을 상기시키는 "블랙 박스 라벨 경고(black box label warning)"가 있는데, 부작용은 특히 우울 장애가 있는 소아 및 청소년에게 나타날 수 있다.

간호과정

SSRIs를 투여받는 대상자에게 적용하는 간호과정은 다음과 같다.

사정

- 치료 전에 대상자의 상태를 사정한다. 그리고 치료 기간 동안 정기적으로 재사정한다.
- 부작용과 약물 상호작용을 사정한다.
- 약물 치료에 대한 대상자와 그 가족의 지식을 사정한다.

대상자 교육

SSRIs

SSRIs가 처방되면 대상자와 가족에게 다음 사항들을 교육한다.

- 처방대로 약물을 복용한다. 용량을 변경하지 않는다. 증상이 호전되었어도 일반적으로 수개월 또는 그 이상 기간동안 SSRI를 복용한다.
- 약물 시작 후 1~4주 동안에는 증상 경감 효과가 나타나지 않을 수 있다. 약물을 조기에 중단하지 않는다.
- 일반의약품이나 약초 등 처방 없는 약물을 복용하지 않는다. 심각한 약물 상호작용이 발생할 수 있기 때문이다.
- 약물 상호작용을 방지하기 위하여 다른 의료진에게 SSRIs를 복용하고 있음을 말한다.

- 약물의 중추신경계 효과가 나타날 때까지 기민함과 정신운동 조정 능력을 요구하는 위험한 활동은 피한다.
- 지시가 없는 한 아침에 약물을 복용하여 불면증이나 신경 과민을 피한다.
- 과도한 졸음, 어지러움, 호흡곤란 혹은 다른 부작용이 나타나면 의사에게 보고한다.
- 의사와 상의없이 약물 복용을 중단하지 않는다.
- 상담, 지지 그룹, 스트레스 조절기법과 이완 요법 등은 약물 치료에 추가적으로 도움이 될 수 있다.

주요 간호진단

- 기저질환과 관련된 비효율적 대처
- 약물 치료와 관련된 불면
- 약물 치료와 관련된 지식부족

기대효과

- 대상자의 대처 능력이 향상될 것이다.
- 대상자의 불면이 개선될 것이다.
- 대상자와 가족은 약물 치료에 대해 이해하였음을 보여줄 것이다.

중재

- 노인 혹은 쇠약한 대상자, 신장 기능 혹은 간 기능 부전 대상자는 좀 더 소량을 사용하거나 투약 빈도를 줄일 필요가 있다.
- 불면증 예방을 위해 아침에 SSRIs를 투여한다.
- 피부 발진이나 소양증 치료를 위하여 항히스타민제나 국소적 코르티코스테로이드를 투여한다.
- 저체중의 아동은 여러 주에 걸쳐 서서히 용량을 증가시킬 필요가 있다.

평가

- 대상자의 행동과 의사소통으로 대상자의 우울이 개선되었음을 알 수 있다.
- 대상자는 약물 사용으로 인한 불면이 없다.
- 대상자와 그의 가족은 약물치료에 대하여 이해하였음을 보여준다(SSRIs에 대한 교육 참조).

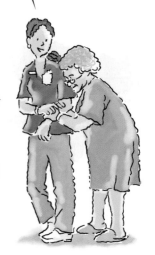

노인이나 쇠약한 대상자 및 신장 기능이나 간 기능 부전 환자는 좀 더 소량을 사용하거나 투약빈도를 줄일 필요가 있어요.

MAO inhibitors(MAO 억제제)

MAO inhibitors(MAO 억제제)는 화학적 구조에 따라 2가지로 분류된다.

1. phenelzine을 포함하는 hydrazine계
2. 단일 약물인 tranylcypromine로 구성된 nonhydrazine계

약동학

MAO inhibitors는 위장관계에서 빠르게 흡수되고, 간에서 비활성 대사 산물로 대사된다. 이 대사 산물은 주로 위장관을 통해 배설되고 소량은 신장을 통해 배설된다.

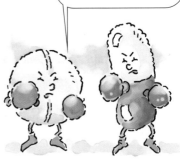

우리 같은 MAO 억제제들은 다른 약물들하고 잘 지내지 못해.

약역학

MAO inhibitors는 모노아민 산화효소를 억제하고, 노르에피네프린, 세로토닌을 포함하여 많은 신경전달물질을 정상적으로 대사시키는 효소들을 억제하는 듯하다. 이런 작용에 의해 수용체가 노르에피네프린, 도파민, 세로토닌을 효율적으로 이용하여 우울 증상을 경감시켜준다.

약물치료학

MAO inhibitors의 적응증은 다른 항우울제의 적응증과 유사하다. 이는 광장공포증(agoraphobia), 섭식장애, 외상후 스트레스 증후군 및 통증 장애를 동반한 공황장애에 특히 효과적이다.

전형적 우울이 아니어도

MAO inhibitors는 또한 비정형 우울증에도 효과가 있다고 본다. 비정형 우울증은 전형적 우울증과 반대되는 징후를 보인다.

우울과 싸우기

MAO inhibitors는 다른 치료들에 저항하는 전형적 우울증 치료나 다른 치료가 금기일 때 사용될 수 있다. 그 외에도 다음 치료를 위해 사용된다.

- 공포불안
- 신경피부염(불안한 사람에게 보이는 가려운 피부장애)
- 건강염려증(건강에 대한 비정상적 염려)
- 난치성 수면발작(narcolepsy)(갑작스런 수면발작)

약물 상호작용

MAO inhibitors는 많은 약물과 상호작용한다.

- Aamphetamine, methylphenidate, levodopa, 교감신경유사작용약(sympathomimetics), nonamphetamine 식욕억제제와 함께 MAO 억제제는 카테콜라민 방출을 증가시켜서 고혈압 위험을 유발할 수 있다.
- MAO inhibitors를 fluoxetine, 삼환계 항우울제, citalopram, clomipramine, trazodone, sertraline, paroxetine, fluvoxamine과 사용 시 체온 상승, 흥분, 발작을 초래할 수 있다(MAO inhibitors를 중단할 때 참조).
- Doxapram과 병용 시는 고혈압과 부정맥을 일으킬 수 있고, doxapram의 부작용을 증가시킬수있다.
- MAO inhibitors는 혈당강하제의 저혈당성 효과를 증가시킬 수 있다.
- MAO inhibitors와 meperidine을 함께 복용 시 흥분, 고혈압이나 저혈압, 고온, 혼수상태를 초래할 수 있다.

일부 음식은 주의해서 드세요.

일부 음식은 MAO inhibitors와 상호작용하여 심한 부작용을 일으킬 수 있다. 가장 심각한 반응을 유발하는 음식은 초콜릿, 적포도주, 숙성 치즈, 훈제 또는 가공육 및 참마, 콩 등과 같은 티라민이 풍부한 음식을 포함한다. 카페인 또한 MAO inhibitors와 상호작용 할 수 있으나 부작용은 티라민 함유 식품 만큼 심하지 않다.

부작용

MAO inhibitors를 소량씩 나누어 복용하면 다음 부작용을 어느 정도 경감시킬 수 있다.

- 고혈압성 위기(티라민이 풍부한 식품과 함께 복용했을 때)
- 기립성 고혈압
- 안절부절, 졸음, 어지러움, 불면
- 두통
- 변비, 식욕감퇴, 오심과 구토
- 허약과 관절통
- 구강 건조
- 시야 흐림
- 말초 부종
- 요정체와 일시적 발기부전
- 발진
- 피부와 점막의 출혈

간호과정

MAO inhibitors를 투여 받는 대상자에게 적용하는 간호과정은 다음과 같다.

사정

- 치료 전 대상자의 건강상태를 사정하고 주기적으로 재사정한다.
- 대상자의 자해 위험성을 사정한다.
- 치료 시작 전 혈압, 심박동수, CBC, 간기능 검사결과를 확인한다. 치료 중 이들의 변화를 관찰한다.
- 부작용과 약물 상호작용을 사정한다.
- 약물 치료에 대한 대상자와 가족의 지식을 사정한다.

주요 간호진단

- 우울증 발생과 관련된 비효율적 대처
- 약물로 인한 중추신경계 부작용과 관련된 손상 위험성
- 약물 치료와 관련된 지식 부족

MAO inhibitors를 중단할 때

MAO inhibitors에서 다른 대체 항우울제로 바꾸려면 새로운 약물을 시작하기 전 2주 전에 MAO inhibitors를 중단해야 한다. 반대로 다른 항우울제에서 MAO inhibitors로 바꾼다면 2주(fluoxetine은 5주)를 중단한 후 MAO inhibitors를 시작한다.

MAO inhibitors를 투여받는 대상자는 음식에 주의할 필요가 있습니다. 티라민이 다량 포함된 음식과 상호작용하여, 고혈압성 위기를 일으킬 수 있기 때문입니다.

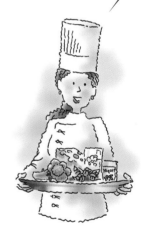

대상자 교육

MAO inhibitors

MAO inhibitors가 처방되면 대상자와 가족에게 다음 사항을 교육한다.

- 티라민이 많이 포함된 음식(초콜릿, 적포도주, 숙성 치즈, 훈제 또는 가공육 및 참마 콩 등) 뿐만 카페인이 다량 포함된 음식도 삼가한다. tranylcypromine은 티라민이 많이 포함된 음식과 함께 사용 시 고혈압성 발작을 초래하는 것으로 흔히 알려진 MAO inhibitors이다.
- 어지러움을 피하기 위해서 침대에서 일어나기 전 1분간 똑바로 앉는다.

- MAO inhibitors는 흉통을 억제하여 증상을 은폐시킬 수 있으므로, 무리한 활동을 삼간다.
- 다른 처방약을 복용하기 전이나 일반의약품을 복용하기 전에 의사와 상의한다. MAO inhibitors를 감기치료제, 건초열 치료제 및 식이 보조제와 함께 복용하면 심한 부작용을 일으킬 수 있다.
- 약물을 갑자기 중단하지 않는다.

기대되는 효과

- 대상자의 대처능력은 개선될 것이다.
- 대상자의 손상위험성이 최소화될 것이다.
- 대상자와 그의 가족은 약물치료에 대한 지식을 설명할 것이다.

중재

- 용량은 가능한 한 빨리 유지 농도로 감소시킨다.
- 약물을 갑자기 중단하지 않는다.
- 수술이 예정되어 있다면, 마취제와 상호작용을 피하기 위해서 수술 14일 전에 MAO inhibitors를 중단한다.
- 대상자에게 과량 복용 증상(심계항진, 심한 저혈압, 빈번한 두통 같은)이 나타나면 투약을 중지하고 의사에게 알린다.
- 중증 고혈압에 대비하여 phentolamine을 이용 가능한 곳에 비치한다.
- 장기 지속효과가 있으므로 투약 중단 후 10일 동안 계속 주의한다.

MAO inhibitors의 과량 복용 증상은 심계항진, 심한 고혈압 그리고 빈번한 두통이예요.

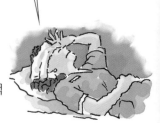

평가

- 대상자의 행동과 의사소통으로 개선된 사고과정을 알 수 있다.
- 대상자는 중추신경 부작용으로부터 손상을 경험하지 않는다.
- 대상자와 그의 가족은 약물치료에 대한 지식을 설명한다(대상자 교육-MAO 억제제 참조).

TCAs(삼환계 항우울제)

TCAs(삼환계 항우울제)는 우울증 치료에 사용된다. 다음의 약물을 포함한다.

- amitriptyline hydrochloride
- amoxapine

- clomipramine
- desipramine
- doxepin
- imipramine hydrochloride
- imipramine pamoate
- nortriptyline
- protriptyline
- trimipramine

약동학

모든 종류의 삼환계 항우울제는 약물학적으로 활성을 지니며, 일부 대사산물도 활성을 지닌다. 경구투여 시 완전히 흡수되지만, 초회 통과 효과(first –pass effect)를 거친다.

통과효과

초회 통과 효과에 의해 약물은 위장관에서 간으로 전달된 뒤 순환계로 들어가기 전에 부분적으로 대사된다. 이곳에서 약물은 부분적으로 대사된 뒤 순환계로 들어간다. TCAs는 간에서 광범위하게 대사되고, 최종적으로 비활성 화합물의 형태로 소변을 통해 배설된다. 오직 소량만이 활성 약물로 배설된다.

아주 잘 용해돼요~

이 약물은 지방에 잘 용해되기 때문에, 광범위하게 체내 분포되고, 천천히 배설되며, 반감기가 길다.

약역학

TCAs는 시냅스전 신경에서 노르에피네프린이나 세로토닌이 저장과립의 형태로 재흡수를 되는 것을 방지하여 중추신경계 내 노르에피네프린이나 세로토닌 혹은 두 물질 모두의 양을 증가시키는 것으로 알려져있다. 재흡수를 방지함으로써 시냅스에서 이런 신경전달물질이 증가하고 우울이 완화된다. 또한 TCAs는 아세틸콜린과 히스타민 수용체를 차단시킨다.

약물치료학

TCAs는 주요 우울장애를 치료하는데 사용된다. 특히 체중 감소, 식욕 감퇴, 불면을 동반하는 잠행성(incidious) 우울을 치료하는데 효과적이다. 증상은 약물 투여 시작 후 1주 또는 4주 후에 반응할 수 있다.

> TCAs는 노르에피네프린과 세로토닌의 재흡수를 막아줍니다. 이제 당신의 우울증은 감소될겁니다.

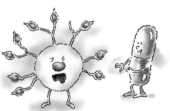

약물의 원형

TCAs(삼환계 항우울제): Imipramine

작용

- 중추신경계 신경말단(시냅스 전 뉴론)에서 노르에 피네프린과 세로토닌 재흡수를 억제시켜서 시냅 스 공간(cleft) 내 신경전달물질의 농도와 활동성을 증가시키는 것으로 알려져있다.
- 항히스타민, 진정, 항콜린성, 혈관이완, 및 퀴니딘– 유사 효과를 발휘한다.

적응증

- 우울증
- 6세 이상된 아동의 유뇨증

간호 시 주의사항

- 진정효과, 항콜린성효과, 기립성 저혈압 등 부작용 이 있는지 관찰한다.
- 약물을 갑자기 중단하지 않는다. 점진적으로 여러 주에 걸쳐 용량을 감소시킨다.
- 약물의 중추신경계 효과가 나타날 때까지 기민성 과 정신운동 조정능력을 요구하는 위험한 활동은 피한다.

함께 작용하면 도움이 돼요.

1형 양극 장애를 가진 급성 우울증 대상자를 치료 할때 TCAs와 기분안정제를 함 께 사용하면 도움이 될 수 있다.

부가적 효과

TCAs는 편두통을 없애는 데에도 사용되고, 다음을 치료하는 데에도 사용된다.

- 광장 공포증을 가진 공황장애
- 요실금
- 주의력 결핍 과다행동장애
- 강박장애
- 당뇨병성 신경병
- 유뇨증(삼환계항우울제: Imipramine참조)

약물 상호작용

TCAs는 여러 가지 일상적으로 사용되는 여러 약물들과 상호작용한다.

- TCAs는 amphetamine과 교감신경 유사 작용약(sympathomimetics)의 카테콜라민 효과를 증가시켜서 고혈압을 일으킨다.
- Barbiturates는 TCAs의 대사를 증가시키고 혈중 농도를 감소시킨다.
- Cimetidine은 간에 의한 TCAs의 대사를 감소시켜서 독성 위험을 증가시킨다.

체온이 올라가요

- TCAs를 MAO inhibitors와 동시 사용하면, 체온상승, 흥분, 발작을 일으킬 수 있다.
- TCAs를 항콜린성 약물과 함께 복용하면 구강 건조, 요정체, 변비 등 항콜린 성 효과가 증가한다.

> TCAs는 항콜린성 효과를 증가시켜서, 구강건조, 요정체, 변비를 초래할 수 있어요.

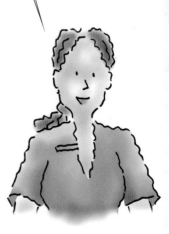

- TCAs는 clonidine의 항고혈압 효과를 감소시킨다.

부작용

TCAs의 부작용은 다음과 같다.

- 기립성 저혈압
- 진정효과
- 황달
- 발진과 광선 민감성 반응
- 안정형 진정
- 성욕 감퇴와 사정 억제
- 일시적인 호산구 증가증
- WBC 감소
- 조증(양극장애가 없는 환자에게)
- 이환될 가능성이 있는 대상자의 정신적 증상을 악화시킴

드물게 나타날 수 있는 증상

흔하지는 않지만 TCA 치료는 다음을 발생시킬 수 있다.

- 과립구감소증
- 심계항진
- 전도 지연
- 빠른 심박동
- 인지력과 심혈관 기능 감소

Desipramine은 치명적일 수 있어요

우울증 또는 기타 정신 질환을 앓고있는 어린이, 청소년 및 젊은 성인의 자살 위험 증가에 대한 블랙 박스 경고가 있는 desipramine을 복용하는 어린이와 청소년에게 갑작스런 사망이 발생할 수 있다.

간호과정

TCAs를 투여받는 대상자에게 적용하는 간호과정은 다음과 같다.

사정

- 40세 이상인 경우는 치료 전에 심전도를 검사한다.
- 약물 효과를 관찰하기 위하여 대상자의 기분변화를 관찰한다. 약효는 수주 동안 나타나지 않을 수도 있다.
- 혈압 저하나 빈맥이 있는지 확인하기 위하여 정기적으로 활력징후를 사정한다. 다른 부작용이나 변화가 나타나는지 주의 깊게 관찰한다. 특히, 항콜린성 부작용

대상자 교육

TCAs

TCAs가 처방되면 대상자와 가족에게 다음 사항을 교육한다.

- 치료의 이점과 위험을 인식한다. 충분한 치료효과는 몇 주 동안 나타나지 않을 수 있다.
- 처방대로 약물을 정확하게 복용한다. 용량을 증가시키지 말고, 의사의 허락없이 일반의약품이나 약초 등을 복용하지 않는다.
- 흔히 TCAs 과용은 치명적이므로 신뢰할 만한 가족에게 약물을 맡기고, 아이들 손이 닿지 않는 곳에 안전하게 보관하도록 주지시킨다.
- TCAs 복용 중에는 알코올 섭취를 금한다.

- 약물의 효과가 충분히 나타날 때까지 정신적 기민성을 요구하는 위험한 업무를 수행하지 않는다.
- 햇볕, 히트 램프, 미용 목적의 선탠 등은 화상 및 비정상적 색소침착을 초래할 수 있다.
- 당뇨대상자의 경우 혈당을 변화시킬 수 있으므로, 혈당 수치를 주의깊게 관찰한다.
- 구강건조를 경감시키기 위하여 무설탕 껌을 씹거나 사탕이나 얼음을 빨거나 인공타액을 사용한다.
- 부작용이 발생하면 즉시 보고한다.

(구강 건조, 요정체 혹은 변비)이 있는지 사정한다. 이런 경우 용량을 감소시킬 수도 있다.

주요 간호진단

- 약물 부작용과 관련된 비효율적 대처
- 진정작용 및 기립성 저혈압과 관련된 손상 위험성
- 장기 치료와 관련된 불이행

기대되는 효과

- 대상자의 대처능력이 개선될 것이다.
- 대상자의 손상위험이 최소화될 것이다.
- 대상자는 치료에 순응할 것이다.

중재

- 대상자가 약물을 모두 삼키는지 확인한다. 우울증 대상자는 자살 충동으로 특히, 증상이 좋아지기 시작할 때, 약물을 몰래 저장해 놓을 수 있다.
- 약물을 갑자기 중단하지 않는다. 반동효과나 다른 부작용을 피하기 위해서 점진적으로 여러 달에 걸쳐 약물 용량을 감소시킨다.
- 조성변경(reconstitution), 희석, 저장에 대해서는 제조회사의 지시를 따른다.

평가

- 대상자는 정상적 대처기전을 되찾는다.
- 대상자는 부작용으로 인한 손상을 입지 않는다.
- 대상자의 우울이 완화된다(TCAs에 대한 교육 참조).

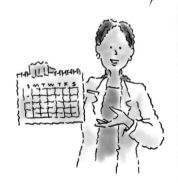

반동 효과나 다른 부작용을 피하기 위해서 TCAs를 점진적으로 끊으세요.

기타 항우울제

최근 사용되는 기타 항우울제는 다음과 같다.

- bupropion, 도파민 재흡수 차단제
- venlafaxine, duloxetine, 세로토닌-노르에피네프린 재흡수 억제제
- trazodone, triazopyridine drug

약동학

항우울제의 체내 흡수 통로는 매우 다양하다.

- Bupropion은 위장관계에서 잘 흡수되고, 간에서 대사된다. 대사산물은 신장을 통해 배설된다. Bupropion은 혈장 단백질에 매우 잘 결합하는 것으로 보인다.
- Venlafaxine과 duloxetine은 경구 복용 후 빠르게 흡수되고, 부분적으로 간에서 대사되고, 소변으로 배설된다.
- Venlafaxine은 혈장단백에 부분결합하지만 반면에 duloxetine은 알부민에 잘 결합한다.
- Trazodone은 위장관계에서 잘 흡수되고 체내에 광범위하게 분포되며, 간에서 대사를 거친 뒤 약 75% 정도는 소변으로 배설되고 나머지는 대변으로 배설된다.

약역학

이 약물들의 작용에 대하여 많은 부분이 아직 완전히 밝혀지지 않았다.

도파민의 흡수에 미치는 효과를 다시 생각해 봐요

- Bupropion은 한때 신경전달물질인 도파민의 재흡수를 억제시킨다고 생각되었으나, 비교감신경성 수용체에 작용하는 것처럼 보인다.
- Venlafaxine과 duloxetine은 세로토닌과 세로토닌의 신경세포적 재흡수를 억제시킴으로써 중추신경계에서 신경전달물질의 활동을 증가시킨다고 생각된다.
- Trazodone은 아직 그 효과가 잘 알려지지 않았지만, 시냅스 전 뉴런에서 노르에피네프린과 세로토닌의 재흡수를 억제시킴으로써 항우울 효과를 발휘한다고 생각된다.

약물치료학

이와 같은 기타 항우울제들은 우울증을 치료하는 데에도 쓰인다. Trazodone은 공격성 장애와 공황 장애를 치료하는데에도 효과적이다.

약물 상호작용

모든 항불안제는 MAO inhibitors와 조합되었을 때 잠재적으로 치명적인 심각한 부작용이 있을 수 있다. 각 약물들은 다른 약물과 사용되었을 때 각각 특유한 위험을 수반한다.

- Maprotiline과 mirtazapine은 중추신경 억제제와 상호작용하여 약효가 증가
  된다.
- Bupropion이 levodopa, phenothiazine, TCAs와 결합하면 발작을 포함하
  여 부작용이 증가한다.
- Trazodone은 digoxin과 phenytoin의 혈청 농도를 증가시킬 수 있다. 항고혈
  압 약물과 병용 시 저혈압 효과를 증가시킬 수 있다. Trazodone은 다른 중추
  신경 억제제와 함께 복용하면 중추신경 억제효과가 증가될 수 있다.

부작용

Bupropion의 부작용

Bupropion으로 인해 다음과 같은 부작용이 발생할 수 있다.

- 두통
- 혼돈
- 떨림
- 초조(agitation)
- 빈맥
- 식욕부진
- 오심 및 구토

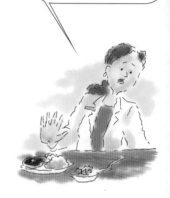

여러종류의 항우울제는 오심을 유발할 수 있지만 괜찮아요! 괜찮아요!

Venlafaxine, duloxetine의 부작용

Venlafaxine, duloxetine의 부작용은 다음과 같다.

- 두통
- 졸림증(somnolence)
- 어지러움
- 오심

Trazodone의 문제

Trazodone은 다음 문제를 유발할 수 있다.

- 졸음
- 어지러움

간호과정

기타 항우울제를 투여받는 대상자에게 적용하는 간호과정은 다음과 같다.

사정

- 치료 전 대상자의 건강상태를 사정하고 주기적으로 재사정한다.

- 부작용과 약물 상호작용을 사정한다.
- 약물치료에 대한 환자와 가족의 지식을 사정한다.

주요 간호진단

- 기저질환과 관련된 비효율적 대처
- 약물 치료와 관련된 수면 장애
- 약물치료와 관련된 지식 부족

기대되는 효과

- 대상자는 대처능력이 향상될 것이다.
- 대상자의 수면양상이 개선될 것이다.
- 대상자와 가족은 약물치료에 대해 이해하고 있음을 보여줄 것이다.

중재

- 노인이나 쇠약한 대상자, 신장이나 간 기능부전 대상자는 소량 투여하거나 투약 빈도를 감소시킬 필요가 있다.
- 투여시간에 대한 특별한 명시가 없다면, 불면증 예방을 위하여 아침에 투약한다.
- 처방대로 약물을 투여한다.
- 약물의 치료효과를 관찰한다.

평가

- 대상자의 행동과 의사소통으로 우울증이 개선되었음을 알 수 있다.
- 대상자의 불면증이 개선될 것이다.
- 대상자와 가족은 약물치료에 대해 이해하고 있음을 보여준다.

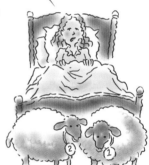

Lithium(리튬)

Lithium carbonate와 lithium citrate는 조증(mania)을 예방하거나 치료하기 위해 사용되는 기분안정제(mood stablizer)이다. 리튬의 발견은 조증 및 양극성 질환 치료에 획기적인 사건이었다.

약동학

Lithium은 경구투여 시 신속하고, 완전하게 흡수되어 신체조직에 광범위하게 분포된다. 활성약물인 lithium은 체내에서 대사를 거치지 않은 채 그대로 배설된다.

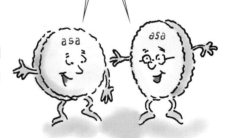

약역학

조중대상자는 과도한 카테콜라민 자극을 경험한다. 양극 대상자는 조증의 과도한 카테콜라민 자극과 우울의 감소된 카테콜라민 자극 사이를 오가며 어려움을 겪는다.

카테콜민을 조절하려면…

Lithium의 정확한 기전은 잘 알려지지 않았다. 중추신경계 안에서 카테콜라민을 조절할 수 있는 방법은 다음과 같다.

- 노르에피네프린과 세로토닌의 흡수를 증가시킴
- 시냅스 전 뉴런 내의 시냅스 소포(synaptic vesicle)(이곳에 신경전달물질이 저장되어 있음)로부터 노르에프네프린의 방출을 감소시킴
- 시냅스 후 뉴런에서 노르에피네프린의 작용을 억제시킴

연구 중…

연구자들은 lithium이 전해질과 이온 수송에 어떤 영향을 미치는지 연구 중에 있다. Lithium은 CAMP(cyclic adenosine monophosphate)와 같은 2차 메신저의 작용을 변경시킬 수도 있다.

약물치료학

Lithium은 주로 조증의 급성 소견(episode)을 치료하고 양극 질환의 재발을 방지하기 위해 사용된다. 그 외 단극성 우울증 및 편두통 예방, 우울증, 알코올 의존증, 신경성 식욕부진, 부적절한 항이뇨호르몬 증후군 및 호중구 감소증에 사용하기 위하여 연구 중이다.

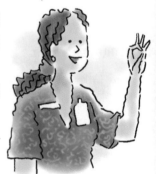

Lithium은 사용 경계영역이 좁아요. 혈중 수준이 치료적 수준보다 조금만 높아도 위험할 수 있어요.

약물 상호작용

Lithium을 안전하게 사용할 수 있는 경계영역은 좁다. 혈중 약물 수준이 치료적 수준보다 조금만 높아도 위험할 수 있다. 이와 같이 치료적 수준의 범위가 좁기 때문에, 다른 약물과의 심각한 상호작용이 발생할 수 있다.

- Lithium을 thiazide계 이뇨제, 헨레 고리 이뇨제 및 비스테로이드 소염진통제와 함께 투여 시 lithium 독성 위험이 증가한다.
- Lithium을 haloperidol, phenothiazines 및 carbamazepine과 함께 투여하면 신경독성 위험이 증가할 수 있다.
- Lithium은 포타슘요오드의 갑상선 기능부전 효과를 증가시킬 수 있다.
- 중탄산나트륨은 lithium의 배설을 증가시키고, 효과를 감소시킬 수 있다.
- Theophyline과 함께 투여하면 lithium의 효과가 감소된다.

과도한 혹은 부족한 염분은 나빠요

심하게 염분제한 식이를 하는 대상자는 lithium 독성에 걸리기 쉽다. 반면에 나트륨을 과다섭취하면 lithium의 치료효과가 감소될 수 있다.

부작용

Lithium의 흔한 부작용은 다음과 같다.

- 가역적 심전도 변화
- 갈증
- 다뇨
- 백혈구 상승

독성 증상

혈중 lithium이 독성 수준 시 다음과 같은 증상을 볼 수 있다.

- 혼돈
- 기면(lethargy)
- 어둔한 언어(slurred speech)
- 반사반응 증가
- 발작

간호과정

Llithium을 투여받는 대상자에게 적용하는 간호과정은 다음과 같다.

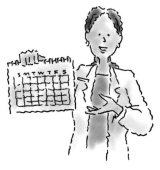

기억할것!
lithium의 효과가 나타나려면
1~3주가 걸릴 수 있어요.

사정

- 치료 전과 후에 정기적으로 대상자의 상태를 사정한다. 약효가 나타나려면 1~3 주가 걸릴 수 있다.
- 기준 설정을 위해 심전도, 갑상선 및 신장 검사, 전해질 수준을 검사한다. 첫 회 약물 투여 후 8~12시간 때 lithium의 혈중 수준을 관찰한다. 대부분 아침 투여 전, 첫 달 동안은 2~3회, 이후 치료를 유지하는 동안 매주 혹은 매달 검사결과를 확인한다.
- 외래 대상자의 경우 6~12개월마다 갑상선과 신장 기능을 추후 관리한다. 갑상선 비대가 있는지 촉진한다.
- 약물의 부작용과 상호작용이 있는지 사정한다.

주요 간호진단

- 조증질환과 관련된 비효율적 대처
- 약물 부작용과 관련된 비효율적 건강유지
- 약물치료와 관련된 지식 부족

Lithium

Lithium이 처방되면 대상자와 가족에게 다음 사항을 교육한다.

- 위장관장애를 최소화시키기 위하여 식후 다량의 물과 함께 복용한다.
- Lithium은 안전한 치료적 범위가 좁다. 혈중 수준이 조금만 상승해도 위험할 수 있다.
- 설사, 구토, 진전, 졸리움, 근육 허약, 운동실조(ataxia) 등 독성 징후가 있는지 주의 관찰한다. 독성증상이 나타나면, 다음 약물투여를 중지하고 의사에게 알린다. 갑자기 약물투여를 중단해서는 안된다.

- 중추신경계 효과가 나타날 때 까지 집중을 요하고 정신운동성 조절 기능을 요구하는 활동을 삼가한다.
- 의사의 허락없이 약물명을 변경하여 투약하거나 일반의약품으로 변경하지않는다.
- Lithium 투여 중임을 알리는 카드를 소지한다.

기대되는 효과

- 대상자의 대처능력이 좋아질 것이다.

- 대상자의 건강상태가 호전될 것이다.

- 대상자와 가족은 약물치료에 대해 이해하고 있음을 보여줄 것이다.

중재

- Lithium의 혈중 수준이 약물사용의 안전한 범위에 있는지 확인한다. 혈중 수준을 검사할 수 없는 대상자에게 lithium을 투여해서는 안된다.

- 식후에 다량의 물과 함께 투약하여 위장관 반응과 금속 맛을 최소화시킨다.

- 대상자침상을 떠나기 전에, 약물을 삼켰는지 확인한다.

- 대상자의 행위가 3주 이내에 호전되지 않거나, 더 나빠지면 의사에게 알린다.

- Lithium의 혈중 수준이 1.5mEq/L 이하이면 대체로 부작용은 경미하다.

- 대상자에게 유뇨증이 있으면, 요비중을 측정하여 1.0005 이하이면 요붕증을 시사하므로 보고한다.

- Lithium은 당뇨대상자의 당내성을 변경시킬 수 있다. 당뇨대상자의 혈당수준을 면밀히 관찰한다.

평가

- 대상자의 대처기전이 개선되었다.

- 대상자는 치료를 통하여 정상적 내분비기능을 유지한다.

- 대상자와 가족은 약물치료에 대하여 이해하였음을 보여준다(대상자 교육-Lithium 참조).

항정신병 약물 Antipsychotic drugs

항정신병 약물은 정신분열증, 조증 및 다른 정신병 증상(망상, 환각 및 사고장애)을 조절할 수 있다.

다양한 이름을 가지고 있어요.

정신병 치료에 사용되는 약물은 다음과 같은 다양한 이름이 있다.

- 항정신병 약물(antipsychotic): 정신병 징후와 증상을 없애줄 수 있기 때문
- 강력 신경안정제(major tranquilizer): 흥분대상자를 진정시킬 수 있기 때문
- 신경 이완제(neuroleptic): 비정상적 신체 움직임을 유발하는 해로운 신경학적 효과를 지니고 있기 때문

한 가지 혹은 다른 이름으로…

모든 항정신병 약물은 이름이 어떻게 불리던지 관계없이 다음 주요 약물군 중 하나 혹은 두 가지에 속한다.

- 비정형 항정신병 약물(atypical antipsychotics)
- 전형적 항정신병 약물(typical antipsychotics)

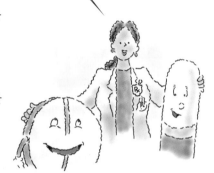

항정신병약물은
망상, 환각 및 사고장애 등
정신병 증상을 조절해줍니다.

Atypical antipsychotics(비정형 항정신병 약물)

Atypical antipsychotics(비정형 항정신병 약물)은 다양한 정신과적 상태의 치료를 위해 고안되었다. 여기에는 다음을 포함한다.

- clozapine
- lurasidone
- olanzapine
- risperidone
- quetiapine
- ziprasidone
- brexpiprazole
- aripiprazole

약동학

Atypical antipsychotics는 경구 투여 후 흡수되어 간에서 대사된다. Clozapine, quetiapine, ziprasidone, brexpiprazole 및 olanzapine은 불활성 대사산물이지만, risperidone은 활성 대사 산물이다. 이들은 혈청 단백과 매우 잘 결합하며, 소변으로 배설되고, 아주 소량은 대변으로 배설된다.

약역학

Atypical antipsychotics는 전형적으로 도파민 수용체를 차단하지만 전형적 정신 병약물에 비하면 정도가 적은 편이다. 이로 인하여 추체외로 부작용이 훨씬 적다. 더욱이, atypical antipsychotics는 세로토닌 수용체의 활동도 억제시킨다. 이런 활동이 결합하여 atypical antipsychotics는 정신분열증의 긍정적·부정적 증상들에 대해 효과를 보인다.

약물치료학

Atypical antipsychotics는 동일한 혹은 개선 효과와 증진된 내인성 때문에 정신 분열증 대상자의 1차 치료제로 간주된다. 이들은 또한 조증, 양극성 장애 및 치료 저항성 우울증에 사용된다.

약물 상호작용

P-450을 변경시키는 약물은 일부 atypical antipsychotics의 대사를 변경시킬 것이다.

곧바로 "도파"에 작용해요.

Atypical antipsychotics는 levodopa와 다른 도파민 효능제의 효과에 반대 작용한다.

그 외에도…

몇 가지 약물의 상호작용이 일어날 수 있다.

- Atypical antipsychotics을 항고혈압제와 함께 사용 시 저혈압 효과가 강화될 수도있다.
- Atypical antipsychotics을 benzodiazepines 혹은 중추신경 억제제와 함께 사용 시 중추신경 저하가 증가할 수 있다.
- Clozapine을 항콜린성 약물과 함께 사용 시 부교감신경 억제 효과가 증진될 수 있다.
- Clozapine을 citalopram, fluoroquinolones, fluoxetine, fluvoxamine, paroxetine, sertraline 혹은 risperidone과 함께 복용하면 clozapine이 증가되어 독성을 초래할 수 있다.
- Clozapine을 digoxin 혹은 warfarin과 함께 사용 시 이들 약물의 수준을 증가시킬 수 있다.
- Clozapine을 phenytoin과 함께 투여하면 clozapine 약물수준을 감소시킬 수 있다.
- Clozapine을 항암제와 같은 골수기능저하제와 함께 사용하면, 골수기능이 더욱 저하된다.
- Olanzapine을 ciprofloxacin, fluoxetine 혹은 fluvoxamine과 함께 투여하면, olanzapine 수준이 올라갈 수 있다.

- Erythromycin, fluconazole, intraconazole 혹은 ketoconazole을 quetiapine과 함께 투여하면, quetiapine 청소율이 감소한다.
- Risperidone을 ziprasidone, carbamazepine과 함께 투여하면 risperidone 효과를 감소시킬 수 있다.
- Carbamazepine, gulcocorticoids, phenobarbital, phenytoin, rifampin 혹은 thioridazine과 함께 사용 시 quetiapine 청소율이 증가한다.
- erythromycin, fluconazole, itraconazole, or ketoconazole 을 quetiapine과 함께 복용하면 quetiapine 제거가 감소한다.
- 니코틴 (흡연)은 olanzapine 제거를 증가시킬 수 있다..
- carbamazepine, glucocorticoids, phenobarbital, phenytoin, rifampin 또는 thioridazine과 함께 복용하면 quetiapine 제거가 증가한다.
- Ziprasidone을 항부정맥제, arsenic trioxide, cisapride, dolasetron, droperidol, levomethadyl, mefloquine, pentamidine, phenothiazines, pimozide, quinolones, tacrolomus 혹은 이뇨제와 함께 복용 시 생명을 위협하는 부정맥을 일으킬 수 있다.
- Ziprasidone과 itraconazole 또는 ketoconazole은 ziprasidone 수준을 증가시킨다.
- Aripiprazole을 ketoconazole, fluoxetine, paroxetine 혹은 quinidine과 함께 투여하면,aripiprazole 수준을 증가시켜 독성을 초래할 수 있다.
- Aripiprazole을 carbamazepine과 병용하면 aripiprazole 수준을 감소시켜 효과를 낮출수 있다.

부작용

Atypical antipsychotics는 typical antipsychotics에 비하여 추체외로 효과가 적으며 발작 위험이 적다(clozapine은 제외).

별도의 부작용!

Olanzapine은 대상자가 추체외로 부작용을 최소로 경험하게 하지만, 흔히 체중 증가가 나타난다. Risperidone은 하루에 6mg 이상 고용량 처방되면, 다른 Atypical antipsychotics보다 추체외로 효과가 더 높게 나타날 위험이 있다.

간호과정

Atypical antipsychotics를 투여받는 대상자에게 적용하는 간호과정은 다음과 같다.

사정

- 치료 전 대상자의 질병상태를 사정하고 이후에도 정기적으로 사정한다.

- 약물의 부작용과 상호작용을 사정한다.
- 대상자에게 지연성 운동이상증(tardive dyskinesia)(불수의적 움직임)이 나타나는지 관찰한다. 이는 장시간 투약 후 나타날 수 있다. 이런 징후는 몇 달 혹은 몇 년 후까지 나타나지 않을 수 있고, 저절로 사라지거나 약물 중단에도 불구하고 평생 지속될 수도 있다.
- 대상자와 가족의 약물치료에 대한 지식을 사정한다.

주요 간호진단

- 기저질환과 관련된 비효율적 대처
- 추체외로 효과와 관련된 손상된 신체 기동성
- 약물치료와 관련된 지식부족

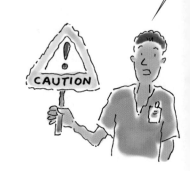

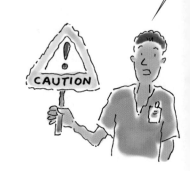
Atypical antipsychotics는 장기사용 후 지연성 운동이상증(dyskinesia)이 나타날 수 있어요. 이는 약물 중단 후에도 지속될 수 있어요.

기대되는 효과

- 대상자의 대처능력이 개선될 것이다.
- 대상자는 적절한 신체적 기동성을 보여줄 것이다.
- 대상자와 가족은 약물치료에 대하여 이해하고 있음을 보여줄 것이다.

중재

- 처방된 약물을 투여하고, 그 효과를 관찰한다.
- 약물의 형태가 변경되면, 대상자의 요구에 맞게 약물용량도 변경시킨다.
- 지시된 대로, 약물을 차광시킨다. 약물의 색깔이 현저하게 변하였다면, 폐기시킨다.
- 심각한 부작용이 나타나지 않는 한 갑자기 약물을 중단하지 않는다.
- Diphenhydramine과 함께 투여하면 급성 근육 긴장 이상 반응이 나타날 수 있다.
- 중추신경계 효과가 나타날 때까지, 집중을 요하거나 정신운동 조정 능력을 필요로 하는 활동을 삼가도록 한다.
- 비정형 항정신병 약물을 복용하는 동안 대상자에게 알코올을 섭취하지 않게 한다.
- 대상자에게 무가당껌을 씹거나 단단한 사탕을 빨도록 하여 구강건조증을 완화시킨다.

평가

- 대상자의 정신병 행위와 흥분이 감소한다.
- 대상자는 신체적 기동성을 유지한다.
- 대상자와 가족은 약물치료를 이해하고 있음을 보여준다.

Typical antipsychotics(전형적 항정신병 약물)

Phenothiazines와 nonphenothiazines를 포함하는 typical antipsychotics
(전형적 항정신병 약물)는 좀 더 세부 분류될 수 있다.

부작용에 따른 분류

많은 임상의들은 부작용이 다르기 때문에 phenothiazines를 3가지 약물군으로
분리하여 취급해야 한다고 생각한다.

- 지방족 약물(aliphatics): 주로 진정 및 항콜린성 효과를 일으키며 강도가
  낮은 약물이다. 여기에는 chlorpromazine과 같은 약물이 포함된다.
- Piperazines는 주로 추체외로 반응을 일으키며, fluphenazine decano-
  ate, fluphenazine hydrochloride, perphenazine 및 trifluoperazine을
  포함한다.
- Piperazines는 주로 진정, 항콜린성 및 심장 효과를 일으키며, me-
  soridazine besylate 및 thioridazine을 포함한다.

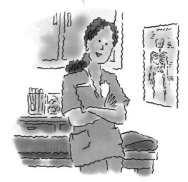

너무 전형적인 약이에요!
phenothiazine을 포함하여
typical antipsychotics은
좀 더 세분화시켜
분류할 수 있어요.

화학구조에 의한 분류

화학구조를 근거로 nonphenothiazines 항정신병 약물을 다음과 같이 몇 가지 약
물군으로 분류할 수 있다.

- butyrophenones: haloperidol과 haloperidol decanoate 등을 포함한다.
- dibenzoxazepines: loxapine succinate 등이 이에 해당한다.
- dihydroindolones: molindone 등이 이에 해당한다.
- diphenylbutylpiperidines: pimozide가 이에 해당한다.
- hioxanthenes: thiothixene과 thiothixene hydrochloride를 포함한다.

약동학

Typical antipsychotics은 불규칙하게 흡수되지만 지질 용해와 단백질 결합력이 매
우 높다. 그러므로 많은 신체조직에 분포되며, 뇌 안에서 약물이 매우 높게 분포한
다. 모든 typical antipsychotics들은 간에서 대사되고 소변과 담즙으로 배설된다.

효과가 오래 지속되요.

지방조직은 축적된 phenothiazines의 대사산물을 혈장으로 서서히 방출시키기
때문에 phenothiazines의 효과는 약물중단 후 3개월까지 지속될 수 있다.

약역학

전형적 항정신병약물의 작용기전은 완전히 이해된 것은 아니지만, 연구자들은 이런
약물은 뇌의 시냅스 후 도파민 수용체를 차단한다고 믿는다.

차단시켜요…

Phenothiazines와 nonphenothiazines의 항정신병치료 효과는 변연계 내 수용체 차단에 의해 나타난다. 이들 약물의 진토효과는 연수 내에 위치한 화학-수용체 자극영역(chemo-receptor triggor zone) 내의 수용체를 차단시켜서 나타난다.

그리고 자극시켜요.

또한 phenothiazines는 추체외로계(대뇌 피질과 척수 신경로를 연결짓는 운동신경로)를 자극시킨다(Phenothiazines: Chlorpromazine참조).

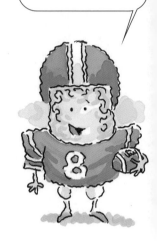

Typical antipsychotics은 뇌의 시냅스 후 도파민 수용체를 차단하여 약효를 발휘합니다. 그럼 당신이 이 개념을 이해했는지 봅시다!

약물치료학

Phenothiazines는 주로 다음을 위해 사용된다.

- 정신분열증을 포함한 정신 질환 치료
- 불안 혹은 흥분 대상자 진정
- 대상자의 사고과정 개선
- 망상과 환각 완화

또 다른 사용 목적

Phenothiazines는 다른 치료를 위해서도 사용된다.

- 짧은 반응성 정신증, 비정형 정신증, 정신분열성 정서적 정신증, 자폐증 및 정신증을 동반한 주요 우울증 등과 같은 다른 정신과 질환을 치료하기 위해 투여된다.
- 서서히 작용하는 lithium이 치료효과를 보이기 시작할 때까지 lithium과 병용하여 양극성질환을 치료하는데 사용된다.
- 정신적 장애가 의심되는 아동과 흥분성 노인대상자, 특히 섬망 시 처방된다.
- 수술 후 진통제의 효과를 증강시키기 위하여 투여된다.
- 암대상자의 통증, 불안 및 오심을 조절하는데 도움이 된다.

그룹 역학

하나의 그룹으로서 nonphenothiazines는 정신병을 치료하기 위해 사용된다. Thiothixene 또한 급성 흥분을 조절하기 위해 사용된다. 더욱이 haloperidol과 pimozide는 Tourette 증후군을 치료하기 위해 사용되기도 한다.

약물 상호작용

Phenothiazines와 nnonphenothiazines는 서로 다른 약물 상호작용 효과를 보인다.

Phenothiazines: Chlorpromazine

작용

- 다양한 중추신경계 안에서 시냅스 후 도파민 수용체를 차단하여 도파민 길항제로 작용함
- 화학수용체 자극영역(chemoreceptor trigger zone)을 차단하여 진토효과를 보임
- 다양한 정도의 항콜린 작용과 알파-아드레날린 차단 작용이 있음

적응증

- 흥분성 정신병 상태, 환각, 양극성 질환, 과도한 운동 및 자율적 활동
- 중추신경장애로 인한 심한 오심과 구토
- 중등도의 불안
- 만성 기질성 정신 증후군(chronic organic mental syndrome), 파상풍, 급성 간헐적 포르피린증(chronic intermittent porphyria), 난치성 딸국질, 소양증, 증상적비염(symptomatic rhinitis)

간호 시 주의사항

- 대상자에게 부작용과 추체외로 증상이 있는지 관찰한다. 이에는 치료초기 정좌불능증(akathisia)부터 장기 사용 후의 지연성 운동이상증까지 볼 수 있다.
- 중증 파킨슨질환과 유사한 항정신병약물 악성증후군(neuroleptic malignant syndrome)이 나타날 수도 있다.
- 폐색성 황달까지 진행할 수 있는 간효소의 상승은 일반적으로 알레르기 반응을 의미한다.
- 약물투여를 갑자기 중단하지 않는다. 몇 주에 걸쳐 점진적으로 용량을 줄인다.
- 중추 신경계 효과가 나타날 때까지 집중을 요하거나 정신운동성 조정 능력을 요하는 활동을 삼간다.

심각하네요.

Phenothiazines는 다른 많은 유형의 약물들과 상호작용하여 심각한 효과를 보일 수 있다.

- 중추신경 억제제와 병용하면 혼미와 같은 중추신경기능 저하효과가 증가될 수 있다.
- 중추신경 억제제는 phenothiazines 효과를 감소시켜서 정신병 행위 혹은 흥분이 증가할 수 있다.
- 항콜린제와 함께 투여하면 구강건조 및 변비와 같은 항콜린 효과가 증가할 수 있다. 항콜린제는 phenothiazines의 대사를 증가시켜서 phenothiazines의 항정신병 효과를 감소시킬 수 있다.
- Phenothiazines는 levodopa의 항파킨슨 효과를 감소시킬 수 있다.
- Lithium과 동시에 사용하면 신경독성 위험이 증가된다.
- Droperidol과 동시에 사용하면 추체외로 효과가 증가한다.
- Phenothiazines를 항경련제와 함께 사용하면 발작의 역치가 낮아진다.
- Phenothiazines는 TCAs와 베타-교감신경 차단제의 혈청 수준을 증가시킬 수 있다. Thioridazine은 fluvoxamine propranolol, pindolol, fluoxetin, P-450 2D6 동종효소를 억제하는 약물, 심전도의 QT 간격을 지연시키는 약물과 함께 사용하면, 치명적인 심부정맥을 일으킬 수 있다.

일부 약물은 상호작용 효과가 적은편이예요

Nonphenothiazines는 phenothiazines보다 상호작용하는 약물이 적은 편이다. 이들의 도파민−차단 활동은 levodopa를 억제할 수 있고 2가지 약물을 투여받는 대상자에게 지남력장애를 일으킬 수 있다. Haloperidol은 lithium의 효과를 증강시켜서, 뇌병증(뇌기능장애)를 초래할 수도 있다.

부작용

신경학적 반응은 phenothiazines와 연관된 가장 흔하면서 심각한 부작용이다. 추체외로 증상은 치료 후 처음 며칠 사이에 나타날 수 있다. 치료 후 몇 년 뒤에 지연성 운동이상증(dyskinesia)이 나타나기도 한다.

극도로 심각한 증상

신경이완제 악성증후군(neuroleptic malignant syndrome)은 근육 강직, 극도의 추체외로 증상, 극심한 체온 상승, 고혈압과 심박수 증가를 초래하는 치명적인 상황이다. 치료하지 않으면, 호흡부전과 심맥관계 허탈에 이를 수 있다.

공통된 특징

대부분의 nonphenothiazines는 phenothiazines와 동일한 부작용을 일으킨다.

간호과정

Typical antipsychotics을 투여받는 대상자에게 적용하는 간호과정은 다음과 같다.

사정
- 대상자의 활력징후를 정기적으로 사정하여 혈압 강하(특히 비경구적 치료 전·후) 혹은 빈맥이 있는지 확인한다. 다른 부작용이 나타나는지 주의 깊게 관찰한다.
- 수분섭취와 배설량을 확인하여 요정체 혹은 변비 등이 있는지 주의 관찰한다. 이런 증상이 있으면 약물을 감량할 필요가 있다.
- 처음 4주 동안은 매주 빌리루빈 수치를 관찰한다. 치료 전 CBC, 심전도(퀴니딘−유사효과가 있는지 확인하기 위하여), 간기능 및 신장기능 검사, 전해질 수준(특히 칼륨) 및 눈 검사 소견을 확인해 놓는다. 이후에도 주기적으로 위의 검사를 시행하고 결과를 확인한다. 특히 장기 치료 대상자의 경우 이런 관찰이 중요하다.

주요 간호진단
- 약물 부작용과 관련된 손상 위험성
- 추체외로 증상과 관련된 기동성장애
- 장기 치료와 관련된 불이행

항정신병 약물

항정신병 약물이 처방되면 대상자와 가족에게 다음 사항을 교육한다.

- 처방된 대로 약물을 복용한다. 의사의 승인 없이 약물 용량을 증가시키거나, 투약을 중단하지 않는다.
- 낮 시간에 진정효과가 나타나면, 취침할 때 전체 용량을 복용한다.
- 약물의 전체 치료효과는 몇 주 동안 나타나지 않을 수 있다.
- 부작용이 있는지 관찰하고 비정상적 효과, 특히 불수의적 움직임이 있으면 보고한다.
- 투약기간 동안 알코올을 삼가한다.

- 의사의 처방 없이, 일반의약품이나 약초 등 다른 약물을 복용하지 않는다.
- 약물의 효과가 충분히 나타날 때까지 위험한 과제를 수행하지 않는다.
- 태양, 열램프, 미용적 선탠 등에 과다 노출 시 광과민성 반응을 일으킬 수 있다.
- Phenothiazine은 소변색을 분홍빛 혹은 갈색으로 변화시킨다.

기대되는 효과

- 대상자는 손상위험이 최소화될 것이다.
- 대상자는 기동성을 유지할 것이다
- 대상자는 치료를 이행할 것이다.

중재

- 약물을 갑자기 중단하지 않는다. 정신병약물 사용 시 신체적 의존성은 발생하지 않지만, 반동효과에 의해 정신병 증상이 악화될 수 있으며, 많은 약물들은 약효가 지속될 수도 있다. 반동효과나 다른 부작용을 피하기 위해서 점진적으로 여러 달에 걸쳐 약물용량을 감소시킨다.
- 조성변경, 희석, 투여방법 및 저장에 대해서는 제조회사의 지시를 따른다. 약간의 변색된 액체 약물은 사용해도 되고 그렇지 않을 수도 있다. 약사에게 확인하고 사용하도록 한다.

평가

- 대상자는 손상을 입지 않았다.
- 추체외로 증상이 진행되지 않았다(항정신병 약물에 대한 교육 참조).
- 대상자는 개선 된 사고 과정에 의해 입증 된 치료법을 준수한다.

자극제 Stimulants

다른 유형의 정신병 약물인 Stimulants(자극제)는 집중장애, 충동성 및 과다활동 등을 특징으로 하는 ADHD 치료에 사용된다. Stimulants의 예를 들면 다음과 같다.

- dextroamphetamine
- methylphenidate
- mixed amphetamines salts

약동학

다른 유형의 정신병 약물인 stimulants는 위장관에서 잘 흡수되고 신체에 광범위하게 분포된다. 그럼에도 methylphenidate는 현저하게 초회 통과 효과를 지닌다. Stimulants는 간에서 대사되고 주로 소변으로 배설된다.

> 자극제는 ADHD 치료제로, 충동성과 과잉활동을 감소시키는데 도움을 줍니다.

약역학

Stimulants는 도파민과 노르에피네프린 수준을 증가시킨다고 생각된다. 이런 작용은 도파민과 노르에피네프린의 재흡수를 차단시켜서 시냅스 전단계에서의 분비를 증가시켜 주거나 MAO를 억제시킴으로써 이루어진다고 본다.

약물치료학

Stimulants는 ADHD를 위한 선택적 치료제이다. 집중 기간을 증가시켜주어 학교나 직장에서의 수행도를 높여주고, 충동이나 과다활동을 줄여준다.

잠깨는 약

Dextroamphetamine과 methylphenidates는 발작수면(narcolepsy) 치료에도 사용된다.

약물 상호작용

Stimulants는 MAO 억제제를 중단 한 뒤 14일 이내에 사용해서는 안된다. 또한 methylphenidate는 guanethidine의 효과를 줄일 수 있고, TCAs, warfarin 및 일부 항경련제의 효과를 증가시키기도 한다.

> Stimulants는 매우 남용되기 쉬운 약물입니다. 대상자를 면밀히 관찰하세요.

부작용

Stimulants는 매우 남용하기 쉬운 물질이므로 대상자를 면밀히 관찰해야 한다. 여름방학 기간 동안 혹은 치료의 필요성을 재사정할 필요가 있는 경우, 의사들은 잠시 동안 약물투여를 중단할 것을 권한다. Stimulants는 성장에 영향을 줄 수도 있다. 아동의 신장과 체중변화를 면밀히 관찰한다.

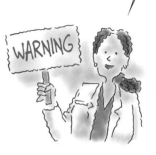

Dextroamphetamine의 부작용

Dextroamphetamine의 특유한 부작용은 다음을 포함한다.

- 안절부절못함
- 진전
- 불면
- 빈맥
- 심계항진
- 부정맥

- 구강 건조
- 불쾌한 맛
- 설사

Methylphenidate의 부작용

Methylphenidate는 다음을 초래할 수 있다.

- 어지러움증(dizziness)
- 불면
- 발작
- 심계항진
- 부정맥
- 복통
- 발적
- 혈소판감소증

간호과정

Stimulants 치료를 받는 대상자에게 적용하는 간호과정은 다음과 같다.

사정

- 치료 전 대상자가 지닌 병력을 조사하고 전체 치료기간 동안 정기적으로 재사정한다.
- 약물 부작용과 상호작용을 사정한다.
- 대상자의 수면 양상을 관찰하고 과다 자극 징후가 있는지 사정한다.
- 대상자와 가족의 약물치료에 대한 지식을 사정한다.
- 기존 고혈압, 심부전, 최근 심근 경색 또는 갑상선 기능 항진증에 대한 대상자의 병력을 평가한다.

주요 간호진단

- 대상자의 기저 질환과 관련된 비효율적 건강유지
- 약물치료와 관련된 불면증
- 약물치료와 관련된 지식 부족

기대되는 효과

- 대상자의 기저 질환이 호전될 것이다.
- 대상자의 불면증이 개선될 것이다.
- 대상자와 가족은 약물치료에 대해 이해하고 있음을 보여줄 것이다.

중재

- 수면 방해를 피하기 위하여 적어도 취침 6시간 전에 약물을 투여한다.
- 장기 사용 시 심리적 의존성이나 환각을 일으킬 수 있다. 특히 약물 남용 경력이 있는 대상자에게 나타날 수 있다.
- 장기 사용 후 급성 반동적 우울을 방지하기 위하여 용량을 점진적으로 줄인다.
- 중추 신경계 효과가 나타날 때까지 대상자에게 위험한 활동을 삼가하게 한다.
- amphetamine과 amine의 효과를 증가시키는 카페인 함유 음료의 섭취를 제한한다.
- 과다자극, 내성, 약물효과가 감소되는 등 부작용이 나타나면 의사에게 보고한다.

평가

- 대상자의 기저 질환이 호전된다.
- 대상자는 약물 사용으로 인한 불면증을 경험하지 않는다.
- 대상자와 가족은 약물치료에 대해 이해하고 있음을 보여준다.

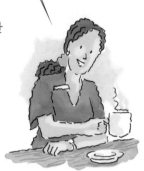

Stimulants 투약 중에는 카페인 함유 음료 섭취를 중지하세요! 카페인은 자극제의 효과를 증감시킵니다.

퀴즈 Quiz

1. 다음 benzodiazepines 중 주로 불안을 치료하는데 사용되는 것은?

A. Lorazepam

B. Temazepam

C. Triazolam

D. Flurazepam

Answer: A. 불안 치료를 위해 사용하는 benzodiazepines는 lorazepam, alprazolam, chlordiazepoxide hydrochloride, clonazepam, clorazepate dipotassium, diazepam, halazepam 및 oxazepam이 있다.

2. Buspirone 투여 대상자에게 흔히 볼수 있는 부작용은?

A. 오심

B. 설사

C. 변비

D. 두통

Answer: D. Buspirone에 대한 흔한 부작용은 두통, 어지러움증, 머리가 텅 빈 느낌, 불면, 빠른 심박동수, 심계항진 등이다.

3. 다음 중 MAO inhibitors 투여 대상자에게 피해야 할 음식은?

    A. 치즈

    B. 사과

    C. 바나나

    D. 맥주

Answer: A. 어떤 음식은 MAO inhibitors와 상호작용하여 심한 부작용을 일으킬 수 있다. 대부분의 심각한 부작용을 일으키는 음식에는 티라민이 풍부한 음식 즉, 초콜릿, 적포도주, 숙성 치즈, 훈제 또는 가공육 및 참마 콩 등이 있다.

점수 매기기

⭐⭐⭐ 3문제 모두 정확하게 답했다면, 매우 훌륭합니다! 당신의 향정신병 약물에 대한 지식은 완전합니다.

⭐⭐ 2문제를 맞추었다면, 잘하였습니다! 풀이 죽을 필요는 없습니다.

⭐ 오직 한 개만 맞추었다면, 고민할 필요는 없습니다. 이 장을 빨리 복습해보면, 당신의 불안이 사라질 것입니다.

Chapter 12

항감염 약물

학습 내용

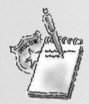

◆ 항감염 약물의 분류
◆ 약물의 사용과 다양한 작용
◆ 약물의 흡수, 분포, 대사 및 배설
◆ 약물의 상호작용과 부작용

Aminoglycosides
- amikacin sulphate (amikin)
- gentamicin sulphate (garamycin)
- kanamycin sulfate (kantrex)
- neomycin sulfate (neo-fradin)
- paromomycin sulfate (humatin)
- streptomycin sulfate (streptomycin)
- tobramycin sulfate (nebcin)

Penicillins
- natural penicillins: penicillin g benzathine (permapen), penicillin g potassium (pfizerpen), penicillin g procaine (duracillin), penicillin g sodium (penicillin g-sodium), penicillin v potassium (ledercillin)
- penicillinase-resistant penicillins: dicloxacillin sodium (dycill), cloxacillin sodium (cloxapen), nafcillin sodium (nallpen)
- aminopenicillins: second generation(amoxicillin [amoxil], ampicillin [polycillin], amoxicillin–clavulanate potassium [augmentin])
- broad-spectrum penicillins: third-generation ticarcillin disodium (Ticar) and a fourth-generation, piperacillin (Zosyn)

Cephalosporins
- First-generation Cephalosporins: cefadroxil (duricef), cefazolin sodium (ancef), cephradine (anspor), cephalexin hydrochloride monohydrate (keflex).
- Second-generation Cephalosporins: cefaclor (ceclor), cefotetan (cefotan), cefoxitin (mefoxin), cefuroxime axetil (ceftin), cefuroxime sodium (zinacef)
- Third-generation Cephalosporins: cefdinir (omnicef), cefditoren (spectracef), cefixime (suprax), cefotaxime sodium (claforan), cefpodoxime proxetil (vantin), ceftazidime (fortaz), ceftizoxime sodium (celizox), ceftriaxone sodium (rocephin)
- Fourth-generation Cephalosporins: cefepime hydrochloride (maxipime)
- Fifth-generation Cephalosporins: ceftaroline fosamil (teflaro)

Tetracyclines
- demeclocycline hydrochloride (declomycin), tetracycline hydrochloride (achromycin)
- doxycycline hyclate (vibramycin), minocycline hydrochloride (minocin)

Clindamycin
- clindamycin

Macrolides
- erythromycin ethylsuccinate (pediamycin)
- erythromycin lactobionate (erythrocin)
- erythromycin stearate (bristamycin)
- azithromycin (zmax)
- clarithromycin (biaxin)
- fidaxomicin (dificid)
- telithromycin (ketek)

Vancomycin
- vancomycin

Carbapenems
- imipenem-cilastatin sodium (a combination drug) (primaxin)
- meropenem (merrem)
- ertapenem (invanz)
- doripenem (doribax)

Monobactams
- aztreonam

Fluoroquinolones
- ciprofloxacin (cipro)
- levofloxacin (levaquin)
- moxifloxacin hydrochloride (avelox)
- norfloxacin (noroxin)
- ofloxacin (floxin)
- gemifloxacin (factive)

Sulfonamides
- trimethoprim and sulfamethoxazole (bactrim)
- sulfadiazine (silvadene)
- sulfasalazine (azulfidine)

Nitrofurantoin
- nitrofurantoin

Linezolid
- zyvox

Nucleoside analogues
- acyclovir (zovirax)
- cidofovir (vistide)
- famciclovir (famvir)
- ganciclovir (cytovene)
- valacyclovir hydrochloride (valtrex)
- valganciclovir hydrochloride (valcyte)
- ribavirin (copegus)

Pyrophosphate analogues
- foscarnet

Influenza A and syncytial virus drugs
- oseltamivir (tamiflu)
- inhaled zanamivir (relenza)
- peramivir (rapivab)
- ribavirin (copegus)
- amantadine
- rimantadine hydrochloride (an amantadine derivative) (flumadine)

NRTIs
- zidovudine (retrovir)
- didanosine (videx)
- telbivudine (tyzeka)
- abacavir sulfate (ziagen)
- lamivudine (epivir)
- stavudine (zerit)
- emtricitabine (emtriva)

NNRTIs
- delavirdine mesylate (rescriptor)
- efavirenz (sustiva)
- etravirine (intelence)

- nevirapine (viramune)
- rilpivirine (edurant)

Nucleotide reverse transcriptase inhibitors
- adefovir (hepsera)

Protease inhibitors
- saquinavir mesylate (invirase)
- nelfinavir mesylate (viracept)
- ritonavir (norvir)
- indinavir sulfate (crixivan)
- lopinavir (kaletra)
- fosamprenavir (lexiva)
- atazanavir sulfate (reyataz)
- simeprevir (olysio)
- tipranavir (aptivus)
- boceprevir (victrelis)
- darunavir (prezista)

HBV and HCV drugs
- interferon alfa-2B (intron A)
- interferon alfacon-1 (infergen)
- entecavir (baraclude)
- sofosbuvir (sovaldi)
- peginterferon alfa-2A (pegasys)

- peginterferon alfa-2B (pegintron)

Antitubercular drugs
- isoniazid
- rifampin
- pyrazinamide
- streptomycin sulfate 또는 ethambutol

Polyenes
- amphotericin B
- nystatin

Flucytosine
- flucytosine

Ketoconazole
- ketoconazole

Synthetic triazoles
- fluconazole
- itraconazole
- voriconazole

Glucan synthesis inhibitors
- caspofungin acetate

약물과 감염 Drugs and infection

감염이 발생할 때 항감염 약물이 도움이 될 수 있다. 항감염 약물에는 4가지 유형이 있다(항균제, 항바이러스약물, 항결핵제, 항진균제).

anti-infective drug(항감염 약물)의 선택

특정 감염 치료를 위해 anti-infective drug를 선택할 때 다음 몇 가지의 중요한 요소를 고려해야 한다.

1. 배양검사를 시행하여 반드시 미생물(microorganism)을 분리시켜 확인해야 한다.

2. 여러 약물에 대한 감수성(susceptibility)을 확인한다. 그러나, 배양검사와 민감도(sensitivity) 검사결과는 48시간 정도 소요되므로 우선 표준 치료를 시작하고 결과가 나오면 재평가한다.

3. 감염 부위를 고려하여 효과적인 치료가 될 수 있도록 치료적 약물 농도를 유지시켜야 한다.

4. 약물의 잠재적인 부작용과 대상자의 알레르기 가능성을 고려해야 한다.

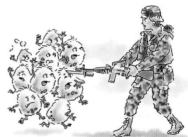

공격해오면 anti-infective drug가 우리가 이 전쟁에서 이길 수 있도록 도울거다. 물러서라.

병원균 내성 예방

anti-infective drug의의 유용성은 약물 작용에 내성이 생긴 병원균에 의해 제한된다. anti-infective drug에 대한 병원균 내성이 발생되면, 그 약물은 더 이상 유용하지 않게 된다.

내성의 출현

anti-infective drug의 무분별한 사용은 심각한 결과를 초래한다. 미생물이 항균제에 불필요하게 노출되면 내성 균주 출현을 야기시킨다. 이러한 내성균주들은 이들의 전세대보다 훨씬 더 큰 손상을 줄 수 있다.

사용제한

anti-infective drug는 감수성있는 균에 의해 감염된 대상자에게만 제한적으로 사용해야 하며, 적절한 기간동안 충분한 용량을 사용해야 한다. 새로운 항균제는 기존의 항균제에 반응하지 않는 심각한 감염을 갖고 있는 중증 대상자에게 제한적으로 사용해야 한다.

돌연변이

내성이란 anti-infective drug 투여에도 불구하고 미생물(microorganism)이 생존하고 성장하는 능력을 말한다. 대체로 내성은 미생물의 유전적 변이에 의한 결과이다(내성의 출현 참조).

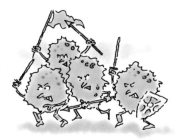

항감염 약물을 무분별하게 사용하면, 내성이 커지게 되지.

항균제 Antibacterial drugs

항생제(antibiotics)로 알려진 Antibacterial drugs(항균제)는 박테리아를 죽이거나 박테리아의 성장을 저해시키는 약물로서 주로 국소부위 감염보다 전신적인 박테리아 감염치료에 사용된다. Antibacterial drugs의 종류는 다음과 같다.

- aminoglycosides
- penicillins
- cephalosporins
- tetracyclines
- clindamycin (Cleocin)
- macrolides
- vancomycin (Vancocin)
- carbapenems
- monobactams
- fluoroquinolones
- sulfonamides
- nitrofurantoin
- linezolid (Zyvox).

Aminoglycosides(아미노글리코사이드계)

Aminoglycodises(아미노글리코사이드계)는 살균제로서, 다음 균에 효과적으로 작용한다.

- 그람음성간균
- 일부호기성그람양성균
- 황산균(mycobacteria)
- 일부원생동물(protozoa)

이름을 불러보면

현재 사용 중인 aminoglycosides는 다음과 같다.

- amikacin sulphate (Amikin)
- gentamicin sulphate (Garamycin)
- kanamycin sulfate (Kantrex)
- neomycin sulfate (Neo-Fradin)
- paromomycin sulfate (Humatin)
- streptomycin sulfate (Streptomycin)
- tobramycin sulfate (Nebcin)

약동학

Aminoglycosides는 위장관에서 잘 흡수되지 않기 때문에, 일반적으로 수술 전 장 세척에 사용되는 neomycin을 제외하고는 비경구적으로 투여된다. IV 또는 IM 투여 시 빠르고 완전하게 흡수된다.

세포외액에 분포해요

Aminoglycosides는 세포외액에 광범위하게 분포하며, 태반장벽은 통과하지만혈액-뇌 장벽은 통과하지 못한다.

신장을 향해

Aminoglycosides는 대사되지 않고, 신장을 통해 배설된다. 신장 기능이 감소하면 반감기가 증가한다.

약역학

Aminoglycosides는 미생물의 30S subunit인 특정 리보솜에 작용하여 단백질 합성을 방해함으로써 감수성이 있는 미생물을 살균하는 작용을 한다.

내성 발생

Aminoglycosides에 대한 세균의 내성과 관련된 요인은 다음과 같다.

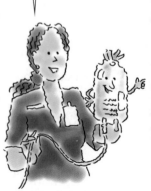

Aminoglycosides는 특정리브솜에 결합하여 미생물을 죽입니다.

- 약물의 세포막 통과 실패
- 리보솜에 대한 결합 장애
- 세균 효소에 의한 약물의 파괴

페니실린에 의한 투과성

일부 그람 양성 장구균(enterococci)은 aminoglycosides가 세포막을 통과하여 전달되는 것을 방해한다. 만일, 페니실린을 aminoglycosides와 병용 사용하면, 세포벽이 변해 aminoglycosides가 세균벽을 쉽게 통과하게 해준다. 병합 요법에서는 페니실린을 먼저 투여해야 한다(Aminoglycosides 약물: Gentamicin참조).

약물치료학

Aminoglycosides는 다음 치료에서 가장 유용하다.
- 그람음성간균에 의한 감염
- 그람음성균혈증(혈액내에 비정상적으로 병원체가 많이 존재), 복막염(복강내 염증) 폐렴 등과 같은 심각한 병원감염(nosocomial infections)
- 페니실린과 cephalosporins와 같은 항생제에 내성을 보이는 장간균(enteric bacilli)에 의한 요도감염
- 중추신경계(CNS)와 눈 감염(국소적 점안으로 치료)

병행요법

Aminoglycosides는 포도상구균과 장구균과 같은 그람양성균에 의한 감염을 치료하기 위해 penicillins 약물과 병행하여 사용된다. 병행요법은 약물의 효과를 증가시킨다.

고유작용

각각의 aminoglycosides는 고유의 효능을 갖고 있다.

약물의 원형

Aminoglycosides : Gentamicin

작용
- 30S 리보솜 하부단위에 직접적으로 결합함으로써 단백질 합성을 방해하며, 대부분 살균제로 작용한다.

적응증
- 감수성있는 균에 의한 중증 감염
- 위장관 또는 비뇨기계 수술이나 시술 시 심내막염 예방

간호 시 주의사항
- 이독성, 신독성, 아나필락시스, 혈소판 감소증 및 무과립구증과 같은 약물 부작용을 사정한다.
- Gentamicin은 근육주사 1시간 후 정맥주사 후 30분 경과시점에서 혈중 수치가 가장 높다. 다음 용량 투여 전혈중 수치를 확인한다.

- Streptomycin은 결핵균(Mycobacterium tuberculosis)을 포함한 많은 항산균 균주에 효과가 있고, 그람양성균인 Nocardia와 단독균(Erysipelothrix)에도 효과가 있다.
- Amikacin, gentamicin, tobramycin은 Acinetobacter, Citrobacter, Enterobacter, Escherichia coli, Klebsiella, Proteus(indole 양성 및 음성), Providencia, Pseudomonas aeruginosa, Serratia의 감염에 효과가 있다.
- Neomycin은 수술 전에 장내 세균 억제를 위해 경구로 투여된다. 이는 E. coli 감염성 설사에 효과가 있다.

약한고리

Aminoglycosides는 혐기성균에 약하다.

약물 상호작용

Carbenicillin과 ticarcillin은 amikacin, gentamicin, kanamycin, neomycin, streptomycin, tobramycin의 효과를 감소시킨다. 특히, penicillins와 aminoglycosides를 섞어서 주사하거나, Y자에 연결하여 동시에 투여할 때 효과가 감소된다. 따라서 페니실린과 aminoglycosides를 함께 줄 때는 페니실린을 먼저 투여해야 한다.

강화효과

Amikacin, gentamicin, kanamycin, neomycin, streptomycin, tobramycin을 신경근육차단제와 함께 투여하면, 신경근육차단 효과가 증가되어 근육이완과 호흡 곤란을 야기할 수 있다.

부작용, 독성

신장 독성으로 신부전을 야기시키고 신경계 독성으로 무감각, 사지 저림과 같은 말초신경 장애가 발생할 수 있다. amikacin, gentamicin, kanamycin 또는 tobramycin이 cyclosporine, amphotericin B 또는 acyclovir와 함께 섭취 될 때 신장 독성 위험 역시 증가한다. 아미노글리코사이드, 세팔로스포린, 일부 화학요법제와 같은 잠재적 신독성 약물을 투여하지 말아야 한다. 와파린이나 신경근차단제를 사용하지 않는다.

어머나, 소리가 들리지 않아요.

Aminoglycosides에 의한 이독성(ototoxicity)은 항구토제 약물에 의해 더욱 심해질 수 있다. 이것과 고리 이뇨제를 함께 사용하면 이독성의 위험이 증가된다. 다양한 정도의 청력 손실을 가져올 수 있으며, 이는 불가역적일 수 있다.

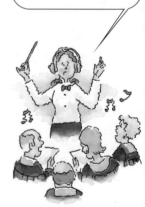

Aminoglycosides와 어떤 약물이 함께 투여되면 이독성의 위험이 증가한답니다. 지금 거의 소리가 들리지않아요.

부작용

심각한 부작용이 발생되면 aminoglycosides 사용을 중단해야 한다.

- 말초신경계 독성부터 신경근육계 차단에 이르는 신경균육계의 반응
- 이독성
- 신독성

경구투여 시 보고된 부작용

경구용 aminoglycosides의 부작용은 다음과 같다.

- 오심
- 구토
- 피로

간호과정

Aminoglycosides를 투여받는 대상자에게 적용하는 간호과정은 다음과 같다.

사정

- 대상자의 알레르기력을 사정한다.
- 처음 용량을 투여하기 전에 배양검사와 감수성 검사를 시행해야 하며, 결과가 나오기 전에 항생제를 투여할 수 있다. 약물의 효능 사정을 위해 주기적으로 배양검사와 감수성 검사를 시행한다.
- 투여 전과 투여 중에 활력징후, 전해질 혈중 수치, 청력, 신기능검사를 시행한다.
- 투여 전에 체중과 신기능 평가가 필요하며, 이후 정기적으로 측정한다. 만약 변화가 있을 경우 약용량을 변경할 수 있으므로 의사에게 보고한다.
- 약물 상호작용과 부작용을 사정한다.
- 대상자와 가족의 약물 치료에 대한 지식 정도를 사정한다.

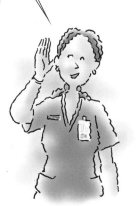

Aminoglycosides는 이독성의 위험이 있으므로 투여 전과 투여 중에 반드시 대상자의 청력을 사정해야 합니다.

주요 간호진단

- 약물 부작용과 관련된 상해 위험성
- 약물에 의한 슈퍼감염과 관련된 감염 위험성
- 위장관 부작용과 관련된 체액 부족 위험성

기대되는 효과

- 대상자는 상해 위험성이 최소화 될 것이다.
- 대상자는 감염 위험성이 최소화 될 것이다.
- 대상자의 체액 상태는 활력징후, 섭취량, 배설량으로 볼 때 정상 범위에 있을 것이다.

중재

- 신장도관의 화학적 자극을 최소화시키기 위해 충분한 수분을 섭취하도록 한다.
- 정맥투여 시 다른 수액과 혼합하거나 같은 주사줄로 연결하지 않는다. 특히, penicillins 약물은 aminoglycosides를 비활성화시킬 수 있다. 수액이 들어가고 있는 중이라면, 들어가던 수액을 잠시 멈춘 후에 약물을 투여한다.
- 약물설명서에 따라 용해, 희석, 보관해야 하며, 유효일을 확인한다.
- 경구약은 잘 흔들어서 복용한다.
- 신장 기능 저하 또는 청력 변화의 징후와 증상을 처방의에게 보고한다.

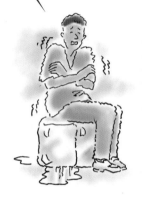

근육주사 부위에 얼음을 적용하면 통증이 감소된답니다.

근육주사

- 대둔근이나 대퇴근에 근육주사하며, 조직손상을 최소화하기 위해 주사 부위를 바꾼다. 주사 부위의 통증 완화를 위해 얼음팩을 적용할 수 있다.
- 너무 빨리 주입하면 신경근육 차단을 야기할 수 있으므로 성인의 경우 30~60분 동안, 소아의 경우 1~2시간 동안 투여한다. 소아의 희석 용량은 개별적으로 결정된다.

혈중 최고치

- Gentamicin의 경우는 근육주사 1시간 후, 정맥주사 30분~1시간 후에 혈중 최고치를 측정하며, 혈중 최저치는 다음 약물투여 직전에 측정한다. Gentamicin의 치료적 혈중 최고치가 12mcg/mL 이상, 최저치가 2mcg/mL 이상이면 독성의 위험이 증가된다. 모든 혈액 샘플에 날짜와 시간을 기록한다. 혈액 채취를 할 때 결과에 영향을 미칠 수 있으므로 헤파린이 들어가 있는 검체튜브를 사용하지 않는다.
- 8시간의 혈액투석으로 인해 gentamicin 농도의 약 50%까지 제거될 수 있으므로 투여 스케줄을 재조정해야 할 필요가 있다.
- 적어도 7~10일 동안 계속적으로 투약되므로 주의해서 관찰한다. 만약 3~5일 내에 반응이 없으면, 치료를 중단하고 배양검사와 감수성 검사를 다시 시행한다.

평가

- 대상자는 치료 전 신장 기능과 청력 수준을 유지한다.
- 대상자는 감염이 없다.
- 대상자는 적절한 수분 섭취를 유지한다.

Penicillins(페니실린계)

Penicillins(페니실린계)는 수많은 항생제 중에서 가장 중요하고, 유용한 항균제 중의 하나이다. Penicillins는 다음의 4가지로 분류된다.

- Natural penicillins(penicillin G benzathine [Permapen], penicillin G potassium [Pfizerpen], penicillin G procaine [Duracillin], penicillin G sodium [Penicillin G–Sodium], penicillin V potassium [Ledercillin])
- Penicillinase-resistant penicillins(dicloxacillin sodium [Dycill], cloxacillin sodium [Cloxapen], and nafcillin sodium [Nallpen])
- Aminopenicillins: second generation(amoxicillin [Amoxil], ampicillin [Polycillin], amoxicillin – clavulanate potassium [Augmentin])
- Broad-spectrum penicillins: third-generation ticarcillin disodium (Ticar) and a fourth-generation, piperacillin (Zosyn))

약동학

Penicillins를 경구 투여하면 주로 십이지장과 공장의 상부에서 흡수된다.

흡수에 영향을 주는 요인은?

경구용 페니실린계의 흡수는 다양하며 다음과 같은 요소에 좌우된다.

- 페니실린계의 특성
- 위와 장의 pH 정도
- 위장관계의 음식물

음식물 요소

대부분의 penicillins는 공복 시(식사 전 1시간 혹은 식사 후 2시간) 복용해야 흡수가 잘 된다. 반면, amoxicillin, penicillin V, amoxicillin – clavulanate potassium 등은 식사에 관계없이 복용해도 된다.

잘 이동되려면…

Penicillins는 폐, 간, 신장, 근육, 뼈, 태반 등 신체의 여러 부위에 광범위하게 분포된다. 소변에 고농도로 나타나 요로감염증 치료에도 유용하다.

배출구

Penicillins는 어느정도는 간에서 비활성 대사산물로 대사된다. 대부분의 penicillins는 약 60% 대사되지 않은 상태로 약물은 신장에서 배설된다. 그러나, nafcillin과 oxacillin은 담즙으로 배출된다.

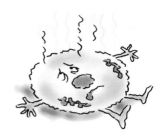

Penicillins와 페니실린 결합단백질(PBPs)이 결합해서 세포벽도 만들지 못하고, 세포도 분열이 안돼요.

약물의 원형

Natural penicillins: Penicillin G Sodium

작용
- 미생물 증식 동안 세포막 합성 방해
- 페니실린을 비활성 penicilloic acid로 전환시키는 박테리아에 의해 생산되는 페니실린 분해효소 저항

적응증
- 그람-양성, 그람-음성호기성구균과, priochetes 그람-양성 생산되는 호기성 및 비호기성 간균 등 비페니실린 분해효소가 생산되는 세균 감염

간호 시 주의사항
- 발작, 아나필락시스, 백혈구 감소증 및 혈소판 감소증과 같은 약물 부작용을 사정한다.
- 진균 감염과 Clostridium difficile colitis를 포함한 슈퍼 감염의 징후를 모니터링 한다.
- 처음 약물을 투여하기 전에 배양검사와 감수성 검사를 위한 검체를 수집한다. 결과가 나오기 전에 약물투여를 시작할 수 있다.

약역학

Penicillins는 일반적으로 살균제로 작용한다. Penicillins는 세균 세포막 외부에 존재하는 여러 효소에 가역적으로 결합한다. 페니실린 결합 단백질(penicillinblinding proteins: PBPs)로 알려진 이들 효소는 세포분열과 세포막 합성을 관여한다. 이들 과정을 방해하면 세포 합성이 억제되어 결국 세포막 파괴를 촉진하게 된다.

약물치료학

다른 종류의 항균제는 penicillins만큼 광범위한 항균 활성을 제공하지 못한다. 특정 penicillins가 특정 균에 효과적이지만, 대부분 그람-양성, 그람-음성 혐기성 균 치료에 사용한다.

근육주사: 불용성에 대한 해결방안

Penicillins를 경구투여가 불편하거나 대상자의 이행 여부가 의심되면 근육주사로 투여할 수 있다. 장기 지속형 페니실린 G(penicillin G benzathine, penicillin G procaine)는 비교적 불용성에 속하기 때문에 반드시 근육주사해야 한다(천연 페니실린계: Penicillin G Sodium 참조).

약물 상호작용

Penicillins는 다양한 약물과 상호작용한다.
- Probenecid는 penicillins의 혈중 농도를 증가시킨다.
- Penicillins는 신장의 뇨세관에서 methotrexate 분비를 감소시켜 methotrxate 독성을 증가시킬 위험이 있다.
- Tetracyclines과 chloramphenicol은 penicillins의 박테리아 살균 작용을 약화시킨다.
- Neomycin은 penicillin V의 흡수를 감소시킨다.

- Penicillin V를 ampicillin과 함께 투여하면 호르몬 피임제의 효과를 감소시킨다. 그러므로, penicillin 치료 동안 호르몬 피임제를 복용하면서 확실한 피임법을 대안으로 사용해야 한다.
- 출혈 시간 지연에 따른 항응고작용 때문에 정맥주사용 penicillin을 다량 투여하게 되면 출혈의 위험성이 증가된다. Nafcillin과 dicloxacillin은 wafarin 내성을 유발할 수 있다.
- Penicillin는 고칼륨혈증과 고나트륨혈증을 유발하거나 악화시킬 수 있다.
- Aminoglycosides와 clavulanic acid는 penicillin의 항 감염 작용을 증가시킨다.

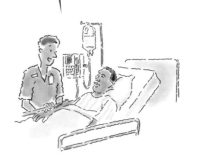

페니실린은
경구복용이 불편하거나
대상자의 이행이 의심이 되면
근육주사로 투여할 수 있어요.

부작용

Penicillins의 주 부작용은 과민반응이며, 그 외 다음과 같다.

- 아나필릭틱반응
- 혈청병(serum sickness: 이종혈청주사 1~2주 후에 발생하는 과민반응)
- 약물에 의한 고열
- 다양한 피부 발진

위장관 부작용

경구용 penicillins와 관련된 위장관 부작용은 다음과 같다.

- 구강 칸디다증
- 오심과 구토
- 설사

신경계 부작용

중추신경계 반응은 다음과 같다.

- 혼수
- 환각
- 불안이나 우울
- 혼란
- 발작

설사발생

아미노페니실린계와 광범위 penicillins 투여로 위막성 대장염(pseudomembranous colitis; clostridium difficile 균주의 과성장이나 장내 세균의 변화로 일어나는 설사)을 일으킬 수 있다.

간호과정

Penicillins를 투여받는 대상자에게 적용하는 간호과정은 다음과 같다.

사정

- 투약 전에 대상자의 감염상태에 대한 병력을 확인하고, 개선 정도를 재사정한다.
- 대상자의 알레르기력을 사정한다. 이전에 위장관 불편감과 같은 증상에 대한 경험 유무와 과민반응 여부를 확인한다.
- 초기 용량을 투여하기 전에 배양검사와 감수성 검사를 시행하고, 결과가 나오기 전에 약물을 투여할 수 있다. 약물의 효능을 평가하기 위해 정기적으로 검사를 시행한다.
- 활력징후, 전해질 혈중 수치, 신기능검사를 시행하여 확인한다.
- 고용량 투여 시에는 중추신경계 독성이 발생할 수 있으므로, 대상자의 의식 상태와 신경학적 상태를 사정한다.
- 광범위 penicillins 응고기전에 문제를 유발하여 실제적인 출혈을 일으킬 수 있으므로 프로트롬빈시간, 국제 표준화 비율(INR), 혈수판 수치를 확인한다. 잠혈검사와 출혈 경향을 확인한다.

주요 간호진단

- 면역기전 장애와 관련된 감염 위험성
- 위장관 부작용과 관련된 체액 부족 위험성
- 약물 치료와 관련된 지식 부족

기대되는 효과

- 배양검사상음성, 정상체온, 정상적인 백혈구 수치 등에 근거하여 대상자의 감염이 해결될 것이다.
- 대상자는 적절한 수분 섭취를 유지할 것이다.
- 대상자와 가족은 약물 치료에 대해 이해하고 있음을 보여줄 것이다.

중재

Penicillins는 정균제보다 적어도 1시간 전에 투여한다. 이들 약물은 세균 세포벽 성장을 방해하고, 세균 세포벽에서 페니실린계가 흡수되는 비율을 감소시킨다.

- 약물 설명서에 따라 약물을 혼합하고, 희석하고 보관한다. 유효기간을 확인한다.
- 위장계 흡수를 향상시키기 위해 경구 페니실린은 적어도 식사 전 1시간 혹은 식사 후 2시간 후 복용한다.
- 경구용 약물은 냉장보관 시 14일 동안 안정하다. 투약 전에 잘 흔들어서 사용한다.
- 대근육(둔근 또는 대퇴근)에 근육주사하며, 조직 손상을 최소화하기 위해 주사부위를 바꾼다. 통증 완화를 위해 주사부위에 얼음주머니를 적용한다. 근육주사 시 2g 이상 주사하지 않는다.
- 정맥주사 시 다른 약물을 혼합하거나 첨가하지 않아야 하며 특히 아미노글리코

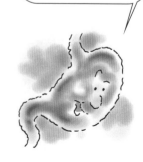

경구용 페니실린은 위장관 흡수를 촉진시키기 위해 식사 2시간 후 혹은 식사 1시간 전과 같이 공복상태에서 복용합니다.

사이드계와 혼합했을 때 비활성될 수 있다. 만약 다른 약물이 들어가고 있는 수액세트로 투여해야 한다면, 일시적으로 약물 투여를 멈춘 후 페니실린을 투여하고 다시 시작한다.

- 약 30분 동안 정맥주사를 간헐적 혹은 계속 주입한다. 정맥주사부위도 매 48시간마다 교환한다. 간헐적인 정맥주입을 위해 주사용수, 생리식염수, 5% 포도당주사액, 1/2 생리식염수, 링거액 50~100ml에 혼합할 수 있다.
- 발생 가능한 알레르기 반응을 지속적으로 감시한다. 처음에는 페니실린에 과민반응을 보이지 않았던 대상자가 시간이 경과한 후에 알레르기 반응을 보일수도 있다.
- 노인 대상자, 쇠약대상자, 면역억제제를 복용하거나 방사선치료를 받는 대상자에게 장기간 페니실린계를 투여하면 슈퍼감염이 생길 수 있으므로 잘 감시한다.
- 위장관 부작용 발생 여부에 대해 대상자의 수분 상태를 확인한다.

평가

- 대상자는 감염이 없다.
- 대상자는 적절한 수분 상태를 유지한다.
- 대상자와 가족은 약물 치료에 대해 이해하고 있음을 보인다(대상자 교육-항감염 약물 참조).

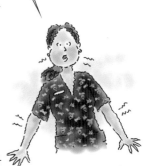

전에 페니실린 알레르기 반응이 없다고 다음에도 그런다는 보장은 없어요. 반드시 페니실린 약물요법 동안에 알레르기 반응을 확인해야 합니다.

Cephalosporins(세팔로스포린계)

최근에 많이 개발되어 임상에서 사용하는 항생제가 cephalosporins(세팔로스포린계)다.

세대별 분류

Cephalosporins는 균에 대한 효과, 특성, 개발에 따라 몇 세대로 구분된다.

- 제1세대 Cephalosporins는 cefadroxil(Duricef), cefazolin sodium(Ancef), cephradine(Anspor), and cephalexin hydrochloride monohydrate (Keflex). (See *First-generation cephalosporins: Cefazolin.*)이 속한다(1세대 Cephalosporins: 세파졸린 참조)

- 제2세대 Cephalosporins는 cefaclor(Ceclor), cefotetan(Cefotan), cefoxitin (Mefoxin), cefuroxime axetil(Ceftin), and cefuroxime sodium(Zinacef) 이 속한다.

- 제3세대 Cephalosporins는 cefdinir(Omnicef), cefditoren(Spectracef), cefixime(Suprax), cefotaxime sodium(Claforan), cefpodoxime proxetil (Vantin), ceftazidime(Fortaz), ceftizoxime sodium(Celizox), and ceftriaxone sodium(Rocephin)이 속한다.

- 제4세대 Cephalosporins는 cefepime hydrochloride(Maxipime)가 속한다.
- 제5세대 Cephalosporins는 ceftaroline fosamil(Teflaro)이 속한다.

비슷한 인자는 비슷한 반응을

Penicillins와 cephalosporins는 화학적으로 유사한 구조를 가지고 있어서(beta-lactam 분자 구조를 가짐), 대상자의 1~4%에서 교차감수성이 발생할 수 있다. 즉, 페니실린에 민감한 반응을 보이는 대상자는 세팔로스포린계에도 민감한 반응을 보일 가능성이 높다.

약동학

대부분의 cephalosporins는 비경구적으로 투여하는데, 그 이유는 위장관에서 흡수되지 않기 때문이다. 일부 cephalosporins는 경구 투여 시 소화기관에서 흡수되지만, 음식물에 의해 흡수율이 떨어진다. 두 개의 cephalosporins인 경구용 cefuroxime과 cefpodoxime은 음식물이 있는 상태에서 투약할 때 흡수가 증가한다.

중추신경계에는 분포하지 않아요.

Cephalosporins는 흡수된 후 체내에 광범위하게 분포되지만 중추신경계에는 분포하지 않는다.

혈관-뇌 장장벽 투과성

제2세대 약물 cefuroxime과 제3세대 약물 cefotaxime, ceftizoxime, ceftriaxone, ceftazidime은 혈관의 장벽을 투과할 수 있다. 또한, 제4세대 약물 ce-

약물의 원형

1세대 Cephalosporins: 세파졸린

작용

- 세포막의 삼투압에 불안정을 유발하여 세포막 합성을 방해
- 대부분이 살균제

적응증

- 감수성 있는 균에 의한 감염

간호 시 주의사항

- 초기 용량을 투여하기 전에 배양검사와 감수성 검사를 위한 검체를 채취한다. 약물은 결과가 나오기 전에 투여할 수 있다.
- 설사, 혈액학적 장애, 발적, 과민반응과 같은 약물 부작용을 확인한다.
- 다량 투여 또는 장기적인 투여 시 중복감염이 발생할 수 있으므로 이를 감시한다.

fepime도 혈관 뇌-장벽을 투과할 수 있지만 어느 정도로 투과하는지는 알려지지 않았다.

제5세대 Cephalosporins는 제한된 실험으로 인해 어린이, 임산부나 간 손상 시 아직 적합하지 않다.

대사과정

대부분의 cephalosporins는 약물은 전혀 대사되지 않는다. Cefotaxime은 비아세틸형태로 대사되는데, 이는 원래의 화합물보다보다 살균 능력이 떨어진다. Cef-triaxone은 소량이 장에서 비활성 대사산물로 대사되어 담도계로 배설된다.

배설 과정

모든 cephalosporins는 주로 신장을 통해 그대로 배설되지만 cefoperazone, ce-friaxone은 예외적으로 담즙을 통해 대변으로 배설된다.

> 항상 예외가 있는법!
> 경구용 세팔로스포린계
> 약물의 흡수가 음식물 섭취 시
> 감소됨에도 불구하고
> cefuroxime과
> cefpodoxime은
> 음식물 섭취 시 흡수가
> 증가된다구….

약역학

페니실린처럼 cephalosporins는 세균의 세포막에 위치한 PBP 효소에 결합하여 세포막 합성을 방해한다. PBP효소와 결합하여 세포막을 손상시키면 인체의 방어기전에 의해 세균이 파괴된다(세팔로스포린이 박테리아를 어떻게 공격하는가? 참조).

약물치료학

Cephalosporins의 분류에 따라 치료적인 적응증이 달라진다.

- 제1세대 Cephalosporins는 그람양성균에 효과가 있으며, 대상자의 페니실린 민감성 정도에 따라 페니실린에 알레르기가 있는 경우 대체하여 사용될 수 있다. 폐렴, 봉와직염(피부 감염), 골수염과 같은 포도상 구균과 연쇄상 구균 감염 치료에 사용된다.
- 제2세대 Cephalosporins는 그람음성균에 효과가 있다. Cefoxitin과 cefotetan 은 혐기성 균(산소가 없이 살 수 있는 세균)에 효과있는 유일한 항생제이다.
- 제3세대 Cephalosporins는 그람-음성균에 일차적으로 작용하며, Enterobac-ter, P.aeruginosa, 혐기성균에 의해 발생된 감염에 우선적으로 처방된다.
- 제4세대 Cephalosporins는 그람-양성, 그람-음성균에 광범위한 효과를 보인다.
- 제5세대 Cephalosporins는 급성 세균성 피부 감염 및 지역 사회에서 획득한 세균성 폐렴의 많은 균주에 존재하는 그람 양성 및 그람 음성균의 내성 치료를 위해 처방된다.

알기쉬운 약물기전

Cephalosporins는 뚫고 들어가서 결합한다. 이것이 바로 이 약물이 나를 깨끗이 없애는 방법이지.

Cephalosporins가 박테리아를 어떻게 공격하는가?

Cephalosporins의 항균작용은 아래 그림에서 보는 바와 같이 세균의 세포벽을 파괴하는 능력과 세포질막에 있는 단백질과 결합하는 능력에 달려있다.

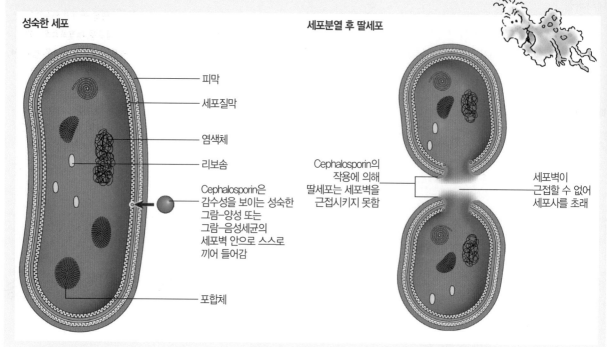

성숙한 세포

- 피막
- 세포질막
- 염색체
- 리보솜
- Cephalosporin은 감수성을 보이는 성숙한 그람-양성 또는 그람-음성세균의 세포벽 안으로 스스로 끼어 들어감
- 포합체

세포분열 후 딸세포

Cephalosporin의 작용에 의해 딸세포는 세포벽을 근접시키지 못함

세포벽이 근접할 수 없어 세포사를 초래

약물 상호작용

Cephalosporins를 투여받은 대상자가 72시간 내에 술을 마시면 급성 알코올 독성(intolerance)을 나타낼 수 있는데, 이는 알코올 섭취 30분 이내에 두통, 화끈거림, 어지러움증, 오심과 구토, 복통 등의 증상이 나타난다. 이러한 반응은 항생제를 중단한 후 3일까지도 발생할 수 있다.

Cephalosporins과 술은 함께 먹으면 안됩니다. 알코올 독성이 투약을 중단 후 3일까지 발생한다고 합니다.

이로운 상호작용

Probenecid와 sulfinpyrazone과 같은 요산배설촉진제(통풍을 완화시키는 약물)는 일부 cephalosporins의 신장 대사를 감소시킨다. Probenecid는 cephalosporins 혈중 농도 증가와 유지를 위해 치료 목적으로 사용된다.

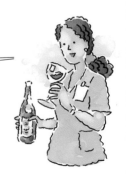

부작용

Cephalosporins의 부작용은 다음과 같다.

- 혼돈
- 발작
- 출혈
- 오심
- 구토
- 설사

출혈위험

Cefotetan과 ceftriaxone은 프로트롬빈 시간과 aPTT를 감소시켜 출혈의 위험성을 증가시킨다. 노인, 쇠약대상자, 면역억제 대상자, 영양실조 대상자, 신장 장애, 간질환 또는 비타민 K 합성이나 저장과 관련된 장애가 있는 경우 위험성이 높아진다.

전신적 부작용

과민반응은 가장 흔한 전신적인 부작용이며, 다음과 같다.

- 두드러기
- 가려움증
- 홍역과 같이 나타나는 발진
- 혈청병(serum sickness): 이종혈청을 주사맞은 후 부종, 고열, 두드러기, 혈관과 관절의 염증이 특징적으로 발생하는 반응
- 아나필락시스(매우드물다)

간호과정

Cephalosporins를 투여받는 대상자에게 적용하는 간호과정은 다음과 같다.

사정

- 대상자의 알레르기력을 알아본다. 이전에 위장관 불편감과 같은 증상을 경험했거나 과민반응이 있었는지를 확인한다.
- 가능한 과민반응이나 다른 부작용 발생 여부를 지속적으로 확인한다.
- 초기 용량을 투여하기 전에 배양검사와 감수성검사를 시행하고, 결과가 나오기 전에 약물을 투여할 수 있다. 약물의 효능을 평가하기 위해 정기적으로 검사를 반복한다.

주요 간호진단

- 슈퍼감염과 관련된 감염 위험성
- 위장관 부작용과 관련된 체액 부족 위험성
- 약물요법과 관련된 지식 부족

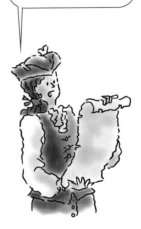

주목!
대상자의 알레르기력은 선택하는데 도움이 될 수 있으니 모두 검토하세요. Cephalosporins에 대한 이전 반응은 진짜 과민반응일수 있습니다.

기대되는 효과

- 배양검사상 음성, 정상 체온, 정상적인 백혈구 수치 등으로 대상자의 감염이 해결될 것이다.
- 대상자의 체액 상태가 적절하여 수분섭취 배설량을 보일 것이다.
- 대상자와 가족은 약물치료에 대해 이해하고 있음을 보여줄 것이다.

중재

- Cephalosporins를 투여하려면 정균제(tetracyclines, erythromycins, chloramphenicol)보다 적어도 1시간 전에 투약한다. 이들 약물은 세균의 세포벽 성장을 방해하고 세균의 세포벽에서 세팔로스펜이 흡수되는 비율을 감소시킨다.
- 경구용 시럽제제는 냉장보관하면 14일 동안 안전하다. 투약 전에 잘 흔들어서 투여한다.
- 제약회사의 지시대로 약물을 혼합하고, 희석하여 보관한다. 유효기간을 확인한다.
- 대근육(둔근 또는 대퇴근)에 근육주사하며, 조직 손상을 최소화하기 위해 주사 부위를 바꾼다.
- 정맥주사 시 다른 약물을 혼합하거나 첨가하지 않아야 하며 특히 aminoglycosides 약물과 혼합했을 때 비활성화 될 수 있다. 만약 다른 약물이 들어가고 있는 수액세트로 투여해야 한다면, 일시적으로 약물투여를 멈춘 후 cephalosporins를 다시 시작한다.
- 정맥 주사 희석의 적절성을 확인하고 정맥주사 부위도 매 48시간마다 교환한다. 가능한 큰 정맥에 작은 캐뉼라를 사용하는 것이 도움이 된다.
- 신장 기능 검사를 감시한다. 신부전이 있는 대상자는 cephalosporins의 용량을 감량해야 하며, 혈중 BUN과 크레아티닌치, 소변량 등의 변화 여부를 확인한다.
- Cefotetan, ceftriaxone은 프로트롬빈 시간과 aPTT를 감소시켜 출혈의 위험성을 증가된다. 노인, 쇠약대상자 면역억제 대상자, 영양실조 대상자, 신장 장애, 간 질환 혹은 비타민 K 합성이나 저장과 관련된 장애가 있는 경우 위험성이 높아진다.
- 노인 대상자, 쇠약대상자, 면역억제제를 복용하거나 방사선치료를 받는 대상자에게 장기간 페니실린을 투여하면 슈퍼감염이 있을 수 있으므로 잘 감시한다.
- Cephalosporins의 나트륨염을 투여받는 대상자에게 체액 정체 가능성이 있으므로 감시한다. 증상 및 징후로는 발열, 불쾌감, 근육통 및 통증, 구강 궤양 등이 있다.

평가

- 대상자는 감염이 없다.
- 대상자는 적절한 수분 섭취를 유지한다.
- 대상자와 가족은 약물 치료에 대해 이해하고 있음을 보인다(대상자 교육-Cephalosporins 참조).

대상자 교육

Cephalosporins는

Cephalosporins이 처방되면, 대상자와 가족에게 다음 사항을 교육한다.

· 처방대로 정확히 복용한다. 지시된 용법대로 복용하고, 의사와의 방문날짜를 지킨다.

· 위장관계 자극이 발생하면 음식물과 함께 경구 투여한다.

· 복용 전에 약물의 유효기간을 확인한다. 처방된 치료적 용법이 끝나면 사용하지 않은 약물은 버린다.

· 두드러기, 가려움증, 발진과 같은 비정상반응이 있으면 의료진에게 알린다. 이는 약물과 관련된 과민반응의 증상일 수 있다.

· 세균, 진균에 의한 슈퍼감염의 증상과 징후를 보고한다.

· 세팔로스포린계 약물을 투여한 후 72시간 내에 알코올이 포함된 음료를 절대로 마시지 않는다.

· 항생제가 정상 장내 세균의 활동을 억제할 수 있으므로 장내 중복 감염을 예방하기 위해 요구르트나 우유를 섭취한다.

· 당뇨가 있으면, 뇨당을 확인한다.

· 추후 관리 날짜를 잘 지키도록 한다.

· 의사의 지시없이 한약이나 다른 약물을 함께 복용하지 않는다.

Tetracyclines(테트라사이클린계)

Tetracyclines(테트라사이클린계)는 광범위 항생제 약물로서 다음과 같이 분류된다.

- demeclocycline hydrochloride (Declomycin) and tetracycline hydrochloride (Achromycin)와 같은 중간 작용 화합물

- doxycycline hyclate (Vibramycin) and minocycline hydrochloride (Minocin)와 같은 지속성 화합물

약동학

Tetracyclines는 경구 복용하면 십이지장에서 흡수되며, 신체의 조직과 체액에 광범위하게 분포되고, 담즙에 농축된다.

배설 과정

Tetracyclines는 처음에 신장을 통해 배설된다. Doxycycline은 대변으로 배출되며, monocycline은 장간 재순환(enterohepatic recirculation)을 거치게 된다.

약역학

모든 tetracyclines는 정균제(bacteriostatic)로서 세균 성장과 증식을 억제한다. 에너지 의존 과정에 의해 세균 내로 들어간다. 세포 내에서 일차적으로 리보솜의 한 소단위에 결합하여 세균이 살아가기 위해 필요한 단백질 합성을 저해한다(테트라사이클린계: Tetracycline hydrochloride 참조).

정균작용강화

지속형 약물인 doxycycline과 minocycline은 다른 tetracyclines보다 작용하는 미생물이나 작용 범위가 넓다.

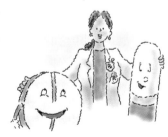

테트라사이클린계는 세균의 성장과 증식을 억제합니다.

Tetracyclines: Tetracycline hydrochloride

작용
- 정균작용, 일부균에는 살균제로 작용
- 가역적으로 리보솜 소단위인 30S와 50S 결합, 세균의 단백질 합성 저해

적응증
- 호흡기, 위장관 및 요로에 위치한 감수성 있는 균에 의한 감염
- 임질(Gonorrhea)과 클라미디아

간호 시 주의사항
- 초기 용량을 투여하기 전에 배양검사와 감수성 검사를 위한 검체를 체취한다. 약물은 결과가 나오기 전에 투여할 수 있다.
- 오심, 설사, 조혈기능 장애, Stevens – Johnson syndrome, 발적, 광과민반응, 과민반응과 같은 부작용을 감시한다.
- 고용량 사용이나 장기간 치료할 경우 슈퍼감염을 감시한다.

약물치료학

Tetracyclines는 광범위한 효과를 나타내며, 다음의 여러 가지 균에 효과적이다.

- 그람–양성, 그람–음성호기성균과혐기성균
- 나선균(spirochetes)
- 마이코플라즈마균(mycoplasmas)
- 리켓치아(rickettsiae)
- 클라미디아균(chlamydiae)
- 임질균(gonorrhea)
- 일부 원생동물

Tetracyclines로 치료되는 질환은 다음과 같다.

- 록키산 홍반열(Rocky Mountain spotted fever)
- Q열(Q fever)
- 라임병(Lyme disease)
- Chlamydia와 ureaplasma urealyticum에 의한 비임균성 요도염

병용요법

Tetracyclines와 스트렙토마이신의 병용 요법은 브루셀라병(brucellosis) 치료에 가장 탁월하다.

여드름 치료

Tetracyclines를 소량으로 사용하면 여드름 치료에 효과가 있는데, 이 약물은 피지내 지방산 함량을 감소시켜주기 때문이다.

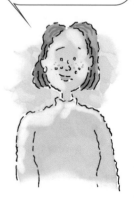

소량의 tetracyclines 투여는 여드름 치료에 효과가 있어요.

약물 상호작용

Tetracyclines는 호르몬 피임제의 효과를 감소시켜 돌발성 출혈을 일으키거나 피임효과를 낮출 수 있다. 그러므로, 호르몬 피임약을 복용 중인 대상자는 다른 피임법으로 대체해야 한다. Tetracyclines는 penicillins의 세균 살균작용을 감소시킬 수 있다.

그 외 약물상호작용

다른 약물과의 상호작용은 대부분 tetracyclines가 전신으로 분포하면서 발생하며 다음과 같다.

- 알루미늄, 칼슘, 마그네슘으로 만들어진 제산제는 경구용 tetracyclines의 흡수를 감소시킨다.
- 철염, 창연 아살리실산염(bismuth subsalicylate), 아연제제는 doxycycline과 tetracycline의 흡수를 감소시킨다. 이를 예방하기 위해 테트라사이클린계의 용량을 나누어 2~3시간마다 복용하게 한다.
- Barbiturates, carbamazepine 및 phenytoin은 신진 대사를 증가시키고 doxycycline의 항생제 효과를 감소시킨다.

유제품 주의

Doxycycliine과 minocycline을 제외한 모든 tetracyclines는 우유와 유제품과 결합하게 되면, 약물과 결합하여 흡수를 방해하므로 식사 1시간 전이나 2시간 후에 복용한다.

생활 습관 주의 사항

- 광과민증이 일반적이므로 태양에 노출되는 것을 피한다.
- 알코올은 doxycycline의 효과를 감소시키므로 피한다.

부작용

Tetracyclines는 다른 항생제와 유사한 부작용을 갖고 있으며, 다음과 같다.

- 슈퍼감염
- 오심
- 구토
- 복부 불편감과 팽만감
- 설사

그 외에도 다음의 부작용이 포함된다.

- 광과민 반응(햇빛에 노출된 부위가 붉은 반점 발생)
- 간독성

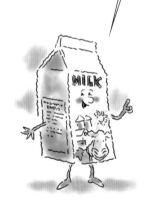

Tetracyclines는 우유와 상호작용을 합니다.

- 신독성
- 태아와 어린이 영구 치아 변색 및 치아 법랑질 저형성
- 임신 중 섭취 시 태아의 골격 발달 장애 가능성

간호과정

Tetracyclines를 투여받는 대상자에게 적용하는 간호과정은 다음과 같다.

사정

- 대상자의 알레르기 과거력을 사정한다.
- 부작용에 대해 사정한다.
- 초기 용량을 투여하기 전에 배양검사와 감수성 검사를 시행하고, 결과가 나오기 전에 약물을 투여할 수 있다. 약물의 효능평가를 위해 정기적으로 검사한다.

주요 간호진단

- 면역기전 장애와 관련된 감염 위험성
- 위장관 부작용과 관련된 체액 부족 위험성
- 약물요법과 관련된 지식 부족

기대되는 효과

- 배양검사상 음성, 정상체온, 정상적인 백혈구 수치 등 대상자의 감염이 해결될 것이다.
- 대상자는 정상 수분섭취 배설량을 나타낼 것이다.
- 대상자와 가족은 약물치료에 대해 이해하고 있음을 보여줄 것이다.

중재

- 모든 경구용 tetracyclines는(doxycycline과 minocycline 제외) 흡수를 최대화시키기 위해 식사 1시간 전 또는 2시간 후에 투여하며, 흡수에 장애가 될 수 있는 식사, 유제품, 식품, 탄산음료, 철 함유제제나 제산제를 함께 섭취하지 않는다.

물, 물, 언제나

- 약물 복용 후 위로 잘 내려갈 수 있도록 물을 충분히 섭취한다. 완전히 삼켜지지 않았을 때 식도를 자극할 수 있다.
- 식도 역류를 예방하기 위해 취침 1시간 전에는 약물을 투여하지 않는다.
- 제약회사의 지시대로 약물을 혼합하고, 차광하여 냉장보관한다.
- 투여 전에 반드시 약물의 유효기간을 확인한다. 유효기간이 지난 tetracyclines는 신독성을 야기할 수 있다.

- 특히, 노인 대상자나 쇠약한 대상자 그리고 면역억제제를 복용하거나 방사선 치료를 받는 대상자는 세균과 진균 감염을 감시한다. 특히, 구강 진균 감염을 주의해서 관찰한다.
- 국소부위 자극을 최소화하기 위해 주사부위를 관찰하고 정기적으로 주사 부위를 바꾼다. 정맥주사로 투여했을 때 심각한 정맥염을 야기시킬 수 있다.

평가
- 대상자는 감염이 없다.
- 대상자는 적절한 수분 섭취를 유지한다.
- 대상자와 가족은 약물 치료에 대해 이해하고 있음을 보여줄 것이다(테트라사이클린계에 대한 교육 참조).

Clindamycin(크린다마이신)

Clindamycin(크린다마이신)은 lincomycin의 유도체이다. 심각한 부작용이 발생할 수 있으므로 clindamycin만이 유일한 그람 양성균과 혐기성균 치료일 때만 처방된다.

약동학

Clindamycin은 경구 투여 후 잘 흡수되며, 신체에 광범위하게 분포된다. 간에서 대사되며, 신장과 담즙을 통해 배설된다.

약역학

Clindamycin은 세균의 단백질 합성을 저해하고, 세균의 리보솜 결합을 방해한다. 치료적 농도에서 clindamycin은 일차적으로 대부분의 세균에 대해 정균제로 작용한다.

약물치료학

심각한 독성과 위막성 장염(pseudomenbranous colitis: 심한 설사, 복통, 발열, 혈액과 점액이 섞인 대변이 특징)의 가능성 때문에 clindaymycin은 임상에서 제한적으로 사용된다.

- 포도상구균, 연쇄성구균(Enterococcus faecalis 제외), 폐렴색구균을 포함한 대부분의 그람 양성 호기성균에 강력한 효과가 있다.
- 임상적으로 중요한 대부분의 혐기성균에 효과적가 있고, bacteriodes fragilis에 의한 혐기성 복강내염, 늑막염, 폐렴 치료에 사용된다. 또한, clostridium perfringens 감염치료에 페니실린 대신 사용할 수 있다.
- 또한, penicillin에 알레르기가 있는 대상자의 포도상 구균 감염을 치료하기 위해 penicillin 대신 사용할 수 있다.

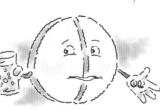

심각한 약물 부작용이 발생할 수 있으므로, clindamycin 반드시 필요한 경우에만 사용합니다.

약물 상호작용

Clindamycin은 신경근육차단제의 차단작용을 강화시킬 수 있다. 이로 인해 심각한 호흡억제를 야기할 수 있다. Erythromycin과 clindamycin은 같은 부위에 결합하므로 함께 투여되어서는 안된다.

부작용

Clindamycin 사용 시 위막성 장염이 발생할 수 있다. 대상자에게 치명적일 수 있으므로, 즉시 약물을 중단하고 충분한 수액과 전해질을 투여해야 한다. 그외 다음과 같은 부작용이 발생할 수 있다.

- 설사
- 구내염(입안의 감염)
- 오심
- 구토
- 과민반응

간호과정

Clindamycin을 투여받는 대상자에게 적용하는 간호과정은 다음과 같다.

사정

- 치료에 앞서 대상자의 감염 상태와 이전의 치료상황을 확인한다.
- 초기 용량을 투여하기 전에 배양검사와 감수성 검사를 시행하고, 결과가 나오기 전에 약물을 투여할 수 있다. 약물의 효능을 평가하기 위해 정기적으로 검사를 시행한다.
- 치료가 계속되는 동안 신기능, 간기능, 조혈기능을 감시한다.
- 부작용과 약물 상호작용을 확인한다.
- 위장관 부작용이 발생하면 대상자의 수분 상태를 확인한다.
- 대상자와 가족의 약물치료에 대한 지식 정도를 확인한다.

주요 간호진단

- 면역기전 장애와 관련된 감염 위험성
- 위장관 부작용과 관련된 체액 부족 위험성
- 약물 요법과 관련된 지식 부족

기대되는 효과

- 배양검사상 음성, 정상 체온, 정상적인 백혈구 수치 등 대상자의 감염이 해결될 것이다.
- 대상자의 체액 상태가 정상임을 수분섭취 배설량으로 알 수 있을 것이다.

- 대상자와 가족은 약물치료에 대해 이해하고 있음을 보여줄 것이다.

중재

- 경구용 시럽은 냉장고에 보관하지 않는다. 냉장보관으로 약물이 농축될 수 있다. 약물은 실온에서 2주간 안전하다.
- 연하곤란을 예방하기 위해 충분히 물을 섭취한다.
- 정맥주사를 하면, 정맥염과 자극이 발생할 수 있으므로 정맥주사 부위를 확인하며, 약물 희석방법과 투여는 프로토콜을 따른다.
- 주사 부위를 돌려가며 근육주사한다. 주사부위에 통증이 있을 수 있음을 미리 알린다. 1회 600mg 이상의 용량은 근육주사하지 않는다.
- 근육자극에 대한 반응으로 근육주사 시 creatine kinase 수치가 상승할 수 있다.
- 약물에 의한 설사를 치료하기 위해 마약성 지사제를 투여하면, 이 설사가 지연되고 악화될 수 있으므로 사용하지 않는다.

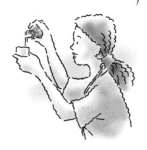

경구용 크린다마이신은 냉장고에 보관하게 되면, 찐득찐득해지므로 실온에 보관해야 합니다.

평가

- 대상자는 감염이 없다.
- 대상자는 적절한 수분 섭취를 유지한다.
- 대상자와 가족은 약물 치료에 대해 이해하고 있음을 보여준다.

Macrolides(마크로라이드계)

Macrolides(마크로라이드계)는 흔한 여러 감염을 치료하기 위해 사용된다. Erythomycin 유도체가 포함되며, 이는 다음을 포함한다.

- erythromycin ethylsuccinate(Pediamycin)
- erythromycin lactobionate(Erythrocin)
- erythromycin stearate(Bristamycin).

그 외에도 다음이 포함된다.

- azithromycin (Zmax)
- clarithromycin (Biaxin)
- fidaxomicin (Dificid)
- telithromycin (Ketek)

약동학

Erythomycin은 산에 민감하여 위산에 의해 파괴되는 것을 막기 위해 완충시키거나 피막을 입힌다. Erythomycin은 십이지장에서 흡수되며, 대부분의 조직, 척수액을 제외한 체액에 분포된다. 그러나, 일부 마트로라이드계 약물은 뇌척수액을 통과하므로 뇌막염 치료에 사용된다.

여러 배설 통로

Erythomycin은 간에서 대사되며, 대부분 담즙을 통해 배설된다. 소량은 소변으로 배설된다. 또한, 태반 장벽을 통과하고 모유를 통해 분비된다.

일반적 통로

Azithromycin은 위장관에서 빨리 흡수되어 몸 전체에 분포된다. 세포를 통과하나 뇌신경계에는 들어가지 못한다. Erythromycin 처럼 azithromcycin은 대부분 담즙을 통해 배설되며, 소량은 소변으로 배설된다.

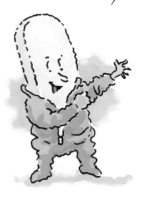

나, erythromycin은 산에 민감해서 위산에 의해 파괴되는 것을 예방하기 위해 피막을 입히거나 완충시켜야만 하지.

광범위함

Clarithromycin은 빨리 흡수되고 광범위하게 분포되며, 소변으로 배설된다.

유무에 상관없이

Fidaxomicin과 telithromycin은 모두 음식물 섭취량에 관계없이 섭취 될 수 있다. Fidaxomicin은 위장관에서 국소로 유지되어 가수 분해를 통해 대사되고 대변으로 분비된다. Telithromycin은 혈장 단백질을 통해 분포되며 간에서 대사된다.

약역학

Macrolides는 clindamycin과 같이 리보솜의 소단위에 작용함으로써 RNA 의존성 단백질 합성을 억제한다.

약물치료학

Erythomycin은 광범위한 치료 범위를 갖고 있다.

- 항산균(Mycobacterium), 매독균(Treponema), 마이코프라즈마균(Mycoplasma), 크라미디아균(Chlamydia)과 같은 그람 양성균과 그람 음성균에 효과가 있다.
- 폐렴쌍구균(Pneumococci)과 A군 연쇄상구균(group A streptococci)에 효과가 있다.
- 황색포도상구균(Staphylococcus aureus)는 erythormycin에 민감하게 반응한다. 그러나 치료 기간 동안 내성균이 발생할 수 있다.

다양한 치료효과

Penicillin에 알레르기가 있는 대상자의 경우 erythromycin은 A군 베타-용혈성 연쇄상구균이나 폐렴 연쇄상구균에 의한 감염 치료에 효과적이다. Tetracyclines나 penicillin G에 치료가 되지 않은 임질이나 매독 치료에 사용된다. Erythromycin은 피부의 가벼운 포도상 구균 감염 치료에서도 사용한다.

차적 작용

- Erythromycin은 mycoplasma pneumoniae 감염뿐만 아니라 legionella pneumophila로 인한 폐렴 치료를 위해 선택되는 약물이다.
- Fidaxomicin은 C. difficile에 의한 감염에 대해서만 특별히 선택된다.
- Telithromycin은 다중 약물 내성 균주를 포함한 지역 사회에서 획득한 폐렴 치료제이다.

광범위한 작용

각각의 약물은 광범위 항생제로서 고유한 결과를 가진다.

- Azithromycin은 광범위 항생제로서 mycobacterium, S. aureus, haemophilus influezae, moraxella catarrhalis, chlamydia를 포함한 그람-양성, 그람-음성균에 대해 광범위한 항균 작용을 나타낸다.
- 또한, azithromycin은 폐렴쌍구균과 C, F, G군 연쇄상구균에 효과가 있다.
- Clarithromycin은 S.aurus, S.pneumoniae, streptococcus pyogenes과 같은 그람양성 호기성 균과 H.influezae, M. catarrhalis 등의 그람음성 호기성 균 및 mycoplasma pneumoniae와 같은 호기성 균에 효과가 있다.
- Clarithromycin은 helicobacter pylori에 의한 십이지장 궤양치료를 위해 제산제, 히스타민(H2) 수용체길항제, 프로톤펌프억제제와 함께 사용된다.

약물 상호작용

Macrolides 약물은 다음과 같이 상호작용할 수 있다.

- Erythormycin, azithromycin, clarithromycin은 고농도의 theophylline을 투여받고 있는 대상자에게 theophyline 수치를 증가시켜, theophyline 독성이 발생할 위험이 증가한다.
- Clarithromycin은 carbamazepine과 함께 투여할 때 carbamazepine의 농도를 증가시킬 수 있다.
- Telithromycin은 CYP3A4 경로를 통한 대사로 인해 수많은 잠재적 약물 상호작용을 하므로 사용 전 주의 검토해야 한다.
- Telithromycin은 신장 또는 간 기능 장애가 있는 대상자에게 colchicine과 병용 투여 시 colchicine 독성을 일으킬 수 있다.
- Telithromycin은 QT 간격이 증가할 가능성이 있기 때문에 cisapride나 pimozide를 함께 주어서는 안 된다.
- Fidaxomicin은 cyclosporine과 함께 투여해서는 안 된다.

부작용

Macrolides 약물이 거의 부작용이 없지만, 다음과 같은 부작용이 나타날 수 있다.

- 상복부 불편함
- 오심과 구토
- 설사(특히, 고용량일 경우)
- 발적
- 고열
- 호산구증가증(백혈구의 한 종류인 호산구가 증가함)
- 아나필락시스

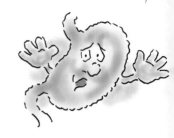

왜?
상복부불편감은
macrolides 약물의
부작용이라구.

간호과정

Macrolides 약물을 투여받는 대상자에게 적용하는 간호과정은 다음과 같다.

사정

- 치료에 앞서 대상자의 감염상태와 이전의 치료상태를 확인한다.
- 초기 용량을 투여하기 전에 배양검사와 감수성 검사를 시행하고, 결과가 나오기 전에 약물을 투여할 수 있다. 약물 효능평가를 정기적으로 검사를 시행한다.
- 약물의 부작용과 약물 상호작용을 확인한다.
- 대상자와 가족의 약물치료에 대한 지식 정도를 확인한다.

주요 간호진단

- 면역기전 장애와 관련된 감염 위험성
- 위장관 부작용과 관련된 체액 부족 위험성
- 약물 요법과 관련된 지식 부족

기대되는 효과

- 배양검사상 음성, 정상 체온, 정상적인 백혈구 수치 등 대상자의 감염이 해결될 것 이다.
- 대상자의 체액 상태가 정상임을 수분섭취 배설량으로 알 수 있을 것이다.
- 대상자와 가족은 약물 치료에 대해 이해하고 있음을 보여줄 것이다.

대상자는
macrolides 약물이
투여되면 과일주스는
당분간 삼가해야 합니다.

중재

- 좌약 투여 시 반드시 농도를 확인한다.
- 흡수를 최대화하기 위해 식사 1시간 전이나 식사 2시간 후에 충분한 물과 함께 복용한다.
- 코팅된 알약은 식사와 함께 복용해도 된다.
- 복용 시 물 대신 과일 주스를 마시지 않도록 교육한다.

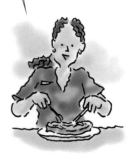

- 씹어서 복용하게 되어 있는 erythromycin 알약은 통째로 삼켜서는 안된다.
- 코팅되었거나 캡슐로 된 알약은 위장관 불편감이 심하지 않으므로, erythro-mycin 투여가 어려운 대상자는 코팅형태가 추천된다.
- 제약회사의 지시에 따라 약물을 용해하고, 250mg당 최소한 생리식염수 100ml 이상 희석해서 1시간 이상 투여한다.
- Erythromycin lactobionate는 다른 약물과 함께 투여하지 않는다.
- 간기능(alkaline phosphatase, alanine aminotransferase, aspartate aminotransferase, bilirubin 수치가 상승할 수 있음)을 감시한다. Erythomycin estolate는 성인에서 심각한 간독성을 야기할 수 있다(가역적인 담즙정체성 황달). 그외 다른 erythromycin계 약물은 낮은 정도의 간독성을 야기한다. Erythromycin estolate에 의한 간독성이 발생한 대상자들은 다른 erythomycin 제제와 치료할 때와 비슷한 작용이 있을 수 있다.
- 위장관 부작용이 발생할 수 있으므로 대상자의 수분 상태를 확인한다.

평가

- 대상자는 감염이 없다.
- 대상자는 적절한 수분 섭취를 유지한다.
- 대상자와 가족은 약물 치료에 대해 이해하고 있음을 보여준다.

Vancomycin(반코마이신)

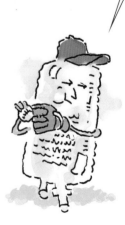

알고계십니까?
Vancomycin은
위장관에서
잘 흡수가 되지 않아
전신 감염 치료 시
정맥주사로만 투여합니다.

Vancomycin(반코마이신) hydrochloride는 미국은 물론 세계 전역에서 주된 관심이 되고 있는 메티실린 내성 황색포도상구군(methicillin-resistant S.aureus: MRSA) 치료에 사용된다. Vancomycin 내성 장구균(vancomycin-resistant enterococci: VRE)이 출현하고 있으므로 vancomycin은 신중하게 사용되어야만 한다. 반드시 배양검사와 감수성 검사 결과에서 필요성이 입증된 경우에만 사용되어야 한다.

약동학

Vancomycin은 위장관에서 잘 흡수가 되지 않으므로 전신 감염을 치료하기 위해서는 반드시 정맥으로 주사한다. 경구용 vancomycin은 위막장염(peudomembranous colitis) 치료에 사용된다. 정맥주사용 vancomycin과 경구용 vancomycin을 서로 바꾸어서 사용해서는 안된다.

분포

Vancomycin은 폐 주위의 늑막과 심장 주위의 심낭, 관절의 활액, 복강의 복수로 잘 분포한다.

대사와 배설

Vancomycin의 대사기전에 대해 알려진 바가 없다. 투여 용량의 85% 정도가 24시간 내에 대사를 거치지 않은 채 소변으로 배설된다. 소량은 간과 담즙을 통해 배설된다.

약역학

Vancomycin은 세포의 세포벽 합성을 저해함으로써 세균의 형질을 손상시킨다. 세균의 형질막이 손상되면, 신체의 자연방어체계가 세균을 공격한다.

약물치료학

Vancomycin의 적응증은 다음과 같다.

- Staphylococcus aureus, streptococcus epidermidis, streptococcus pyogene, enterococcus와 streptococcus pneumoniae 등의 호기성 그람양성균에 효과가 있다.

포도상구균 감염 치료

- 심각한 내성 포도상구균에 감염되었으나 penicillins 약물에 과민 반응을 보이는 대상자는 정맥주사로 vancomycin을 투여하는 것이 일차적으로 선택되는 치료방법이다.

장염 치료

- 경구용 vancomycin은 항생제 관련 clostridium difficile 장염 대상자에게 metronidazole 사용이 어렵거나 잘 반응하지 않을 때 사용된다.

알레르기반응에 대한 대체요법

- Penicillins 알레르기가 있는 대상자가 E.faecalis에 의한 심내막염에 걸렸을 때 aminoglycoside와 함께 사용한다.

약물 상호작용

Vancomycin은 aminoglycosides 약물, amphotericin B, cisplatin, bactitracin, colistin, polymyxin B 처럼 신장과 내이에 독성을 나타내는 약물과 사용할 경우 독성 발생 위험이 증가할 수 있다.

부작용

Vancomycin에 대한 부작용은 드물게 발생하지만, 다음과 같다.

- 과민반응과 아나필락시스 반응
- 약물 관련 발열(drug fever)
- 호산구증가증
- 호중구감소증(백혈구의 한 형태인 호중구 수치가 감소)
- 청력 소실(일시적 혹은 영구적, 특히 다른 이독성 약물과 투여하거나 과도한 용량 투여 시).
- 신독성
- 레드맨 신드롬(홍피증)

천천히 정맥투여

Vancomycin을 정맥을 통해 빠르게 투여하게 되면 심각한 저혈압이 발생할 수 있으며, 얼굴, 목, 가슴, 팔 등에 팽윤이 없는 발적 현상이 동반될 수 있다. 이를 'Red man 증후군'이라 한다. 1회 1g이나 그 이하의 용량을 1시간 동안 투여해야 하며, 1g 이상인 경우 1시간 반~2시간 동안 투여해야 한다.

간호과정

Vancomycin을 투여받는 대상자에게 적용하는 간호과정은 다음과 같다.

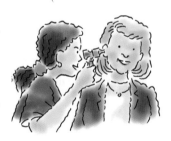

Vancomycin치료를 시작하기 전과 치료 중에는 청각평가를 해야합니다.

사정

- 치료에 앞서 대상자의 감염상태와 이전의 치료상태를 확인 한다.
- 초기 용량을 투여하기 전에 배양 검사와 감수성 검사를 시행하고 결과가 나오기 전 약물을 투여할 수 있다.
- 치료 전과 치료 동안 반복적으로 청력 평가와 신장 기능 검사를 감시한다.
- 정기적으로 혈중 농도를 확인하고, 노인 대상자, 미숙아, 신기능 저하 대상자는 주의하여 감시한다.
- 부작용과 약물 상호작용을 확인한다.
- 대상자와 가족의 약물치료에 대한 이해 정도를 확인한다.

주요 간호진단

- 면역기전 장애와 관련된 감염 위험성
- 위장관 부작용과 관련된 체액 부족 위험성
- 약물 요법과 관련된 지식 부족

기대되는 효과

- 배양검사상 음성, 정상 체온, 정상적인 백혈구 수치 등 감염이 해결될 것이다.

- 체액은 섭취량과 배설량을 근거로 정상 범위를 유지할 것이다.
- 대상자와 가족은 약물 치료에 대해 이해하고 있음을 보여줄 것이다

중재

- 신부전 대상자는 용량을 조정해야 한다.
- 경구용 약물은 냉장보관에서 2주 동안 안전하다.
- 정맥주사로 투여할 경우 D5W 200ml에 희석해서 약 60분 동안 주입한다.
- 정맥주사 부위의 불편감, 정맥염, 침윤, 통증에 대해 매일 확인하고, 통증이 있으면 즉시 의료진에게 알린다. 일혈로 인해 조직 손상이나 괴사가 발생할 수 있다.
- 근육주사로 투여하지 않는다.
- 약물을 너무 빨리 주입하면 목 부위의 발적이나 red man 증후군이 발생할 수 있다. 이때 주입을 멈추고, 의사에게 보고해야 한다.
- 희석 후에 정맥주사 용액은 냉장보관하며, 96시간 이내 사용해야 한다.
- 포도상구균에 의한 심내막염 치료를 위해 vancomycin을 사용할 때 적어도 4주 정도 투여해야 한다.

평가

- 대상자는 감염이 없다.
- 대상자는 적절한 수분 상태를 유지한다.
- 대상자와 가족은 약물 치료에 대해 이해하고 있음을 보여준다

Carbapenems(카르바페넴계)

Carbapenems(카르바페넴계)는 beta-lactam 항생제로 분류되며, 다음과 같다.

- imipenem-cilastatin sodium(a combination drug) (Primaxin)
- meropenem(Merrem)
- ertapenem(Invanz)
- doripenem(Doribax)

광범위 항균제

Imipenem- cilastatin의 작용 범위는 현재까지 나온 항생제 중 가장 광범위하다. 이러한 광범위한 작용 범위 때문에 심각한 감염 상태나 치명적인 감염 특히, 그람-양성과 그람-음성균 병원내감염 치료에 사용된다.

약동학

Carbapenems 약물동력학적 특성은 상황에 따라 약간 변화가 있다.

> 항생제의 작용범위가 광범위하므로, imipenemcilastatin은 심각하거나 생명에 위협을 주는 감염치료에 쓰입니다.

mipenem은 cilastin과 함께 투여

Imipenem만 단독으로 투여하면 신장에서 빠르게 대사되어 효과가 없으므로 cilastin과 함께 투여한다. 비경구 투여 후 imipenem-cilastatin은 몸 전체에 분포된다. 다양한 기전에 의해 대사되고, 일차적으로 소변으로 배설된다.

rtapenem은 흡수가 잘돼요

Ertapenem은 정맥주사 시에 완전히 흡수되며, 다른 2개의 carbapenmen계보다 단백질 결합이 매우 높다. 가수분해 과정으로 대사되며, 주로 소변으로 배설된다.

광범위하게 분포

Meropenem은 비경구 투여 후 중추신경계를 포함하여 광범위하게 분포된다. 대사과정은 불분명하며, 약물의 70%가 대사를 거치지 않고 소변으로 배설된다.

약역학

Imipenem-cilatatin, ertapenem, meropenem은 일반적으로 살균제이다. 이는 세균의 세포막 합성을 방해함으로서 항균작용을 한다.

약물치료학

Imipenem-cilastatin은 현재 사용하고 있는 beta-lactam 항생제 중 가장 광범위한 항균작용을 한다.

- 포도상구균, 황색포도상구균, 피부 상재포도상구균 등의 호기성 그람-양성균에 효과가 있다.
- 대부분의 Enterobacter 종에 효과가 있다.
- P. aeruginosa(piperacillin과 ceftaxidime 내성 균주 포함)와 B.fragilis를 포함하여 대부분의 혐기성 균에 효과가 있다.
- 호기성 및 혐기성균이 혼합된 면역 저하 대상자의 심각한 감염을 치료하는 데 사용할 수 있다.

Meropenem의 치료적 효과

Meropenem은 감수성 있는 균주에 의한 세균성 뇌막염 치료뿐만 아니라 복강 내 감염에도 효과적이다.

Ertapenem 항균 범위

Ertapenem의 항균 범위는 복강 내, 피부, 요도, 부인과 감염뿐만 아니라 다양한 그람-양성, 그람-음성, 혐기성균이 원인이 되는 지역획득성 폐렴 치료에도 효과적이다.

약물 상호작용

Carbapenems 약물은 다음과 같은 상호작용을 한다.

- Imipene-cilastatin과 probenecid를 병용투여 시 cilastatin의 혈중 농도를 증가시키고, imipenem의 혈중 농도를 약간 증가시킨다.
- Probenecid는 meropenem과 ertapenem의 독성 정도를 증가시킨다.
- Imipenem-cilastatin과 아미노글리코사이드를 병행했을 때 E.faecalis에 치료 효과를 증가시킨다.

부작용

Imipenem-cilastatin, ertapenem, meropenem의 흔한 부작용은 다음과 같다.

- 오심과 구토
- 설사
- 발진과 같은 과민반응(특히, 페니실린 과민반응 대상자에게 발생 가능성이 높다)

Ertapenem의 부작용

또한, ertapenem은 다음과 같은 부작용을 야기할 수 있다.

- 발작
- 저혈압
- 저칼륨혈증
- 호흡기계 저하(respiratory distress)
- 사망

간호과정

Carbapenem 약물을 투여받는 대상자에게 적용하는 간호과정은 다음과 같다.

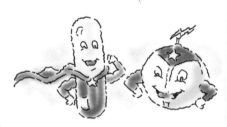

E.faecalis를 치료하기 위하여 imipenem-cilastatin과 아미노글리코사이드를 함께 사용하면 매우 좋은 효과를 얻을 수 있습니다.

사정

- 치료 전 대상자의 감염을 사정하고 정기적으로 재사정한다.
- 초기 용량을 투여하기 전에 배양검사와 감수성 검사를 시행하고, 결과가 나오기 전에 약물을 투여할 수 있다.
- 약물의 부작용과 약물 상호작용을 확인한다.
- 대상자와 가족의 약물치료에 대한 지식 정도를 확인한다.

주요 간호진단

- 면역기전 장애와 관련된 감염 위험성
- 위장관 부작용과 관련된 체액 부족 위험성
- 약물 요법과 관련된 지식 부족

기대되는 효과

- 배양검사상 음성, 정상 체온, 정상적인 백혈구 수치 등 대상자의 감염이 해결될 것이다.

- 대상자의 체액 상태는 수분 섭취 배설량을 근거로 보아 정상일 것이다.
- 대상자와 가족은 약물 치료에 대해 이해하고 있음을 보여줄 것이다.

중재

- 직접 정맥주사로 투여하지 않는다. 용법대로 용해하며, 적어도 40~60분 동안 주입한다. 만약 오심이 발생하면, 주입 속도를 더 늦춘다.
- 분말 형태를 용해할 때, 용액이 완전히 맑아질 때까지 흔든다. 용액의 색은 투명하거나 노랑색을 띨 수 있다. 이 용액의 색변화는 약물의 약효과와 관련이 있다. 용해후 에 실온에서 10시간 안전하고, 냉장보관 시 48시간 안전하다.
- 근육주사 시 epinephrine이 함유되지 않은 1% 리도카인과 함께 섞어서 용해한다.
- 발작이 나타나고, 항전간제를 투여해도 계속되면, 의사에게 보고하고 약물을 중단한다.
- 위장관 부작용이 발생할 수 있으므로 대상자의 수분 상태를 감시한다.
- 대상자의 신기능이 저하되거나 장애가 있다면, carbapenems 용량을 조절할 필요가 있다.

평가

- 대상자는 감염이 없다.
- 대상자는 적절한 수분 섭취를 유지한다.
- 대상자와 가족은 약물 치료에 대해 이해하고 있음을 보여준다.

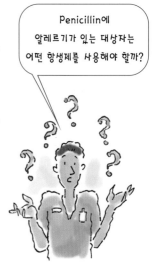

Penicillin에 알레르기가 있는 대상자는 어떤 항생제를 사용해야 할까?

Monobactams(모노박탐계)

Monobactams(모노박탐계)는 페니실린에 알레르기가 있는 대상자에게 사용된다. 다른 항생제와 같이 효소와 결합하여 억제시키지만, 약물의 구성에는 약간 차이가 있다.

Aztreonam이 여기에 속하며, 현재 사용되는 유일한 약물이다. 합성 monobactam계로 호기성 그람 양성균에 효과를 보이는 좁은 작용범위를 갖고 있다.

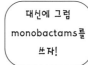

대신에 그럼 monobactams를 쓰자!

약동학

Aztreonam은 비경구 투여 후 빠르고 완전히 흡수되어, 광범위하게 분포한다. 부분적으로 대사되며 변형없이 소변을 통해 배설된다.

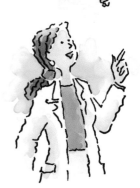

약역학

Aztreonam은 세균의 세포벽 합성을 방해하는 살균제이다. 그람-음성균의 PBP-3와 결합하여 세포벽 분할을 억제하고 용해된다.

약물치료학

Aztreonam의 치료 적응증은 다음과 같다.

- 녹농균(P.aeruginosa)을 비롯하여 호기성 그람 음성균에 효과가 있다.
- E.coli, Enterobacter, Klebsiella pneumoniae, K.oxytoca, Proteus mirabilis, Serratia marcescens, H. influenzae, Citrobacter 등 대부분의 균에 효과가 있다.
- 호기성 그람–음성균에 의한 요로 감염, 페혈증, 하부 호흡기계, 피부, 피부 구조, 복강 내, 부인과 감염 치료에 사용된다
- Beta – lactamases에 의해 가수분해되는 항생제에 대해 내성이 있는 그람–음성 호기성균에 효과가 있다(beta–lactamases가 효과를 나타내지 못하게 만드는 효소이다).

경험보다 근거를…

Aztreonam은 그람 양성균이나 호기성과 비호기성균 혼합 감염을 가진 중대상자의 심각한 감염치료에 경험적 치료(의료 데이터보다 임상 경험에 근거한 치료)로 단독 사용해서는 안 된다.

약물 상호작용

Aztreonam 약물은 다른 여러 약물과 상호작용할 수 있다.

- Probenecid는 신장에서 aztreonam의 요세관 분비를 지연시켜 혈중 농도를 증가시킨다.
- Aztreonam을 aminoglycosides 약물이나 cefoperazone, cefotaxime, clindamycin, poperacillin등의 기타 항생제와 함께 사용하면 상승효과나 부가효과가 나타난다.
- Cefoxitin 및 imipenem과 같이 beta–lactamse 생산의 강력한 유도제는 aztreonam을 비활성화 시킬 수 있으므로. 병용 투여는 권장되지 않는다.
- Aztreonam을 clavulanic acid가 포함된 항생제와 함께 사용하면 균의 종류에 따라 상승효과(synergistic effect)나 길항효과(antagonistic effect)를 나타낸다.

부작용

Aztreonam의 부작용은 다음과 같다.

- 설사
- 과민반응과 피부반응
- 저혈압
- 오심과 구토
- 일시적인 심전도 변화(심실 부정맥 등)

- 혈청 내 간효소의 일시적 상승

간호과정

Monobactams 투여받는 대상자에게 적용하는 간호과정은 다음과 같다.

사정

- 치료 전 대상자의 감염상태를 사정하고 정기적으로 재사정한다.
- 초기 용량을 투여하기 전에 배양검사와 감수성 검사를 시행하고, 결과가 나오기 전에 약물을 투여할 수 있다. 약물의 효능을 평가하기 위해 정기적으로 검사를 시행한다.
- 약물의 부작용과 약물 상호작용을 확인한다.
- 대상자와 가족의 약물 치료에 대한 지식 정도를 확인한다.

주요 간호진단

- 면역기전 장애와 관련된 감염 위험성
- 위장관 부작용과 관련된 체액 부족 위험성
- 약물 요법과 관련된 지식 부족

기대되는 효과

- 배양검사상 음성, 정상체온, 정상적 백혈구수치 등 대상자의 감염이 해결될 것이다.
- 대상자의 체액 상태가 정상임은 정상 수분 섭취 배설량을 근거로 알 수 있을 것이다.
- 대상자와 가족은 약물 치료에 대해 이해하고 있음을 보여줄 것이다.

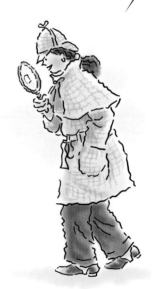

감염은 균 배양검사 결과, 체온, 백혈구 수치를 통해 확인할 수 있습니다.

중재

- Penicillins나 cephalosporins 알레르기가 있는 대상자라도 aztreonam 에는 알레르기가 발생하지 않을 수 있다. 특히, 이들 약물에 과민반응이 있었던 대상자는 자세히 감시한다.
- 직접 정맥주사하려면 3~5분 동안 천천히 주입해야 한다.
- 희석하여 정맥 주입할 경우 20분~1시간 정도 투여한다.
- 대근육(대퇴측면 근육이나 대둔근 등)에 근육주사한다.
- 일회 투여량이1g 이상인 경우 정맥주사로 투여한다.
- 근육주사 시 주사부위에 통증과 부종이 있을 수 있음을 교육한다.

평가

- 대상자는 감염이 없다.
- 대상자는 적절한 수분상태를 유지한다.
- 대상자와 가족은 약물 요법에 대하여 이해하고 있음을 보여준다.

Fluoroquinolones(프루로퀴놀론계)

Fluoroquinolones(프루로퀴놀론계) 약물은 구조적으로 유사한 합성 항생제이다. 주로 요로 감염, 상부 호흡기계 감염, 폐렴, 임질 치료에 사용된다. 약물은 다음과 같다.

- ciprofloxacin(Cipro)
- levofloxacin(Levaquin)
- moxifloxacin hydrochloride(Avelox)
- norfloxacin(Noroxin)
- ofloxacin(Floxin)
- gemifloxacin(Factive)

약동학

경구로 투여하면 fluoroquinolones 약물은 잘 흡수된다. 단백질 결합이 높지 않으며 간에서 대사되어, 우선적으로 소변으로 배설된다.

약역학

Fluoroquinolones 약물은 세균 복제 시 DNA gyrase(DNA 합성에 필요한 요소)를 저해함으로써 DNA 합성을 방해한다. 이로써 세균 복제가 불가능하게 된다.

약물치료학

다양한 요로 감염 치료에 사용되며, 다음과 같이 약물에 따른 적응증이 있다.

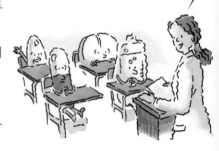

Fluoroquinolones 약물은 요로 감염 치료를 할 때 가장 먼저 사용합니다.

- Ciprofloxacin은 하부 호흡기계 감염, 감염성 설사, 피부, 뼈, 관절의 감염을 치료하는데 사용된다.
- Levofloxacin는 하부 호흡기계 감염, 피부 감염, 요로감염을 치료 하는데 사용한다.
- Moxifloxacin은 급성 세균성 부비동염과 경한 정도에서 중등도의 지역사회획득 폐렴을 치료하는데 사용된다.
- Norfloxacin은 요도 감염과 전립선염 치료에 사용된다.
- Ofloxacin은 일부 성접촉성 감염이나 하부 호흡기계 감염, 피부와 피부 구조물 감염, 전립선염 치료에 사용된다.
- Otic ofloxacin은 중이염을 치료하는 데 사용된다. Ophthalmic ofloxacin 용액(점적)은 결막염 치료에 사용된다.
- Gemifloxacin은 만성 기관지염의 박테리아 악화 및 경도에서 중등도의 지역사회 획득 폐렴 치료에 사용된다.

약물 상호작용

Fluoroquinolones 약물은 다음과 같이 상호작용할 수 있다.

- 마그네슘이나 알루미늄이 함유된 제산제와 함께 복용하면, 퀴놀론계 약물의 흡수를 감소시킨다.
- Ciprofoloxacin, norfloxacin, ofloxacin과 같은 퀴놀론계 약물은 aminophylline이나 theophylline과 같은 xathine 유도체와 상호작용하여 혈중 theophlylline 농도를 증가시키고 독성 위험을 증가시킨다.
- Ciprofloxacin이나 norfloxacin를 probenicid와 병용 투여하면 퀴놀론계 약물의 신장배설이 감소되어 혈중 농도와 반감기가 증가된다.
- Moxifloxacin을 QT 간격을 연장시키는 항부정맥 약물과 함께 사용할 때 각별한 주의가 필요하다.

부작용

Fluoroquinolones 약물은 부작용이 드물지만, 발생하는 부작용은 다음과 같다.

- 현기증
- 오심과 구토
- 설사
- 복통
- 건 파열 및 건염
- 발열, 오한
- 흐려진 시야
- 이명

자외선에 노출되면 물집이 생겨요

햇빛에 직간접적인 노출이 있거나, 인공적인 자외선에 노출되었을 때(자외선차단제 사용과 무관하게) 중등도에서 심한 정도의 광독성 반응이 생긴다. Fluoroquinolones 약물 치료를 받는 중이나 중단 이후에 며칠 동안은 햇빛에 노출되는 것을 피해야 한다.

간호과정

Fluoroquinolones를 투여받는 대상자에게 적용하는 간호과정은 다음과 같다.

사정

- 치료 전 대상자의 감염상태를 사정하고 정기적으로 재사정한다.
- 초기 용량을 투여하기 전에 배양검사와 감수성 검사를 시행하고, 결과가 나오기 전에 약물을 투여할 수 있다.
- 약물의 부작용과 약물 상호작용을 확인한다.
- 대상자와 가족의 약물치료에 대한 지식 정도를 확인한다.

대상자 교육

Fluoroquinolones

Fluoroquinolones가 처방되면, 대상자와 가족에게 다음 사항을 교육한다.

- 경구 약물 중 알약은 식사 2시간 후에 복용한다.
- 처방된 제산제는 적어도 퀴놀론계 약물 복용하고 2시간이 지난 다음 복용한다.
- 소변 내 결정이 생길 위험이 있으므로 충분한 수분을 섭취한다.
- 중추신경계 부작용이 나타날 수 있으므로 운전과 같이 집중을 요하는 위험한 활동은 피한다.

- 과민반응은 첫 용량 투여 이후에도 발생할 수 있다. 붉은 반점이나 알레르기 반응이 발생하면 당장 약물을 중단하고 의사에게 보고한다.
- 치료기간 중 모유수유는 중단하며, 의사와 상의하여 다른 약물을 처방받도록 한다.

주요 간호진단

- 면역기전 장애와 관련된 감염 위험성
- 위장관 부작용과 관련된 체액 부족 위험성
- 약물 요법과 관련된 지식 부족

기대되는 효과

- 배양검사상 음성, 정상 체온, 정상적인 백혈구 수치 등 대상자의 감염이 해결될 것이다.
- 대상자의 체액 상태가 적절함을 정상 수분섭취 배설량을 근거로 알 수 있을 것이다.
- 대상자와 가족은 약물치료에 대해 이해하고 있음을 보여줄 것이다.

중재

- 경구약물은 식사 2시간 후나 2시간 전에 투약하며, sucralfate 등의 제산제나 비타민, 무기질 보강제와 같이 철이 함유된 약품을 복용한 경우 6시간 경과한 다음 투약한다.
- 처방에 따라 정맥주사를 희석하며, 부작용을 감시한다. 큰 혈관에 1시간 이상 주입한다.
- 신기능이 저하된 대상자는 필요시 용량을 조정해야 한다.
- 위장관 부작용 발생 여부에 대해 대상자의 수분 상태를 감시한다.

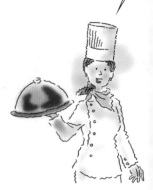

경구용 프루로퀴놀론계 약물은 식사와 함께 투여되면 안되고, 적어도 식전 2시간이나 식후 2시간에 복용합니다.

평가

- 대상자는 감염이 없다.
- 대상자는 적절한 체액 상태를 유지한다.
- 대상자와 가족은 약물 치료에 대해 이해하고 있음을 보여준다(fluoroquinolones 약물에 대한 교육 참조).

Sulfonamides(설포나마이드계)

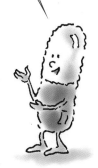

Sulfonamides 약물은 최초의 효과적인 전신 항생제입니다.

Sulfonamides(설포나마이드계) 최초의 효과적인 전신 항생제이다. 다음이 포함된다.

- trimethoprim and sulfamethoxazole(Bactrim)
- sulfadiazine(Silvadene)
- sulfasalazine(Azulfidine)

약동학

Sulfonamides는 대부분 잘 흡수되고, 신체에 광범위하게 분포한다. 간에서 비활성 대사산물로 대사되어 신장에서 배설된다.

충분한 수분섭취

소변 내 결정이나 결석 형성이 대사성 배출기 동안 발생할 수 있으므로 경구용 sulfonamides 약물을 복용하는 동안에 충분한 수분 섭취가 필요하다.

약역학

Sulfonamides는 엽산 생산을 억제함으로써 세균의 성장을 방해하는 정균제이다. 엽산 합성의 감소로 세균의 DNA 수가 감소하여 결국 세균의 성장이 억제된다.

약물 치료학

Sulfonamides는 일반적으로 급성 요로감염 치료에 사용된다. 재발성 또는 만성 요로감염의 경우, 감염균이 sulfonamides에 민감하지 않을 수 있어 치료 선택은 세균 감수성 검사에 근거해야 한다.

또 다른 치료 효과

Sulfonamides 약물은 nocardia asteroides와 toxoplasma gondii에 의한 감염 치료에 사용된다. 또한, sulfonamides는 그람-양성과 그람-음성균에 대해 광범위한 항균 작용을 나타낸다.

성공적 조합

Trimethoprim과 sulfamethoxazole(sulfa 약물과 엽산 길항제의 합성물)은 다양한 감염에 사용된다.

*pneumocystis carinii*에 의한 폐렴 H.*influenzae*나 S.*pneumoniae*에 의한 급성 중이염이나 만성기관지염의 급성기에 사용된다(Sulfonamides: *Trimethoprim and sulfamethoxazole* 참조).

약물 상호작용

Sulfonamides는 다음의 약물과 상호작용한다.

약물의 원형

Sulfonamides: Co – trimoxazole

작용
- 정균제
- 엽산의 생합성을 억제하여, 세균의 엽산 합성 억제

적응증
- 요도, 기도, 귀의감염
- 만성 세균성 전립선염
- 여성 재발성 요도 감염 예방, 여행성 설사 예방

간호 시 주의사항
- 초기 용량을 투여하기 전에 배양검사와 감수성 검사를 위한 검체를 체취한다. 약물은 결과가 나오기 전에 투여할 수 있다.

- 발작, 오심과 구토, 설사, 조혈기능 장애, Steven –Johnson syndrome, 독성 신증, 과민반응과 같은 약물 부작용을 감시한다.
- 신기능이나 장기능 장애가 있는 대상자는 필요 시 용량을 감소시킬 수 있다.
- 고용량 또는 장기간 투여 시 슈퍼감염이 발생할 수 있으므로 이를 감시한다.

- Sulfonylureas(경구용당뇨약)의 혈당강화 작용을 증가시켜 혈당치를 감소시킨다.
- Methenamine과 함께 투여하면 소변내 결정(crystal)을 증가시킨다.
- Trimethoprim과 sulfamethoxazole은 coumarin계 항응고제의 항응고 효과를 증가시킬 수 있다.
- Trimethoprim과 sulfamethoxazole과 cyclosporine을 함께 사용하면 신독성의 위험이 증가한다.

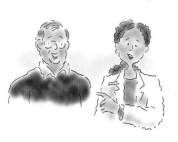

Sulfonamides 복용 중인 당뇨 대상자는 특히 잘 관찰해야 합니다. Sulfonamides 경구용 당뇨약의 혈당강하 작용을 증가시킵니다.

부작용

Sulfonamides 약물의 부작용은 다음과 같다.

- 물에 잘 용해되지 않는 sulfonamides 약물을 과량 투여하면 소변내 결정이 발생할 수 있으며, sulfonamide 결정이 신장요세관에 침착 될 수 있다. 그러나 이러한 부작용은 새로 개발된 수용성 sulfonamides 약물에서는 나타나지 않는다
- 과민반응이 나타날 수 있으며 증가할수록 많이 나타나는 것으로 보인다.
- 혈청병(serum sickness)과 유사한 부작용으로 발열, 관절 통증, 두드러기, 기관지 연축, 백혈구 감소증이 나타날 수 있다.
- 광과민 반응이 나타날 수 있다.

간호과정

Sulfonamides를 투여받는 대상자에게 적용하는 간호과정은 다음과 같다.

사정

- 치료 전 대상자의 감염상태를 사정하고 정기적으로 재사정한다.

Sulfonamides 투약력

- 대상자의 알레르기 과거력을 확인한다. 특히, Sulfonamides나 thiazides, furosemide, 경구용 당뇨약과 같은 sulfur 함유제제에 대한 알레르기 유무를 확인한다.
- 부작용과 약물 상호작용을 확인한다. 후천성 면역결핍증(AIDS) 대상자에게 부작용 위험이 더 높다.
- 초기 용량을 투여하기 전에 배양검사와 감수성 검사를 시행하고, 결과가 나오기 전에 약물을 투여할 수 있다. 정기적으로 약물의 효능을 평가한다.
- 수분 섭취량과 배설량을 감시한다.
- 약물 치료 전과 치료 동안에 소변 배양검사, CBC, 요검사를 확인한다.

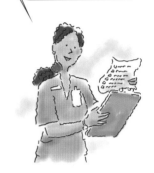

Sulfonamides를 투여하기 전에 대상자가 sulfur를 함유한 약물에 알레르기가 없음을 확인해야 합니다.

주요 간호진단

- 면역기전 장애와 관련된 감염 위험성
- 위장관 부작용과 관련된 체액 부족 위험성
- 약물요법과 관련된 지식 부족

기대되는 효과

- 배양검사상 음성, 정상 체온, 정상적인 백혈구 수치 등 대상자의 감염이 해결될 것이다.
- 대상자의 체액 상태가 정상임은 수분섭취 배설량을 근거로 알 수 있을 것이다.
- 대상자와 가족은 약물 치료에 대해 이해하고 있음을 보여줄 것이다.

중재

- 경구투여 시 237ml(8oz)의 물과 함께 복용한다. 투여 용량에 따라 하루에 3~4L 물을 섭취한다. 적절한 수분상태를 유지한다면 1일 소변량은 적어도 1,500ml가 되어야 한다. 소변량이 적으면 소변 내 결정이 생기거나 신장관 내 약물 침전이 나타날 수 있다.
- 제약회사의 지시대로 약물을 혼합하고, 희석하며 보관한다. 유효기간을 확인한다.
- 약물을 투여하기 전에 경구용 시럽제제는 잘 흔들어서 사용한다.
- 장기간 약물요법 동안, 슈퍼감염의 가능성이 있으므로 이에 대해 감시한다.

평가

- 대상자는 감염이 없다
- 대상자는 적절한 체액상태를 유지한다.
- 대상자와 가족은 치료에 대해 이해하고 있음을 보여준다(대상자 교육-Sulfonamides 참조).

Sulfonamides

Sulfonamides가 처방되면, 대상자와 가족에게 다음 사항을 교육한다.

- 처방대로 정확히 복용한다. 지시된 용법대로 복용하고, 의사와의 방문날짜를 지킨다.
- 충분한 물과 함께 복용하며, 충분히 수분을 섭취한다. 알약을 깨서 물과 함께 복용하게 되면 흡수가 빨리 된다.
- 과민 반응 증상이나 붉은 색 소변, 호흡 곤란, 발적, 고열, 오한, 심한 피로 등의 부작용이 나타나면 의료진에게 알린다.

- 햇빛에 직접 노출하지 않으며, 광과민 반응을 예방하기 위해 썬크림을 사용한다.
- Sulfonamides는 경구 혈당강하제의 효과를 증가시킬 수 있다. 소변 혈당치를 확인하기 위해 스틱(clinitest)을 사용하지 않는다.
- Sulfasalazine은 소변이나 피부를 주황색으로 변색시킬 수 있으며, 영구적으로 소프트콘텍트렌즈를 노란색으로 염색시킬 수 있다.

Nitrofurantoin(니트로프란토인)

Nitrofurantoin(니트로프란토인)은 산성뇨에서 더 높은 항균 효과를 갖는다. 주로 급성 및 만성 요로감염 치료에 사용된다.

약동학

경구투여 후 nitrofurantoin은 위장관에서 빠르게 흡수된다. 음식과 같이 복용한 경우 그 약물의 생체 이용률이 증가된다.

형태

Nitrofurantoin은 microcrystalline 형태와 macrocrystalline 형태에서 모두 용이하다. Microcrystalline 형태는 천천히 용해되므로 흡수도 느리며 위장관 부작용도 덜 나타낸다.

어디로 가나?

Nitrofurantoin은 20~60% 정도가 단백질 결합상태이며, 태반장벽을 통과하고, 모유로 분비된다. 또한, 담즙에도 분포한다. Nitrofurantoin은 일부는 간에서 대사되고, 30~50%는 대사를 거치지 않고 소변을 통해 배설된다.

약역학

일반적으로 정균작용을 나타내지만 소변 내 약물 농도와 감염 균의 감수성에 따라 살균작용을 나타낸다.

세균 에너지 생산 공격

대사 기전에 대해서는 아직 정확하게 밝혀지지 않았다. Nitrofurantoin은 pyruvic acid로부터 acetyl coenzyme A가 생산되는 것을 방해하여, 감염균의 에너지 생산을 억제한다. 또한, 세균의 세포벽 형성을 파괴한다.

약물치료학

흡수된 약물이 소변에서 농축되므로 nitrofurantoin은 요로 감염 치료에 사용된다. Nitrofurantoin은 전신적인 세균 감염에는 효과가 없다.

신장질환에는 효과가 없다.

Nitrofurantoin은 신장염이나 신장 주변 조직의 질환을 치료하는데에도 유용하지 않다.

약물 상호작용

Nitrofurantoin은 다음 약물과 상호작용한다.

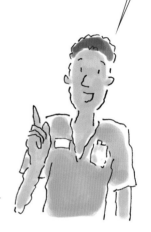

다행히도, Nitrofurantoin은 심각한 약물 상호작용이 거의 나타내지 않습니다.

- Probenecid와 sulfinpyrazone은 신장에서 nitrofurantoin의 배설을 억제시킴으로써 약의 효능을 감소시키고, 독성을 증가시킨다.
- 마그네슘 염과 마그네슘을 함유한 제산제는 nitrofurantoin 흡수 범위와 비율을 감소시킨다.
- Nitrofurantoin은 norfloxacin과 nalidixic acid의 항생 작용을 감소시킨다.

부작용

Nitrofurantoin의 부작용은 다음과 같다.

- 위장관 자극
- 식욕 부진
- 오심과 구토
- 설사
- 진한 노란색 또는 갈색 소변
- 복통
- 오한
- 고열
- 관절통
- 아나필락시스
- 피부, 폐, 혈액, 간을 침범하는 과민 반응

간호과정

Nitrofurantoin을 투여받는 대상자에게 적용하는 간호과정은 다음과 같다.

사정

- 치료 전 대상자의 감염상태를 사정하고 정기적으로 재사정한다.

- 대상자의 알레르기 과거력을 확인한다. 특히 sulfonamide계나 surfur 함유 약물 (thiazides, furosemide와 경구용 sulfonylureas와 같은)에 대한 알레르기가 있었는지 확인한다.
- 대상자의 약물 부작용과 약물 상호 작용을 평가한다.
- 초기 용량을 투여하기 전에 배양검사와 감수성 검사를 시행하고, 결과가 나오기 전에 약물을 투여할 수 있다. 약물의 효능을 평가하기 위해 정기적으로 검사를 시행한다.
- 약물에 대한 대상자와 가족의 약물치료에 대한 지식 정도를 확인한다.

주요 간호진단

- 면역기전 장애와 관련된 감염 위험성
- 위장관 부작용과 관련된 체액 부족 위험성
- 약물요법과 관련된 지식 부족

기대되는 효과

- 배양검사상 음성, 정상 체온, 정상적인 백혈구 수치 등 대상자의 감염이 해결될 것이다.
- 대상자의 체액 상태가 정상임은 수분섭취 배설량을 근거로 알 수 있을 것이다.
- 대상자와 가족은 약물치료에 대해 이해하고 있음을 보여줄 것이다.

중재

- 위장관 부작용을 최소화하기 위해 음식이나 우유와 함께 섭취한다.
- 약물 치료 중에도 과민반응이 나타낼 수 있으므로 이를 감시한다.
- 소변 배양검사를 감시한다. 소변 검사결과에서 균이 소멸되었더라도 3일간은 치료를 지속한다.
- 위장관 부작용을 예방하기 위해 수분 상태를 감시한다.
- CBC, 폐기능을 정기적으로 감시한다.
- 수분섭취 배설량을 감시한다. 소변색이 갈색이나 진한 노랑색으로 변할 수 있다.

평가

- 대상자는 감염이 없다.
- 대상자는 적절한 체액상태를 유지한다.
- 대상자와 가족은 약물 치료에 대해 이해하고 있음을 보인다.

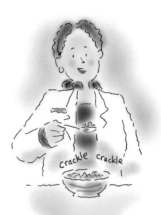

Nitrofurantoin을 음식이나 우유와 함께 투여하면 위장관 불편감을 줄일 수 있습니다.

Linezolid(리네졸리드, Zyvox)

Linezolid(리네졸리드)는 oxazolidinone계에 속하는 합성 항균제이다. 주로 호기성 그람 양성균을 포함하는 치료에 사용되지만 특정 그람 음성균 및 혐기성균의 치료에도 사용된다.

약동학

Linezolid는 음식물에 관계없이 IV 또는 구강투여가 가능하며 조직에 쉽게 분산될 수 있다. 신진 대사 경로는 완전히 밝혀지지 않았다. 최소한의 산화 작용이 이루어지고 주로 비경구적 경로를 통해 배설된다.

약역학

Linezolid는 균 RNA에 결합해 균 생식에 필요한 물질의 형성을 막는다.

약물치료학

- Enterococcus faecium (vancomycin 내성 균만), staphylococcus aureus (메티실린 내성균 포함), streptococcus agalactiae, streptococcus pneumoniae, streptococcus pyogenes를 포함한 대부분의 호기성 그람 양성균에 효과적이다.
- 주로 병원 내 폐렴, 지역 사회 획득 폐렴, 골수염과 관련이 없는 피부 및 피부 조직 감염을 치료하는데 사용된다. 또한 vancomycin 내성 E. faecium 감염 치료에도 사용된다.

약물 상호작용

Linezolid는 monoamine oxidase (MAO)의 가역성, 비 선택성 저해제이므로, MAO 억제제 복용과 동시 또는 MAO 억제제 복용 2주 이내에 투여하지 않는다.

부작용

Linezolid 투여 시 골수 억제가 나타났습니다.

이것은 빈혈, 백혈구 감소증, 범혈구 감소증 및 혈소판 감소증을 포함할 수 있다. 일부 대상자에서는 치료가 28 일 이상 지속될 경우 신경계 및 시신경 병증이 관찰되었다.

세로토닌 증후군 가능성 때문에 linezolid는 다른 약물을 사용할 수 없을 때 세로토닌계 항우울제를 복용하는 사람들에게만 고려해야 한다. 이 경우 세로토닌계 약물을 중단하고 대상자는 신드롬과 관련된 증상 및 증상을 면밀히 관찰해야 한다.

이 외의 부작용은 다음과 같다.

- 설사

- 두통
- 오심
- 구토
- 빈혈
- 과민반응

간호과정

Linezolid 약물을 투여받는 대상자에게 적용하는 간호과정은 다음과 같다.

사정

- 치료 전 대상자의 감염상태를 사정하고 정기적으로 재사정한다.
- 초기 용량을 투여하기 전에 배양검사와 감수성 검사를 시행하고, 결과가 나오기 전에 약물을 투여할 수 있다.
- 대상자의 약물 부작용과 약물 상호 작용을 평가한다.
- 위장관 부작용이 나타났다면 대상자의 수분 상태를 평가한다.
- 약물에 대한 대상자와 가족의 약물치료에 대한 지식 정도를 확인한다.

주요 간호진단

- 면역기전 장애와 관련된 감염위험성
- 위장관 부작용과 관련된 체액부족 위험성
- 약물요법과 관련된 지식부족

기대되는 효과

- 배양검사상 음성, 정상체온, 정상적인 백혈구 수치 등 대상자의 감염이 해결될 것이다.
- 대상자의 체액상태가 정상임은 수분 섭취 배설량을 근거로 알 수 있을 것이다.
- 대상자와 가족은 약물치료에 대해 이해하고 있음을 보여줄 것이다.

중재

- 경구액은 농축될 수 있으므로 냉장고에 넣지 않는다. 약물은 실온에서 3주 동안 안전하다.
- 주사 전에 미립자 물질에 대해 IV 백을 육안으로 검사한다. 용액이 약간 황변된 것은 괜찮다.
- 정맥염 및 주사부위 자극을 매일 확인한다. 약물을 지침에 따라 희석하고 관리한다.
- 정맥 주입은 30분에서 120분 동안 투여한다
- 정맥 주입 약물의 병용성을 확인한다. Linezolid 투여 전 튜브를 세척한다.
- Linezolid는 생리식염수, 5% 포도당주사액, 링거액과 호환된다.

평가

- 대상자는 감염이 없다.
- 대상자는 적절한 체액상태를 유지한다.
- 대상자와 가족은 약물 치료에 대해 이해하고 있음을 보여준다.

항바이러스약물 Antiviral drugs

항바이러스 약물은 인플루엔자(influenza)부터 인체면역결핍바이러스(human immunodeficiency virus: HIV)에 이르는 바이러스 감염을 치료하거나 예방하는데 사용된다. 주로 항바이러스 약물은 전신적 감염치료에 사용되며 다음과 같이 분류한다.

- 합성 뉴클레오시트계(synthetic nucleosides)
- 피로인산염유 사체(pyrophosphate analogues)
- 인플루엔자 A와 융합 바이러스 약물(influenza A and syncytial virus drugs)
- 뉴클레오시드 역전자효소 억제제(nucleoside analog reverse trascriptase inhibitors; NRTIs)
- 비뉴클레오시드 역전자효소 억제제(non – nucleoside reverse transcriptase inhibitors; NNRTIs)
- 뉴클레오시드 유사체 역전사 억제제(nucleoside analog reverse transcriptase inhibitors)
- 단백질 분해효소 억제제(protease inhibitors)
- B형 간염 바이러스(HBV) 및 C형 간염 바이러스(HCV) 약물

Synthetic nucleosides(융합 뉴클레오시드계)

Synthetic nucleosides(융합 뉴클레오시드계)는 면역억제된 대상자에서 발생되는 단순 대상포진, 거대 세포 바이러스 등의 다양한 바이러스 감염 치료에 사용되며 다음과 같다.

- acyclovir(Zovirax)
- cidofovir(Vistide)
- famciclovir(Famvir)
- ganciclovir(Cytovene)
- valacyclovir hydrochloride(Valtrex)
- valganciclovir hydrochloride(Valcyte)
- ribavirin(Copegus)

약동학

Synthetic nucleosides는 몸 전체에 고유의 경로에 따라 분포된다.

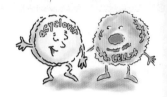

- 경구투여 시 acyclovir는 느리게 흡수되며 15~30%만 완전히 흡수된다. 전신으로 분포하며, 주로 감염된 세포에서 대사되어 대부분은 소변으로 배설된다.

- Cidofovir는 IV로만 투여되며 신진 대사를 촉진하기 위해서는 프로베네시드(probenecid)가 동반되어야 한다. 프로베네시드를 투여한 경우라도 70~85%는 24시간 이내에 소변으로 배설된다.

- Famciclovir는 혈장 단백질의 20% 이하만 결합한다. 간에서 광범위하게 대사되고 소변으로 배설된다.

- Ganciclovir는 위장관으로 흡수되지 않으므로 정맥주사한다. 90% 이상이 대사되지 않으며 대사를 거치지 않고 신장을 통해 배설된다.

실제전환

- Valcyclovir는 대사 동안 acyclovir로 전환되며, 약동학적으로 acyclovir와 유사하다.

- Valganciclovir는 ganciclorvir와 같이 장막과 간에서 대사된다. 그러나 두 약을 교체하여 사용하면 효과가 없다.

약역학

약물의 효과는 다음과 같이 매우 다양하다.

- Acyclovir는 바이러스에 의해 감염된 세포안으로 들어가서 acyclovir triphosphate의 일련의 단계에 의해 변화한다. Acyclovir triphosphate는 바이러스에 특이한 DNA polymerase(바이러스 성장을 위한 필수 효소)를 방해하여 바이러스 복제를 방해한다.

- Cidofovir는 세포 내 대사산물인 cidofovir diphosphate이 된다. 이것은 인간 DNA 성장을 저해하는 데 필요한 것보다 훨씬 낮은 농도로 균 DNA 합성을 억제한다.

- Ganciclovir는 바이러스에 의해 감염된 세포로 들어가서 ganciclovir triphosphate로 전환된다. 이는 바이러스 DNA 합성을 저해하여 항바이러스 효과를 나타내는 것으로 추정된다.

- Famciclovir는 바이러스 세포[HSV-1, HSV-2, 수두대상포진 바이러스(varicella zoster)]에 들어가서, DNA 합성과 바이러스 복제에 관여하는 DNA 종합효소(polymerase)를 방해한다.

- Valacyclovir는 빠르게 acyclovir로 전환되어 바이러스 DNA 내로 들어가서

DNA 종합효소를 억제하여 바이러스 복제를 방해한다.

- Vaganciclovir는 ganciclovir로 전환되어, 거대세포 바이러스(CMV)의 바이러스 DNA 복제를 방해한다.

약물치료학

Acyclovir는 세포에 최소한의 독성만을 일으키는 효과적인 항바이러스 약물이다. 경구용 acyclovir는 HSV-2 초기 감염과 재발성 감염 치료에 주로 사용된다(항바이러스: Acyclovir참조)

정맥 투여

정맥주사용 acyclovir는 다음과 같은 치료에 사용된다.

- 면역체계가 정상인 대상자의 심각한 HSV-2 감염 초기
- 면역억제된 대상자의 피부와 점막 HSV-1과 HSV-2 감염 초기와 재발
- 면역억제된 대상자의 수두대상포진 바이러스에 의한 대상포진감염
- 면역억제된 대상자의 퍼지는 수두대상포진 바이러스 감염
- 면역억제된 대상자의 수두대상포진 바이러스에 의한 수두 감염

약물 고유의 치료효과

그외 synthetic nucleosides는 다음의 약물과 상호작용한다.

- Ganciclovir는 면역억제된 대상자나 AIDs, encephalitis와 같은 거대세포증 바이러스 뇌염, HSV 단순포진 감염된 경우 CMV 망막염을 치료하는데 사용된다.
- Famciclovir은 급성 herpes zoster, genital herpes, HIV 감염 대상자에서 재발된 단순포진을 치료하는데 사용된다.
- Valacyclovir는 herpes zoxter, genital herpes, herpes labialis를 치료하는 데 효과적이다.
- Cidofovir와 valganciclovir는 AIDs 대상자에서 CMV 망막염을 치료하는데 사용된다.

약물 상호작용

Synthetic nucleosides는 다음의 약물과 상호작용한다.

- Probenecid는 ganciclovir, valganciclovir, valacyclovir, famciclovir, acyclovir의 신장 배출을 감소시키고 혈중 수치를 증가시켜 독성 발생 위험이 높아진다.

세포 안으로 침투

- Ganciclovir를 dapsone, pentamidine isethionate, flucytosine, vincristine, vinblastine, doxorubicin, amphotericin B, co-trimoxaxole과 같이

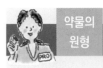

약물의 원형

항바이러스: Acyclovir

작용

- DNA 합성을 방해하고 바이러스 복제를 억제

적응증

- 단순포진(HSV-1, HSV-2)
- 대상포진

간호 시 주의사항

- 권태감, 두통, 뇌병증(encephalopathy), 신부전, 저혈소판혈증, 주사부위의 통증 등 약물부작용을 감시한다.

조직에 손상을 주는 약물과 함께 투여하면 골수, 위장관 점막, 피부, 정자세포 같이 세포 증식이 빠른 조직에서 정상적인 세포의 복제를 방해한다.

- Cidofovir는 aminoglycosides, amphotericin B, foscarnet, IV pentamidine, vancomycin, NSAIDs와 같은 잠재적으로 신독성 약물과 함께 투여하면 안된다.
- Imipenem-cilastatin을 ganciclovir나 valganciclovir와 함께 복용하면 경련의 위험이 증가된다.
- Zidovudine은 ganciclovir와 함께 투약하면 과립구 감소증(백혈구의 일종인 과립구의 수치 감소)의 위험이 있다.

부작용

Synthetic nucleosides 약물 요법의 부작용은 다음과 같다.

- Acyclovir를 빠른 속도로 정맥주사하면 가역적 신장 장애가 발생할 수 있다.
- 경구 acyclovir의 흔한 부작용은 두통, 오심과 구토, 설사이다.
- Acyclovir 투여로 과민 반응이 있을 수 있다.
- Cidofovir의 가장 흔한 부작용은 신독성이다. 50% 이상의 대상자에서 발생한다.
- Ganciclovir의 가장 흔한 부작용은 과립구 감소증과 혈소판 감소증이다.
- Famciclovir와 valacyclovir의 부작용은 두통과 오심이다.
- Valganciclovir 사용으로 경련, 망막박리, 백혈구 감소증, 골수 억제가 있을 수있다.

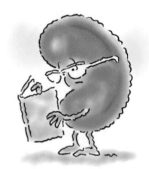

빠른 Acycovir의 정맥투여나 정맥주사는 신장 장애를 야기시킬 수 있습니다. 다행히도 회복은 됩니다만.

간호과정

Synthetic nucleoside를 투여받는 대상자에게 적용하는 간호과정은 다음과 같다.

사정

- 대상자의 바이러스 감염에 대한 기초자료를 얻고 정기적으로 감염치료 정도를 확인한다.
- 약물의 부작용과 상호작용을 확인한다.
- 대상자와 가족의 약물치료에 대한 지식 정도를 사정한다.

주요 간호진단

- 조혈기능 부작용과 관련된 비효율적인 보호
- 위장관 부작용과 관련된 체액 부족 위험성
- 약물요법과 관련된 지식 부족

대상자 교육

Antiviral drug therapy 교육

Antiviral drug therapy가 처방되면, 대상자와 가족에게 다음 사항을 교육해야 한다.

- 증상이나 징후가 나아졌어도 처방대로 정확히 복용한다.
- 심각한 부작용이나 부작용이 지속되면 즉시 의사에게 보고한다.
- 추후 관리 약속을 지킨다.
- 약물이 효과적으로 바이러스 감염을 관리하는 것이지, 바이러스를 없애거나 치료하는 것이 아니다.
- 고열, 통증, 가려움증과 같은 감염의 초기증상과 징후를 보고한다.
- 지시에 따라 항바이러스 감염에 대항하는 면역상태를 유지한다.
- 이 약물은 다른 감염으로부터 감염을 예방하지 않을 것이다. 적절한 방법으로 감염전파를 예방해야 한다. 예를 들면, 눈에 띄는 병소가 존재하면, 성관계를 피하고, 병소를 만진 후에는 항상 손을 닦고, 안전한 성생활을 위해 콘돔을 사용하며, 정맥주사용 바늘을 공유하지 않는다.
- 적절한 식이 섭취를 유지한다.

- 적절한 휴식과 운동을 시행한다.

약물투여 중 감시

대상자가 항바이러스 약물을 투여받고 있다면, 다음 사항을 반드시 점검한다.

- 후천적 면역결핍(HIV)의 효과적인 치료를 위해 여러 약물과 함께 투여하고, 날마다 투여해야 한다. 투약을 빼먹으면 약물 혈중 농도를 감소시켜 HIV 복제를 증가시키게 된다. 이는 결국 약물 내성을 야기하게 된다.
- 의사와 상의없이 한약이나, 처방없이 구입할 수 있는 약물을 복용하지 않는다. 이는 anti –HIV) 약물의 효과를 감소시키고, 독성을 증가시킬 수 있다.
- 부작용은 약물에 따라 매우 다양하다. 부작용 발생 시 부작용 및 대처방법에 대한 정보를 문의한다.
- Viral load, CD4+ cell count, CBC, 간기능, 신장 기능관련 검사를 정기적으로 시행한다.

기대되는 효과

- 약물요법 동안 대상자가 다른 상해가 발생하지 않을 것이다.
- 대상자의 체액상태가 적절함을 정상 수분섭취 배설량을 근거로 알 수 있을 것이다.
- 대상자와 그 가족은 약물요법에 대한 이해 정도를 보여줄 것이다.

중재

- 신장기능과간기능, CBC, 혈소판 수치를 정기적으로 확인한다.
- 정맥주사 약물을 투여할 때 대상자의 의식상태를 확인한다. 신경장애가 있거나 항암제로 인해 신경학적 반응을 보인 대상자에게서 더 발생할 수 있다.
- 위장관 부작용이 발생할 수 있으므로 대상자의 수분상태를 확인한다.
- 제약회사의 지시에 따라 약물을 희석하고 투여한다.
- 필요한 경우 지사제나 진토제를 처방에 따라 투여한다.

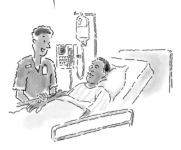

대상자가 항바이러스 약물에 의해 중추신경계 부작용이 발생하면, 침상의 난간을 올려주는 등 대상자 안전에 주의를 기울여야 합니다.

안전이 최우선

- 대상자가 중추신경계 부작용이 있을 수 있으므로 안전 대책을 강구한다. 예를 들면 대상자 침상을 낮게 하고, 침대 난간을 올려주고, 일어나거나 앉을 때 도움을 요청하게 한다.
- 심한 부작용이나 발생하거나 지속되면 의사에게 보고하다.
- 대상자에게 감염의 전파에 대한 예방교육을 시행한다.

평가

- 대상자는 약물요법 동안 어떤 상해도 발생하지 않는다.
- 대상자는 적절한 체액상태를 유지한다.
- 대상자와 가족은 약물 치료에 대해 이해하고 있음을 보여준다(대상자 교육-항바이러스 약물 참조).

Pyrophosphate analogues(피로인산염 유사체)

Pyrophosphate analogues(피로인산염 유사체)는 특정 바이러스의 피로인산염(pyrophosphate) 결합 부위를 표적작용으로 삼는다. Foscarnet sodium은 AIDS 대상자의 CMV 망막염 치료에 사용되는 약물 중 하나이다. 또한, 면역억제 대상자에서 acyclovir에 내성이 있는 단순포진감염 치료에도 사용된다.

약동학

Foscarnet은 혈장단백질과 거의 결합하지 않는다. 신장 기능이 정상인 대상자에서 foscarnet는 대부분 대사를 거치지 않고 소변으로 배설된다.

약역학

Foscarnet는 DNA 중합효소를 선택적으로 억제하여 바이러스 복제를 방해한다.

약물치료학

Foscarnet는 주로 AIDS 대상자의 CMV 망막염 치료를 위해 사용되었다. 일부 약물에 재발한 경우 ganciclovir와 함께 사용한다.

약물 상호작용

Foscarnet는 약물 상호작용이 거의 없다.

- Foscarnet와 pentamidine를 함께 투여하면 저칼슘혈과 신장 독성의 위험을 증가시킨다.
- Fascarnet를 혈중칼슘농도를 변화시키는 약물과 함께 사용하면 저칼슘혈증을 유발할 수 있다.
- 신장 독성이 있는 약물, 예를 들면 amphotericin B와 aminoglycosides와 foscarnet을 함께 사용하면 신장 손상의 위험이 증가하기 때문에 충분한 수분 섭취가 필요하다.

부작용

Foscarnet의 부작용은 다음과 같다.

- 피로

- 우울
- 발열
- 혼돈
- 두통
- 무감각과 저림
- 어지러움
- 발작
- 오심과 구토
- 설사
- 복통
- 과립구 감소증
- 백혈구 감소증
- 불수의적인 근육 수축
- 신경장애
- 호흡 곤란
- 발진
- 신장기능 장애
- 저칼슘혈증, 저인혈증 및 저칼륨혈증

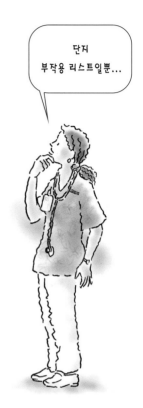

단지 부작용 리스트일뿐...

간호과정

Pyrophosphate analogues를 투여받는 대상자에게 적용하는 간호과정은 다음과 같다.

사정

- 대상자의 바이러스 감염에 대한 기초자료를 얻고 정기적으로 감염치료 정도를 확인한다.
- 약물의 부작용과 상호작용을 확인한다.
- 대상자와 가족의 약물치료에 대한 지식 정도를 사정한다.

주요 간호진단

- 조혈기능 부작용과 관련된 비효율적인 보호
- 위장관 부작용과 관련된 체액 부족 위험성
- 약물 요법과 관련된 지식 부족

기대되는 효과

- 약물요법 동안 대상자가 다른 상해가 발생하지 않을 것이다.
- 대상자는 수분섭취량과 배설량을 근거로 정상 체액 상태를 유지할 것이다.
- 대상자와 그 가족은 약물 요법에 대한 이해 정도를 보여줄 것이다.

중재

- 정맥주입용 펌프를 이용하여 최소한 1시간 이상 투여한다. 신장 독성을 최소화시키기 위해 주입제 동안 적절한 수분섭취를 권장한다.
- 신기능, 간기능, CBC, 혈소판 수치를 정기적으로 감시한다.
- 전해질 수치(칼슘, 인, 마그네슘, 칼륨)를 감시한다.
- 투약이 시작되면, 2~3회/주 간격으로 크레아틴 청소율을 감시하고, 약물요법이 계속되는 동안 1~2주일 마다 적어도 1회씩 검사한다.

전해질 수치 모니터

- 비정상적인 전해질 수치로 칼슘경직(tetany)과 발작 등이 있을 수 있다. 약물 용량과 관련된 일시적인 혈중 칼슘 이온이 감소될 수 있으나 검사 결과에서는 나타나지 않을 수 있다.
- 정맥주사 약물을 투여할 때 대상자의 의식상태를 확인한다. 신경장애가 있거나 항암제로 인해 신경학적 반응을 보인 대상자에게서 더 발생할 수 있다.
- 제약회사의 지시에 따라 약물을 희석하고 투여한다.
- 필요한 경우 지사제나 진토제를 처방에 따라 투여한다.
- 대상자가 중추신경계 부작용이 있다면 안전대책을 강구한다. 예를 들면, 대상자 침상을 낮게하고, 침상 난간을 올려주고, 일어나거나 앉을 때 도움을 요청하도록 한다.
- 심한 부작용이 발생하거나 지속되면 의사에게 보고한다.

평가

- 대상자는 약물요법 동안 어떤 상해도 발생하지 않는다.
- 대상자는 수분 섭취량과 배설량을 근거로 적절한 수분 섭취를 유지한다.
- 대상자와 가족은 약물 치료에 대해 이해하고 있음을 보인다.

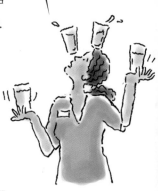

신장독성을 최소화하려면 foscarnet를 투여하기 전과 투여 동안에 충분한 수분 섭취가 필요합니다.

Influenza A and syncytial virus drugs(인플루엔자 A와 융합 바이러스 약물)

인플루엔자 A(influenza A)와 융합 바이러스 약물(syncytial virus durgs)에는 다음이 포함된다.

- oseltamivir(Tamiflu)
- inhaled zanamivir(Relenza)
- peramivir(Rapivab)
- ribavirin(Copegus)
- amantadine
- rimantadine hydrochloride(an amantadine derivative) (Flumadine)

약동학

Amantadine, rimantadine 그리고 oseltamivir는 경구 투여 후 위장관에서 잘 흡수되어 몸 전체에 광범위하게 분포된다. Amatadine은 주로 소변으로 배설되며, rimantadine은 광범위하게 대사된 후 소변으로 배설된다. Oseltamivir의 99%는 신장으로 배설된다.

흡입을 통한 투약

에어로졸화 된 rivavirin(Virazole)과 흡입된 zanamivir는 호흡기로 흡입하여 투여한다. 에어로졸화 된 rivavirin의 흡수는 혈장과 호흡기계에 넓게 분포한다. 가장 높은 농도는 기도와 적혈구(RBC)에서 발견된다. Zanamivir은 약물의 일부가 전신적으로 흡수되어 주로 소변으로 배설된다.

경구 투여

Ribavirin 캡슐은 복용 후 빠르게 흡수되며, 혈장에 분포된다. Ribavirin은 간에서 대사되며 처음에 신장에서 배출되고 일부는 대변으로 배출된다.

삼키지 마세요.

Peramivir는 IV 투여 시 유의하게 대사되지 않고 약물의 90%가 신장을 통해 배설되므로 주기적인 용량을 IM 투여한다. Palivizumab의 약동학은 아직 연구가 진행 중이다. 연구 결과는 인구 통계와 상관없이 palivizumab의 이용률 및 청소율이 다양하게 나타났다.

> Ribabirin은 비강이나 흡입으로 투여될 수 있습니다.

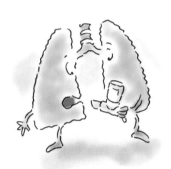

약역학

Influenza A와 융합 바이러스 약물은 다양한 방법으로 작용한다.

- Amantadine 약물기전은 정확히 밝혀져 있지 않지만 바이러스 복제의 초기 단계에서 억제하는 것으로 추정된다.
- Rimantadine은 바이러스에서 RNA의 단백질 합성을 방해한다.
- Ribavirin의 기전은 완전히 밝혀져 있지 않으나, 바이러스의 DNA와 RNA 합성을 억제하고, 바이러스 복제를 중단시킨다.
- Palivizumab은 주요 단백질을 감싸 막 융합 과정을 억제한다.

약물치료학

Amamtadine과 rimantadine은 influenza A 바이러스에 의한 호흡기 감염의 예방과 치료에 사용한다. 이미 influenza A에 감염되어 나타내는 발열과 그외 증상들의 심각성과 기간을 감소시킨다.

보호기능

Amantadine과 rimantadine은 과민반응으로 인플루엔자 백신을 맞을 수 없는 경우 뿐 아니라 인플루엔자 백신을 맞은 대상자의 면역강화를 위해 사용된다.

추가적 보호 기능

Peramivir, oseltamivir 및 zanamivir는 미국에서 독감 치료에 권장되는 약물이다. Oseltamivir과 zanamivir는 인플루엔자 A와 B의 치료와 예방에 사용된다. Peramivir은 18세 이상의 인플루엔자 A와 B의 급성 사례에 사용된다.

RSV 구제책

성인의 CHC 치료를 위해 interferon alfa−2B을 조합하는 것처럼 Ribavirin을 소아 RSV 치료에 사용한다. Palivizumab은 RSV로부터 수동 면역을 제공하며, 발병 위험이 높은 소아에게 적용된다.

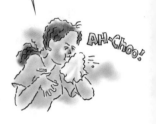

Amantadine과 rimantadine은 인플루엔자 A에 감염된 대상자의 증상을 완화시킵니다. 이점은 가볍게만 볼 수 없습니다.

AH-Choo!

약물 상호작용

Amantadine는 다음 약물과 상호작용한다.

- 항콜린성 약물과 amantadine을 함께 투여하면 항콜린성 약물의 부작용이 증가 된다.
- Hydrochlorothiazide와 triamterene의 합성약물과 amantadine을 함께 투여하면 amamtadine의 소변 배설을 감소시켜 혈중 농도가 증가된다.
- Amamtadine과 trimethoprim이 함께 사용되면 두 약물의 농도가 증가한다.

약물 상호작용이 거의 없다.

Rimantadine은 임상적으로 특별한 약물 상호작용에 대해 보고된 바가 없다.

독성 발생

Ribavirin은 다음 약물과 상호작용한다.

- Ribavirin은 zidovudine의 항바이러스 효과를 감소시킨다. 두 약물 병용 시 혈액 독성을 유발할 수 있다.
- Ribavirin과 digoxin을 함께 투여하면 digoxin 독성을 일으켜서, 위장관 통증, 중추신경계 장애, 심부정맥 등의 부작용이 나타날 수 있다.

생백신 금지

생약독화 인플루엔자 백신(LAIV)은 항 바이러스성 때문에 peramivir, oseltamivir 또는 zanamivir 투여 전과 후 적어도 48시간 동안 피해야 한다.

부작용

Rimantadine의 부작용은 amantadine과 거의 유사하나 amantadine보다 심각

하지 않은 편이다. Amantadine의 부작용은 다음과 같다.

- 식욕부진
- 불안
- 혼돈
- 우울
- 피로
- 건망증
- 환각
- 과민반응
- 불면증
- 안절부절
- 오심
- 신경과민
- 정신병

Oseltamivir와 zanamivir의 부작용은 다음과 같다.

- 두통
- 오심, 구토, 설사
- 기관지염
- 현기증

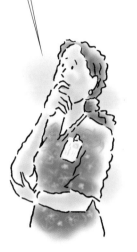

아나필락시스 및 과민증

아나필락시스와 과민증은 peramivir와 palivizumab의 주요 부작용이다. Pervivir은 Stevens–Johnson 증후군이 보고되었다.

Ribavirin 부작용

Ribavirin의 부작용은 다음과 같다.

- 무호흡
- 심장마비
- 저혈압
- 기흉
- 호흡 기능 악화

간호과정

Influenza A와 융합바이러스 약물을 투여받는 대상자에게 적용하는 간호과정은 다음과 같다.

사정

- 대상자의 바이러스 감염에 대한 기초자료를 얻고 정기적으로 감염치료 정도를 확인한다.
- 약물의 부작용과 상호작용을 확인한다.
- 대상자와 가족의 약물치료에 대한 지식 정도를 사정한다.

주요 간호진단

- 조혈기능 부작용과 관련된 비효율적인 보호
- 위장관 부작용과 관련된 체액 부족 위험성
- 약물 요법과 관련된 지식 부족

기대되는 효과

- 약물 요법 동안 대상자에게 다른 상해가 발생하지 않을 것이다.
- 대상자는 수분 섭취량과 배설량을 근거로 정상 체액 상태를 유지할 것이다.
- 대상자와 그 가족은 약물요법에 대한 이해 정도를 보여줄 것이다.

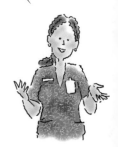

> 심부전 과거력이 있는 대상자는 amamtadine를 투여하는 동안 재발이나 악화되는지를 주의 관찰해야 합니다.

중재

- 신장기능과 간기능, CBC, 혈소판 수치를 정기적으로 확인한다.
- 위장관 부작용이 있을 수 있으므로 대상자의 수분상태를 확인한다.
- 심부전의 과거력이 있는 대상자는 amamtadine 요법 동안 상태의 재발이나 악화가 있는지를 세심하게 관찰한다.
- 제약회사 지시에 따라 약물을 희석하고 투여한다.
- 필요한 경우 지사제나 진토제를 처방에 따라 투여한다.
- 대상자가 중추신경계 부작용이 있다면 안전대책을 강구한다(예: 대상자 침상을 낮게하고, 침상 난간을 올려주고, 일어나거나 앉을 때 도움을 요청하도록 한다).
- 심한 부작용이 발생하거나 지속되면 의사에게 알린다.
- 파킨스병 대상자는 약물을 갑자기 중단하지 않도록 교육한다. 파킨슨병 위기를 유발할 수 있다.

평가

- 대상자는 약물요법 동안 어떤 상해도 발생하지 않는다.
- 대상자는 적절한 수분 섭취를 유지한다.
- 대상자와 가족은 약물치료에 대해 이해하고 있음을 보여준다.

Nucleoside analog reverse trancriptase inhibitors(뉴클레오시드 역전사 효소 억제제)

Nucleoside analog reverse trancriptase inhibitors(뉴클레오시드 역전사 효소 억제제; NRTIs)는 진행된 인체면역결핍 바이러스(HIV) 감염치료에 사용된다. 이에 속하는 약물에는 다음과 같다.

- zidovudine(Retrovir)
- didanosine(Videx)
- telbivudine(Tyzeka)
- abacavir sulfate(Ziagen)
- lamivudine(Epivir)
- stavudine(Zerit)
- emtricitabine(Emtriva)

약동학

NRTIs는 각각 고유의 약물동력학을 갖고 있다.

평범한 대사 작용

Zidovudine은 위장관에서 잘 흡수되며 몸 전체로 잘 퍼진다. 간에서 대사되어 신장에서 배출된다.

완충효과

Didanosine은 위산에 의해 빠르게 파괴되기 때문에 정제나 분말형태 pH를 증가시키는 완충 약물이 포함되어 있다. 대사의 정확한 기전은 밝혀지지 않았다. 흡수된 약물의 반 정도가 소변으로 배설된다.

음식물 복용

구강 telbivudine은 위장관에서 잘 흡수된다. 복용 여부는 흡수에 영향을 주지않는다. Telbivudine은 조직에 널리 분포하고 주로 소변으로 배설된다.

빠르고 광범위한 흡수-abacavir

Abacavir는 경구 투여 후 빠르고 광범위하게 흡수된다. 혈관외 공간에 분포하며, 혈장단백질과 약 50% 정도가 결합한다. Aytosolic 효소에 의해 대사되어, 주로 소변으로 배설되며, 나머지는 대변으로 배설된다.

빠른 흡수

Lamivudine과 stavudine은 두 약물 모두 투여 후 빠르게 흡수되며, 신장에서 배설된다. Emtricitabine은 경구 복용 후 빠르고 광범위하게 흡수되며, 신장에서 배설된다.

약역학

NRTIs는 활성대사산물로 전환되어야만 작용을 한다.

* Zidovudine은 활성 형태인 zidovudine triphosphate(바이러스의 DNA 복재 방해)로 세포 내 효소에 의해 전환되어 바이러스 DNA를 방해한다(Zidovudine은 어떻게 작용하는가? 참조).

* Didanosine과 zalcitabine은 세포내 효소에 의해 활성 항바이러스 대사산물로 전환되어 차단한다.

* Telbivudine은 HBV DNA 전사를 억제하는 telbivudine 5'-triphosphate 로 변환되어 DNA 생성을 종결시킨다.

* Abacavir은 활성 대사산물로 전화되어 천연 성분과 경쟁하고 바이러스 DNA 에 들어가서 HIV-1 전사효소 활성을 억제한다.

* Lamivudine과 stavudinedms 세포에서 활성대사로 전환하여, 바이러스 DNA 복제를 방해한다.

* Emtricitabine은 역전사 효소를 억제하여 바이러스 DNA 복제를 방해한다.

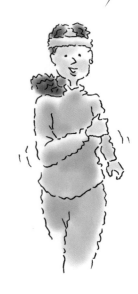

NRITs는 활성 대사산물로 전환되어야만 작용할 수 있습니다. 활성화를 유지하는 것에 대해 이야기해 봅시다.

약물치료학

NRTIs는 HIV와 AIDS 치료에 사용된다.

흔한 병용요법

Lamivudine, stavudine, emtricitabine, abacavir는 HIV 감염을 치료하기 위해 다른 항레트로바이러스제제와 병용하여 사용된다. 예를 들면, combivir는 lamivudien과 zidovudine이 포함한 약물이다. trizivir는 abacavir, lamivudien, zidovudine이 포함된 약물이다.

정맥주사요법

Zidovudine은 IV 투여가 가능한 유일한 NRTI로 경구 복용이 불가능한 입원 대상자에서 다약제 요법의 일부로 사용된다. 또한 모체에서 태아에게 HIV가 전염되는 것을 막고 AIDS와 관련된 치매를 치료하는데도 사용된다.

그외 치료

Didanosine은 다른 항바이러스제와 병용하여 HIV 초기치료에 사용된다.

알기쉬운 약물기전

Zidovudine은 어떻게 작용하는가?

Zidovudine은 HIV 복제를 억제한다. 첫번째와 두번째 그림은 HIV가 어떻게 세포에 침투하고 스스로 복제되는지를 보여준다. 세번째 그림은 zidovudine이 어떻게 바이러스 전환을 차단하는지를 보여준다.

침입과 복제

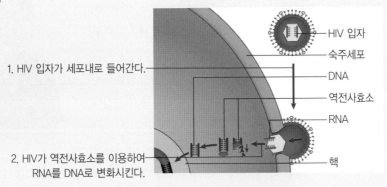

1. HIV 입자가 세포내로 들어간다.

2. HIV가 역전사효소를 이용하여 RNA를 DNA로 변화시킨다.

- HIV 입자
- 숙주세포
- DNA
- 역전사효소
- RNA
- 핵

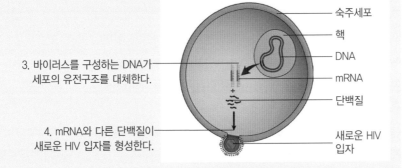

3. 바이러스를 구성하는 DNA가 세포의 유전구조를 대체한다.

4. mRNA와 다른 단백질이 새로운 HIV 입자를 형성한다.

- 숙주세포
- 핵
- DNA
- mRNA
- 단백질
- 새로운 HIV 입자

전환의 차단

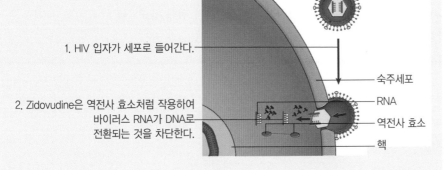

1. HIV 입자가 세포로 들어간다.

2. Zidovudine은 역전사 효소처럼 작용하여 바이러스 RNA가 DNA로 전환되는 것을 차단한다.

- 숙주세포
- RNA
- 역전사 효소
- 핵

약물 상호작용

NRTIs는 다음 약물과 상호작용한다.

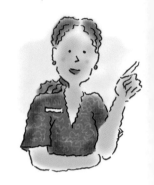

NRTIs를 투여받는 대상자는 젖산산증과 지방증으로 심각한 간비대등이 나타날 수 있습니다.

- NRTIs 단독 투여나 tenofovir 등의 항레트로 바이러스 제제를 함께 투여하면, 지방 축적에 의한 심각한 간비대, 혈중 젖산 증가에 따라 치명적인 젖산산증(lactiva−cidosis)이 발생할 수 있다. 이들 대상자의 대부분은 여성이다. 비만한 경우와 장기간 NRTI에 노출된 경우 발생 위험성이 높아진다.

- Zidovudine을 dapsone, pentamidine isethionate, flucytosine, vincristine, vinblastien,doxorubicin, interferon, ganciclovir 등과 함께 투여하면 세포 독성이나 신장 독성의 위험성이 증가한다.

- Zidovudine을 probenecid, aspirin, acetaminophen, indomethacin, cimetidine, lorazepam과 함께 투여하면 이들 약물의 독성이 나타날 위험성이 높아진다.

- Zidovudine과 acyclovir를 함께 사용하면 심한 졸음이나 기면상태가 나타날 수 있다.

- Didanosine은 tetracyclines, delaviridine, fluoroquinolones의 흡수를 감소시킬 수 있다.

- Zalcitabine은 didanosine, cimetidine, chloramphenicol, cisplatin, ethionamide, gold salts, hydralaxine, iodoquinol, isoniazid, metronidazole, nitrofurantoin, vincreistine과 함께 말초신경병(peipheral neuropathy, 신경의 퇴화 혹은 염증)의 위험이 증가한다.

- Telbivudine과 pegylated interferon alfa−2a (Pegasys)는 말초 신경 병증의 위험이 증가하므로 함께 투여해서는 안 된다.

- 알코올 섭취에 의해 abacavir의 농도가 증가한다.

잘못된 만남

인산화작용(Phosphorylation, 활성 DNA 억제 대사산물을 생산하기 위해 반드시 필요한 과정)의 방해 때문에 lamivudine과 zalcitabine, stavudine과 zidovudine은 인산화 작용을 억제하므로 함께 사용해서는 안된다.

사이좋은 Emticitabine

Emticitabine은 indinavir, stavudien, famciclovir, tenofovir 등과 함께 투여했을 때 임상적으로 특이한 약물 상호작용이 없다.

부작용

Zidovudine과 lamivudine의 부작용은 다음과 같다.

- 혈액 관련 반응
- 두통과 발열
- 어지러움
- 근육통
- 발진
- 오심과 구토
- 복통과 설사

Dianosine 부작용

Dianosine은 다음과 같은 부작용이 있을 수 있다.

- 오심과 구토
- 복통과 변비 설사
- 구내염
- 미각 또는 미각 상실
- 구강 건조
- 췌장염
- 두통, 말초신경병, 어지러움
- 근무력이나 근육통
- 발진과 가려움
- 탈모

Telbivudine과 stavudine의 부작용

Telbivudine과 stavudine은 다음과 같은 부작용이 있을 수 있다.

- 말초신경염
- 젖산증
- 오심
- 발진
- 두통
- 근육통
- 피로

Abacavir는 치명적인 과민반응이 있을 수 있으며, emtricitabine은 심 각한 간비대와 젖산산증을 유발될 수 있다.

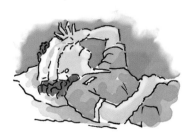

NRITs 중
몇몇은
두통을 유발하지요.

간호과정
NRTIs 약물을 투여받는 대상자에게 적용하는 간호과정은 다음과 같다.

사정
- 대상자의 바이러스 감염에 대한 기초자료를 얻고 정기적으로 감염치료 정도를 확인한다.
- 약물의 부작용과 상호작용을 확인한다.
- 대상자와 가족의 약물치료에 대한 지식 정도를 사정한다.

주요 간호진단
- 조혈기능 부작용과 관련된 비효율적인 보호
- 위장관 부작용과 관련된 체액 부족 위험성
- 약물요법과 관련된 지식 부족

기대되는 효과
- 약물요법 동안 대상자에게 다른 상해가 발생하지 않을 것이다.
- 대상자는 수분섭취량과 배설량을 근거로 정상 체액 상태를 유지할 것이다.
- 대상자와 그 가족은 약물요법에 대한 이해 정도를 보여줄 것이다.

중재
- 신장기능과 간기능, CBC, 혈소판 수치를 정기적으로 모니터한다.
- 정맥주사 약물을 투여할 때 대상자의 의식상태를 확인한다. 신경장애가 있거나 항암제로 인해 신경학적 반응을 보인 대상자에게서 더 발생할 수 있다.
- 위장관 부작용이 있는지 대상자의 수분상태를 모니터한다.
- 제약회사의 지시에 따라 약물을 희석하고 투여한다.
- 필요한 경우 지사제나 진토제를 처방에 따라 투여한다.

대상자 안전이 중요
- 대상자가 중추신경계 부작용이 있다면 안전 대책을 강구한다. 예를 들면, 대상자 침상을 낮게 하고, 침상 난간을 올려주고, 일어나거나 앉을 때 도움을 요청하도록 한다.
- 심한 부작용이 발생하거나 지속되면 의사에게 알린다.
- 신장질환이나 간질환이 있는 경우 약물 용량의 조정이 필요하다.

평가
- 대상자는 약물요법동안 어떤 상해도 발생하지 않는다.
- 대상자는 적절한 수분 섭취를 유지한다.
- 대상자와 가족은 약물치료에 대해 이해하고 있음을 보여준다(Zidovudine에 대한 약물교육 참조).

대상자
교육

**Zidovudine
약물**

Zidovudine 약물이 처방되면, 대상자와 가족에게 다음 사항을 교육한다.
- 흔히 적혈구 수치를 낮추기 때문에 약물치료 중에 수혈이 필요하기도 하다.
- 매 4시간 간격으로 투여되는 것이 중요하다. 따라서 정확한 투약시간을 지키기 위해알람 시계를이용한다.
- 의사와 상의 없이 다른 약물(불법 약물 포함)복용하지 않는다. 후천성 면역결핍 증후군약물을 포함하여 다른 약물이 zidovudine의 효과를 방해할 수 있다.
- 인체면역결핍 바이러스(HIV)에 감염된 임신한 여성에 대한 zidovudine 약물 요법은 태아에게 HIV 전파 위험을 감소시킨다. 유아의 장기간 치료에 대한 위험성은 알려진 바가 없다.

NNRTIs(비뉴클레오시드 역전사 효소 억제제)

Non-nucleoside analog reverse trancriptase inhibitors(비뉴클레오시드 역전사 효소 억제제; NNRTIs)는 항레드로바이러스제제와 함께 사용하여 HIV 감염 치료에 사용된다. 다음의 약물이 포함된다.

- delavirdine mesylate(Rescriptor)
- efavirenz(Sustiva)
- etravirine(Intelence)
- nevirapine(Viramune)
- rilpivirine(Edurant)

약동학

Efavirenz, etravirine, delavirdine, rilpivirine은 흡수와 분포 후에 단백질 결합력이 높아진다. Nevirapine은 전신에 광범위하게 분포된다. Efavirenz, delavirdine, nevirapine, rilpivirine은 간의 cytochrome P − 450 효소체계에 의해 대사된다. 5가지 약물은 소변과 대변으로 배설된다.

약역학

Nevirapine과 delavirdine은 역전사 효소와 결합하여 활성화를 방해함으로써 HIV 복제를 억제시킨다.

선의의 경쟁

Efavirenz와 rilpivirine은 비경쟁 억제작용을 통해 효소와 결합하고자 경쟁한다.

약물치료학

NNRTIs는 HIV 치료 시 다른 항레트로바이러스제제와 함께 병용한다. Nevirapine은 특히 면역저하된 입원대상자에게 처방된다.

약물 상호작용

NNRTIs는 다음 약물과 상호작용한다.

- Nevirapine은 단백분해효소 억제제의 작용과 호르몬제 피임약의 효과를 감소시키므로 함께 사용하지 않는다.

감량

- Delavirdine 은 benzodiazepines, clarithromycin, rifabutin, saquinavir, warfarin의 농도를 증가시킨다. 또한, indinavir의 농도를 증가시킴으로써 감량이 필요하다.
- Indinavir의 혈중 농도는 efavirenz와 함께 사용하면 감소된다.

부작용

NNRTIs의 부작용은 다음과 같다.

- 두통
- 현기증
- 오심과 구토
- 설사

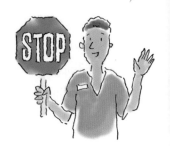

Nevirapine을 투여받는 대상자가 발진이 생기면 치명적일 수 있으므로 약물을 중단해야 합니다.

발진 발생

Nevirapine은 치명적인 발진을 유발할 수 있으므로, 만약 발진이 발생하면 즉시 약물을 중단해야 한다.

간호과정

NNRTIs를 투여받는 대상자에게 적용하는 간호과정은 다음과 같다.

사정

- 대상자의 바이러스 감염에 대한 기초자료를 얻고 정기적으로 감염치료 정도를 확인한다.
- 약물의 부작용과 상호작용을 확인한다.
- 대상자와 가족의 약물치료에 대한 지식 정도를 사정한다.

주요 간호진단

- 조혈기능 부작용과 관련된 비효율적인 보호
- 위장관 부작용과 관련된 체액 부족 위험성
- 약물요법과 관련된 지식 부족

기대되는 효과

- 약물요법 동안 대상자에게 다른 상해가 발생하지 않을 것이다.
- 대상자는 수분섭취량과 배설량을 근거로 정상 체액 상태를 유지할 것이다.
- 대상자와 그 가족은 약물요법에 대한 이해 정도를 보여줄 것이다.

중재

- 신장기능과 간기능, CBC, 혈소판 수치를 정기적으로 확인한다.
- 정맥주사 약물을 투여할 때 대상자의 의식상태를 확인한다. 신경장애가 있거나 항암제로 인해 신경학적 반응을 보인 대상자에게서 더 발생할 수 있다.
- 위장관 부작용이 발생할 수 있으므로 대상자의 수분상태를 확인한다.
- 제약회사의 지시에 따라 약물을 희석하고 투여한다.
- 필요한 경우 지사제나 진토제를 처방에 따라 투여한다.

- 대상자가 중추신경계 부작용이 있다면 안전 대책을 강구한다. 예를 들면, 대상자 침상을 낮게 하고, 침상 난간을 올려주고, 일어나거나 앉을 때 도움을 요청하도록 한다.
- 심한 부작용이 발생하거나 지속되면 의사에게 알린다.

평가

- 대상자에게 약물요법을 하는 동안 어떤 상해도 발생하지 않는다.
- 대상자는 적절한 수분 섭취를 유지한다.
- 대상자와 가족은 약물치료에 대해 이해하고 있음을 보여준다.

Nucleotide reverse transcriptase inhibitors(뉴클레오시드 유사체 역전사 억제제)

이 약물에는 인체면역결핍바이러스(HIV) 감염 치료를 위해 승인된 tenofovir (Viread)와 B형 간염바이러스(HBV) 감염 치료를 위해 처방되는 adefovir (Hepsera)가 있다. 약물의 기전은 NRTIs와 유사하다.

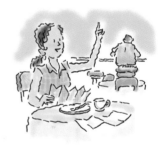

Teonofovir는 고지방 식이에서 훨씬 잘 흡수됩니다. 웨이터! sour cream이 뿌려진 구운 감자주세요.

약동학

Tenofovir는 고지방 식이에서 잘 흡수된다. adefovir의 흡수는 음식 섭취에 상관 없으며 혈장과 혈청 단백질에 소량 분포한다. 신진 대사는 cytochrome P450 간 효소가 매개하는 것으로 생각되지 않으며, 신장으로 배설된다.

약역학

Tenofovir는 세포 내 substrates와 경쟁하여 DNA 사슬에 결합하여 HIV 복제를 억제시킨다. Adefovir는 HBV DNA와 동일한 방식으로 DNA 사슬 종결을 일으켜 억제한다.

약물치료학

Tenofovir는 다른 약물과 함께 사용하여 HIV 감염치료에 사용된다. Adefovir는 tenofovir 또는 tenofovir를 포함한 약물과 결합하여 투여해서는 절대로 안된다.

약물 상호작용

Tenofovir는 다음 약물과 상호작용한다.

- 신장을 통해 배설되는 약물이나 신장 기능을 저하시키는 약물을 tenofovir와 병용 투여 시 tenofovir의 혈중농도가 증가된다.
- Tenofovir와 didanosine을 함께 투여하면, didanosine 농도를 증가하므로 didanosine 부작용을 주의깊게 관찰한다.

부작용

Tenofovir의 부작용은 다음과 같다.

- 메스꺼움 및 구토
- 설사
- 식욕 부진
- 복통

  Adefovir의 가장 일반적인 부작용은 허약이다.

다루기

약물을 단독 투여하거나 그외 항레트로바이러스 제제와 함께 투여하면, 지방 축적에 의한 심각한 간비대와 혈중 젖산 증가에 따라 치명적인 젖산산증이 발생할 수 있다. 이들 대상자의 대부분은 여성이다. 비만한 경우나 과거에 NRTI를 투여한 경험이 있는 경우에 더 위험하다. 따라서 간질환의 과거력이 있는 대상자는 주의깊게 투여하며 간독성이 의심되면 즉시 치료를 중단해야 한다.

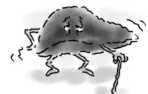

간질환이 있는 대상자는 tenofovir 투여 시 각별한 주의가 요구됩니다.

간호과정

Nucleotide reverse transcriptase inhibitors를 투여받는 대상자에게 적용하는 간호과정은 다음과 같다.

사정

- 대상자의 바이러스 감염에 대한 기초자료를 얻고 정기적으로 감염치료 정도를 확인한다.
- 약물의 부작용과 상호작용을 확인한다.
- 대상자와 가족의 약물치료에 대한 지식 정도를 사정한다.

주요 간호진단

- 조혈기능 부작용과 관련된 비효율적인 보호
- 위장관 부작용과 관련된 체액 부족 위험성
- 약물요법과 관련된 지식 부족

기대되는 효과

- 약물요법을 하는 동안 대상자에게 다른 상해가 발생하지 않을 것이다.
- 대상자는 수분섭취량과 배설량에 근거하여 정상 체액 상태를 유지할 것이다.
- 대상자와 그 가족은 약물요법에 대한 이해 정도를 보여줄 것이다.

중재

- 신장 기능과 간기능, CBC, 혈소판 수치를 정기적으로 확인한다.
- 정맥주사 약물을 투여할 때 대상자의 의식상태를 확인한다. 신경장애가 있거나 항암제로 인해 신경학적 반응을 보인 대상자에게서 더 발생할 수 있다.

- 위장관 부작용이 있을 수 있으므로 대상자의 수분상태를 확인한다.
- 제약회사의 지시에 따라 약물을 희석하고 투여한다.
- 필요한 경우 지사제나 진토제를 처방에 따라 투여한다.
- 대상자가 중추신경계 부작용이 있다면 안전 대책을 강구한다. 예를 들면, 대상자 침상을 낮게 하고, 침상 난간을 올려주고, 일어나거나 앉을 때 도움을 요청하도록 한다.
- 심한 부작용이 발생하거나 지속되면 의사에게 알린다.

평가
- 대상자가 약물요법을 하는 동안 어떠한 상해도 발생하지 않는다.
- 대상자는 적절한 수분 섭취를 유지한다.
- 대상자와 가족은 약물치료에 대해 이해하고 있음을 보여준다.

Protease inhibitors(단백질 분해효소 억제제)

Protease inhibitors(단백질 분해효소 억제제)는 HIV 단백분해효소에 작용하는 약물로서 바이러스 전구 단백질이 소량의 활성효소가 되는 것을 억제한다. 활성 효소는 바이러스가 완전히 성숙하는데 필요하며, 그 결과 미성숙하고 비감염세포가 된다. 다음과 같은 약물이 포함된다.

두 가지 새로운 protease inhibitors는 HCV 바이러스 복제를 파괴시키는 동일한 기전을 이용한다.

- saquinavir mesylate(Invirase)
- nelfinavir mesylate(Viracept)
- ritonavir(Norvir)
- indinavir sulfate(Crixivan)
- lopinavir(Kaletra)
- fosamprenavir(Lexiva)
- atazanavir sulfate(Reyataz)
- simeprevir(Olysio)
- tipranavir(Aptivus)
- boceprevir(Victrelis)
- darunavir(Prezista)

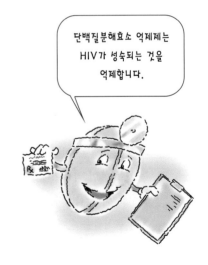

단백질 분해효소 억제제는 HIV가 성숙되는 것을 억제합니다.

약동학

Protease inhibitors는 각각 다른 약물동력학을 갖고 있다.

Saquinavir

Saquinavir mesylate는 위장관에서 흡수가 잘 되지 않는다. 몸 전체에 광범위하게 분포되며, 혈장단백질과 잘 결합한다. 간에서 대사되어 주로 신장에서 배설된다.

베일 속의 Nelfinavir

Nelfinavir의 생체이용률(투여 후에 목표 조직에 효과를 발휘하는 약물의 농도)은 알려진 바가 없다. 음식물은 nelfiravir의 흡수를 증가시킨다. 단백질 결합률이 높으며, 간에서 대사되어 일차적으로 대변으로 배설된다.

Ritonavir 검토

Ritonavir는 잘 흡수되며, 간에서 대사되어 최소한 다섯 종류의 대사산물로 분해된다. 주로 대변으로 배설되며, 일부는 신장을 통해 배설된다.

Indinavir 속에는

Indinavir sulfate는 빠르게 흡수되고 혈장단백질과 어느 정도 잘 결합한다. 간에서 7가지 종류의 대사산물로 대사되며, 주로 대변으로 배설된다.

다른 효과

Lopinavir는 간의 cytochrome P450 효소에 의해 광범위하게 대사된다. Lopinavir는 ritonavir와 복합 약물로만 제조된다. 함께 사용 시 ritonavir는 lopinavir의 대사를 억제하여 lopinavir의 혈장 농도를 증가시킨다. Lopinavir와 ritonavir는 HIV RNA 수준과 $CD4^+$수에 대해 긍정적 효과가 있으므로 병용 투여한다.

Amprenavir에 관한 모든 것

Fosamprenavir은 간에서 활성 대사물과 비활성 대사산물로 대사된다. 소량이 소변과 대변으로 배설된다.

그룹으로….

최신 protease inhibitors인 simeprevir, tipranavir, boceprevir 및 darunavir는 모두 복합 약물이다. 그들은 파트너 약물로 치료하는 동안 투여해야 한다. 또한 흡수를 위해 음식에 의존하지 않는 tipranavir를 제외하고는 흡수를 최대화하기 위해 음식물을 함께 투여해야 한다. 이 약물들은 신진 대사를 위해 CY3PA 경로를 이용한다. 이 그룹은 주로 간에서 대변을 통한 담즙 배설로 대사된다.

마지막, Atazanavir

Atazanavir는 빠르게 흡수되며, cytochrome P450 3A(CYP3A) 경로에 의해 간에서 대사된다. 주로 대변과 소변으로 배설된다.

Raltegravir(Isentress) , dolutegravir sodium(Tivicay) , enfuvirtide (Fuzeon), and maraviroc(Selzentry) 새로운 HIV 치료 약물

최근 HIV 치료제로 승인 된 신약 4종: dolutegravir과 raltegravir, 둘 다 integrase 억제제; 융합 억제제인 enfuvirtide; CCR5 차단 진입 억제제인 maraviroc. 이 약들은 여러 항레트로바이러스 약물에 내성이 있는 HIV 계통의 대상자에게 적용된다. 그러나 효과적 피료를 위해 다른 HIV 약품과 병행해야 한다.

Raltegravir의 역할

Raltegravir는 integrase의 효과를 차단한다. Integrase는 HIV의 DNA에 숨어 있는 효소인데 이 integrase가 차단되면 HIV의 DNA는 건강한 세포의 DNA와 결합할 수 없게 된다.

Raltegravir의 혈장 농도가 rifampin과 함께 투여되었을 때 감소되었기는 하지만 다른 약물과 상호작용이 거의 없어 보인다. 부작용으로는 설사, 오심, 두통, creatine kinase 수치 상승 등이 있다. 또한, raltegravir는기회 감염의 위험성이 높아서 감염 증상 모니터를 해야 한다.

Maraviroc의 작용

Maraviroc은 CCR5라고 불리는 CD4 세포의 세포막에 있는 단백질과 결합함으로써 작용한다. CCR5는 CD4 세포에 붙어 HIV를 차단하는 역할을 한다. Maraviroc이 HIV 대신에 CD4 세포에 결합하면 HIV는 이들 세포를 감염시킬 수 없게 된다. Maraviroc은 다른 약물들과 상호작용한다. 즉, 항경련제와 rifampin은 혈중 maraviroc 수치를 감소시킬 수 있다. 반대로 clarithromycin, ketoconazole, itraonazole은 혈중 maraviroc 수치를 증가시킬 수 있다. 또한, maraviroc은 다른 HIV 약물과상호작용하기 때문에 약물량을 조정해야 한다.

부작용으로는 기침, 고열, 호흡기계 감염, 붉은 반점, 근골격계 통증, 복통, 설사 등이 있다. 어떤 대상자들은 전신 알레르기 반응이나 간 독성을 경험하기도 한다. 심근경색과 같은 심혈관계 문제의 위험이 있는 대상자에게 maraviroc을 투여할 때는 각별한 주의가 요구됨을 명심해야 한다. 또한, 기회 감염이나 암발생의 위험이 있다.

Dolutegravir의 의무

Dolutegravir은 integrase 활성 부위에 결합하여 HIV DNA 복제 과정에서 전달을 차단한다. 다른 항레트로바이러스 약물과 병용 투여한다. 생체 이용률이 알려져 있지 않으며 음식 섭취와 무관하다. 주로 대변으로 배설된다.

항 바이러스제 etravirine, efavirenz, nevirapine, fosamprenavir / ritonavir 및 tipranavir / ritonavir는 dolutegravir의 생체 이용률을 감소시켰다. Rifampin 역시 이용률을 감소시킨다. oxcarbazepine, phenytoin, phenobarbital, carbamazepine과 같은 항 경련제를 병용하는 것은 피해야 한다. St. John's wort는 금기한다.

마그네슘, 알루미늄, 칼슘 또는 철과 같은 양이온을 함유한 약물은 dolutegravir 2 시간 전후에 투여해야 한다. Metformin의 유용성은 동시 투여로 증가하며 치료 중 복용량은 감소해야 한다.

dolutegravir와 가장 흔한 이상 반응은 불면증, 피로감, 두통이다. 과민증 후, 근본적인 간 질환 악화 및 면역 재구성 증후군을 감시한다.

Enfuvirtide의 기능

Enfuvirtide는 HIV와 싸우기 위해 고안된 복합 치료제에 사용되는 약물이다. 바이러스와 세포막의 융합을 억제함으로써 HIV가 세포 내로 들어가는 것을 방해한다. Enfuvirtide는 주사 후 대부분 생체 이용 가능하며 주로 혈장 알부민에 의해 결합 및 분포된다. 제거에 관한 연구는 아직 완료되지 않았으며, enfuvirtide의 약물 상호작용은 아직 확인되지 않았다. 연구 대상자의 98 %가 통증 또는 불편감, 홍반, 결절 또는 낭종, 출혈 등의 형태로 국소 주사 부위 반응을 일으켰다. 다른 일반적인 반응은 설사, 메스꺼움 및 피로를 포함한다.

약역학

모든 약물은 HIV 또는 HCV 단백분해효소의 활성을 억제하고, 바이러스 다단백질의 분할을 방해한다.

약물치료학

Protease inhibitors는 HIV와 HCV 감염을 치료하기 위해 다른 항레트로바이러스 제제와 병용투여된다(Raltegravir(Isentress), dolutegravir sodium(Tivicay), enfuvirtide(Fuzeon), and maraviroc (Selzentry): 새로운 HIV 치료약물참조).

약물 상호작용

Protease inhibitors는 많은 약물과 상호 작용하며, 다음은 흔한 상호작용이다.

- Saquinavir mesylate는 호르몬형 피임약물의 효과를 감소시킬 수 있다.

- Ritonavir, atazanavir, boceprevir, darunavir, simeprevir 및 tipranavir

는 CYP3A 경로를 억제하거나 유발하는 약물과 투여해서는 안된다. 이들은 프로테아제 억제제 또는 금기 약물의 흡수 및 혈장 농도에 유의 한 영향을 미칠 수 있다. 약물 상호작용은 치료 전과 치료 중 자주 검사해야 한다.

- Indinavir sulfate는 midazolam, triazolam 대사를 억제하여 심부정맥과 같은 치명적인 부작용 위험을 증가시킬 수 있다.

- Didanosine은 indinavir의 위장 흡수를 감소시킬 수 있으므로 최소한 1시간 간격을 두고 투여한다.

- Rifampin은 atazanavir등 대부분의 단백분해효소 억제제의 혈장 농도를 현저하게 감소시킨다.

- Nelfinavir는 amiodarone, ergot derivatives, midazolam, ribabutin, quinidine, triazolam의 혈장 농도를 현저히 증가시킨다.

- Carbamazepine, phenobarbital, phenytoin은 nelfinavir의 효과로 감소시킨다.

- 단백분해 효소 억제제는 sildenafil 농도를 증가시켜 저혈압, 시력변화, priapism(지속적인 통증을 동반한 발기 현상) 등 sidenafil 관련 부작용을 일으킬 수 있다.

간격 증가제

- Atazanavir는 심전도의 PR 간격을 연장시킬 수 있다. 칼슘채널차단제(diltiazem), 베타−차단제(atenolol)과 함께 심전도의 PR 간격을 연장시키는 약물을 atazanavir와 함께 사용할 때 주의해야 한다.

- Atazanavir는 midazolam, tiazolam과 같은 banzodiazepines와 같은 약물 투여 시 진정효과와 호흡저하가 심해지므로 같이 투여하지 않는다.

- Ataznavir는 ergotamine, dihydroergotamine과 같은 ergo 유도체와 투여해서는 안된다. 병용 시 사지의 말초혈관 수축이나 허혈을 유발하여 치명적인 (ergot) 독성이 발생될 수 있다.

- St. John's wort(천연항우울제)는 atazanavir의 혈장 농도를 감소시킨다.

- Indinavir와 ritonavir는 nelfinavir 혈중 농도를 증가시킨다.

- simeprevir와 sofosbuvir의 amiodarone 병용 요법은 심한 서맥을 유발할 수 있다.

부작용

Protease inhibitors는 약물에 따라 부작용이 다르다.

- Saquinavir mesylate는 어지러움증을 야기시키고, triglyceride와 혈중 지질 수치를 증가시키거나 체내 지방을 변화시키거나 불안, 흐린 시야, 설사, 변비 혹은 복부 불편감, 식은땀, 불면증, 괴혈증을 야기시킬 수 있다.

- Ritonavir의 부작용에는 근무력, 오심, 설사, 구토, 식욕부진, 복통, 미각의 왜곡이 있다.
- Indinavir의 부작용에는 복통, 근무력, 피로, 옆구리 통증(flank pain), 오심, 설사, 구토, 위산 역류, 식욕부진, 구강건조, 두통, 불면증, 어지러움, 미각의 왜곡, 요통(back pain) 등이있다.
- Nelfinavir는 발작, 자살충동, 설사, 췌장염, 간염, 저혈당, 알레르기 반응을 유발한다.
- Fosamprenavir는 감각 이상, 메스꺼움, 구토, 묽은 변, 고혈당증 또는 발진을 유발할 수 있다.
- Lopinavir와 ritonavir의 병용 시 뇌병증, 심부 정맥 혈전증, 설사, 오심, 출혈성 장염, 췌장염이 있을 수 있다.
- Atazanavir는 간독성, 부정맥, 젖산산증을 일으킬 수 있다.

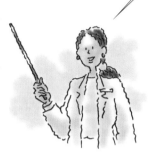

단백분해효소 억제제의 부작용은 약물마다 매우 다양합니다. 따라서 대상자가 투여받는 약물의 특이반응을 잘 알고 있어야 해요.

유사한 부작용

Simeprevir, tipranavir, boceprevir 및 darunavir에는 모두 sulfonamide 잔기가 포함되어 있다. 알려진 설파계 알레르기가 있는 대상자에게 약물을 투여 할 때 주의가 필요하다. 일반적인 부작용은 다음과 같다.

- 메스꺼움, 구토 또는 설사
- 두통
- 발진
- 피로감
- 복통

간호과정

Protease inhibitors를 투여받는 대상자에게 적용하는 간호과정은 다음과 같다.

사정

- 대상자의 바이러스 감염에 대한 기초자료를 얻고 정기적으로 감염치료 정도를 확인한다.
- 약물의 부작용과 상호작용을 확인한다.
- 대상자와 가족의 약물치료에 대한 지식 정도를 사정한다.

주요 간호진단

- 조혈기능 부작용과 관련된 비효율적인 보호
- 위장관 부작용과 관련된 체액 부족 위험성
- 약물요법과 관련된 지식 부족

기대되는 효과

- 약물요법을 하는 동안 대상자에게 다른 상해가 발생하지 않을 것이다.
- 대상자는 수분섭취량과 배설량을 근거로 정상 체액 상태를 유지할 것이다.
- 대상자와 그 가족은 약물요법에 대한 이해 정도를 보여줄 것이다.

중재

- 신장 기능과 간기능, CBC, 혈소판 수치를 정기적으로 확인한다. 골이형, 지방 축적 등의 신체변화와 신장 독성을 감시한다.
- 정맥주사 약물을 투여할 때 대상자의 의식상태를 확인한다. 신경장애가 있거나 항암제로 인해 신경학적 반응을 보인 대상자에게서 더 발생할 수 있다.
- 위장관 부작용이 있을 수 있으므로 대상자의 수분상태를 확인한다.

혈당, 혈당

- 당뇨병 대상자가 saquinavir mesylate를 투여받는 경우 혈당을 점검해야 한다.
- 제약회사의 지시에 따라 약물을 희석하고 투여한다.
- 필요한 경우 지사제나 진토제를 처방에 따라 투여한다.
- 대상자가 중추신경계 부작용이 있다면 안전 대책을 강구한다. 예를 들면, 대상자 침상을 낮게하고, 침상 난간을 올려주고, 일어나거나 앉을 때 도움을 요청하도록 한다.
- 심한 부작용이 발생하거나 지속되면 의사에게 알린다.

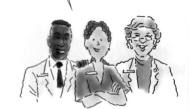

대상자가 Protease inhibitors에 대해 심각한 부작용이 생기거나 부작용이 지속되면 의사에게 보고해야 합니다.

평가

- 약물요법을 하는 동안 대상자에게 다른 상해가 발생하지 않을 것이다.
- 대상자는 적절한 수분 섭취를 유지한다.
- 대상자와 가족은 약물치료에 대해 이해하고 있음을 보인다.

HBV와 HCV 약물

이미 언급 된 것들 외에도, HBV 및 HCV감염의 치료를 위한 다른 약물들이 있다. 생물학적 반응 조절 인자는 interferon alfa-2b(Intron A)와 interferon alfacon-1(Infergen)을 포함한다. Entecavir(Baraclude)는 guanosine nucleoside 유사체이다. HCV 치료를 위한 nucleoside 유사체 억제제는 sofosbuvir(Sovaldi)이다. 마지막으로, 바이러스 증식 억제제는 peginterferon alfa-2a(Pegasys)와 peginterferon alfa-2b(PegIntron)를 포함한다.

약동학

생물학적 반응 조절제인 interferon alfa-2b와 interferon alfacon-1의 약동학

은 크게 연구되지 않았다. 약물 사용을 가능한 한 작은 단위로 줄이는 소화 작용의 주된 장소는 신장이다.

entecavir의 흡수는 음식 섭취로 지연된다. 거의 전신에 분포하며 약물의 약 3 분의 2가 신장을 통해 그대로 배설된다.

Sofosbuvir는 음식물 섭취량에 상관없이 위장에서 관리되고 흡수된다. 약물의 약 3 분의 2는 혈장에 결합하며, 간에서 대사되고 소변과 대변을 통해 거의 배설된다. 바이러스 증식억제제인 peginterferon alfa-2a와 peginterferon alfa-2b는 약물 동태학과 관련하여 크게 연구되지 않았다. 약물은 모두 피하 투여되며 peginterferon alfa-2b의 적어도 30%는 신장을 통해 제거 될 것으로 생각된다.

약역학

생물학적 반응 조절제인 interferon alfa-2b와 interferon alfacon-1은 세포 표면의 특정 막 수용체에 결합하여 복잡한 일련의 사건을 일으키고 항 바이러스성 면역 반응을 유도한다. 이러한 세포 내 반응은 HBV 복제를 억제하는데 필요하다. Entecavir는 천연 물질과 경쟁하여 HBV 유전자 전사 및 바이러스 세포 재생에 필요한 필수 활성을 억제한다.

Sofosbuvir는 nucleotide 전구 약물로, 투여될 때는 불활성 상태이지만 신진 대사에 따라 HCV 유전자 가닥에 결합되어 사슬 형성을 종결시킨다.

다발성 Peginterferon

다발성(Pleiotropic)는 하나 이상의 효과가 있음을 의미한다. Peginterferon alfa-2a와 peginterferon alfa-2b는 인터페론 수용체에 결합하여 여러 세포 내 경로를 활성화시킨다. 이들은 세포주기 진행의 억제 및 식균 활성의 증진을 포함하나, 이에 한정되지 않는다.

약물치료학

Interferon alfacon-1은 CHC의 치료에 국한되지만, interferon alfa-2b는 만성 HBV뿐만 아니라 CHC 치료에도 사용된다. interferon alfa-2b는 AIDS 관련 카포시 육종을 포함한 다양한 암 치료에도 사용된다.

Entecavir 는 HBV의 치료에만 사용된다. Sofosbuvir, peginterferon alfa-2a 및 peginterferon alfa-2b는 모두 CHC의 병용 치료에 사용된다. 이 약들은 단독 투여해서는 안된다.

약물 상호작용

Interferon alfa-2b와 interferon alfacon-1은 zidovudine과 같은 골수 억제제와 주의하여 투여해야 한다. 대상자는 독성에 대한 모니터링이 필요하다. Interferon alfa-2b는 theophylline 제거를 막아 혈청 농도를 100%로 증가시키기 때문에 theophylline과 함께 주어서는 안된다.

여기에 나열된 interferon과 pegInterferon은 종종 ribavirin과 병용 투여되는데 ribavirin 반응이 있는 사람에게는 투여해서는 안 된다. Entecavir는 신장에 의해 제거된다. 신기능 감소 약물을 병용 투여할 경우 신기능을 면밀히 모니터링 해야 한다. Sofosbuvir는 혈장 농도를 유의하게 감소시키기 때문에 rifampin 또는 St. John's wort와 함께 주어서는 안 된다. Amiodarone 및 기타 항 바이러스제를 사용하면 심각한 서맥이 발생할 수 있다. Sofosbuvir 신진 대사는 P-glycoprotein 유도인자를 포함한다. 항경련제, antimycobacterials, 허브 보조제 및 HIV 단백질 분해효소 억제제를 포함한 다양한 약물이 포함된다. Sofosbuvir로 치료할 때마다 약물 상호 작용을 고려해야 한다.

Peginterferon alfa-2a와 peginterferon alfa-2b를 nucleoside 유사체와 함께 투여할 경우 독성을 면밀히 모니터링 해야 한다. 용량 조절이나 치료 종료가 필요할 수 있다. 메타돈의 병용 투여로 최면효과 증가 또는 methadone 독성이 생길 수 있다. Peginterferon alfa-2a는 CYP1A2 경로를 통해 대사되는 약물을 투여 할 때 면밀히 모니터링 해야 한다. Zidovudine의 동시 투여로 호중구 감소 또는 빈혈이 악화되는 것을 관찰해야 한다. Peginterferon alfa-2b는 CYP450, CYP2C8 / 9 또는 CYP2D6 대사를 이용하여 약물과 병용 투여 시 면밀히 모니터링 해야 한다. Ribavirin과 병용 할 경우 peginterferon alfa-2b는 금기한다.

임신은 안 돼요.

간 질환 약물은 대부분 병용 요법으로 치료한다. Interferon alfa-2b, interferon alfacon-1, sofosbuvir, peginterferon alfa-2a, peginterferon alfa-2b는 모두 ribavirin과 투여가 가능하다. 이 약물들은 출생 결함 및 태아 사망의 위험에 대한 경고를 포함한다. 가임 부부는 특별한 예방 조치를 따라야 한다. 치료 전 비임신임을 확인하는 검사가 필수적이며 월별, 치료 후 6개월까지 이중 피임법을 사용해야 한다.

확인 사항

Interferons and peginterferons, interferon alfa-2b, interferon alfacon-1, peginterferon alfa-2a, and peginterferon alfa-b는 추가적으로 치명적/ 생명을 위협하는 신경 정신병, 자가면역, 허혈성 및 전염성 장애의 유발 및 악화에 대한 심각한 경고를 한다. 대상자는 정기적인 세부적 평가가 필요하다. 심하거나 지속적/ 악화된 증상이 있을 경우 치료를 중단해야 한다.

HBV 및 HBC 항 바이러스 약물과 관련된 부작용은 다음과 같다.

- 인플루엔자 유사(flulike) 증상 (두통, 발열, 근육통, 피로, 메스꺼움)
- 오한
- 복통
- 호중구 감소증
- 주사 부위 반응

간호과정

HBV와 HCV 항바이러스 약물을 투여받는 대상자에게 적용하는 간호과정은 다음과 같다.

사정

- 치료 전 대상자의 감염상태를 사정하고 정기적으로 재사정한다.
- 대상자의 약물 부작용과 약물 상호 작용을 평가한다.
- 약물에 대한 대상자와 가족의 약물치료에 대한 지식 정도를 확인한다.

주요 간호진단

- 면역기전 장애와 관련된 감염위험성
- 위장관 부작용과 관련된 체액부족 위험성
- 약물요법과 관련된 지식부족

기대되는 효과

- 약물요법 동안 대상자가 다른 상해가 발생하지 않을 것이다.
- 대상자는 수분섭취량과 배설량을 근거로 정상체액 상태를 유지할 것이다.
- 대상자와 그 가족은 약물요법에 대한 이해 정도를 보여줄 것이다.

중재

- 신장 기능과 간기능, CBC, 혈소판 수치를 정기적으로 확인한다.
- 전해질 수준을 확인한다(칼슘, 인, 마그네슘,칼륨).
- 치료 시작 시 주당 2~3회, 유지하는 동안 1~2주에 최소 1회 이상 신장 기능 검사(creatinine clearance)를 시행한다.
- 제약회사의 지시에 따라 약물을 희석하고 투여한다.
- 필요한 경우 진토제를 처방에 따라 투여한다.
- 대상자가 중추신경계 부작용이 있다면 안전 대책을 강구한다. 예를 들면, 대상자 침상을 낮게 하고, 침상 난간을 올려주고, 일어나거나 앉을 때 도움을 요청하도록 한다.
- 심한 부작용이 발생하거나 지속되면 의사에게 알린다.

평가

- 대상자는 약물요법 동안 어떤 상해도 발생하지 않는다.
- 대상자는 적절한 수분 섭취를 유지한다.
- 대상자와 가족은 약물 치료에 대해 이해하고 있음을 보여준다.

항결핵제 Antitubercular drugs

항결핵제(Antitubercular drugs)는 결핵균(Myobacterium tuberculosis)에 의한 결핵을 치료하는데 사용한다. M.kansasii, M.avium-intracellulare, M.fortuitum과 그외 관련 균들에 의한 항산균 감염에 효과가 있다. 완치는 아니지만 항결핵 약물은 항산균 감염의 진행을 중지시킬 수 있다.

장기간 투여

대부분의 항생제와는 달리 antitubercular drugs는 수개월 이상 투여해야 한다. 이로 인해 대상자의 불이행(non-compliance), 항생제의 내성 발생, 약물 독성 등의 문제가 발생된다.

팀 플레이

전통적으로 주된 다약물 결핵치료는 ishoniazid, rifampin, ethambutol hydrochloride을 함께 사용하는 것으로 약물 내성 발현을 성공적으로 예방해 왔다. 약제 내성 결핵균주의 출현으로 인해 4가지 약물요법이 초기 치료에 권장되고 있다.

- isoniazid
- rifampin
- pyrazinamide
- streptomycin sulfate 또는ethambutol

병용 요법의 필요성 때문에 이 약물들은 거의 단독으로 제조되지 않는다. 일반적으로 rifampin / isoniazid (Rifamate)와 pyrazinamide / rifampin / isoniazid (Rifater)와 같은 조합 약물로 제조된다.

내성이 생기면 약물 변경

항결핵 약물 요법에서 한 개 혹은 그 이상 약물에 내성이 보이면 바로 변경해야 한다. 만약 지역사회기관(예: 건강관리실, 교도소)에서 isoniazid과 rifampin에 대한 내성을 보이는 결핵균자가 발생하면 초기치료로 다섯 또는 여섯 종류의 다약물 요법이 권장된다.

약동학

대부분의 antitubercular drugs는 경구로 투여된다. 경구 투여 시 위장관에서 흡수되고 전신에 분포된다. 일차적으로 간에서 대사되어 신장에서 배설된다.

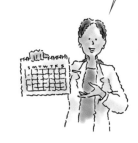

항결핵약물은 몇 개월간 장기적으로 투여해야 해요.

약역학

Antitubercular drugs는 항산균에 특이적으로 작용한다. 통상 용량 투여 시 ethambutol과 isoniazide는 결핵균에 대한 정균제로 사용되어 M. tuberculosis의 증식을 억제한다. 반면에, Rifampin은 결핵균에 대한 살균제로 사용되어 항산균을 파괴한다. Isoniazid와 rifampin의 내성은 빨리 생기므로 다른 항결핵 약물과 함께 사용해야 한다.

미스테리

Ethambutol의 정확한 대사기전은 알려져있지 않으나 세포대사의 억제와 증식중단, 세포사와 관련된 것으로 추정된다. Ethambutol은 세균의 복제만 방해한다.

세포벽 파괴

Isoniazid의 정확한 약물기전이 알려져있지 않으나, 항산균 세포막의 중요 성분인 mycolic acids의 합성을 억제하는 것으로 휴지기가 아닌 복제 중인 세균만을 억제하는 것으로 추정된다(항결핵제약물: Isoniazid 참조).

RNA 억제제

Rifampin은 감염균의 RNA 합성을 억제한다. Rifampin은 주로 복제중인 세균에 효과가 있지만 휴지기 세균에도 일부 영향을 미친다.

산성 환경

Pyrazinamide의 약물기전은 정확하게 알려지지 않았으며, 활성대사산물인 pyrazinamide acid로 전환되어 항결핵효과를 나타낸다고 추정한다. 즉, pyrazinoic acid는 항산균이 복제할 수 없는 산성환경을 만들어 준다.

약물치료학

Isoniazid는 보통 ethambutol, rifampin, streptomycin과 함께 사용된다. 이러한 병용 치료는 결핵과 다른 항산균에 대한 발생을 예방하고 지연시킬 수 있다. Ethambutol은 isoniazid와 rifampin과 함께 사용하여 합병증이 없는 폐결핵 대상자의 치료제로 사용된다.

Power 예방 약물

Isoniazid는 결핵 치료에 가장 중요한 약물이지만 단독으로 사용하면 약제 내성이 쉽게 발생한다. 그러나, 결핵균에 노출된 과거력이 있거나 다른 항결핵약물 간 교차 내성이 발생하지 않은 대상자에게 예방 목적으로 isoniazid를 단독 사용하는 경우에는 내성이 큰 문제가 되지 않는다. Isoniazid는 일반적으로 경구로 투여하며 필요시 정맥주사로 투여할 수 있다.

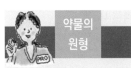
약물의 원형

항결핵제약물: Isoniazid

작용
- 지질과 DNA 합성을 방해하여 세포벽의 생합성을 억제한다.

적응증
- 결핵

간호 시 주의사항
- 말초신경병, 발작, 조혈기능 장애, 간염, 과민반응 등 약물 부작용을 관찰한다.
- Isoniazid를 다른 항결핵약물과 함께 투여하여 내성 발생을 예방한다.

빠른 내성 발현

Rifampin은 다른 antitubercular drugs와 함께 폐결핵 치료의 일차선택약물이다. 많은 그람 −양성균과 일부 그람−음성균에 대해서도 효과가 있으나 내성이 쉽게 발생하므로 항산균 이외의 감염에는 거의 사용되지 않는다. 뇌막염균(Neisseria meningitis)의 무증상 보균자가 수막염의 위험이 높은 경우에 치료제로 사용되지만, 세균 내성 발현의 위험이 높기 때문에 뇌막염균 감염 치료에는 사용되지 않는다.

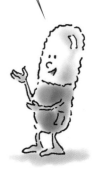

Isoniazid는 결핵치료에 가장 중요한 약이에요. 이를 인정하는 것이 좋습니다.

일차선택약물

Pyrazinamide는 현재 ethambutol, rifampin, isoniazid와 함께 결핵치료의 일차선택 약물이다. Pyrazinamide는 결핵균에 대해서만 작용하는 특이성이 강한 약물이나 단독 투여하는 경우에는 내성이 쉽게 발생한다.

약물 상호작용

Antitubercular drugs는 다음 약물과 상호작용할 수 있다.

- Isoniazid는 phenytoin, carbamazepine, diazepam, ethosuximide, primidone, theophylline 및 warfarin의 수치를 증가시킬 수 있다.
- Rifampin은 경구 피임약의 작용을 방해한다.
- Corticosteroid와 isoniazid를 함께 복용하면 isoniazid의 효과가 감소하는 반면 corticosteroid 효과는 증가한다.
- Isoniazid는 ketoconazole, itraconazole 및 경구 당뇨약의 혈장 농도를 감소시킬 수 있다.
- 함께 투여하면 rifampin, isoniazid, ethionamide 및 pyrazinamide의 조합이 간독성의 위험을 증가시킨다.
- Pyrazinamide와 phenytoin을 병용하면 phenytoin 수치가 증가 할 수 있다.

부작용

Antitubercular drugs의 부작용은 매우 다양하다.

- Ethambutol은 소양증, 관절통, 위장관 불편감, 권태감, 백혈구 감소증, 두통, 어지러움, 사지저림, 혼돈 등이 나타날 수 있다. 드물지만 과민 반응으로 발진이나 발열이 있을 수 있다. 또한, 아나필락시스가 발생할 수 있다.
- 말초신경염은 isoniazid의 가장 흔한 부작용이다. 심각하고 치명적인 간염이 약물을 중단하고 수개월이 지난 후에도 발생할 수 있으므로 주의깊게 대상자를 감시한다.
- Rifampin의 가장 흔한 부작용으로 상복부 통증, 오심과 구토, 복부경련통, 위가스 팽만, 식욕부진, 설사, 소변, 눈물, 땀 및 가래의 적색−주황−갈색 변색이 있다.

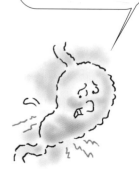

Rifampin의 흔한 부작용은 −으윽− 복통과 상복부 불편감입니다.

최신 antitubercular drugs: Rifapentine (Priftin) 과 bedaquiline fumarate (Sirturo)

잠복성 결핵 감염(Latent TB infection)

Rifapentine (Priftin)은 RN transcriptase를 억제하고 사슬 형성을 막아 세포 사멸을 유도하는 cyclopentyl rifamycin이다. 그것은 잠복성 결핵 감염 (LTBI) 뿐 아니라 활성 결핵의 치료에 복합 약물 치료의 일부로 사용된다.

Rifapentine은 식품으로 위장관을 통해 흡수되고 혈장 단백질을 통해 분배된다. 대부분의 약물은 7 일 이내에 대사되고 대변으로 배설됩니다.

금기에는 rifamycin에 대한 과민 반응이 있다. Rifapentine은 P450 경로를 통해 대사된다. 동일한 경로를 사용하는 병용 약물은 혈청 농도를 증가 시키거나 감소시킬 수 있다. 이들은 반백질 분해효소 억제제, 역전사효소 억제제 및 호르몬 피임약을 포함한다. 2차적 피임법이 있더라도 약물의 용량 조절이 필요할 수 있다.

일반적인 부작용은 빈혈, 림프구 감소증, 호중구 감소증, 관절통, 결막염, 두통, 메스꺼움, 구토, 설사, 가려움증, 발진, 식욕 부진 및 림프절 병증이 있다.

복합내성 결핵(Multidrug−resistant TB)

Bedaquiline fumarate (Sirturo)는 M. tuberculosis의 에너지 생성에 필요한 세포 내 과정을 방해하는 diarylquinoline antimycobacterial 약물이다. Bedaquiline은 효과적인 대체 치료가 이루어질 수 없는 경우에만 다제 내성 결핵 (MDR-TB)이 필요합니다. 알려진 민감도에 따라 3~4개의 다른 항결핵제와 함께 사용해야 한다.

Bedaquiline은 음식으로 위장관에 잘 흡수된다. 혈장 단백질에 잘 결합하고 CYP3A4 경로를 통해 신진대사가 이루어진다. 약물는 대변으로 배설되며 완전한 제거는 최대 5.5개월이 소요될 수 있다. Bedaquiline은 사망률 증가와 치료로 인한 QT 연장에 대한 경고를 한다. 이런 이유로, QT 연장을 유발하는 약물과의 병용은 금기한다. 가장 흔한 부작용은 메스꺼움, 관절통, 두통, 객혈, 가슴 통증이다.

- Pyrazinamide의 대한 주요 부작용은 간독성이며, 그외에는 오심과 구토, 식욕 부진을 포함한 위장관 장애가 있다.

간호과정

Antitubercular drugs를 투여받는 대상자에게 적용하는 간호과정은 다음과 같다.

사정

- 투약 전에 대상자의 감염상태에 대한 병력을 확인한다.
- 대상자의 호전 정도를 지켜보면서 배양검사와 감수성 검사를 확인한다.
- 부작용과 약물 상호작용을 확인한다.
- 대상자와 가족의 약물치료에 대한 지식 정도를 사정한다.

주요 간호진단

- 기존 질병 과정과 관련된 감염 위험성
- 약물에 의한 말초신경병과 관련된 감각 인지 방해
- 약물요법과 관련된 지식 부족

기대되는 효과

- 음성 배양검사 정상 체온, 정상적인 백혈구 수치 등 대상자의 감염이 해결될 것이다.
- 대상자는 감각이 정상 상태로 유지할 것이다.
- 대상자와 가족은 약물치료에 대해 이해하고 있음을 보여줄 것이다.

중재

- 흡수 저하를 막기 위해 식사 1시간 전이나 2시간 후인 공복에 투여한다.

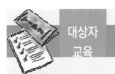

대상자 교육

항결핵제

항결핵 약물이 처방되면, 대상자와 가족에게 다음 사항을 교육한다.

- 처방대로 약물요법을 이행하여 임의대로 중단하지 않는다. 치료는 몇 달 혹은 몇 년 간 지속될 수 있다.
- 위장관 자극이 발생하면 음식물과 함께 약물을 복용한다.
- 약물 요법 동안 음주는 삼가한다.
- 참치 등의 생선, 오래된 치즈, 맥주, 초콜렛과 같이 티라민이 함유된 음식물은 피한다. MOA억제제 역할을 하기 때문이다.
- 식욕부진, 피로, 권태감, 황달, 검은 색 소변 등과 같이 간질환 증상이 발생하면 즉시 의사에게 알린다.

Other antifungal drugs

기타 여러 항진균제는 국소진균감염 치료에 사용될 수 있다.

Clotrimazole

Imidazole 유도체인 clotrimazole은 다음과 같이 사용된다.
- 피부진균과 *Candida albicans* 감염치료를 위한 국소도포
- 구강 캔디다증 치료를 위한 경구 투여
- 질 캔디다증 치료를 위한 질내 투여

Griseofulvin

Griseofulvin은 다음의 진균 감염을 치료하는데 사용된다.
- 피부백설증(tinea corporis)
- 발백설증(tinea pedis)
- 서혜부백설증(tinea cruris)
- 얼굴과 목의 수염 있는 부분 백설증(tinea barbae)
- 손톱백설증(tinea unguium)
- 두피백설증(tinea capitis)

재발 예방

재발 방지를 위해 griseofulvin은 진균을 완전히 박멸시키고 감염된 피부나 손톱이 완전히 회복될 때까지 투여해야 한다.

Miconazole

Imidazole 유도체인 miconazole이나 miconazole nitrate는 질과 외음부의 캔디다증과 같은 국소진균 감염이나 점막의 만성 캔디다증과 같은 표재성 진균감염을 치료하는데 사용된다.

투여경로 선택

Miconazole은 다음과 같은 방법으로 투여된다.
- 진균수막염을 치료를 위해 정맥주사 또는 척수강내로 투여
- 진균방광염 치료를 위해 정맥주사 또는 방광세척
- 질 감염 치료를 위해 국소적용
- 피부 감염 치료를 위해 국소 도포

기타 국소항진균제

Ciclopirox, econazole nitrate, butoconazole nitrate, naftifine, tioconazole, terconazole, tolnaftate, butenafine hydrochloride, sulconazole nitrate, oxiconazole nitrate, tiacetin, undecylenic acid(국소 도포로만 사용)

- 근육 주사 용량에 대해 프로토콜을 따른다. 가능한 경구형태로 바꾼다.
- 말초 신경병보다 앞서 나타나는 손과 발의 이상감각증이 있는지 확인한다. 영양불량대상자, 당뇨병, 알코올 중독자에게 특히 나타나기 쉽다.
- 간기능 변화가 있는지 주의 깊게 사정한다.

평가
- 대상자는 감염이 없다.
- 대상자는 정상적인 말초신경기능을 유지한다.
- 대상자와 가족을 약물치료에 대해 이해하고 있음을 보여준다(대상자 교육-항결핵제 참조).

항진균제 Antifungal drugs

항진균제(antimycotic, antifungal drugs)는 진균 감염 치료를 위해 사용된다. 포함되는 약물은 다음과 같다.
- 폴리엔계(polyenes)
- 플루시토신(flucytosine)
- 케토코나졸(ketoconazole)
- 합성트리아졸계(synthetic triazoles
- 글루칸합성억제제(기타 항진균 약물제 참조)

폴리엔계

폴리엔(polyene) 약물에는 amphotericin B와 nystatin이 있다. Amphotericin B의 효능은 잘 알려진 바와 같이 심각한 전신 진균 감염에 광범위하게 사용되는 항진균제이다. Nystatin은 비경구적으로 투여하면 심각한 독성을 유발하므로, 국소 진균감염 치료를 위해 도포 또는 경구적으로만 투여한다.

약동학

정맥투여 후 amphotericin B는 체내에 광범위하게 분포하며, 신장에서 배설된다. 대사기전은 거의 알려진 바가 없다.

거의 대사되지 않아요

경구용 nystatin은 흡수, 분포, 대사가 거의 일어나지 않는다. 대사를 거치지 않고 대변으로 배설된다. 국소도포용 nystatin은 피부나 점막을 통해 흡수되지 않는다.

약역학

Amphotericin B는 진균의 세포막에 존재하는 sterol(지질종류)와 결합하여 세포투과성을 변화시켜 세포 내 구성 성분을 밖으로 누출시킨다.

진균이 살고있는

Amphotericin B는 주로 진균에 대한 정균제(진균의 성장과 증식 억제)로 작용하지만, 고용량에서 살균 작용을 한다.

세포막 변화

Nystatin은 진균 세포막의 sterp(지질 종류)과 결합하고 세포막 투과성을 변화시켜 세포 구성 성분을 소실시킨다. Nystatin은 진균의 종류에 따라 진균 살균제나 진균 정균제로 작용한다.

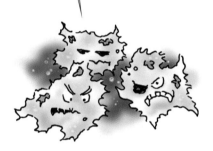

Amphotericin B는 우리 곰팡이들을 하나도 남김없이 없애려나봐.

약물치료학

Amphotericin B는 대부분 심각한 전신 진균 감염과 감수성이 있는 진균에 의한 뇌막염을 치료하는데 사용된다. Amphotericin B는 독성이 매우 심각하기 때문에 비침습적인 진균질환에서는 사용하지 않는다. 일반적으로 다음의 균에 의한 심한 감염을 치료하는데 선택된다. *Candida, Paracoccidioides brasiliensis, Blastomyces dermatitidis, Coccidiodies immitis, Cryptococcus neoformans, Sporothrix schemckii*. Amphotericin B는 다음의 균에도 매우 효과적이다. *Aspergillus fumigatus, Microsporum audouinii, Rhizopus, Trichophyton, Rhodotorula*.

사용 제한

Amphotericin B는 매우 독성이 심각하여 치명적인 감염이라는 확진을 받은 경우에 한하여 의료진 감독하에 제한적으로 사용한다.

다양한 캔디다 감염치료

다른 형태의 nystatin 약물은 다음의 캔디다 감염 치료에 사용된다.

- 국소도포 nystatin은 아구창, 기저귀 발진, 외음과 질의 캔디다증, 피부가 접히는 부위의 캔디다증 등과 같은 피부감염이나 점막감염을 치료하는데 사용된다.
- 경구용 nystatin은 위장관 감염을 치료하기 위해 사용된다.

약물 상호작용

Amphotricin B는 많은 약물과 상호작용한다.

- Flucytosine과 amphotericin B는 상승 효과를 나타내므로 두 약물은 캔디다 또는 cryptococcal 감염 특히 cryptococcal 뇌막염 치료를 위해 흔히 병용 투여한다.
- Amphotericin B를 aminoglycosides, cyclosporine, acyclovir와 함께 투여하면 신독성 위험성이 증가한다.
- Corticosteloie, 광범위 페니실린계, digoxin은 amphotericin B에 의해 발생된 저칼륨증을 악화시킬 수 있다. 이로 인해 심장 문제를 야기할 수 있고, digoxin의 독성 위험을 증가시킨다.
- Amphotericin B는 pancuronium bromide와 같은 비탈분극성 근골격이완제와 함께 투여했을 때 근육 이완효과가 증가한다.
- Amphotericin B는 digoxin 또는 thiazide 이뇨제와 함께 저칼륨 혈증을 유발할 수 있다.
- 전해질 용액은 amphotericin B를 활성화시킬 수 있다. 희석용액으로 반드시 D5W를 사용하고 생리식염수에는 혼합하지 않는다.

평범한 Nystain

Nystatin은 다른 약물과 상호작용하지 않는다.

부작용

Amphotericin B를 투여받는 대부분의 대상자는 저용량에서 시작하며, 다음의 증상을 경험하게 된다.

- 오한
- 고열
- 오심과 구토

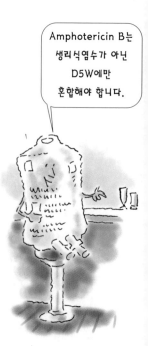

Amphotericin B는 생리식염수가 아닌 D5W에만 혼합해야 합니다.

- 식욕부진
- 근육통과 관절통
- 소화불량

빈혈주의

대부분의 대상자는 헤마토크릿이 감소하는 정상색소 빈혈(normochromic anewia, 각 적혈구 내 헤모글로빈 정상)이나 정상혈구 빈혈(normocytic anemia, 적혈구 수가 매우 적응)이 발생한다.

전해질 이상

저마그네슘혈증과 저칼륨혈증이 발생할 수 있으며 이로 인해 심전도 변화가 있을 수 있다. 마그네슘과 칼륨을 보충해 주어야 한다.

농축 저하

대상자의 80% 이상이 어느정도 신독성을 경험하며, 이로 인해 소변 농축시키는 기능이 상실된다.

고용량일수록 부작용이 심하다.

Nystatin의 부작용은 거의 드물지만, 고용량 투여 시 다음과 같은 부작용이 있을 수 있다.

- 설사
- 오심과 구토
- 복통
- 쓴 맛
- 과민반응
- 피부자극(국소 도포 형태)

간호과정

폴리엔 약물을 투여받는 대상자에게 적용하는 간호과정은 다음과 같다.

사정

- 투약 전에 진균감염에 대한 병력을 확인하고, 첫번째 용량을 투여하기 전에 배양검사와 감수성 검사를 시행한다. 대상자의 호전 정도를 재확인한다.
- 약물의 부작용과 상호작용을 확인한다.
- 약물에 대한 대상자와 가족의 지식 정도를 사정한다.

주요 간호진단

- 기저 질환과 관련된 감염 위험성

- 약물 관련 부작용과 관련된 상해 위험성
- 약물요법과 관련된 지식 부족

기대되는 효과

- 음성배양검사, 정상체온, 정상적 백혈구 수 등 대상자의 감염이 해결될 것이다.
- 약물치료 동안 대상자에게 상해가 발생하지 않을 것이다.
- 대상자와 가족은 약물 치료에 대해 이해하고 있음을 보여줄 것이다.

중재

- 빨아먹을 수 있는 정제 형태의 약물은 반드시 서서히 녹인다.
- 정맥주사는 치명적인 진균 감염으로 확진받은 입원대상자에게만 사용되어야 한다. 첫 번째 용량은 주로 테스트 용량이며 약 20~30분간 투여한다.
- 정맥주입 펌프를 이용하고 10cm 이상의 필터를 사용한다. 2~6시간 동안 주입한다. 빠른 주입으로 심혈관계문제를 유발할 수 있다.
- 항박테리아 약물은 분리하여 투여한다. 혼합하거나 다른 약과 같은 라인(piggyback)으로 투여해서는 안 된다.
- 정맥주사 후 최소한 4시간 동안 30분마다 맥박, 호흡, 체온, 혈압을 측정한다. 정맥주사를 시작한 후 1~3시간 내에 고한, 오한, 식욕부진, 오심과 구토, 두통, 빈호흡, 저혈압이 발생할 수 있다. 일반적으로 초기 용량 투여 시 증상이 심하다.
- BUN, 크레아티닌(creatinine clearance), 전해질 수치, CBC, 간기능 검사를 최소한 1주일마다 시행한다. 만약, BUN이 40mg/dl 이상이거나 크레아티닌 수치가 3mg/dl 이상이면 의사에게 알리며, 신기능이 회복될 때까지 감량하거나 중단해야 한다.
- 비뇌모균증(rhinocerebral phycomycosis)을 확인하고, 특히 혈당이 조절되지 않는 당뇨 대상자는 주의 깊게 관찰한다. 백색질뇌증(Leukoencephalopathy)이 발생할 수 있다. 폐기능을 확인한다. 급성반응으로 호흡곤란, 저산소혈증, 침윤이 특징적으로 나타난다.
- 대상자가 초기용량에 심각한 반응이 있으면 주입을 중단하고 의사에게 보고한다. 필요시 해열제, 항히스타민제, 진토제나, 저용량의 코티코스테로이를 처방한다. 주입 동안 발생할 수 있으므로 amphotericin B 투여 시 예방적으로 이들 약물을 투여하기도 한다.

평가

- 대상자는 진균으로부터 감염이 없다.
- 대상자는 약물부작용에 의해 상해를 경험하지 않는다.
- 대상자와 가족은 약물치료에 대해 이해하고 있음을 보인다.

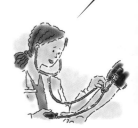

plyenes 정맥주사 후 4시간 동안은 매 30분마다 활력징후를 측정합니다.

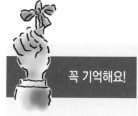

꼭 기억해요!

약물이 진균 살균제(fungicdal)라면 진균을 죽이는 것이다. 즉, cidus란 라틴용어로 '죽임'을 의미한다. 약물이 진균을 정균(fungistatic)작용한다는 것은 진균의 성장과 증식을 억제한다는 것이다. 여기서 stasis는 그리스용어로 '멈춤'을 의미한다.

Flucytosine(플루시토신)

Flucytosine(플루시토신)은 fluorinoted 피리미딘 유사체의 하나이며, 항대사산물(정상생리기능에 필요한 물질과 매우 유사하여 대사를 방해함으로써 효과를 나타내는 물질)에 의해 항진균 작용을 한다.

약동학

경구 투여 후 flucytosine은 위장관에서 잘 흡수되며, 전신에 분포한다. 거의 대사되지 않으며, 일차적으로 신장에서 배설된다.

약역학

Flucytosine은 진균 세포에 침투하여 활성 대사산물인 florouracil로 전환된다. Fluorouracil은 진균 세포 RNA에 결합한 후 단백질 합성을 변화시켜 세포사를 야기시킨다.

약물치료학

Flucytosine은 일반적으로 amphotericin B 등의 항진균약물과 함께 사용하여 전신진균 감염을 치료한다. 예를 들면, amphotericin B 단독 투여로 캔디다증과 크립도 코킬 수막염(cryptococcal meninigitis) 치료에는 효과적이나 독성의 위험이나 감량을 위해 병용투여한다. 이 병용투여는 cryptococcal 뇌막염 치료의 일차 선택이다.

약물 상호작용

Cytarbine은 경쟁적인 억제작용으로 flucytosine의 항진균 작용을 방해한다. Flucytosine 요법 동안 심각한 약물 독성의 위험이 있으므로 조혈기능, 신기능, 간기능을 주의 깊게 관찰해야 한다.

> Flucytosine은 amphotericin B의 독성위험을 줄여줍니다.

부작용

Flucytosine은 다음과 같은 예측할 수 없는 부작용이 나타날 수 있다.

- 혼돈
- 두통
- 졸림
- 현기증
- 환각
- 호흡곤란
- 호흡정지
- 발진
- 오심과 구토

- 복부팽만
- 설사
- 식욕부진

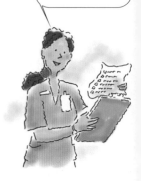

치료 시작하기 전에
flucytosine
감수성 검사결과를
확인해야 합니다.

간호과정

Flucytosine을 투여받는 대상자에게 적용하는 간호과정은 다음과 같다.

사정

- 투약 전에 대상자의 진균 감염력을 확인하고 정기적으로 치료상태를 재확인한다.
- 투여 전에 혈액검사와와 신기능과 간 기능 검사를 시행한다. Flucytosine 감수성 검사결과를 감시한다.
- 약물의 부작용과 상호작용을 확인한다.
- 약물에 대한 대상자와 가족의 약물치료에 대한 지식 정도를 사정한다.

주요 간호진단

- 기저 질환과 관련된 감염 위험성
- 위장관 부작용과 관련된 체액 부족 위험성
- 약물요법과 관련된 지식 부족

기대되는 효과

- 정상체온, 정상적인 백혈구 수치 등 대상자의 감염이 해결될 것이다.
- 대상자는 정상 체액상태임을 정상 수분섭취 배설량을 근거로 확인할 수 있을 것이다.
- 대상자와 가족은 약물치료에 대해 이해하고 있음을 보여줄 것이다.

중재

- 위장관 부작용 감소를 위해 약 15분간 천천히 캡슐을 복용한다.
- 뇌신경 부작용을 확인한다.
- 혈액, 간, 신장 기능을 자주 시행한다. 약물 내성을 확인하기 위해 매주 감수성 검사를 실시한다.
- Flucytosine을 치료적 농도(25~120mcg/ml)로 유지하기 위해 정기적으로 혈액검사를 실시한다. 혈중 농도가 높으면 독성이 생길 수 있다.
- 위장관 부작용이 있을 수 있으므로 대상자의 수분 상태를 확인한다.

평가

- 대상자는 진균 감염이 없다.
- 대상자는 적절한 체액 상태를 유지한다.

- 대상자와 가족은 약물치료에 대해 이해하고 있음을 보여준다.

Ketoconazole(케토코나졸)

합성 imidazole 유도체인 ketoconazole(케토코나졸)은 광범위한 작용을 나타내는 경구용 antifungal drugs이다.

약동학

경구 투여 시 ketoconazole은 다양하게 흡수되며 전신에 분포된다. 주로 간에서 대사되어 담즙과 대변으로 배설된다.

약역학

진균 세포 내에서 ketoconazole은 지질 합성을 방해하여 세포막을 손상시키고 투과성을 증가시킨다. 이로 인해 세포 내 필수 요소들이 소실되고 세포 성장이 억제된다.

억제와 파괴

보통 ketoconazole은 진균에 대한 정균작용을 하나 어떤 경우에서는 살균 작용을 할 수도 있다.

약물치료학

Ketoconazole은 보통 피부진균과 대부분의 다른 진균을 포함한 감수성 진균에 의한 국소감염이나 전신적인 곰팡이균 감염 치료에 사용된다.

약물 상호작용

ketoconazole은 다른 약물과 다음과 같은 상호작용이 있다.

- ketoconazole은 위의 산도를 감소시키는 cimedidine, ranitidine, famotidine, nizatidine, antadics, anticholinergic 약물과 투여하면 ketoconazole 흡수를 감소시켜 항진균 효과를 감소시킬 수 있다. 이들 약물을 투여중인 대상자는 반드시 최소한 2시간 이상 간격을 두어 ketoconazole을 투여해야 한다.
- Pheyntoin과 함께 투여하면 대사 작용을 방해하여 두 약물의 혈중치를 증가시킬 수 있다.
- Theophylline과 함께 투여하면 theophylline 혈중농도가 감소할 수 있다.
- 간독성을 유발하는 약물과 함께 투여하면 간질환 발생의 위험이 증가된다.
- Cyclosporine과 함께 투여하면 cyclosoprine의 혈중 크레아티닌 수치를 증가시킨다.

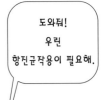

도와줘!
우린
항진균작용이 필요해.

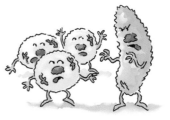

Ketoconazole은 경구 항응고제의 효과를 증가시켜 출혈을 유발할 수 있다.

억제 경향

- Ketoconazole은 경구 항응고제의 효과를 증가시켜 출혈을 유발할 수 있다.
- Ketoconazole은 quinidine, sulfonylureas, carbamazepine, 단백분해효소 억제제의 대사를 방해하여 이들 약물의 농도가 증가될 수 있다.
- Ripampin과 함께 투여하면 ketoconazole의 혈중농도가 감소될 수 있다.

부작용

Ketoconazole의 가장 흔한 부작용은 오심과 구토이다. 그외 빈도가 낮으나 다음과 같은 부작용이 나타날 수 있다.

- 아나필락시스
- 관절통
- 오한
- 발열
- 이명
- 발기부전
- 광과민반응
- 간독성(드물다: 약물을 중단하면 회복됨)

간호과정

Ketoconazole을 투여받는 대상자에게 적용하는 간호과정은 다음과 같다.

사정

- 투약 전에 대상자의 진균 감염력을 확인하고 정기적으로 치료상태를 재확인한다.
- 약물의 부작용과 상호작용을 확인한다.
- 약물에 대한 대상자와 가족의 약물치료에 대한 지식 정도를 사정한다.

주요 간호진단

- 기저 질환과 관련된 감염 위험성
- 위장관 부작용과 관련된 체액 부족 위험성
- 약물요법과 관련된 지식 부족

기대되는 효과

- 음성배양검사, 정상체온, 정상적인 백혈구 수치 등 대상자의 감염이 해결될 것이다.
- 대상자는 정상 체액 상태임을 정상 수분섭취 배설량을 근거로 확인할 수 있다.
- 대상자와 가족은 약물치료에 대해 이해하고 있음을 보여줄 것이다.

중재

- 심각한 간독성이 발생할 수 있으므로 피부나 손발톱의 심한 진균감염이 아니라면 사용하지 않는다.
- 오심을 줄이기 위해 하루 총 용량을 2회에 나누어 복용하며 음식물과 함께 투약한다.
- 위장관 부작용이 발생할 수 있으므로 대상자의 수분 상태를 확인한다.

평가

- 대상자는 진균 감염이 없다.
- 대상자는 적절한 수분 상태를 유지한다.
- 대상자와 가족은 약물요법에 대한 이해 정보를 보여준다.

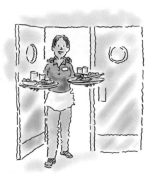

오심을 최소화하기 위해서는 식사와 같이 복용하거나 하루에 두 번으로 나누어 줍니다. 오렌지 주스 한 잔, 콘프레이크 한 그릇과 함께 드는반 ketoconazole, 어떠세요?

Synthetic triazoles(합성 트리아졸)

Synthetic triazoles(합성 트리아졸)에는 fluconazole, itraconazole, voriconazole이 포함된다.

약동학

경구 투여 후 fluconazole는 약 90%가 흡수된다. 전신에 분포하며, 약물의 80% 이상이 대사를 거치지 않고 소변으로 배설된다.

음식물과…

itraconazole와 posaconazole은 음식물과 함께 복용할 때 생물학적 유용성이 가장 높아진다. voriconazole은 식사 1시간 전이나 후에 복용했을 때 가장 효과적이다. Itraconazole과 voriconazole은 모두 혈장단백질과 결합하며, 광범위하게 간에서 대사되어 많은 대사산물을 만들어 낸다. 소량이 대변으로 배설된다.

약역학

Fluconazole과 posaconazole은 진균의 스테롤 합성에 필요한 효소인 cytochrome P 450을 억제하여 진균의 세포벽을 약화시킨다.

세포막 변화

Itraconazole과 voriconazole은 진균 세포막 합성을 방해하여 ergosterol의 형성을 방해하고, 세포막 투과성을 증가시켜, 삼투압이 불안정하게 만든다.

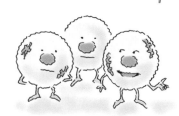

얘들아, 어떻게 작용하는지를 알아볼까? 합성트리아졸은 진균세포막을 약화시키거나 세포막 합성을 억제하지.

약물치료학

Synthetic triazoles은 다음과 같은 다양한 감염 치료에 사용한다.

- Fluconazole은 구강, 인두, 식도의 캔디다증을 치료하는데 사용되며, 요로감염, 복막염, 폐렴 등 심각한 전신 캔디다 감염 치료에 쓰인다. 또한, cryptococcal 수막염 치료에 사용된다.

- Itraconazole은 blostomycosis, nonmeningeal histoplazmosis, candidiasis, aspergillosis, fungal nail disease 치료에 사용된다.

- Voriconzoles은 Sceosporium apiospermum과 Fusarium에 의한 침습적 아스퍼질로시스(aspergiolosis)와 심각한 진균 감염 치료에 사용한다.

- Posaconazole은 고위험군 대상자에서 침습성 Aspergillus 및 Candida에 대한 예방약으로 사용된다. 또한 구강 인두 칸디다증의 치료에도 사용된다.

약물 상호작용

Fluconazole은 다음과 같은 상호작용이 있다.

- Warfarin과 함께 사용하면 출혈 경향이 증가된다.

- Phenytoin과 cyclosporine의 농도를 증가시킨다.

- Glyburide, tolbutamide, glipizide 등 경구용 당뇨병치료제의 혈장 농도를 증가시켜 저혈당의 위험이 증가된다.

- Rifampin과 cimetidien은 fluconazole의 대사를 증가시켜 혈장수치를 감소시킨다.

- Zidovudine의 효과를 증가시킨다.

상호작용

Itraconazole과 voriconazle은 다음과 같은 상호작용이 있다.

- 두 약물 모두 경구용 항응고제와 투여했을 때 출혈경향이 증가된다.

- 제산제, H_2-receptor antagonists, phenytoin, rifampin은 itraconazole 혈장 농도를 감소시킨다.

- Voriconazole은 phenytoin, benzodiazepines, 칼슘 통로 차단제, sulfnoylureas, tacrolimus의 대사를 방해한다.

- Voriconzole은 드물지만 QT 간격을 연장시킬 위험때문에 quinidine, pimozide와 함께 사용하지 않는다.

부작용

Fluconazole과 voriconazole은 다음과 같은 부작용이 있다.

- 복통
- 설사
- 어지러움
- 두통

- 간효소의 증가
- 오심과 구토
- 발진

Itraconazole의 부작용은 다음과 같다.

- 어지러움
- 두통
- 저혈압
- 간기능 손상
- 오심

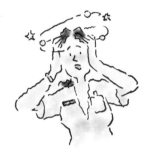

부작용에 대한 목록 중 synthetic triazoles의 부작용 중의 하나인 어지러움등이 있습니다.

간호과정

합성 triazole을 투여받는 대상자에게 적용하는 간호과정은 다음과 같다.

사정

- 투약 전에 대상자의 진균 감염력을 확인하고 정기적으로 치료상태를 재확인한다.
- 장기간 치료하는 동안 정기적인 간기능 모니터링을 해야 한다. 간 부작용은 드물지만 심각할 수 있다.
- 약물의 부작용과 상호작용을 확인한다.
- 약물에 대한 대상자와 가족의 약물치료에 대한 지식 정도를 사정한다.

주요 간호진단

- 기저 질환과 관련된 감염 위험성
- 위장관 부작용과 관련된 체액 부족 위험성
- 약물요법과 관련된 지식 부족

기대되는 효과

- 음성 배양검사, 정상 체온, 정상적인 백혈구 수치 등 대상자의 감염은 해결될 것이다.
- 대상자는 정상 체액 상태임을 정상 수분섭취 배설량을 근거로 확인할 수 있을 것이다.
- 대상자와 가족은 약물치료에 대해 이해하고 있음을 보여줄 것이다.

중재

- 투여 직전에 포장을 제거하여 약품의 안정성을 유지한다.
- 계속 주입 시에는 정맥주입 펌프를 이용하여 시간당 200mg 이하로 주입한다. 공기 색전증을 예방하기 위해 다른 약물과 연속적으로 주입하지 않는다.
- 다른 약물과 혼합해서 주입하지 않는다.
- 대상자에게 약한 발진이 발생했다면 주의 깊게 대상자를 확인한다. 만약, 증상

이 악화되면 의사에게 보고한다.

- 위장관 부작용이 발생할 수 있으므로 대상자의 수분 상태를 확인한다.

평가

- 대상자는 진균 감염이 없다.
- 대상자는 적절한 수분 상태를 유지한다.
- 대상자와 가족은 약물요법에 대한 이해 정보를 보여준다.

글루칸 합성 억제제

글루칸 합성 억제제(echinocandins로 알려져 있음)으로 알려진 새로운 약물 분류로서 caspofungin acetate가 있다. Gaspofungin은 다른 항진균약물요법에서 효과가 없던 대상자에게 사용되었다.

약동학

정맥주사로 투여하면 단백질 결합이 높아 적혈구로는 거의 분포되지 않는다. 천천히 대사되어 소변과 대변으로 배설된다.

약역학

Caspofungin, anidulafungin 및 micafungin은 곰팡이에 존재하지만 포유 동물 세포에는 존재하지 않는 효소인 beta (1,3)-D-glucan의 합성을 억제하여 진균 세포벽 발달을 방해한다.

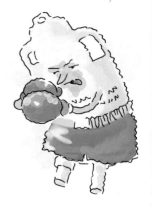

Caspofungin은 다른 항진균 요법에 실패했을때 사용하게 됩니다.

약물치료학

Caspofungin은 amphotericin B나 itraconazole과 같은 항진균 약물로 치료가 되지 않거나 침습성 aspergillosis 치료에 사용된다. 침습성 aspergillosis의 초기 치료에서는 사용된 바가 없다.

Anidulafungin은 candidemia, esophageal candidiasis 및 칸디다 감염의 다른 형태의 치료에 사용된다. Micafungin은 candidemia and esophageal candidiasis 치료에도 사용되며 줄기 세포 이식 대상자와 급성 확산된 칸디다증 예방법에도 활용된다.

약물 상호작용

글루칸 합성 억제제는 다음과 같은 상호작용이 있다.

- Caspofungin과 tacrolimus를 투여받는 대상자는 caspofungin이 tacrolimus 혈중 농도를 낮추기 때문에 tacrolimus의 증량이 필요하다.
- Echinocandins으로 알려진 글루칸 합성 억제제에 대해 과민 반응이 있는 사람은 투여하면 안된다.

완전 청소

- Phenytoin, cabamazepine, efavirenz, nevirapine, nelfinavir와 같은 약물청소 유도제(inducer of drug clearance)는 caspofungin 청소율을 더 낮출 수 있다.
- Caspofungin과 cyclosporine를 병용하면 간수치를 상승시킬 수 있으며, caspofun-gin 청소율을 감소시킬 수 있으므로 함께 투여하지 않는다.

부작용

Caspofungin은 다음과 같은 부작용이 있다.

- 사지마비
- 빈맥
- 빈호흡
- 발진
- 얼굴부종

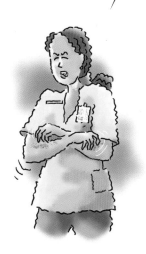

Caspofungin을 복용하는 대상자는 히스타민 관련 반응을 경험할 수 있어요. 발진, 얼굴부종, 소양증, 온감 등이 있을 수 있습니다.

간호과정

글루칸합성 억제제를 투여받는 대상자에게 적용하는 간호과정은 다음과 같다.

사정

- 투약 전에 대상자의 간기능을 확인한다.
- 히스타민 관련 반응에 대해 관찰한다(발진, 얼굴부종, 소양증, 온감 등).
- 대상자와 가족의 약물치료에 지식 정도를 사정한다.

주요 간호진단

- 정맥주사 부작용 관련된 감염의 위험성
- 기저 질환과 감염억제 상태와 관련된 비효율적인 건강 유지
- 아스퍼질로시스 감염과 약물요법과 관련된 지식 부족

기대되는 효과

- 음성 배양검사, 정상 체온, 정상적인 백혈구 수치 등 대상자의 감염이 해결될 것이다.
- 대상자는 정상체액상태임을 정상 수분섭취 배설량으로 확인할 수 있을 것이다.
- 대상자와 가족은 약물치료에 대해 이해하고 있음을 보여줄 것이다

중재

- 약물을 희석하여 1시간에 걸쳐 정맥주사로 천천히 약물을 투여한다.
- 간기능이 저하된 대상자는 약용량이 조정될 수 있다.
- 정맥관 삽입부위의 정맥염을 주의 깊게 관찰한다.

- 간기능 검사상 수치가 증가되어 있으면 대상자의 검사결과를 주의 깊게 감시한다.

평가

- 대상자는 감염이 없다.
- 대상자는 진균감염치료에 대해 긍정적으로 반응한다.
- 대상자와 가족은 약물치료에 대해 이해하고 있음을 보여준다.

퀴즈 Quiz

1. Aminoglycosides의 부작용은 무엇인가?

   A. 말초신경독성

   B. 심장독성

   C. 간독성

   D. 독성 거대 결장증

Answer: A. Aminoglycosides 부작용에는 말초 신경에서부터 신경계 차단에 이르는 근신경반응과 이독성, 신독성이 있다.

2. Isoniazide 약물요법을 받는 대상자에게 피해야 할 음식물은 무엇인가?

   A. 적포도주

   B. 초콜릿

   C. 커피

   D. 달걀

Answer: B. Isoniazide 약을 복용하는 대상자는 참치와 같은 생선류, 오래된 치즈, 맥주, 초콜릿과 같은 티라민 함유식품은 피해야 한다. 이 약물은 MAO(monoamine oxidase) 억제제로 작용할 수 있다.

3. HIV 감염으로 zidovudine을 투여받고 있는 대상자에게 적절한 간호 중재는 무엇인가?

   A. 간기능 저하시 약물 용량 조정

   B. 매 4시간마다 정기적으로 투여

   C. 매일 1회 투여

   D. 대상자의 심장 기능 확인

Answer: B. Zidovudine은 보통 일정한 속도로 1시간 동안 투여하며 매 4시간마다 정기적인 시간 간격으로 투여한다.

점수 매기기

★ ★ ★ 당신이 3문제 모두 정확하게 맞췄다면, 훌륭하다! 당신은 병원균을 막아낼 무기를 갖추게 되었다.

★ ★ 당신이 만약 2문제를 맞췄다면, 자신감을 가져라. 지금 당신이 있는 자리에서 병원균이 선명해질 것이다.

★ 만약 2개 미만을 맞췄더라도 너무 의기소침하지 말라. 당신은 앞으로 항진균제에 대해 잘 알게 될 것이며 나머지 약물에도 익숙해질 것이다.

Chapter 13

항염증 약물, 항알레르기 약물, 면역조절 약물

학습 내용

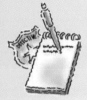

- ◆ 면역과 염증반응을 조정하는 약물의 분류
- ◆ 약물의 사용과 다양한 작용
- ◆ 약물의 흡수, 분포, 대사 및 배설
- ◆ 약물의 상호작용과 부작용

히스타민 1-수용체 길항제

- ethanolamine계: clemastine fumarate, dimenhydrinate, diphenhydramine hydrochloride
- alkylamine계: brompheniramine, chlorpheniramine, dexchlorpheniramine
- phenothiazine계: promethazine hydrochloride
- piperidine계: azatadine maleate, cetirizine, cyproheptadine hydrochloride, desloratadine, fexofenadine, loratadine, meclizine hydrochloride
- hydroxyzine hydrochloride, hydroxyzine pamoate

Glucocorticoids

- beclomethasone
- betamethasone
- cortisone
- dexametasone
- hydrocortisone
- methylprednisolone
- prednisolone
- prednisone
- triamcinolone

Mineralocorticoids

- fludrocortisone acetate

면역억제제

- anakinra
- azathioprine
- basiliximab
- cyclosporine
- daclizumab
- lymphocyte immune globulin (ATG [equine])
- muromonab-CD3
- mycophenolate mofetil
- sirolimus
- tacrolimus
- thymoglobulin (antithymocyte globulin [rabbit])

요산배설 촉진제

- probenecid
- sulfinpyrazone

기타 통풍치료제

- allopurinol
- colchicine

약물과 면역 체계 Drugs and the immune system

면역과 염증반응을 통해 몸에 침입한 외부물질로부터 신체를 보호한다. 이 반응은
몇몇 특정 약물에 의해 다음과 같은 변화가 생기게 된다.

- 항히스타민제는 표적세포에서 히스타민의 효과를 차단한다.
- 코티코스테로이드는 면역반응을 억제하고 염증을 감소시킨다.
- 비스테로이드 면역억제제(noncorticosteroid)는 이식 장기에 대한 거부반응을
  방지하고 자가면역질환을 치료하는데 사용될 수 있다.
- 요산배설촉진제(uricosurics)는 통풍 관절염 발작(gouty arthritis attack)의
  발생빈도를 조절한다.

항히스타민 약물 Antihistamines

항히스타민제는 일반적으로 알레르기 반응으로 불리는 즉시형 과민반응(immedi-
ate hypersensitivit reaction, 제1형 과민반응)에서 나타내는 항히스타민 작용을
차단한다. 항히스타민제는 단독 혹은 복합제의 형태로 상품화되어 있으며, 처방받
아 사용하거나 처방없이 약국에서 구입할 수 있다.

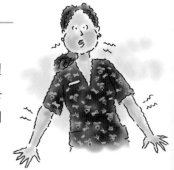

내겐 지금 당장
항히스타민제가
필요한 것 같아요!

Histamine −1 receptor antagonists(히스타민 1−수용체 길항제)

항히스타민제라는 용어는 히스타민1(H_1)−수용체 길항제로 작용하는 약물을 일
컫는다. 즉, 이 약물이 체내의 H_1 수용체 부위를 두고 히스타민과 경쟁한다는
것을 의미한다. 그러나 항히스타민제는 수용체와 이미 결합한 히스타민을 대체
하지는 못한다.

화학 구조에 의한 구분

항히스타민제는 화학구조에 따라 다음의 군으로 분류된다.

- Ethanolamine계 약물에는 clemastine fumarate, dimenhydrinate, diphenhydramine hydrochloride가 포함된다.
- Alkylamine계 약물에는 brompheniramine, chlorpheniramine, dexchlorpheniramine이 포함된다.
- Phenothiazine계 약물에는 promethazine hydrochloride가 포함된다.
- Piperidine계 약물에는 azatadine maleate, cetirizine, cyproheptadine hydrochloride, desloratadine, fexofenadine, loratadine, meclizine hydrochloride가 포함된다.
- 그 외에 hydroxyzine hydrochloride, hydroxyzine pamoate와 같은 기타 약물도 항히스타민제로 작용한다.

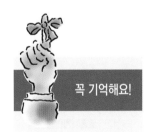

덤벼봐! 히스타민! 난 너를 이길 수 있다구.

약동학

H_1 수용체 길항제는 경구 혹은 비경구 투여로 투여할 때 잘 흡수된다. 몇몇 약물은 직장으로도 투여한다. Loratadine과 deslolatadine을 제외한 항히스타민제는 몸 전체와 중추신경계에 광범위하게 분포한다.

예외가 있습니다.

Fexofenadine, desloratadine, loratadine은 비진정성 항히스타민제다. 이 약물들은 혈액–뇌장벽을 극소량 통과하기 때문에 중추신경계에 적게 분포하므로 다른 항히스타민제보다 진정효과가 적게 나타난다. 항히스타민제는 간 효소에 의해 대사되어 소변으로 배출되고 모유를 통해 소량 배설된다. 예외적으로 fexofenadine은 주로 대변을 통해 배설된다. Cetrizine은 간에서 대사된다.

약역학

H_1–수용체 길항제는 주효세포(알레르기 증상을 일으키는 세포)에서 H_1–수용체를 두고 히스타민과 경쟁하여 히스타민의 작용을 나타내지 못하도록 차단한다 (Chlorpheniramine이 알레르기 반응을 멈추게 하는 기전 참조).

발작을 멈추게 합니다.

H_1–수용체 길항제는 다음과 같은 작용으로 효과를 나타낸다.

- 작은 혈관에 대한 히스타민의 작용 차단
- 세동맥 이완과 조직 충혈 감소
- 혈장 단백질과 혈장이 모세혈관 밖으로 누출되는 것을 감소시켜(모세혈관의 투과성 감소) 부종 경감

꼭 기억해요!

"항(Anti)"이란 "억제하는"을 의미하는 접두사이다. 따라서, 항히스타민이라고 하는 것은 히스타민의 효과(혹은 알레르기 반응)를 억제하는 것을 말한다.

- 히스타민에 대한 대부분의 평활근 반응 억제(특히 기관지, 위장관, 혈관의 평활
  근 수축 억제)
- 피부의 신경말단에 작용하여 히스타민에 의한 발적과 소양증 등의 증상 완화
- 부신수질 자극, 자율신경 자극, 눈물샘이나 침샘 등 외분비선 분비 억제

 알기쉬운 약물기전

Chlorpheniramine이 알레르기 반응을 멈추게 하는 기전

Chlorpheniramine은 이미 일어난 알레르기 반응을 되돌릴 수는 없지만 진행을 멈추게 할 수 있다. 어떻게 작용하는지 살펴보자.

매개체 방출

한 항원에 감작된 비만세포(mast cell)는 화학 매개체를 방출하여 반복적인 항원 노출에 반응한다. 이 매개체 중의 하나인 히스타민은 주효세포(알레르기 증상을 일으키는 세포)에 있는 H_1-수용체에 결합한다. 이로 인해 호흡기계, 심혈관계, 위장관계, 내분비계, 피부계에 영향을 미치는 알레르기 반응이 시작된다.

첫 번째에 작용

Chlorpheniramine은 주효세포의 H_1-수용체 부위를 두고 히스타민과 경쟁 작용을 한다. 우선, 수용체 부위에 약물이 결합하여 히스타민이 주효세포에 결합하는 것을 방해하며 점차 전신반응을 아래 그림과 같은 과정으로 억제한다.

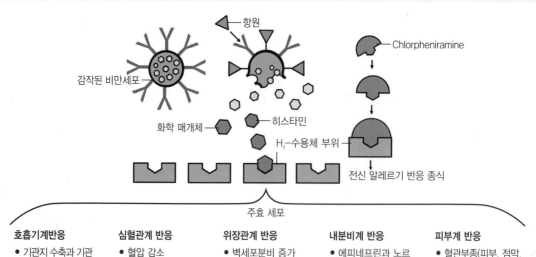

중추신경 효과

몇 가지 항히스타민제는 뇌에 있는 H_1-수용체에 높은 친화력을 갖고 있어 중추신경 효과를 위해 사용된다. 이들 약물에는 diphenhydramine, dimenhydrinate, promethazine과 다양한 piperidine 유도체들이 포함된다(항히스타민제: Diphenhydramine 참조).

H_1-수용체 길항제는 위에 있는 수용체가 H_1-수용체가 아니라 H_2-수용체이기 때문에 위에 있는 벽세포 분비에 작용하지 않는다.

약물치료학

항히스타민제는 다음과 같은 type 1 과민반응에 의한 증상을 치료하는데 사용된다.

- 알레르기성 비염(국소 과민반응으로 인한 콧물, 눈의 가려움)
- 혈관신경성 비염(알레르기나 감염이 원인이 아닌 비염)
- 알레르기성 결막염(눈점막의 염증)
- 담마진(urticaria, 두드러기)
- 혈관 부종(손, 발, 얼굴의 점막하 부종)

그 외 다른 치료적 목적으로 사용됩니다.

항히스타민제는 다른 치료적 목적으로 사용될 수 있다. 일차적으로 많은 항히스타민제는 진토제(오심과 구토 조절)로 사용되었다. 또한, 아나필락시스 반응의 심각한 증상이 조절된 후 보조적 치료제로 사용되기도 한다. Diphenhydramine은 파킨슨병과 약물에 의한 추체외로 반응(비정상적인 불수의적 운동) 치료에 사용된다. Cyproheptadine은 항세로토닌 작용으로 쿠싱 증후군, 세로토닌 관련 설사, 혈관성 군발 두통, 신경성 식욕부진을 치료하는데 사용될 수 있다.

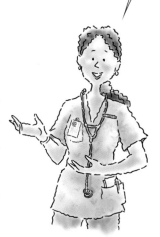

항히스타민 약물은 알레르기 반응 증상을 경감시켜주지만, 알레르기 자체에 대한 면역력을 주는 것은 아니에요.

약물의 원형

항히스타민제: Diphenhydramine

작용

- 기관지, 소화기계, 요로관, 대혈관의 평활근에 위치한 H_1-수용체에 결합하기 위해 히스타민과 경쟁하며, 세포의 수용체에 결합하여 히스타민의 접근과 이차적인 활동을 방해한다.
- 모세혈관의 투과성 증가, 이로 인한 부종, 히스타민의 내인성 분비와 관련된 화끈거림과 소양증 등의 히스타민 작용을 상쇄시키나 히스타민을 직접 변화시키거나 그 분비를 방해하지는 않는다.

적응증

- 비염
- 알레르기 증상들
- 멀미
- 파킨슨병

간호 시 주의사항

- 기면상태, 진정작용, 경련, 구갈, 오심, 혈소판감소증, 무과립구증, 기관지 분비물의 진해짐 그리고 아나필락시스 쇼크 등의 약물 부작용을 관찰한다.
- 혼돈, 섬망, 낙상 위험이 있는 노인 대상자는 주의깊게 관찰한다. 아동 대상자에게는 용량 계산을 주의깊게 감시하고 과용량(환각, 경련)을 주의한다.
- 전립선 비대증, 천식, 만성폐쇄성 폐질환, 갑상선기능항진증, 심혈관 질환, 고혈압 대상자에게는 주의 깊게 투여한다.

약물 상호작용

항히스타민제는 많은 약물과 상호작용을 하며 때때로 치명적인 결과를 가져오기도 한다. 몇 가지 예를 들면 다음과 같다.

- 항히스타민제는 epinephrine의 혈관수축작용을 억제하거나 역전시켜 혈관확장, 심장박동증가, 심각한 저혈압을 초래할 수 있다.
- 항히스타민제는 aminoglycoside 약물과 고용량의 salicylate 약물에 의한 내이독성(청력에 해로운 효과)을 알아챌 수 있는 증상이나 증후를 감출 수 있다.
- 항히스타민제는 진정제나 알코올과 같은 중추신경억제제의 진정작용과 호흡 억제작용을 증가시킬 수 있다.
- Loratadine은 erythromycin과 같은 macrolide 항생제나 fluconazole, ketoconazole, itraconazole, miconazole, cimetidine, ciprofloxacin, clarithromycin와 같이 투여하면 심장에 심각한 영향을 미칠 수 있다.

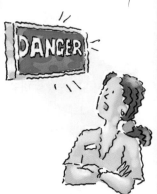

주의! 항히스타민약물을 투여할 때에는 심각하고 치명적일 수 있는 약물 상호작용에 주의해야 한답니다.

부작용

Fexofenadine, loratadine와 desloratadine을 제외한 항히스타민 약물의 흔한 부작용은 중추신경 억제작용이다. 중추신경계 부작용은 다음과 같다.

- 현기증
- 피로
- 협동운동장애
- 근육약화

위장관 부작용

위장관 부작용은 다음과 같다.

- 상복부 통증
- 식욕저하
- 오심과 구토
- 변비
- 설사
- 입, 코, 인후의 건조

심혈관 부작용

심혈관 부작용은 다음과 같다.

- 저혈압
- 고혈압
- 빈맥
- 부정맥

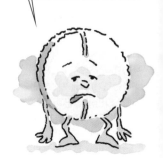

휴! 나도 내가 원인을 제공하는 과민반응에 약간은 민감하다고 생각하죠.

민감해집니다.

과민반응이 발생할 수 있다.

간호과정

항히스타민제를 투여받는 대상자에게 적용하는 간호과정은 다음과 같다.

사정

- 투약 전에 기존질병에 대한 병력을 확인하고 정기적으로 재사정한다.
- 부작용과 약물 상호작용에 대해 사정한다.
- 장기간 투여할 때 혈구수를 감시한다. 혈액질환 징후에 주의한다.
- 약물치료에 대한 대상자와 가족의 지식 정도를 사정한다.

주요 간호진단

- 기저질환과 관련된 비효율적인 건강 유지
- 약물의 중추신경계 부작용과 관련된 손상 위험
- 약물 치료와 관련된 지식 부족

기대되는 효과

- 대상자는 기존상태에서 호전됨을 보여줄 것이다.
- 대상자는 손상 위험이 최소화될 것이다.
- 대상자와 가족은 약물치료에 대해 이해하고 있음을 보여줄 것이다.

중재

- 식사 중에 항히스타민 약물을 투여하여 소화기계 불편감을 감소시킨다.
- 정맥주사 투여방법은 약물지침서를 따른다.
- 근육주사할 때 자극을 예방하기 위해 주사부위를 바꾸어가면서 투여하고, 되도록 대근육에 근육주사한다.
- 갈증 감소를 위해 무과당껌, 사탕, 얼음조각을 제공한다.
- 허용이 된다면 수분 섭취를 증가시키거나 가습을 제공하여 분비물이 진해지는 것을 줄일 수 있다.
- 내성이 발견되면 다른 항히스타민 약물로 바꿀 수 있으므로 의사에게 알린다.

평가

- 대상자는 기존상태에서 호전을 보인다.
- 대상자는 약물치료로 인한 어떤 손상도 없다.
- 대상자와 가족은 약물치료에 대해 이해하고 있음을 보여준다(대상자 교육-항히스타민 약물 참조).

대상자 교육

항히스타민 약물

항히스타민 약물이 처방되면 대상자와 가족에게 다음 사항을 교육한다.

- 소화기계 불편감을 예방하기 위해 식사, 스낵과 함께 복용한다.
- 카페인, 니코틴, 알코올을 피한다.
- 입이 마르는 것을 완화하기 위해 따뜻한 물로 헹구거나, 인공침, 얼음조각, 무과당 껌, 사탕을 이용한다.
- 멀미 예방이 목적이라면 여행 30분 전에 약물을 복용한다.
- 중추신경계 효과가 완전히 나타난 후에는 운전과 같은 활동을 제한한다.
- 알코올, 진정제, 진통제, 수면제를 사용하기 전에 의학적 자문을 구한다.

- 검사의 정확성을 확보하기 위해 진단적 피부검사 4일전에 항히스타민 복용을 중단한다.
- 내성이 생기면 다른 항히스타민 약물로 바꿔야하므로 의사에게 바로알린다.
- 광과민 반응이 발생할 수 있으므로 자외선 차단크림을 사용하거나 보호의류를 착용한다.
- 모유수유 동안에는 부작용의 위험이 있으므로 diphenhydramine (약국판매약이나 바르는 형태 포함)이 함유된 제품을 사용하지 않는다.
- 불면증을 위해서라면 잠자기 20분 전에 투약한다.

코티코스테로이드 Corticosteroids

코티코스테로이드는 면역 반응을 억제하고 염증 반응을 감소시킨다. 천연 혹은 합성 스테로이드 형태로 사용가능하다.

자연의 하사품

천연 코티코스테로이드는 부신피질에서 생산된다. 거의 모든 코티코스테로이드는 이런 호르몬들을 합성한 것이다. 천연 스테로이드와 합성 스테로이드는 생물학적 작용에 따라 다음과 같이 분류된다.

- Cortisone과 dexamethasone과 같은 glucocorticoids는 탄수화물, 지방, 단백질 대사에 영향을 미친다.
- Aldosterone과 fludrocortisone acetate와 같은 mineralocorticoids는 전해질과 체액균형을 조절한다.

Glucocorticoids

대부분의 glucocorticoids는 부산피질에서 생산되는 호르몬 합성 유사체이다. 이는 항염증작용, 대사작용, 면역억제 작용을 한다. 약물 분류는 다음과 같다.

- beclomethasone
- betamethasone
- cortisone
- dexametasone
- hydrocortisone
- methylprednisolone

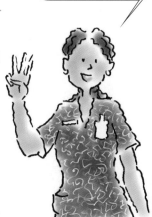

Glucocorticoids는 항염증작용, 대사작용, 면역 억제 작용을 합니다.

- prednisolone
- prednisone
- triamcinolone

약역학

Glucocorticoids는 경구로 투여할 때 잘 흡수된다. 근육주사 후에는 완전히 흡수된다. Glucocorticoids는 혈장 단백질과 결합하여 혈액을 통해 분포된다. 간에서 대사되며 신장을 통해 배설된다.

약물치료학

Glucocorticoids는 과민반응과 면역 반응을 억제하는데 그 과정은 완전히 밝혀지지 않았다.

연구 결과에서는…

연구자들은 glucocorticoids는 다음과 같은 과정으로 면역 억제 기능을 나타낸다고 보고있다.

- 세포 매개성 면역 반응을 억제하거나 방해
- 백혈구, 단핵구, 호산구 수 감소
- 면역글로블린의 세포 표면 수용체 결합 감소
- 인터루킨 합성 저해

점차 좋아지죠

Glucocorticoids는 염증반응에 의한 발적, 부종, 열감, 압통을 감소시킨다. 이는 세포 수준에서 용해소체 막을 안정(소화효소가 포함된 세포 내 구조)시킴으로써 가수분해된 효소가 저장되어 세포로 방출되지 않도록 한다(코티코스테로이드: Prednisone 참조).

충실한 역할을 수행합니다.

Glucocorticoids는 모세혈관에서 혈장이 새는 것을 막고 다형핵 백혈구(미생물을 죽이고 소화시키는 세포)의 이동을 억제하며 식균작용(고형물질의 파괴와 세포의 섭취)을 방해한다. Glucocorticoids는 감염되었거나 손상받은 조직에서 항체 형성 억제, 히스타민 합성, 섬유아세포의 발생, 콜라겐 침착, 모세혈관 확장과 모세혈관의 투과성을 중단시킨다(Methylprednisolone의 작용 기전 참조).

약물치료학

Glucocorticoids는 부신피질기능부전 대상자들을 위한 대체요법으로 사용된다. 또한 알레르기 반응과 같은 면역억제와 관절염과 같은 염증 감소가 필요한 질환에 처방한다. 또한, 혈액과 림프계에 대한 효과를 위해서도 처방된다.

약물의 원형

코티코스테로이드: Prednisone

작용
- 백혈구 용해소체의 막을 안정화, 면역반응 억제, 골수자극 및 단백질, 지방, 탄수화물의 대사에 영향을 미침으로써 염증을 감소시킨다.

적응증
- 심한 염증
- 면역 억제
- 칼슘과다증과 항암제로 인한 오심, 구토 관리에 대한 보조요법

간호 시 주의사항
- 다행감, 불면증, 경련, 심부전, 부정맥, 혈전, 위궤양, 췌장염, 급성부신기능부전등의 약물부작용을 관찰한다.
- 달덩이 얼굴, 물소혹 변형(buffalo hump), 중심성 비만, 가는 머리카락, 감염감수성이 증가되는 쿠싱징후군에 대해 점검한다.
- 대상자의 체중, 혈압 그리고 혈중 전해질을 감시한다.
- 약물이 감염의 징후를 감출 수 있다.
- 장기간 투여 후에 서서히 감량한다.

약물 상호작용

Glucocorticoids를 투여할 때 다음 약물과 상호작용할 수 있다.

- Barbiturates, phenytoin, rifampin, aminoglutethimide는 glucocorticoids의 효과를 감소시킨다.
- Ampotericin-B, chlorthalidone, ethacrynic acid, furosemide, thiazide계 이뇨제는 glucocorticoids의 칼륨 배출 효과를 높인다.
- Erythromycin과 troleandomycin은 약물 대사를 감소시켜 glucocorticoids 효과를 증가시킨다.
- Glucocorticoid 약물은 살리신산염(salicylates)의 작용과 혈중농도를 감소시킨다.
- Corticosteroid 약물과 함께 NASIDs나 salicylates를 투여하면, 이들 약물과 관련된 소화성 궤양의 위험이 증가한다.
- Glucocorticoids 투여 대상자는 백신과 유독소에 대한 반응이 감소될 수 있다.
- 에스트로젠과 에스트로젠 함유 피임약은 glucocorticoids의 효과를 증가시킨다.
- 항당뇨약의 효과를 감소시켜 결과적으로 혈당이 증가할 수 있다.

알기쉬운 약물기전

Methylprednisolone의 작용 기전

조직이 손상되면 정상적으로 조직자극, 부종, 염증, 상흔 조직을 형성시킨다. Methylprednisolone은 조직 손상의 일차적인 반응에 반대로 작용함으로써 치유를 촉진시킨다.

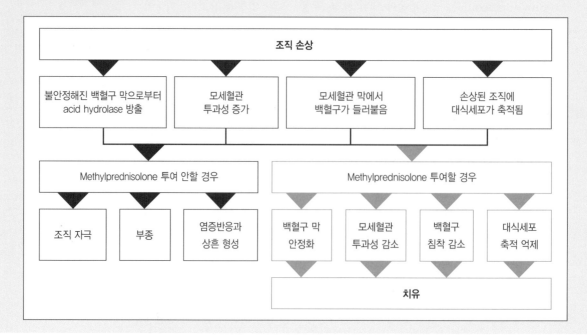

부작용

Glucocorticoids는 거의 모든 신체기관에 영향을 미친다. 장기간 또는 많이 복용할 때 광범위한 부작용이 더 잘 나타나며 부작용은 다음과 같다.

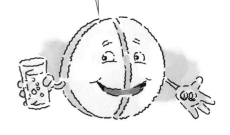

- 불면증
- 나트륨과 수분 정체 증가
- 칼륨 배설 증가
- 면역반응과 항염증반응 억제
- 골다공증
- 장천공
- 소화성 궤양
- 상처치유 저해
- 백내장
- 고혈압
- 성격 변화
- 감염 민감성 증가

내분비 부작용

내분비계 부작용은 다음과 같다.

- 당뇨병
- 고지혈증
- 부신위축
- 시상하부–뇌하수체 축 억제
- 물소혹 변형(buffalo hump), 달덩이 얼굴(moon face), 혈당치 상승과 같은 쿠싱 징후와 증상

간호과정

Glucocorticoids를 투여받는 대상자에게 적용하는 간호과정은 다음과 같다.

사정

- 약물치료 전, 대상자의 상태를 확인하고 이후 정기적으로 재사정한다.
- 혈압, 수분과 전해질, 체중을 확인하고 이후 정기적으로 재사정한다.
- 고용량을 투여할 때 특히, 우울이나 정신증상 발현에 주의한다.
- 당뇨 대상자의 혈당치를 면밀히 관찰한다. 인슐린 증량이 필요할 수 있다.
- 당뇨가 없는 대상자들도 인슐린이나 당뇨병 치료제가 필요할 수 있다.
- 대상자들의 스트레스 수준을 모니터한다. 용량조절이 필요할 수 있다.

- 약물 부작용과 상호작용에 대해 주의 깊게 관찰한다.
- 정기적으로 약물의 효과를 평가한다.
- 약물치료에 대한 대상자와 가족의 지식 정도를 평가한다.
- 대상자가 어린 경우, 성장 시기에 따라 사정해야 한다.

간호 진단

- 약물 부작용과 관련된 비효율적 방어
- 약물 부작용과 관련된 신체상 손상
- 면역억제와 관련된 감염 위험성
- 약물치료와 관련된 지식 부족

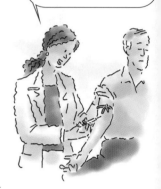

Glucocorticoids는 당뇨약의 효과를 감소시킬 수 있어요. 그러니, 당뇨 대상자의 혈당수치를 더욱 면밀히 관찰해야 합니다.

기대되는 효과

- 대상자는 약물 부작용을 경험하지 않을 것이다.
- 정상 체온, 균배양검사, 정상 백혈구 수치로 감염이 없음을 확인할 수 있을 것이다.
- 대상자와 가족은 약물치료에 대해 이해하고 있음을 보여줄 것 이다.

중재

- 24시간 주기로 아침 일찍 약물을 투여한다.
- 소화기계 자극을 예방하기 위해 음식과 함께 투여한다.
- 대상자가 감염에 노출되는 것을 피하기 위해 예방책을 세운다.
- 수술, 외상, 감염과 같은 신체적 스트레스 상황에서 약용량을 증량한다.
- 약물을 갑자기 중단하지 않는다(약물 금단증상의 위험 참조).
- 특히 소아의 경우 코티코스테로이드의 장기 투여를 피한다.
- 치료 중에 알코올 복용은 피한다.
- 심각한 부작용이 발생하거나 지속되면 의사에게 알린다.

칼륨 보충

- 금기사항이 아니라면 저나트륨–고칼륨–고단백 식이를 제공한다. 칼륨보충제의 투여가 필요할 수 있다.

평가

- 대상자는 부신 위축 증상이 없다.
- 대상자는 감염이 없다.
- 대상자와 가족은 약물치료에 대해 이해하고 있음을 보여준다(코티코스테로이드 약물 교육 참조).

약물 금단증상의 위험

코티코스테로이드를 갑자기 중단하면 금단 증상이 나타날 수 있다. 감염 재발, 피로, 쇠약감, 관절통, 열, 현기증, 기면상태, 우울증, 실신 혹은 기립성저혈압, 호흡곤란, 식욕부진, 저혈당 등의 증상이 나타날 수 있다. 장기간 투여할 때 스트레스의 증가나 갑작스런 약물 중단으로 급성 부신 기능 부전이 야기할 수 있다. 장기간 투여 후의 갑작스런 약물 중단은 치명적이다.

Mineralocorticoids

Mineralocorticoids는 전해질과 수분 균형에 영향을 미친다. Mineralcorticoid 의 하나인 fludrocortisone acetate는 부신기저핵에서 분비되는 호르몬 유사합성 물이다.

약동학

Fludrocortisone acetate은 잘 흡수되고 신체 모든 부위에 분포한다. 간에서 비활성 대사산물로 대사되어 신장을 통해 배설된다.

약역학

Fludrocortisone accetate은 원위세뇨관에서 나트륨의 재흡수를 증가시키고 칼륨과 수소이온의 분비를 증가시킴으로써 수분과 전해질 균형에 영향을 미친다.

약물치료학

Fludrocortisone acetate은 부신피질기능부전(glucocorticoid, mineralocorticoids, androgens 분비감소) 대상자를 위한 대체요법으로 사용된다.

균형 잡기

Fludrocortisone acetate은 선천성 염손실 부신성기증후군(salt-losing congenital adrenogenital syndrome, cortisol의 부족과 aldosterone 생산결핍이 특징)을 치료하기 위해서도 사용하는데 대상자의 전해질 균형이 회복된 후 사용한다.

약물 상호작용

Mineralocorticoids와 관련된 상호작용은 glucocorticoids와 유사하다.

부작용

Glucocorticoids의 부작용과 유사하다.

간호과정

Mineralocorticoids를 투여받는 대상자에게 적용하는 간호과정은 다음과 같다.

사정

- 약물치료 전, 대상자 상태를 확인하고 이후 정기적으로 재사정한다.
- 혈압, 체액과 전해질 상태, 체중을 확인하고 정기적으로 재사정한다.
- 약물 부작용과 상호작용에 대해 면밀히 관찰한다.
- 정기적으로 약물 효과를 평가한다.
- 약물치료에 대한 대상자와 가족들의 지식 정도를 평가한다

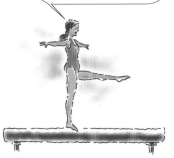

대상자의 전해질 균형이 회복된 후에 fludrocortisone acetate는 선천성 염손실 부신성기증후군 치료에 사용될 수 있습니다.

대상자 교육

코티코스테로이드 약물

코티코스테로이드 약물이 처방되면 대상자와 가족에게 다음 사항을 교육한다.

- 처방된 대로 정확히 약물을 복용하고 갑자기 약물을 중단하지 않는다. 만약 한번 복용을 안했을 때 다음 복용 시 배로 복용하지 않는다. 정기적 용량 스케줄에 따라 복용을 계속하고 정기적으로 의사를 방문한다. 복용을 하지 않거나 갑자기 약물을 중단하면 부작용을 일으킬 수 있다(특히 장기 투여를 하고 있을 경우). 당신의 정기적 복용 스케줄에 변화가 있다면 의사에게 알리는 것이 중요하다.
- 만약 스트레스 증가 상태일 경우 의사에게 알린다. 용량의 일시적 조정이 필요할 수 있다.
- 음식과 함께 복용한다.
- 갑작스런 체중 증가, 부종, 치유 지연, 검은색 대변, 출혈, 타박상, 시야 흐림, 정서적 변화 등 다른 이상 증상이 있으면 기록한다.
- 장기간 투여를 처방 받았을 경우 고단백질, 고칼슘, 고칼륨 그리고 저탄수화물, 저나트륨식을 하도록 한다.

- 코티코스테로이드를 복용하고 있고, 스트레스 상황에서는 gluco-corticoids의 전신요법이 필요하다는 카드를 항상 몸에 지니고 다닌다.
- 장기간 투여할 때 쿠싱 증후군의 증상과 징후(얼굴이 붓거나 체중이 증가함)를 관찰하고 즉시 보고한다.
- 피로, 근육위축, 관절통증, 열, 식욕부진, 오심, 호흡곤란, 현기증, 실신 등의 부신기능부전의 초기 징후에 주의한다.
- 초기 부작용을 발견하고 질병 상태를 사정하며 약물 반응을 평가할 수 있도록 정기적으로 의사를 방문한다. 용량 조절이 필요할 수 있다.
- 의사와 상의없이 다른 약물, 한약, 약초제품, 비처방성 약물을 복용하지 않는다.
- 골다공증과 일반적인 부작용을 예방하거나 늦출 수 있는 활동이나 운동에 대해 의료인에게 자문을 구한다.
- 의사에게 감염의 증상과 징후를 알린다. 또한 병의 증상이 재발하거나 악화되는지에 대해 알린다.

간호진단

- 약물 부작용와 손상 위험
- 약물 부작용과 관련된 체액 과다
- 약물치료에 대한 지식 부족

기대되는 효과

- 대상자는 약물 부작용을 경험하지 않을 것이다.
- 대상자의 체액 상태는 섭취량과 배설량, 활력징후 상에서 정상 범위 내에 있을 것이다.
- 대상자와 가족은 약물치료에 대해 이해하고 있음을 보여줄 것이다.

중재

- 처방대로 약물을 투여하고 부작용과 약물 상호작용에 대해 관찰한다.
- 중증 혹은 지속적인 부작용이 있을 때 의사에게 알린다.
- 고혈압이 발생하면 의사에게 알린다.
- 대상자의 전해질 수준을 모니터한다. 필요하다면 칼륨 보충제가 투여될 수 있다. 저칼륨혈증은 근육 경련과 심전도 변화로 사정한다.

평가

- 대상자의 건강은 증진되었다.
- 대상자는 부작용을 보이지 않는다.

- 대상자는 나트륨과 수분 부족이 없다.
- 대상자와 가족은 약물치료에 대해 이해하고 있음을 보여준다.

면역억제제 Immunosuppressants

동종이식(일란성 쌍둥이가 아닌 두 사람 사이의 이식)을 받은 대상자의 면역억제를 위해 사용되는 여러 약물은 자가면역질환(자기에 대항하여 부적절한 면역반응이 발생하는 질병)을 치료하는데 사용된다. 포함되는 약물은 다음과 같다.

- anakinra
- azathioprine
- basiliximab
- cyclosporine
- daclizumab
- lymphocyte immune globulin (ATG [equine])
- muromonab−CD3
- mycophenolate mofetil
- sirolimus
- tacrolimus
- thymoglobulin (antithymocyte globulin [rabbit])

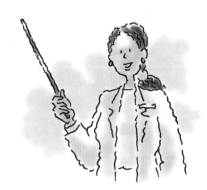

약동학

각각의 면역 억제제는 신체 내에서 다음의 서로 다른 경로를 통해 이동한다.

- 경구 투여 시 azathioprine은 위장관을 통해 쉽게 흡수된다. 반면, cyclosporine과 sirolimus의 흡수는 변화가 많고 불완전하다.
- ATG, muromonab−CD3, anakinra, basilixamab, daclizumab, thymoglobulin은 정맥주사로만 투여 가능하다.
- Azathioprine, daclizumab, basiliximab의 분포는 완전히 밝혀지지 않았다.
- Cyclosporine과 muromonab−CD3는 전신에 광범위하게 분포한다.
- Azathioprine과 cyclosporine은 태반막을 통과한다.
- ATG의 분포, 대사, 배설 기전은 명확하게 알려져 있지 않다. 수유기간이나 임신 상태에서의 안전성도 정립되지 않았다.
- Tacrolimus의 분포는 여러 요인에 의존하며 75~99% 정도가 단백질과 결합한다. Sirolimus의 97%는 단백질과 결합한다.

대사과정

Azathioprine과 cyclosporine은 간에서 대사된다. Muromonab-CD3는 혈액을 순환하는 T세포에 의해 소모된다. ATG의 대사과정은 밝혀지지 않았다. Mycophenolte는 간에서 활성 대사산물인 mycophenolate acid로 대사되며 비활성 대사산물로 대사되어 소변과 담즙으로 배설된다. Mycophenolate 농축은 신독성을 증가시킬 수 있다.

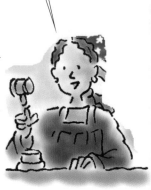

음, 내 판단에는 여러가지 면역억제제의 정확한 작용기전이 밝혀지지 않았군요. 그러나 동료들의 얘기를 들어봅시다.

배설과정

Azathioprine, anakinra와 ATG는 소변으로 배설된다. Cyclosporine은 일차적으로 담즙으로 배설되며, muromonab-CD3의 배설 경로는 아직 밝혀지지 않았다. Tacrolimus는 광범위하게 대사되며 일차적으로 담즙을 통해 배설된다. 1% 미만이 변형없이 소변으로 배설된다. Sirolimus는 cytochrome P450 3A4 산화 효소의 혼합 작용을 통해 대사되어 91%는 대변을 통해, 2.2%는 소변을 통해 배설된다. Basiliximab과 daclizumab의 대사와 배설과정에 대해서는 밝혀지지 않았다.

약역학

면역억제제가 어떻게 효력을 나타내는지 현재까지 아직 확실하지 않다.

알려지지 않은 약물기전

예를 들어 azathioprine, cyclosporine과 ATG의 작용기전은 완전히 밝혀지지 않았지만 다음 과정을 거치게 된다.

- Azathioprine은 아미노산인 퓨린의 대사에 길항작용하고 RNA와 DNA의 구성과 합성을 방해한다. 또한 조효소의 합성과 기능을 방해한다.
- Cyclosporine은 도움 T세포(Helper T Cells)와 억제 T세포(Suppressor T Cells)를 방해하는 것으로 여겨진다.
- ATG는 혈액 내의 항원반응 T세포를 제거하거나 T세포가 작용한 후에 작용하는 것으로 보인다.

잘 알려진 약물기전

신장 동종이식을 받은 대상자에서 azathioprine은 숙주 반응을 억제하며 항체 생산을 다양하게 변화시킨다. 단일클론항체인 muromonab-CD3는 T세포 기능을 방해하는 것으로 알려져 있다.

Anakinra, basiliximab, daclizumab은 인터루킨의 활동을 막는다. Mycophenolate은 T, B 림프구의 반응을 억제하고 B 림프구에 의한 항체형성을 억제하여 염증

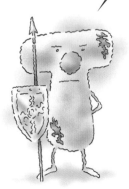

우리가 그 작용에 연관되어 있다고 확실하게 말할 수 있어요.

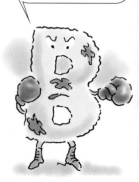

당연하지! mycophenolate같아. 내가 싸우는 것이 무엇이든지 간에 우리 반응을 방해하기 위해 항상 애쓰지.

부위나 이식거부 부위로의 백혈구 응집을 억제한다. Sirolimus는 항원반응과 사이토카인은 자극할 때에 일어나는 T 림프구의 활동과 증식을 억제함으로써 항체의 형성을 억제한다.

약물치료학

면역억제제는 일반적으로 이식수술을 받은 대상자의 거부반응을 방지하기 위해서 사용된다.

암과 싸우는 용사

알킬화제로 분류되는 cyclophosphamide는 기본적으로 암 치료에 사용되고 면역억제제로도 사용될 수 있다.

Anakinra는 적어도 한 가지 이상의 항류마티성 약물을 복용해 온 중등도 또는 중증의 활동성 류마티스성 관절염을 앓고 있는 성인에게 투여될 수 있다.

약물 상호작용

일반적으로 약물 상호작용은 다른 면역억제제 항염증 약물, 다양한 항생제 및 항균제와 관련되어 있다.

- Allopurinol은 azathioprine의 혈중농도를 증가시킨다.
- Verapamil은 sirolimus의 혈중농도를 증가시킨다.
- Cyclosporine의 농도는 kenoconazole, calcium channel blocker, cimetidine, 단백동화스테로이드(anabolic steroid), 호르몬 피임제(hormonal contraceptives), erytromycin, metoclopramide에 의해 증가할 수 있다.
- Voriconazole과 sirolimus를 병용투여하면, voriconazole이 cytochrome P450 3A4 효소를 억제하여 sirolimus의 혈중 농도가 증가되기 때문에 두 약물을 동시에 투여하면 안된다.
- Mycophenolate의 흡수는 제산제 또는 cholestyramine과 같이 복용됐을 경우 감소된다. Mycophenolate과 acyclovir을 병용투여할 때 특히 신장 장애 대상자의 경우 두 약물 모두의 농도가 증가한다.

신장 독성

- Cyclosporine이 acyclovir, aminoglycoside제제, amphotecin-B와 같이 투여되면 신장 독성 위험이 증가한다.
- Cyclosporine이나 sirolimus가 corticosteroid제제를 제외한 다른 면역억제제와 같이 투여되면 감염과 림프종 발생의 위험이 증가한다.
- Barbiturate, rifampin, phenytoin, sulfanamide, trimethoprim은 cyclosporine과 sirolimus의 혈장 농도를 감소시킨다.

- Cyclosporine과 digoxin의 병용 투여는 혈중 digoxin의 농도가 증가시킬 수 있다.
- ATG, munomorab−CD3, anakinra, basiliximab, daclizumab, thymo-globulin을 다른 면역억제제와 함께 투여하면 감염과 림프종의 발생 위험을 증가시킨다. Anakinra 요법은 활동성 감염이나 호중구 감소증 대상자에게는 시작되어서는 안된다.

부작용

모든 비스테로이드성 면역억제제는 과민반응을 유발할 수 있다. 약물의 부작용은 다음과 같다.

Azathioprine

Azathioprine의 부작용은 다음과 같다.

- 골수기능억제
- 오심과 구토
- 간독성

Cyclosporine

Cyclosporine의 부작용은 다음과 같다.

- 신장독성
- 고칼륨혈증
- 감염
- 간독성
- 오심과 구토

Daclizumab

Daclizumab의 부작용은 다음과 같다.

- 위장관 장애
- 고혈압 혹은 저혈압
- 흉통
- 빈맥
- 부종
- 호흡곤란
- 폐부종
- 혈전
- 출혈
- 세뇨관괴사

ATG, thymoglobulin

ATG와 thymoglobulin의 부작용은 다음과 같다.

- 발열
- 오한
- 감염
- 백혈구, 혈소판의 감소
- 오심과 구토

Thymoglobulin의 부작용은 다음과 같다.

- 두통
- 복통
- 설사
- 호흡곤란
- 전신감염
- 현기증

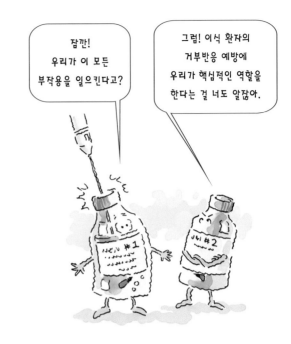

Munomonab–CD3

Munomnab–CD3의 부작용은 다음과 같다.

- 발열
- 오한
- 오심과 구토
- 경련
- 폐부종
- 감염

Mycophenolate

Mycophenolate의 부작용은 다음과 같다.

- 오심
- 설사
- 호중구 감소증
- 두통
- 떨림
- 허약
- 흉통
- 비뇨기계 감염
- 간효소치 상승
- 발진

Sirolimus

Sirolimus의 부작용은 다음과 같다.

- 떨림
- 빈혈
- 호중구 감소증
- 혈소판 감소증
- 고지혈증
- 고혈압
- 관절통
- 근육통
- 빈뇨감

Tacrolimus

Tacrolimus의 부작용은 다음과 같다.

- 오심과 구토
- 변비 혹은 설사
- 떨림
- 호중구 감소증
- 고혈압
- 신독성
- 간독성

간호과정

다른 면역억제제를 투여받는 대상자에게 적용하는 간호과정은 다음과 같다.

사정

- 약물치료 전, 환자의 면역상태에 대한 과거력을 조사한다.
- 대상자의 이식거부 반응 징후를 관찰하여 약물 효과를 모니터한다. 치료적 반응은 일반적으로 8주 내에 나타난다.
- 부작용과 약물 상호작용을 주의 깊게 관찰한다.
- 헤모글로빈, 헤마토크릿, 백혈구 그리고 혈소판 수치를 최소 월 1회 이상 확인한다. 치료의 초기단계에서 더 자주 측정한다.
- 혈액요소질소(BUN), creatinine, 사구체여과율(GFR) 등 신장기능에 대한 기본 수치를 측정한다.
- Alkaline phosphatase와 bilirubin을 포함한 간수치를 사정한다.
- 칼륨 수치를 확인한다.
- 약물치료에 대한 대상자와 가족의 지식 정도를 사정한다.

간호진단
- 이식거부반응 위험과 관련된 비효율적 방어
- 약물 사용에 따른 면역억제와 관련된 감염의 위험성
- 약물치료와 관련된 지식 부족

기대되는 효과
- 대상자의 활력증후는 정상 범위 내에 있으며 사정 결과가 정상일 것이다.
- 정상 백혈구 수, 정상 범위의 체온, 균배양검사상 음성을 근거로 감염이 없음을 확인할 수 있을 것이다.
- 대상자와 가족은 약물치료에 대해 이해하고 있음을 보여줄 것이다.

중재
- 처방에 따라 약물을 투여한다. 지침에 따라 약물을 희석한다.
- 대상자들의 약물 반응을 관찰하고 부작용 여부를 관찰한다.
- 백혈구 수치를 관찰한다. 대상자의 백혈구 수치가 $3,000/mm^3$ 이하일 경우 약물투여를 중단해야 하므로 의사에게 알린다.
- 출혈을 예방한다. 혈소판 수치가 $10,000/mm^3$ 이하일 경우 근육주사를 피한다.
- 신장과 간 기능 검사 결과를 확인한다.

열이 나면…
- 대상자의 감염 징후를 관찰하고 열, 인후통, 권태감이 있으면 보고한다.
- 여성 대상자에게는 약물치료 동안 약물치료 중단 후 4개월 동안은 임신을 피하도록 교육한다.
- 모발이 얇아질 수 있음을 알린다.
- 대상자들에게 이 약물이 효과를 나타내기 위해서 12주 동안 복용될 수 있음을 설명한다.

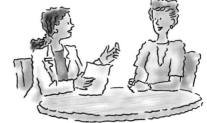

평가
- 대상자에게 이식거부 증상이 나타나지 않는다.
- 대상자에게 감염의 징후와 증상이 나타나지 않는다.
- 대상자와 가족은 약물치료에 대해 이해하고 있음을 보여준다.

요산배설 촉진제 Uricosurics

요산배설 촉진제와 기타 통풍치료제는 항염증 작용을 통하여 그 효과를 나타낸다.
혈중의 요산증가는 급성 관절염의 특징적인 형태인 통풍의 원인이 된다.
고요산혈증은 요산 생산의 증가나 신장에 의한 요산 배출의 감소 때문에 발생한다.

요산배설 촉진제

비스테로이드성 항염증제 또한 통풍 치료의 일차적인 요법이다. 요산배설 촉진제는 크게 probenecid와 sulfinpyrazone이 있다.

통풍 없애기

요산배설 촉진제는 소변으로 요산 배출을 증가시킨다. 요산배설 촉진제 사용의 일차적인 목적은 통풍성 관절염 발작의 예방과 조절에 있다.

약동학

요산배설 촉진제는 위장관을 통해 흡수된다. 두 약물의 분포는 유사하며 probenecid는 75~95% 정도에서, sulfinprazone는 98%가 단백질과 결합한다. 대사는 간에서 이루어지며 일차적으로 신장을 통해 배설된다. 대변을 통한 배설은 극소량이다.

약역학

Probenecid와 sulfinpyrazone은 근위요세관에서 요산의 재흡수를 감소시킨다. 이 결과 소변으로 요산이 배설되며 혈청 내 요산 농도가 감소한다.

약물치료학

Probenecid와 sulfinpyrazone의 적응증은 다음과 같다.

- 통풍 증상
- 통풍성 관절염 (관절 내부의 침착으로 인해 하나 이상의 관절에 염증이 생김)
- 비관절성 통풍 (요산 결정이나 침착이 피부 아래 생김)

요산배출 촉진

Probenecid는 고요산혈증 대상자에서 요산의 배출을 촉진시키기 위해 사용되기도한다.

급성에는 다른 약물로

Probenecid와 sulfipyrazone은 급성 통풍 발작에는 투여하지 않는다. 급성기에 투여하면 약물로 인해 염증이 연장될 수 있기 때문이다. 이 약물투여 초기나 혈중 요산농도가 급격하게 변할 때마다 급성 통증 발작의 기회가 증가되므로 초기 3~6개월 동안에는 colchicinde을 투여한다.

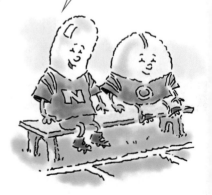

Probencid와 sulfinpyrazone은 급성 통풍 발작에는 사용하면 안돼요. 왜냐하면, 염증현상과 발작기간을 연장시킬 수 있답니다.

약물 상호작용

약물 중 일부는 심각한 약물 상호작용이 일어날 수 있다.

- Probenecid는 cephalosporin계, penicilline계, sulfonamie제제의 효과를 증가시키거나 연장시킬 수 있다.

- Probenecid가 항암제와 같이 투여될 경우 혈청 요산의 농도가 증가할 수 있다.

농도 주

- Probenecid는 독성 작용의 원인이 되는 dapsone, aminosalicylic acid, methotrexate 혈청농도를 증가시킬 수 있다.
- Sulfinpyrazone은 와파린의 효과를 증가시켜 출혈의 위험성을 증가시킨다.
- Salcylate은 sulfinpyrazone의 효과를 감소시킨다.
- Sulfinpyrazone은 경구용 당뇨약물의 효과를 상승시켜 저혈당이 발생할 위험이 높아진다.

부작용

요산배설 촉진제의 부작용에는 요산 결석 형성과 혈액 이상 등이 있다.

Probenecid

Probenecid의 부작용은 다음과 같다.

- 두통
- 식욕부진
- 오심과 구토
- 과민반응

Sulfinpyrazone

Sulfinpyrazone의 부작용은 다음과 같다.

- 오심
- 소화불량
- 위장관 통증
- 위장관 출혈

간호과정

요산배설 촉진제를 투여받는 대상자에게 적용하는 간호과정은 다음과 같다.

사정

- 약물투여 전 대상자의 상태를 확인하고 이후 정기적으로 재사정한다.
- 장기투여 시 혈중 요소질소화합물 농도와 신장 기능을 정기적으로 관찰한다. 만성 신부전 대상자의 경우 이 약물이 효과가 없음을 명심해야 한다.
- 약물 상호작용과 약물 부작용을 확인한다.
- 위장관 부작용이 있을 수 있으므로 대상자의 수분 균형 상태를 관찰한다.
- 약물치료에 대한 대상자와 가족의 지식 정도를 사정한다.

간호진단

- 기본적인 건강상태와 관련된 비효율적 건강유지
- 위장관 부작용과 관련된 수분 부족 위험성
- 약물 요법과 관련된 지식 부족

기대되는 효과

- 사정 항목은 정상적인 범위 안에 있을 것이다.
- 대상자는 수분섭취 배설량 측정 시 충분한 수분 상태에 있음을 보여줄 것이다.
- 대상자와 가족은 약물요법에 대해 이해하고 있음을 보여줄 것이다.

중재

- 위장관 불편감을 최소화하기 위해 우유, 음식 혹은 제산제와 같이 투여한다. 불편감이 지속된다면 투여 용량을 줄일 필요가 있다.

물마시기

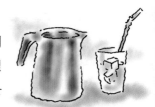

- 대상자들에게 하루에 2L 이상의 물을 마시도록 격려한다. 알칼리성 소변을 위해 탄산수소나트륨 혹은 구연산칼륨이 투여되어야 할 수도 있다. 이 방법은 혈뇨, 신산통, 요산결석의 형성 그리고 늑골척추각통증(costovertebral pain)을 예방한다.
- 급성 발작이 호전되면, 약물투여를 시작한다. 이 약물은 진통제나 소염제를 포함하고 있지 않으므로 급성 통풍 발작 동안에는 효과적이지 않음을 주의한다.
- 치료 시작 후 12개월 동안 급성 통풍 발작의 빈도, 증상, 지속기간이 증가될 수 있음을 유의한다. 초기 3~6개월동안 예방적 colchicine 또는 다른 소염제가 투여된다.
- 통풍을 유발하는 아스피린을 함유한 약물을 피하도록 대상자에게 설명한다.
- 약물 치료동안 요산의 농도를 증가시킬 수 있는 알코올을 피하도록 대상자에게 설명한다.
- 대상자에게 멸치, 간, 정어리, 신장이나 췌장 같은 내장육, 완두콩, 녹두 같은 고퓨린 음식 섭취를 제한하도록 설명한다.

평가

- 대상자는 약물치료에 긍정적으로 반응한다.
- 대상자는 충분한 수분 상태를 유지한다.
- 대상자와 가족은 약물치료에 대해 이해하고 있음을 보여준다.

기타 통풍치료제

기타 통풍치료제에는 allopurinol과 colchicine이 있다. Allopurinol은 요산 생성을 억제하고 통풍발작을 예방하기 위해 사용되며 colchicine은 급성 통풍 발작 치료에 사용된다. Colchicine는 염증을 유발하는 백혈구의 역할을 방해하여 염증을 경감시킨다.

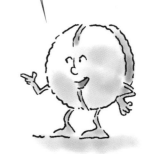

기타 통풍 치료제로 allopruinol과 colchicine이 있어요.

약동학

Allopurinol과 colchicine은 신체의 각각 다른 경로를 통해 흡수된다.

널리 퍼지는 allopurinol

경구로 투여하면 allopurinol은 위장관을 통해 흡수된다. Allopurinol과 대사산물인 oxypurinol은 뇌를 제외한 신체 모든 부위에 광범위하게 분포한다. 이 약물은 간에 의해 대사되며 소변으로 배설된다.

Colchicine의 경로를 따라

Colchicine은 위장관을 통해 흡수된다. Colchicine은 부분적으로 간에서 대사된다. 이 약물과 대사산물은 담즙 분비를 통해 장으로 재흡수된다. 장으로 재흡수된 후 colchicine은 다양한 조직으로 분포된다. 주로 대변을 통해 배설되며 소량은 소변으로 배설된다.

약역학

Allopurinol과 그 대사산물인 oxypurinol은 요산 생성에 관여하는 효소인 xanthine oxidase를 억제한다. 요산생성을 줄임으로써 allopurinol은 고요산혈증의 위험을 줄여준다.

백혈구! 가지마시오

Colchicine은 monosodium 요산 결정이 침전된 관절 조직의 염증 반응을 줄이는 것으로 보인다. Colchicine은 염증이 있는 관절로의 백혈구의 이동을 차단함으로써 효과를 나타낸다. 이는 백혈구에 의한 식세포작용과 젖산생성을 줄여 요산결정 침착을 줄이고 염증 반응을 감소시킨다.

약물치료학

Allopurinol은 일반적으로 통풍에 투여하며 급성 통풍 발작을 예방할 수 있다. Allopurine은 요산배설 촉진제와 함께 소량으로 병용투여 되기도 한다. 이외에 다음과 같은 경우에 사용될 수 있다.

- 암과 백혈병을 치료하는 동안에 혈액 이상과 같이 생기는 통풍과 고요산혈증
- 일차 혹은 이차적인 요산 신증

- 요산결석형성의 치료와 예방
- 최대용량의 요산배설 촉진제 투여에도 잘 반응하지 않거나 알레르기 반응이나 약물내성이 있는 대상자 치료

통증완화

Colchicine은 급성 통풍 관절염 치료에 사용된다. 신속히 투여되면 통증을 완화시키는데 특히 효과적이다. 또한 allopurinol, probenecid, sulfinpyrazone의 초기 치료 시 몇 달간 colchicine을 사용하면 급성 통풍 발작을 예방할 수 있다.

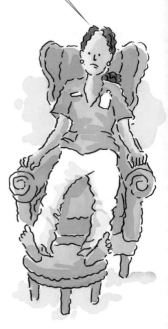

Colchicine은 급성 통풍 관절염 발작의 염증을 완화시킵니다. 지금, 한결 좋아졌어요.

약물 상호작용

Colchicine은 다른 약물과 상호작용하지 않는다. Allopurinol을 다른 약물과 사용하면 심각한 상호작용이 일어날 수 있다.

- Allopurinol은 경구용 항응고제의 효과를 증가시킨다.
- Allopurinol은 mercaptopurine, azathioprine의 혈중 농도를 증가시켜 독성의 위험을 증가시킨다.
- 안지오텐신 전환 효소 억제제는 allopurinol의 과민반응 위험을 증가시킨다.
- Allopurinol은 theophylline 혈중 농도를 증가시킨다.
- Cyclophosphamide를 allopurinol과 함께 투여하면 골수기능 저하의 위험이 증가한다.

부작용

Allopurinol의 가장 일반적인 부작용은 발진이다. Colchicine을 장기간 투여하면 골수 억제의 원인이 될 수 있다. Allopurinol과 colchicine의 부작용은 다음과 같다.

- 오심과 구토
- 설사
- 간헐적 복통

간호과정

기타 통풍 치료제를 투여받는 대상자에게 적용하는 간호과정은 다음과 같다.

사정

- 약물치료 전, 대상자의 상태를 확인하고 이후 정기적으로 재사정한다.

기다림의 가치

- 약물투여 전 그리고 치료 중에 대상자의 요산 수치, 관절 경직정도, 통증을 사정한다. 최적의 이익을 얻기까지 약물 투여 후 2~6주가 소요된다.

- 치료 시작 전에 혈액검사, 간, 신장 기능 검사를 시행하고 치료 동안 정기적으로 재평가한다.
- 부작용과 약물 상호작용을 확인한다.
- 대상자의 수분섭취 배설량을 관찰한다. 매일 소변양이 적어도 2L 이상이어야 하며 중성 혹은 약알칼리성 소변이 이상적이다.
- 약물치료에 대한 대상자와 가족의 지식 정도를 확인한다.

간호진단

- 기본적인 상태와 관련된 급성 통증
- 약물로 야기된 무과립구증과 관련된 감염 위험성
- 약물치료에 대한 지식 부족

기대되는 효과

- 대상자는 통증이 감소될 것이다.
- 대상자는 감염의 증상과 징후를 보이지 않을 것이다.
- 대상자와 가족은 약물치료에 대해 이해하고 있음을 보여줄 것이다.

중재

- 위장관 불편감을 최소화하기 위해 식사 중 혹은 직후에 투여한다.
- 금기사항이 아니라면 약물 투여하는 동안 수분 섭취를 격려한다.
- 약물투여 동안 신부전이 나타나면 의사에게 알린다. 약물용량을 줄여야 할 수 있다.
- 처방에 따라 colchicine과 allopurinol을 병용투여한다. 이는 치료 시작 6주 내에 발생할 수 있는 급성 통풍 발작을 예방적으로 치료하기 위함이다.
- 이 약물의 중추신경효과가 밝혀질 때까지 집중을 요하는 위험한 업무나 운전을 피하도록 충고한다.
- 수산칼슘결석의 재발 때문에 allopurinol을 복용하는 대상자에게 동물성 단백질, 나트륨, 정제설탕, 옥산살염이 풍부한 음식들 그리고 칼슘을 제한하도록 교육한다.
- 다른 과민성 반응이나 부작용에 선행하는 발진이 있을 경우 약물투여를 중단한다. 발진은 이뇨제를 복용하고 있거나 신기능장애를 앓고 있는 대상자에게서 더 흔하다. 대상자에게 모든 부작용에 대해 즉각적으로 의료진에게 알리도록 한다.
- 대상자에게 요산의 농도를 증가시키는 알코올 섭취를 피하도록 설명한다.

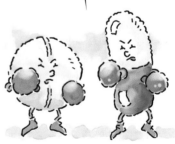

Colchicine과 allopurinol을 함께 투여하면, 통풍치료에 더욱 효과적이랍니다.

평가

- 대상자는 관절통증이 없다고 표현한다.
- 대상자는 감염이 없다.
- 대상자와 가족은 약물치료에 대해 이해하고 있음을 보여준다.

퀴즈 Quiz

1. 대상자 사정 과정에서 대상자가 digoxin, furosemide, 진정제, ampicillin을 복용중임을 알게 되었다. 이 중 항히스타민제와 약물 상호작용을 일으키는 약물은무엇인가?

   A. Digoxin

   B. Furosemide

   C. Tranquilizer

   D. Amoxicillin

Answer: C. 항히스타민제는 많은 약물과 상호작용한다. 때때로 치명적이므로 생명에 위협을 가할 수 있다. 특히 진정제나 알코올과 같이 중추신경 억제제의 진정효과와 호흡 억제 효과를 증가시킬 수 있다.

2. Prednisolone을 복용하고 있는 대상자를 사정하고 있다. 간호사가 약물 부작용으로 볼 수 있는 대상자의 증상은 무엇인가?

   A. 졸음

   B. 고혈당

   C. 고칼륨혈증

   D. 저혈당

Answer: B. 코티코스테로이드는 거의 모든 신체 기관에 영향을 미친다. 내분비계반응으로 포도당 내성을 감소시키고 그 결과 고혈당 발생으로 당뇨를 유발하기도한다.

3. 다음 중 allopurinol과 상호작용하는 약물은 무엇인가?

A. 경구용 항응고제

B. 항히스타민제

C. 강심제

D. 혈당강하약물

Answer: A. Allopurinol은 항응고제의 효과를 증가시킨다.

점수 매기기

★ ★ ★ 3문제를 정확하게 다 맞췄다면 훌륭합니다! 똑똑함에 알레르기가 전혀 없군요!

★ ★ 2문제를 맞췄다면 축하합니다. 잘하고 있습니다.

★ 2문제 미만으로 맞췄다면 계속 노력해야 합니다. 열심히 하면 다음 단원에서
좀 나아질 것입니다.

Chapter 14

암치료 약물

학습 내용

◆ 암치료에 사용되는 약물의 분류
◆ 약물의 사용과 다양한 작용
◆ 약물의 흡수, 분포, 대사 및 배설
◆ 약물의 상호작용과 부작용

Nitrogen mustards
- chlorambucil
- cyclophosphamide
- estramustine
- ifosfamide
- mechlorethamine hydrochloride
- melphalan

Alkyl sulfonate
- busulfan

Nitrosoureas
- carmustine
- lomustine
- streptozocin

Triazines
- dacarbazine
- triazine

Ethylenimines
- thiotepa

알킬화제 유사약물
- carboplatin
- oxaliplatin
- cisplatin

엽산 유사체
- methotrexate

피리미딘 유사체
- capecitabine
- cytarabine
- floxuridine
- fluorouracil
- gemcitabine

퓨린 유사체
- cladribine
- fludarabine phosphate

- mercaptopurine
- pentostatin
- thioguanine

항균 – 항종양 약물
- antracycline (daunorubicin, doxorubicin, epirubicin, idarubicin)
- bleomycin
- dactinomycin
- mitomycin
- mitoxantrone

아로마테이스 억제제
- exemestane
- anastrozole과 letrozole

항에스트로겐
- tamoxifen citrate
- toremifene citrate
- fulvestrant

Panobinostat
- bortezomib
- dexamethasone

Palbociclib
- palbociclib

항안드로겐
- flutamide
- nilutamide
- bicalutamide

프로게스틴
- medroxyprogesterone acetate
- megestrol acetate

성선자극호르몬–분비호르몬 유사체
- goserelin acetate
- leuprolide acetate
- triptorelin pamoate

Vinca alkaloids
- vinblastine
- vincristine
- vinorelbine

Podophyllotoxins
- etoposide
- teniposide

단클론 항체
- ibritumomab tiuxetan
- nivolumab
- dinutuximab

국소이성화효소 I 억제제
- irinotecan
- topotecan

표적 치료제
- 상피세포 성장인자 수용체 억제제 (cetuximab, panitumumab, lenvatinib, erlotinib)
- tyrosine 억제제(gefitinib, imatinib, dasatinib, nilotinib)
- 혈관내피 성장인자 억제제(sunitinib, sorafenib)
- protease 억제제(bortezomib)

미분류 항종양 약물
- aldesleukin
- asparaginase
- hydroxyurea
- interferons
- procarbazine
- taxanes(paclitaxel and docetaxel)

안드로겐
- fluoxymesterone
- testolactone
- testosterone enanthate
- testosterone propionate

약물과 암 Drugs and cancer

1940년대에 항암제가 암 치료를 위해 개발되었다. 그러나 개발된 항암제는 대부분 심각한 부작용을 유발했다.

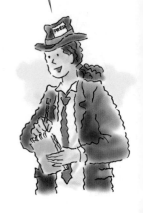

알립니다!
암치료약물은
1940년대에
암을 치료하기 위해
개발되었습니다.

많은 발전이 있었죠

오늘날에는 대상자를 덜 힘들게 하고 독성이 적은 항암제가 투여되고 있다. 근래의 항암화학요법을 통해 급성 림프구성 백혈병과 같은 소아암과 전립선암과 같은 성인 악성 종양들은 대부분 완치가 가능해졌다. 단클론 항체(monoclonal antibodies)를 사용하거나 특정 단백질(targeting specific proteins)을 겨냥하는 새로운 치료 프로토콜을 통해 대상자의 암을 관해 상태로 유지하는 기간이 점차 길어지고 있다. 또한 인터페론과 같은 다른 약물들도 암대상자를 치료하는데 사용되고 있다. 암치료 약물의 유형은 다음과 같다.

- 알킬화제(alkylating drugs)
- 항대사성 약물(antimetabolite drugs)
- 항균 항종양 약물(antibiotic antineoplastic drugs)
- 호르몬성 항종양 약물과 호르몬 조절자(hormonal antineoplastic drugs and hormone modulators)
- 천연 항종양 약물(natural antineoplastic drugs)

- 단클론 항체(monoclonal antibodies)
- 국소이성화효소 I 억제제(topoisomerase I inhibitors)
- 표적 치료제(targeted therapies)
- 미분류 항종양 약물(unclassified antineoplastic drugs)

알킬화제 Alkylating drugs

단독으로 사용하거나 다른 약물과 병합하여 사용하는 알킬화제는 다양한 암에 효과적으로 작용한다. 이러한 종류의 약물은 다음 6가지 중 하나로 분류할 수 있다.

- nitrogen mustards
- alkyl sulfonates
- nitroureas
- triazines
- ethylenimines
- alkylating-like drugs

어느 세포주기에도 작용하는

알킬화제는 DNA를 손상시킴으로써 항암효과를 발휘한다. 세포의 아미노산이 정확하게 한 쌍이 되지 못하도록 한 개의 가닥을 관통하므로써 DNA 복제 과정을 정지시킨다. 알킬화제는 세포주기 비특이성 약물로써 세포주기의 어느 때라도 작용한다.

Nitrogen mustards

Nitrogen mustards는 알킬화제의 대표적 약물로 다음과 같다.

- chlorambucil
- cyclophosphamide
- estramustine
- ifosfamide
- mechlorethamine hydrochloride
- melphalan

새로운 장을 여는

Mechlorethamine hydrochloride는 최초로 개발된 nitrogen mustards로 속효성이다.

약동학

대부분의 알킬화제와 같이 nitrogen mustards의 흡수와 분포는 매우 다양하며, nitrogen mustards는 간에서 대사되어 신장으로 배설된다.

셋을 세기도 전에!

Mechlorethamine의 대사는 매우 빠르게 이루어지기 때문에 주사 후 몇 분이 지나면 활성화된 약물이 남아 있지 않게 된다. 대부분의 nitrogen mustards는 mechlorethamine hydrochloride보다는 더 긴 중간반감기를 가지고 있다.

약역학

Nitrogen mustards는 알킬화제로 알려진 화학작용에서 DNA 분자와 공유결합한다. 알킬화된 DNA는 원활히 복제할 수 없어 결국 세포가 파괴된다. 그러나 암세포들은 nitrogen mustards의 세포독성 효과에 대한 내성이 발생할 수 있다(알킬화제의 작용 방법 참조).

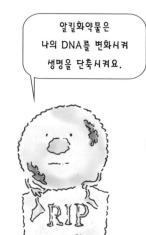

알킬화약물은 나의 DNA를 변화시켜 생명을 단축시켜요.

 알기쉬운 약물기전

알킬화제의 작용 방법

알킬화제는 DNA를 아래 그림과 같은 두 가지 방법으로 세포를 공격한다.

이중성 알킬화(bifunctional alkylation)
일부 약물은 DNA 사슬에서 두 개의 기본 쌍 사이에 삽입되어 사슬에서 비가역적인 결합을 형성한다. 이를 이중성 알킬화라고 하며 세포를 파괴하거나 세포독성효과를 가지게 된다.

단일성 알킬화(monofunctional alkylation)
나머지 약물들은 한 쌍에서 한 부분에서만 반응하여, 남은 한 부분으로부터 분리시키고 이곳에 부착되어 있던 당은 DNA분자를 깨뜨린다. 이를 단일성 알킬화라고 하며, 이는 영구적인 세포 손상을 초래하게 된다.

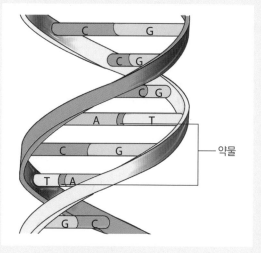

약물

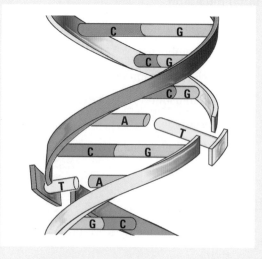

약물치료학

Nitrogen mustards는 백혈구 감소증을 일으키므로 호지킨병(무통성의 림프절, 비장, 림프 조직 종대를 일으킴), 백혈병(혈구형성 조직의 암)과 같은 악성 신생종양에 효과적이다.

질소 폭탄

Nitgogen mustards 약물은 악성 림프종(림프 조직의 암)에도 효과적이다. 다발성 골수종(골수 혈장 세포에 발생하는 암), 갈색종(멜라닌 세포에서 기원한 악성종양), 유방, 난소, 자궁, 폐, 뇌, 고환, 방광, 전립선, 위에 있는 암에도 효과가 있다.

약물 상호작용

Nitrogen mustards는 다음의 약물과 상호작용한다.

- 제산제와 같은 칼슘 포함 약물이나 음식은 흡수를 감소시킨다.
- 심장독성 약물을 cyclophosphamide와 함께 투약하면 심독성의 위험이 증가된다.
- Cyclophosphamide는 혈중 디곡신 수치를 감소시킬 수 있다.
- Ifosfamide를 allopurinol, barbiturates, chloral hydrate, phenytoin과 함께 사용하면 ifosfamide의 독성이 증가한다.
- 코티코스테로이드는 ifosfamide의 효과를 감소시킨다.
- Carmustine의 폐독성 역치는 melphalan과 함께 투약 시 감소될 수 있다.
- Interferon alpha는 melphalan의 혈중 농도를 감소시킬 수 있다.

부작용

많은 대상자들은 약물 치료동안 피로를 경험한다. 다른 부작용은 다음과 같다.

- 골수 억제로 심한 백혈구 감소증과 혈소판 감소증이 발생한다.
- 중추신경계(CNS) 자극으로 오심과 구토를 일으킨다.
- 구내염(stomatitis)
- 가역적인 탈모

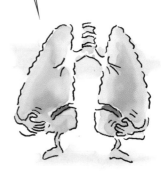

Nitrogen mustards를 직접 접촉하게 되면 피부, 눈, 호흡기에 심각한 부작용이 발생한답니다. 너무 짜증나요!

주의 깊게 다루세요!

Nitrogen mustards는 강력한 발포성(vesicants) 약물이기 때문에 직접적인 접촉이나 기화된 상태의 약물을 접촉하는 경우 피부, 눈, 호흡기에 심각한 부작용을 일으킬 수 있다.

간호과정

Nitrogen mustards를 투여받는 대상자에게 적용하는 간호과정은 다음과 같다.

알킬화제 항암치료

알킬화제 항암제가 처방된 경우 대상자와 보호자에게 다음의 사항을 교육한다.

- 항암치료는 감수성을 증가시킬 수 있으므로 세균 또는 바이러스 감염이 된 사람들과 접촉을 피한다. 감염(발열, 목의 따끔거림, 피로), 출혈(쉽게 멍듦, 코피, 잇몸출혈, 흑색변)의 증상과 징후를 세심하게 관찰한다. 매일 체온을 측정하고 감염 증상이 발생하면 즉시 보고한다.
- 칫솔과 치실은 조심스럽게 사용하고 적절한 구강간호를 한다.
- 치료 시작 전에 치과적인 문제를 해결하거나 정상적인 혈구 수치가 될 때까지 치료를 연기하도록 한다.
- 약물의 부작용으로 혈소판 수치가 감소하면 쉽게 멍이 들 수 있다.
- 항암제를 처방한 의사와 상담없이 일반의약품(의사의 처방없이 구입할 수 있는 약물)이나 한약제 등을 복용하지 않도록 한다.

- 아스피린이 포함된 일반의약품은 피한다.
- 처방된 약물을 지시대로 투약한다.
- 항암치료, 채혈 등 치료와 관련한 외래방문 날짜를 지킨다.
- 음식과 수분섭취를 적절히 유지한다. 필요시 영양사의 도움을 구한다.
- 출혈을 예방하기 위해 전기 면도기를 사용한다.
- 탈모가 있으면 가발, 스카프, 모자 등을 이용한다.
- 현재 항암치료를 받고 있음을 내과나 치과 등 다른 의료진에게도 미리 알리도록 한다.
- 가임기 여성인 경우에는 항암치료 동안과 이후 몇 개월 동안 피임하도록 한다.
- 영아에게 독성의 위험이 있기 때문에 치료 중에는 수유를 중단한다.

사정

- 약물투여 전 대상자의 암에 대해 사정하고 치료 중 정기적으로 재사정한다.
- 치료 시작 전 대상자상태를 정확하게 평가한다.
- 치료 중 약물 부작용과 상호작용에 대해 사정한다.
- 헤마토크릿, 혈소판, 총백혈구수, 감별백혈구수, BUN, ALT/AST, LDH, 혈중 빌리루빈, 혈중 크레아티닌, 요산 등을 확인하고 감시한다.
- 활력징후와 약물 주입 동안 정맥주사의 개방성을 확인한다.
- 대상자와 가족의 약물치료에 대한 지식정도를 평가한다.

주요 간호진단

- 암으로 인한 비효율적인 건강유지장애
- 약물로 인한 혈액학적 부작용과 관련한 비효율적인 대처
- 약물 치료와 관련한 지식 부족

기대되는 효과

- 대상자는 투약 후 검사와 평가과정에서 호전되었음을 말로 표현할 것이다.
- 감염이 없음은 정상적인 백혈구 수, 정상 체온, 배양검사 결과 음성으로 확인할 수 있다.
- 대상자와 가족은 약물 치료에 대해 이해하고 있음을 보여줄 것이다.

중재

- 항암제를 안전하고 적절하게 취급, 투약, 폐기하기 위해 정해진 절차에 따른다.

- 일혈(extravasation)시 즉각적으로 대처한다.
- 투약 시 epinephrine, corticosteroid, antihistamine 약물을 미리 준비해 두고 과민반응 발생에 대비한다.
- 처방된 약물을 투여하고 그 효과를 확인한다.
- 적절한 수액을 주입하고 수분섭취 배설량을 확인한다.
- 약물 사용에 따른 오심과 구토를 예방하기 위해 진토제를 투약한다.

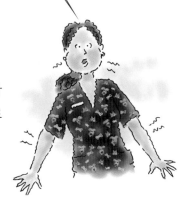

아나필락시스 반응이 발생하면 epinephrine과 같은 약물을 즉시 사용합니다.

준비

총백혈구 수가 2,000/mm³ 이하이거나, 호중구 수가 1,000/mm³ 이하로 감소하면 감염예방을 위한 보호격리를 시행하고, 병원의 정해진 절차에 따르도록 한다.

평가

- 추적검사를 통해 대상자의 암상태가 개선됨을 알 수 있다.
- 대상자는 감염과 비정상적인 출혈이 없다.
- 대상자와 가족은 약물치료에 대해 이해하고 있음을 보여준다(알킬화제 항암치료에 대한 교육 참조).

Alkyl sulfonate

Busulfan은 만성 골수성 백혈병(CML), 진성다혈구증(Polycythemia vera(RBC 군락의 증가와 WBC, platelet의 수가 증가함)], 다른 골수증식성 질환(골수의 이상증식)을 치료하기 위해 사용된다. 또한, busulfan은 골수이식 시 백혈병 치료를 위해 고용량으로 투여되기도 한다.

약동학

Busulfan은 위장관을 통해 빠르게 흡수된다. Busulfan의 약물 분포에 대해서는 잘 알려져 있지 않다. Busulfan은 소변으로 배설되기 전 간에서 광범위하게 대사되며, 반감기는 2~3시간이다.

약역학

Busulfan은 DNA 분자와 공유결합하여 알킬화를 이룬다.

약물치료학

Busulfan은 일차적으로 과립구(WBC의 일종)에 영향을 미치고 혈소판에도 일부 영향을 준다. 과립구에 작용하기 때문에 만성 골수성 백혈병 치료와 골수이식 치료를 위한 전처치 약물로써 사용된다.

효과적인 치료

Busulfan은 진성다혈구증 치료에도 효과적이다. 그러나 busulfan이 심각한 골수 억제의 부작용을 일으킬 수 있기 때문에 진성다혈구증 치료에는 다른 여러 약물이 투여된다.

약물 상호작용

Busulfan을 항응고 약물이나 aspirin과 함께 투여하면 출혈 경향이 증가된다. Busulfan과 thioguanine을 함께 사용하면 간 독성이 증가되고, 식도 정맥류를 유발하거나 간문맥 고혈압을 일으킬 수 있다. Busulfan을 metronidazole과 함께 사용하면 busulfan 독성이 증가할 수 있다.

부작용

Busulfan의 주요 부작용은 골수 억제, 심각한 백혈구 감소증, 빈혈, 혈소판 감소증이며, 약물 용량과 관련되며 가역적이다.

치료 후 수개월이 지난 후에도

치료이후 4개월~10년에 폐섬유증이 발생할 수 있다(평균 부작용 발현 시기는 치료 후 4년이다). 주목할 부작용으로는 경련이 있다(Busulfan의 주의사항 참조).

간호과정

알킬화제를 투여받는 대상자에게 적용하는 간호과정은 다음과 같다.

사정
- 약물투여 전 대상자의 암에 대해 사정하고 치료 중 정기적으로 재사정한다.
- 치료 시작 전 대상자상태를 정확하게 평가한다.
- 치료 중 약물 부작용과 상호작용에 대해 사정한다.

백혈구 감소
- 치료 동안 대상자의 백혈구 수와 혈소판 수를 매주 확인한다. 백혈구 수는 치료 10일 이후부터 2주까지 감소한다.
- 요산수치를 확인한다.
- 활력징후와 약물주입 동안 정맥주사의 개방성을 확인한다.
- 치료이후 추적 검사를 통해 약물의 효과에 대해 평가하고, 대상자의 전반적인 신체상태에 대해 확인한다. 보통 1~2주 이내에 시작되는 대상자 반응(식욕과 다행감 증가, 총 백혈구 수 감소, 비장크기 감소)에 대해 확인한다.
- 약물치료에 대한 대상자와 가족의 지식정도를 사정한다.

투약 전 주의사항

Busulfan의 주의사항

정맥주사로 busulfan을 투여하면 경련이 발생할 수 있다. 따라서, busulfan 투여 전에 phenytoin을 투약하여 경련 발생의 위험을 줄일 수 있다.

주요 간호진단

- 암과 관련한 비효율적인 건강유지장애
- 약물로 인한 면역 억제와 관련한 감염 위험성
- 약물 치료와 관련한 지식 부족

기대되는 효과

- 대상자는 증상이 호전됨을 보여줄 것이다.
- 감염이 없음은 정상적인 백혈구 수, 정상 체온, 배양검사 음성을 근거로 확인할 수 있다.
- 대상자와 가족은 약물 치료에 대해 이해하고 있음을 보여줄 것이다.

중재

- 항암제를 안전하고 적절하게 취급, 투약, 폐기하기 위해 정해진 절차에 따른다.
- 매일 같은 시간에 약물을 투여한다.
- 일혈(extravasation) 시 즉각적으로 대처한다.
- 처방된 약물을 투여하고 부작용을 확인한다.
- 적절한 수액을 주입하고 수분섭취량과 배설량 확인한다.
- 약물 용량은 매주 확인된 대상자의 백혈구 수에 따라 결정한다. 의사는 심 각한 백혈구 감소증이 발생하면 약물치료를 일시적으로 중단할 수 있다. 치료적 효과는 일반적으로 독성을 동반한다.
- 요산으로 인한 신장 부작용인 고요산혈증을 예방하기 위해 적절한 수액과 함께 allopurinol을 투여한다.
- 모유수유 대상자에게는 영아 독성의 가능성 때문에 약물치료 중에는 모유 수유를 중단할 것을 권한다.

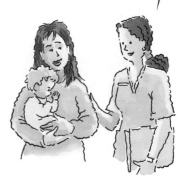

> 약물투여 동안 아이에게 독성의 위험이 있으므로 수유를 중단하도록 권유합니다.

평가

- 추적 검사를 통해 대상자의 암 상태가 호전되었음이 나타난다.
- 대상자는 감염이 없다.
- 대상자와 가족은 약물치료에 대해 이해하고 있음을 보여준다.

Nitrosoureas

Nitrosoureas는 종양세포의 재생을 멈추게 하는 알킬화제 약물이다.

- carmustine
- lomustine
- streptozocin

약동학

정맥주사로 투약된 carmustine은 비교적 안정적인 분포를 보인다. 경구 투여된 lomustine은 불완전하지만 적당한 정도로 흡수된다.

경구로 흡수되지 않는

Streptozocin은 경구로 흡수가 되지 않기 때문에 정맥주사로 투여해야 한다.

지방친화성

Nitrosoureas는 지방친화성이므로 지방조직과 뇌척수액에 잘 분포된다. 소변으로 배설되기 전에 광범위하게 대사된다.

약역학

이중성 알킬화 과정동안 nitrosoureas는 암세포가 분화하는데 필요한 아미노산, 퓨린, DNA 기능을 방해하여 암세포의 재생산을 차단시킨다.

약물치료학

Nitrosoureas는 지방친화성이 매우 높으므로 약물과 그 대사물이 혈액-뇌 장벽을 쉽게 통과할 수 있다. 이러한 능력으로 인해 nitrosourea는 뇌종양과 뇌수막 백혈병의 치료에 사용되어진다.

약물 상호작용

Nitrosoureas 약물은 다른 약물과 상호작용을 나타낸다.

- Cimetidine은 carmustine의 골수 독성을 증가시킨다.
- Lomustine은 항응고제나 아스피린과 병용되면 출혈 위험성이 증가되므로 함께 투약하지 않는다.
- Streptozocin은 doxorubicin의 배설 반감기를 지연시킬 수 있으므로 백혈구 감소증과 혈소판 감소증을 지연시킬 수 있다.

부작용

모든 nitrosoureas 약물은 심한 오심과 구토를 유발한다.

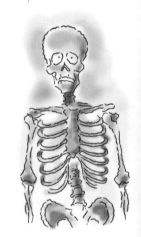

나는 cimetidine이 carmustine의 골수독성을 증가시킬 수 있다는 것을 너에게 말하는 게 전혀 기쁘지 않아.

골수기능을 억제해요

Carmustine과 lomustine은 치료 시작하고 4~6주 사이에 골수억제가 시작되어 1~2주 동안 지속된다. 이 약물들은 매 6주보다 더 빨리 투여되어서는 안된다.

신장 부작용

Nitrosoureas를 투여 받은 대상자는 신독성과 신부전이 발생할 수 있다. 고농도의 carmustine은 가역적인 간 독성을 일으킬 수 있다.

폐 부작용

Carmustine은 치료 후 수년 내 폐침윤이나 폐섬유화의 특성이 있는 지연된 폐독성을 일으킬 수 있다.

표면적당 1400mg 이상의 총용량을 장기간 투여받은 대상자는 폐독성이 치료가 끝나고 9일~15년 사이에 언제든지 발생될 수 있다(Carmustine 주의사항 참조).

투약 전 주의사항

Carmustine 주의사항

약물치료 용량과 관련한 폐독성이 있기 때문에 치료 시작 전에 폐기능 검사를 실시하여 폐기능을 확인한다. 부작용은 치료 후 9일에서 15년까지 발생할 수 있다. 이후 간, 신장, 폐기능을 주기적으로 평가해야 한다.

간호과정

Nitrosoureas를 투여받는 대상자에게 적용하는 간호과정은 다음과 같다.

사정

- 약물투여 전 대상자의 암에 대해 사정하고 치료 중 정기적으로 재사정한다.
- 치료 시작 전 대상자상태를 정확하게 평가한다.
- 치료 용량과 관련하여 폐독성이 나타날 수 있으므로 치료 이전에 폐기능 검사를 통해 기본 정보를 얻고, 치료 이후 간, 신장, 폐기능을 정기적으로 재검사하여 평가해야 한다.
- 치료 중 약물 상호작용과 부작용을 사정한다.
- 대상자의 CBC와 요산의 결과를 확인한다.
- 활력징후와 약물주입 동안 정맥주사의 개방성을 확인한다.
- 약물치료에 대한 대상자와 가족의 지식 정도를 평가한다.

주요 간호진단

- 암과 관련한 비효율적인 건강유지장애
- 약물과 관련한 부작용에 의한 손상 위험성
- 약물치료와 관련한 지식 부족

기대되는 효과

- 대상자는 증상이 호전됨을 보여줄 것이다.
- 대상자의 손상위험성이 최소화될 것이다.
- 대상자와 가족이 약물치료에 대해 이해하고 있음을 보여줄 것이다.

중재

- 항암제를 안전하고 적절하게 취급, 투약, 폐기하기 위해 정해진 절차를 따른다.
- 오심을 감소시키기 위하여 약물 주입 이전에 진토제를 투여한다.
- Carmustine 약물은 플라스틱 용기에서는 불안정하므로 반드시 유리용기를 사용 해야 한다. 또한 피부에 닿으면 갈색반점이 나타날 수 있으므로 접촉을 피하고 만약 피부에 닿을 경우 철저하게 씻어내야 한다.

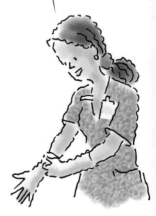

Carmustine wafer를 수술장에서 다룰 때 장갑을 두겹으로 껴야 합니다.

두겹, 두겹으로

- 수술장에서 carmustine wafer를 취급할 경우 장갑을 두 겹으로 착용한다.
- 적절한 수액을 처방하고 대상자의 수분섭취 배설량을 확인한다.
- 고요산혈증과 요산신증을 예방하기 위하여 적절한 수액과 함께 allopurinol을 투여한다.
- 치료기간 동안 모유 수유를 피한다.
- CBC 결과상 문제가 없다면 lomustine의 반복투여가 가능하다.
- 감염 관리와 출혈 예방을 위한 간호를 제공한다.

평가

- 추적 검사를 통해 대상자의 암 상태가 호전되었음이 나타난다.
- 대상자는 약물과 관련한 부작용으로 인한 손상을 경험하지 않는다.
- 대상자와 가족은 약물치료에 대해 이해하고 있음을 보여준다.

Triazines

Dacarbazine, triazine은 간에서 활성화된 후 알킬화제로서 작용한다.

약동학

Dacarbazine은 정맥주사한 후 전신으로 분포되고 간에서 대사된다. 6시간 이내 약물의 30~46%가 신장으로 배설되는데, 약물의 절반은 대사되지 않은 상태로 배설되고, 나머지는 대사산물의 형태로 배설된다.

기능장애

신장, 간기능 이상 대상자는 약물의 반감기가 7시간까지 연장된다.

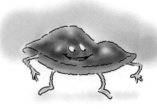

주사로 투여된 dacarbazine은 간에서 대사되어야 항암제로 작용한답니다.

약역학

Dacarbazine은 알킬화제로 작용하기 위해 간에서 먼저 대사되어야 한다. Dacarbazine 은 RNA와 단백질 합성을 방해하는 것으로 보여진다. 다른 알킬화제와 같이 dacarbazine은 세포주기 비특이성 약물이다.

약물치료학

Dacarbazine은 악성 흑색종의 치료에 일차적으로 사용된다. 다른 약물과 함께 호지킨병의 치료에도 사용된다.

약물 상호작용

Dacarbazine과 관련한 중요한 약물 상호작용은 알려진 바가 없다.

부작용

Dacarbazine은 아래와 같은 부작용을 일으킬 수 있다.

- 백혈구 감소증
- 혈소판 감소증
- 오심과 구토(투약 후 1~3시간 지나서 시작되며 대부분 12시간까지 지속될 수 있다)
- 광과민성
- 독감유사증후군(flulike syndrome: 치료 후 7일째 시작하여 21일까지 지속될 수 있다)
- 탈모

간호과정

Triazines을 투여받는 대상자에게 적용하는 간호과정은 다음과 같다.

사정

- 약물투여 전 대상자의 암에 대해 사정하고 치료 중 정기적으로 재사정한다.
- 치료 시작 전 대상자상태를 정확하게 평가한다.
- 치료 중 약물 상호작용과 부작용을 확인한다.
- 대상자의 CBC, 혈소판 수, 간기능검사를 확인한다.
- 활력징후와 약물주입동안 정맥주사의 개방성을 확인한다.
- 정맥관의 대상자와 가족의 지식 정도를 평가한다.

주요 간호진단

- 암과 관련된 비효율적인 건강유지장애
- 약물과 관련한 부작용에 의한 손상 위험성
- 약물치료와 관련한 지식 부족

기대되는 효과

- 추후 검사에서 암이 감소함을 알 수 있을 것이다.
- 대상자의 손상위험성이 최소화될 것이다.
- 대상자와 가족이 약물치료에 대해 이해하고 있음을 보여줄 것이다.

중재

- 항암제를 안전하고 적절하게 취급, 투약, 폐기하기 위해 정해진 절차를 따른다.
- 처방에 따라 투약하고 효과를 평가한다.
- 적절한 수액을 처방하고 대상자의 수분섭취 배설량을 확인한다.
- Dacarbazine을 투여하기 전 오심을 감소시키기 위해 진토제를 투여한다. 오심과 구토는 몇 번의 투약 이후 감소될 것이다.
- 병원 방침에 따라 약물 주입동안 약물이 든 수액백을 차광하여 약물이 빛에 의해 분해되지 않도록 한다. 약물을 좀 더 희석하거나 천천히 주입하면 주사부위의 통증을 감소시킬 수 있다.

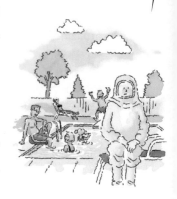

치료 후 첫 2일동안 햇빛과 불빛을 피하도록 교육합니다. 비록 약간은 노출될 수 있겠지만….

분홍빛으로 변하면 변질된 것

- 약물이 분홍색으로 변한 경우 약물이 분해되었음을 의미하므로 폐기한다.
- 주입 동안에 일혈이 발생하지 않도록 주의한다. 만약 정맥주사 부위에 침윤이 생기면 즉시 약물 주입을 중단하고, 24~48시간 동안 얼음을 적용하고 의사에게 보고해야 한다.
- 대상자에게 치료 이후 2일 동안은 햇빛에 노출되지 않도록 교육한다.
- 대상자에게 인플루엔자 증상이 생기면 acetaminophen과 같은 약한 해열제를 복용할 수 있음을 알린다.
- Aspirin은 피한다.

평가

- 추적 검사에서 암의 증상이 호전된다.
- 대상자는 감염과 출혈과 같은 비정상적인 증상이 없다.
- 대상자와 가족은 약물 치료에 대해 이해하고 있음을 보여준다.

Ethylenimines

Ethylenimine 유도체인 thiotepa는 여러 기능을 가진 알킬화제이다.

약동학

정맥주사로 투여되는 thiotepa의 생체이용률은 100%이다. 약물을 악성 삼출물이 있는 흉막강이나 복막강에 투여하거나 방광에 주입하면 상당한 수준의 전신적 흡수가 일어난다. Thiotepa는 혈액-뇌 장벽을 통과하며 대부분 간에서 대사된다. Thiotepa와 그 대사산물은 소변으로 배설된다.

약역학

Thiotepa는 DNA 복제와 RNA 전사를 방해함으로써 세포독성을 발휘한다. 최종

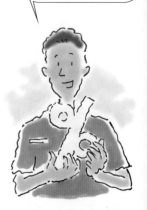

효율이 대단하군요! 정맥으로 투여된 thiotepa는 생체 이용률 100%랍니다.

적으로 핵산의 기능을 억제하여 세포사를 일으킨다.

약물치료학

Thiotepa는 방광암 치료에 쓰인다. 알킬화제인 thiotepa는 림프종과 자궁암, 유방암에서 처방되기도 한다.

여러 곳에 사용되죠

Thiotepa는 신체강의 악성 삼출물 치료에 투여되며, 폐암치료에도 효과가 있다.

약물 상호작용

- Thiotepa는 다른 약물과 상호작용할 수 있다.
- Thiotepa를 항응고제, 아스피린과 병용하면 출혈 위험성을 증가시킨다.
- Thiotepa를 신경근 차단제와 병용 시 근육 마비가 연장될 수 있다.
- Thiotepa와 다른 알킬화제 약물을 동시에 투여하거나, 방사선 치료 시 함께 투여할 경우에는 치료적 효과가 향상되기보다는 독성이 증가할 수 있다.

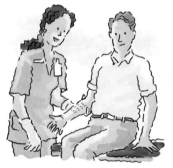

Thiotepa에 대한 부작용에는 두드러기, 소양증과 발진이 있습니다.

호흡기 부작용

- Thiotepa를 succinylcholine과 함께 사용하면 호흡이 늘어지거나 무호흡을 야기할 수 있다. Thiotepa는 succinylcholine을 활성화시키는 효소인 cholinesterase의 활동을 방해한다.

부작용

Thiotepa와 관련한 부작용은 골수기능억제로 인한 백혈구 감소증, 빈혈, 혈소판 감소증, 범혈구감소증(모든 혈구수 감소)을 포함하는 혈액학적 문제가 있으며 치명적일 수 있다. 다른 부작용은 다음과 같다.

- 오심과 구토(일반적임)
- 구내염과 장 점막의 궤양(골수이식에서 용량이 많아질 때)
- 구진, 발진, 소양증(때때로 일시적임)

간호과정

Ethylenimines을 투여받는 대상자에게 적용하는 간호과정은 다음과 같다.

사정

- 약물투여 전 대상자의 암이 대해 사정하고, 치료 중 정기적으로 재사정한다.
- 치료 시작전 대상자상태를 정확하게 평가한다.
- 치료중 약물 상호작용과 부작용을 확인한다.
- 매주 대상자의 CBC를 마지막 약물 주입 이후 최소 3주 동안 확인한다.
- 혈중요산의 수치를 확인한다.

- 위장관 부작용은 6~8 개월 동안 발생하며 가역적임을 기억한다.
- 활력징후와 약물주입동안 정맥관 개방성을 확인한다.
- 약물치료에 대한 대상자와 가족의 지식 정도를 평가한다.

주요 간호진단
- 암과 관련한 비효율적인 건강유지장애
- 약물로 인한 혈액학적 부작용과 관련한 비효율적인 대처
- 약물치료와 관련한 지식 부족

기대되는 효과
- 대상자는 증상이 호전됨을 보여줄 것이다.
- 정상적인 백혈구 수, 정상 체온, 배양검사상 음성을 근거로 감염이 없음을 확인할 수 있을 것이다.
- 대상자와 가족이 약물 치료에 대해 이해하고 있음을 보여줄 것이다.

중재
- 항암제를 안전하고 적절하게 취급, 투약, 폐기하기 위해 정해진 절차를 따른다.
- 항암제 혼합에 대한 병원규정에 따라 약물을 준비한다. 1~4주 간격을 두고 0.3~0.4mg/kg 용량으로 빠르게 정맥주사한다.
- 정맥주입 중 심한 통증이 발생할 경우 주사부위에 국소마취제를 사용한다. 통증예방을 위해 주사액을 좀 더 희석하거나, 국소마취제를 사용한다. 약물이 침윤되지 않도록한다.

투명한 상태
- 주사희석액에 눈에 보이는 불투명 입자나 침전물이 발생하면 즉시 폐기한다 (Thiotepa 주의사항 참조).
- 처방에 따라 약물을 투약하고 효과를 평가한다.
- Thiotepa는 방광에 점적한다.
- 방광암 대상자는 8~10시간 동안 수분을 공급하고, 30~60ml 생리식염수에 30~60mg의 약물을 섞어 방광에 점적하고 2시간 동안 정체시킨다. 4주마다 한 번 반복투여 한다.
- Thiotepa는 강내에 직접 투여하며, kg당 0.5~0.8mg이 추천용량이다.
- 건조 분말은 직사광선으로부터 차단하여 서늘하게 보관한다.
- WBC 수가 3,000/mm³ 이하이거나 혈소판 수가 150,000/mm³인 경우에는 의사에게 알린 후 투약을 중단한다.
- 요산신증으로 인한 고요산혈증을 예방하기 위하여 allopurinol을 적절한 수액과 함께 사용한다.

투약 전 주의사항

Thiotepa의 주의사항
약물은 거의 투명하고 맑아야 한다. 혼합액이 침전물이 있거나 불투명하면 폐기한다. 희미한 것을 없애기 위해 0.22-micron 필터를 사용할 수 있다.

- 적절한 수액을 처방하고 대상자의 수분섭취 배설량을 확인한다.
- 영아 독성의 위험성이 있으므로 약물치료 중에 모유수유를 중단하도록 한다.

평가
- 대상자는 추적 진단 검사에서 암의 증상의 호전되었음이 나타난다.
- 대상자는 감염과 출혈의 비정상적인 증상이 없다.
- 대상자와 가족은 약물치료에 대해 이해하고 있음을 보여준다.

Alkylating-like drugs(알킬화제 유사약물)

Carboplatin, oxaliplatin, cisplatin은 백금을 포함한 금속 복합체이다. 이 약물은 이 중 기능을 가진 알킬화제의 기능과 유사하여 alkylating-like drugs(알킬화제 유사약물)로 불리어진다.

약동학

Carboplatin의 분해와 대사는 명확히 알려져 있지 않다. Carboplatin은 정맥 주입 후 일차적으로 신장에서 배설된다.

두 가지 양상으로

Carboplatin의 배설은 초기반감기(1~2시간)와 말기반감기(2.5~6시간)로 나뉜다. Oxaliplatin은 70~90%가 혈장 단백질과 결합하여 신장에서 일차적으로 배설된다. Cisplatin을 복강이나 늑막강으로 투여한 경우에도 상당한 수준의 전신 흡수가 일어난다.

높은 단백 결합율

Cisplatin은 단백결합율이 높아서 신장, 간, 장, 고환에 고농도로 도달할 수 있지만 중추신경계에는 분포하기 어렵다. 간에서 일부 대사과정을 거친 후 신장으로 배설된다.

백금으로 변하는

투약 이후 최소 4개월 동안 조직에서 백금이 보일 수 있다.

약역학

알킬화제와 같이 carboplatin, oxaliplatin, cisplatin은 세포주기 비특이성이며 DNA 합성을 방해한다. 이 약물들은 DNA와 교차 결합 가닥을 만들거나 DNA 합성을 방해함으로써 알킬화제의 이중 기능과 유사하게 작용한다(alkylating-like drugs: Cisplatin 참조).

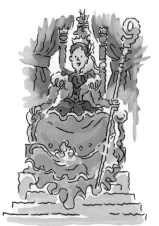

백금은 알킬화제 유사약물투여 후 적어도 4개월동안 조직에 남아있습니다.

약물의 원형

Alkylating -like drugs: Cisplatin

작용
- 세포 내 DNA와 교차 결합 가닥을 만들고 DNA 전사를 방해함으로써 세포사를 유발하며 암세포의 성장을 방해한다.
- 선택된 종양세포를 괴사시킨다.

적응증
- 전이성 고환암과 난소암에서 보조요법
- 진행성 방광암과 식도암
- 두경부암
- 자궁경부암

- 비소세포성 폐암
- 뇌종양
- 골육종이나 신경모세포종

간호 시 주의사항
- 말초 신경염, 경련, 이명, 청각 상실, 오심과 구토, 심각한 신장 독성, 골수 억제, 백혈구 감소증, 혈소판 감소증, 빈혈과 과민성 반응과 같은 부작용에 대해 확인한다.
- 약물투여 전 암에 대해 정확히 사정하고 치료기간 동안 정기적으로 재사정한다.

약물치료학

이러한 alkylating -like drugs은 몇 가지 종양 치료에 사용된다.

- Carboplatin은 일차적으로 자궁과 폐암에 사용된다.

- Cisplatin은 방광, 전이성 자궁암, 고환암에서 사용된다.

- Cisplatin은 두경부암과 폐암에도 사용된다(이러한 적응증의 경우에는 임상적으로 수용되며, 현재 자유롭게 사용되고 있음).

- Oxaliplatin은 직장암에서 다른 약물과 병용하여 사용된다.

약물 상호작용

Alkylating -like drugs은 몇 가지 다른 약물과 상호작용을 일으킨다.

- Carboplatin, cisplatin, oxaliplatin을 aminoglycosides 항생제와 함께 투여할 경우 신장 독성의 위험이 증가된다.

뭐라고 하셨죠?

- Carboplatin이나 cisplatin을 bumetanide, ethacrynic acid, furosemide와 함께 투여 하면 이독성의 위험성이 증가된다.

- Cisplatin은 혈중 phenytoin의 농도를 감소시킨다.

부작용

Carboplatin과 cisplatin은 알킬화제와 유사한 부작용을 많이 유발한다.

- Carboplatin은 골수억제를 유발한다.

- Cisplatin을 일반적으로 여러 차례 투여하면 신장 독성을 일으킬 수 있다. Carboplatin은 신장 독성이 적은 편이다.

- 장기간 cisplatin 치료를 하는 경우 신경계 독성을 일으킬 수 있다. Carboplatin은 신경계 독성이 적은 편이다.

- Cisplatin에서는 이명과 청력 상실을 일으킬 수 있다. Carboplatin의 경우 흔하지 않다.
- Cisplatin은 심한 오심과 구토를 유발한다.

간호과정

Alkylating –like drugs을 투여받는 대상자에게 적용하는 간호과정은 다음과 같다.

사정

- 약물투여 전 대상자의 암을 사정하고 치료 중 정기적으로 재사정한다.
- 치료 시작 전 대상자상태를 정확하게 평가한다.
- 치료 중 약물 상호작용과 부작용을 사정한다.
- 대상자의 CBC, 전해질 수치(특히 칼륨과 마그네슘), 혈소판 수, 신장 기능을 약물 주입 전에 확인하고 치료 이후에도 관찰한다.
- 영구적인 청력상실 유무를 발견하기 위해 청각기능검사 결과를 확인하고 이후에도 감시한다.
- 약물치료에 대한 대상자와 가족의 지식 정도를 평가한다.

주요 간호진단

- 암과 관련한 비효율적인 건강유지장애
- 약물로 인한 혈액학적 부작용과 관련한 비효율적인 대처
- 약물치료와 관련한 지식 부족

기대되는 효과

- 대상자는 추후 검사과정에서 호전됨을 표현할 것이다.
- 정상적인 백혈구수, 정상 체온, 배양검사 음성으로 감염이 없음을 확인할 수 있을 것이다.
- 대상자와 가족이 약물 치료에 대해 이해하고 있음을 보여줄 것이다.
- 대상자에게 청력 부작용이 나타나지 않을 것이다.
- 대상자에게 신장장애가 나타나지 않을 것이다.

중재

- 항암제의 안전하고 적절한 취급, 투약, 폐기를 위해 정해진 절차를 따른다(Cisplatin의 주의사항 참조).
- 처방에 따라 투약하고, 효과를 평가한다.
- 적절한 수액을 주입하고 수분섭취 배설량을 확인한다.
- 정확하게 약물을 희석한다. Cisplatin 주입은 화합물을 포함한 수액에서 가장 안정적이다. 알루미늄이 포함된 바늘이나 정맥주사세트를 사용하면 백금성분과 치환되면서 약효가 떨어지며, 검은 침전물이 형성되므로 사용하지 않는다.

투약 전 주의사항

Cisplatin의 주의사항

Cisplatin과 같은 항암제를 주사형태로 준비하고 투약하면 누구에게나 발암성, 돌연변이성, 기형이 발생할 수 있다. 치료 후 24시간동안 시간당 소변량을 100~400ml로 유지하기 위해 cisplatin을 투여 전에는 mannitol이나 furosemide를 투약한다. Cisplatin 투여 전에 수액과 이뇨제를 사용하면 신장 독성과 이독성을 상당히 감소시킬 수 있다.

- 신장 독성이 축적될 수 있으므로 대상자의 신장 기능을 계속 확인한다. 다음 항암 치료 전에 정상적인 신장기능을 유지해야 한다.

- 혈소판 100,000/mm³, 백혈구수 4,000/mm³ 이상, 크레아티닌 1.5mg/dl 또 는 BUN 25mg/dl 이하에서 cisplatin 투여를 시작한다.

- 최근 투약의 프로토콜을 확인한다. 경우에 따라 cisplatin 독성을 최소화하기 위해 sodium thiosulfate를 정맥 주입하기도 한다.

- 처방된 진토제를 투약한다. 오심과 구토는 심하며 투여 후 24시간까지 지속되 기도 한다. 대상자가 적절한 식이를 섭취할 때까지는 정맥으로 수액을 주입한 다. Ondansetron, granisetron, 고농도의 metoclopramide는 오심과 구토 를 예방하고 치료하는데 효과적이다. 때로는 dexamethasone이나 metoclo-pramide, ondansetron, granisetron과 항히스타민제를 병행해서 사용하기 도 한다.

- 지연성 구토(항암제 주입 후 3~5일까지 발생)가 있을 경우 진토제 사용을 연장 할 필요가 있다.

- 저칼륨혈증 예방을 위해 cisplatin 주입 전 후에 칼륨(potassium chloride 10~20mEg/L)을 수액에 혼합하여 정맥 주입한다.

- 과민성 반응(anaphylactoid reactions)이 일어나면 즉시 epinephrine, corti-costeroid, 항히스타민제를 투여한다.

- 부종, 소변량 감소, 이명과 같은 증상이 나타나면 즉시 의사에게 알린다.

평가

- 대상자는 추적 검사에서 암의 증상이 호전됨이 나타난다.
- 대상자는 감염과 출혈의 비정상적인 증상이 없다.
- 대상자와 가족은 약물치료에 대해 이해하고 있음을 보여준다.

항대사성 약물 Antimetabolite drug

항대사성 약물은 DNA 염기쌍과 구조적으로 유사하기 때문에 DNA 염기쌍과 관 련된 핵산과 단백 합성과정에 관여하게 된다.

정말 특이해요.

항대사성 약물은 DNA 염기쌍의 합성을 방해하는데 있어 중요한 차이가 있다. 항 대사성 약물은 세포주기 특이성이며, 일차적으로 활동적으로 DNA를 합성하는 세 포에 영향을 끼치기 때문에 S 주기 특이성(S-phase specitic)이라 불리운다. 암 세포뿐 아니라 정상적으로 활발하게 세포분열이 일어나는 세포도 항대사성 약물에 영향을 받게된다.

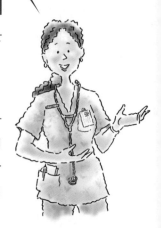

항대사성 약물은 세포주기 특이성입니다. S주기-특이성으로 부르는데 그 이유는 활발하게 DNA를 합성하는 세포에 일차적으로 작용하기 때문이죠.

대사산물에 따라 분류해 보면

영향을 주는 대사산물에 따라 분류하게 된다.

- folic acid analogues
- pyrimidine analogues
- purine analogues

Folic acid analogues(엽산 유사체)

많은 folic acid analogues(엽산 유사체)가 개발되었지만, 초기에 개발된 methotrexate가 가장 많이 사용된다.

약동학

Methotrexate는 신체를 통해 흡수와 분포가 잘 이루어진다. 또한 늑막과 복강 내 삼출액, 복수에도 잘 축적될 수 있다. 이곳에서 배설이 지연되면 예상된 부작용보다 심각한 독성 특히, 골수억제가 나타날 수 있다.

못 들어가요

Methotrexate는 일반 용량으로 중추신경계에 도달할 수 없다. Methotrexate가 부분적으로 대사되기 때문에, 소변을 통해 대사되지 않은 형태로 배설된다.

약효 소실

Methotrexate는 혈장으로부터 3단계에 걸쳐 소실된다. 첫 번째 빠른 분포단계가 이루어지고, 신장 청소율에 영향을 받는 두 번째 단계가 이어진다. 마지막 단계인 말기 반감기는 저용량일 때 3~10시간, 고용량일 때 8~15시간이 소요된다.

약역학

Methotrexate는 가역적으로 dihydrofolate reductase 효소 작용에 영향을 준다. 정상 엽산 세포의 과정을 차단하고 DNA, RNA 합성을 방해하여 세포사시킨다(항대사성 약물: Methotrexate 참조).

약물치료학

Methotrexate가 유용한 치료는 다음과 같다.

- 급성 림프아구성 백혈병(lymphoblast: lymphocyte precursor의 비정상적 성장), 소아 백혈병에 가장 흔하게 사용
- 급성 림프성 백혈병(lymphocyte의 비정상적 성장), 뇌막성 백혈병(meningeal leukemia)의 예방과 치료에 사용
- 중추신경계 질환(척수강 내로 주입)

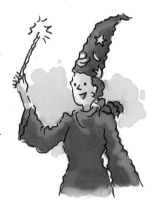

Methotrexate는 혈장에서 세 단계에 걸쳐 소실됩니다. 나는 요술지팡이로 한번에 한번씩 사라지게 할 수 있어요.

약물의 원형

항대사성 약물: Methotrexate

작용
- 엽산이 dihydrofolate reductase와 결합하여 tetrahydrofolate로 환원하는 것을 저해한다.
- 특정 암세포를 죽이고 염증 작용을 감소시킨다.

적응증
- 융모막 암종(choriocarcinoma)
- 급성 림프아구성 백혈병, 림프성 백혈병, 뇌막성 백혈병
- 버킷 림프종(1기, 2기)
- 림프육종(3기)
- 골육종

간호 시 주의사항
- 구내염, 설사, 장천공, 오심과 구토, 신부전, 빈혈, 백혈구 감소증, 혈소판 감소증, 급성 간독성, 폐섬유증, 두드러기, 급사 등 부작용을 확인한다.
- 약물투여 전 대상자의 암을 사정하고 치료 중 정기적으로 재사정한다.
- 약물 혼합과 투약은 병원 정책을 따른다.

- 융모암암종(융모막으로부터 진행된 암)
- 골육종(뼈암)
- 악성 림프종
- 두경부암, 방광암, 고환암, 유방암

전통적인 치료법은 아니지만

기존 치료에 실패한 심각한 건선, 이식편대숙주병, 표준치료에 반응하지 않는 류마티스성 관절염에 저용량으로 처방되기도 한다.

약물 상호작용

Methotrexate는 몇 가지 다른 약물과 상호작용한다.

- Probenecid는 methotrexate 배출을 감소시킴으로써 피로, 골수 억제, 구내염 등의 독성 위험성을 증가시킨다.
- Salicylate와 NSAIDs 중 특히 diclofenac, ketoprofen, indomethacin, naproxen 등의 약물은 methotrexate의 독성을 증가시킨다.
- Cholestyramine는 위장관으로부터 methotrexate의 흡수를 감소시킨다.
- 알코올과 methotrerate를 병용 시 간독성이 증가한다.
- Methotrexate 투여 중 trimethoprim과 sulfamethoxazole을 함께 병용하면 혈구세포 이상을 초래할 수 있다.
- 페니실린은 신세뇨관에서의 methotrexate 분비를 감소시켜 methotrexate의 독성 위험을 증가시킨다.

부작용

- 골수억제
- 구내염
- 폐렴이나 폐섬유증과 같은 폐독성
- 광과민성 피부 반응, 탈모

독성으로부터 구조해 주는 약물

고용량의 methotrexate를 투여하면 신독성이 발생할 수 있다. 이때 folinic acid 인 leucovorin을 사용하여 methotrexate의 부작용을 최소화시킬 수 있다. 이러한 과정을 'leucovorin rescue'라고 부른다.

척수강내 주입의 부작용

척수강 내 주입의 부작용으로는 발작, 마비, 사망이 있을 수 있다. 그외 경미한 부작용으로 두통, 발열, 목의 뻣뻣함, 혼돈, 과민반응이 있다.

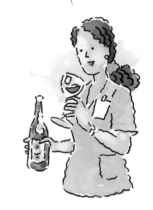

Methotrexate를 투여받는 동안 음주를 하게 되면 간독성의 위험이 증가됩니다.

간호과정

Folic acid analogues를 투여받는 대상자에게 적용하는 간호과정은 다음과 같다.

사정

- 약물투여 전 대상자의 상태를 사정하고 치료 중 정기적으로 재사정한다.
- 부작용과 약물 상호작용에 대해 사정한다.
- 대상자의 수분섭취량 배설량을 매일 확인한다.
- 활력징후와 약물주입 동안 정맥관의 개방성을 확인한다.
- Hematocrit을 확인한다. ALT, AST, LD, 혈중 빌리루빈, 혈중 크레아티닌, 요산, BUN 수치를 확인한다. 혈소판과 총 백혈구수를 확인한다.
- 약물치료에 대한 대상자와 가족의 지식 정도를 평가한다.

주요 간호진단

- 약물로 인한 부작용과 관련된 비효율적 보호
- 면역억제와 관련한 감염 위험성
- 약물치료와 관련한 지식 부족

기대되는 효과

- 대상자의 손상위험성이 최소화될 것이다.
- 정상적인 백혈구 수, 정상체온, 배양검사 음성을 근거로 감염이 없음을 확인할 수 있을 것이다.
- 대상자와 가족은 약물 치료에 대해 이해하고 있음을 보여줄 것이다.

중재

- 항암제를 안전하고 적절하게 취급, 투약, 폐기하기 위해 정해진 절차를 따른다.
- 치료 전 대상자와 가족의 불안감을 감소시키기 위해 노력한다.
- 오심 감소를 위해 약물주입 전에 진토제를 투여한다.

대상자 교육

항대사성 약물

항대사성 약물이 처방된 경우, 대상자와 가족에게 다음 사항을 교육한다.
- 적절한 구강 간호를 위해 칫솔, 치실 등을 조심스럽게 사용한다. 항암치료는 미생물 감염의 위험성을 증가시키고, 상처치유를 늦추며, 잇몸 출혈을 유발할 수 있다.
- 약물투여 전 치과적 문제를 해결하거나 혈액검사가 정상이 될 때까지 치과치료를 연기한다.
- 혈소판 기능에 영향을 주어 멍이 생길 수 있다.
- 항암치료가 감염에 대한 감수성을 증가시키기 때문에. 감염의 증상 또는 징후가 나타나면 즉시 의사에게 보고한다. 경구 폴리오바이러스 백신투여, 세균이나 바이러스 감염에 노출된 경험이 있는 사람과의 접촉을 피한다.
- 주사부위에 발적, 통증, 부종이 있을 때는 기록하고 의사에게 보고한다. 국소 조직의 손상과 상처는 약물 주입부위에서 침윤된 것일 수 있다.

- 예상되는 약물의 부작용에 대해 주지시킨다. 특히 오심과 구토, 설사, 수족증후군(hand-foot syndrome, 손이나 발 부위에 통증, 부종, 발적을 동반하는 증후군)이 있을 수 있다. 치료 동안 대상자는 특정 용량에 대한 적응이 필요하기 때문에 부작용이 발생 시에는 약물의 투약을 멈추고 즉시 의사에게 알리도록 한다.
- 투약을 잊은 경우, 잊은 약물을 그대로 복용해서는 안되고, 다음 약물 투약 시 두 배로 투약해서도 안된다. 정규적인 약물 스케줄에 따라 계속 진행하고 의사에게 문의하도록 한다.
- 의사와 상의 없이 일반의약품, 다른 약물, 한약제제 등을 복용하지 않는다.

예방법
- Methotrexate 투여요법 시 구내염 예방을 위해 구강 간호에 힘쓴다.
- 고농도의 methotrexate 치료에는 leucovorin rescue에 대한 필요성을 예상한다.
- 일혈시 즉각적으로 대처한다.
- 혈액학적인 안정이 완전히 이루어질 때까지 예방주사는 연기해야 됨을 설명한다.

평가
- 대상자는 심각한 합병증이 없다.
- 대상자는 감염의 증상이 없다.
- 대상자와 가족은 약물치료에 대해 이해하고 있음을 보여준다(항대사성 약물에 대한 교육 참조).

Pyrimidine analogues(피리미딘 유사체)

Pyrimidine analogues(피리미딘 유사체)는 DNA 합성에 필요한 pyrimidine nucleotide 의 생산을 방해하는 약물이다.
- capecitabine
- cytarabine
- floxuridine
- fluorouracil
- gemcitabine

알기쉬운 약물기전

Pyrimidine analogues의 작용

Pyrimidine analogues가 작용하는 것을 이해하기 위해서는 deoxyribonucleic acid(DNA)의 기본 구조에 대한 이해가 필요하다.

사다리 구조를 올라가죠.
DNA는 꼬여있는 사다리와 유사한 구조이다. 사다리의 가로대는 질소의 쌍으로 이루어져 있으며 adenine은 thymine과 쌍을 이

루고, guanine은 cytosine과 쌍을 이룬다. Cytosine과 thymine은 피리미딘이고 adenine과 guanine은 퓨린을 이룬다.

구성성분은 설탕입니다.
DNA의 기본 구조는 nucleotide이다. 하나의 nucleotide는 하나의 당, 질소를 함유한 염기, 하나의 인산기로 이루어져 있다. 이러한 구성요소에 피리미딘 유도체가 작용하게

된다.

nucleotide처럼 변장하고
DNA에 끼어들어가 그곳에서 DNA, RNA 합성을 비롯하여 적절한 세포성장에 필요한 여러 대사반응을 억제한다.

약동학

Pyrimidine analogues는 경구로 흡수가 잘 안되기 때문에 대부분 다른 경로로 투여된다. Cytarabine을 제외한 pyrimidine analogues는 뇌척수액을 포함하여 전신을 통해 흡수가 잘 이루어진다. 간에서 상당 부분 대사되고 소변을 통해 배설된다. 중추신경계 백혈병 치료에서 척수강내 cytarabine 주입과 함께 두개 내 방사선 조사(cranial radiation)를 할 수 있다.

약역학

Pyrimidine analogues는 pyrimidine nucleotide의 정상 작용을 방해하여 암세포를 죽인다(Pyrimidine analogues의 작용 참조).

약물치료학

Pyrimidine analogues는 여러 종류의 종양 치료에 사용되지만 주요 적응증은 다음과 같다.

- 급성 백혈병
- 위장관 상피세포암, 직장, 췌장, 식도, 위암 등
- 유방, 난소 상피암
- 악성 림프종

약물 상호작용

대부분의 pyrimidine analogues는 다른 약물과의 특별한 상호작용이 없다. Capecitabine은 몇 가지 약물 상호작용이 있다.

- Capecitabine은 제산제와 함께 복용하면 흡수가 증가될 수 있다.
- Capecitabine은 와파린의 약효를 증가시켜 출혈의 위험성을 높일 수 있다.
- Capecitabine은 혈중 페니토인 농도를 증가시킬 수 있다.

부작용

대부분의 항암제와 같이 pyrimidine analogues가 가질 수 있는 부작용이다.

- 피로
- 구내, 식도, 목안의 염증, 통증을 수반한 궤양과 조직 가피(tissue sloughing)
- 골수 억제
- 오심
- 식욕 감퇴

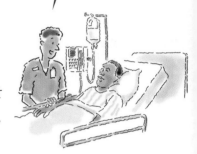

대부분의 암치료 약물과 같이 pyrimidine analogues는 피로, 오심, 식욕부진과 같은 부작용을 일으킬 수 있습니다.

부작용 범위

고용량 cytarabine 투여는 심각한 뇌신경 독성, 화학적 결막염, 설사, 발열, 수족증후군(감각이상, 저린감, 무통성이거나 통증성 부종, 홍반, 박리, 수포, 심각한 손과 발의 통증)을 유발할 수 있다.

Fluorouracil과 관련된 다른 부작용으로는 설사와 탈모가 있다.

간호과정

Pyrimidine analogues를 투여받는 대상자에게 적용하는 간호과정은 다음과 같다.

사정

- 약물투여 전 대상자의 상태를 사정하고 치료 중 정기적으로 재사정한다.
- 치료 중 약물 상호작용과 부작용을 확인한다.
- 대상자의 수분섭취 배설량을 매일 확인한다.
- 활력징후와 약물주입 동안 정맥관의 개방성을 확인한다.
- 수족증후군, 고빌리루빈혈증, 심각한 오심 발생을 확인한다. 약물치료는 즉각적으로 조정될 수 있다.
- 약물치료에 대한 대상자와 가족의 지식 정도를 평가한다.

주요 간호진단

- 약물로 인한 부작용과 관련된 비효율적 보호
- 면역억제와 관련한 감염의 위험성
- 약물치료와 관련한 지식 부족

기대되는 효과

- 대상자의 손상위험성이 최소화될 것이다.
- 정상적인 백혈구 수, 정상 체온, 배양검사 음성을 근거로 감염이 없음을 확인할 수 있을 것이다.
- 대상자와 가족은 약물치료에 대해 이해하고 있음을 보여줄 것이다.

중재

- 항암제 안전하고 적절한 취급, 투약, 폐기를 위해 정해진 절차를 따른다.
- 치료 시작 전 대상자와 가족의 불안 감소를 위해 노력한다.
- 오심 감소를 위해 약물주입 전에 진토제를 투여한다.
- Cytarabin을 투여 시에는 고요산혈증의 발생을 줄이기 위해 allopurinol을 투약하고 수분섭취를 증가시킨다.
- 수분섭취량을 증가시킨다.
- Cytarabine, fluorouracil을 함께 사용하는 치료 프로토콜에서는 구내염 예방을 위해 구강 간호에 힘쓴다.
- 일혈 시 즉각적으로 대처한다.
- 혈액학적인 안정이 완전히 이루어질 때까지 예방주사는 미루어야 함을 대상자에게 설명한다.
- 독성의 증후인 구내염이나 설사 발생을 주의한다. 즉시 약물투여와 관련하여 의사에게 보고한다.

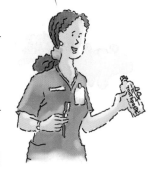

Cytarabine과 fluorouracil 치료시 구내염을 예방하기 위해 부지런히 구강간호를 해야합니다.

평가

- 대상자는 심각한 출혈 합병증이 없다.
- 대상자는 감염의 증상이 없다.
- 대상자와 가족은 약물치료에 대해 이해하고 있음을 보여준다.

Purine analogues(퓨린 유사체)

Purine analogues(퓨린 유사체)는 DNA와 RNA에 끼어 들어가 핵산의 합성과 복제를 방해한다.

- cladribine
- fludarabine phosphate
- mercaptopurine
- pentostatin
- thioguanine

약동학

Purine analogues의 대사과정은 명확하게 정의되지 않는다. 간에서 광범위하게 대사되고 소변으로 배출된다.

약역학

다른 항대사성 약물인 fludarabine, mercaptopurine, thioguanine과 같은 약

물이 처음 활성화되기 위해서는 nucleotide 단계에서 인산화(phosphorylation) 작용을 통해 변환되어져야 한다. Nucleotide 단계 후 DNA에 편입되어 다른 정상적 세포 성장에 필요한 대사작용 뿐만 아니라 DNA, RNA 합성을 방해하게 된다. Cladribine도 비슷한 반응을 나타낸다. Pentostatin은 adenosine deaminase(ADA)를 방해하여 세포내에서 deoxyadenosine triphosphate 단계를 증가시킨다. 이를 통해 세포를 손상시키고 죽음에 이르게 한다. 세포내에서 ADA의 가장 큰 작용은 림프구 특히 악성 T cell에 대한 작용이다.

purimide 유사체와 유사하지만

Nucleotide의 이러한 변환은 purimide 유사체 작용과 같지만, purine analogues가 영향을 미치는 것은 purine uncleotide이다. Purine analogues는 세포 특이성 약물이면서 S 주기에 주로 작용한다.

약물치료학

Purine analogues는 급성, 만성 백혈병에 주로 사용되며 림프종의 치료에도 유용하다.

약물 상호작용

Cladribine이나 thioguanine은 특별한 상호작용이 없다.

Fludarabine 투여시 피해야 되는 심각한 실수

Fludarabine과 pentostatin을 함께 투약하는 경우에는 치명적이고 심각한 폐독성을 유발할 수 있다. Pentostatin과 allopurinol을 함께 투약하면 발진의 위험을 증가된다.

골수에는

Mercaptopurine과 allopurinol을 함께 투약하면 mercaptopurine의 대사가 감소되어 골수 억제의 부작용이 증가될 수 있다.

부작용

- 골수 억제
- 오심과 구토
- 식욕 감퇴
- 경미한 설사
- 구내염
- 요산 증가(purine의 파괴로 인함)

고용량의 공포

고용량의 fludarabine 투여시 심각한 신경계 부작용으로 실명, 무의식, 사망을 초래할 수 있다.

간호과정

Purine analogues를 투여받는 대상자에게 적용하는 간호과정은 다음과 같다.

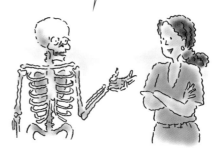

제발 나의 중성구 수와 혈소판 수를 주의깊게 점검할 것임을 약속해 두세요. 나는 나의 골수가 억제되는 것을 원치 않아요.

사정

- 약물치료 전 대상자의 상태를 사정하고 치료 중 정기적으로 재사정한다.
- 치료 중 약물 상호작용과 부작용을 확인한다.
- 대상자의 수분섭취 배설량을 매일 확인한다.
- 활력징후와 약물주입 동안 정맥관의 개방성을 확인한다.
- 중성구 수, 혈소판 수와 같은 혈액검사 결과를 주의 깊게 확인해야 한다.
- 골수 억제는 심각할 수 있다.
- 약물치료에 대한 대상자와 가족의 지식 정도를 평가한다.

주요 간호진단

- 약물로 인한 부작용과 관련한 비효율적인 대처
- 면역억제와 관련한 감염의 위험성
- 약물치료와 관련한 지식 부족

기대되는 효과

- 대상자의 손상위험성이 최소화될 것이다.
- 정상적인 WBC 수, 체온, 음성배양검사 결과를 근거로 감염의 징후가 없음을 나타낼 것이다.
- 대상자와 가족은 약물치료에 대해 이해하고 있음을 보여줄 것이다.

중재

- 항암제의 안전하고 적절한 준비, 투약, 폐기를 위해 정해진 절차를 따른다. 위험을 감소시키기 위해 병원 정책에 따르도록 한다. 준비와 투약은 유전자 변이, 기형유발, 발암의 위험성을 가지고 있다.
- 치료 이전에 대상자와 가족의 불안감 감소를 위해 노력한다.

오심이 없도록

- 오심 감소를 위해 약물주입 전에 진토제를 투여한다.
- 일혈시 즉각적으로 대처한다.
- 혈액학적인 안정이 완전히 이루어질 때까지 예방주사는 연기해야 됨을 알린다.

평가

- 대상자는 심각한 출혈 합병증이 없다.

- 대상자는 감염의 증상이 없다.
- 대상자와 가족은 약물치료에 대해 이해하고 있음을 보여준다.

항균 – 항종양 약물 Antibiotic antineoplastic drugs

항균–항종양 약물은 DNA와 결합하며 종양을 죽이는 항균물질이다. 이 약물들은 정상세포와 암세포의 세포내 과정을 억제한다.

- antracycline(daunorubicin, doxorubicin, epirubicin, idarubicin)
- bleomycin
- dactinomycin
- mitomycin
- mitoxantrone

약동학

항균–항종양 약물은 주로 정맥으로 주입되기 때문에 흡수가 일어나지 않으며 생체 이용률은 100%로 보인다.

직접 투여할 수 있는

몇 가지 약물은 치료하고자 하는 신체강 내로 직접 주입이 가능하다. Bleomycin, doxorubicin, mitomycin은 때때로 전신적인 흡수가 이루어지지 않으므로 국소적으로 방광에 점적 주입할 수 있다. Bleomycin은 악성 삼출물이 있는 폐늑막강으로 주입할 경우 투여용량의 절반 정도가 흡수된다.

항균–항종양 약물의 체내 분포는 각 약물의 대사와 배설에 따라 다양하다(항균–항종양 약물: Doxorubicin hydrochloride 참조).

약역학

Mitomycin을 제외한 항균–항종양 약물은 한 DNA 분자의 인접한 염기쌍 사이로 끼어들어 DNA 분자를 물리적으로 분리시킨다.

사이에 끼어들죠

DNA 구조는 질소 원자들의 쌍이 꼬여있는 사다리와 같은 모양이다. 항균–항종양 약물은 자기 자신을 질소 염기 사이에 끼여넣게 되고, DNA 사슬이 복제를 하게 되면 항생–항종양 약물이 삽입된 위치의 반대편 사슬에 여분의 염기가 하나 더 만들어지게 되면서, 결과적으로 돌연변이 DNA 분자가 만들어진다. 이 DNA 분자는 결국 세포를 죽게 한다.

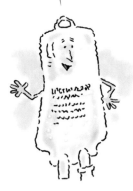

항균–항종양 약물은 대부분 정맥으로 투여합니다. 흡수가 되지 않죠.

항균-항종양 약물: Doxorubicin hydrochloride

항균-항종양 약물은 주로 정맥 내로 주입되기 때문에 흡수가 일어나지 않는다.

작용
- 약물이 세포의 DNA, RNA에 끼어들어서 DNA, RNA 합성 방해
- 특정 암세포를 억제하거나 죽이는 작용

적응증
- 방광, 유방, 폐, 자궁, 위, 고환, 갑상선 종양
- 호지킨림프종과 비호지킨림프종
- 급성 림프아구성, 골수성 백혈병
- 윌름씨 종양

- 신경모세포종
- 림프종
- 육종

간호 시 주의사항
- 부정맥, 백혈구감소증, 혈소판 감소증, 골수 억제, 탈모, 과민반응 등의 부작용을 확인한다.
- 약물투여 전 대상자의 암에 대해 사정하고 치료 중 정기적으로 재사정한다.
- 약물의 취급과 투약에 관하여 시설과 병원의 정책에 따른다.

DNA 사슬을 파괴합니다.

Mitomycin은 2~3가지 기능의 알킬화제에 의해 세포속에서 활성화된다. 한가닥의 DNA에 결함을 만들고 DNA 교차결합을 유발하여, DNA 합성을 방해한다.

약물치료학

항균 항종양 약물은 다양한 암에 사용한다.

- 호지킨병과 악성림프종
- 고환 상피세포암
- 두경부, 자궁경관 편평상피세포암
- 윌름씨(Wilms') 종양(아동기에 호발하는 신장의 악성 신생종양)
- 골육종과 횡문근육종(평활근 세포의 악성 종양)
- 유잉(Ewing's)육종(골수에 원인이 된 악성 종양으로 전형적으로 긴 뼈 또는 골반뼈에 호발), 다른 연 조직 육종
- 유방암, 자궁암, 방광암, 폐암
- 흑색종
- 위장관의 상피세포암
- 융모막암종
- 신경아세포종
- 급성 백혈병

약물 상호작용

항균-항종양 약물은 많은 약과 상호작용한다.

- Fludarabine과 idarubicin을 병용 투여하면 치명적인 폐독성을 초래한다.

- Bleomycin는 혈중 디곡신과 혈중 페니토인 농도를 상승시킨다.
- Doxorubicin은 혈중 디곡신 농도를 감소시킨다.
- 여러 약물의 혼합 치료는 백혈구 감소증과 혈소판 감소증의 발생위험을 증가시킨다.
- Mitomycin과 vinca alkaloid는 급성 호흡기장애(acute respiratory distress)를 일으킬 수 있다.
- Black cohosh와 St. John's wort는 doxorubicin 농도를 감소시킨다.

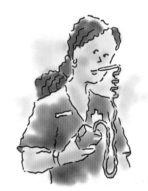

Bleomycin을 투여할 때 고열과 오한을 예방하기 위해 항히스타민제와 해열제를 투여합니다.

부작용

항균-항종양 약물의 일차적인 부작용은 골수 억제이다. 비가역적인 심근증, 심전도의 갑작스러운 변화, 오심과 구토도 나타난다.

열이 나면…

Bleomycin으로 인한 오한과 열을 예방하기 위해서는 약물투여 전에 항히스타민제와 해열제를 투약한다. Bleomycin을 투여받는 림프종의 대상자의 경우 과민반응이 일어날 수 있으므로 약물을 처음 투여할 때는 테스트 용량을 먼저 투여한다.

소변을 붉게 – 푸르게…

Doxorubicin, daunorubicin, epirubicin, idarubicin은 소변색을 붉게 변색시킬 수 있다. Mitoxantrone의 경우 소변색을 푸른 녹색으로 변색시킬 수 있다.

간호과정

항균-항종양 약물을 투여받는 대상자에게 적용하는 간호과정은 다음과 같다.

사정

- 치료가 시작되기 전에 전신 사정을 수행한다.
- 약물투여 전 대상자의 상태를 정확하게 사정하고 치료 중 정기적으로 재사정한다.
- Doxorubicin 치료 전 심전도 결과를 확인한다.
- 대상자의 약물 부작용에 대해 사정한다.
- 활력징후와 약물주입 중 정맥관의 개방성을 확인한다
- Hemoglobin, hematocrit, 혈소판, 총 백혈구수, ALT, AST, LD, 빌리루빈, 크레아티닌, 요산, BUN 수치를 확인한다.
- Bleomycin 치료 전에 폐기능 검사를 확인하고, 정기적으로 폐기능을 사정한다.
- Daunorubicin과 doxorubicin 치료를 받기 전과 치료 중 심전도를 확인한다.

주요 간호진단

- 암과 관련한 비효율적인 건강유지

- 면역억제와 관련한 감염 위험성
- 약물치료와 관련한 지식 부족

기대되는 효과

- 대상자의 증상이 호전됨을 보여줄 것이다.
- 정상적인 백혈구수, 정상체온, 배양검사 음성을 근거로 감염이 없음을 확인할 수 있을 것이다.
- 대상자와 가족이 약물 치료에 대해 이해하고 있음을 보여줄 것이다.

중재

- 항암제의 안전하고 적절한 취급, 투약, 폐기를 위해 정해진 절차를 따른다.
- 치료 전 대상자와 가족의 불안감 감소를 위해 노력한다.
- 치료 동안 epinephrine, corticosteroid, 항히스타민제를 준비해서 과민반응이 일어나는 경우 즉각 투여할 수 있도록 한다.
- 일혈시 즉각적으로 대처한다.
- Idarubicin 투여 시 적절한 수분공급을 권장한다.

평가

- 대상자는 호전된 건강상태를 보여준다.
- 대상자는 감염의 증상이 없다.
- 대상자와 가족은 약물치료에 대해 이해하고 있음을 보여준다(항균–항종양 약물에 대한 교육 참조)

대상자 교육

항균-항종양 약물

항균-항종양 약물이 처방된 경우 대상자와 가족에게 다음 사항을 교육한다.

- 경구 폴리오바이러스 백신을 투약받은 사람과 접촉을 피한다.
- 세균 또는 바이러스성 감염에 노출된 경험이 있는 사람과의 접촉을 피한다. 감염의 증상이 있을 때는 즉시 보고한다.
- 적절한 구강 간호를 위해 칫솔, 치실 등을 조심스럽게 사용하도록 한다. 항암치료는 미생물 감염의 위험성을 증가시키고 상처치유를 늦추며, 잇몸 출혈을 유발할 수 있다.
- 약물투여 전 치과적 문제를 해결하거나 혈액검사가 정상이 될 때까지 지 치과치료를 연기한다.

- 혈소판 기능에 영향을 주어 쉽게 멍이 생길 수 있다.
- 주사부위에 발적, 통증, 부종이 있을 때는 기록하고 의사에게 보고 한다. 국소 조직의 손상과 상처는 약물의 주입 부위에서 침윤된 것 일 수 있다.
- Daunorubicin, doxirubicin, epirubicin, idaru-bicin을 투여 받은 경우에는 치료 이후 1~2일 정도 소변색이 오렌지색 또는 붉은색으로 변할 수 있다. Mitoxantrone은 소변색을 청녹색으로 변하게 할 수 있다.

호르몬성 항종양 약물과 호르몬 조절자 Hormonal antineoplastic drug and hormone modulator

호르몬성 항종양 약물과 호르몬 조절자는 암의 성장을 변화시키거나 생리적인 효과를 치료하기 위해 처방된다. 이러한 약물은 여섯 가지로 분류한다.

- 아로마테이스 억제제(aromatase inhibitors)
- 항에스트로겐(antiestrogens)
- 안드로겐(androgens)
- 항안드로겐(antiandrogens)
- 프로게스틴(progestins)
- 성산자극호르몬 분비호르몬 유사체(gonadotropin-releasing hormone ana-logues)

민감한 곳에 큰 영향을 주는

호르몬 치료와 호르몬 조절자는 전립선암, 유방암, 자궁 내막암과 같은 호르몬 의존성 종양에 효과적임이 증명되었다. 림프종과 백혈병 치료 프로토콜에는 cortico-steroids가 포함되어 있는데 이 약물이 림프구에 영향을 주기 때문이다.

Aromatase inhibitors(아로마테이스 억제제)

Aromatase inhibitors(아로마테이스 억제제)는 폐경 후 여성에게 안드로겐(an-drogen)이 에스트로겐(estrogen)으로 변환되는 것을 막는다. 이 약물은 에스 트로겐이 암세포의 성장촉진 정도를 제한함으로써 암세포의 활성화 능력을 차단 한다. Exemestane 약물과 같은 1형 스테로이드 억제제와, anastrozole과 letro-zole 과 같은 약물인 2형 비스테로이드 억제제 두 종류가 있다.

약동학

Aromatase inhibitors는 알약으로 경구로 투여되며 흡수가 잘 된다. 약물의 혈중 농도를 일정하게 유지하기 위해서 매일 경구 투여를 하고, 2~6주가 소요 된다. 비활성 대사물은 소변으로 배출된다.

약역학

폐경 후 여성의 에스트로겐은 호르몬 전구물질을 전환시키는 효소인 아로마테이스를 통해 형성된다. Aromatase inhibitors는 여성 호르몬인 에스트로겐의 신체 생산을 저하시킨다. 유방암 대상자의 50%가 에스트로겐에 의존성을 보인다.

폐경이후

Aromatase inhibitors는 자궁 밖 근육과 지방조직에서 형성되는 에스트로겐의

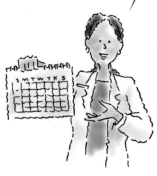

Aromatase inhibitors의 혈중 농도를 일정하게 유지하기 위해 매일 경구투여하면, 2~6주가 소요됩니다.

양을 감소시키기 때문에 폐경 후 여성들에게 사용된다. 왜냐하면 에스트로겐 파괴를 유발하여 시간이 지남에 따라 골다공증이 증가하기 때문이다.

당신은 무슨 형이죠?

2세대 억제제가 아로마테이스 효소를 가역적으로 억제하는데 비해, 1세대 억제제는 아로마테이스 효소를 비가역적으로 억제한다. 따라서 2세대 억제제에 효과가 없을 경우 1세대 aromatase inhibitors가 효과가 있을 것으로 본다.

Exemestane은 선택적으로 에스트로겐의 합성을 방해하며 부신피질 자극 호르몬(adrenocorticosteroid), 알도스테론(aldosteron), 갑상선 호르몬(thyroid hormone)의 합성에는 영향을 끼치지 않는다. Anastrozole과 letrozole은 아로마테이스의 cytochrome P450 하부단위(subunit)의 핵에 경쟁적으로 결합함으로써 모든 조직 내에서 에스트로겐의 생체합성을 감소시킨다. 부신피질 자극 호르몬, 알도스테론, 갑상선 호르몬의 합성에는 영향을 주지 않는다.

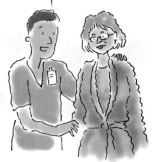

Aromatase inhibitors는 난소가 아닌 지방, 근육에서 만들어지는 에스트로겐의 생산량을 줄여줍니다. 폐경 후 전이성 유방암 대상자에게 우선적으로 투여됩니다.

약물치료학

Aromatase inhibitors는 폐경 이후 전이성 유방암 여성에게 우선적으로 사용한다. 단독 투여되거나 타목시펜(tamixofen)과 같은 다른 약물과 함께 투여되기도 한다.

약물 상호작용

- 타목시펜과 에스트로겐 함유 약물을 포함한 몇몇 약물들은 anastarozole의 효과를 감소시킬 수 있다.
- Cytochrome P450 동종효소 3A4(CYP3A4) 유도인자와 병용투여하면 exemestane의 혈중농도가 감소할 수 있다.

부작용

Aromatase inhibitors와 관련한 부작용은 드물지만 어지럼증, 고열, 후두염, 경미한 오심, 식욕부진, 요로감염, 경미한 근육통과 관절통, 얼굴 화끈거림, 탈모증, 땀의 증가 등을 일으킬 수 있다. 콜레스테롤 농도에도 영향을 끼칠 수 있다. Anastrazole은 HDL(high density lipoprotein)과 LDL(low density lipoprotein)의 농도를 증가시킬 수 있다.

간호과정

Aromatase inhibitors를 투여받는 대상자에게 적용하는 간호과정은 다음과 같다.

사정

- 약물투여 전 대상자의 유방암을 사정하고 정기적으로 재사정한다.

- 대상자의 부작용과 약물 상호작용에 대해 확인한다.
- 위장관 부작용 발생시에는 대상자의 수분 상태를 확인한다.
- 약물치료에 대한 대상자와 가족의 지식 정도를 평가한다.

주요 간호진단
- 유방암의 존재와 관련한 비효율적인 건강유지
- 약물 부작용과 관련한 비효율적인 보호
- 약물치료와 관련한 지식 부족

기대되는 효과
- 대상자의 증상이 호전됨을 보여줄 것이다.
- 손상 위험성이 최소화될 것이다.
- 대상자와 가족이 약물치료에 대해 이해하고 있음을 보여줄 것이다.

중재
- 폐경기 여성대상자에 기관의 프로토콜에 따라 약물을 투여한다.
- 약물의 의도된 작용을 방해할 수 있으므로 estrogen이 포함된 약물과 함께 투여하지 않는다.
- 부작용과 약물 상호작용을 확인한다.
- 종양에 반응을 할 때까지 처방에 따라 치료를 계속한다.
- 식사 후에 약물을 투여한다.

평가
- 대상자는 약물 치료에 잘 적응한다.
- 대상자는 부작용을 경험하지 않을 것이다.
- 대상자와 가족은 약물 치료에 대해 이해하고 있음을 보여준다.

Antiestrogens(항에스트로겐)

Antiestrogens(항에스트로겐)은 에스트로겐 수용체에 결합하여 에스트로겐 작용을 차단한다. Antiestrogens 약물에는 tamoxifen citrate, toremifene citrate, fulvestrant가 있다.

길항제 성격

타목시펜과 toremifene은 비스테로이드 에스트로겐 작용-길항제이며, fulvestrant는 순수한 에스트로겐 길항제이다.

약동학

경구 투여 후에 타목시펜은 잘 흡수되어 광범위하게 간에서 대사가 되며 대변으로 배설된다. Fulvestrant를 근육주사하면 7~9일내 혈중 농도가 최고치에 도달하며 반감기는 40일이다. Toremifene은 잘 흡수가 되고 음식에 연향을 받지 않는다.

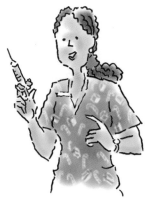

Fulvestrant를 근육주사하게 되면 7~9일사이에 혈중 농도가 최고치에 도달합니다.

약역학

이들 약물의 정확한 항암기전에 대해 밝혀진 바가 없다. 그러나 에스트로겐 길항제로서의 작용은 잘 알려져 있다. 에스트로겐 수용체는 폐경전기 유방암 대상자의 1/2 과 폐경 후 유방암 대상자의 3/4에서 암세포에서 발견되는데, 이는 종양 성장을 촉진시키는 에스트로겐에 반응한다.

성장 억제

타목시펜, toremifene, fulvestrant는 에스트로겐 수용체에 결합하여 유방 조직에서 종양성제과 관여된 에스트로겐을 방해한다. 타목시펜은 뼈와 같은 다른 세포에서 에스트로겐 길항제 역할을 할 수 있다. 이러한 억제 작용은 타목시펜이 핵의 단계에서 수용체에 결합하거나 세포질에서 자유 수용체의 수를 감소시키기 때문이다. 궁극적으로 DNA 합성과 세포 성장을 방해한다.

약물치료

Antiestrogens인 타목시펜은 액와 림프절 음성이나 액와 림프절 양성에 폐경기 대상자에게 단독으로 사용되거나 방사선치료와 수술을 한 대상자의 보조요법으로 사용된다.

타목시펜의 남은 이야기

또한, 에스트로겐 수용체가 양성인 폐경기 여성 유방암 대상자에게 사용된다. 폐경 후 여성의 종양은 폐경 전 여성의 종양보다 타목시펜에 더 반응을 잘한다. 타목시펜은 유방암 위험에 높은 군의 건강한 여성에서 유방암의 빈도를 감소시키는데 사용될 수 있다(타목시펜은 누구에게 이로운가 참조).

　　Toremifene은 에스트로겐 수용체가 양성인 폐경 후 여성 유방암 대상자를 치료하는 데 사용된다. Fulvestrant는 타목시펜 치료 후에도 질병이 진전되는 에스트로겐 수용체 양성의 폐경 후 전이성 유방암 대상자에게 사용된다.

약물 상호작용

- Fulvestarant는 상호작용에 대해 알려진 바가 없다.
- 타목시펜과 toremifene은 와파린의 효과를 증가셔 프로트롬빈 시간을 연장시키고 출혈의 위험성을 증가시킨다.
- Bromocrptine은 타목시펜의 효과를 증가시킨다.

대상자의 약물 반응에 영향을 미치는 요인

현재 타목시펜 사용에 대한 적응증은 1998년 National Cancer Institute에서 실시한"Breast Cancer Prevention Trial(BCPT)"의 연구 결과에 근거하고 있다. 연구에 따르면, 타목시펜은 건강한 유방암 고위험 여성 발 병율을 절반 정도로 감소시킨다고 밝혔다. 그러나 타목시펜은 심각한 부작용으로 잠재적인 치명적 혈액응고와, 자궁암 유발이 있다. 이러한 위험이 건강한 여성에게 어떤 영향을 미치는지에 대해서는 아직 의문이다.

국립암연구소의 보고서

이러한 의문에 대해 답하기 위해서 National Cancer Institute에서 1999년 11월에 발표한 논문 결과에 따르면 60세 이상의 대부분 여성은 타목시펜 사용에 대한 이득보다는 해가 더 큰 것으로 결론지었다. 60세 이하의 여성이라도 자궁절제를 하지 않는 한 자궁암 발생가능성이 있으므로 타목시펜 복용은 해가 될 수 있다.

더 자세히 들여다보면

이 보고서는 타목시펜이 자궁 절제술을 받지 않은 60세 이상의 대부분의 여성과 60세 이상의 흑인 여성에게 더 큰 효과가 있음을 밝혔다. 하지만 자궁절제술을 한 노인여성에서 5년 이후 유방암 발병률이 3.5% 정도로 위험보다는 이익이 더 클 수도 있다.

최근 NSABP 보고서

2000년 미국임상암학회에서 발표한 논문에서는 National Surgical Adjuvant Breast and Bowel Project(NSANP)의 유방암 대상자를 위한 보조적 타목시펜 치료에 대한 9개 연구로부터 데이터를 수집하여 분석하였다. 이 결과에서는 타목시펜이 대측성 유방암(한쪽 유방 치료 이후 건강했던 다른 유방에서 유방암이 다시 발병)의 발병률을 감소시키는데 있어 백인보다 흑인에서 더 효과적이다.

더 밝혀진 내용

타목시펜과 raloxifene(STAR)의 연구는 raloxifene이 유방암을 예방하는데 타목시펜보다 효과적이고 부작용도 더 적은지에 대해 진행되는 임상연구이다. 이 연구는 1999년에 시작하여 2004년까지 자료수집하여 첫 번째 연구결과는 2006년도에 나왔다. 이 결과에 의하면, raloxifene은 타목시펜만큼 유방암 위험을 감소시키는데 효과적이다. 또한 타목시펜 복용 여성 대상자보다 자궁암 빈도가 낮고, 혈괴 발생이 낮았다. 이 연구의 더 많은 정보를 얻고자 한다면 http://www.cancer.gov/types/breast/research/star-trial-results-qa를 참조한다.

2007년 BCPT의 연구결과에 따르면 혈전이나 자궁내막염과 같은 심각한 부작용위험은 감소된 것으로 나타났다. 또한 약물이 중단된 후에도 수년간 긍정적 효과가 지속되었다.

부작용

Antiestrogens에 대한 부작용은 약물마다 다양한다. 일반적으로 antiestrogens은 비교적 독성이 적다.

타목시펜

타목시펜의 가장 흔한 부작용은 다음과 같다.

- 얼굴 화끈거림
- 오심과 구토
- 설사
- 수분 정체
- 백혈구 수치와 혈소판 수치 감소에 따른 백혈구 감소증 또는 혈소판 감소증
- 골전이 대상자의 혈중 칼슘치 상승에 따른 고칼슘혈증

Toremifene

Toremifene의 가장 흔한 부작용은 다음과 같다.

- 얼굴 화끈거림
- 식은땀
- 오심과 구토
- 질분비 혹은 질출혈
- 부종

Fulvestrant

Fulvestrant의 가장 흔한 부작용은 다음과 같다.

- 얼굴 화끈거림
- 오심과 구토
- 설사 혹은 변비
- 복통
- 두통
- 요통
- 후두염

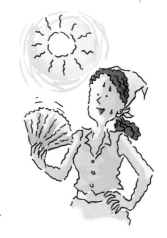

휴우, 모든 antiestrogens 약물은 얼굴을 화끈거리게 하는 것 같아. 항상 부채를 들고 다니는 게 좋겠는걸.

간호과정

Antiestrogens을 투여받는 대상자에게 적용하는 간호과정은 다음과 같다.

사정

- 약물투여 전 대상자의 유방암을 사정하고 정기적으로 재사정한다.
- Leukopenia나 thrombocytopenia가 있는 대상자는 CBC를 세심하게 관찰한다.
- 고지혈증 대상자는 장기간의 치료 동안 지질 수치를 정기적으로 검사한다.

칼슘 제조기

- 대상자의 칼슘 수치를 검사한다. 이 약물은 치료동안 뼈전이와 관련된 고칼슘혈증을 유발할 수 있다.
- 부작용을 주의해서 살핀다.
- 위장관계 부작용이 있으면 대상자의 수분상태를 점검한다.
- 약물요법에 대한 대상자와 가족의 지식 상태를 평가한다.

주요 간호진단

- 유방암의 존재와 관련된 비효율적인 건강유지
- 약물로 인한 소화기계 부작용과 관련된 체액 부족 위험
- 약물 치료와 관련된 지식 부족

기대되는 효과

- 대상자의 증상이 호전됨을 보여줄 것이다.
- 대상자의 체액량은 활력징후와 섭취량과 배설량을 근거로 정상범위를 유지할 것이다.
- 대상자와 가족은 약물 치료에 대해 이해하고 있음을 보여줄 것이다.

타목시펜

타목시펜이 처방되면 대상자와 가족에게 다음 사항을 교육한다.

- 폐색전증의 증상(흉통, 호흡곤란, 빠른 호흡, 발한, 어지러움)을 알리고 발생 시 보고하게 한다.
- 뇌졸중의 증상(두통, 시력변화, 혼돈, 말하거나 걷는데 어려움, 얼굴, 팔, 다리의 허약감, 특히 신체의 한 부분의 허약감)이 있을 때 바로 알리게 한다.
- 통증에 대한 진통제를 투약한다. 치료 중 급성 골성통증이 나타날 수 있는데 이는 치료효과가 좋음을 의미한다.
- 자궁암이 발생할 위험이 있으므로 정기적으로 부인과 검진을 받게 한다.
- 유방암 발생을 줄이기 위해 약물을 복용하는 사람에게는 유방 자가 검진을 교육하고 이를 의료진과 검토하도록 한다.
- 병원에서 유방검진 시행, 1년에 1회 유방촬영술(mammogram), 부인과 검진을 시행한다.
- 폐경 전 여성은 단기치료로 배란이 되므로 피임(피임약이 아닌)을 시행한다.
- 가임기 여성은 치료기간 동안 임신이 되지 않도록 의료진과 상담을 받도록 한다.

중재

- 처방된 약물을 투여하고 효과를 평가한다.
- 장용피복제를 그대로 삼키도록 한다.
- 부작용과 약물 상호작용을 확인한다.

평가

- 대상자는 약물 치료에 잘 적응한다.
- 대상자는 적절한 수분 상태를 유지한다.
- 대상자와 가족은 약물 치료에 대해 이해하고 있음을 보여준다(타목시펜에 대한 교육 참조).

Androgens(안드로겐)

Androgens(안드로겐)은 자연적으로 테스토스테론을 생산하는 합성 유도체로 다음을 포함한다.

- fluoxymesterone
- testolactone
- testosterone enanthate
- testosterone propionate

약동학

치료적 androgens의 약동학적 특징은 테스토스테론이 자연적으로 발생할 때의 약동학과 유사하다.

특별 디자인

경구 안드로겐인 fluoxynesterone과 testolactone은 흡수가 잘 된다. 비경구적 제형인 testosterone enanthate과 testosterone propionate는 근육주사로 투여되며 흡수가 천천히 되도록 특수하게 고안된 약이다. Androgens은 전신으로 분포가 잘 되고 간에서 대부분 대사되며 소변을 통해 배설된다.

현탁액으로 만들어졌어요

비경구적인 제형의 지속기간이 긴 것은 지용성 현탁액(oil suspension)이 천천히 흡수되기 때문이다. 비경구적 안드로겐은 일주일에 1~3회로 나누어 주사한다.

약역학

Androgens은 한가지 이상의 기전에 의해 작용한다. Prolactin 수용체의 수를 줄이거나 유용한 prolactin 수용체와 경쟁적으로 결합하는 것으로 알려진다.

경쟁을 일으키죠

Androgens은 에스트로겐의 합성을 방해하거나 에스트로겐 수용체와 경쟁적으로 결합한다. 이러한 작용은 에스트로겐 민감성 종양에 영향을 주는 에스트로겐 작용을 방해한다.

약물치료학

Androgens은 진행성 유방암, 특히 골전이를 동반한 폐경 후 여성에서 완화적 치료로 사용되어진다.

약물 상호작용

Androgens은 인슐린, 경구 당뇨약, 경구 응고제를 투여받은 대상자에서 필요한 약물 용량을 변화시킨다. 이러한 약물들을 함께 복용시에는 간독성을 증가시킬 수 있다.

부작용

오심과 구토는 가장 흔한 부작용이다. 나트륨 정체로 인한 수분 정체, 이상감각과 말초 신경통 등의 부작용이 있다. Androgens을 투여받은 여성에서 발생할 수 있는 부작용은 다음과 같다.

- 여드름
- 음핵 및 유방 비대
- 목소리의 남성화(더 깊은 목소리)
- 얼굴과 신체의 체모가 증가함
- 성욕의 증가
- 월경불순

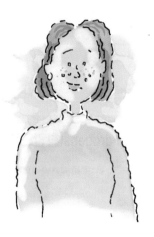

Androgens은 여성대상자에게 여드름을 생기게 할 수 있습니다.

간호과정

Androgens을 투여받는 대상자에게 적용하는 간호과정은 다음과 같다.

사정

- 약물 치료 전 대상자의 유방암 상태를 사정하고 치료 중에도 정기적으로 재사정한다.
- 수분상태와 전해질 수치, 특히 칼슘 수치를 확인하고 점검한다.
- 대상자의 부작용과 약물 상호작용을 사정한다.
- 약물치료에 대한 대상자와 가족의 지식 정도를 평가한다.

주요 간호진단

- 암과 관련한 비효율적인 건강유지
- 약물로 인한 감각이상과 신경통과 관련한 감각지각장애(촉각)
- 약물치료와 관련한 지식 부족

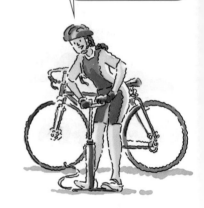

고칼슘혈등을 예방하기 위해 대상자에게 운동을 격려합니다. 우선 바퀴에 바람을 충분히 넣는 것을 명심하세요.

기대되는 효과

- 대상자는 사정 결과와 검사를 통해 증상이 호전되었음을 표현할 것이다.
- 대상자는 감각이상장애로 인한 손상을 입지 않을 것이다.
- 대상자와 가족은 약물 치료에 대해 이해하고 있음을 보여줄 것이다.

중재

- 대상자에게 칼슘 배출을 용이하게 하기 위해 수분 섭취를 격려한다.
- 대상자에게 고칼슘혈증을 예방할 수 있는 운동을 격려한다.
- 병원의 프로토콜에 따라 약물을 투약한다.

적절한 시기에 말하세요.

- 약물의 부작용과 약물 상호작용을 확인한다. 치료적 반응은 즉시 일어나지 않음을 알려준다. 약물효과는 3개월 정도가 지나야 나타나기도 한다.

평가

- 대상자는 약물치료에 잘 적응한다.
- 대상자는 감각 이상으로 인한 손상 위험성에 대해 스스로 대처할 방법을 열거한다.
- 대상자와 가족은 약물치료에 대해 이해하고 있음을 보여준다.

Antiandrogens(항안드로겐)

Antiandrogens(항안드로겐)은 진행성 전립선암의 치료에서 성선자극호르몬 분비 호르몬(gonadotropin-releasing hormone) 유도체와 함께 보조적 치료로 사용되는 약물로서 다음을 포함한다.

- flutamide
- nilutamide
- bicalutamide

약동학

Antiandrogens은 경구 투여 후 빠르고 완벽하게 흡수가 이루어진다. 빠르고 광범위하게 대부분의 약물이 대사되며, 일차적으로 소변을 통해 배설된다.

약역학

Flutamide, nilutamide, bicalutamide는 androgens 흡수를 방해함으로써 antiandrogens 작용을 하거나 목표 조직의 세포핵에서 androgens과 결합함으로써 antiandrogens 효과를 보인다.

약물치료학

Antiandrogens은 전이성 전립선암의 치료에 투여하는 leupro-lide acetate과 같은 성선 자극호르몬 분비 호르몬 유도체와 함께 사용된다.

상승 효과

Antiandrogens과 성선자극호르몬 분비 호르몬 유도체를 함께 병용하면 성선자극호르몬 분비 호르몬 유도체를 단독 사용하는 것보다 질병의 갑작스런 진행을 예방하는 데 도움이 된다.

약물 상호작용

Antiandrogens은 다른 약물과 특정한 상호작용을 일으키지 않는다. 하지만 flutamide 와 bicalutamide는 와파린을 복용한 대상자의 프로트롬빈 시간(pro-thrombin time)에 영향을 줄 수 있다.

부작용

Antiandrogens이 성선자극호르몬 분비 호르몬 유도체와 병용했을 때 가장 흔한 부작용은 다음과 같다.

- 얼굴 화끈거림
- 성욕 감퇴
- 발기부전
- 청녹색 또는 오렌지색 소변
- 설사
- 오심과 구토
- 유방 비대

간호과정

Antiandrogens을 투여받는 대상자에게 적용하는 간호과정은 다음과 같다.

사정

- 약물치료 전 대상자의 전립선암에 대해 사정한다.
- 주기적으로 간기능검사를 한다.
- 대상자의 부작용을 사정한다.
- 위장관 부작용이 발생시에는 대상자의 수분 상태를 확인한다.
- 약물 치료에 대한 대상자와 가족의 지식 정도를 평가한다.

주요 간호진단

- 전립선암과 관련한 비효율적인 건강유지
- 위장관 부작용과 관련한 체액불균형
- 약물치료와 관련한 지식 부족

기대되는 효과

- 대상자는 사정과 검사를 통해 증상이 호전되었음을 표현할 것이다.
- 대상자의 수분상태의 유지는 정상적인 활력징후, 수분섭취 배설량을 통해 확인할 수 있을 것이다.
- 대상자와 가족은 약물 치료에 대해 이해하고 있음을 보여줄 것이다.

중재

- 약물 프로토콜에 따라 약물을 투여하고 식사와 관계없이 투약한다.
- Leuprolide acetate와 같은 성선자극호르몬 분비호르몬 유도체와 함께 flutamide를 투여한다.

중단은 금물

- 대상자에게 치료의 충분한 효과를 위해서 flutarnide와 화학적 거세(medical castration) 시에 사용되는 약물(leuprolide acetate와 같은)과 함께 복용해야 함을 설명한다. Leuprolide는 flutamide가 세포수준의 단계에서 testosterone의 작용을 방해하는 반면, flutamide는 테스토스테론의 작용을 억제한다. 두 약물은 androgens 반응성 종양의 성장을 방해할 수 있다. 대상자에게 두 약물의 복용을 중단하지 않도록 격려한다.
- 약물의 부작용과 약물 상호작용을 확인한다.

평가

- 대상자는 약물치료에 잘 적응한다.

- 대상자는 약물치료를 통해 적절한 체액을 유지한다.
- 대상자와 가족은 약물치료에 대해 이해하고 있음을 보여준다.

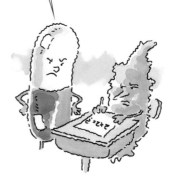

Progestins은 세포분열 억제성 약물입니다. 암세포의 증식을 막는다는 것을 의미하죠.

프로게스틴(progestins)

프로게스틴(progestins)은 다양한 형태의 종양의 치료에 사용되는 호르몬으로 다음을 포함한다.

- medroxyprogesterone acetate
- megestrol acetate

약동학

Megesterol acetate는 경구 복용 시 흡수가 잘된다. Medroxyprogesterone acetate는 수용성이나 지용성 현탁액으로 근육주사하면 천천히 흡수된다.

지방

Progestins은 전신을 통해 분포되고 지방조직에 잠복해 있을 수 있다. Progestins은 간에서 대사되고 소변을 통해서 배출된다.

약역학

종양치료에서 progestins의 대사작용은 알려지지 않았다. 연구자들은 약물이 호르몬에 민감한 세포에 작용하는 특정 수용체와 결합한다고 생각한다.

암세포의 증식 억제

Progestins은 세포독성 작용을 가지는 약물이 아니기 때문에 세포분열 억제성으로 분류된다.

약물치료학

Progestins은 진행성 자궁내막암, 유방암, 신장암의 완화요법으로 사용된다. Megestrol은 medroxyprogesterone보다 더 자주 사용된다.

약물 상호작용

Megestrol은 알려진 약물 상호작용이 없다. 그러나 medroxyprogesterone은 bromocriptine(프로락틴 분비 과잉 억제제)의 효과를 방해하여 월경을 멈추게 할 수 있다. 또한, aminoglutethimide와 rifampin은 medroxyprogesterone의 progestins 효과를 감소시킬 수 있다.

부작용

경미한 수분 정체가 가장 흔한 부작용이다. 다른 부작용은 다음과 같다.

- 혈전성 색전증
- 돌발출혈, 점상출혈, 월경의 변화
- 유방의 압통
- 간기능 이상
- 여드름

민감하게 만들죠

주사제로 사용되는 오일(참기름이나 피마자유)에 민감한 사람은 국소적, 또는 전신적인 과민 반응을 일으킬 수 있다.

간호과정

Progestins을 투여받는 대상자에게 적용하는 간호과정은 다음과 같다.

사정

- 약물치료 전 대상자의 상태에 대해 사정한다.
- 주사부위를 확인하며 무균농양(sterile abscess) 존재 여부를 확인한다.
- 대상자에게 발생하는 부작용과 약물 상호작용에 대해 사정한다.
- 약물치료에 대한 대상자와 가족의 지식 정도를 평가한다.

주요 간호진단

- 암과 관련한 비효율적인 건강유지
- 위장관 부작용과 관련한 체액불균형
- 약물치료와 관련한 지식 부족

기대되는 효과

- 대상자는 사정결과와 검사를 통해 증상이 호전되었음을 표현할 것이다.
- 대상자의 체액상태 유지는 정상적인 활력징후와 수분섭취 배설량을 근거로 확인할 수 있을 것이다.
- 대상자와 가족은 약물 치료에 대해 이해하고 있음을 보여줄 것이다.

중재

- 치료 프로토콜에 따라 약물을 투여한다.

둥글게, 둥글게 돌려가며

- 근육위축을 예방하기 위해 주사부위를 주기적으로 바꿔준다.
- 근육주사 부위에 통증이 있을 수 있음을 대상자에게 미리 알려준다.
- 약물의 부작용과 약물 상호작용을 확인한다.
- 약물치료 동안 카페인과 흡연을 피하도록 교육한다.

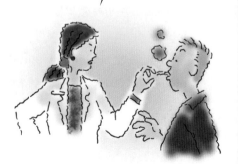

약물치료동안 금연할 것을 교육합니다. 흡연은 절대 금물입니다.

- 여성 대상자에게는 정기적으로 매월 유방자가검진을 하도록 교육한다.

평가
- 대상자는 약물치료에 잘 적응한다.
- 대상자는 약물치료를 통해 적절한 체액을 유지한다.
- 대상자와 가족은 약물치료에 대해 이해하고 있음을 보여줄 것이다.

Gonadotropin-releasing hormone analogues(성선자극호르몬-분비호르몬 유사체)

Gonadotropin-releasing hormone analogues(성선자극호르몬-분비호르몬 유사체)는 진행성 전립선암의 치료에 사용되며 다음의 약물이 포함된다.

- goserelin acetate
- leuprolide acetate
- triptorelin pamoate

약동학

Goserelin은 치료시작 후 8일에 이르는 동안 천천히 흡수되며, 그 후에는 지속적이고 빠르게 흡수된다. Leuprolide는 피하주사 시 흡수가 잘된다. 이 약물들의 분포, 대사, 배설은 명확히 밝혀지지 않았다. Triptorelin은 근육주사 1주 이내에 최고 혈중 농도에 이르고, 4주 동안 혈청 내에 존재한다.

약역학

처음에 leuprolide는 남성의 뇌하수체에 작용하여 테스토스테론의 생산을 자극하는 황체 호르몬을 증가시킨다. Goserelin은 테스토스테론의 농도를 감소시킨다.

상승

테스토스테론은 매일 투약 이후 약 72시간에 최고혈중 농도에 이르게 된다. Triptorelin은 성선자극호르몬의 분비를 잠재적으로 억제하는 역할을 한다. 첫 번째 용량 이후에 황체호르몬(LH), 난포자극호르몬(FSH), 테스토스테론, 에스트라디올의 수치가 급격히 상승하게 된다.

감소

장기적으로 지속 투여하면 황체호르몬, 난포자극호르몬의 분비는 점차적으로 감소하고 고환의 스테로이드 생성은 감소하게 된다. 남성의 경우, 테스토스테론은 수술적 거세를 한 남성에게서 전형적으로 감소한다. 결과적으로 이러한 호르몬에 의존하는 조직과 기능은 억제된다.

역전

장기투여로 goserelin과 leuprlide는 피하수체로부터 분비되는 황체호르몬의 분비를 억제시켜 결과적으로 고환에서 테스토스테론의 분비를 방해한다. 전립선암 세포는 테스토스테론에 의해 자극을 받기 때문에 테스토스테론 수치가 감소하면 암세포 성장이 억제된다.

약물치료학

Goserelin, triptorelin, leuprolide는 전이성 전립선암의 완화적 치료로 사용된다. 거세로 인한 정신적인 부작용이나 diethylstilbestrol(합성여성호르몬의 일종)의 심혈관계 부작용 없이도 테스토스테론의 수치를 감소시킬 수 있다.

약물 상호작용

Goserelin, triptorelin, leuprolide에는 특별한 약물 상호작용이 없는 것으로 알려져 있다.

부작용

Goserelin, leuprolide, triptorelin은 얼굴 화끈거림, 발기부전, 성욕감퇴가 가장 흔하게 보고되는 부작용이다. 다른 부작용은 다음과 같다.

- 말초부종
- 오심과 구토
- 변비
- 식욕감퇴

일시적으로 악화되지만

Goserelin, leuprolide을 투여하는 첫 2주동안 질병의 증상과 통증이 악화되고 심해진다. 증상의 악화는 척추의 뼈전이가 있는 대상자에게 치명적일 수 있다.

간호과정

Gonadotropin-releasing hormone analogues를 투여받는 대상자에게 적용하는 간호과정은 다음과 같다.

사정

약물치료 전 대상자의 상태를 사정한다.

초기에 악화될 수도

- 전립선 대상자에게 사용되는 경우, goserelin과 같은 황체호르몬-분비호르몬 유사체는 약물투여 초기에는 테스토스테론의 분비를 상승시켜 증상을 악화시킬 수 있다. 일부 대상자에게는 골성통증이 증가하며 흔하지는 않지만 질병이 악화될 수 있다(척수압박이나 요관폐색).

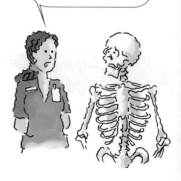

Goserelin과 같은 약물을 투여받은 대상자는 처음에 뼈의 통증을 호소할 수 있습니다.

- 대상자에게 발생하는 부작용과 약물 상호작용에 대해 확인한다.
- 약물치료에 대한 대상자와 가족의 지식 정도를 평가한다.

주요 간호진단
- 질병과정과 관련한 비효율적인 건강유지장애
- 약물로 인한 부작용과 관련한 급성통증
- 약물치료와 관련한 지식 부족

기대되는 효과
- 대상자는 증상이 호전되었음을 보여줄 것이다.
- 대상자의 통증은 감소할 것이다.
- 대상자와 가족은 약물치료에 대해 이해하고 있음을 보여줄 것이다.

중재
- 약물은 반드시 의사의 감독하에 투여해야 한다. 치료 프로토콜에 따라 약물을 투여한다(Goserelin의 주의사항 참조).
- 여러 번 주사하지 않도록 하고 주사기의 바늘을 삽입 후에는 흡인하지 않도록 한다.

준비된 형태
- 미리 채워진 형태의 goserelin 주사기를 주사부위에 삽입한다. 포장이 손상된 주사기는 사용해서는 안된다. 반투명 점적통(chamber)을 통해 약물을 볼 수 있다.
- 삽입 이후 바늘을 제거하고 주사부위에 일회용 반창고를 적용한다.
- Goserelin 약물을 제거하고자 하는 경우 초음파 검사 일정을 잡아야 한다.

교육내용
- 대상자에게 매 28일마다 새로운 약물투여가 필요함을 설명하고, 몇 일간의 연장은 가능함을 알려준다.
- 가정에서 leupolide의 피하주사를 지속적으로 해야되는 대상자의 경우에는 적절한 피하주사법과 관리법을 알려주고, 제약회사에서 제공된 주사기만 사용하도록 설명한다.

평가
- 대상자는 약물치료에 잘 적응한다.
- 대상자는 통증이 없다.
- 대상자와 가족은 약물치료에 대해 이해하고 있음을 보여준다.

투약 전 주의사항

Goserelin의 주의사항

Goserelim은 무균적으로 상복부에 주사한다. 알코올 스폰지로 주사부위를 잘 닦고 국소마취제를 주사한다. 한 손으로 대상자의 피부를 잘 당기고 다른 한손으로 주사기를 잡는다.

피하지방에 바늘을 삽입한 후 주사바늘의 방향을 대상자의 복부와 평행이 되도록 바꾼다. 다시 바늘의 끝이 대상자의 피부에 닿도록 밀어넣은 후 다시 1cm 정도 바늘을 뺀 다음(약물이 주사될 공간을 만듦) 주사기의 내용물을 밀어넣는다.

천연 항종양 약물 Natural antineoplastic drug

천연물질로 알려진 항암제는 다음과 같이 분류할 수 있다.

* vinca alkaloid
* podophyllotoxins

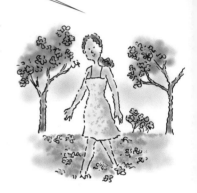

Vinca alkaloids는
협죽도과 식물에서
추출했어요.

Vinca alkaloids

Vinca alkaloids는 periwinkle이라는 협죽도과 식물에서 추출된 질소 함유의 약물이다. 약물은 주로 M기에 작용하는 세포 주기 특이성 약물로 다음을 포함한다.

* vinblastine
* vincristine
* vinorelbine

약동학

Vinca alkaloids를 정맥주사하면 전신에 흡수가 잘된다. 약물은 간에서 대사되며 주로 대변으로 배설되고 소량만이 소변을 통해 배설된다.

약역학

Vinca alkaloids는 미세관(microtubule)의 단백질인 tubulin과 결합함으로써 DNA의 운동과 관련된 세포내 구조인 미세관의 정상 기능을 방해한다.

분리불안

미세관으로 염색체를 올바르게 분리하지 못하면 염색체들이 세포질 전체에 분리될 수 없다. 염색체는 세포질을 통해 분리될 수 없게 된다. 결과적으로 유사분열 시 방추제가 형성되지 않으므로 세포는 완전한 유사분열을 이룰 수 없게 된다.

암세포를 체포합니다.

세포분열은 세포중기에 묶기게 됨으로써 세포사를 일으킨다. 따라서 vinca alkaloids는 세포주기 중 M기 특이성을 갖는다. 미세관 기능의 방해는 몇 가지 형태의 세포운동인 식균작용과 중추신경계 기능을 손상시킬 수 있다.

약물치료학

Vinca alkaloids의 치료효과는 다음과 같다.

* Vinblastine은 전이성 고환암, 림프종, 카포시육종[후천성면역결핍증후군(AIDS)과 관련한 암], 신경모세포종(교감신경계에서 기원하는 악성 종양), 유

방암, 융모막암종에서 사용된다.

- Vincristine은 호지킨병, 비호지킨림프종, 윌름씨종양, 횡문근육종(rhabdo-myosarcoma), 급성 림프구성 백혈병을 치료하는데 다른 약물과 병용하여 사용된다.

- Vinorelbine은 비소세포성 폐암의 치료에 사용된다. 또한 전이성 유방암, cis-platin 저항성 자궁암, 호지킨병에서도 사용된다.

> Vinca alkaloids는
> 다른 약물과 항상
> 잘 어울리는 것은 아닙니다.
> 잠재적인 상호작용이
> 있을 수 있음을 항상
> 명심하십시오.

약물 상호작용

Vinca alkaloids는 다른 약물과 상호작용한다.

- Eyrthromycin은 vinblastine의 독성을 증가시킨다.

- Vinblastine은 phenytoin의 혈중 농도를 감소시킨다.

- Vincristine은 digoxin의 효과를 감소시킨다.

- Asparaginase는 vincristine의 간 대사작용을 감소시키고, 독성을 증가시킨다.

- 칼슘채널길항제는 vincristine 약물 축적작용을 증가시켜 독성을 증가시킨다.

부작용

Vinca alkaloids는 다음과 같은 부작용을 유발한다.

- 오심과 구토
- 변비
- 구내염

　Vinblastine과 vinorelbine의 독성은 일차적으로 골수 억제작용이다. Vin-cristine과 vinorelbine을 사용하였을 때 신경근육의 비정상인 반응이 자주 발생되며, vinblastine의 경우는 때때로 나타난다.

따갑습니다.

Vinblastine은 종양에 통증을 유발하는데 약물주입 후 1~3분이 되면 종양 바닥부위에서 찌르는 듯한, 타는 듯한 감각으로 표현되는 통증이 나타나며, 대부분 20분~3시간 동안 지속된다.

탈모

Vinca alkaloids 약물치료를 받은 대상자중 절반은 가역적인 탈모 증상을 겪는다. Vincristine이 vinblastine보다 탈모를 더 유발한다.

간호과정

Vinca alkaloids를 투여받는 대상자에게 적용하는 간호과정은 다음과 같다.

사정

- 약물치료 전 대상자의 상태를 사정하고 치료 중에도 정기적으로 재사정한다.
- 약물주입 후 급성기관지경련과 같은 생명을 위협하는 증상이 발생하는지 확인한다. Mitomycin 약물을 투여받는 경우 더 자주 발생한다.
- 약물 부작용과 약물 상호작용에 대해 사정한다.
- 대상자의 손과 발에 무감각이나 저린감 등의 증상이 발생하는지 사정한다. 발처짐(footdrop)을 조기 발견하도록 하고, 대상자의 보행상태를 확인한다. Vinblastine은 vincristine보다 신경독성이 적다.
- Vincristine의 약물치료 시에는 아킬레스건의 반사작용이 떨어지지 않았는지, 무감각, 저린감, 발처짐(footdrop)이나 손목처짐(wristdrop), 보행 시 어려움, 운동실조 등의 증상을 확인한다. 대상자가 뒤꿈치로 걸을 수 있는지 확인한다.
- 고요산혈증이 있는 대상자, 특히 백혈병이나 림프종 대상자를 관찰한다.
- 대상자의 장운동을 확인한다. 변비는 vincristine 약물주입 이후 신경독성의 초기 증상으로 나타날 수 있기 때문이다.
- 약물치료에 대한 대상자와 가족의 지식 정도를 평가한다.

주요 간호진단

- 암과 관련한 비효율적인 건강유지
- 약물로 인한 부작용과 관련한 비효율적인 대처
- 약물치료와 관련한 지식 부족

기대되는 효과

- 대상자는 사정과 검사과정에서 호전되었음을 표현할 것이다.
- 대상자는 손상위험성이 최소화될 것이다.
- 대상자와 가족은 약물치료에 대해 이해하고 있음을 보여줄 것이다.

중재

- 약물주입 전 진토제를 주사한다.
- 항암제로 인한 위험을 감소시키기 위해 정해진 규정을 따른다. 약물 주사를 위한 준비와 투약은 발암성, 유전자변이성, 기형발생 위험이 따른다.
- 처방대로 약을 준비하여 병원 정책에 따라 투여한다.
- 약물의 일혈이 발생하는 경우 즉시 약물 주입을 중단하고 의사에게 알린다. (Vinblastine과 vincristine의 일혈 시 대처방법 참조).
- 약물 주입 후 급성 기관지경련이 발생하면 즉시 의사에게 알린다.
- 요산의 배출을 용이하게 하기 위해 수분 섭취가 중요함을 대상자에게 설명한다.
- 구내염이 발생하면 의사에게 알리고 약물을 중단할 수 있음을 예상한다.

Vinblastine과 vincristine의 일혈 시 대처방법

제약회사는 vinblasine이나 vincristine이 주입부위에서 새거나 일혈 발생시 중등도의 열을 적용하도록 추천한다. Hyaluronidase의 국소주사는 약물을 없애는데 도움이 된다. 일부 의사는 hydro-cortisone이나 생리식염수를 국소주사하고 24시간 동안 2시간마다 얼음팩 적용을 추천한다. 약물 주입 시에는 혈액순환에 손상을 입은 사지 혈관을 이용해서는 안된다.

Vinblastine과 vincristine은 척수강 내에 주입되면 치명적이다. 반드시 정맥주사만 가능한 약물이다.

- 심각한 백혈구 감소증을 일으킬 수 있으므로 약물투여 간격이 7일 이상이어야 한다.
- Bilirubin 수치가 3mg/dl 이상 시에는 약물 용량을 50% 감소시켜야 한다.
- 부적절한 항이뇨호르몬분비증후군이 발생할 경우 수분제한이 필요하다.

평가
- 대상자는 약물치료에 잘 적응한다.
- 대상자는 혈액학적인 심각한 부작용이 발생하지 않는다.
- 대상자와 가족은 약물치료에 대해 이해하고 있음을 보여준다.

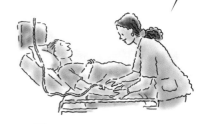

일혈이 발생하면, 일단 주입을 멈추고 의사에게 즉시 보고합니다.

Podophyllotoxins

Podophyllotoxins은 세포주기 특이성 약물로서 G2와 S 후기에 작용하는 반합성 글리코사이드로써 다음을 포함한다.

- etoposide
- teniposide

약동학

Podophyllotoxins의 경구투여 시 흡수율은 중간 정도이다. 약물은 전신을 통해 넓게 분포되고 뇌척수액에는 잘 분포되지 않는다. 간에서 대사되고 일차적으로 소변을 통해 배설된다.

약역학

약물의 작용기전에 대해 완벽하게 알려지지 않았지만 podophyllotoxins은 종양 세포 내에서 여러 생화학적 변화를 일으킨다.

농도의 차이에 따라

Podophylbtoxins은 낮은 농도에서 세포주기 S 후기와 G2기에서 세포를 억제하지만 높은 농도에서는 세포를 G2기에 머물게 한다.

틀 깨버리기

Podophyllotoxins는 DNA의 한가닥을 파괴할 수 있다. 이 약물은 nucleotide 수송을 방해하여 핵산으로의 결합을 방해하게 된다.

약물치료학

Etoposide는 고환암과 비소세포성 폐암의 치료에 사용된다. Teniposide는 급성 림프아구성 백혈병의 치료에 사용된다.

약물 상호작용

Podophyllotoxins은 몇 가지 중요한 약물 상호작용이 있다.

- Teniposide는 methtrexate의 세포 내 약물 농도와 청소율을 증가시킨다.
- Etoposide는 warfarin을 복용하는 대상자의 출혈 위험성을 증가시킨다.
- St. John's wort는 etoposide와 teniposide 농도 감소시킨다

부작용

대부분의 대상자들이 podophyllotoxins을 투여받으면 탈모를 경험하게 된다. 다른 부작용은 다음과 같다.

- 오심과 구토
- 식욕부진
- 구내염
- 골수억제로 인한 백혈구 감소증, 덜 흔하게 혈소판 감소증
- 급성 저혈압(약물이 정맥으로 빠르게 주입되는 경우 발생)

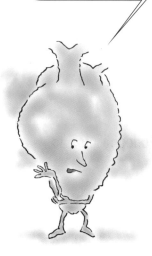

대상자가 podophyllotoxins을 투여받는다면, 주입하는 동안 30분마다 혈압을 관찰해야 한다는 것을 명심하세요.

간호과정

Podophyllotoxins을 투여받는 대상자에게 적용하는 간호과정은 다음과 같다.

사정

- 약물치료 전 대상자의 상태를 사정하고 치료 중에도 정기적으로 재사정한다.
- 부작용과 약물 상호작용에 대해 사정한다.
- 치료 전 대상자의 기준 혈압에 대해 확인하고 약물주입 동안 30분마다 혈압을 측정한다.

성장률 평가

- 약물치료 후 추적검사와 평균 신체적 상태를 확인하고, 종양 크기와 종양의 성장률을 확인함으로써 약물의 효과를 평가한다.
- 대상자의 CBC를 확인하고 골수억제의 증상을 감시한다.
- 약물치료에 대한 대상자와 가족의 지식 정도를 평가한다.

주요 간호진단

- 암과 관련한 비효율적인 건강유지
- 약물로 인한 부작용과 관련한 비효율적인 대처
- 약물치료와 관련한 지식 부족

기대되는 효과

대상자는 사정과 진단 검사과정에서 호전됨을 표현할 것이다.

- 대상자는 손상위험성이 최소화될 것이다.
- 대상자와 가족은 약물치료에 대해 이해하고 있음을 보여줄 것이다.

중재

- 항암제의 위험을 감소시키기 위해 정해진 절차를 따른다. 약물의 비경구투여를 위한 준비와 투약은 발암성, 유전자변이성, 기형발생 위험이 따른다.
- 처방에 따라 약물을 혼합하고 치료 프로토콜에 따라 투여한다.
- 경구용 캡슐약은 냉장보관한다.
- 정맥 주입은 천천히 이루어지도록 하고, 최소한 30분 이상 주입하게 하여 심각한 저혈압을 예방하도록 한다.
- 대상자의 수축기 혈압이 90mmHg 이하로 떨어지는 경우 약물주입을 중단하고 의사에게 알린다.

필터 손상

- 약물 희석용액이 필터를 녹일 수 있기 때문에 수액세트 내에 필터가 장착된 세트를 사용하지 않는다.
- 과민반응이 발생하는 경우를 대비하기위해 diphenhydramine, hydrocortisone, epinephrine의 약물이 구비된 응급카트를 준비시킨다.
- 감염과 출혈의 징후를 확인하고 대상자에게 감염과 출혈 예방을 위한 교육을 실시 한다.
- 대상자에게 가역적인 탈모가 발생할 수 있음을 설명한다.
- 대상자에게 주사부위의 불편감, 통증, 타는듯한 느낌이 발생하였을 때는 즉시 알리도록 교육한다.

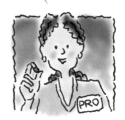

Podophyllotoxins 경구용 캡슐은 냉장고에 보관하세요.

평가

- 대상자는 약물치료를 잘 적응한다.
- 대상자는 혈액학적인 심각한 부작용이 발생하지 않는다.
- 대상자와 가족은 약물치료에 대해 이해하고 있음을 보여준다.

단클론 항체 Monoclonal antibodies

유전자 재조합 기술은 다른 면역세포나 암세포와 같은 목표물에 직접적으로 작용하는 단클론 항체를 개발하게 되었다. 종류는 다음과 같다.

- ibritumomab tiuxetan
- nivolumab
- dinutuximab

- rituximab
- trastuzumab

약동학

큰 단백질 구조를 가지고 있는 단클론 항체는 경구로는 흡수가 불가능하다.

긴 반감기

약물은 분포용량도 제한되고, 7일 정도의 반감기를 가지며 수주 동안 약물농도를 확인할 수 있다.

약역학

단클론 항체는 목표 수용체나 암세포에 결합하여 몇 가지 기전을 통해 종양 괴사를 초래한다. 조작된 세포사를 일으키며 다른 면역계의 여러 요소 들이 암세포를 공격하도록 만든다.

표적치료

종양 부위에 방사선 용량을 전달할 수 있다.

약물치료학

단클론 항체는 고형암과 혈액암에서 모두 사용된다.

- 비호지킨 림프종: rituximab과 ibritumomab tiuxetan(CD20 항원이나 악성 B 림프구를 공격)
- 유방암: trastuzumab(유방암 세포의 HER 2 protein을 공격)
- 악성흑색종: nivolumab(PD1 receptor를 공격)
- 소아신경아세포종: dinutuximab(GD-2 당지질 세포를 공격)

약물 상호작용

- Nivolumab과 dinutuximab과 관련한 약물 상호작용은 알려지지 않았다.
- Ibritumomab은 혈구감소증을 유발하며, warfarin, asprin, clopidogel, ticlopidine, NSAIDs, azathiopirine, cyclosporin, corticosteroids와 같은 약물의 작용을 방해한다.
- Trastuzumab은 anthracycline 약물투여와 관련한 심장 독성을 증가시킨다.
- Rituximab은 cisplatin과 병행투여했을 때 신독성을 야기할 수 있다.

부작용

모든 단클론 항체는 주입과 관련된 발열, 오한, 짧은 호흡, 저혈압, 과민반응과 같은 독성이 있다. 이러한 부작용과 관련된 사망도 보고된 바 있다. 이외에 다음과 같은 부작용이 일어날 수 있다.

감염 기회

Ibritumomab tiuxetan은 골수억제 증가와 관련된다.

간호과정

단클론 항체 약물을 투여받는 대상자에게 적용하는 간호과정은 다음과 같다.

사정

- 약물투여 전 대상자의 상태를 사정하고 치료중에도 정기적으로 재사정한다.
- 부작용과 약물 상호작용에 대해 사정한다.
- 치료 전 대상자의 기준 혈압을 확인하고 약물 주입 동안 저혈압이 나타나는지 확인한다.
- 약물치료 후 추적 검사와 평균 신체적 상태를 확인하고, 종양 크기와 종양의 성장률을 확인함으로써 약물의 효과를 평가한다.
- 치료 전에 대상자의 CBC, 혈소판 수치를 확인한다. 치료동안 매주 재사정하고 빈혈, 백혈구 감소증, 혈소판 감소증의 악화소견이 있을 경우 좀 더 자주 확인해야 한다.
- 치료동안 대상자의 혈액학적 검사를 주의 깊게 감시한다. 정상 용량의 약물이 주입 되어도 골수억제, 골수 이형성, 혈소판 감소증과 같은 혈액학적 독성을 경험할 수 있다.
- Rituximab과 cisplatin을 병행치료하는 대상자라면 신기능을 점검해야 한다.
- 치료가 끝난 후 대상자의 CD4$^+$ 수치가 200/mm^3 이상이 될 때까지 추적 확인한다.
- Dinutuximab을 주입받는 동안 간기능을 검사한다.
- 약물치료에 대한 대상자와 가족의 지식 정도를 평가한다.

주요 간호진단

- 면역억제 상태와 관련한 감염 위험성
- 약물 치료와 관련한 피로
- 약물치료와 관련한 지식 부족

기대되는 효과

- 정상적인 백혈구수, 정상체온, 배양검사 결과 음성으로 감염이 없음을 확인할 수 있을 것이다.
- 대상자는 약물치료로 인한 피로를 덜 느끼게 될 것이다.
- 대상자와 가족은 약물치료에 대해 이해하고 있음을 보여줄 것이다.

중재

- 처방에 따라 약물을 주입하고 치료 프로토콜에 따라 약물을 주입한다.

변색되면 폐기

- 희석액이 변색되거나 침전물이 있는 경우에는 사용하지 않는다. 약물 주입 전 무균 저단백결합성 5micron 필터로 여과시킨다.
- 이식편대숙주병(graft-versus-host disease)의 예방을 위해 방사선 조사된 혈액 을 수혈한다.
- 생백신 예방접종은 피한다.
- 치료가 7일 이상 중단된 경우에는 서서히 용량 증가를 하면서 다시 시작한다. Rituximab과 trastuzumab은 반드시 정맥으로 투여하며, 동시에 섞어서 주입 해서는 안된다.
- 정맥주사는 천천히 최소한으로 주입하여 적어도 2시간 이상 주입한다.
- 가임여성과 남성에게는 치료동안 효과적인 피임기구를 사용하도록 교육하고 치료 후 최소 6개월간은 피임이 필요함을 설명한다.

평가

- 대상자는 감염이 없다.
- 대상자는 자기간호 활동을 수행할 수 있다.
- 대상자와 가족은 약물치료에 대해 이해하고 있음을 보여준다.

국소이성화효소 I 억제제 Topoiosomerase I inhibitors

이름에서 알 수 있듯이 국소이성화효소 I 억제제(topoiosomerase I inhibitars)는 topoisomerase I(국소이성화효소 I)의 효소작용을 차단시킨다. 이 약물은 중국 나 무인 camptotheca acuminata로부터 추출한 천연 물질이다. 최근 사용되고 있는 약물은 다음과 같다.

- irinotecan
- topotecan

약동학

Irinotecan과 topotecan은 흡수가 잘 안되므로 정맥주사로 투여한다. Irinotecan 은 대사과정을 거쳐 SN-38의 활성대사산물로 변한다. SN-38의 반감기는 약 10 시간 정도이며, 담즙을 통해 배출된다. Topotecan은 간에서 대사되어 신장을 통 해 배설된다.

약역학

이 약물은 나선구조로 꼬여있는 DNA의 이완을 중개하는 필수 효소인 topoisom-erase Ⅰ을 방해함으로써 세포독성 효과를 나타낸다. Topoisomerase Ⅰ inhibitors는 DNA의 topoisomerase Ⅰ 복합체와 결합하여 재봉인되는 것을 억제하며 이로 인해 DNA 사슬을 파괴하고 DNA 합성을 방해한다.

약물치료학

Topoisomerase Ⅰ inhibitors는 고형종양과 악성 혈액암의 치료에 사용된다. Topote-can은 자궁암, 소세포성 폐암, 급성 골수성 백혈병의 치료에 쓰인다. Iri-notecan은 결장암이나 소세포성 폐암의 치료에 쓰인다.

약물 상호작용

Irinotecan은 다음과 같은 약물 상호작용이 있다.

- Irinotecan과 함께 사용할 때, ketoconazole은 SN-38의 혈중 농도를 상승시켜, 독성을 증가시킬 수 있다.
- 이뇨제와 병용하게 되면 irinotecan으로 인한 설사로 인해 나타날 수 있는 탈수를 악화시킬 수 있다.
- Irinotecan과 대변완화제를 병용하면 설사를 일으킬 수 있다.
- Prochlorperazine과 irinotecan을 함께 투약하게 되면 추체외로계 독성(ex-trapyramidal toxicity)을 증가시킬 수 있다.

부작용

Topoisomerase Ⅰ inhibitors과 관련된 가장 흔한 부작용은 설사이며, 특히 콜린성 중개작용으로 인해 irinotecan에서 심하다. 이 경우 atropine을 사용하여 증상을 역전시킬 수 있다.

지연 반응

항암제 투여 후 설사는 약 일주일 정도까지 늦게 지속될 수 있다. 매 2시간마다 loperamide가 포함된 약물로 치료하면 대변의 양상이 좋아질 수 있다.

흔한 부작용

Topoisomerase Ⅰ inhibitors 중 특히 irinotecan과 관련한 흔한 부작용은 설사이지만, 그외 다음과 같은 부작용이 있다.

- 땀과 침 분비의 증가
- 눈물 증가
- 복통
- 오심과 구토

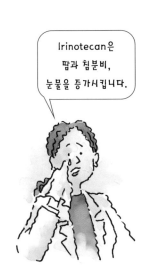

Irinotecan은 땀과 침분비, 눈물을 증가시킵니다.

- 식욕 감소
- 피로
- 탈모 또는 모발의 가늘어짐

경우에 따라

때때로 발생할 수 있는 부작용은 다음과 같다.

- 구강의 염증과 궤양
- 근육경련
- 일시적인 간기능 저하
- 가려움을 동반하는 발진

심각한 상황

흔하지 않은 부작용이나 발생 시 심각한 증상을 동반하는 부작용은 다음과 같다.

- Irinotecan과 topotecan 모두 골수 억제와 관련이 있으며, 특히 topotecan에서 더 심하다.
- Irinotecan은 심근경색이나 뇌졸중과 같은 혈전성 색전증의 사고가 발생할 수 있으며, 사망을 초래하기도 한다.

간호과정

국소이성화효소 I 억제제를 투여받는 대상자에게 적용하는 간호과정은 다음과 같다.

사정

- 약물투여 전 대상자의 상태를 사정하고 치료 중 정기적으로 재사정한다.
- 대상자의 약물 부작용과 상호작용을 사정한다.
- 기준 백혈구 수치를 확인한다. 치료 시작전 백혈구 수는 1,500/mm³ 이상, 혈소판 수는 100,000/mm³ 이상을 유지해야 한다.
- 말초 혈구수를 자주 확인하는 것이 중요하다. 백혈구 수가 1,500/mm³ 이상, 혈소판 수는 100,000/mm³ , 헤모글로빈 9mg/dl 이상에서 다음 투여를 결정한다.
- 약물치료에 대한 대상자와 가족의 지식 정도를 사정한다.

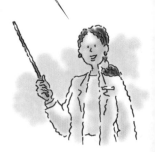

말초혈액 검사를 확인하는 것이 중요합니다.

주요 간호진단

- 암과 관련한 비효율적인 건강유지
- 약물로 인한 부작용과 관련한 비효율적인 대처
- 약물치료와 관련한 지식 부족

기대되는 효과

- 대상자는 사정과 검사과정에서 호전됨을 표현할 것이다.

- 대상자는 손상위험성이 최소화될 것이다.

- 대상자와 가족이 약물치료에 대해 이해하고 있음을 보여줄 것이다.

중재

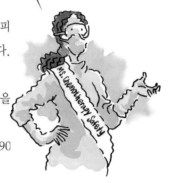

공기가 위에서 아래로 흐르는 생물학적 안전공간에서 장갑과 가운을 착용한 상태에서 약물을 준비합니다. 어때요? 멋지지 않아요?

- 장갑이나 가운 등 개인 보호장비를 착용하고 약물을 준비한다. 만일 약물이 피부에 닿으면 즉시 흐르는 물에 씻어내고, 비누와 물로 철저하게 씻도록 한다. 점막 부위에 약물이 닿은 경우도 물로 헹구어낸다.

- 프로토콜에 따라 약물을 준비하고, 정해진 절차에 따라 약물을 희석하고 투약을 준비한다.

- Topotecan은 최소한 30분 이상 천천히 정맥주입하며, irinotecan은 최소한 90분 이상 천천히 정맥주입한다.

- 인후통, 발열, 오한과 같은 감염의 징후나 비정상 출혈이나 멍 등의 증상이 있는지 확인하고 즉시 보고한다.

- 가임기 여성에게 피임의 필요성과 치료 중 모유수유를 피하도록 교육한다.

평가

- 대상자는 약물치료를 잘 적응한다.

- 대상자는 혈액학적인 심각한 부작용이 발생하지 않는다.

- 대상자와 가족은 약물치료에 대해 이해하고 있음을 보여준다.

표적 치료제 Targeted therapies

특정암의 성장패턴과 관련된 표적 단백질을 공격하는 항암치료는 획기적인 접근방식이다. 표적 치료제에는 상피세포 성장인자 수용체 억제제(cetuximab, panitumumab, lenvatinib, erlotinib), tyrosine 억제제(gefitinib, imatinib, dasatinib, nilotinib), 혈관내피 성장인자 억제제(sunitinib, sorafenib), protease 억제제인 bortezomib이 있다.

약동학

Gefitinib은 경구로 투여할 수 있는 약물로써 약의 절반 정도만 흡수된다. 이 약은 조직에 넓게 분포하며 간에서 대사되고 소변으로 최소한 배설된다.

Imatinib은 경구제제로서 거의 대부분의 용량이 흡수된다. 약물의 95%는 혈장 단백질과 결합하고 상당한 양이 간에서 대사된다. 반감기는 대략 15시간 정도이다.

Bortezomib은 경구로 흡수되지 않으므로 반드시 정맥주사를 한다. 이 약물은 대부분이 전신 조직으로 분포되며 간에서 대사된다.

약역학

Gefitinib은 비세포성 폐암과 같은 특정 암에서 과도하게 표현되는 표피성장인자(epidermal growth factor) receptor-1 tyrosinekinase를 억제한다. 이 약물은 암의 성장, 생존, 전이에 필요한 신호체계를 방해한다.

결합하죠.

Imatinib는 만성골수성백혈병에서 다른 tyrosine kinase 단백질을 자극하여 다량의 비정상 백혈구를 생성시키는 BCR-ABL 단백질의 adenosine triphosphate에 결합하게 된다. 이러한 결합은 비정상 백혈구 생성을 효과적으로 차단한다.

방해하는 듯

Bortezomib은 세포주기 기능을 통합하고 종양 세포의 성장을 촉진시키는 proteasome을 방해하는 약물이다. Bortezomib의 단백질분해(proteolysis)는 정상적 항상성 기전을 방해하고 세포사를 초래한다.

약물치료학

Gefitinib은 두 가지의 표준 항암치료에 실패한 비소세포성 폐암에 단일 약제로 사용된다. Imatinib은 만성 골수성 백혈병, 급성 림프구성 백혈병, 위장관기저종양(GI stromal tumor)에 사용된다. Bortezomib은 표준 항암치료 이후 재발된 다발성 골수종의 치료에 사용된다.

약물 상호작용

Bortezomib, gefitinib, imatinib은 몇 가지 약물과 상호작용한다.

- Bortezomib은 cytochrome CYP3A4 유도제나 억제제와 함께 사용 시 독성을 일으키거나 약물의 효능을 감소시킨다. CYP3A4 억제제는 amiodarone, cimetidine, erythromycin, diltiazem, disulfiram, fluoxetine, 포도주스, verapamil, zafirlukast, zileuton에 포함되어 있다. CYP3A4 유도제는 amiodarone, carbamazepine, nevirapine, phenobarbital, phenytoin, rifampin에 포함되어 있다.

- Bortezomib은 경구 혈당강하제와 함께 투약 시 당뇨병 대상자에게 저혈당증이나 고혈당증을 일으킬 수 있다.

- Gefitinib과 imatinib는 carbamazepine, dexamethasone, phenobarbital, phenytoin, rifampin, St. John's wort와 함께 투여 시 혈중 농도가 감소된다.

- Sodium bicarbonate와 고용량의 ranitidine을 gefitinib와 함께 투여 시 gefitinib의 수치가 감소된다.
- Gefitinib이나 imatinib을 와파린과 병용하면 INR(International Normalized Ratio)을 상승시켜 출혈 위험성을 증가된다.
- CYP3A4군을 억제하는 약물(clarithromycin, erythromycin, itraconazole, ketoconazole)이 imatinib과 병용 시 imatinib의 혈중농도가 증가할 수 있다. Imatinib이 CYP3A4 유도체(carbamazepine, dexamethasone, phenobarbital, phenytoin, rifampin)와 함께 투여되면 imatirib의 대사를 증가시켜 imatirib의 혈중 농도가 감소될 수 있다.
- Imatinib과 simvastatin을 병용하는 경우에는 simvastatin의 농도를 약 3배 정도 증가시킨다.
- Imatinib은 CYP3A4-대사 약물(triazolobenzodiazepine, dihydropyridine, calcium channel blocker, 특정 HMG-CoA 환원 억제제)의 혈중 농도를 상승시킨다.

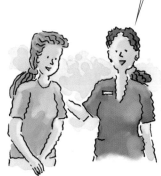

표적 치료를 하는 동안에는 피임을 해야 합니다. 이 약물이 태반을 통과하여 태아에게 치명적인 해를 줄 수 있고, 사망을 일으킬 수 있기 때문입니다.

부작용

동물실험에서 약물이 태반벽을 통과하여 태아의 죽음까지 초래하므로 임신 중인 여성에게는 투약해서는 안된다.

Gefitinib의 부작용

Gefitinib의 부작용으로 다음을 들 수 있다.

- 피부 발진
- 설사
- 비정상적인 속눈썹 성장

Lenvatinib의 부작용

Lenvatinib의 부작용으로 다음을 들 수 있다.

- 고혈압
- 복통, 오심, 구토, 설사, 구내염
- 관절통
- 간과 폐의 손상

Imatinib의 부작용

Imatinib의 부작용으로는 다음을 들 수 있다.

- 폐부종으로 인한 눈주위와 하지의 부종, 폐삼출액, 심장이나 신장 기능부전을 유발한다. 이뇨제를 투여하고 약물을 감량한다.
- 오심과 구토, 간 기능이상, 골수억제(특히 호중구 감소증과 혈소판 감소증)

Bortezomib의 부작용

Bortezomib의 가장 흔한 부작용에는 무력증(피로, 전신권태감, 허약), 오심, 설사, 식욕감퇴, 변비, 발열, 구토가 있다. 다른 부작용은 다음과 같다.

- 말초 신경염, 두통, 저혈압, 간독성, 혈소판 감소증, 신장 독성
- 심독성(부정맥, 서맥, 심실성 빈맥, 심방세동과 심방조동, 심기능부전, 심근허혈과 심근경색, 폐부종, 심내막 삼출액)

부작용의 정도에 따라 약물 용량을 조절할 필요가 있으며, 독성이 해결될 때까지 약물치료를 연기할 수 있다. 심각한 부작용인 경우에는 투약을 중단한다.

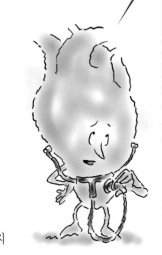

간호과정

표적요법을 투여받는 대상자에게 적용하는 간호과정은 다음과 같다.

사정

치료 이전에 대상자의 상태에 대해 사정하고 정기적으로 재사정한다.
대상자의 약물 부작용과 상호작용을 사정한다.

체중 문제

- 치료 이전에 기준 체중을 확인하고 치료 동안 매일 체중을 확인하여 예상하지 못한 급격한 체중 증가를 대비하고 치료한다.
- 약물치료에 대한 대상자와 가족의 지식 정도를 평가한다.

주요 간호진단

- 암과 관련한 비효율적인 건강유지
- 약물로 인한 부작용과 관련한 비효율적인 대처
- 약물치료와 관련한 지식 부족

기대되는 효과

- 대상자는 사정결과와 진단 검사과정에서 호전됨을 표현할 것이다.
- 대상자는 손상위험성이 최소화될 것이다.
- 대상자와 가족이 약물치료에 대해 이해하고 있음을 보여줄 것이다.

중재

- 프로토콜에 따라 약물을 준비하고 정해진 절차에 약물을 투약한다.
- 대상자의 수분 정체가 심각해질 수 있으니 면밀히 확인한다.
- 치료를 받는 첫 1개월에는 매주 대상자의 CBC를 확인하고, 2개월째는 2주에 한번, 이후에는 정기적으로 CBC를 확인한다.
- 위장관 장애가 흔하므로 음식과 함께 투약하도록 한다.

- 간독성을 유발할 수 있으므로 간기능 검사를 주의 깊게 확인하고 필요시 약물 용량을 줄일 수 있다.
- 장기간의 약물 안정성이 밝혀지지 않았으므로 신장, 간기능의 독성과 면역억제 증상을 주의 깊게 확인한다.

평가
- 대상자는 약물치료를 잘 적응한다.
- 대상자는 부작용으로 인한 심각한 합병증이 발생하지 않는다.
- 대상자와 가족은 약물치료에 대해 이해하고 있음을 보여준다.

미분류 항종양 약물 Unclassified antineoplastic drugs

기존 분류체계로 분류할 수 없는 항종양 약물이 많으며, 다음과 같다.

- aldesleukin
- asparaginase
- hydroxyurea
- interferons
- procarbazine
- taxanes(paclitaxel and docetaxel)

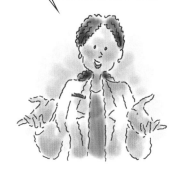

이 약물들은 어떤 것으로도 분류될 수가 없네요.

Aldesleukin

Aldesleukin은 human recombinant interleukin-2(IL-2) 파생물질로서 전이성 신세포암 치료에 사용된다.

약동학

Aldesleukin은 정맥주사 후 약 30%는 혈장으로 흡수되고, 70%는 간, 신장, 폐에서 빨리 흡수된다. 신장을 통해 우선적으로 배설된다.

약역학

Aldesleukin의 정확한 항암 기전은 알려진 바가 없다. 이 약물은 종양에 대항하여 면역반응을 자극한다.

약물치료학

Aldesleukin은 전이성 신세포암 치료에 사용된다. 또한, 카포시육종(Kaposi's sarcoma)과 전이성 피부암(melanoma)에서도 사용될 수 있다.

약물 상호작용

Aldesleukin은 다음 약물과 상호작용이 일어날 수 있다.

- Aldesleukin을 마약제제, 진통제, 진토제, 진정제, 안정제와 같은 정신과 약물과 동시에 사용하는 경우에 추가적인 중추신경계 작용이 나타날 수 있다.
- Glucocorticoid 약물은 aldesleukin의 항종양 효과를 감소시킬 수 있다.
- 항고혈압 약물은 aldesleukin의 저혈압 효과를 강화시킬 수 있다.

독성 상호작용

- 신장(예: aminoglycoside), 골수(예: 세포독성 항암제), 심장(예: doxorubicin), 간(예: methotrexate, asparaginase)에 독성을 주는 약물과 병용시 그 독성이 더 증가한다.

부작용

임상시험 결과 약 15% 이상의 대상자에서 부작용이 발생했으며, 다음과 같다.

- 폐울혈과 호흡곤란
- 빈혈, 혈소판 감소증, 백혈구 감소증
- bilirubin, transaminase, alkaline phosphatase 수치 상승
- 저마그네슘혈증과 산증
- 소변량 감소 혹은 핍뇨
- 혈중 creatinine 수치 상승
- 구내염
- 오심과 구토
- 고칼슘혈증
- 고혈압

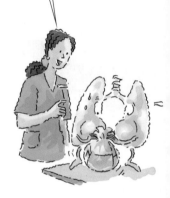

Aldesleukin이 폐울혈과 호흡곤란을 일으킨다는 걸 압니다. 하지만 너무 걱정하지 않아도 돼요.

간호과정

Aldesleukin 약물을 투여받는 대상자에게 적용하는 간호과정은 다음과 같다.

사정

- 약물투여 전 대상자의 상태를 확인하고 이후 정기적으로 재사정한다.
- 약물 부작용과 약물 상호작용을 확인한다.
- 혈액검사를 적절하게 시행한다.
- 약물치료에 대한 대상자와 가족의 지식 정도를 평가한다.

주요 간호진단

- 암과 관련된 비효율적 건강유지
- 약물 부작용과 관련된 상해 위험성

- 약물 요법과 관련된 지식 부족

기대되는 효과

- 대상자는 사정과 진단 검사에서 호전됨을 보여줄 것이다.
- 대상자의 상해 위험성이 최소화될 것이다.
- 대상자와 가족은 약물요법에 대해 이해하고 있음을 보여줄 것이다.

중재

- 병원의 프로토콜에 따라 약물을 투여한다.
- 약물 상호작용과 약물의 효과에 대해 대상자를 사정한다.
- 심각한 약물 부작용이 발생하면 약물 용량을 감소시키거나 중단할 수 있으므로 반드시 의사에게 보고한다.

평가

- 대상자는 약물치료에 긍정적으로 반응한다.
- 대상자는 약물 부작용에 의한 심각한 합병증이 발생하지 않는다.
- 대상자와 가족은 약물치료에 대해 이해하고 있음을 보여준다.

Asparaginases

Asparaginases는 세포주기 특이성 약물이며, G1기 동안 작용한다. 다음과 같은 약물이 포함된다.

- asparaginase
- pegaspargase

약동학

Asparaginase는 비경구적으로 투여된다. 정맥주사로 투여했을 때 생체이용율이 100%, 근육주사 시 약 50%가 된다.

투여 후 asparaginase는 혈관 내에 남아서 최소한의 분포가 발생한다. Asparaginase의 대사기전은 알려진 바가 없으며, 단지 흔적만이 소변에서 보일 뿐이다.

약역학

Asparaginase와 pegaspargase는 정상세포와 종양세포 사이의 생화학적 차이에서 구분된다.

Asparagines가 필요합니다.

대부분의 정상 세포는 asparagine을 합성할 수 있다. 그러나, 어떤 종양세포는 생존을 위해 asparagine의 다른 자원에 의존하게 된다. Asparaginase와

pegaspargase는 asparagine이 aspartic acid와 암모니아로 분해되는 것을 돕는다. Asparagine의 공급이 끊어지면 종양세포가 죽게 된다.

약물치료학

Asparagingase는 급성 림프구성 백혈병 대상자의 관해요법에서 표준 병합 화학요법으로 소개되었다.

알레르기가 없는 약물로는

Pegasparase는 asparaginase의 본래 형태에 알레르기가 있는 급성 림프구성 백혈병 치료에 사용된다.

약물상호작용

Asparaginase는 다른 약물들과 상호작용할 수 있다. Asparaginase와 pegaspargase는 methotrexate의 효능을 감소시킨다. Prednisone이나 vincristine과 동시에 투여하는 경우 부작용 발생 위험이 증가한다.

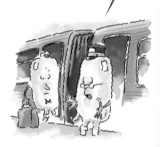

Asparaginse는 간헐적인 정맥주사로 반복투여하면 매일 투여하는 것보다 아나필락시스 발생 가능성이 높아요. 그러니 매일 투여하는 게 안전해요.

부작용

Asparaginase와 pegaspargase를 투여받는 많은 대상자들은 오심과 구토를 경험한다. 그외 고열, 두통, 복통, 췌장염, 응고장해, 간독성 등이 발생할 수 있다.

위험성을 높이는

Asparaginase와 pegaspargase는 아나필락시스가 발생할 수 있으며, 이는 매일 정맥주사나 근육주사로 투여하는 것보다 간헐적으로 정맥주사를 하는 경우 더 발생하는 경향이 있다. 반복 투여하는 횟수가 많아질수록 아나필락시스의 발생위험이 높아진다. 또한, 과민반응이 발생할 수 있다.

간호과정

Asparaginases를 투여받는 대상자에게 적용하는 간호과정은 다음과 같다.

사정

- 약물치료 전 대상자의 상태를 확인하고, 이후 정기적으로 재사정한다.
- 약물 부작용과 약물 상호작용에 대해 사정한다.
- 진단검사와 신체상태 등을 통해 약물의 효능을 확인한다.
- CBC와 골수검사 결과를 확인하며, 골수가 회복하는데 5~6주가 소요된다.
- 약물치료에 대한 대상자와 가족의 지식 정도를 사정한다.

주요 간호진단

- 암과 관련된 비효율적인 건강 유지
- 약물 부작용과 관련된 비효율적인 보호
- 약물치료에 대한 지식 부족

기대되는 효과

- 대상자는 사정과 진단검사에서 호전됨을 보여줄 것이다.
- 대상자의 상해 위험성이 최소화될 것이다.
- 대상자와 가족은 약물요법에 대해 이해하고 있음을 보여줄 것이다.

중재

- 병원의 프로토콜에 따라 약물을 투여함으로써 위험을 감소시킨다. 비경구 형태의 약물을 희석하고 투여할 때 항암제의 발암성, 돌연변이 형성, 기형 발생 위험이 있으므로 노출을 최소화해야 한다.
- 처방대로 약물을 희석하고 병원의 프로토콜에 따라 투약한다. 세심한 관찰하에 병원에서 투여해야만 한다(Asparaginase 주의사항 참조).
- 종양용해(tumor lysis)로 요산으로 인한 신장독성이 발생할 수 있으므로 수분 섭취를 증가시킨다. 약물요법을 시작하기 전에 allopurinol을 투여한다.
- 근육주사시 최대 2ml로 제한한다.
- 천천히 최소한 30분 이상 정맥 주입한다.

주의! 아나필락시스

- 아나필락시스 치료를 위해 diphenhydramine, epinephrine, 주사용 corticosteroid 약물을 구비해둔다.
- 개봉되지 않은 가루형태의 약물은 냉장고에 보관한다. 희석한 경우 냉장보관으로 8시간 동안 안정하다.
- 약물이 피부나 점막에 닿았다면, 최소한 15분 동안 충분히 닦아내야 한다.
- 아밀라아제와 리파아제 수치를 확인하여 대상자의 췌장상태를 점검한다. 수치가 상승하면 약물을 중단한다.
- 구토가 있으면 섭취가 가능할 때까지 혹은 24시간 동안 비경구로 수분을 공급한다.

평가

- 대상자는 약물치료에 긍정적으로 반응한다.
- 대상자는 약물 부작용에 의한 심각한 합병증이 발생하지 않는다.
- 대상자와 가족은 약물치료에 대해 이해하고 있음을 보여준다.

투약 전 주의사항

Asparaginase 주의사항

Asparaginase를 반복 투여하면 과민반응이 발생할 위험성도 높아진다. 첫 용량 투여 전과 1주 이상 간격의 반복된 투여 전에는 처방에 따라 반드시 피내 피부반응검사를 시행해야 한다. 최소한 1시간 동안 주사 부위의 발적이나 팽윤을 관찰하며, 양성 반응여부를 확인한다. 약물에 대한 알레르기 반응은 음성 반응 대상자에서도 발생할 수 있다. 감작 용량은 처방을 따른다. 만약 반응이 없으면, 총용량이 그 날 대상자의 총 용량과 같아질 때 까지 매 10분마다 용량을 두 배로 올려 투여한다.

Hydroxyurea

Hydroxyurea는 만성골수성백혈병 대상자에게 흔히 사용된다. 또한, 고형암이나 두경부암, 수술이 불가능한 난소암 치료에도 사용된다.

약동학

Hydroxyurea는 흡수가 잘 되며, 경구 투여 후 뇌척수액에도 잘 분포된다. 투여 후 2시간이 지나면, 혈중 최고치에 도달한다.

반반(½)

용량의 반은 간에서 이산화탄소로 대사되어 폐로 배출되거나 신장에서 요소로 배출된다. 나머지 반은 대사되지 않은 채로 소변으로 배출된다.

약역학

Hydroxyurea는 ribonucleotide reductase 효소를 방해하는 효과를 갖고 있으며, 이는 DNA 합성에 있어 필수적인 요소이다.

나눠서 처리합니다.

Hydroxyurea는 방사선에 가장 민감할 때 세포주기의 S기에 작용하여 세포를 죽이며, 나머지 세포는, G1기에 묶어둔다. G1기에 있는 세포의 분열을 멈추게 한다.

약물치료학

Hydroxyurea는 골수증식성 질환의 치료에 선택적으로 사용된다. 전이성 악성 흑색종 대상자에게 일시적인 관해(remission)를 유도할 수 있다.

다른 질환에도 이용

Hydroxyurea는 두경부암이나 폐암 치료를 할 때 방사선 치료와 병행되기도 한다.

약물 상호작용

세포독성 약물과 방사선요법은 hydroxyurea의 독성을 더 증가시킨다.

부작용

Hydroxyurea의 부작용은 다음과 같다.

- 골수 억제
- 현기증
- 간독성
- 두통
- 오심과 구토
- 식욕부진

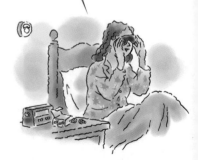

Hydroxyurea의
부작용에는
두통, 식욕부진,
어지럼증이 있습니다.

- 요산 수치 상승(신장 손상을 예방하기 위해 allopurinol을 복용한다).

간호과정

Hydroxyurea를 투여받는 대상자에게 적용하는 간호과정은 다음과 같다.

사정

- 약물치료 전 대상자의 상태를 확인하고, 이후 정기적으로 재사정한다.
- 약물 부작용과 약물 상호작용에 대해 사정한다.

정상 범위

- CBC, BUN, 요산, 크레아티닌 수치를 확인한다.
- 대상자의 신기능을 사정한다. 신기능이 제한된 경우 환청, 환시, 혈액학적 독성이 증가한다.
- 약물치료에 대한 대상자와 가족의 지식 정도를 사정한다.

주요 간호진단

- 암과 관련된 비효율적인 건강 유지
- 약물로 인한 혈액학적 부작용과 관련한 비효율적인 보호
- 약물치료에 대한 지식 부족

기대되는 효과

- 대상자는 사정과 진단 검사에서 호전됨을 보여줄 것이다.
- 대상자의 상해 위험성이 최소화될 것이다.
- 대상자와 가족은 약물요법에 대해 이해하고 있음을 보여줄 것이다.

중재

- 대상자에게 충분한 수분섭취를 권장한다.
- 고열, 인후통, 피로 등의 감염 징후와 쉽게 멍들고, 코피와 잇몸 출혈, 혈변 등의 출혈 증상이 있는지 확인한다. 매일 체온을 측정하고 상승 시 보고한다.
- 병원의 프로토콜에 따라 약물을 투여한다.
- 대상자가 캡슐을 삼키지 못하면, 캡슐 안의 가루를 물에 녹여 즉시 마시도록 한다.

피임

- 가임기 여성에게는 치료기간 중 임신하지 않도록 하며, 임신을 계획할 때에는 먼저 의사와 상의하도록 한다.

평가

대상자는 약물치료에 긍정적으로 반응한다.

- 대상자는 약물 부작용에 의한 심각한 합병증이 발생하지 않는다.
- 대상자와 가족은 약물치료에 대해 이해하고 있음을 보여준다.

Interferons

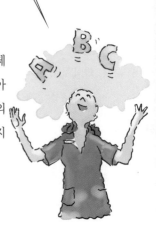

인터페론의 ABC는
알파, 베타, 감마를 의미한다.

자연 발생적인 당단백(glycoprotein)을 만들어내는 interferons은 바이러스의 복제를 방해하는 능력을 갖고 있기 때문에 붙여진 이름이다. 이 약물은 항암 작용뿐 아니라 뾰족 콘딜로마(condylomata acuminata, 부드러운 사마귀 종류로 서혜부의 피부나 점막에 생기며 바이러스에 의해 발생) 치료에 쓰인다. Intererons은 세 가지 유형이 있다.

- alfa interferons으로 백혈구에서 유래됨.
- beta interferons으로 섬유모세포(결합 조직 세포)에서 유래됨.
- gamma interferons으로 섬유모세포와 백혈구에서 유래됨.

α(alfa)

여기에서는 alfa intererons(alfa-2a, alfa-2b, alfa-n3)만 논의될 것이며, 이것만이 몇몇의 암치료와 바이러스 감염치료에 사용되거나 평가되었다. Beta와 gamma interfeons은 임상 연구로 사용이 한정되어 있다.

약동학

Alfa inteferons은 근육주사나 피하주사 시 흡수가 잘 된다. 분포에 대해 알려진 바는 거의 없다. Alfa inteferon은 신장에서 여과되고 분해가 된다. 간 대사와 담도계로 배설은 거의 미미하다.

약역학

Interferons의 정확한 작용 기전은 알려지지 않았으며, alfa interferons은 세포 표면에서 특이 막 수용체에 결합하는 것으로 보인다. 결합하면서 특정 효소의 활동을 유도하는 세포 내 변화를 일으킨다.

계속되는 방해

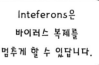

Inteferons은
바이러스 복제를
멈추게 할 수 있답니다.

Interferons의 작용은 다음과 같다.

- 바이러스의 복제 방해
- 세포증식 억제
- 대식세포의 활동 강화(미생물이나 다른 잔해를 파괴하고 탐식함)
- 표적세포에 대한 림프구의 세포독성 증가

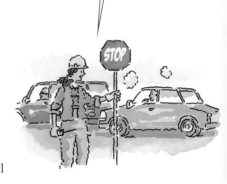

약물치료학

Alfa inteferons은 혈액종양 치료 특히, 털세포백혈병(hairy cell

leukemia) 치료에 있어 가장 효과적이다. 다음은 현재 인정된 적응증이다.

- 털세포백혈병
- AIDS와 관련된 카포시육종
- 뾰족 콘딜로마(condylomata acuminata)
- 그 외에도 만성골수성백혈병, 악성림프종, 다발성 골수종, 갈색종, 신세포 종양의 치료에 효과가 있다.

약물 상호작용

Inteferons은 다음 약물과 상호작용한다.

중추신경계 항우울제의 중추신경계 효과를 강화시키고, methylzanthines(theo-phylline과 aminophylline 포함)의 반감기를 증가시킨다.

바이러스 활성화

- 생백신(live vaccine)과 같이 투여하면, 바이러스 복제가 강화되어 백신의 부작용이 증가하고, 대상자의 항체 반응이 감소될 수 있다.
- Inteferons을 방사선요법이나 혈액 이상이나 골수억제를 유발하는 약물과 함께 사용하게 되면, 골수억제 작용이 증가한다.
- Alfa inteferons은 interleukin-2에 의한 신장 부전의 위험을 증가시킨다.

부작용

Inteferons을 투여하는 대상자의 반이상에서 혈액 독성이 발생하며, 백혈구 감소증, 중성구 감소증, 혈소판 감소증, 빈혈이 발생할 수 있다. 위장관 부작용으로 식욕부진, 오심, 설사 등이 있다.

감기증상

Alfa interferons에 대한 가장 흔한 부작용은 독감유사증후군(flulike syndrome)으로 고열, 피로, 근육통, 두통, 오한, 관절통이 발생한다.

숨쉬는 것도

기침, 호흡 곤란, 저혈압, 부종, 흉통, 심부전이 발생하기도 한다.

간호과정

Interferons을 투여받는 대상자에게 적용하는 간호과정은 다음과 같다.

사정

- 약물치료 전 대상자의 상태를 확인하고, 이후 정기적으로 재사정한다.
- 약물 부작용과 약물 상호작용에 대해 확인한다.

대상자 교육

Interferons

Interferons이 처방되면, 대상자와 가족에게 다음 사항을 교육한다.

- 투약 전과 투약 동안 주기적으로 임상병리 검사가 수행되어야 한다. 검사에는 CBC와 감별적혈구 혈소판 수, 화학검사, 전해질 검사, 간기능 검사가 포함된다. 만약 심장 기능장애나 진행성 암이라면 심전도를 찍는다.
- 치료기간 동안 적절한 구강 청결이 중요하며, 이는 interferon이 세균 감염을 야기시켜 치유를 지연시키고, 잇몸 출혈, 타액 분비 감소 등을 유발할 수 있기 때문이다. 식후와 취침전 부드러운 칫솔로 양치질을 자주 시행하고, 매일 칫솔은 과산화수소를 사용하여 깨끗하게 한다. 이쑤시개나 센 압력으로 물을 뿜는 기구는 잇몸을 압박하여 점막을 손상시킬 수 있으므로 피한다. 물이나 생리식염수로 입을 헹군다. 상품화된 구강 세척제는 알코올이 함유되어 있어 자극을 유발할 수 있으므로 피한다.
- 처방에 따라 체온을 재고 기록한다. 약물 부작용(고열, 관절통, 근육통)을 치료하기 위해 처방된 acetaminophen을 복용한다. 의사에게 부작용을 보고한다.
- 약물투여스케줄을 따르지 않았다면, 의사에게 반드시 알린다.
- 약물로 인해 일시적인 탈모가 발생할 수 있다. 그러나 약물치료가 끝나면 다시 머리카락은 자라게 된다.

- 손씻기, 약물준비, 투사방법에 대해 정확히 시행할 수 있도록 충분히 교육한다. 사용한 바늘은 커피 캔처럼 단단한 용기에 버리도록 한다. 제약회사의 지침에 따라 약물을 보관한다.
- 처방과 제약회사의 약품정보를 검토한다. 혹시 의문이 생기면 의사나 약품정보실의 약사에게 문의한다.
- 독감유사 증상을 최소화하기 위해 잠잘 때 투약한다.
- 약물 요법 동안 감염의 위험이 증가된다. 의사의 처방없이는 어떤 백신도 접종하지 않으며, 경구용 소아마비 백신을 투여한 사람과의 접촉을 피한다.
- 가임기 여성이라면 interferon이 태아에게 위험하다는 것을 알고 있어야 한다. 만약 약물요법동안 임신이 되었다면, 즉시 의사에게 알린다.
- 약물요법 동안 음주를 삼가한다.
- 우울증 증상을 보고한다.
- 일반의약품과 한약제제는 복용하지 않으며 처방없이 어떤 약물도 복용하지 않는다.

알레르기 경고

- 알레르기 과거력을 확인한다. 이 약물에는 보존제로 페놀이, 안정제로 알부민이 포함되어 있다.
- 치료시작 시점에서 대상자의 독감유사 증상을 사정한다. 투여를 계속하면 증상이 감소되는 경향이 있다.
- 혈액검사를 확인한다. 어떤 부작용이든 용량 관련 부작용으로 가역적이다. 부작용은 며칠 혹은 몇 주 내에 회복된다.
- 약물치료에 대한 대상자와 가족의 지식 정도를 사정한다.

주요 간호진단

- 암과 관련된 비효율적인 건강 유지
- 약물로 인한 혈액학적 부작용과 관련한 비효율적인 보호
- 약물 치료에 대한 지식 부족

기대되는 효과

- 대상자는 사정과 진단 검사에서 향상됨을 보여줄 것이다.
- 대상자의 상해 위험성이 최소화될 것이다.

- 대상자와 가족은 약물요법에 대해 이해하고 있음을 보여줄 것이다.

중재

- 인플루엔자 증상을 최소화하기 위해 투약 전에 acetaminophen을 투약한다.
- Interferons을 낮에 투여하면 어지럼증이 심하므로 취침 전에 투여한다.
- 수분을 충분히 섭취하도록 하며 특히 치료의 초기 단계가 중요하다.
- 병원의 프로토콜에 따라 약물을 투여하고 효과를 평가한다.
- 혈소판이 $50,000/mm^3$ 이하면 피하로 주사한다.
- Interferon alfa-2b는 국소적으로 병변 부위에 바로 투여될 수 있다. 병원의 지침에 따라 희석하고 용해한다. 약물은 acetaminophen과 함께 저녁 때 투여한다.
- 약물은 냉장보관한다.
- 심각한 약물 부작용이 발생하면 약물 용량의 감소나 중단이 필요할 수 있으므로 반드시 의사에게 보고한다.

평가

- 대상자는 약물치료에 긍정적으로 반응한다.
- 대상자는 약물 부작용에 의한 심각한 합병증을 나타나지 않는다.
- 대상자와 가족은 약물치료에 대해 이해하고 있음을 보여준다(대상자 교육-Interferons 참조).

Procarbazine

MAO-억제제로부터 만들어진 methylhydrazine인 procarbazine hydrochloride은 호지킨병, 원발성과 전이성 뇌종양, 림프종 치료에 사용된다. 이 약물은 세포 주기 특이성 약물로서 S기에 작용한다.

약동학

Procarbazine은 경구 투여로 잘 흡수된다. 이는 혈액-뇌 장벽을 통과하여 뇌척수액으로 잘 분포한다.

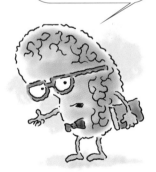

Procarbazine은 호지킨병, 림프종, 뇌종양 치료에 사용됩니다.

활성화를 위해 효소 첨가

Procarbazine은 간에서 빠르게 대사되며, 미세 효소에 의해 대사적으로 활성화되는 것으로 보인다. 우선적으로 대사산물이 소변으로 배출된다. Methane과 이산화탄소 가스 형태로 호흡기로 배설된다.

약역학

불활성 약물인 procarbazine은 간에서 대사되어 활성을 띤 후 다양한 세포 변이를 유발한다. 이는 염색체 손상, 세포분열 억제, DNA, RNA 및 단백질 합성 방해 등을 유발한다. 암세포는 procarbazine에 대한 내성이 빨리 나타난다.

약물 상호작용

Procarbazine은 다음 약물과 상호작용한다.

- Procarbazine은 중추신경계 항우울제와 함께 투여하면 부가적인 효과가 발생한다.
- Meperidine과 함께 투여하면 procarbazine은 심각한 저혈압과 사망을 초래할 수 있다.

MAO와 병용하면

- Procarbazine은 MAO-억제제인 교감신경흥분제(sympathomimetics), 항우울제, 티라민 다량 함유 식품과 동시에 투여하게 되면 고혈압이 발생할 수 있다.
- 카페인과 함께 procarbazine을 투여하면 부정맥과 심각한 고혈압을 초래할 수 있다.

부작용

Procarbazine과 관련된 가장 흔한 독성은 지연된 골수기능 억제와 관련된다. 그 외 간질성 폐렴(폐 염증)과 폐 섬유화(상흔)도 발생한다.

나쁜 출발

Procarbazine을 처음 사용하면 고열, 오한, 땀, 무기력감, 근육통 등의 독감유사 증상이 발생할 수 있다.

장에 영향을 주는

소화기계 부작용으로는 오심과 구토, 구내염, 설사가 있다.

간호과정

Procarbazine을 투여받는 대상자에게 적용하는 간호과정은 다음과 같다.

사정

- 약물치료 전 대상자의 상태를 확인하고, 이후 정기적으로 재사정한다.
- 약물 부작용과 약물 상호작용에 대해 사정한다.
- 대상자의 CBC와 혈수판 수치를 확인한다.
- 약물치료에 대한 대상자와 가족의 지식 정도를 사정한다.

주요 간호 진단

- 암과 관련된 비효율적인 건강 유지
- 약물로 인한 혈액학적 부작용과 관련한 비효율적 보호
- 약물치료에 대한 지식 부족

기대되는 효과

- 대상자는 사정결과와 진단 검사에서 호전됨을 보여줄 것이다.
- 대상자의 상해 위험성이 최소화될 것이다.
- 대상자와 가족은 약물요법에 대해 이해하고 있음을 보여줄 것이다.

중재

- 취침 시간에 약물을 투여하여 오심을 감소시킨다. 일반적으로 용량을 나누어 투여한다.
- 고열, 인후통, 피로 등의 감염 증상과 쉽게 멍들거나 코피, 잇몸 출혈, 혈변 등의 출혈증상이 있는지 확인한다. 매일 체온을 재고 상승 시 반드시 보고한다.
- 대상자가 혼돈을 보이거나 사지마비나 그외 다른 신경증상이 악화되면 의사에게 알리고 약물을 중단해야 한다.
- 약물요법 동안 금주하도록 대상자 교육한다.
- 만약 disulfiram 같은 반응(흉통, 빠르거나 불규칙한 심박동, 심한 두통, 목의 뻣뻣함)이 발생하면 의사에게 알리고 약물을 중단해야 한다.
- 카페인 섭취를 삼가하도록 한다.
- 약물의 중추신경계 부작용이 나타나는지 확인하기 전까지는 위험한 활동을 피하도록 교육한다.
- 가임기 여성이라면 약물요법 동안 피임을 하며, 임신 계획 시 의사와 상의한다.

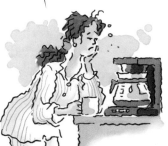

Procarbazine을 투여받는 대상자는 카페인 섭취를 제한합니다. 나는 카페인이 없는 커피를 먹어요.

평가

- 대상자는 약물치료에 긍정적으로 반응한다.
- 대상자는 약물 부작용에 의한 심각한 합병증을 보여주지 않는다.
- 대상자와 가족은 약물치료에 대해 이해하고 있음을 보여준다.

Taxanes

Taxanes은 항암화학요법에 실패한 전이성 난소암과 유방암에서 사용된다. 포함되는 약물은 다음과 같다.

- paclitaxel
- docetaxel

약동학

Paclitaxel은 정맥주사 후 혈장 단백질과 잘 결합된다. Docetaxel은 정맥으로 투여하며 작용이 빠르게 시작된다. Paclitaxel은 주로 간에서 소량 대사되어 변하지 않은 상태로 소변으로 배설된다. Docetaxel은 주로 대변으로 배출된다.

약역학

Paclitaxel과 docetaxel은 세포 분열과 생존에 필수적인 미세관 그물을 파괴함으로써 항암화학효과를 발휘한다.

약물치료학

Paclitaxel은 전이성 난소암 뿐 아니라 유방암 치료를 위해 표준 및 최종 항암화학요법에서 실패한 경우 사용된다. Taxane은 또한 두경부암, 전립선암, 비소세포성 폐암을 치료하는 데 이용될 수 있다. Paclitaxel은 AIDS 관련 카포시육종 치료의 이차 치료에 이용된다.

약물 상호작용

Taxanes은 다른 약물과의 상호작용이 거의 없다.

- Paclitaxel과 cisplatin을 동시에 사용하면 골수 억제 작용이 더 강화된다.
- Cyclosporine, ketoconazole, erythromycin, troleandomycin은 docetaxel 대사를 변화시킨다.
- Phenytoin은 paclitaxel의 혈청 농도를 감소시켜 약물의 효과를 떨어뜨린다.
- Quinupristin/dalfopristin은 paclitaxel의 혈청 농도를 증가시켜 독성의 위험을 증가시킨다.
- Cyclosporine, dexamethasone, diazepam, etoposide, ketoconazole, quinidine, retinoic acid, teniposide, testosterone, verapamil, vincristine과 같은 cytochrome P 450을 억제하여 paclitaxel 혈중치를 증가시킬 수 있다. 대상자에게 독성을 점검한다.

부작용

임상 시험에서 25% 이상의 대상자가 paclitaxel의 부작용을 경험하였다.

- 골수억제
- 과민반응
- 비정상 심전도 신호
- 말초 신경증
- 근육과 관절의 통증
- 오심과 구토

- 설사
- 점막의 염증
- 탈모

Docetaxel의 부작용은 다음과 같다.

- 과민반응
- 수분 정체
- 백혈구 감소증, 중성구 감소증, 혈소판 감소증
- 탈모
- 구내염
- 무감각과 저림
- 통증
- 허약감과 피로

간호과정

Taxane을 투여받는 대상자에게 적용하는 간호과정은 다음과 같다.

사정

- 약물치료 전 대상자의 상태를 확인하고, 이후 정기적으로 재사정한다.
- 주입 동안 대상자 곁에서 관찰한다.
- 약물요법 동안 자주 혈액검사와 간기능 검사를 확인한다.
- 약물 부작용과 약물 상호작용에 대해 사정한다.
- 약물치료에 대한 대상자와 가족의 지식 정도를 사정한다.

주요 간호진단

- 암과 관련된 비효율적인 건강 유지
- 약물로 인한 혈액학적 부작용과 관련한 비효율적인 보호
- 약물 치료에 대한 지식 부족

기대되는 효과

- 대상자는 사정과 진단검사에서 호전됨을 보여줄 것이다.
- 대상자의 상해 위험성이 최소화될 것이다.
- 대상자와 가족은 약물요법에 대해 이해하고 있음을 보여줄 것이다.

중재

- 심각한 과민반응을 감소시키기 위해 dexamehtasone과 항히스타민제 같은 약물을 미리 투여할 수 있다.
- 병원의 프로토콜에 따라 안전하게 약물을 취급하고, 준비하며 투여해야 한다.

약물의 정맥주사 형태를 준비하고 투여할 때는 항암제 노출 시 항암제의 발암성, 돌연변이성, 기형형성의 특성이 있으므로 주의해야 한다.

- 항암제 투여와 관련된 모든 물품은 '위험'이라고 봉투에 분리하여 폐기해야 한다.
- 약물은 병으로 된 용기에 준비한다.
- 일혈이 되지 않도록 주의해서 관찰한다.
- 대상자의 출혈, 감염, 말초 신경독성(사지의 저림, 화끈거림, 무감각)의 증상이 있는지 확인한다.
- 대상자의 약 82% 이상에서 탈모가 있음을 알려준다.
- 가임기 여성이라면 약물요법 동안 피임을 하며, 임신 계획에 대해 의사와 상의한다.

평가
- 대상자는 약물치료에 긍정적으로 반응한다.
- 대상자는 약물 부작용에 의한 심각한 합병증을 보여주지 않는다.
- 대상자와 가족은 약물치료에 대해 이해하고 있음을 보여준다.

억제제

Panobinostat

Panobinostat는 두 번의 치료 후에도 재발된 다발성 골수종을 치료하는데 사용되는 비선택적 histone deacetylase 억제제이다. Bortezomib과 dexamethasone을 병합하여 사용한다.

약동학

Panobinostat를 경구 투약하면 혈장 단백질과 강하게 결합한다. 간에서 광범위하게 대사되어 대변과 소변으로 배설된다. 반감기는 37시간이다.

약역학

Panobinostat는 acetyl group을 histone과 nonhistone 단백질의 lysine residues로부터 제거하는 것을 억제하도록 작용한다. 이를 통해 세포주기 정지가 유도된다.

약물치료학

Panobinostat는 두 번의 치료가 선행된 후 재발된 다발성 골수종에 적용된다.

약물 상호작용

- Mesoridazine과 QT-지연성 약물을 함께 사용하면 QT 간격 연장 정도가 증가된다.
- 강한 CYP3A 억제제와 사용하면 panobinostat 노출이 증가될 수 있다.
- Phenytoin은 QT 연장을 증가시킬 수 있다.

부작용

임상 시험에서 25% 이상의 대상자가 panobinostat의 부작용을 경험하였다.

- 빈혈
- 피로

간호과정

Panobinostat를 투여받는 대상자에게 적용하는 간호과정은 다음과 같다.

사정

- 약물 치료 전 대상자의 상태를 확인하고, 이후 정기적으로 재사정한다.
- 치료 동안 대상자의 혈액검사와 간기능 검사를 자주 확인한다.
- 약물 부작용과 약물 상호작용에 대해 사정한다.
- 약물치료에 대한 대상자와 가족의 지식 정도를 사정한다.

주요 간호진단

- 암과 관련된 비효율적인 건강 유지
- 약물로 인한 혈액학적 부작용과 관련된 비효율적인 보호
- 약물 치료에 대한 지식 부족

기대되는 효과

- 대상자는 사정과 진단검사에서 호전됨을 보여줄 것이다.
- 대상자의 상해 위험성이 최소화될 것이다.
- 대상자와 가족은 약물요법에 대해 이해하고 있음을 보여줄 것이다.

중재

- 심각한 과민반응을 감소시키기 위해 dexamethasone과 항히스타민제 같은 약물을 corticosteroid와 같이 투여할 수 있다.
- 병원의 정책에 따라 안전하게 약물을 취급하고, 준비 및 투여해야 한다. 약물의 정맥주사 형태를 준비하고 투여할 때는 항암제 노출 시 항암제의 발암성, 돌연변이성, 기형형성의 특성이 있으므로 주의해야 한다.
- 항암제 투여와 관련된 모든 물품은 '위험'이라고 봉투에 분리하여 폐기해야 한다.

- 가임기 여성이라면 약물요법 동안 피임을 하며, 임신 계획 시 의사와 상의한다.

평가

- 대상자는 약물치료에 긍정적으로 반응한다.
- 대상자는 약물 부작용에 의한 심각한 합병증을 보여주지 않는다.
- 대상자와 가족은 약물치료에 대해 이해하고 있음을 보여준다.

Palbociclib

Palbociclib은 전이성 유방암 치료에 사용되는 kinase 억제제이다.

약동학

Palbociclib을 경구 투약하면 혈장 단백질과 85% 정도로 잘 결합한다. 간에서 일차적으로 대사되고 주로 대변으로 배설되며 소량은 소변으로 배설된다.

약역학

Palbociclib은 CDK 4와 6 억제제로서, estrogen 수용체 양성 유방암 세포의 세포증식을 저하시킨다. G1에서 S기로 세포가 성장하는 것을 차단하는 것이다. Letrozole과 결합하여 retinoblastoma protein phosphorylation의 억제를 증가시킨다.

약물치료학

Palbociclib은 폐경후 여성 중 HER2-음성이면서 estrogen 수용체 양성인 전이성 유방암을 치료하는데 사용된다. Letrozole과 병합하여 사용된다.

약물 상호작용

- Carbamazepine과 사용하면 palbociclib의 효과를 억제하고 carbamazepine에 대한 노출을 증가시킨다.
- 치료지수가 좁은 CYP3A 물질과 함께 사용하면 CYP3A 물질에 대한 노출이 증가할 수 있다. 반대로, 강한 CYP3A 억제제를 선택적으로 함께 사용하면 palbociclib을 증가시킬 수 있다.
- 자몽주스와 함께 사용하면 palbociclib 노출이 증가될 수 있다.

부작용

임상 시험에서 25% 이상의 대상자가 palbociclib의 부작용을 경험하였다.

- 탈모
- 식욕저하, 설사, 오심, 구토, 구내염
- 빈혈

* 피로

간호과정

Palbociclib을 투여받는 대상자에게 적용하는 간호과정은 다음과 같다.

사정

* 약물 치료 전 대상자의 상태를 확인하고, 이후 정기적으로 재사정한다.
* 치료 동안 대상자의 혈액검사와 간기능 검사를 자주 확인한다.
* 약물 부작용과 약물 상호작용에 대해 사정한다.
* 약물치료에 대한 대상자와 가족의 지식 정도를 사정한다.

주요 간호진단

* 암과 관련된 비효율적인 건강 유지
* 약물로 인한 혈액학적 부작용과 관련된 비효율적인 보호
* 약물 치료에 대한 지식 부족

기대되는 효과

* 대상자는 사정과 진단검사에서 호전됨을 보여줄 것이다.
* 대상자의 상해 위험성이 최소화될 것이다.
* 대상자와 가족은 약물요법에 대해 이해하고 있음을 보여줄 것이다.

중재

* 병원의 정책에 따라 안전하게 약물을 취급하고, 준비 및 투여해야 한다. 약물을 정맥주사용으로 준비하고 투여할 때는 항암제 노출 시 항암제의 발암성, 돌연변이성, 기형형성의 특성이 있으므로 주의해야 한다.
* 항암제 투여와 관련된 모든 물품은 '위험'이라고 봉투에 분리하여 폐기해야 한다.
* 가임기 여성이라면 약물요법 동안 피임을 하며, 임신 계획 시 의사와 상의한다.

평가

* 대상자는 약물치료에 긍정적으로 반응한다.
* 대상자는 약물 부작용에 의한 심각한 합병증을 보여주지 않는다.
* 대상자와 가족은 약물치료에 대해 이해하고 있음을 보여준다.

퀴즈 Quiz

1. Nitogen mustard 항암화학요법을 받고 있는 대상자가 제산제, hydrochloro-thiazide, dephenhydramine, diazepam을 복용하고 있다. Nitogen mus-tards와 약물 상호작용을 일으킬 수 있는 약물은 무엇인가?

   A. 제산제

   B. Hydrochlorothiazide

   C. Dephenhydramine

   D. Diazepam

   Answer: A. Nitrogen mustards는 많은 약물과 상호작용을 한다. 제산제와 유제품과 같이 칼슘을 포함 하고 있는 약물이나 음식은 estramustine의 흡수를 감소시킨다.

2. 간호사가 dacarbazine의 부작용에 대해 대상자를 사정하고 있다. Dacarba-zine에 의한 부작용이라고 생각할 수 있는 것은 무엇인가?

   A. 발적

   B. 저혈압

   C. 감기증상

   D. 빈맥

   Answer: C. Dacarbazine 투여로 부작용이 발생할 수 있다. 백혈구 감소증, 혈소판 감소증, 오심과 구토 (투여 후 1~3시간 내에 발생해서 12시간까지 지속될 수 있음), 광과민반응, 독감유사증후군(감기증상), 탈모증 등이 포함된다.

3. Asparaginase 투여 전에 간호사가 취해야할 조치는 무엇인가?

   A. 혈압 측정

   B. ECG 확인

   C. 알레르기력 조사

   D. 피내 피부반응 검사 시행

   Answer: D. Asparaginase를 반복적으로 투여하면 과민반응의 위험이 증가한다. 피내 피부반응 검사는 첫번째 용량 투여 전과 1주일 간격 혹은 그 이상의 간격 사이에도 반복적으로 수행해야 한다.

점수 매기기

★ ★ ★ 만약 3문제를 정확하게 다 맞췄다면 대단한 일입니다. 당신은 정말로 악성종양을 소탕한 것입니다.

★ ★ 만약 2문제를 맞췄다면 축하합니다. 당신은 암과 대적할 능력이 있다는 것입니다.

★ 만약 2문제 미만으로 맞췄다면 다음을 준비하시고 기억하십시오. 한번 더 시도하십시오. 기억하세요, 연습을 통해 완벽해진다는 것을!

Chapter 15

수분과 전해질 균형을 위한 약물

학습 내용

◆ 수분과 전해질 장애의 치료를 위해 사용하는 약물의 분류
◆ 약물의 사용과 다양한 작용
◆ 약물의 흡수, 분포 , 대사 및 배설
◆ 약물의 상호작용과 부작용

칼륨
- potassium acetate
- potassium chloride
- potassium gluconate
- potassium phosphate

칼슘
- calcium carbonate
- calcium chloride
- calcium citrate
- calcium glubionate
- calcium gluceptate
- calcium gluconate
- calcium lactate

마그네슘
- magnesium sulfate
- magnesium oxide

나트륨
- sodium chloride

알칼리화 약물
- sodium bicarbonate
- sodium citrate
- sodium lactate
- tromethamine

약물과 항상성 Drugs and homeostasis

질병은 정상적인 수분과 전해질 균형을 유지하는데 도움이 되는 항상성 기전을 쉽게 저해시킨다. 식욕부진, 약물 복용, 구토, 수술과 진단적 검사 또한 수분과 전해질의 민감한 균형을 변화시킬 수 있다. 다행히도, 몇 가지 약물은 이와 같은 불균형을 교정하여 신체의 항상성(신체의 수분 구성과 양의 안정성)을 회복시키는데 도움을 줄 수 있다.

전해질 보충 약물 Electrolyte replacement drugs

전해질은 물에 녹았을 때 전하를 띠는 원소 혹은 복합물이다. 전해질 보충 약물은 부족한 전해질 수준을 높여서 항상성을 유지하는데 도움을 주는 무기염류 또는 유기염류이다. 이 약물은 다음과 같다.

- 칼륨, 세포내액의 주요 전해질
- 칼슘, 세포외액의 주요 전해질
- 마그네슘, 세포내액의 항상성 유지에 필수적인 전해질
- 나트륨, 항상성 유지에 필요한 세포외액의 기본적인 전해질

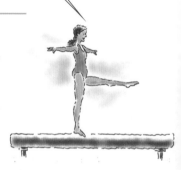

질병, 식욕저하, 약물복용, 수술, 구토와 같이 많은 요인에 의해 정상적인 수분 전해질 균형이 깨질 수 있답니다.

칼륨

칼륨(potassium)은 세포내액의 주요 양전하 이온이다. 신체는 칼륨을 저장할 수 없기 때문에 매일 적정량을 섭취해야 한다. 만약 이것이 불가능하다면 potassium salts를 경구나 정맥을 통해 주입하여 potassium을 보충할 수 있다.

- potassium acetate
- potassium chloride
- potassium gluconate
- potassium phosphate

약동학

경구 칼륨은 소화기계를 통해 즉각적으로 흡수된다. 세포외액으로 흡수된 대부분의 칼륨은 세포내액으로 이동한다. 거기서 adenosine triphosphatase 효소는 sodium을 세포 밖으로 보내고 칼륨을 교환하는 펌프작용을 통해 칼륨의 농도를 유지시킨다.

신장을 통해서 대부분의 과도한 칼륨은 배설하여 정상적인 칼륨 혈장 수준이 유지된다. 나머지는 대변이나 땀을 통해 배설된다.

약역학

칼륨은 감소된 칼륨 수준을 다시 보충하고 균형을 다시 회복하기 위하여 세포내액 으로 빠르게 이동한다. 그것은 세포막 전위와 흥분성을 결정하는 중요한 요소이다.

칼륨에 예민하세요?

칼륨은 모든 신경과 근육세포가 적절한 기능을 하고 신경 자극 전달에 필수적이다. 또한, 세포 성장과 회복, 산과 염기 균형을 유지하는데 필수적이다.

약물치료학

칼륨 보충 치료는 저칼륨혈증을 교정하는 것이다. 저칼륨혈증은 칼륨 배출의 증가나 칼륨 감소로 흔하게 일어난다.

- 구토, 설사, 비위관 흡인
- 과도한 배뇨
- 신장질환
- 낭성 섬유증
- 화상
- 과도한 항이뇨호르몬 수준
- 칼륨 배설형 이뇨제 치료
- 설사제(laxatives) 남용
- 알칼리증
- 단식, 거식증, 알코올 중독, 진흙 섭취 등으로 인해 불충분한 칼륨 섭취

- Glucocorticoid, 정맥주입용 amphotericin B, Vitamin B_{12}, folic acid, granulocyte-macrophage colony-stimulating factor, 칼륨이 불충분하게 포함된 정맥주입용액의 투여

심장에 작용하는

칼륨은 디곡신의 독성을 감소시킨다. 칼륨은 심장의 흥분성을 방해하기 때문에 정상적인 칼륨 수치는 디곡신의 작용을 조정하고, 독성을 줄여준다.

> 칼륨이 내 흥분성을 억제하기 때문에 디곡신의 독성효과를 줄일 수 있답니다. 나는 좀 이완되는 느낌을 가질 수 있군요!

약물 상호작용

칼륨은 칼륨 보존성 이뇨제(예: amiloride, spironolac-tone, triamterene)나 안지오텐신 전환효소 저해제(ACE)(예: captopril, enalapril, lisinopril)를 사용하고 있는 대상자에게 고칼륨혈증이 되지 않도록 조심스럽게 투약해야 한다.

부작용

칼륨으로 인한 대부분의 부작용은 투여 방법과 관련이 있다.

경구용 칼륨은 때때로 오심과 구토, 복통, 설사를 유발한다. 장용제는 소장 궤양, 협착증, 출혈, 폐색을 유발할 수 있다. 정맥주입용은 주사부위에 통증성 정맥염을 유발할 수 있고, 빠르게 주입하면 심정지를 일으킬 수 있다. 소변량이 감소된 대상자에게 칼륨을 투여할 때는 고칼륨혈증의 위험이 증가된다.

간호과정

칼륨을 투여받는 대상자에게 적용하는 간호과정은 다음과 같다.

사정

- 대상자의 칼륨 수준을 확인한다. 치료 중 대상자의 소변 배출량이 감소되어 있다면 고칼륨혈증에 특별히 주의를 기울여야 한다.
- 고칼륨혈증의 증상을 확인해야 한다(고칼륨혈증의 증상과 징후 참조).
- 약물의 부작용과 상호작용에 세심한 주의를 기울인다.
- 고칼륨혈증을 시사할 수 있는 변화를 알기 위하여 대상자의 심전도를 모니터한다. PR 간격 연장, 넓어진 QRS complexes, ST 분절의 하강, 높고 뾰족한 T파
- 만약 오심과 구토, 설사가 있다면 대상자의 섭취량과 배설량을 모니터한다.

주요 간호진단

- 칼륨의 부작용과 관련된 수분 부족 위험

투약 전 주의사항

고칼륨혈증의 증상과 징후

칼륨 보충 치료는 고칼륨혈증을 야기할 수 있다. 이것을 예방하기 위하여, 대상자의 고칼륨혈증의 증상을 주의 깊게 모니터해야 한다.
- 복부통증
- 의식혼돈
- 설사
- 심전도 변화

- 저혈압
- 불규칙한 맥박
- 불안정
- 근력저하
- 오심
- 감각이상

- 칼륨의 부작용과 관련된 심박출량 감소
- 약물치료와 관련된 지식 부족

기대되는 효과

- 대상자의 수분섭취량과 배설량이 그의 나이와 상태에 맞게 적절한 수준으로 유지될 것이다.
- 대상자는 부정맥이 없을 것이다.
- 대상자는 정확한 약물치료를 수행할 수 있을 것이다.

중재

- 대상자가 칼륨 보존형 이뇨제나 안지오텐신 전환효소 저해제를 사용하고 있다면 칼륨을 주의하여 사용한다.
- 정맥으로 칼륨을 주입할 때, 주입 전에 희석하여 준비한다.
- 희석된 정맥용 칼륨을 생명을 위협하는 고칼륨혈증을 예방하기 위하여 대상자에게 천천히 주입한다.
- 정맥으로 직접 주입하거나 근육주사로 칼륨을 절대로 주지 않는다.

> 경구용 칼륨을 식사 동이나 식후 바로 투여하면 위장장애를 줄일 수 있답니다.

혼합 금지

- 칼슘이나 마그네슘이 포함된 용액에 정맥주입용 potassium phosphate를 섞지 않는다. 침전물이 생길 수 있다.
- 정맥염의 징후가 있는지 정맥주입 부위를 모니터한다. 만약 정맥염이나 통증이 있다면, 정맥주입 부위를 바꾼다.
- 소화기계 장애를 최소화하기 위하여 식사와 함께 또는 식사 후에 경구용 칼륨을 투여한다.
- 구토나 설사가 발생한다면 필요시 구토방지제나 지사제를 준다.
- 대상자와 가족에게 칼륨 치료에 대하여 교육한다(대상자 교육-칼륨 치료 참조).

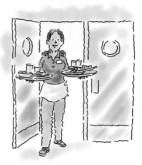

대상자 교육

칼륨 치료

칼륨이 처방되면, 대상자와 보호자에게 다음의 사항을 주지시켜야 한다.
- 소화기계 장애를 최소화하기 위하여 식사와 함께 또는 식사 후에 경구용 칼륨을 복용하게 한다.
- 최소 120ml의 물이나 과일주스에 가루나 알약을 넣고 5~10분 이상 천천히 용액을 저어서 완전히 녹인다. 캡슐이나 알약도 충분한 양의 물과 함께 복용한다.

- Extended-release tablets은 특별한 코팅이 손상되지 않도록 씹어 먹지 않는다. 또한 대변에서 wax matrix의 찌꺼기가 남아있더라도 약은 흡수되었다는 것을 이해하도록 한다.
- 칼륨 수준을 측정하기 위하여 주기적인 혈액검사를 시행한다.
- 설사나 근력 저하, 혼돈 등의 고칼륨혈증의 증상이나 소화기계 장애를 경험한다면, 의사에게 알린다.

평가

- 대상자는 적당한 수분을 유지한다.
- 대상자는 적절한 심박출량을 유지하여 정상적인 활력징후와 심전도를 나타낸다.
- 대상자와 가족은 약물치료에 대해 이해하고 수행한다.

칼슘

칼슘(calcium)은 세포외액에 있는 주요 양이온이다. 신체의 대부분(99%)의 칼슘은 뼈에 저장되어 있다. 식이를 통해 대사요구량만큼 충분히 섭취하지 않는다면, 뼈에 저장되는 칼슘은 감소된다.

결합, 복합체, 이온화

칼슘은 세포 밖에 3가지 형태로 존재한다. 혈장단백질에 결합된 형태(주로 알부민), phosphate, citrate, 또는 sulfate와 같은 물질과 복합된 형태, 그리고 이온화 형태이다. 이온화된 칼슘의 47%는 생리학적으로 활성화되어 있으며 세포에서 기능한다.

신체에서 칼슘을 유리시키는

만성적으로 칼슘의 섭취가 부족하면 뼈의 demineralization을 야기한다. 칼슘은 경구나 정맥주입으로 보충된다.

- calcium carbonate
- calcium chloride
- calcium citrate
- calcium glubionate
- calcium gluceptate
- calcium gluconate
- calcium lactate

약역학

경구용 칼슘은 십이지장과 근위부 공장에서 빠르게 흡수된다. pH 5~7, 부갑상선 호르몬(PTH), vitamin D는 칼슘의 흡수를 돕는다.

비누가 되네요

칼슘은 fiber, phytates, oxalates, fatty acids와 같은 calcium salts와 결합하여 비용해성 비누(insoluble soaps)를 형성한다. 칼슘은 일차적으로 뼈에 분배된다. Calcium salts는 일차적으로 대변을 통해 제거되고 나머지는 소변을 통해 배출된다.

약동학

칼슘은 칼슘의 수준과 균형을 유지하기 위하여 세포외액으로 빠르게 이동한다. 칼슘은 몇 가지 중요한 기능을 한다.

- 세포 외 이온화된 칼슘은 정상적인 신경과 근육활동의 중요한 역할을 수행한다.
- 칼슘은 심장과 신장, 폐가 정상적으로 기능하는데 필수적이다. 또한, 세포막과 모세관 투과율 및 혈액응고율에 영향을 준다.
- 칼슘은 신경전달물질과 호르몬의 활동, 아미노산 대사, vitamin B_{12} 흡수, 위산 분비에 관여한다.
- 칼슘은 정상적인 뼈와 치아 형성에 중요한 역할을 한다(칼슘의 균형 참조).

알기쉬운 약물기전

칼슘의 균형

세포외액의 칼슘수치는 세포외액으로 유입되거나 유출되는 칼슘이온의 여러 관련 과정에 의해 일정하게 유지된다. 칼슘은 뼈로부터 칼슘이온이 유리되면서, 소화기관에서 식이로부터 섭취한 칼슘이 흡수되면서, 신장으로부터 칼슘이온이 재흡수되면서 세포외액으로 유입된다. 칼슘농도는 소변이나 대변으로 배출되거나 뼈조직에 축적되면서 세포외액에서 낮아질 수 있다. 다음 그림은 신체에서 칼슘이 어떻게 이동하는지를 보여준다.

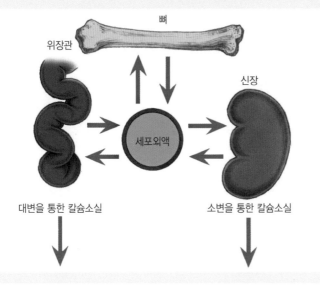

약물치료학

칼슘은 마그네슘 중독을 치료하는데 도움이 된다. 또한 소생술을 하는 동안 epin-ephrine에 잘 반응하지 않거나 제세동 후에 심근세포를 강화하는데 도움이 된다. 아동기와 청소년기에 뼈의 성장기간과 마찬가지로 임신과 모유 수유 시에 칼슘의 요구가 증가한다.

정맥주사약

정맥주사 칼슘의 주요 임상적응증은 tetany, cardiac arrest, vitamin D 결핍, 부갑상선 수술, 알칼리증에서 혈중 칼슘의 수준을 빠르게 증가시키는 것이 필요한 급성 저칼슘혈증이다. 또한 정맥주사 칼슘은 수혈하는 동안 저칼륨 반응을 예방하기 위하여 사용된다.

경구약

경구용 칼슘은 주로 칼슘이 부족한 식이를 보충하고 골다공증을 예방하는데 사용된다. 만성 부갑상선기능저하증(PTH 결핍), 골연화증, 장기간의 glucocorticoid 치료, plicamycin과 vitamin D 결핍증과 같은 만성 저칼슘혈증의 치료에도 경구용 칼슘이 사용된다.

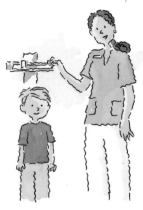

청소년의 뼈가 성장하는 시기에는 외부에서 칼슘공급이 필요하답니다. 이아이는 몇cm 나 더 자랐는걸요.

약물 상호작용

칼슘은 다른 약물과 몇 가지 중요한 상호작용을 한다.

- 디곡신과 함께 투약하면 심장 부정맥을 유발할 수 있다.
- 칼슘 보충약물은 칼슘채널차단제의 반응을 감소시킬 수 있다.
- 칼슘 보충은 tetracycline을 비활성화시킬 수 있다.
- 칼슘 보충제는 조직으로 가는 atenolol의 양을 감소시켜 약물의 효과를 줄일 수 있다.

녹지 않는 문제가 생겨서

- 비경구영양을 하고 있을 때 칼슘은 용액 내에 있는 phosphorus와 반응하여 불용성 calcium phosphate 과립을 형성하고 폐동맥으로 이동하여 색전을 일으켜 사망에 이르게 할 수 있다.

부작용

칼슘혼합수액은 칼슘 정도를 주의하여 확인하지 않으면 과칼슘혈증을 유발할 수 있다. 초기증상으로 졸음, 피로, 근무력감, 두통, 변비, 입안에서 금속맛을 느끼는 것 등이 있다. 혈중 칼슘 농도가 올라갔을 경우, QT 간격이 짧아지는 심전도 변화가 일어날 수 있다. 심각한 고칼슘혈증은 심장 부정맥, 심정지, 혼수를 일으킬 수 있다.

작열감이 나타납니다.

정맥으로 주입할 때, 칼슘은 정맥 자극을 유발할 수 있다. 칼슘의 근
육 주사할 때, 작열감, 괴사, 조직 가피 등의 심각한 국소 반응을 일
으킬 수 있다.

> 대상자가 칼슘치료를
> 받고 있다면 과칼슘혈증을
> 예견할 수 있는 심전도
> 변화를 관찰해야 한답니다.

간호과정

칼슘 치료를 받고 있는 대상자에게 적용하는 간호과정은
다음과 같다.

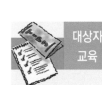

사정

- 대상자의 칼슘 수치을 모니터한다.
- 대상자의 고칼슘혈증의 증상을 모니터한다.
- 고칼슘혈증을 나타내는 대상자의 심전도의 변화가 있는지 모니터한다.

주요 간호진단

- 칼슘 불균형과 관련된 심박출량 감소
- 골다공증과 관련된 손상 위험성
- 약물치료와 관련된 지식 부족

기대되는 효과

- 대상자는 부정맥이 없을 것이다.
- 대상자는 골절의 위험성이 증가하지 않을 것이다.
- 대상자는 올바른 약물 복용방법을 설명할 수 있을 것이다.

중재

- 칼슘 수치가 높아 부정맥과 심정지 유발을 예방하기 위해 천천히 정맥주입을 한다.
- 칼슘 주입 후 15분간 대상자를 누워있게 한다.
- 만약 혈관 밖 유출이 있는 경우, 정맥주입을 멈추고 주입부위에 온습운찜질을
  적용한다.
- 칼슘의 근육주사는 응급상황에만 해야하며, 성인의 경우둔근이나 소아나 어린
  이의 경우 허벅지 바깥쪽 부위에 준다.
- 경구용 칼슘은 식사 1~2시간 후에 투여한다.
- 칼슘과 디곡신은 두 약물을 주입하는 동안 예상되는 부정맥을 피하기 위하여 천
  천히 소량씩 준다.
- 대상자에게 칼슘에 대하여 교육한다(대상자 교육-경구용 칼슘 참조).

평가

- 대상자의 정상적인 활력징후와 심전도는 적절한 심박출량을 유지함을 보여준다.

대상자 교육

경구용 칼슘

칼슘제제가 처방되면 다음의 사항은 대상자와 가족에게 교육한다.

- 칼슘과 다음과 같은 음식을 같이 섭취하면 칼슘의 흡수를 방해하게 된다. 시금치, 대황, 쌀겨, 전곡 시리얼, 신선한 과일과 야채 등이다. 음식을 먹은 후 1~2시간 후에 칼슘을 복용한다.
- 칼슘의 흡수를 촉진하기 위해 비타민 D가 포함된 음식을 섭취한다.
- 칼슘수치를 확인하기 위해 혈액검사를 미루지 않는다.
- 고칼슘혈증의 증상인 오심과 구토, 변비, 근육허약감, 무기력감, 피로 등이 나타나면 의료진에게 알린다.

- 대상자의 골밀도는 안정적으로 유지된다.
- 대상자와 그의 가족은 약물치료에 대하여 이해한 것을 말할 수 있다.

마그네슘(magnesium)

마그네슘(magnesium)은 세포내액에서 칼륨 다음으로 풍부한 양이온이다. 근육에 서 신경자극전달의 중요한 요소이며 탄수화물과 단백질 대사에 필요한 효소를 활성 화시키는 데 중요한 역할을 한다. 마그네슘의 65%는 뼈에 있고, 20%는 근육에 있다.

세포내액에서의 역할

마그네슘은 부갑상선 호르몬의 분비를 자극하고, 세포내액에서 칼슘의 농도를 조절한다.

교통 정리

마그네슘은 세포 대사와 나트륨과 칼륨의 세포막 이동을 도와준다.

마그네슘의 소모

마그네슘의 저장은 다음에 의해 감소된다.

- 흡수장애
- 만성설사
- 장기간 이뇨제 사용
- 비위흡인(nasogastric suction)
- 마그네슘이 포함되지 않은 비경구 수액의 장기간 투약
- 고알도스테론혈증(hyperaldosteronism)
- 부갑상선 기능저하증, 부갑상선 기능항진증(hypoparathyroidism, hyper-parathyroidism)
- 부신피질 호르몬의 과도한 분비
- 급 · 만성 알코올 섭취
- 약물(예: cisplatin, aminoglycosides, cyclosporine, amphotericin B)

보충할 때는

마그네슘은 일반적으로 정맥으로 주입할 경우 magnesium sulfate의 형태로, 경구로는 magnesium oxide의 형태로 보충된다.

약동학

Magnesium sulfate은 신체 전신에 분포된다. 정맥주사 magnesium sulfate는 즉각적으로 작용하며, 근육주사하면 약물 주입 후 30분 이내에 작용한다. 그러나,

근육 주사는 통증이 있을 수 있으며, 경화증(sclerosis)을 유발한다. Magnesium sulfate는 대사되지 않고 소변을 통해 변화되지 않은 상태로 배설된다. 모유에도 일정량이 있다.

약역학

Magnesium sulfate를 보충하여 마그네슘 결핍을 예방한다. 신경근 전도를 차단하여 경련을 조절하고 예방한다.

약물 치료학

IV magnesium sulfate는 magnesium 결핍증상이나 저마그네슘혈증이 있을 때 보충하는 치료로 선택되는 약물이다. 자간전(preeclamptic) 발작 및 자간성 (eclamptic) 발작을 치료하고 예방하는데 널리 사용된다. 또한, 심실성 부정맥(예: 다형성 심실빈맥), 경련, 중증 임신중독증, 소아의 급성 신부전의 치료에도 사용된다.

약물 상호작용

마그네슘은 다른 약물과 몇 가지 중요한 상호작용을 한다.
• 마그네슘을 디곡신과 함께 사용하면 heart block을 일으킬 수 있다.

억제됩니다.

• Magnesium sulfate와 알코올, 마약성 진통제, 항불안제, barbiturates, 항우울제, 수면제, 항정신병약물, 일반 마취제와 병용하여 사용하면 중추신경계를 억제하는 효과가 증대된다.
• Magnesium sulfate와 succinylcholine이나 tubocurarine를 함께 사용하면 이 약물의 신경근 차단 작용이 지연된다.

부작용

Magnesium sulfate의 부작용은 치명적일 수 있다. 부작용으로 저혈압, 순환 허탈(circulatory collapse), 홍조, 반사 억제, 호흡기 마비 등을 포함한다.
　마그네슘을 근육주사하면 통증을 일으키고, 경화증을 유발한다.

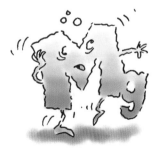

Magnesium sulfate의
부작용은
생명을 위협할 수
있답니다.
생각만 해도 어지러워져요!

간호과정

마그네슘 치료받고 있는 대상자에게 적절한 적용하는 간호과정은 다음과 같다.

사정

• 대상자의 섭취와 배설을 모니터한다. 일반적으로 대상자의 소변량이 4시간당 100ml 이하라면 magnesium은 주지 않는다.
• 대상자의 활력징후와 심전도를 모니터하여, 저혈압, 부정맥, 호흡곤란 등의 증상이 있는지 살펴보아야 한다.

- 대상자의 혈중 전해질농도를 모니터한다.

주요 간호진단

- 마그네슘 보충과 관련된 수분 부족의 위험성
- 마그네슘 불균형과 관련된 심박출량 감소
- 약물치료와 관련된 지식 부족

기대되는 효과

- 대상자는 그의 연령과 상태에 맞게 수분 섭취와 배설의 적정수준을 유지할 것이다.
- 대상자는 부정맥이 없을 것이다.
- 대상자는 약물치료를 이해하고 설명할 수 있다.

중재

- 정맥주사 calcium gluconate는 magnesium sulfate 주입으로 인해 일어날 수 있는 호흡 저하에 사용할 수 있다.

무릎 반사

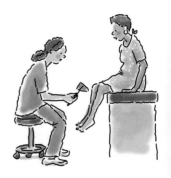

- 각각의 용량을 주기 전에 대상자의 무릎반사를 검사해 본다. 만약 반응이 없다면, 대상자의 반사가 돌아올 때까지 주입하던 수액을 멈추고 의사에게 알린다. 그렇지 않으면, 일시적인 호흡부전이 일어나고 심폐소생술이 필요하거나 칼슘의 정맥 주입이 필요한 상황이 발생할 수 있다.
- 비경구용 마그네슘은 신장의 장애가 있는 대상자에게 주의하여 사용해야 한다.
- 신장장애는 고마그네슘혈증을 증가시키기 때문이다.
- Magnesium sulfate는 천천히 주입하여야 한다. 150mg/분보다 더 빠르게 주입하면 안된다. 너무 빠르게 1회 주입하면 심부전을 유발할 수 있다.
- 마그네슘을 주입하는 동안 대상자의 활력징후와 심부건 반사를 모니터해야 한다.
- 저혈압 및 호흡부전 등의 과용량 증상과 징후를 살펴본다.
- 각각의 bolus 용량 후, 대상자의 혈중 마그네슘 농도를 체크한다. 만약 대상자가 지속적인 정맥 주입을 받는다면; 적어도 매 6시간마다 혈중 마그네슘 농도를 체크해야 한다.
- 대상자가 마그네슘 보충을 받는 동안 지속적인 심장 모니터를 해야 한다.
- 대상자의 소변량을 magnesium sulfate 주입 전, 중, 후에 모니터한다. 만약 배설량이 4시간당 100ml 이하라면 의사에게 보고한다.

평가

- 대상자는 적절한 수분 공급을 유지한다.
- 대상자는 정상적인 활력징후와 심전도로 나타나는 적절한 심박출량을 유지한다.

- 대상자와 가족은 약물치료를 이해하고 설명할 수 있다.

나트륨(sodium)

나트륨(sodium)은 세포외액의 주요 양이온이다. 나트륨은 많은 기능을 수행한다.

- 삼투압과 세포외액의 농도, 산−염기 균형, 수분 균형을 유지한다.
- 신경 전도와 신경근 기능에 기여한다.
- 선 분비(glandual secretion)의 역할을 한다.

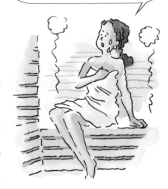

나트륨이 부족해지는 상황은 식욕부진, 과도한 소화액 손실, 과도한 발한이 있답니다. 땀을 너무 많이 흘리는 사우나에서 그만 나가야겠군요!

땀으로 나갑니다.

식욕부진, 소화액의 과도한 손실, 과도한 발한 같은 급격하게 나트륨이 고갈되는 상태에서 나트륨의 보충은 필수적이다.

이뇨제와 수돗물 관장은 역시 나트륨 고갈을 초래할 수 있다. 외상이나 상처 분비, 부신호르몬 결핍, 간경화로 인한 복수, 항이뇨호르몬분비이상증후군(SI-ADH), 다른 용질이 없는 포도당 수액을 정맥으로 지속 주입시 나트륨이 고갈될 수 있다. 나트륨은 일반적으로 sodium chloride의 형태로 보충된다.

약동학

경구 또는 비경구 sodium chloride는 빠르게 흡수되고 널리 신체 전반으로 분포된다. Sodium chloride는 유의하게 대사되지 않는다. 소변, 땀, 눈물, 침으로 일차적으로 배설된다.

약역학

Sodium chloride 용액은 혈청 내 나트륨과 염화물 부족을 보충한다.

약물치료학

Sodium chloride는 전해질 손실이나 심각한 sodium chloride 고갈로 인한 저나트륨혈증이 있는 대상자의 수분 전해질 보충을 위하여 사용된다.

정맥 주입을 선호합니다.

심각한 나트륨 결핍의 증상은 sodium chloride가 함유된 용액을 정맥주입하며 치료할 수 있다.

약물 상호작용

Sodium chloride와 다른 약물과 특별한 상호작용이 보고된 것은 없다.

부작용

과도하게 혹은 빠르게 투여하는 경우 폐부종, 고나트륨혈증, 칼륨 손실이 있어날 수 있다.

간호과정

나트륨 치료를 받고 있는 대상자에게 적용하는 간호과정은 다음과 같다.

사정

- 대상자의 섭취량과 배설량을 모니터한다.
- 대상자의 혈중 전해질 농도를 모니터한다.

주요 간호 진단

- 수분 정체와 관련된 수분량 불균형의 위험
- 약물치료와 관련된 지식부족

기대되는 효과

- 대상자는 연령과 상태에 알맞은 수분섭취와 배설의 정도를 적절하게 유지할 것이다.
- 대상자는 약물치료를 이해하고 설명할 수 있을 것이다.

중재

- 고령이나 수술 후 대상자, 심부전, 순환 부전, 신장 손상, 저단백혈증 대상자에게 주의하여 사용한다.

숨이 가쁘다면

- 호흡곤란, 기침, 불안, 쌕쌕거림, 창백을 포함한 폐부종의 증상이나 징후를 구분하도록 대상자에게 교육한다. 이러한 증상이 발생하면 의료진에게 알린다.

평가

- 대상자는 정상적인 섭취량과 배설량을 유지한다.
- 대상자와 가족은 약물치료를 이해하고 설명할 수 있다.

알칼리화, 산성화 약물 Alkalinizing and acidifying drugs

혈중 산-염기 불균형을 교정하는 작용을 한다. 알칼리화 약물은 세포외액 내 과도한 수소이온으로 인한 혈중 pH의 감소와 같은 대사성 산증을 치료하는데 사용된다. 산성화 약물은 세포외액에서 과도한 bicarbonate로 인한 pH의 증가와 같은 대사성 염기증을 치료하는데 사용된다.

특이한 짝

알칼리화, 산성화 약물은 반대의 효과를 가진다.

- 알칼리화 약물은 혈중의 pH를 올리고, 수소이온의 농도를 낮춘다.
- 산성화 약물은 혈중의 pH를 낮추고, 수소이온의 농도를 올린다.

과용량에 대한 처방전

이와 같은 약물 중 몇 가지는 소변의 pH를 변화시키고, 비뇨기계 감염과 약물과용량을 치료하는데 유용하게 사용된다.

알칼리화 약물

대사성 산증을 치료하고 혈중 pH를 높이는 데 사용되는 알칼리화 약물에는 sodium bicarbonate(소변 pH를 높이는데 사용됨), sodium, citrate, sodium lactate, 그리고 tromethamine이 있다.

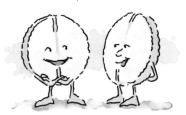

말풍선: 우리는 완전히 반대되는 작용을 하네! 나는 산성화, 너는 알칼리화.

말풍선: 정말 반대네. 그런데 닮았어.

약동학

모든 알칼리화 약물은 구강으로 섭취될 때 잘 흡수된다. Sodium bicarbonate는 대사되지 않는다. Sodium citrate와 sodium lactate는 활성화된 bicarbonate로 대사된다. Tromethamine은 거의 대사되지 않은 상태로 소변으로 배설된다.

약역학

Sodium bicarbonate는 혈액 내에서 분리되어 bicarbonate 이온으로 제공되어 혈액의 완충계에서 수소이온을 감소시키고 혈중 pH를 올리는 데 사용된다(완충계는 수소이온을 받거나 주어서 중산이나 염기를 중화시켜 과도한 pH 변화를 예방한다). Bicarbonate 이온이 소변으로 배출될 때 소변의 pH는 증가한다(알칼리화 약물: Sodium bicarbonate 참조). Sodium citrate와 lactate는 bicarbonate로 바뀐 후, 혈액과 소변을 같은 방식으로 알칼리화시킨다.

수소이온과 같이 움직이는

Tromethamine은 수소이온과 결합하여 혈액을 알칼리화한다. Tromethamine-hydrogen 이온 복합체의 형태로 소변으로 배설된다.

약물치료학

알칼리화 약물은 일반적으로 대사성 산증을 치료하는데 사용된다. 또한, 소변의 pH를 올려서 phenobarbital의 과용량 같은 물질을 제거하는데 도움을 주기 위해 사용한다.

약물 상호작용

Sodium bicarbonate, sodium citrate, sodium lactate 같은 알칼리화 약물은 넓은 범위의 약물과 상호작용하여 약물 효과를 상승시키거나 감소시킬 수 있다.

- 알칼리화 약물은 ketoconazole, lithium, salicylates의 배설을 증가시키거나 효과를 감소시킬 수 있다.
- Amphetamines, quinidine, pseudoephedrine의 효과를 증가시키거나 배설을 감소시킬 수 있다.
- 알칼리화 약물과 함께 사용하면, methenamin의 항생제 효과를 감소시킨다. Tromethamine은 특별한 약물 상호작용이 없다.

부작용

알칼리화 약물의 부작용은 약물에 따라 다양하다.

Sodium bicarbonate

Sodium bicarbonate 과용량은 가장 심각한 부작용인 대사성 알칼리혈증을 야기할 수 있다. 약물이 너무 급하게 당뇨성 케톤산증 대상자에게 주입되면, 대상자는 소뇌기능 장애, 조직 저산소증, 젖산산증을 경험할 수 있다. 약물의 높은 나트륨 함량은 수분정체와 부종을 일으킬 수 있다. 경구 sodium bicarbonate는 소화불량과 가스팽만을 일으킬 수 있다.

Sodium citrate

Sodium citrate의 과용량은 대사성 알칼리혈증과 tetany를 일으킬 수 있다. 심장질환이 함께 있으면 더 심해진다. 경구용 sodium citrate는 설사제의 효과를 가지고 있다.

Sodium lactate

Sodium lactate의 과용량은 대사성 알칼리혈증을 일으킬 수 있다. 수분 정체와 부종은 신장질환이나 심부전 대상자에게 일어날 수 있다.

Tromethamine

정맥염이나 정맥 주입 부위의 자극 같은 경미한 부작용이 있다. 심각한 부작용은 저혈당, 호흡곤란, 고칼륨혈증이 있다.

시간이 지나면 독으로 변하는

만약 tromethamine을 24시간 넘게 주입하면 약물의 독성이 일어날 수 있다.

간호과정

알칼리화 약물치료를 받는 대상자에게 적용하는 간호과정은 다음과 같다.

약물의 원형

알칼리화 약물:
Sodium bicarbonate

작용
- 신체 내 과다한 염기중화
- 혈액의 완충체계 회복

적응증
- 대사성, 전신적, 소변의 산증
- 위의 산성(제산제로 작용)

간호 시 주의사항
- 당뇨병 케톤산증 대상자에게는 뇌기능부전, 조직저산소증, 젖산증을 예방하기 위해 천천히 약물을 주입한다.
- 수분축적의 증상인 수포음, 말초부종, 경동맥 확장의 증상과 징후를 모니터한다.
- 혈관의 누출징후를 관찰한다.
- 소변의 알칼리화 하기 위해 투여한다면 대상자의 소변 pH를 관찰한다.

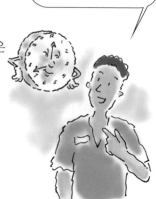

Tromethamine을 24시간 이상 주입하면 독성농도에 도달한다는 것을 명심하세요!!!

사정

- 대상자의 pH와 bicarbonate 수준을 모니터한다.
- 과도한 자극과 tetany 같은 과용량의 증상과 징후를 모니터한다.
- 대상자의 섭취량과 배설량을 모니터한다.
- 약물의 작용과 부작용을 관찰한다.
- 대상자와 가족의 약물 치료 지식을 사정한다.

주요 간호진단

- 약물로 인한 부작용과 관련된 손상 위험성
- 약물치료와 관련된 지식 부족

기대되는 효과

- 대상자의 손상위험성이 최소화될 것이다.
- 대상자는 약물치료를 이해하고 설명할 수 있을 것이다.

중재

- 대상자가 sodium bicarbonate, sodium lactate, tromethamine을 주입 받는다면, 혈관의 누출이 있는지 정맥 주입 부위를 관찰한다. 혈관의 누출이 있을 경우, 손상된 사지를 상승시키고, 온찜질 적용하고 lidocaine을 준다.

대상자 교육

알칼리화 약물

알칼리화 약물이 처방되면 다음의 사항을 대상자와 가족에게 교육한다.
- Sodium bicarbonate 정제를 지속적으로 복용하면 소화불량과 가스팽만이 나타난다.
- 의사에게 이 증상을 알린다.
- 수분축적의 증상으로 발목부종, 반지가 안 빠지거나 손가락이 붓는 증상이 있을 수 있으므로 이를 관찰한다. 증상이 나타나면 의료진에게 알린다.

- Tromethamine(THAM)을 투여 받는다면 혈당을 주의깊게 관찰한다. THAM은 저혈당을 유발할 수 있다.
- 먹기 쉽도록 sodium citrate는 50~90cc 물에 섞어 냉장을 해둔다. 완화제 효과를 줄이기 위해 식후에 복용하도록 한다.
- Milk-alkali 증후군(고칼슘혈증, 신석생성)을 피하기 위해 sodium bicarbonate 복용 중에는 우유 섭취를 피한다.

- Tromethamine을 주입받는 대상자를 위하여 정맥염이나 자극이 있는지 정맥 주입부위를 관찰하고, 약물을 24시간 이상을 투여하지 않는다.
- 대상자와 대상자의 가족에게 처방된 약물에 대하여 교육한다(대상자 교육-알칼리화 약물 참조).

평가

- 대상자는 약물의 부작용으로부터 손상이 없다.
- 대상자와 가족은 약물치료를 이해하고 설명한다.

산성화 약물

산성화 약물은 acetazolamide(급성 고산병을 치료하는데 사용됨), ammonium chloride 같은 대사성 염기증을 교정하는 데 사용된다. Ascorbic acid, ammonium chloride가 소변 산성화제로 사용된다.

약동학

대부분의 산성화 약물의 작용은 즉각적이다. Acetazolamide는 신세뇨관에서 수소 이온의 분비를 막는 carbonic anhydrase 효소를 방해하여 bicarbonate의 분비를 증가시키고 pH를 감소시킨다. 또한 소변을 산성화시키지만 일반 대상자에게는 대사성 산증을 일으킬 수 있다. 경구로 ammonium chloride를 복용하면 3~6시간 내에 완전히 흡수된다. 간에서 urea 형태로 대사되며, 신장에 의해 배설된다. Ascorbic acid는 경구로 복용했을 때 가장 잘 흡수된다. 간에서 대사되고 신장에서 배설된다.

약역학

산성화 약물은 몇 가지 작용을 한다.

- Acetazolamide는 bicarbonate의 배설을 증가시키고, 혈액의 pH를 낮춘다.
- Ammonium chloride는 urea와 hydrochloric acid로 대사된 후 수소이온은 혈액이나 소변을 산성화하여 혈중 pH를 낮춘다.
- Ascorbic acid는 직접적으로 소변을 산성화하고, 수소이온을 제공하고 소변의 pH를 낮춘다.

약물치료학

대사성 염기증 대상자는 수소이온을 제공하는 산성화 약물로 치료가 필요하여 chloride 이온 치료의 적응증이 된다.

안전하고 손쉽게

대부분의 대상자는 준비하기 쉬운 안전한 약물로 ammonium chloride 경구용 비경구용 2가지 형태로 받는다.

신장의 문제가 있을 때는

신장 기능장애가 있는 대상자에게 acetazolamide를 투여하면 소변에서 칼륨의 손실을 일으켜 비효과적일 수 있다.

약물 상호작용

산성화 약물은 임상적으로 중요한 약물 상호작용을 일으키지 않는다. 그러나 ammonium chloride와 spironolactone의 잦은 사용은 전신성 산증을 증가시킬 수 있다.

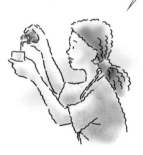

대부분의 대상자는 ammonium chloride 경구용, 비경구용 2가지 형태를 모두 받을 수 있답니다.

부작용

약물과 관련된 부작용은 다음과 같다.

Acetazolamide

Acetazolamide는 오심과 구토, 식욕부진, 설사, 미각변화, 졸음, 재생불량성 빈혈을 일으킬 수 있다.

Ammonium chloride

대사성 산증이 일어날 수 있다. 많은 용량은 전해질 특히 칼륨의 손실을 일으킬 수 있다.

Ascorbic acid

많은 용량의 ascorbic acid는 위장관계 불편감을 일으킬 수 있다. Glucose-6-phosphate dehydrogenase(G6PD) 결핍 대상자는 용혈성 빈혈을 경험할 수 있다.

간호과정

산성화 약물 치료를 받고 있는 대상자에게 적용하는 간호과정은 다음과 같다.

사정

- 대상자의 혈중 pH와 bicarbonate와 칼륨 수준을 모니터한다.
- 대사성 산증의 증상을 관찰한다.
- 많은 양의 ammonium chloride의 치료를 받는 동안 저칼륨혈증이 있는지 사정한다.

정확하게 CBC 검사를

- 대상자가 G6PD 결핍이 있고, ascorbic acid를 고용량 주입 받는다면 CBC를 모니터한다. 용혈성 빈혈을 암시하는 변화를 찾는다.
- 약물 상호작용과 부작용을 사정한다.
- 대상자와 가족의 약물치료에 대한 지식을 사정한다.

주요 간호진단

- 수분정체와 관련된 수분 용량 불균형 위험성
- 약물로 인한 부작용과 관련된 손상 위험성
- 약물 치료와 관련된 지식 부족

기대되는 효과

- 대상자는 수분정체와 부종이 일어나지 않을 것이다.
- 대상자의 손상 위험성은 최소화될 것이다.
- 대상자는 약물 치료를 이해하고 설명할 수 있을 것이다.

적용

- 산성화 약물을 정맥으로 천천히 주입하여 주입 부위의 통증과 자극 및 다른 부작용을 예방한다.
- 만약 aluminum chloride 치료 시 저칼륨혈증이 발생한다면 전문의에게 알리고 전해질 수준을 확인하고 불균형을 교정하는 치료를 시작한다.
- 대상자와 가족에게 처방된 약물에 대하여 교육하고, 부작용을 전문가에게 보고하게 한다.
- Ascorbic aicd나 경구용 ammonium chloride를 주입받는 대상자에서 심각한 소화기계 장애를 보고하고, 소변의 pH를 모니터한다.

숨길 수 없는 수축

Ammonium chloride 치료와 함께 수축(twitching)이 발생한다면, 다음 용량은 멈추고 전문가에게 보고한다. 수축은 ammonium 독성을 나타낸다.

- 고용량 ascorbic acid 치료로 인하여 두통이 발생한다면 진통제를 투여한다.
- 불면증이 발생하면, 취침 전 이완 요법을 제안하고 대상자에게 수면제를 투여한다.

평가

- 대상자는 정상적인 섭취량과 배설량을 유지한다.
- 대상자는 부작용으로 인한 손상이 없다.
- 대상자와 가족은 약물 치료를 이해하고 설명한다.

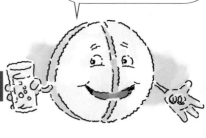

고용량 ascorbic acid 치료로 발생하는 두통은 진통제로 완화된답니다.

퀴즈 Quiz

1. 다음 중 저칼륨혈증을 유발하는 약물은 무엇인가?

    A. Digoxin

    B. Amphotericin B

    C. Spironolactone

    D. Lansoprazole

Answer: B. 저칼륨혈증은 칼륨의 배설과 손실을 증가시키는 약물을 적용한 후에 발생한다. Glucocorticoids, vitamin B_{12}, folic acid, granulocyte-macrophage colony-stimulating factor, 불충분한 칼륨을 함유한 정맥주사 용액도 저칼륨혈증을 유발할 수 있다.

2. 칼륨은 다음 중 어떤 약물을 주입받고 있는 경우 주의하여 사용해야 하는가?

   A. amiloride

   B. furosemide

   C. digoxin

   D. cetirizine

Answer: A. 칼륨은 칼륨 보존형 이뇨제(고칼륨혈증을 예방하기 위한 amiloride 같은 이뇨제)를 사용하고 있는 대상자에게 주의하여 사용해야 한다.

3. Calcium gluconate는 어떤 약물의 주입으로 인한 호흡 저하를 회복시키기 위해 주는가?

   A. 칼륨

   B. 칼슘

   C. 마그네슘

   D. Sodium bicarbonate

Answer: C. Calcium gluconate는 magnesium sulfate를 사용하고 있는 대상자의 호흡저하를 회복시키기 위해 준다.

4. Sodium bicarbonate는 대사성 산증을 어떻게 교정시키는가?

   A. 대사가 된 후 혈중 pH를 낮춘다.

   B. 수소이온 농도를 증가시킨다.

   C. 수소이온과 결합하여 혈액을 알칼리화 시킨다.

   D. 수소이온 농도를 감소시킨다.

Answer: D. Sodium bicarbonate는 수소이온 농도를 감소시켜서 산증을 교정한다.

점수 매기기

★ ★ ★ 네 문제 모두 정답이라면, 훌륭합니다! 당신은 균형잡힌 사람입니다.

★ ★ 세 문제가 정답이라면, 축하합니다! 당신은 완벽한 조화로움에 가까이 가고 있습니다.

★ 세 문제보다 적게 맞추셨다면, 다시 시도해보세요! 약물의 기초에 대한 이해가 꾸준히 유지되고 있다는 것을 보여주기 위한 마지막 퀴즈이고 마지막 기회입니다.

부록과 찾아보기

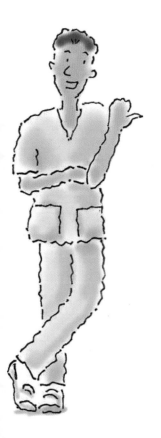

안과, 피부과 약물

다음 표를 통해 주요한 작용, 약물 치료, 안과 및 피부과 약물의 부작용을 복습한다.

안과약물

약물	작용	적응증	부작용
항알레르기약(antiallergic agents)			
Azelastine Cromolyn Emedastine Ketotifen Lodoxamide Olopatadine	• 자극을 줄여줌 • 비만세포를 안정시킴	• 알레르기성 결막염의 치료 • 계절성 결막염의 치료 • 각막염의 치료	• 눈물
마취제(anesthetics)			
Proparacaine Tetracaine	신경자극의 시작과 전달을 차단함	• 각막을 마취시켜 안압측정이나 이물질 제거를 위해 기구를 조작할 때 • 실밥제거, 결막이나 각막의 찰과 표본(scraping), 누관조작할 때	• 각막염증 • 각막혼탁 • 각막치유 지연 • 안통 및 발적 • 시력저하 • 흉터형성
항생제(anti-infectives)			
Ciprofloxacin Erythromycin Gentamycin Levofloxacin Natamycin Ofloxacin Sulfacetamide Tobramycin Trifluridine	• 세균을 사멸시키고 세균이나 바이러스의 성장을 저해함	• 세균, 곰팡이, 바이러스에 의한 각막염이나 궤양의 치료(미생물의 특이성에 따른 약물 선택)	• 이차적인 안감염(장기간 사용과 관련) • 심한 과민반응
소염제(anti-inflammatories)			
스테로이드소염제			
Daxamethasone Fluorometholone Loteprednol Prednisolone Rimexolone	• 염증부위에서 백혈구 침윤을 감소시켜 부종, 발적, 흉터 생성을 감소시킴	• 각막, 홍채, 결막, 공막, 전방포도막의 염증이나 과민반응 치료	• 각막궤양 • 각막상처 치유 지연 • 각막의 진균, 바이러스 감염의 감수성 증가
비스테로이드 소염제			
Diclofenac Flurbiprofen Ketorolac	• 염증과 소양증을 경감시킴	• 수술 중 동공 수축을 방지 (flurbiprofen) • 계절성 알레르기에 의한 소양증 감소(Ketorolac) • 수술 후 염증치료	• 눈물 • 불편감

(계속)

안과약물

약물	작용	적응증	부작용
윤활제(lubricants)			
Methylcellulose Polyvinyl alcohol	• 인공누액으로 작용 • 각막의 습윤	• 진단과정 중 각막보호 • 콘택트렌즈 습윤	• 없음
축동제(miotics)			
Carbachol Pilocarpine	• 홍채의 괄약근을 자극, 　수축시켜 동공 축소 • 수분통로를 개선	• 개방각 녹내장, 급만성 폐쇄각 　녹내장 안압을 상승시키는 　이차적인 녹내장 치료	• 흐린 시력 • 기관지 연축 • 백내장 유발 • 안통 • 광감수성 • 가역적인 홍채종
산동제(mydriatics)			
Dipivefrin Hydroxyamphetamine Phenylephrine	• 홍채에 직접 작용하여 동공확대 • 안압하강	• 안구검진을 위한 산동 • 녹내장 환자의 안압하강	• 흐린 시력 • 혼돈 • 피부건조 • 홍조 • 협응운동능력 손상 • 심박동수 증가 • 일시적인 작열감
산동 및 조절마비제(mydriatics and cycloplegics)			
Atropin sulfate Cyclopentolate Hydrochloride Homatropine hydrochloride Tropicamide	• 눈의 섬모체에 작용하여 미세 　초점근육(fine focusing muscle) 　마비 　(근거리 시력조절을 억제함)	• 안과수술 전 · 후 아동의 굴절 　검사 시행 • 홍채와 관련된 질병 치료	• 산동제와 동일
안압을 낮추는 다른 약제			
Adrenergic blockers(topical) Apraclonidine Betaxolol Brimonidine Carteolol Levobunolol Metipranolol Timolol maleate	• 방수형성(aqueous humor 　formation)을 감소시키고 　방수배출을 약간 증가시킴	• 만성 개방각 녹내장, 이차성 　녹내장의 안압상승을 조절, 　예방	• 기관지 연축 • 피로 • 두통 • 심박동수 감소
Carbonic anhydrase inhibitors			
Brinzolamide Dorzolamide	• carbonic anhydrase의 작용을 　억제하여 방수생성 감소	• 만성 개방각 녹내장, 　급성 폐쇄각 반응(episode), 　이차성 녹내장의 치료	• 용혈성 빈혈, 재생불량성 빈혈 • 저칼륨혈증 • 백혈구 감소증 • 구역과 구토
Osmotic agents			
Glycerine Mannitol	• 유리체액의 용적 감소 • 안압하강	• 안구내 수술 준비 • 급성 녹내장 치료	• 이뇨작용 • 저칼륨혈증
Prostaglandin analogs			
Bimatoprost Latanoprost Travoprost	• 안압하강	• 녹내장 치료	• 자극 • 눈물

(계속)

피부과약물

약물	약물	적응증	부작용
항생제(anti-infectives)			
항균제			
Azelaic acid Bacitracin Clindamycin Erythromycin Gentamycin Mafenide Metronidazole Mupirocin Silver sulfadiazine Sulfacetamide sodium Tetracycline	• 세균을 사멸시키거나 성장을 억제	• 세균으로 인한 감염 치료 (특정 미생물에 대한 감수성이 있음, 복합제제로 사용하기도 함)	• 접촉성 피부염 • 발진 • 피부 작열감, 소양증, 발적, 건조 • 찌르는 듯한 느낌(stinging)
진균제			
Amphotericin B Butenafine Ciclopirox Clotrimazole Econazole Ketoconazole Miconazole Naftifine Nystatin Oxiconazole Sulconazole Terbinafine	• 진균을 사멸시키거나 성장을 억제	• 진균으로 인한 감염 치료 (특정 미생물에 대한 감수성이 있음, 복합제제로 사용하기도 함)	• 접촉성 피부염 • 발진 • 피부 작열감, 소양증, 발적, 건조 • 찌르는 듯한 느낌(stinging)
항바이러스제			
Acyclovir Pencyclovir	• 헤르페스(herpes virus)의 성장을 억제	• herpes genitalis 혹은 herpes labialis를 치료	• 접촉성 피부염 • 발진 • 피부 작열감, 소양증, 발적, 건조 • 찌르는 듯한 느낌(stinging)
소염제(anti-inflammatories)			
Alclometasone Betamethasone dipropionate Clobetasol Clocortolone Desonide Desoximetasone Dexamethasone Diflorasone diacetate Fluocinolone Fluocinonide Flurandrenolide Fluticasone Halcinonide Halobetasol	• 항염증 조절물질의 작용을 시작하게 하는 corticosteroid 수용체와 결합하여 염증억제 • 염증조직의 혈관을 수축시켜 식세포와 백혈구가 염증부위로 이동하는 것을 제한	• 스테로이드치료에 반응하는 질환 (습진, 건선, 혈관부종, 접촉성피부염, 지루성피부염, 두드러기)의 소양증과 염증의 완화	• 부신호르몬억제 • 임신선과 같은 피부가 늘어난 표시 및 표피위축 (epidermal atrophy) (3~4주 사용 후)

(계속)

피부과약물

약물	약물	적응증	부작용
Hydrocortisone Mometasone Triamcinolone acetonide			
모발 성장자극제(hair growth stimulants)			
Minoxidil	• 혈관확장을 통해 피부에 혈류를 증가시켜 모발성장을 자극 (정확한 기전은 밝혀지지 않았음)	• 여성형, 남성형 대머리 치료	• 수분정체 • 심박동수 증가 • 체중 증가
국소 여드름 치료제(topical antiacne drugs)			
각질용해제(keratolytics) Tazarotene Tretinoin	• 항균효과 유도 • 염증 감소	• 경증 여드름, 지루성 피부, 일반 여드름의 치료(심한 여드름에는 경구용 항생제를 투여하기도 함)	• 화끈거림 • 발진 • 각질, 수포발생, 피부벗겨짐 • 피부건조와 자극 • 장기간 사용하면 중복감염 (superinfection) • 두드러기
반대자극제(counterirritants) Benzoyl peroxide	• 항균효과 유도 • 염증을 감소시킴	• 경증 여드름, 지루성 피부, 일반 여드름의 치료(심한 여드름에는 경구용 항생제를 투여하기도 함)	• 각질용해제와 동일
항생제(antimicribials) Clindamycin Erythromycin	• 항균효과 유도 • 염증을 감소시킴	• 경증 여드름, 지루성 피부, 일반 여드름의 치료(심한 여드름에는 경구용 항생제를 투여하기도 함)	• 각질용해제와 동일 • 과민반응(경구) • 칸디다성 질염(경구) • 그람음성 농포성 모낭염(경구)
옴약과 이살충제(scabicides and pediculicides)			
Lindane Malathion Permethrin	• 기생충의 신경막에 작용하여 나트륨 전류를 방해하여 신경막에 마비를 일으킴 (일부는 살난성이 있음)	• 옴과 이를 없앰	• 접촉성 피부염 • 과민반응 • 호흡기 알레르기 증상

용어해설

acetylcholinestrase inhibitor(아세틸콜린에스터라제 억제제): 아세틸콜린의 작용을 억제하는 아세틸콜린에스터라제의 작용을 차단하고 부교감신경의 작용을 높이는 약물

action potential(활동전위): 자극을 전달하는 신경이나 근육에 전해지는 전기적 자극

adrenergic agonist(아드레날린 작용제): 교감신경의 작용과 유사한 효과를 내는 약물

adrenergic blocking agent(아드레날린 차단제): 아드레날린 수용체로 자극이 전달되는 것을방해하여부교감신경 반응을 나타나게 하는 약물

agonist:(작용약): 자연적으로 생성되는 호르몬, 신경전달물질, 그리고 다른 물질과 유사한 작용을 하는 약물

agranulocytosis(무과립구증): 급격하고 심각하게 나타나는 과립구(호산구, 호중구, 호염구) 감소로 약물이나 방사선치료의 부작용으로 유발되며, 고열, 소진, 인후나 점막, 소화기계의 궤양과 출혈이 나타난다.

allergen(알레르기항원): 알레르기 반응이나 과민반응을 유도하는물질

analgesia(진통): 통증의 소실

anaphylaxis(아나필락시스): 이물질에 대한 심각한 알레르기 반응

androgens(안드로겐): 남성의 고환, 여성의 난소, 남녀의 부신피질에서 배출되는 남성호르몬, 대표적으로 테스토스테론을 들 수 있음.

angioedema(혈관부종): 얼굴, 목, 혀, 인후, 손과 발, 성기, 장 주위조직에 갑작스럽게 발생하는 부종으로 생명을 위협하는 증상이다.

antibody(항원): 림프계에서 형성되어 유도되어 특정한 항원에 반응하는 면역글로블린 분자

anticoagulant drug(항응고제): 응괴의 형성과 진행을 예방하는 약물이며 이미 존재하는 응괴를 용해지는 못한다.

antigen(항원): 항체형성을 유도하는 이물질(세균, 독소)

antilipidemic drug(지질 강하제): 혈액 내에 지방축적을 치료하거나 예방하는 약물

antipyretic(해열): 열을 감소시키는 물질이나 절차

ataxia(조화운동불능): 수의근 활동의 부조화로 특히 걷거나 물건을 잡는 특정행동시 나타남

automaticity(자동능): 심장세포가 스스로 자극을 유발하는 능력

bactericidal(살균): 세균을 죽이는 것

bioavailability(생체이용률): 약물이 전신순환으로 들어와 목표조직에 접근할 수 있는 비율이나 정도

blood-brain barrier(혈액-뇌장벽): 중추신경계 실질을 순환하는 혈액으로부터 분리시키는 장벽으로서 뇌나 뇌척수액에 특정물질이 도달하지 못하게 한다.

body surface area(체표면적): 체중과 신장을 곱한 면적으로 인체의 외부 피부에 덮여있는 면적; 소아환자의 안전한 용량을 계산할 때, 항암제나 항종양약물처럼 정확한 용량이 필요한 약물이나 잠재적인 독성이 높은 약물의 안전한 용량을 계산할 때 사용한다.

bradykinesia(운동완만): 신체동작이 비정상적으로 느림

bronchospasm(기관지연축): 평활근의 압력이 증가하여 세기관지가 좁아지고 천식음(wheezing sound)이 들림

cerebral edema(뇌부종): 뇌에 수분량이 증가함; 고나트륨혈증을 지나치게 빨리 교정할 때 나타날 수 있음

chemoreceptor trigger zone(화학수용체 유발부위): 연수에 있는 구토조절 중추

conduction(전도): 심근으로 전기적 자극을 전달

conductivity(전도율): 한 심근세포에서 다른 심근세포로 자극을 전달할 수 있는 능력

contractility(수축성): 심장박동을 받은 후 심장세포가 수축하는 능력

cross-sensitivity(교차민감성): 알레르기 반응을 보이는 약물(페니실린)과 같은 종류의 약물에도 알레르기나 과민반응을 나타내는 것

cytotoxic(세포독성): 세포를 파괴하는 것

debriding drug(죽은조직 제거제): 상처나 화상부위의 죽거나 손상받은 조직이나 이물질을 제거하기위해 사용하는 약물

depolarization(탈분극): 심근세포막에서 이온의 이동을 유발하는 전기적 자극에 대한 심근세포의 반응으로심근수축을 유발한다.

diastole(확장기, 이완기): 양 심방과 심실이 휴식하고 혈액이 채워지는 심장주기

diplopia(복시): 물체가 이중으로 보임

dosage(투여용량): 약물의 투여량, 간격, 횟수

dose(용량): 한번에 투여되는 약물의 양

drip factor: 점적주입셋에서 1mm가 주입될 때의 방울 수; gtt/ml(1mm당 방울 수)로 계산됨; 점적주입셋의 포장에 표시되어 있음

drip rate: 분당 주입되는 정맥주사액의 방울 수; 선택된 점적주입셋트의 drip factor에 따라 달라짐

emesis(구토): 먹은 음식물을 토하는 것

excitability(흥분성): 심장세포가 전기적 자극에 반응하는 능력

extrapyramidal symptoms(추체외로증상): 추체외로 부분의 불균형에 의해 유발되는 증상; 환약돌리는 움직임(pill-rolling motions); 침을 흘리거나 강직, 끌리는 걸음걸이 등의 전형적인 증상이 나타남

extravasation(혈관 밖 유출): 혈관 내 수액이 주위조직에 누출되는 것; 항암제, 도파민, 칼슘 등의 수액이 주위조직에 누출되어 수포가 생기고 조직괴사까지 진행된다.

flow rate(시간당 주입속도): 한 시간동안 주입되는 수액의 주입속도로, 밀리리터로 주입되는 총 부피와 주입에 걸리는 시간을 기준으로 함

hepatotoxicity(간독성): 간세포를 파괴할 수 있거나 독성을 가지고 있는 정도

hirsuitism(다모증): 남성화증으로 짙고 거친 체모가 과도하게 나타나는 것

histamine-2 receptor(히스타민-2 수용체): 히스타민 분비에 반응하는 위점막에 있는 세포로서 위산의 분비가 증가함

inhalation drug(흡입약물): 국소적으로 호흡기계에 영향을 주는 약물; 손으로 조작할 수 있는 분무기, 간헐적 양압 인공호흡기, 비강스프레이, 비강약물을 통해 투여할 수 있음

insomnia(불면증): 잠이 들지 않거나 자다가 깨는 경우, 수면이 일찍 종료되는 것을 말함

intradermal route, ID(피내주사경로): skin 밑의 진피를 통해 약물을 주입하는 것

intramuscular route, IM(근육주사경로): 근육을 통해 약물을 주입하는 것

intravenous route, IV(정맥주사경로): 정맥으로 약물을 투여하는 것

ischemia(허혈): 신체기관이나 조직에 혈류공급이 줄어든 상태

leukocytosis(백혈구증가증): 순환하는 백혈구가 비정상적으로 증가함

leukopenia(백혈구감소증): 백혈구가 5,000/mm^3 이하로 비정상적으로 감소함

lipodystrophy(지방이상증): 주사부위에 조직이 두꺼워지고 지방이 축적되는 것. 인슐린을 한 부위에 자주 주사할 경우 나타남

milliequivalent(mEq): 규정액 1ml에 들어있는 용질의 수. 전해질을 측정할 때 사용함

mydriasis(동공확대): 동공을 커지게 하는 것

necrotic(괴사성): 국소적으로 조직을 죽이는 것

nephrotoxicity(신독성): 신장세포를 파괴할 수 있거나 독성을 가지는 정도

neutropenia(호중구감소증): 호중구 수의 비정상적인 감소

nonparenteral drug(비경구약물): 경구, 국소적, 직장으로 투여할 수 있는 약물

nystagmus(안구진탕): 불수의적으로 안구가 일정하게 움직이는 것

oral route(경구통로): 입을 통한 투약 경로

ototoxicity(이독성): 8번 뇌신경의 청각로나 전정기관의 비가역적인 손상을 유발할 수 있는 독성. 청각이나 균형감각의 소실을 유발할 수 있음

pancytopenia(범혈구 감소증): 적혈구, 백혈구, 혈소판의 비정상적인 감소. 재생불량성 빈혈로 알려짐

parasympatholytic drugs(부교감신경억제제): 부교감신경의 효과를 차단하여 교감신경 반응을 유발하는 약물

parasympathomimetic drug(부교감흥분제): 부교감신경의 효과와 유사한 약물

parenteral route(비경구 통로): 소화기관을 통하지 않는 투약경로로 근육, 정맥, 피하경로를 의미함

paresthesia(감각이상): 이유를 알 수 없는 비정상적인 감각(저림감, 따끔거림, 찌르는 듯한 통증)

paroxysmal(발작): 부정맥이 갑자기 시작되고 멈추는 기간. 반복적

peak and trough drug concentration levels(최고 최저 약물농도): 약물의 농도가 치료적 농도인지 또는 독성농도인지를 결정하기 위해 측정된 약물의 혈중농도. 최고혈중 농도를 측정하기 위해서는 약물을 주입 후 즉시 채혈하고, 최저농도를 측정하기 위해서는 다음 용량이 투여되기 전에 채혈

phlebitis(정맥염): 혈관의 염증

photosensitivity reaction(광과민반응): 태양광선에의한하거나 또는 예상될 때 신장에서 분비되는 효소로서 혈압을 유지하는데 중요한 역할을 함

potentiate(약효가 증강함): 두 약물의 결합효과가 약물 각각의 효과의 합보다 크도록 다른 약물의 작용을 증가시키는 것.

pruritus(소양증): 가려움

repolarization(재분극): 세포막이 자신의 안정막 전위(rasting potential)로 돌아가는 기간 동안 탈분극 후 심근세포가 회복되는것

rhabdomyolysis(횡문근융해): 급성이며 생명을 위협할 수 있는 골격근 질환

sedative-hypnotic drug(진정-수면제): 감각을 무디게 하거나 수면을 유도하기 위해 안정효과를 지닌 약물

serotonin(세로토닌): 강력한 혈관수축제로 작용하여 감각 인지와 수면에 관계하는 신경전달물질

serum drug level(혈청약물농도): 어느 순간 혈액 내에 존재하는 약물의 양

status epilepticus(경련중첩증): 의식이 돌아오는 기간 없이 빠르게 지속되는 경련. 응급상황임

stomatitis(구내염): 구강점막에 발생하는 염증과 궤양

subcutaneous route, SC(피하주사경로): 피하조직에 약물을 투여하는 경로

superinfection(중복감염): 이미 감염이 있는데 다시 발생한 감염

sympatholytic drug(교감신경억제제): 교감신경작용을 억제하는 약물로 노르에 피네피린의 분비를 억제하거나 수용체를 차단함

sympathomimetic drug(교감신경 흥분제): 교감신경계의 효과와 비슷한 약물

systole(수축기): 심방과 심실이 수축하는 동안의 심장주기

tardive dyskinesia(지연운동이상증): 얼굴, 사지, 몸통에 불수의적으로 반복되는 운동장애. 대부분 장기간의 phenothiazine 치료로 유발됨

teratogenic(기형발생): 배아나 태아상태에서 신체적인 결함을 만드는

thrombocytopenia(혈소판 감소증): 비정상적인 혈소판 감소로 인해 출혈을 유발할 수 있음

thrombolytic drug(혈전용해제): 플라스미노겐을 활성화시키고 그것을 플라스민으로 변환시킴으로써 혈전을 용해시키는 약물.

tophi(통풍결절): 관절, 신장 및 연조직에 요산 결정물의 침전물

topical route(국소경로): 피부를 통한 약물투여 경로(피부층을 통해 흡수되어 전신순환으로 들어감). 대부분 크림, 연고, 경피패취의 형태임

transdermal route(피부전달(경피) 경로): 피부를 통해 약물이 지속적으로 흡수되어 전신순환으로 전달되는 경로

United States Pharmacopeia(USP, 미국약전): 약물과 전문가로 이루어진 국립 위원회에서 매년 쟁점으로 한 준비 사항을 요약한 것

urticaria(두드러기): 가장자리가 붉고 선명한 창백한 발진이 특징인 가려운 피부 염증. 대개 벌레 물린 곳, 음식, 혹은 특정 약물에 대한 알레르기 반응. hives라고도 함

vasopressor(혈압상승제): 동맥과 말초혈관의 근육조직이 수축하도록 자극을 주는 약물

viral load(바이러스 수치): 혈액 내의 인체 면역 결핍 바이러스 RNA입자의 수치를 측정하는 것. 이것은 바이러스 재생이 계속되고 있을지도 모르는 조직의 바이러스 수치를 측정하지는 않음

viscosity(점도): 점착성 또는 끈적거리는 상태.

withdrawal symptoms(금단 증상): 어떤 약물을 장기간, 혹은 정기적으로 사용하다가 중단했을 때 일어 불쾌하고 때로는 생명을 위협하는 생리적 변화

Index